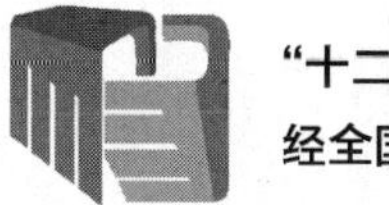

"十二五"职业教育国家规划教材
经全国职业教育教材审定委员会审定

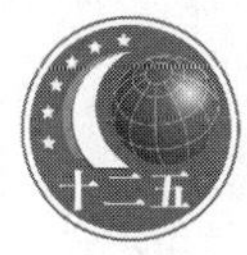

国家卫生和计划生育委员会"十二五"规划教材
全国高等医药教材建设研究会"十二五"规划教材
全国高职高专院校教材

供临床医学专业用

外 科 学

第7版

主　编　龙　明　王立义

副主编　高庆涛　张松峰　黄　强　蔡雅谷

编　者（以姓氏笔画为序）

王立义（南阳医学高等专科学校）
邓　兵（益阳医学高等专科学校）
龙　明（重庆三峡医药高等专科学校）
朱雪峰（邵阳医学高等专科学校）
刘庆国（厦门医学高等专科学校）
米卫东（山西大同大学医学院）
芮炳峰（沧州医学高等专科学校）
李　骥（重庆三峡中心医院）
李雪涛（重庆医药高等专科学校）
杨更新（襄阳职业技术学院）
杨敬博（湖北中医药高等专科学校）
肖名力（重庆三峡医药高等专科学校）
张松峰（商丘医学高等专科学校）
周毕军（南阳医学高等专科学校）
赵承梅（天津医学高等专科学校）
胡宝友（大庆医学高等专科学校）
娄　庆（漯河医学高等专科学校）
高庆涛（山东医学高等专科学校）
郭全虎（山西医科大学汾阳学院）
黄　强（湖北民族学院）
蒋建平（浙江医学高等专科学校）
蔡雅谷（泉州医学高等专科学校）
谭　今（四川省人民医院）

编写秘书　肖名力（重庆三峡医药高等专科学校）

人民卫生出版社

图书在版编目（CIP）数据

外科学/龙明，王立义主编.—7版.—北京：人民卫生出版社，2014

ISBN 978-7-117-18997-2

Ⅰ.①外… Ⅱ.①龙…②王… Ⅲ.①外科学-高等职业教育-教材 Ⅳ.①R6

中国版本图书馆CIP数据核字（2014）第118901号

外 科 学

第7版

主　　编：龙 明 王立义
出版发行：人民卫生出版社（中继线 010-59780011）
地　　址：北京市朝阳区潘家园南里19号
邮　　编：100021
E - mail：pmph @ pmph.com
购书热线：010-59787592 010-59787584 010-65264830
印　　刷：北京人卫印刷厂
经　　销：新华书店
开　　本：850×1168 1/16 印张：43
字　　数：1183千字
版　　次：1981年9月第1版 2014年8月第7版
2018年11月第7版第9次印刷（总第64次印刷）
标准书号：ISBN 978-7-117-18997-2/R·18998
定　　价：75.00元
打击盗版举报电话：010-59787491 E -mail：WQ @ pmph.com
（凡属印装质量问题请与本社市场营销中心联系退换）

修订说明

十八届三中全会指出“加快现代职业教育体系建设，深化产教融合、校企合作，培养高素质劳动者和技能型人才”。2014 年 2 月，国务院常务会议上又强调“发展职业教育是促进转方式、调结构和民生改善的战略举措”，更加明确了加快发展现代职业教育势在必行。作为优秀卫生职业教育教材，全国高职高专临床医学专业教材也正是按照《医药卫生中长期人才发展规划（2011—2020 年）》、《教育部关于“十二五”职业教育教材建设的若干意见》等文件精神，并根据《关于实施卓越医生教育培养计划的意见》，适应“3+2”教育人才培养模式需要，开展修订工作的。

全国高职高专临床医学专业卫生部规划教材自 20 世纪 80 年代第一轮出版至今，经过了 6 次修订，第 6 轮教材于 2009 年出版，均为教育部、卫生部国家级规划教材。经过 30 余年的使用和完善，本套教材已成为我国高职高专临床医学专业影响最大、适用面最广、得到最广泛认可的精品教材，深受广大教师和学生的欢迎，为我国的医学教育及卫生事业的发展作出了重要贡献。

随着我国医药卫生事业和卫生职业教育事业的快速发展，高职高专医学生的培养目标、方法和内容有了变化，教材的编写也需要不断改革创新，健全课程体系、完善课程结构、优化教材门类，进一步提高教材的思想性、科学性、先进性、启发性、适用性。为此，2012 年底，全国高等医药教材建设研究会和人民卫生出版社在教育部和国家卫生和计划生育委员会领导的支持指导下，以卫生职业教育教学指导委员会为基础，整合重组成立了第五届全国高职高专临床医学专业教育教材评审委员会，并启动了本套教材第七轮的修订工作，在广泛调研和征求意见的基础上，组建了来自全国高职高专教学、临床第一线的优秀编写团队，紧密围绕高职高专临床医学专业培养目标，突出专业特色，注重整体优化，促进专业建设，以“三基”为基础强调基本技能，以“五性”为重点强调适用性，以岗位为导向、以就业为目标、以技能为核心、以服务为宗旨，充分体现职业教育特色，进一步打造我国高职高专临床医学教育的核心“干细胞”教材，推动学科的发展。

本次修订和编写的特点：

1. 遵循“十个坚持、五个对接” 坚持国家级规划教材的出版方向；坚持出版的科学规律；坚持体现职业教育的特点；坚持体现医疗卫生行业的特点；坚持顶层设计，发挥评审委员会全程督导作用；坚持五湖四海的原则；坚持科学的课程体系整合、教材体系创新；坚持教材编写的“三基、五性、三特定”；坚持质量为上，严格遵循“九三一”质量体系；坚持立体化教材发展体系。教材与人对接，与临床对接，与学科发展对接，与社会需求对接，与执业考试对接。

2. 全新的教材理念与教材结构 教材针对医疗体制改革对高职高专教育提出的全方位要求，体现“预防、保健、诊断、治疗、康复、健康教育”六大职能，实现“早临床、多临床、反复临床”培养模式。教材的编写充分考虑到学科设置、专业方向、各院校的专业设置情况、学生的就业等问题。教材中加入“学习目标”、“本章小结”“练习题”模块，各教材根据内容特点，加入“知识拓展”、“课堂互动”、“病例分析”等模块，有助于教师开展引导性教学，增强了教材的可实践性。

3. 重视人文沟通教育 根据“高等职业学校临床医学专业教学标准”培养规格中提出的“具有较好的人际沟通、社会适应能力和团队协作能力”，本套教材的“学习目标”中提出了人文沟通教育、职业素质培养的要求，另外，新增教材《医患沟通》、《职业生涯规划和就业指导》等都有助于学生人文沟通等素质的提高。

4. 开发立体化教材体系 本套教材大部分有配套教材，除了传统的纸质教材外，还开发了网络增值服务，囊括大量难以在单一的纸质教材中表现出来的素材，围绕教材形成一个庞大的教学包，为教学提供了资源库，可全方位提高教学效果。

本轮教材共 28 种，其中新增 3 种，《临床医学实践技能》、《医患沟通》、《职业生涯规划和就业指导》；更名 2 种，《医学物理学》、《医学化学》更名为《医用物理》、《医用化学》。全套教材均为国家卫生和计划生育委员会“十二五”国家级规划教材，其中 13 种被确定为教育部“十二五”职业教育国家级规划教材立项选题。将于 2014 年 6 月出版，供全国医学高等专科学校及相关卫生职业院校使用。

序号	教材名称	版次	主编	配套教材
1	医用物理	6	朱世忠　刘东华	
2	医用化学	7	陈常兴　秦子平	
3	人体解剖学与组织胚胎学*	7	窦肇华　吴建清	√
4	生理学*	7	白　波　王福青	√
5	生物化学	7	何旭辉　吕世杰	√
6	病原生物学和免疫学*	7	肖纯凌　赵富玺	
7	病理学与病理生理学*	7	王　斌　陈命家	√
8	药理学	7	王开贞　于天贵	√
9	细胞生物学和医学遗传学*	5	王洪波　张明亮	√
10	预防医学	5	刘明清　王万荣	√
11	诊断学*	7	魏　武　许有华	√
12	内科学	7	王庸晋　宋国华	√
13	外科学*	7	龙　明　王立义	√
14	妇产科学*	7	茅　清　李丽琼	√
15	儿科学*	7	郑　惠　黄　华	√
16	传染病学*	5	王明琼　李金成	√
17	眼耳鼻喉口腔科学	7	王斌全　黄　健	√
18	皮肤性病学*	7	魏志平　胡晓军	√
19	中医学*	5	潘年松　温茂兴	√
20	医学心理学	4	马存根　张纪梅	√
21	急诊医学	3	申文龙　张年萍	√
22	康复医学	3	宋为群　王晓臣	
23	医学文献检索	3	黄　燕	
24	全科医学导论	2	赵拥军	√
25	医学伦理学*	2	王柳行　颜景霞	√
26	临床医学实践技能	1	周建军　顾润国	
27	医患沟通	1	田国华　王朝晖	
28	职业生涯规划和就业指导	1	杨文秀　宋志斌	

注:* 标注者为教育部“十二五”职业教育国家规划教材立项选题

第五届全国高职高专临床医学专业教育教材建设评审委员会名单

顾　　问

文历阳　陈贤义

主任委员

巫向前　杨文秀　吕国荣

副主任委员

张湘富　牟兆新　王　斌　唐红梅　杜　贤

秘 书 长

王　瑾　窦天舒

委　　员（按姓氏拼音排序）

白　波　蔡红星　陈命家　郭永松　胡　野　厉　岩
李金成　梁琼芳　马存根　宋国华　王斌全　王明琼
夏修龙　肖纯凌　熊云新　于天贵　赵富玺　周建军

秘　　书　成丽丽

网络增值服务(数字配套教材)编者名单

主　编

龙　明　王立义

副主编

高庆涛　张松峰　黄　强　蔡雅谷

编　者(以姓氏笔画为序)

王立义(南阳医学高等专科学校)
邓　兵(益阳医学高等专科学校)
龙　明(重庆三峡医药高等专科学校)
朱雪峰(邵阳医学高等专科学校)
刘庆国(厦门医学高等专科学校)
米卫东(山西大同大学医学院)
芮炳峰(沧州医学高等专科学校)
李　骥(重庆三峡中心医院)
李雪涛(重庆医药高等专科学校)
杨更新(襄阳职业技术学院)
杨敬博(湖北中医药高等专科学校)
肖名力(重庆三峡医药高等专科学校)
张松峰(商丘医学高等专科学校)
周毕军(南阳医学高等专科学校)
赵承梅(天津医学高等专科学校)
胡宝友(大庆医学高等专科学校)
娄　庆(漯河医学高等专科学校)
高庆涛(山东医学高等专科学校)
郭全虎(山西医科大学汾阳学院)
黄　强(湖北民族学院)
蒋建平(浙江医学高等专科学校)
蔡雅谷(泉州医学高等专科学校)
谭　今(四川省人民医院)

编写秘书　肖名力(重庆三峡医药高等专科学校)

前言

第6版全国高职高专卫生部规划教材《外科学》,已经发行、使用了4年。几年来本教材在医药类高职高专院校得到了广泛的使用,并获得了广大师生的一致好评。随着医学科学的不断发展和医学教育的不断进步,一些新的知识需要纳入医学教学的课堂;同时,第6版教材在使用过程中,仍发现有很多不足之处,并收到了一些教师和学生反馈的意见及建议,故而决定组织开展本次修订编写工作。

本次修订定位为:继承与创新,岗位对接,立体建设,打造国内引领的精品高职高专临床医学专业教材。在修订过程中严格遵照体现出"三基":基本理论、基本知识、基本技能;"五性":思想性、科学性、先进性、启发性、适用性;以及"三特定":特定的对象、特定的要求、特定的限制的精神。根据临床医学专业人才培养方案,遵照国家临床助理医师考试大纲和临床医学专业《外科学》教学大纲的要求,并广泛征求教师和学生的意见,进行有针对性的修订。本次修订的编写人员亦有较大变动,编者主要为高职高专院校承担外科学教学的专家、教师,并邀请了部分临床一线专家参与编写工作。

在修订过程中,我们反复强调本书为医学高职高专院校学生用教材,而不是医学专著,突出本书是培养基层医药卫生实用型人才的教学用书,增加了公共卫生服务内容的编写。本书保持了第6版的特点,在章节的设置上未作较大的改动,删除了"外科疾病常用的分子生物学检查和治疗方法"一章的内容。在编写形式上有所创新,正文内容增设了学习目标、病例分析、本章小结、练习题等模块,使本书更适合高职高专学生的学习习惯和需求,体现教学研究的最新成果,符合当今医学发展的实际情况。在本书修订的同时,也重新编写了本教材的配套教材《外科学实训及学习指导》,增加了实训内容、教学的要求和内容概要,对练习题作了简单的评析,有助于学生更好地加深理解和掌握教材的内容。在本书出版的同时,与其相配套的网络增值服务将同步上线,希望能对教学有所帮助。

本教材的编写按照集体编写计划,先由编者完成各自所负责的初稿,然后各位编者交叉审稿,再由各副主编一审,第二主编二审,最后第一主编三审定稿。尽管编者作出了很大的努力,但限于我们的水平和能力,加之编写时间紧迫,在教材编写过程中难免有不足之处,希望广大师生批评指正。

龙 明 王立义

2014年5月

目　录

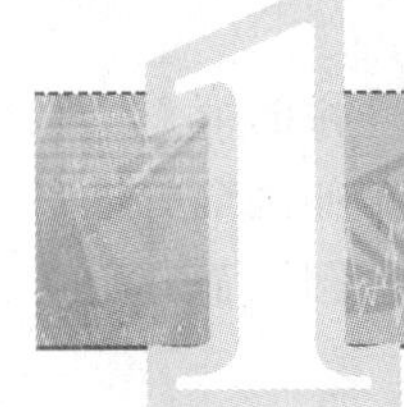

第一章

绪　　论

第一节　外科学发展简史

外科学是一门重要的临床医学学科，主要研究外科疾病的发生与发展、诊断、治疗和预防方法，其研究范畴随着医学科学的发展而不断变化、拓展。每一个医学生都必须经过外科学的课程学习。

一、外科学的发展历史

外科学是临床医学发展过程中逐步建立起来的一门学科。外科（surgery）一词来源于拉丁语 chirurgia，即希腊语手（cheir）和操作（ergon），由此可见，早期的外科主要是依靠简单的手工操作来治疗疾病。大约公元前 1600 年已经有了关于外伤的病例记载。公元前 400 年，希腊医学家 Hippocrates 的医学著作中就有关于骨折、复位等外科疾病的论述。中世纪的希腊和罗马时代，已经出现专门的外科医生，但其社会地位低下，而职责也仅仅是进行手术、接合骨折、治疗意外伤害、皮肤病及妇科疾病，患者只是在药物治疗无效时才找外科医生诊治。外科医生的培养不是通过正规的医学教育完成，而只能是未受过教育、地位低微的人通过学徒方式学得手艺。1540 年，外科医生和理发师成立了统一的行会，约定理发师的外科业务仅限于牙科，而外科医生不再理发。直至 1745 年，外科医生才拥有自己的独立团体。1800 年英国国王乔治三世特许成立了伦敦皇家外科学院，1843 年维多利亚女王特许改称为英国皇家外科学院。此后，外科学才真正进入持续发展的轨道。

（一）解剖学的发展

外科学的发展曲折坎坷，其根本原因在于没有解剖学作为基础。随着外科的不断进步，解剖学在外科中的作用愈显重要，医学家 Galen 评论说：要求不懂解剖的外科医生对人体的操作不犯错误，就像要求瞎子雕刻出一个完美的雕像一样。最早的解剖手册于 1316 年由 Mondino de Luzzi 所著。文艺复兴时期著名的外科医生 Ambrose Pare，特别强调解剖学对外科的重要性。对解剖学贡献较大的还有 Andreas Vesalius，他于 1543 年出版的《人体结构》（*De Humani Corporis Fabrica*）一书是当时最好的和流传时间最长的解剖学专著。18 世纪著名外科医生 William Chesilden 编写的有关解剖学的书籍使用了将近 100 年。1859 年，Henry Gray 发表了他的《格雷氏解剖学：描述与外科》（*Gray's Anatomy：Anatomy，Descriptive and Surgical*），成为至今仍在应用的参考书。

（二）病理学和实验外科学

18 世纪医学界的大事之一是意大利解剖学家 Giovanni Battista Morgagni 在 1761 年出版了不朽之作《疾病之定位与起因》（*On the Seats and Causes of Diseases*），他坚持临床观察和尸体解剖相结合，极大地提高了对临床外科基础的认识。但最具影响的应是 John Hunter，他对外科学的发展做出了划时代的贡献，被称为现代外科学的奠基者。Hunter 1728 年生于英格兰，由于他对解剖学的特殊兴趣，使他潜心于外科学的研究中，成为一名解剖学家、实验外科学家，他强调外科

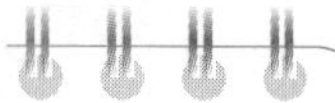

学中解剖学、生理学和病理学三者结合的作用。他对炎症的认识被认为是"外科的第一个原则",他还通过实验解决外科临床中的问题,是实验外科的开拓者。他的成就正如医学史学家 Fielding H. Garrison 在其墓碑上写的:"J. Hunter 的降临使外科不再仅是一种治疗手段,而开始立足于生理学和病理学,成为医学科学的一个分支。"

(三) 麻醉与止血

19 世纪早期,因为疼痛影响了外科手术的施行,手术病例极少,外科医生只能以最快的手术速度来减轻手术的痛苦。1842 年美国乡村医生 Crawford W. Long 在切除皮肤小肿瘤时使用了乙醚,但他没有报道。1846 年,William Morton 在麻省总医院首先公开成功使用乙醚施行麻醉。19 世纪中叶,John Snow 率先成为专业麻醉师,打破了外科医生兼职麻醉师的局面。20 世纪出现的气管内麻醉、静脉麻醉、神经阻滞麻醉等,使外科学的发展进入了一个崭新的阶段。

手术出血是外科发展的另一个障碍,英国的 Wells 医生 1872 年介绍了止血钳,1873 年德国的 Ismarch 使用止血带用于截肢,使手术中主动止血成为可能。1901 年和 1907 年相继由 Landsteiner 和 Jam Jansky 发现了血型并首次完成异体输血,使外科手术出血问题得以解决。

(四) 无菌术与抗菌法、抗生素

伤口"化脓"是困扰外科医生近 100 年的难题,甚至在患者的心目中,化脓就等同于外科手术。1865 年前后,法国科学家 Louis Pasteur 发现发酵和腐败是由一种活的、能繁殖的小生物造成的,他推断脓的形成、伤口感染以及一些发热可能也是由小生物造成的,此即初期的细菌理论。1867 年,Joseph Lister 采用苯酚(石炭酸)溶液冲洗手术器械,并用苯酚溶液浸湿的纱布覆盖伤口,成为抗菌外科学的先驱。1877 年德国外科医生 F. von Bergmann 创用蒸汽灭菌法,对敷料进行灭菌,1889 年德国的 Fürbringer 提出手臂消毒,1890 年美国 William S. Halsted 创用灭菌橡皮手套,由此奠定了外科无菌术的基础。尽管无菌术和抗菌法得以推广,但细菌感染发生率仍较高,直到 1929 年 Fleming 发现了青霉素、1935 年 Domagk 推广应用磺胺药物(百浪多息),以及此后不断出现的新的抗生素应用于临床,终致外科感染明显减少。

二、我国外科学的发展

(一) 传统医学外科的历史

我国传统医学外科有着悠久的历史,早在公元前 14 世纪商代的甲骨文中就有"疥"、"疮"的记载。在公元前 1066 年—公元前 481 年的周代,外科已经是独立的专科,称为疡科,外科医生称为疡医。最早的医学名著《黄帝内经》已有"痈疽篇",详细介绍了 20 多种外科疾病及其治疗方法。汉代杰出的外科名医华佗施行死骨剔除术、剖腹术,尤其创用酒服麻沸散作为麻醉药,对外科的发展作出了巨大的贡献。南北朝时龚庆宣所著《刘涓子鬼遗方》,是我国最早的外科专著,其中的金疡专论是战伤治疗的总结。隋代巢元方的《诸病源候论》介绍了断肠缝连、腹疝脱出等手术采用丝线结扎血管,该书还对炭疽病、单纯性甲状腺肿等外科疾病作了详细的描述。唐代孙思邈的《千金要方》记述下颌关节脱位手法整复的方法与现代采用的手法相类似。蔺道人所著《理伤续断方》,是我国第一部伤科专著,对骨折、脱位的处理作了完整的描述。宋代王怀隐的《太平圣惠方》记载了用砒剂治疗痔核。金元时代齐德之所著的《外科精义》卷首"论疮肿诊候"中,强调了外科诊疗的辨证论治和整体观法则。同期的危亦林著《世医得效方》,比西方国家早 600 余年提出对脊柱骨折用悬吊复位法,同时,他还主张先用乌头、曼陀罗等药物麻醉后再作骨折或关节脱臼的整复手术。我国明代更是外科名医辈出,如薛己、汪机、王肯堂等,他们对破伤风的预防,脓肿、炭疽的诊治,局部麻醉的应用等作了如实的叙述;陈实功的《外科正宗》一书中收集了明代以前的外科有效汤药方,而且主张急用缝线缝合自刎的气管刀口,对乳腺炎、乳癌也有清晰的描述。清初有专治骨折和脱臼的医生,《医宗金鉴》中的"正骨心法"总结了传统的正骨疗法;清末高文晋所著《外科图说》,是一部以图释为主的中医外科学。以上例证充分说明,我

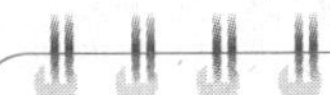

国外科学具有悠久的历史和丰富的临床经验，在传统医学历史上占有重要的地位。

（二）当代外科的发展

虽然我国传统医学中外科学历史悠久，现代外科学传入我国也约有150年的历史，但旧中国的外科学发展十分缓慢，医疗水平低下、设施设备落后。新中国成立后，外科学的发展逐渐跟上了国际发展的步伐，随着外科的专业化建设，外科医生队伍不断扩大，专业学科设置逐渐齐全，如麻醉科、心胸外科、神经外科、骨科、整复外科、泌尿外科、普通外科、移植外科等，在中西医结合治疗急腹症、骨折、大面积烧伤及断肢（指）再植、肝癌治疗、肝胆管结石诊治、食管癌治疗等方面均已达到国际先进水平。

微创外科、移植外科技术引领着当今外科学的发展方向，随着近年与国外交流的增多，加速了我国外科学的发展，这些技术也得以迅速提高。全国有住院条件的医院，均开设有外科专科，各种新设备、新技术得以广泛推广、应用。医学科学研究越来越受到重视，这就要求新一代外科医生既要有过硬的外科临床诊治技能，又要有坚实的科学实验研究基础。生物医学工程技术对医学正起着革命性的影响，日新月异的免疫学、医学分子生物学的进展，特别是对癌基因的研究，已渗透到外科学的各个领域，同样也深刻地影响到我国外科学的发展，从而使其又一次发生了质的飞跃。

三、外科学的分类

（一）按病因分类

外科疾病分为以下五个方面：

1. 损伤　各种致伤因素导致的人体组织结构破坏或功能障碍，如腹部实质性脏器的破裂、骨折、关节脱位、烧伤与冻伤、咬伤等，一般需要手术或其他外科处理，以修复组织和恢复功能。

2. 感染　外科感染主要包括感染性疾病和发生在创伤、手术、介入性诊疗操作后并发的感染。局限的感染病灶适宜手术治疗，如疖、痈等浅部化脓性感染及肝脓肿的切开引流等。

3. 肿瘤　绝大多数的肿瘤需要手术处理。良性肿瘤通过手术切除可有良好的预后；对恶性肿瘤，手术能达到根治、延长生存时间或者缓解症状的效果。

4. 畸形　先天性畸形，如唇裂腭裂、先天性心脏病、肛管直肠闭锁等，均需施行手术治疗。后天性畸形，如烧伤后瘢痕挛缩，也多需手术整复，以恢复功能和改善外观。

5. 其他性质的疾病　常见疾病有：器官梗阻如肠梗阻、尿路梗阻等；血液循环障碍如下肢静脉曲张、门静脉高压症等；结石形成如胆石症、尿路结石等；内分泌功能失调如甲状腺功能亢进症等，常需手术治疗予以纠正。

（二）按人体的部位或系统分类

可分为普通外科、神经外科、心胸外科、泌尿外科、骨科等。

（三）按年龄分类

可分为小儿外科、老年外科。

（四）按手术方式分类

可分为整复外科、微创外科、腔镜外科、移植外科等。

（五）按疾病性质分类

可分为肿瘤外科、烧伤外科、急症外科等。

第二节　外科医生的培养

一、培养良好的医德

当今社会，人的健康水平和对健康的需求大大提高，治疗患者不但要治好病，而且还要恢复

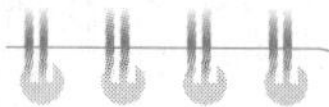

其劳动、生活能力以及维持良好的生活质量，这就给医学及医生提出了更高的要求。要达到这一要求，每一位外科医生从学习外科学知识开始就应注意培养良好的医德。医德不是抽象的概念，而是贯穿于整个医疗活动的行为准则。医生的治疗对象是人，同情患者、体谅患者的痛苦，切实为患者着想，是对外科医生的基本要求。

外科医生直接服务于患者，良好的服务态度是做好工作的前提，否则难以取得患者的理解与合作，有辱自己的使命。要提供良好的服务必须体会服务对象的感受和要求，只有体会到患者的痛苦，才能热诚地、耐心地、尽自己最大努力地去解除患者的痛苦。外科手术是一种有创的治疗方法，会给患者带来新的创伤和痛苦，只有具备高度责任感的医生，才会认真切下每一刀、缝好每一针，与此同时，精湛的技术又是达到高度负责的保证。外科疾病的治疗通常需要团队协作完成，因而，外科医生应具备良好的社会沟通能力，通过与患者沟通、与同事沟通，努力构建一个和谐的工作环境。对患者疾病诊治的失败，意味着将给患者及其家庭、社会带来难以估量的损失，因此，一名合格的外科医生应视患者的利益高于一切，勇于牺牲自己的个人利益，包括自己的休息时间和精力，以满足患者的需求；同时，还应在维护患者健康的前提下，不断进行研究、总结，在工作中提高自己的诊治能力和水平。

二、培养浓厚的兴趣和进取心

要做好任何一项工作，都必须对该项工作怀有浓厚的兴趣，兴趣的培养往往在于对问题的专注和思考。外科学的内容博大精深、内涵丰富，每一个病例都可能千变万化，在医疗实践中，不断对自己提出“为什么”，能使自己体会到学识的浅薄，需要不断地学习，如此才能使自己持久地保持学习的兴趣，不断追求新的目标。丰富的外科临床实践为每一个外科医生提供了学习和提高的机会，通过每一例患者的诊治过程和结果，医生可以不断验证自己的分析判断，总结经验和教训，同时，结合学习前人的经验和新的知识，不断提高自己的临床诊治水平，逐步向成熟的外科医生迈进。每一位患者治愈、每一个疾病攻克之后，又会有新的病例等待去诊治、新的技术或方法等待去掌握，因此，外科医生的学习和提高永无止境，始终保持一颗积极的进取心，是外科医生成长的动力。

三、培养精湛的技术

（一）掌握全面的知识

医学各学科的知识是相互渗透、交叉的，在诊治患者的过程中，医生需运用掌握的所有相关知识，知识的欠缺将会导致诊治的偏差甚或失误，尽管有些失误不一定会造成患者的损害，但仍应引起我们的高度重视。外科学是医学的一个分支，外科医生不能只局限于外科学课程的学习，而需要不断更新和深入学习心理学、法律、统计学、分子生物学等学科的新概念、新技术、新方法，特别是解剖学、病理学等外科学的基础学科，要不断重复学习，直至运用自如。外科学的学科建设不断向专业化发展，这种细化的分科在促进外科学发展的同时，也增加了学习外科学的难度。一个外科医生不可能熟练掌握所有的外科专科知识，但基本的外科知识必须掌握。在进入外科专科以前，应适当轮转外科的基本学科，如骨科、泌尿外科、神经外科、心胸外科、普通外科等，正如医学专业的学生需要学习内、外、妇、儿及其他学科一样。

（二）重视临床及基础研究

临床医学是由经验医学发展而来的，经验的总结对医学的发展至关重要，但临床经验又带有很大的主观性，不能全面、客观地反映事物的本质。按照循证医学的要求，临床医学的数据应该是通过科学设计、实践和总结得出的结果。医学研究应采信客观性的结果，即经过科学设计而获得的临床实践结果，并用以指导临床工作。疾病的病因、病理变化以及诊断、治疗方法的发现与提出，均须基础研究加以证实和验证。因此，外科医生需要掌握一定的基础研究方法，如实

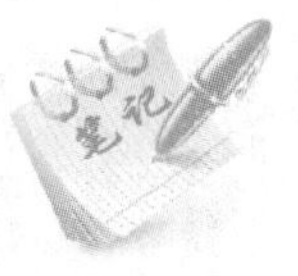

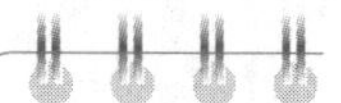

验动物的方法、对组织细胞形态学的观察、分子生物学方法、实验设计和数据处理等，以利于科学研究的开展。

（三）注重临床技能训练

外科手术是外科治疗疾病的主要手段，外科医生既需要动脑，还需要动手，这就要求外科医生必须有扎实的临床基本功，包括病历书写、体格检查、临床资料的归纳、分析和判断，同时，外科的基本操作如无菌术、切开、缝合、止血、结扎、引流、换药等要不断地训练和强化。规范操作是防止差错事故发生的重要保证，从学习开始，就要严格执行各项操作规程，只有在规范操作的基础上，才能形成自己的特点，在熟悉基本手术方法的基础上，才能不断改进、创新。

21 世纪是外科学飞速发展的新阶段，立志献身外科事业的医学生，必须努力学习先进的理论、先进的技术，大胆创新地开展工作，紧跟时代前进的步伐，尽早成为德才兼备、适应新时期的合格外科医生，实现外科之梦。

（龙 明）

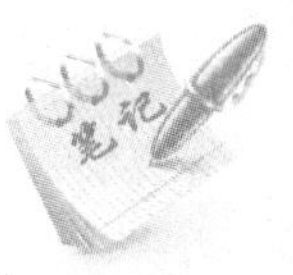

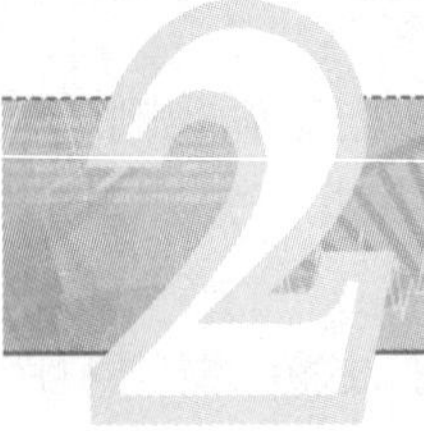

第二章

无菌术和手术基本操作

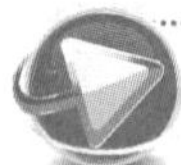

学习目标

1. 掌握:无菌术、灭菌、消毒的概念;手术进行中的无菌原则。
2. 熟悉:手术器械、物品的灭菌、消毒法;手术的基本操作技术。
3. 了解:手术室的管理制度;外科手术的特殊设备。
4. 树立正确的无菌理念,具备运用无菌知识,完成手术人员和患者手术区域术前准备工作的能力;学会切开、分离、止血、打结、缝合等外科手术基本操作的正确方法。
5. 能够运用所学的无菌术知识对患者及家属进行指导,并进行科普知识宣传,帮助患者做好无菌术要求的相关工作。

第一节　无　菌　术

无菌术(asepsis)是临床医学的一个基本操作规范。其意义对外科工作尤为重要。微生物普遍存在于人体和周围环境中,在手术、穿刺、插管、注射及换药等诊疗操作过程中,微生物能够通过直接或间接途径进入伤口或组织引起感染。无菌术就是针对微生物及感染途径所采取的一系列预防措施,它由灭菌法、消毒法、一定的操作规则及管理制度所组成。

从理论上讲,灭菌(sterilization)是指杀灭一切活的微生物,包括芽胞。消毒(disinfection)则是指杀灭病原微生物和其他有害微生物,但并不要求杀灭所有微生物。在临床工作中,通常对应用于手术区域或伤口的物品按灭菌要求处理,而手术人员的手臂、患者的皮肤、某些特殊手术器械、手术室空气等则运用消毒的标准进行处理。灭菌法是指使用物理方法(如高温)或化学方法(如戊二醛),将手术区或伤口接触的物品上的一切活的微生物彻底消灭掉。抗菌法即消毒法,是应用化学药物来杀灭病原微生物和其他有害微生物。

有关的操作规则和管理制度则是为了防止已经灭菌和消毒的物品、已行无菌准备的手术人员、无菌区域再被污染的保障措施。医务人员在实施医疗实践过程中必须严格遵守无菌原则。

社会经济和科学技术的发展、医疗设备不断更新,使无菌术的理念、内涵也在随之演变和拓展。层流手术室的建立、环氧乙烷和过氧化氢灭菌的广泛使用,以及一次性医用材料的制备提高了灭菌、消毒的效果,为临床外科工作提供了有力的保障作用。

一、无菌术的方法及其应用

(一)灭菌法

1. 压力蒸汽灭菌法　最为普遍应用,效果可靠。压力蒸汽灭菌器类型和样式较多,较常用的有:①下排气式压力蒸汽灭菌器,压力达到104~137.3kPa时,温度可达121~126℃,维持20~30分钟,可杀灭一切微生物;②预真空压力蒸汽灭菌法,现已被多数医院采用,其特点是先抽吸灭菌器内的空气使其呈真空状态,然后由中心供气系统将蒸汽直接输入灭菌室,这样可以

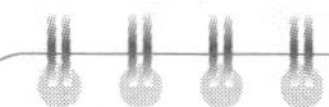

保证灭菌室内的蒸汽分布均匀，整个灭菌过程所需时间可缩短，对物品的损害也最轻微。蒸汽压力达到205.8kPa时，温度可达132～134℃，维持4分钟，可杀灭包括细菌芽胞在内的一切微生物（表2-1）。

表2-1　压力蒸汽灭菌器灭菌参数

设备类型	物品类别	温度	所需最短时间	压力
下排气式	敷料	121℃	30分钟	102.9kPa
	器械	121℃	20分钟	102.9kPa
预真空式	器械、敷料	132～134℃	4分钟	205.8kPa

压力蒸汽灭菌法适用于大多数医用物品，包括手术器械、消毒衣巾及布类敷料的灭菌。使用压力蒸汽灭菌法注意事项：①应由专人负责。②灭菌物品包扎件不要包得过紧，不用绳扎，体积控制于长40cm、宽30cm、高30cm以内。③灭菌器内的包裹不宜排得过密，下排气式压力蒸汽灭菌器的装载量为柜室容积的10%～80%，预真空压力蒸汽灭菌器的装载量为柜室容积的5%～90%，以免妨碍蒸汽透入，影响灭菌效果。④灭菌包内、外各预置一条灭菌指示带，按要求灭菌毕，指示带上出现黑色条纹，表示已达到灭菌要求。⑤已灭菌的物品应注明灭菌日期，并与未灭菌的物品分开放置；灭菌后物品有效期为2周。⑥易燃、易爆物品如碘仿、苯类等禁用压力蒸汽灭菌法。⑦瓶装液体灭菌时，用玻璃纸或纱布扎紧瓶口，如用橡皮塞，则应插入针头排气。

2. 化学气体灭菌法　这类方法适用于不耐高温、湿热的医疗材料的灭菌，如电子仪器、光学仪器、内镜及其专用器械、心导管、导尿管及其他橡胶制品等物品。目前主要采用环氧乙烷气体灭菌法、过氧化氢等离子体低温灭菌法和甲醛蒸气灭菌法等。

3. 煮沸灭菌法　金属器械，玻璃、搪瓷制品及橡胶类物品耐热耐湿，适用此法。在水中煮沸至100℃并持续20分钟，可杀灭一般细菌，而带芽胞的细菌，如破伤风、气性坏疽杆菌污染者，必须每日至少煮沸1～2小时，连续3天。若在水中加入碳酸氢钠，使之成为2%的碱性溶液，温度可提高到105℃，这样灭菌时间可缩短至10分钟，既增强灭菌效果，又有除污防锈作用。高原地区水的沸点低，煮沸灭菌的时间需延长。海拔高度每增高300m，煮沸时间延长2分钟。高原地区可应用压力锅煮沸灭菌。压力锅的蒸汽压力一般为127.5kPa，温度可达124℃，10分钟即可灭菌。

4. 火烧法　只适于金属器械在紧急情况下应用。使用95%酒精燃烧杀灭细菌，此法对器械损害较大。

（二）消毒法

包括药液浸泡、甲醛熏蒸和紫外线照射三种。用于皮肤消毒和不耐高温灭菌的物品。

1. 药液浸泡消毒目前常用的化学消毒剂

（1）2%戊二醛消毒液：具有广谱、高效杀菌作用，是目前首选的化学消毒剂。一般手术器械浸泡30分钟可达消毒作用，浸泡10小时可达灭菌作用。适用于畏热不怕湿的物品消毒，如内镜、刀片、剪刀等。

（2）碘伏：是碘与聚维酮的结合物，含碘1%，用于皮肤消毒，杀菌作用可维持2～4小时，对皮肤的暂存和常存细菌均有效果。

（3）酒精：75%（容量计）浓度杀菌力最强，能使微生物的蛋白质变性、凝固。常用于皮肤消毒，并有脱碘作用。各种金属器械及锐刀器械消毒时，可用其浸泡30～60分钟。

（4）苯扎溴铵溶液：可用于皮肤和金属器械的消毒，也可用于内镜消毒。常用浓度为0.1%，浸泡时间为30分钟。如在0.1%苯扎溴铵溶液（新洁尔灭）1000ml中加入医用亚硝酸钠5g，则有预防金属生锈的作用。

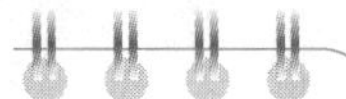

（5）氯己定溶液：主要用于浸泡金属器械。浸泡时间为30分钟，也可用作皮肤和黏膜消毒，毒性刺激较小，杀菌力较强，使用的溶液浓度为0.1%。

药物浸泡法注意事项：①浸泡前，器械应去污、擦净油脂；②消毒物品应全部浸泡在溶液内，有关节的器械应张开关节，管瓶类物品内外均应浸泡在溶液中；③使用前，需用灭菌盐水将消毒液冲洗干净以免损伤组织；④定期检测消毒液的浓度，更换消毒液。

2. 甲醛熏蒸　手术用线的熏蒸是用40%甲醛溶液2ml与高锰酸钾1g之比例计算，将甲醛溶液倒入高锰酸钾内，产生蒸气进行熏蒸1小时，即可达到满意的消毒效果。甲醛具有强烈刺激作用，此法已逐渐被淘汰。

3. 紫外线　适用于手术室、治疗室、隔离病房或必须进行消毒清洁的病房。它可以杀灭悬浮在空气中和依附于物体表面的微生物。

二、手术人员和患者手术区域的准备及术中无菌原则

（一）手术人员术前准备

1. 一般准备　入手术室后换穿手术室准备的清洁鞋和衣裤，戴好口罩及帽子，遮住鼻孔和头发。剪短指甲，去除甲缘下积垢。手臂皮肤破损或有化脓性感染时，不能参加手术。

2. 手臂消毒法　肥皂刷手法应用已久，并为实践证实安全可靠。

肥皂刷手法：先用肥皂作一般洗手，再用无菌刷蘸煮过的肥皂水刷手及臂，从指尖到肘上10cm处，两臂交替刷洗。尤其注意甲缘、甲沟、指蹼等处的刷洗。第一次刷完后，手指向上，肘向下用清水冲洗手臂上的肥皂水，如此重复3次，时间约10分钟。再用无菌毛巾从手到肘部擦干手臂，将手和前臂浸泡在75%酒精内5分钟，浸泡范围到肘上6cm处。如用苯扎溴铵浸泡手者，则刷手时间可缩短至5分钟。刷手完毕后，浸入0.1%的苯扎溴铵溶液中，用桶内小毛巾轻擦手，5分钟后提起手臂，待其自然干燥。配制的苯扎溴铵每桶使用40次。因苯扎溴铵为一种阴离子除污剂，肥皂能明显降低其杀菌效果，因此在浸泡前尽可能将手臂上的肥皂冲洗干净，并擦干。

洗手消毒完毕后，保持拱手姿势，手臂不能下垂，不可接触未经消毒的物品。

3. 外科“六步洗手法”　手臂消毒包括清洁和消毒两个步骤；先用皂液或洗手液，按“六步洗手法”彻底清洗手臂。“六步洗手法”流程如下：①掌心相对，手指并拢，相互揉搓；②手心对手背，沿指缝相互揉搓；③掌心相对，双手交叉，沿指缝相互揉搓；④一手握着另一手大拇指，旋转揉搓，交换进行；⑤弯曲各手指关节，在另一手掌心旋转揉搓，交换进行；⑥依次揉洗手腕、前臂、上臂下1/3。流动水冲洗手及手臂，手部高于手臂。再用消毒手刷，接取适量外科手消毒液，继续刷洗。刷洗顺序：指尖→各指缝→手掌→手背→手腕→前臂→肘部→上臂下1/3。刷洗交替进行，3分钟后用流动水冲洗手及手臂上的消毒液，双手保持拱手姿势，用无菌巾将手及前臂水擦干，注意保护手及手臂。

4. 穿无菌手术衣和戴无菌手套方法

（1）穿传统式手术衣：应先穿手术衣，后戴手套。将手术衣轻轻抖开，提起衣领两角，注意勿将衣服外面对向自己或触碰到其他物品，稍掷起手术衣，将两手插入衣袖内，两臂向前伸，让巡回护士协助穿衣，最后双臂交叉提起腰带向后递，由巡回护士在身后系紧(图2-1)。

（2）戴无菌手套：没有戴无菌手套的手，只允许接触手套内面部分，不应碰到手套的外面，从手套夹内将手套取出，用左手自手套夹内捏住手套翻折部，先将右手插入手套内，注意勿触手套外面，再用已戴好手套的右手指插入左手手套的翻折部，帮助左手插入手套内。已戴手套的右手不可触碰左手皮肤，将手套翻折部翻回盖住手术衣袖口，用生理盐水或无菌用水洗净手套外面的滑石粉(图2-2)

（3）穿包背式手术衣及戴无菌手套：在手术中，手术人员的背部，往往会触及手术器械台以

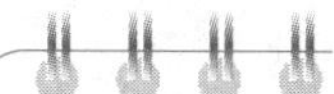

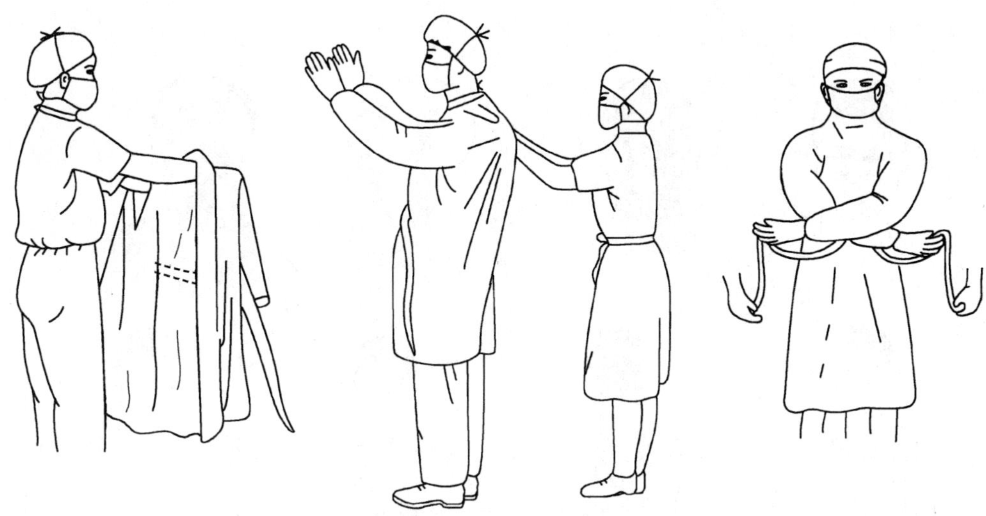

图 2-1　穿无菌手术衣的方法

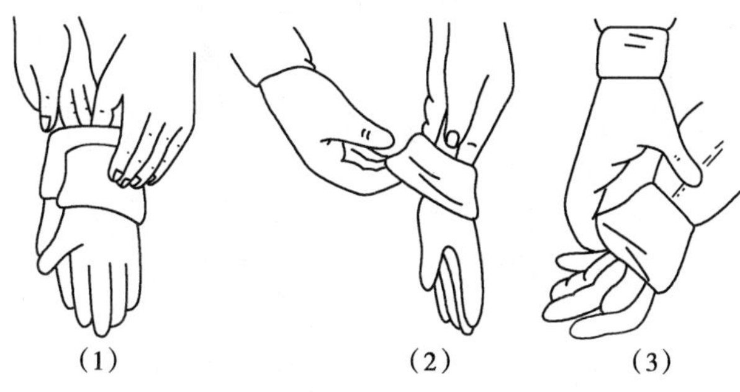

图 2-2　戴无菌手套的方法

及手术人员相互接触而造成无菌区的污染。包背式手术衣是在普通手术衣的背部增加了一块三角巾,穿妥后可将术者背部包裹,减少了手术中污染的机会。

穿手术衣方法如下:取出无菌手术衣,站在较宽敞的地方。认清衣服的上下、正反面并注意衣服的折法。手术衣的衣襟(开口)对前方,袖筒口对自己,提住衣领,向两边分开,轻轻抖开手术衣。将手术衣轻轻向前上方抛起,两手臂顺势伸入袖内,手向前伸。巡回护士从身后抓住两侧的衣领角向后拉,双手前伸出袖口。戴好无菌手套。解开胸前衣带的活结,右手捏住三角部相连的腰带,递给巡回人员或已穿戴好手术衣和手套的手术人员,巡回人员应用消毒钳夹住腰带的尾端,穿衣者原地自转一周,接传递过来的腰带于胸前系好。

(二) 患者手术区的准备

目的是消灭拟作切口处及其周围皮肤上的细菌。对手术区皮肤上较多的油脂或胶布粘贴剂残迹,可用松节油和 75% 酒精擦净,也可用 0.1% 苯扎溴铵涂擦 2 次。对婴儿、面部皮肤、口腔、肛门、外生殖器等部位可选用刺激性小,作用时间较持久的 0.75% 吡咯烷酮碘消毒。在植皮时,供皮区的消毒可用 70% 酒精涂擦 2～3 次。

注意事项:①消毒皮肤应由手术区中心部向四周涂擦。如为感染伤口或肛门和会阴区手术,则应自手术区外周涂向感染伤口或会阴肛门处。已经接触污染部位的药液纱布不能再擦拭清洁处。②手术区皮肤消毒范围应包括手术切口周围 15cm 的区域。如手术时有延长切口可能,则应适当扩大消毒范围,图 2-3 所示为不同手术的皮肤消毒范围。

手术区消毒后,铺盖无菌布单。其目的是只显露手术切口所必需的最小皮肤区域,遮盖其他部位,以免和尽量减少术中污染。现在更多的是粘贴无菌塑料薄膜,切开后薄膜仍黏附在伤

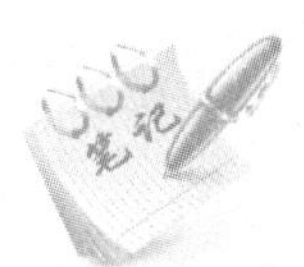

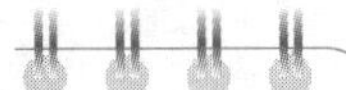

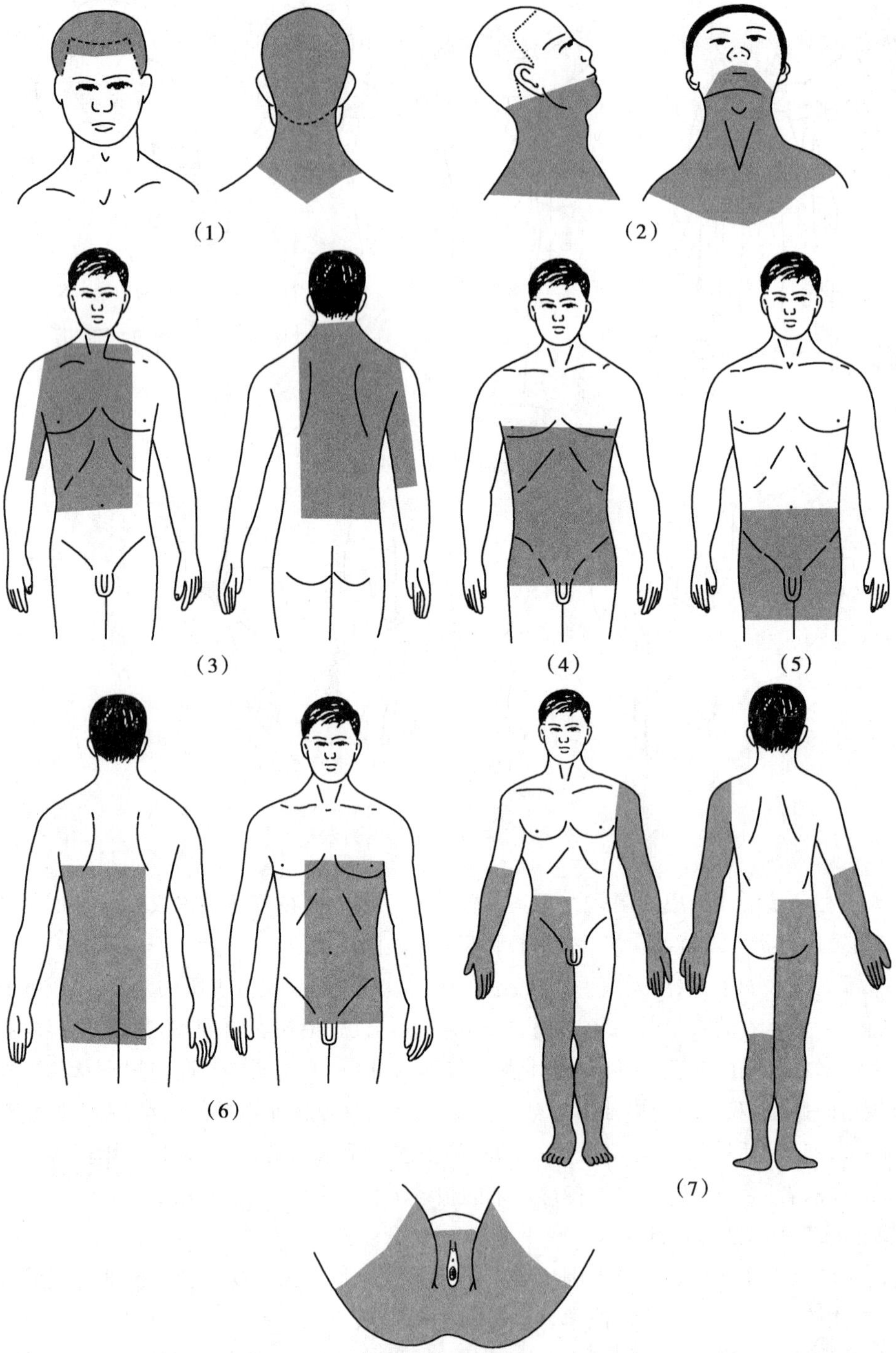

(1)　(2)

(3)　(4)　(5)

(6)　(7)

(8)

图 2-3　患者不同手术的皮肤消毒范围

(1)颅脑手术的皮肤消毒范围;(2)颈部手术的皮肤消毒范围;(3)右侧胸部手术的皮肤消毒范围;(4)腹部手术的皮肤消毒范围;(5)腹股沟和阴囊部位手术的皮肤消毒范围;(6)左肾手术的皮肤消毒范围;(7)四肢不同部位手术的皮肤消毒范围;(8)会阴和肛门部位手术的皮肤消毒范围

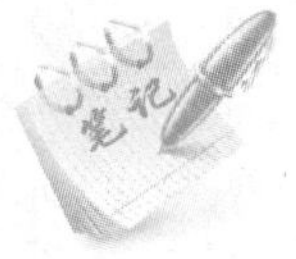

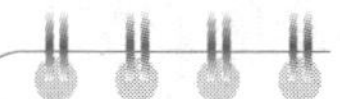

口边缘，有效地防止皮肤尚存细菌进入伤口。小手术仅铺盖一块小孔巾即可，较大手术须铺盖无菌巾和其他必要的布单。原则是除手术野外，至少要有两层无菌布单遮盖。要求如下：用四块无菌巾，每块的一边双折少许，遮盖手术切口周围，每侧铺盖一块无菌巾；通常先铺操作者对面，或铺相对不洁区（如会阴、下腹），最后铺靠近操作者一侧，并用布巾钳夹住交角处，以防止移位。一经铺巾，不可移动。如位置不准确，也只能是由手术区向外移动，然后根据实际情况，再铺中单、大单。大单的头端应盖过麻醉架，两侧和足端部应垂下超过手术台边缘30cm以上。

（三）手术进行中的无菌原则

1. 手术人员一经“洗手”，手臂即不可接触未经消毒的物品。穿无菌手术衣和戴无菌手套后，背部、腰部以下和肩部以上都应认为是有菌区域，不可接触。手术台边缘以下的布单也不可接触。

2. 不可在手术人员背后传递器械及手术用品，坠落到无菌巾或手术台边以外的器械、物品，应视为有菌物品，不能拾回再用。

3. 手术中手套破损或碰到了有菌的地方，应立即更换手套。无菌巾、布单如湿透，其无菌隔离作用不再完整，要加盖干的无菌单。

4. 为防止污染，手术中同侧人员调换位置时，应先退后一步，转过身，背对背地转向另一位置。

5. 做皮肤切口以及缝合皮肤前，需用75%酒精或0.5%碘伏再消毒皮肤一次。

6. 切开空腔脏器前，先用纱布垫保护周围组织，以防止和减少污染。对于没有粘贴无菌塑料薄膜的手术切口，其边缘也应以布垫遮盖，并用布巾钳或缝线固定，仅显露手术切口，以利于防止和减少污染。

（四）手术室的无菌管理

凡进入手术室人员必须换上手术室专用衣、裤、帽、口罩、鞋，无关人员禁止入内。参观手术人员每手术间不超过2人。患有急性呼吸道感染和其他急性感染者不得进入手术室。同一手术间同一天内应先实施无菌手术，后实施污染手术，术毕应立即清除污物，洗刷地面。HBsAg阳性的患者手术后，以0.05%过氧乙酸或0.1%次氯酸钠水溶液喷洒手术台和地面。手术室内物品清洁整理时可用0.1%苯扎溴铵或0.05%氯己定擦洗，每周应彻底大扫除一次。室内空气消毒包括紫外线消毒、空气过滤除菌和化学药品熏蒸。乳酸消毒法是在一般清洁工作后，消毒后开窗通风1小时，每100m^3空间用80%乳酸12ml倒入锅内，再加等量水，放在三脚架上，架下点一只酒精灯，蒸发完后将灯熄灭，密闭30分钟后再打开门窗通风。甲醛消毒法，每立方米空间2ml 40%甲醛液和1g高锰酸钾，将甲醛溶液倒入高锰酸钾内，即产生蒸气，密闭房间12小时。只适用于破伤风、气性坏疽手术后。

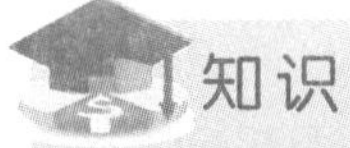

知识拓展

层流手术室

层流手术室是采用空气洁净技术对微生物污染采取程度不同的控制，达到控制空间环境中空气洁净度适于各类手术之要求；并提供适宜的温、湿度，创造一个洁净舒适的手术空间环境。先进的层流洁净手术室装有空气过滤器，按其效能分为三个等级：100级、1000级、10 000级层流净化装置，主要用于空气净化消毒。其中100级为最高效。100级层流手术室的标准为每立方尺空气中≥0.5μm的尘粒数≤100颗，或每升空气中≤3.5颗。1000级为每立方尺空气中≥0.5μm的尘粒数≤1000颗，或每升空气中≤35颗，依此类推。

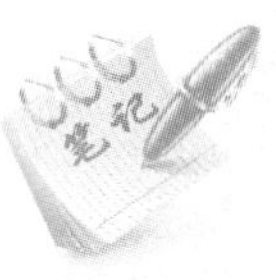

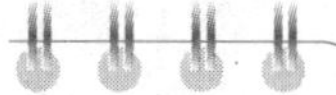

第二节　手术基本操作

尽管手术复杂程度，操作范围和种类不尽相同，但其基本操作都是由下列几项组成。

（一）切开

理想的切口应符合下述要求：①接近病变部位、显露充分、有利于手术操作、便于延长切口；②减少组织创伤，尽可能避开重要的神经、血管，有利于组织愈合；③适合局部解剖和生理特点。例如关节切口，要考虑保护关节的生理功能。

手术刀的执法有：①执弓式：用于胸腹部较大切口；②抓持法：用示指压住刀背，下刀有力，用于坚韧组织的切开；③执笔法：动作和力量放在手指，使操作轻巧，精细；④反挑法：刀刃向上挑开组织，以免损伤深部组织及器官，常用于浅表脓肿的切开。

切割前固定皮肤，小切口由术者用拇指和示指在切口两侧固定。较长切口由术者及助手在切口两侧或上下手指固定。刀腹与皮肤垂直，用力均匀地一次性切开皮肤至皮下组织。

（二）分离

分离是显露的基本操作，有锐性和钝性两种。锐性分离是用刀或剪对组织进行切开、剪开，适于较致密的组织，必须在直视下进行。钝性分离是利用血管钳、刀柄、剥离纱球甚至是术者手指在组织间隙和疏松组织间进行分离，忌粗暴，避免组织撕裂。

（三）止血

常用的止血方法有：①压迫止血：用纱布压迫出血处，使血管破口缩小、闭合，血小板、纤维蛋白和红细胞迅速形成血栓而止血。对于较广泛的渗血，利用湿热盐水纱布压迫有助于止血。②结扎止血：单纯结扎是用血管钳尖端钳夹活动出血点，再用丝线结扎止血。缝合结扎用于大血管和重要部位止血，方法是在血管钳与单纯结扎线之间贯穿血管缝合，先结扎一侧组织，再绕过另一侧打结，撤去血管钳后继续拉紧线再打结。③电凝止血：高频电流通过电刀使组织接触电产热，起凝固气液作用，在手术过程中应用最多。对于小的出血能迅速止血，节省时间，但较大血管的出血，止血效果不太可靠。④其他止血物应用：如明胶海绵、骨蜡、生物胶等。

（四）打结

1. 结的种类

（1）方结：由方向相反的两个单结组成，适用于各种结扎或缝合后的打结。

（2）三重结：是在方结基础上再加一个单结，第三个单结应与第二个结方向相反。在手术操作过程中使用较多。

（3）外科结：在打第一个单结时多绕一扣，使之摩擦面增大，打第二个结时第一个结不易松开，用于张力大的组织缝合后的打结。

2. 打结方法

（1）单手打结法：左右手均可打结，在手术中最为常用，方法简单迅速（图 2-4）。

（2）持钳打结法：适用于线头过短或小手术仅术者一人操作（图 2-5）。

打结时应掌握的要点：①两手用力要相等，两手用力点及结扎点三点成一线，原位打结，避免用力向上提拉，造成结扎点撕脱；②打第二个结时，第一个线结不能松扣。

（五）缝合

缝合是各种手术的重要组成部分，组织愈合与缝合技术密切相关。

1. 缝合线

（1）丝线：最为常用，拉力持久，便于打结，组织反应小，临床使用最多。

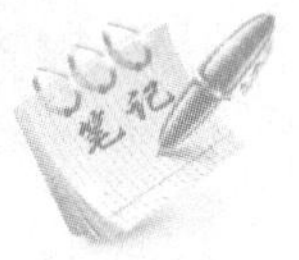

（2）肠线：有普通和铬制两种，普通肠线的吸收时间为 1 周左右，铬制肠线为 2 周左右，均

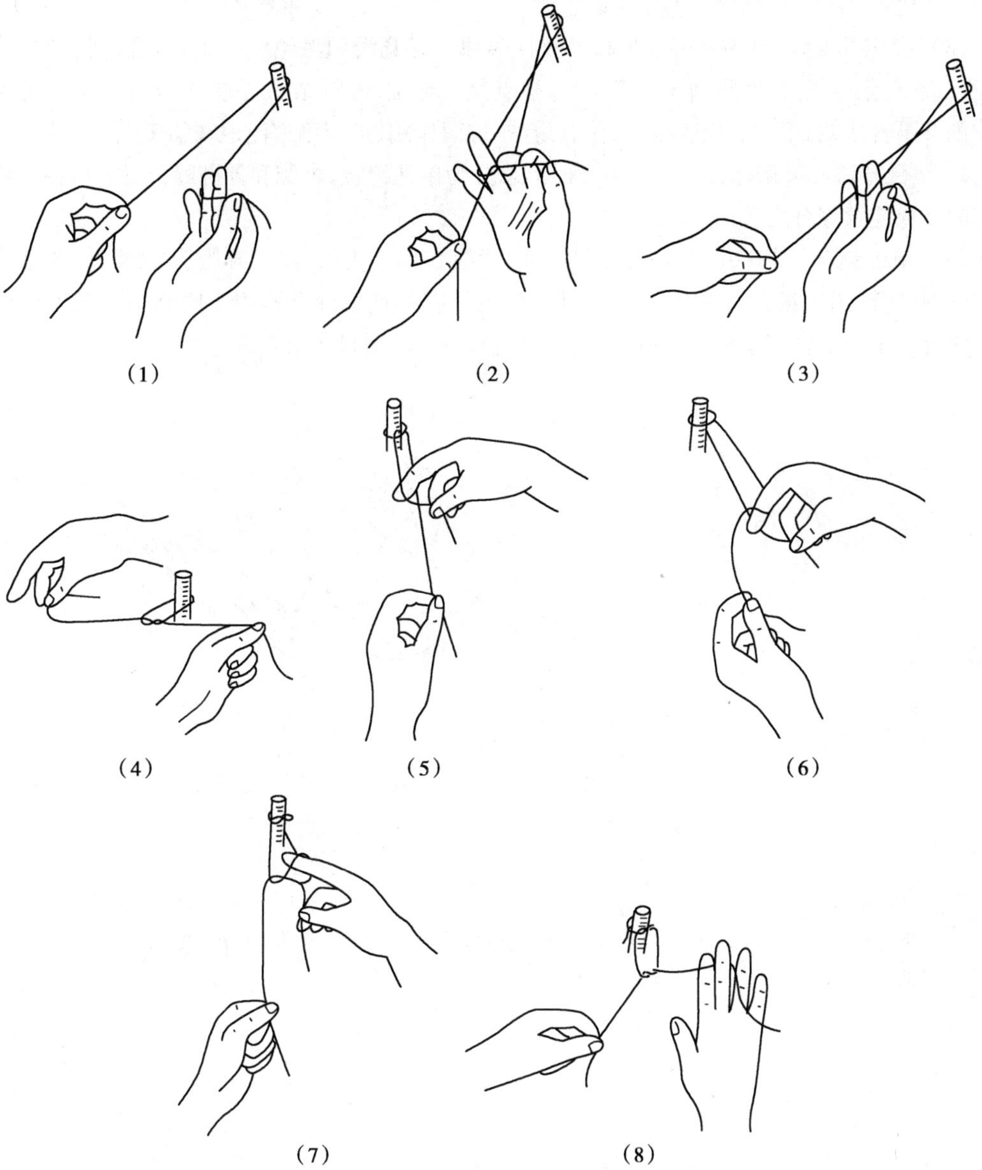

（1）　（2）　（3）

（4）　（5）　（6）

（7）　（8）

图 2-4　单手打结法

（1）～（4）为第一结扣；（5）～（8）为第二结扣

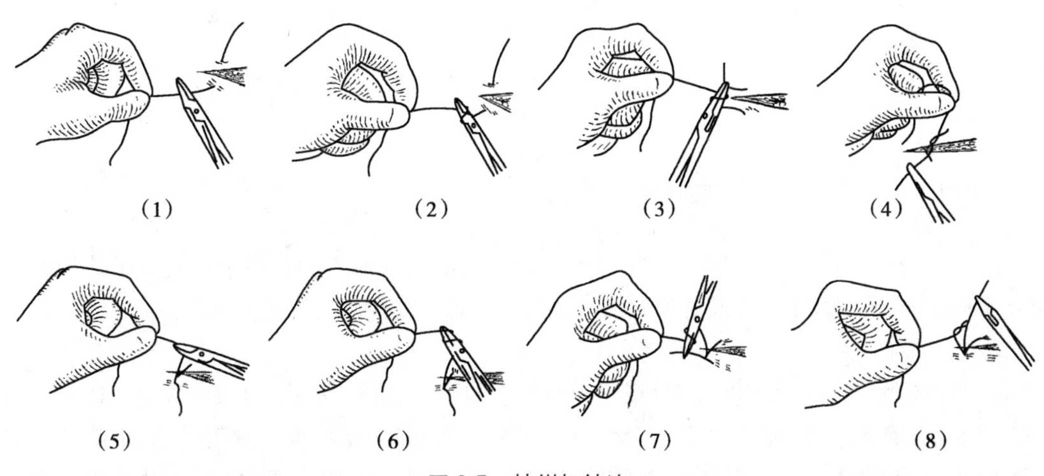

图 2-5　持钳打结法

（1）～（4）为第一结扣；（5）～（8）为第二结扣

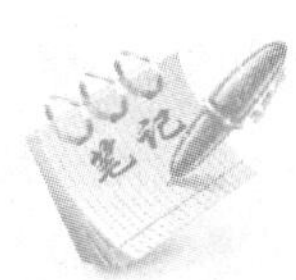

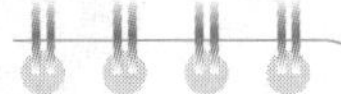

可用于消化道、泌尿道、呼吸道的手术缝合。

（3）合成纤维线：分为不可吸收和可吸收两种。尼龙线和涤纶线为不可吸收线，其特点是组织反应小、张力强大、对污染伤口影响小，缺点是质地偏硬、打结手感差、易松扣。另一类为可吸收的纤维合成线，组织反应也很小，伴有耐酸、抗菌作用，近年已广泛地在临床应用。

2. 缝合方法　根据缝合后切口边缘的形态分为单纯缝合、内翻和外翻缝合三类。各类缝合又有间断或连续缝合之分。

（1）单纯缝合（图2-6）：切口边缘对合，间断缝合用于皮肤、皮下和腱膜的缝合。8字缝合为双间断缝合，用于张力大的组织、肌腱及韧带的缝合。连续缝合多用于腹膜和胃肠道后壁的内层吻合。锁边缝合用于胃肠道后壁内层的吻合，并有较明显止血效果。

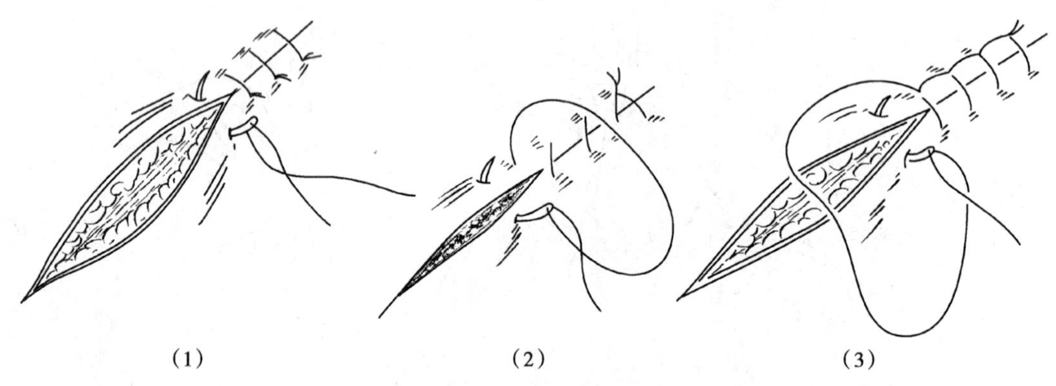

图2-6　单纯缝合法

（1）间断式；（2）连续式；（3）连续交锁式（毯边缝合）

（2）内翻缝合（图2-7）：缝合后边缘内翻，外面光滑，可减少污染，促进愈合。连续全层内翻缝合法又称Connell缝合法，用于胃肠道吻合的前壁全层缝合。间断内翻缝合常用于包埋组织，也属于浆肌层缝合。

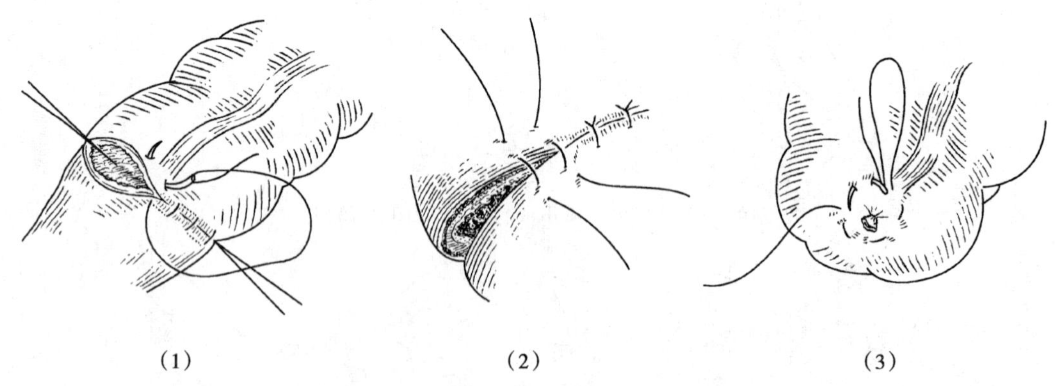

图2-7　内翻缝合法

（1）连续内翻缝合法；（2）间断内翻缝合法；（3）荷包缝合法

（3）外翻缝合（图2-8）：缝合后，边缘外翻，里面光滑，在血管吻合中常用。间断外翻缝合为U字形缝合，用于减张缝合或血管吻合。连续外翻缝合为连续的U字形缝合。

（六）引流

通过手术操作方式，将体腔、器官或组织间隙中的积液、脓液、坏死液化物、残留积血等引出体外。其适应证为：①脓肿、积液等部位切开后需要放置引流；②污染严重的外伤、不能彻底清创者；③手术创面较大，术后有渗血、积液的可能者；④肝、胆、胰、泌尿道手术后为防止由于瘘造成局部积液；⑤肠梗阻的一期造瘘、胆总管探查后的留置“T”管均属于引流之列。

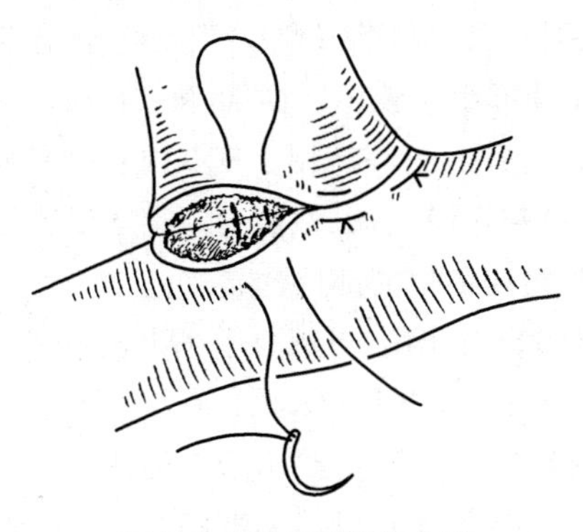
图 2-8　褥式外翻缝合法

引流物的选择包括:①浅部伤口渗液较少的宜用橡皮条引流;②腹腔、胸腔或深部组织选用胶管引流或烟卷引流;③脓腔使用胶管引流或盐水纱条。

引流物宜放在液体引流的低位、气体引流的高位。引流物最好不跨过血管或肠管。为防止切口感染,一般体腔的引流物不通过原切口引出。引流物一般不宜留置过久,当引流量明显减少,在 48 小时左右时则应去除。在引流过程中要确保引流管不扭曲、不受压、不阻塞,达到引流通畅的目的。同时留置多条引流管时,应注明各管的引流部位。一旦发现引流管阻塞,应及时抽吸,低压冲洗或转动引流管以求恢复通畅、保证引流。

第三节　外科手术的特殊设备

一、高频电刀、氩气刀

高频电刀又称电刀。用于手术过程中的组织切割和电凝止血,目前已基本成为常规的手术设备被广泛应用。不仅在开放性直视下手术应用,在内镜手术中也已广泛应用。主要有单极、双极两种工作模式。单极模式是用一完整电路,由高频发生器输出高频高压电流,通过刀形电极与组织接触处造成高温,达到切割组织和电凝止血目的。双极模式是通过双极镊子的两个尖端提供高频电能,造成双极电凝,使小血管脱水、凝固,起止血作用。

高频氩气刀是新一代高频电刀,优势在于对点状或大面积出血都有良好的止血效果。氩气是一种对人体无害、性质稳定的惰性气体,在手术中使用可降低创面温度,减少组织的氧化和碳化。

二、超声手术设备

主要是超声手术刀。它由超声电功率源和超声振动系统组成。后者包括超声换能器、聚能器和刀头三部分。超声刀主要是利用超声空化和强烈的机械效应进行切割和破坏生物组织。目前可分为切割型、抽吸型、去脂型三种超声手术刀,临床应用以前两种最多。超声振动容易破坏含水量高的组织,而对血管、淋巴、神经纤维等含胶原蛋白量高的组织则少造成损伤,因此具有明显的保留重要组织结构、术野出血少、术野清晰等优点。

三、微波固化器械

在外科领域,利用微波的热效应做肿瘤微波热疗已成为恶性肿瘤综合治疗的重要组成部分,其应用也日益广泛。微波治疗设备的种类较多,但原理都是利用频率 300 ~ 300 000MHz、波长 0.001 ~ 1m 的电磁波。其热疗方法包括:体表局部加热、腔内加热和肿瘤组织内植入加热三种。微波体表局部加热因透热深度限制,应用范围不广;腔内加热治疗已广泛应用于食管肿瘤、子宫肿瘤、膀胱和直肠肿瘤,效果尚佳;肿瘤组织间插微波热疗是将微波设备的辐射器直接插入肝癌组织中进行多点的微波固化,有效地确切破坏肿瘤。目前已成为不能手术的肝癌的有效治疗手段。

四、激　光　器

激光是各种激光器发射的光束,对生物体产生的作用有热效应、电磁场效应、光化效应、压

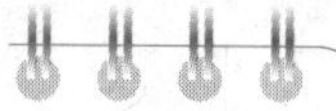

强效应及生物刺激作用。目前外科领域应用的激光器主要有：①二氧化碳(CO_2)激光器，能输出约10.6μm波长的激光束，其穿透深度约0.02mm，只会产生局部组织破坏，周边组织损伤少。治疗应用上易于控制。②氩离子(Ar^+)激光器，能选择性地被血液吸收，临床用于皮肤血管瘤和通过内镜作组织内腔的凝固止血。③掺钕的钇铝石榴石(Nd:YAG)激光器，性能与氩离子激光器相似，但穿透性更强，止血效果好，可用光导纤维将激光引到需要治疗的部位。

外科临床应用有：①激光切割：同时具有气化切割和凝固止血作用，可减少手术出血。②激光烧灼：可使组织细胞因高温而脱水、凝固至坏死。③激光气化：高功率CO_2激光有很强的穿透破坏力，被照射的病变部位可碳化和气化。④激光纤维内镜进入内腔：主要用于上消化道出血的凝固止血。目前已经扩展到经各种内镜进行气管、泌尿道、结肠和直肠等病变的治疗。⑤照射治疗：用小功率氦氖(He-Ne)激光对病变部位进行散焦照射，有促进组织生长、加速创面愈合作用，用于慢性溃疡、压疮等。

五、内镜与腔镜

内镜目前已广泛地应用于外科临床。如胸外科的支气管镜、胸腔镜，泌尿外科的膀胱镜，骨科的关节镜，普外科的纤维胆道镜、纤维胃镜、腹腔镜等。这些内镜大多是通过脏器管道的自然开口入路，在管道内直接观察和鉴别疾病，取活检及作对应治疗。

腹腔镜、胸腔镜技术目前已广泛地应用于外科临床。近年已扩展至妇科、小儿外科、泌尿外科等领域。其优点在于创伤小、疼痛轻、术后恢复快。其基本的设备装置有腹(胸)腔镜、冷光源、摄像系统、气腹装置、电刀电凝器、冲洗抽吸装置和各种专用器械。其工作原理是以导引套针为腹腔与外界的通道，以人工气腹提升腹壁，产生观察和完成手术的空间。腹腔镜与摄像系统结合，将腹腔内的图像传送到电视监视器上，以专用手术器械进行远距离的电灼、电烧、钳夹、结扎等操作，完成手术。

六、吻　合　器

吻合器主要用于胃肠道手术过程中的管腔吻合，比手工操作吻合更快、更牢靠，吻合效果优越而安全。胃肠道吻合器主要有三种，包括管型吻合器、残端吻合器和侧侧吻合器。其中以管型吻合器应用最为广泛。其主要部位包括吻合器器身、打钉座、钉架等，有反复使用和一次性使用两种，目前逐渐以一次性使用的为多。

七、手术显微镜

手术显微镜种类是根据不同的专科而设计的，应用的专科主要有手外科、整形外科、骨科、血管外科、眼科、耳鼻喉科、神经外科等。主要用于断肢再植手术、吻合血管的组织移植手术、周围神经的显微修复、显微淋巴管手术、小管道的显微修复、吻合血管的小器官移植手术等。

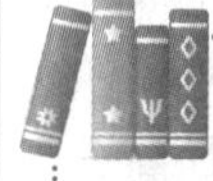

本章小结

无菌术是临床医学的一个基本操作规范，内容不仅涉及无菌和消毒的概念及方法，其相关的操作规则和管理制度也非常重要，所有医护人员都必须自觉遵守、严格执行这些规章制度。通过学习，应牢固树立正确的无菌理念并运用于临床工作的每一个环节。切开、分离、止血、打结、缝合是外科手术的基本操作，掌握这些操作不同的技术要点，并反复练习、不断强化，为从事外科工作打下良好的基础。

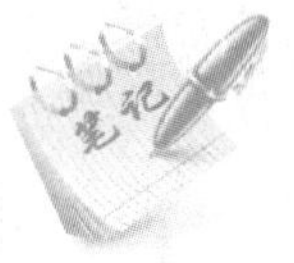

（肖名力）

练习题

一、选择题

A1 型题

1. 消毒是消灭并清除停留在环境中的
   A. 细菌　B. 芽胞　C. 细菌加病毒
   D. 病原体　E. 所有生物
2. 关于压力蒸汽灭菌法,不正确的描述是
   A. 灭菌效果最可靠
   B. 适用于对耐高温和耐湿物品的灭菌
   C. 可杀灭包括细菌芽胞在内的所有微生物
   D. 通常灭菌压力为 2.05kg/cm^2
   E. 通常灭菌温度为 121.3℃
3. 杀灭细菌芽胞所需温度和时间为
   A. 温度 95℃,持续 10 分钟　B. 温度 100℃,持续 20 分钟
   C. 温度 125℃,持续 25 分钟　D. 温度 125℃,持续 30 分钟
   E. 温度 125℃,持续 60 分钟
4. 下列不符合无菌操作规则的是
   A. 手术进行时,不可开窗通风或用电扇
   B. 同侧手术人员换位,一人应先退一步,然后平移换位
   C. 术中手不能接触背部,腰部以下及肩部以上的部位
   D. 在切开皮肤切口之前,需用 70% 乙醇再消毒皮肤一次
   E. 切开空腔脏器前,要用纱布垫保护周围皮肤
5. 术中的无菌原则,下列错误的是
   A. 碘酊、乙醇涂擦皮肤应包括手术切口周围 15cm
   B. 同侧手术人员换位,一人应先退一步,然后平移换位
   C. 铺巾顺序:先铺操作者对面或相对不洁区,最后铺靠近操作者的一侧
   D. 手术巾放置不准确时,只能由手术区向外移动,不应向内移
   E. 大单头端应盖过麻醉架,两侧和足端应垂下超过手术床 30cm

B1 型题

（6 ~ 8 题共用备选答案）
   A. 医用缝合线
   B. 刀片及剪刀
   C. 橡胶管
   D. 乳胶手套
   E. 输尿管导管

6. 10% 的甲醛溶液浸泡 30 分钟适用于
7. 40% 的甲醛溶液熏蒸 60 分钟适用于
8. 0.1% 的苯扎溴铵浸泡半小时适用于

（9 ~ 10 题共用备选答案）
   A. 压力蒸汽灭菌法
   B. 煮沸法

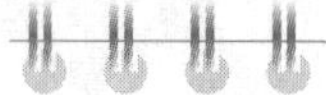

C. 火烧法

D. 药液浸泡法

E. 甲醛蒸气熏蒸法

9. 适用于金属器械、玻璃制品及橡胶物品的是

10. 适用于内镜等器械的是

二、思考题

1. 用列表的方式说明灭菌法和消毒法在外科临床工作中的具体应用。

2. 简述外科缝合中，三种方法（单纯、内翻、外翻）的技术特点。

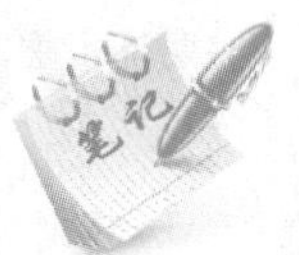

第三章

外科患者的体液失衡

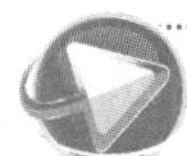

学习目标

1. 掌握：等渗性脱水、低钾血症、代谢性酸中毒的临床表现、诊断和治疗。
2. 熟悉：高渗性脱水、高钾血症、代谢性碱中毒的临床表现、诊断和治疗。
3. 了解：低钙血症和低镁血症的原因、临床表现及治疗。
4. 具备判定水、电解质及酸碱失衡性质及程度的能力；能运用水、电解质、酸碱平衡理论纠正常见体液失衡。
5. 培养对新知识的持续学习能力；能以积极善良的心态和关爱生命的责任心去救治患者。

体液的主要成分是水和电解质，广泛分布于细胞内外，且具有相对稳定的酸碱度。

这些体液的比例既维持相对恒定，又不断转变，各部分体液之间处于动态平衡，其内的水与电解质也处于动态平衡。创伤、手术等许多外科疾病均可能导致体内水、电解质和酸碱平衡的失调。在外科临床中及时识别并纠正水、电解质和酸碱失衡是治疗成功的基础，是患者生命的保障。

第一节　正常成人的体液平衡与调节

一、水的平衡

正常成年男性体液量约占体重的60%，成年女性的体液量约占体重的55%。体液可分为细胞内液和细胞外液，细胞内液约占体重的40%，细胞外液约占体重的20%。细胞外液包括血浆和组织间液，血浆约占体重的5%，组织间液约占体重的15%。细胞间液分为功能性细胞间液和非功能性细胞间液。功能性细胞间液指能迅速和血管内液体或细胞内液进行交换，维持体液平衡的那部分体液。绝大部分的组织间液能迅速地与血管内液体或细胞内液进行交换并取得平衡，这在维持机体的水和电解质平衡方面具有重要作用，故又称其为功能性细胞外液。另有一小部分组织间液仅有缓慢地交换和取得平衡的能力，它们具有各自的功能，平时在维持体液平衡方面的作用甚小，故称其为无功能性细胞外液。如脑脊液、关节液和消化液等，都属于无功能性细胞外液。有时无功能性细胞外液在一些外科疾病的病理情况下会引起明显的水、电解质和酸碱平衡失调，如腹膜炎患者腹腔内大量渗液。

正常成人每日水的摄入量和排出量是相对稳定的，均为2000～2500ml。自皮肤和呼吸蒸发的水是不可见的，称为非显性失水；自大小便排出的则为显性失水。非显性失水中呼吸道蒸发的约350ml，为调节体温体表蒸发的约500ml。成人每天需要从肾脏排出的固体代谢产物约35～40g，1g固体物质需要16ml尿溶解，因此排出每天的固体代谢产物至少需要500ml尿液，此时肾脏负担较重，故一般成人每日尿量应维持在1500ml左右。正常成人每天分泌胃肠消化液约8.2L，多数被胃肠道吸收，仅有约150ml随粪便排出。

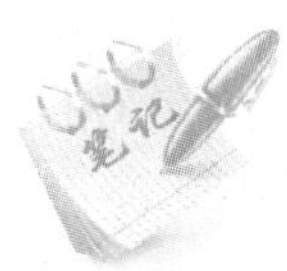

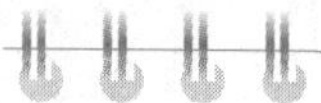

二、电解质的平衡

细胞外液中最主要的阳离子是 Na^+，主要的阴离子是 Cl^-、HCO_3^- 和蛋白质。细胞内液中的主要阳离子是 K^+ 和 Mg^{2+}，主要阴离子是 HPO_4^{2-} 和蛋白质。Na^+ 主要存在于细胞外液，维持细胞外液的渗透压和容量，还能维持神经-肌肉的兴奋性，成人每日需要钠 5～9g，Na^+ 代谢特点是：多吃多排，少吃少排，不吃不排。K^+ 为细胞内液中主要阳离子，全身98%的 K^+ 在细胞内，主要作用是维持神经-肌肉的兴奋性，成人每日需钾 3g，K^+ 代谢特点是：多吃多排，少吃少排，不吃也排。Ca^{2+} 主要维持神经-肌肉的兴奋性，参与肌肉收缩、凝血等过程。Mg^{2+} 参与糖、蛋白质代谢，对降低神经-肌肉应激性有重要作用。Cl^- 为细胞外液中的主要阴离子，协同 Na^+ 等维持细胞外液的渗透压和容量。

渗透压是溶质微粒在水中的吸水能力，渗透压的高低与溶质的颗粒数成正比，体液中的水由渗透压低的间隙向渗透压高的间隙移动。无机盐、葡萄糖等颗粒微小的物质，能产生较大的渗透压，可以起到迅速扩容的作用，但是这些小分子物质能自由通过毛细血管壁，所以维持时间较短。蛋白质这类大分子物质不能透过毛细血管壁，它产生的胶体渗透压虽然较小但维持时间长，对保持血管内容量起着重要作用。正常血浆渗透压为 290～310mmol/L，渗透压的稳定对维持细胞内、外液平衡具有非常重要的意义。

水、电解质及渗透压的稳定是由神经-内分泌系统调节的。体液正常渗透压通过下丘脑-神经垂体-抗利尿激素系统来恢复和维持，血容量的维持则是通过肾素-醛固酮系统。此两系统共同作用于肾，调节水及钠等电解质的吸收及排泄，从而达到维持体液平衡，使体内环境保持稳定的目的。当体内水分丧失时，细胞外液渗透压增高，刺激下丘脑-神经垂体-抗利尿激素系统，抗利尿激素分泌增多，产生口渴感，增加饮水，并促使肾回收水分来恢复和维持体液的正常渗透压。另一方面，细胞外液减少，特别是血容量减少时，血管内压力下降，刺激肾素-醛固酮系统，使肾回收钠和水分来恢复和维持血容量。

血容量与渗透压相比，血容量对机体更为重要。所以当血容量降低又兼有血浆渗透压降低时，前者对抗利尿激素的促进分泌作用远远强于低渗透压对抗利尿激素分泌的抑制作用，这样就保持了血容量，维持了最重要的生命体征相对稳定。

三、酸碱的平衡

人体正常的生理活动和代谢功能需要一个酸碱度适宜的体液环境，在代谢过程中，不断产生酸性物质或碱性物质，人体则通过体液的缓冲系统、细胞内外液的交换、肺的呼吸和肾的调节作用，维持体液的 pH 为 7.35～7.45。

血液中的缓冲系统以 HCO_3^-/H_2CO_3 最为重要。HCO_3^- 的正常值平均为 24mmol/L，H_2CO_3 平均为 1.2mmol/L，两者比值 $HCO_3^-:H_2CO_3=24:1.2=20:1$。体内酸增多时，$HCO_3^-$ 与 H^+ 结合（$H^++HCO_3^-\rightarrow H_2CO_3\rightarrow CO_2+H_2O$），使酸得到中和；碱增多时，$H_2CO_3$ 与 CO_3^{2-} 结合（$CO_3^{2-}+H_2CO_3\rightarrow 2HCO_3^-$），来保持血液 pH 在正常范围内。肺的呼吸对酸碱平衡的调节作用主要是排出 CO_2，从而调节了血中的 H_2CO_3。在酸中毒时，H^+ 向细胞内移动；碱中毒时，H^+ 向细胞外移动，也有利于调节酸碱平衡。肾是调节酸碱平衡的重要器官，通过排出 H^+ 和 NH^{3+}，吸收 Na^+ 和 HCO^{3-} 来调节，排出固定酸和过多的碱性物质，来维持血浆 HCO_3^- 浓度的稳定。

第二节　水和钠的代谢紊乱

在细胞外液中，水和钠的关系密切，因此，缺水和（或）丢失钠均可发生代谢紊乱。不同原因引起的水和钠的代谢紊乱，程度上可能不同。根据缺水和缺钠导致细胞外液渗透压的改变分为高渗性脱水、低渗性脱水、等渗性脱水。

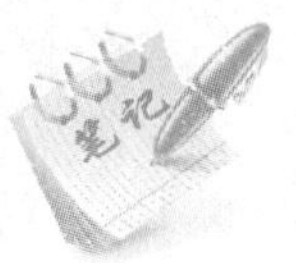

一、等渗性缺水

等渗性缺水(isotonic dehydration)又称急性缺水或混合性缺水,水和钠等比例地丧失,血清钠大致正常,故称等渗性缺水,是外科患者最易发生的一种缺水,所以又叫外科失水。由于丧失的液体为等渗,细胞外液量(包括循环血量)可迅速减少,细胞外液的渗透压基本不变,细胞内液不会向细胞外间隙代偿性地转移,因此细胞内液的量一般不发生变化。但如果这种体液丧失持续,细胞内液也将逐渐外移,随同细胞外液一起丧失,以致引起细胞内缺水。机体对等渗性缺水的代偿机制是肾入球小动脉壁的压力感受器受到刺激,以及肾小球滤过率下降所致的远曲小管液内 Na^+的减少,这些可引起肾素-醛固酮系统兴奋,使醛固酮的分泌增加。醛固酮促进远曲小管对 Na^+的再吸收,随 Na^+一同被再吸收的水量也会增加,从而代偿性地使细胞外液量回升。

1. 病因　①消化液的急性丧失,如肠外瘘、大量呕吐、腹泻等;②体液丧失在不参与循环的体腔、感染区或软组织内,如腹腔内感染渗出、肠梗阻的肠腔内潴留、烧伤肿胀及水疱等,这些丧失的体液的成分与细胞外液基本相同。

2. 临床表现　既有缺水的表现又有缺钠的表现,如口渴、尿少、乏力、恶心、头晕、血压下降等(表 3-1)。

表 3-1　等渗性脱水程度的判断

程度	主要症状	失水占体重之比(%)
轻度	口渴、尿少	2~4
中度	口渴,皮肤干皱,眼窝凹陷,尿少且比重高,精神萎靡,脉搏细速、肢端湿冷、血压下降	4~6
重度	除以上症状外,还有神志不清,高热、惊厥、躁动、休克、昏迷	≥6

3. 诊断　依据病史中的急性发病,大多有消化液或其他体液的大量丧失。失液量越大,持续时间越长,症状就越明显。实验室检查可发现有血液浓缩现象,包括红细胞计数、血红蛋白量和血细胞比容均明显增高。血清 Na^+、Cl^-等一般无明显变化。尿比重增高。

4. 治疗　包括:①治疗原发病,消除引起等渗性缺水的病因,缺水才容易纠正。②液体选择:纠正细胞外液减少,可补充平衡盐溶液,常用的平衡盐溶液是碳酸氢钠和 0.9% 的氯化钠溶液(1.25% 碳酸氢钠溶液和 0.9% 的氯化钠溶液之比为 1∶2)的混合液,补液量较小时也可用 0.9% 的氯化钠溶液,使血容量得到尽快补充。0.9% 的氯化钠溶液中的 Cl^-含量为 154mmol/L,比血清 Cl^-含量(103mmol/L)高,大量输入会导致 Cl^-过高,会引起高氯性酸中毒。③补充量:按失水占体重的百分比来估计,当日只补充估计量的 1/2,其中补水(5%~10% 的葡萄糖溶液)和补盐(0.9% 氯化钠溶液或平衡液)各半,首先所输注的液体应该是含钠的等渗液,如果输注不含钠的葡萄糖溶液则会导致低钠血症。

二、高渗性缺水

高渗性缺水(hypertonic dehydration)又称原发性缺水,缺水多于缺钠,故血清钠增高。细胞外液的渗透压升高可使细胞内液移向细胞外间隙,导致细胞内液也减少,最后,由于脑细胞缺水而导致脑功能障碍的严重后果。机体对高渗性缺水的代偿机制是高渗透压刺激位于视丘下部的口渴中枢,患者感到口渴而饮水;另外,细胞外液的高渗可引起抗利尿激素分泌增多,使肾小管对水的再吸收增加,尿量减少;如缺水加重致循环血量显著减少,为维持血容量,可引起醛固酮分泌增加,增加肾脏对钠和水的再吸收以维持血容量。

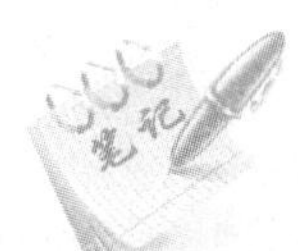

1. 病因　主要病因有:①水摄入不足,如高温环境下饮水不足、长期禁食、食管梗阻、昏迷

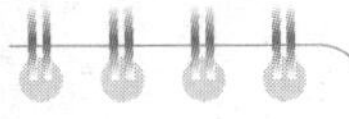

等；②水排出过多，如气管切开、高热、呼吸增快，烧伤暴露疗法或应用渗透性利尿药。

2. 临床表现　缺水程度不同，症状亦不同。根据缺水多少，高渗性脱水可分为轻、中、重三度（表 3-2）。

表 3-2　高渗性脱水程度的判断

程度	主要症状	失水占体重之比（%）
轻度	口渴	2～4
中度	严重口渴，皮肤弹性差，眼窝凹陷，尿少且比重高，精神萎靡	4～6
重度	除以上症状外，还有神志不清、高热、惊厥、躁动、抽搐、昏迷	≥6

3. 诊断　①有缺水病史和口渴、皮肤弹性差、眼窝凹陷等临床表现；②尿比重高；③红细胞计数、血红蛋白量、血细胞比容轻度升高；④血清钠浓度在 150mmol/L 以上。

4. 治疗　①去除病因。②能口服尽量口服补液，不能口服者可静脉输注 5% 葡萄糖溶液。③补充已丧失液体量的估算方法是根据临床表现估计缺水程度：轻度按体重的 2%～4%，中度按 4%～6% 计算；重度按血 Na^+ 浓度计算：补水量（ml）=［血钠测得值（mmol/L）－血钠正常值（mmol/L）］×体重（kg）×4。计算所得的补水量一般当天补给 1/2。治疗 1 天后再测全身状况及血钠浓度，酌情调整次日的补给量。④如不能进食还要补充生理需要量 2000ml。⑤高渗性缺水者实际上也有缺钠，如果只补给水分而不补充钠，可能出现低钠血症，需加以注意。

三、低渗性缺水

低渗性缺水（hypotonic dehydration）又称慢性缺水或继发性缺水。如没有足够水和电解质补充的长期腹泻、幽门梗阻等，水和钠同时缺失，但失钠多于失水，故血清钠低，细胞外液呈低渗状态。代偿机制为抗利尿激素分泌减少，使水在肾小管内的再吸收减少，尿量排出增多，从而提高细胞外液的渗透压。但是使细胞外液总量更为减少，使细胞间液进入血液循环，以补偿血容量。为避免循环血量的继续减少，醛固酮分泌增多，使肾减少排钠，增加 Cl^- 和水的再吸收，同时抗利尿激素分泌增多，使水再吸收增加，出现少尿。当上述代偿功能无法维持血容量时，将出现休克。

1. 病因　主要有：①胃肠道消化液持续大量丢失，如反复呕吐、长期胃肠减压以致钠随着大量消化液而丧失，导致细胞外液低钠；②大创面的慢性渗液；③长时间应用排钠利尿剂如氯噻酮、依他尼酸（利尿酸）等。

2. 临床表现　主要为低钠的表现，根据缺钠程度，低渗性缺水可分为三度（表 3-3）。

表 3-3　缺钠程度的判断

程度	临床表现	血清 Na^+（mmol/L）	缺 NaCl（g/kg）
轻度缺钠	头晕、直立性低血压，尿量正常或增多，尿比重低	130～135	<0.5
中度缺钠	皮肤干皱、眼窝凹陷、恶心呕吐、淡漠表情、休克、尿量减少	120～130	0.5～0.75
重度缺钠	以上症状加重并有休克、抽搐、昏迷、少尿	<120	0.75～1.25

3. 诊断　有上述的体液丢失病史和临床表现，可初步诊断为低渗性缺水。血清钠测定：血钠浓度低于 135mmol/L，表明有低钠血症。血钠浓度越低，病情越重。红细胞计数、血红蛋白量、血细胞比容及血尿素氮值均有增高。尿液检查：尿比重常在 1.010 以下，尿 Na^+ 和 Cl^- 常明显减少。

4. 治疗　积极处理致病原因。针对低渗性缺水时细胞外液缺钠多于缺水的血容量不足状况，应静脉输注含盐溶液或高渗性盐水。轻度或中度缺钠，可按每千克体重丢失钠 0.5～0.75g 估计补充，先补充半量，另加每天需要量 4～5g。如重度缺钠，可按公式计算：需补充的钠量

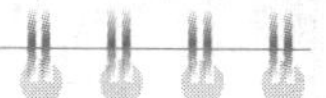

(mmol)=[血钠的正常值(mmol/L)-血钠测得值(mmol/L)]×体重(kg)×0.6(女性为0.5),同样先补充计算量的1/2,视纠正情况酌情再补。根据临床表现及检测资料,包括血 Na^+ 和 Cl^- 浓度、动脉血血气分析和中心静脉压等,随时调整输液计划。

如重度缺钠出现休克,应先补足血容量,可补充晶体液(平衡液、等渗盐水)和胶体液(羟乙基淀粉、右旋糖酐和血浆),比例为2∶1~3∶1,必要时可静脉滴注高渗盐水(一般为5%氯化钠溶液)200~300ml,尽快纠正血钠过低,但应严格控制滴速,每小时不能超过100~150ml,再根据病情及血钠浓度继续输入高渗盐水或改用等渗盐水。

四、水　中　毒

水中毒(water intoxication)又称稀释性低血钠。机体入水总量超过排水量,以致水在体内潴留,引起血液渗透压下降和循环血量增多。细胞外液量增大,血清钠浓度降低,渗透压下降,导致细胞水肿,结果是细胞内、外液的渗透压均降低,液体量增大。此外,增大的细胞外液量能抑制醛固酮的分泌,使远曲肾小管减少对 Na^+ 的重吸收,因而血清钠浓度更加降低。

1. 病因　①应激状态下抗利尿激素增多,造成非电解质溶液增多;②肾功能不全,排水能力下降;③输液过多和过快或大量清水洗胃和灌肠。

2. 临床表现　主要表现为脑水肿的症状,患者早期出现头痛、意识不清、嗜睡、躁动、昏迷等神经及精神症状。颅内压升高,严重者可形成脑疝导致心跳呼吸骤停。也容易出现心力衰竭及肺水肿。慢性水中毒的症状往往被原发疾病的症状所掩盖,可有软弱无力、恶心、呕吐、嗜睡等。

3. 诊断　实验室检查可有红细胞计数、血红蛋白量、血细胞比容和血浆蛋白量均降低;血浆渗透压降低,以及红细胞平均容积增加和红细胞平均血红蛋白浓度降低。

4. 治疗　水中毒患者,除禁水外,可用利尿剂促进水的排出。一般用渗透性利尿剂,如20%甘露醇200ml静脉内快速滴注,静脉注射袢利尿剂,如呋塞米20mg。也可静脉滴注5%氯化钠溶液,以迅速改善体液的低渗状态和减轻脑细胞肿胀。

对于水中毒,预防显得更重要。有许多因素容易引起抗利尿激素的分泌过多,例如疼痛、失血、休克、创伤及大手术等。对于这类患者的输液治疗,应注意避免过量。急性肾功能不全和慢性心功能不全者,更应严格限制入水量。

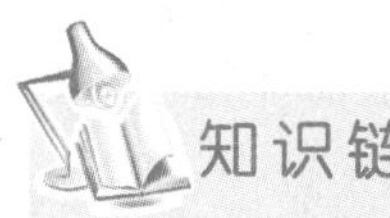

知识链接

常用液体的种类

1. 非电解质溶液　常用的有5%的葡萄糖溶液和10%的葡萄糖溶液,主要供给水分和供应部分热量。5%葡萄糖溶液为等渗液,10%葡萄糖溶液为高渗液,但输入体内后被氧化分解,供给能量,或转化成糖原储存于肝内,不起维持血浆渗透压的作用。

2. 电解质溶液　主要用于补充损失的液体、电解质和纠正酸、碱失衡。

(1) 0.9%氯化钠溶液:为等渗液,其含钠和含氯量各为154mmol/L,钠接近于血浆浓度(142mmol/L),氯高于血浆浓度(103mmol/L),输入过多可使血 Cl^- 过高,可导致酸中毒,当临床需大量电解质扩容时常使用平衡盐液(1.25%碳酸氢钠溶液和等渗盐水之比为1∶2)。

(2) 高渗氯化钠溶液:常用3%氯化钠溶液,为高浓度电解质溶液,纠正低钠血症。

(3) 碳酸氢钠溶液:可直接增加缓冲碱,纠正酸中毒作用迅速,是治疗代谢性酸中毒的首选药物。5%为高渗液,1.25%为等渗液。

(4) 乳酸钠溶液:需在有氧条件下经肝脏代谢产生 HCO_3^- 而起缓冲作用,在缺氧、休克时不宜使用。11.2%溶液为高渗液,1.87%溶液为等渗液。

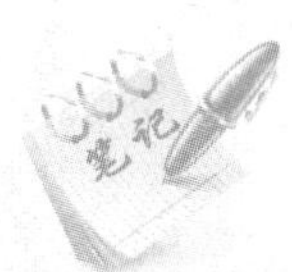

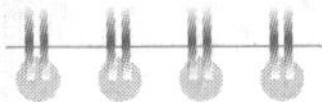

第三节　电解质的代谢异常

一、低钾血症

低钾血症（hypokalemia）常见，血清钾的正常值为3.5～5.5mmol/L。低于3.5mmol/L为低钾血症。

1. 病因　外科常见原因有：①钾摄入不足，如禁食或静脉补液中钾盐补充不够；②钾丢失过多，如呕吐、持续胃肠减压、小肠瘘等；应用利尿药、肾小管病变、长期应用皮质激素；③钾向组织内转移，见于大量输注葡萄糖和胰岛素，或代谢性、呼吸性碱中毒时。

2. 临床表现

（1）神经-肌肉兴奋性的改变：骨骼肌兴奋性下降，出现肌肉无力、腱反射减弱或消失、呼吸困难甚至弛缓性瘫痪；平滑肌兴奋性下降，出现恶心、呕吐、腹胀、肠鸣音减弱或消失、尿潴留；心肌的兴奋性提高，出现心悸、心动过速，心律不齐、严重时发生室颤而心脏骤停。

（2）中枢神经抑制症状：早期烦躁，严重时神志淡漠或意识不清。

（3）心电图改变：表现为心律失常，典型的心电图改变是早期出现T波降低、变宽、双相或倒置，随后出现ST段降低、QT间期延长和U波，但低钾血症患者不一定都有心电图改变。

（4）血清钾过低时，每由细胞内移出3个K^+时，就有2个Na^+和1个H^+从细胞外移入，从而使细胞外液的H^+度降低，肾排H^+增多，可引起低钾性碱中毒，但尿呈酸性，出现反常性酸性尿。

3. 诊断　有低钾血症的病史和临床表现，检验血清钾<3.5mmol/L和心电图检查有助于诊断。有时血清钾受到酸中毒等因素的影响并不能反映机体缺钾情况，要综合分析。

4. 治疗　临床上判断缺钾的程度很难。虽有根据血钾测定结果来计算补钾量的方法，但其实用价值很小，通常是采取分次补钾，边治疗边观察的方法。给钾盐的注意事项：①口服安全，口服钾是安全有效的方法，富含钾的食物有蛋、肉、牛奶和新鲜水果。②对无尿和少尿的患者不输钾盐，应先恢复血容量，待尿量超过40ml/h后，才能经静脉补钾。③静脉滴注钾盐，每500ml液体中含钾宜不超过1.5g、速度每分钟不宜超过60滴；严禁将10%氯化钾作静脉推注。④限制总量，一般禁食患者每日补充氯化钾3g；严重腹泻、幽门梗阻引起的呕吐、急性肾衰多尿期等严重缺钾患者，每日补充氯化钾也不宜超过6～8g。⑤经静脉补钾过程中应监测血清钾和心电图的变化，以防造成高钾血症。

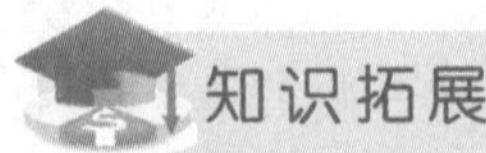

大量滴注葡萄糖液为什么会出现腹胀

大量滴注葡萄糖导致糖原合成增加，细胞外K^+进入细胞内引起低钾血症；此外，血液稀释→肾排K^+也增加，低钾血症时，因平滑肌兴奋性下降，胃肠蠕动减慢，故产生腹胀。

二、高钾血症

血清钾超过5.5mmol/L称为高钾血症（hyperkalemia）。

1. 病因　常见的原因：①输入钾过多：大量输保存期较久的库存血、口服或静脉补钾过多等。②由细胞内转出：当酸中毒时，钾离子由细胞内移到细胞外；细胞破坏时，释放大量钾离子到细胞外，如挤压综合征、溶血、大面积烧伤等。③排钾障碍：急性肾衰竭的少尿、无尿期，使用

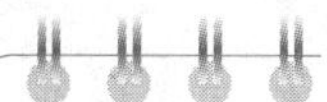

保钾利尿剂如螺内酯(安体舒通)等。

2. 临床表现和诊断

(1) 神经-肌肉兴奋性改变:骨骼肌兴奋性上升,出现手足麻木和异常感觉,当血清钾高于7mmol/L时又可以出现腱反射减弱或消失、严重呼吸困难和弛缓性瘫痪。高钾血症抑制心肌,使其兴奋性、传导性、收缩性下降,造成心搏徐缓、心跳无力,最危险的是心跳停止在舒张末期。

(2) 心电图改变:早期T波高而尖、QT间期延长,随后出现QRS增宽,PR间期延长。

高钾血症缺乏典型的临床表现,出现一些不能用原发病解释的症状,又有引起高钾血症的病因,即应考虑有高钾血症的可能,测定血钾浓度后可确诊,并应作心电图检查。

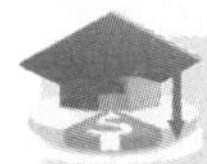

知识拓展

高钾血症的预防

高钾血症患者有心跳突然停止的危险,所以高钾血症的预防极为重要。应严格掌握用钾盐的适应证、剂量和方法。主要应了解体内向细胞外释放钾的因素和肾排钾的能力。确需补充钾盐时,首选口服法,经静脉给药必须遵循补钾的原则。①静脉补钾务必遵守"尿量不少、浓度不高、滴速不快、总量不超"的原则;②大量输血时,不用库存血;③积极控制原发疾病,如改善肾功能,对严重创伤者给予彻底清创,控制感染;④保证患者有足够热量供给,避免体内蛋白质、糖原的大量分解而释放K^+。

3. 治疗　一旦发生高钾血症,应尽快处理原发病和改善肾功能,还应选择如下治疗:

(1) 停用一切含钾的食物、饮料和含钾盐的药物。

(2) 使K^+暂时转入细胞内:①先静脉注射5%碳酸氢钠溶液60～100ml,再经静脉滴注5%碳酸氢钠100～200ml。高渗碱性溶液可增加血容量,K^+得到稀释,又使K^+移入细胞内或由尿排出,有助于酸中毒的治疗,Na^+可在肾远曲小管置换K^+,使K^+排出增加;②一般用25%葡萄糖溶液100～200ml,每3～4g葡萄糖加入1U胰岛素静脉滴注,可使K^+转入细胞内,暂时降低血清钾浓度,必要时,每3～4小时重复给药;③肾功能不全因不能输液过多而受到限制时,可使用10%葡萄糖酸钙溶液100ml、11.2%乳酸钠溶液50ml、25%葡萄糖溶液400ml,加入胰岛素30U,每分钟6滴24小时持续静脉滴注。

(3) 阳离子交换树脂:可从消化道带走较多的钾离子,用法为每日口服4次,每次15g。为防止发生粪块性肠梗阻,应同时口服山梨醇或甘露醇导泻。

(4) 透析疗法:有腹膜透析和血液透析,一般用于上述疗法仍无法降低血清钾浓度时。

(5) 对抗心律失常:钙与钾有对抗作用,能缓解K^+对心肌的毒性作用。一般可静脉注射5%氯化钙5ml或10%葡萄糖酸钙20ml。并可重复使用,也可加入静脉输液内滴注。

三、低钙血症

血清钙<2mmol/L(正常值为2.5mmol/L)引起神经-肌肉兴奋性增高所产生的症状称低钙血症(hypocalcemia)。体内的钙大部分以磷酸钙和碳酸钙的形式贮存于骨骼中,离子钙起着维持神经-肌肉稳定性的作用,离子化与非离子钙的比例受到血液pH的影响,pH下降可使离子钙上升,pH上升可使离子钙降低。

1. 病因　急性重症胰腺炎、坏死性筋膜炎、甲状旁腺受损害、肾衰竭、胰瘘或小肠瘘均可使血钙降低。

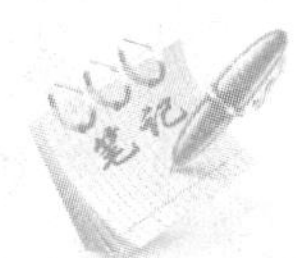

2. 临床表现和诊断　主要是神经-肌肉兴奋性增强的症状,如烦躁、激动,口周和指(趾)尖麻木及针刺感,手足抽搐和腱反射亢进。耳前叩击试验(Chvostek征)阳性和束臂试验

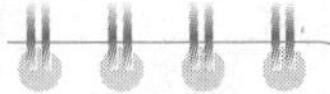

(Trousseau 征)阳性。根据上述病因及临床表现,血清钙低于正常,可确定诊断。

3. 治疗　积极治疗原发病,并补充钙剂。临床常将10%葡萄糖酸钙10～20ml或5%氯化钙20ml作静脉注射。并可多次给药。需要长期治疗者可服乳酸钙,同时补充维生素D或双氢速甾醇。如补充钙盐后仍有抽搐应注意有无低镁的可能,以便纠正。

四、低镁血症

血清镁浓度<0.6mmol/L(正常值为0.70～1.10mmol/L)为低镁血症(hypomagnesemia)。约半数的镁存在于骨骼内,其余几乎都在细胞内,细胞外液中仅有1%。镁对神经活动的控制、神经-肌肉兴奋性的传递、肌收缩及心脏激动性等方面均具有重要作用。低血镁较少单独发生,常在其他电解质紊乱纠正后,由于镁补充不足引起。

1. 病因　长期禁食、厌食及长期深静脉营养未注意镁的补充,小肠大部分切除、肠瘘、慢性腹泻、长时间胃肠引流等,慢性肾盂肾炎、慢性肾小球肾炎,长期应用呋塞米、噻嗪类利尿剂、洋地黄及胰岛素等药物,其他可见于急性胰腺炎、过长时间哺乳、甲状旁腺功能亢进或减退。

2. 临床表现和诊断　临床表现与低钙血症相似,有肌肉震颤、手足抽搐、大汗,严重时出现谵妄、定向力障碍、神志不清、惊厥、癫痫样发作乃至昏迷。

凡有上述引起低镁血症的病因并有症状者,应怀疑镁缺乏存在,测定血清镁浓度可确定诊断。镁负荷试验具有诊断价值,正常人在静脉输注氯化镁或硫酸镁0.25mmol/kg后,注入量的90%很快从尿中排出,而镁缺乏者注入量的40%～80%被保留在体内,尿镁很少。

3. 治疗

(1) 去除病因。

(2) 当手足搐搦时,可以有钾、钙和镁同时缺乏,如发现补钙或补钾后仍有抽搐,则应考虑缺镁。

(3) 可采用25%硫酸镁溶液5～10ml加入5%～10%葡萄糖溶液500ml中缓慢静脉滴注,输注速度不可过快,量大而快易造成镁中毒,导致心脏骤停。发生镁中毒可用氯化钙或葡萄糖酸钙对抗。

第四节　酸碱平衡的失调

过多的酸或碱超过人体的调节能力即导致酸碱失衡。血清pH低于7.35为酸中毒,大于7.45为碱中毒。按其发生原因可分为代谢性和呼吸性,因代谢因素使体内酸碱过多或过少,造成血中HCO_3^-原发性增高或降低,称为代谢性碱中毒或酸中毒;因呼吸功能的变化导致血中H_2CO_3原发性增高和降低,称为呼吸性酸中毒或碱中毒(表3-4)。

表3-4　酸碱失调的检验指标

指标	检测项目	临床意义	正常值	代谢性		呼吸性	
				酸中毒	碱中毒	酸中毒	碱中毒
共用指标	血pH	血浆酸碱度	7.35～7.45	<7.35	>7.45	<7.35	>7.45
代谢性指标	二氧化碳结合力	血浆中HCO_3^-的量	23～31mmol/L	下降	上升	代偿性上升	代偿性下降
	碱剩余(BE)	反映体液中碱储备	±3mmol/L	<-3mmol/L	>+3mmol/L		
呼吸性指标	二氧化碳分压(PCO_2)	血浆中CO_2量	35～45mmHg	代偿性下降	代偿性升高	上升	下降

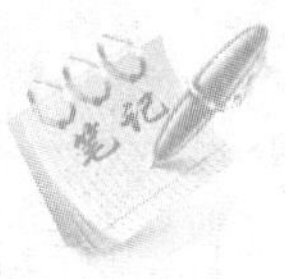

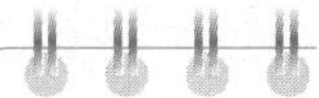

一、代谢性酸中毒

代谢性酸中毒(metabolic acidosis)是临床最常见的酸碱失调的类型,是由于酸性物质的积聚或产生过多,或 HCO_3^- 丢失过多而引起。

1. **病因**

(1) 碱性物质丢失过多:见于腹泻、肠瘘、胆瘘、胰瘘、肠梗阻等,经粪便、消化液大量丢失 HCO_3^-。

(2) 产酸过多:休克、创伤、糖尿病以及心肺复苏后组织缺血缺氧,可使丙酮酸及乳酸大量产生,发生乳酸性酸中毒。此外,大量应用酸性药物如氯化铵、精氨酸等也会引起代谢性酸中毒。

(3) 排酸障碍:肾功能不全,不能将 H^+ 排出体外。

2. **临床表现和诊断**

(1) 代谢性酸中毒突出的表现是呼吸深而快(为机体代偿经肺增加 CO_2 排出的表现),有的呼气中可带酮味。

(2) 心血管系统因酸中毒时 H^+ 离子浓度升高,抑制心肌收缩能力,患者心率快、心音弱、血压低。H^+ 离子浓度升高,可使毛细血管扩张,口唇樱红色,面部潮红。

(3) 在中枢神经系统,重症患者有疲乏、眩晕、嗜睡,可有感觉迟钝或烦躁,严重者神志不清或昏迷。

有相应的病史及临床表现,应考虑有无代谢性酸中毒。作血气分析可明确诊断及了解其严重程度。血 pH<7.35,CO_2CP 降低,血中 HCO_3^- 低于 23mmol/L,PCO_2 低于 40mmHg,BE<-3mmol/L。

3. **治疗**　积极治疗原发病是纠正代谢性酸中毒的关键。另外,扩充血容量发挥肾脏调节酸碱平衡的能力,较轻的酸中毒(CO_2CP>18mmol/L)可自行纠正,一般不需应用碱性溶液治疗。较重时,应用碳酸氢钠溶液,临床上给碳酸氢钠常常是估计数字,如可给 5% 碳酸氢钠 100~250ml 静滴,然后再测 HCO_3^- 或 CO_2CP 后酌情补充。静滴碳酸氢钠不宜输入过快,以免血浆 HCO_3^- 过多,使血中离子化的钙减少,引起手足抽搐和惊厥。也可用公式计算:碳酸氢钠需要量(mmol)=(HCO_3^- 正常值-测定值)mmol/L×体重(kg)×0.4(如需要换算成 5% 的碳酸氢钠毫升数则再除以 0.6)。无论使用哪一种计算补充碳酸氢钠用量的公式,结果均可能有一定的差异,一般均为先输入计算量的 1/2,边治疗边观察,视患者纠正程度再决定是否继续输入计算量的余下部分。

二、代谢性碱中毒

代谢性碱中毒(metabolic alkalosis)是体内 HCO_3^- 增加,使血 pH 大于 7.45 的酸碱平衡失调状态。

1. **病因**

(1) 酸性物质丢失过多:是外科患者中发生代谢性碱中毒的最常见原因。如严重呕吐,长期胃肠减压等,使胆汁、胰液、肠液中的 HCO_3^- 未能充分被胃液的盐酸中和,吸收后使血中 HCO_3^- 浓度增高,导致碱中毒。

(2) 碱性物质输入过多:如输入过量的碳酸氢钠、全胃肠道营养等。

(3) 低血钾时,K^+ 从细胞内进入细胞外,而 Na^+ 和 H^+ 进入细胞内,引起细胞内酸中毒和细胞外碱中毒。

2. **临床表现和诊断**　要维持体液中 $HCO_3^-:H_2CO_3=20:1$ 的比例,呼吸出现代偿性浅慢。代谢性碱中毒时,氧合血红蛋白解离曲线左移,使氧不易释出,此时尽管患者的血氧含量和氧饱和度均正常,但组织仍然存在缺氧。中枢神经症状可出现谵妄、精神错乱或嗜睡,严重时发生昏迷。血气分析显示血 pH 和 HCO_3^- 增高,也可能存在血 K^+ 或 Cl^- 减少,据此可以诊断。

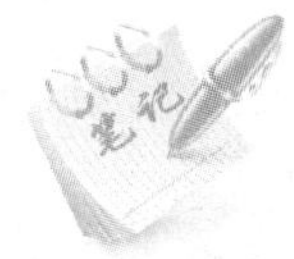

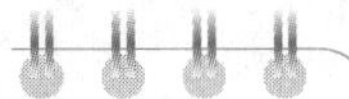

3. 治疗　首先应积极治疗原发疾病，充分扩充血容量，发挥肾脏调节酸碱平衡的能力。对丢失胃酸过多者，可输注等渗盐水，以恢复细胞外液量并补充 Na^+、Cl^-以纠正低氯性碱中毒，代谢性碱中毒时几乎都伴发低钾血症，故须同时补给氯化钾，但注意补钾应在患者尿量超过 40ml/h 后开始。

对丧失胃液所致的代谢性碱中毒，可输注等渗盐水，既恢复了细胞外液量，又补充了 Cl^-，可纠正轻症低氯性碱中毒。补 K^+之后可纠正细胞内、外离子的异常交换，终止从尿中继续排 H^+，将利于加速碱中毒的纠正。严重碱中毒时（血浆 HCO_3^- 45～50mmol/L，pH>7.65），为迅速中和细胞外液中过多的 HCO_3^-，可应用稀释的盐酸溶液。具体方法是：将 1mol/L 盐酸 150ml 溶入 0.9%氯化钠 1000ml 或 5%葡萄糖溶液 1000ml 中（盐酸浓度成为 0.15mol/L），经中心静脉导管缓慢滴入（25～50ml/h）。此溶液若经周围静脉输入，一旦溶液渗漏会导致软组织坏死的严重后果。

三、呼吸性酸中毒

呼吸性酸中毒（respiratory acidosis）系指肺泡通气及换气功能减弱，不能有效排出体内生成的 CO_2，使体内 CO_2蓄积造成 $PaCO_2$增高，血 pH 低于 7.35 的酸碱平衡失调状态。

1. 病因　①呼吸道因素，如窒息、上呼吸道分泌物或异物阻塞、血气胸、急性肺水肿、支气管痉挛、喉痉挛；②医源性因素，如全身麻醉过深、镇静剂过量、呼吸机使用不当等；③慢性阻塞性肺部疾病如肺气肿等；④外科患者术后切口疼痛、腹胀等因素，也可使换气量减少。

2. 临床表现和诊断　患者有胸闷、气促、呼吸困难、发绀，严重者血压下降、谵妄、昏迷。血气分析显示血 pH 降低，血 $PaCO_2$增高，CO_2CP 由于代偿也略增高。

3. 治疗　尽快治疗引起呼吸性酸中毒的病因，改善肺泡通气功能，迅速排出蓄积的 CO_2。必要时可行气管插管或气管切开，使用呼吸机以改善换气。因呼吸机使用不当引起时，应调整呼吸机频率、压力和容量。至于慢性肺部疾病引起者可针对性地采取控制感染、扩张小支气管、促进排痰等措施，改善换气功能和减轻酸中毒程度。

四、呼吸性碱中毒

因肺泡通气过度，体内生成的 CO_2排出过多，引起血 $PaCO_2$降低、血 pH 大于 7.45 的酸碱平衡失调状态称呼吸性碱中毒（respiratory alkalosis）。

1. 病因　甲状腺危象、感染、高热、癔症、中枢神经系统疾病、低氧血症、轻度肺水肿、肺栓塞、肝功能衰竭和呼吸机使用不当等都可引起呼吸性碱中毒。急性呼吸窘迫综合征的早期常有呼吸性碱中毒。

2. 临床表现和诊断　呼吸性碱中毒无典型表现。有出现呼吸急促、心率加快、手足麻木、抽搐者，血气分析显示血 pH 增高，$PaCO_2$降低，CO_2CP 由于代偿略降低，结合病史可作出诊断。

3. 治疗　积极治疗原发病。用面罩或纸袋罩住口鼻，以增加呼吸道无效腔，减少 CO_2呼出。如系呼吸机使用不当所造成的通气过度，应调整呼吸频率及潮气量。处理手足抽搐者可静脉推注 10%葡萄糖酸钙。

第五节　体液平衡失调的治疗

水、电解质和酸碱平衡失调是临床上很常见的病理生理改变。纠正水、电解质及酸碱失衡的基本原则是：充分掌握病史，详细检查患者体征。大多数水、电解质及酸碱失调都能从病史、症状及体征中获得有价值的信息，得出初步诊断，有时实验室检查不能真正体现体内水、电解质及酸碱平衡紊乱情况，如缺钾时受酸中毒的影响血清钾就有可能正常，这就要依据病因病理来

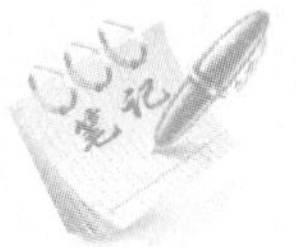

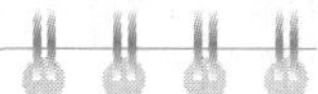

推断。病因和体征也可以判定失水的性质和程度，以确定补什么、补多少。如果存在多种失调，应分轻重缓急，依次予以调整纠正。首先要处理的应该是：积极恢复患者的血容量，保证循环状态良好，充分发挥自身调节机制；积极纠正缺氧状态；纠正严重的酸中毒或碱中毒；治疗重度高钾血症。液体疗法是指通过补液来防治体液平衡失调和供给营养物质的方法。

液体疗法主要包括三个方面：液体总量（补多少）、液体种类（补什么）、补液方法（怎么补）。

一、液体总量

患者住院24小时的补液量是纠正体液失衡的关键，一般包括三部分。

1. 日生理需要量　成人每日需要量约2000～2500ml（40ml/kg），其中生理盐水500～1000ml，其余补给5%～10%葡萄糖溶液。

2. 1/2既往损失量　指患者从发病到就诊时已经累计丧失的体液量。要考虑到水、电介质、酸碱的失衡量，依据脱水原因和表现判定失水的性质，由脱水表现来判定脱水的程度从而决定补充量。由于机体本身有调节体液的能力，所以第一日补液时，一般补估算损失总量的1/2。

3. 继续损失量　指治疗过程中非生理状态的丢失量，亦称额外损失量。如呕吐、高热、腹泻、瘘、渗液、出汗和各种管道引流液。额外损失量的补液原则是“丢多少，补多少；丢什么，补什么”。体温升高1℃，每日每千克体重额外补充水3～5ml；气温在大于32℃时每升高1℃，每日每千克体重额外补充水3～5ml；出汗量量出为入，如出汗湿透一身衬衣裤时约丢失水1000ml；对于气管切开的患者，呼吸丢失水是正常人的2～3倍，所以气管切开的成人患者应额外补充水800～1000ml。腹泻、瘘、渗液和各种管道引流液，量出为入，以补充盐为主。

输液量的多少，根据病情随时调整，一般是：第1天补液量=生理需要量+1/2累积丧失量；第2天补液量=生理需要量+前1天继续丧失量+部分累积丧失量（依病情随时调整）；第3天补液量=生理需要量+前1天继续丧失量。

二、液体种类

根据体液失衡的性质，依据“丢什么，补什么”的原则，选用电解质、非电解质、胶体和碱性溶液。

（1）日需量：每日生理需要量，10%葡萄糖溶液1500～2000ml，钠5～9g，钾2～3g。

（2）既往损失量：根据脱水的性质补液，如高渗性脱水给5%葡萄糖溶液为主，以后再给予盐，糖与盐之比大约为3∶1；等渗性脱水补给盐和糖各半量；低渗性脱水以盐为主，必要时给予高渗性盐水。如有缺钾则补充氯化钾，有酸中毒则给予碱性溶液。

（3）昨日损失量（额外）：包括：①呕吐、腹泻、胃肠减压、肠瘘等所致的胃肠液体丢失，按前24小时丢失量的详细记录，用生理盐水补给；②发热者，体温每升高1℃，每千克体重应补葡萄糖液3～5ml；③气管切开患者，每日呼吸失水约1000ml，用葡萄糖液补给；④出汗湿透全身衣裤，失液量约1000ml，用等渗糖液、盐水各半补充。根据实际丢失的液体成分补充，发热、出汗及气管切开患者补充5%葡萄糖等渗溶液。如呕吐、渗出则补充0.9%氯化钠或平衡盐液。

三、补液方法

先计算总量，再安排补液顺序。补液原则是：先盐后糖、先晶后胶、先快后慢、见尿补钾、液种交替，并根据患者的具体情况适当调整。

1. 先盐后糖　对于等渗性脱水和低渗性脱水，先输入电解质溶液，后补葡萄糖溶液。因为输入电解质溶液可以迅速有效地提高细胞外液的渗透压，利于恢复细胞外液的容量，但对于高渗性脱水患者则应先输入葡萄糖溶液。

2. 先晶后胶　晶体溶液能稀释血液和扩充血容量，改善微循环，目前首选平衡盐液。胶体

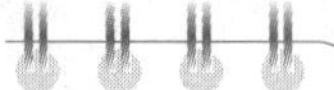

溶液能够维持胶体渗透压，也能够稳定血容量。

3. 先快后慢　对于明显脱水的患者，早期补液要快，以便迅速补充体内所缺的水和钠，脱水情况好转后应减慢补液速度，以免加重心肺负担。一般一日的补液量宜在12～15小时之内输入，第一个4～5小时输入1/2量，其余时间输入另1/2。输入葡萄糖溶液不应过快，因为成人葡萄糖的最高利用率是0.5g/(kg·h)，输入10%葡萄糖每小时不应超过250ml，约60滴/分钟，超过此数值则产生渗透性利尿。

4. 见尿补钾　尿量达到每小时35ml才可补钾，以免因肾功能障碍而引起高钾血症。但在手术后和严重创伤的患者，虽然尿量正常，但因组织细胞的破坏，细胞内释放大量的K^+，一般2～3日内不需补充钾。

5. 液种交替　液体种类和量多时，各类液体要交替输入，如盐类、糖类、胶体类、酸碱类等，有利于人体的代偿和调节，以免较长时间输入一种液体，人为地造成体液失衡。

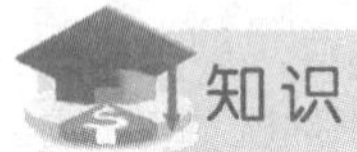

知识拓展

静脉补液观察指标

1. 脱水征象　观察口渴、眼窝内陷、皮肤弹性等是否好转。

2. 血容量是否恢复　血压稳定、脉搏减慢、尿量增加、尿比重降低，说明血容量恢复。

3. 浅表静脉　如患者去枕仰卧颈静脉应充盈，血容量不足时则不充盈；当手移到肩部高度，手背静脉在3～5秒钟内排空，如未排空则说明静脉回流受阻或血容量过多；当手移到腰部高度，手背静脉在3～5秒钟内充盈，如超过3～5秒钟内充盈说明血容量不足。

4. 心肺功能　如发现患者呼吸急促，心率增快，咳嗽，咳血性泡沫样痰，颈静脉怒张，两肺有湿性啰音等，考虑有心衰和肺水肿的可能。

本章小结

体液平衡及失衡是医学的重点也是难点，内容涉及知识面广，与临床结合紧密，具有很强的实用性。水、电解质及酸碱是相互联系、相互影响的，也是动态变化的，在临床中不能只以暂时的表现来判定体液失衡的类型，要依据其病因、病理、临床表现及检验结果来进行综合分析判定体液失衡的类型及程度，这样才能制订出正确的治疗方案。本章的知识将贯穿于整个行医生涯，运用于诊治的每一个患者，故而应反复学习，熟练掌握。

（芮炳峰）

练习题

一、选择题

A1型题

1. 对挥发酸进行缓冲的最主要系统是

A. 碳酸氢盐缓冲系统　　B. 无机磷酸盐缓冲系统
C. 有机磷酸盐缓冲系统　　D. 血红蛋白缓冲系统
E. 蛋白质缓冲系统

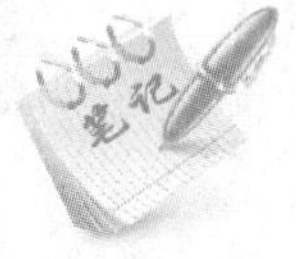

2. 血液pH的高低取决于血浆中

A. $NaHCO_3$浓度
B. $PaCO_2$
C. CO_2CP
D. [HCO_3^-]/[H_2CO_3]的比值
E. BE

3. 直接反映血浆[HCO_3^-]的指标是
A. pH　B. AB　C. $PaCO_2$　D. BB　E. BE

4. 代谢性碱中毒常可引起低钾血症,其原因是
A. K^+摄入减少
B. 细胞外液量增多使血钾稀释
C. 细胞外 H^+与细胞内 K^+交换增加
D. 消化道排 K^+增加
E. 肾排 K^+增加

5. 关于低钾血症,描述错误的是
A. 常见于胃肠液丢失后
B. 常表现腹胀及肠麻痹
C. 应自静脉内迅速注射补钾
D. 肾功能衰竭时不能补钾
E. 诊断依靠临床表现,血清钾测定及心电图检查

6. 下列不是代谢性酸中毒的病因的是
A. 休克　B. 腹膜炎　C. 肠瘘
D. 幽门梗阻　E. 急性肾功能衰竭

7. 下列情况早期会出现神经精神症状的是
A. 高渗性脱水　B. 低渗性脱水　C. 等渗性脱水
D. 急性水中毒　E. 慢性水中毒

8. 下列心电图改变有助于确诊低钾血症的是
A. T 波低平、倒置　B. U 波　C. ST 段压低
D. T 波双向　E. QT 间期延长

9. 外科患者最容易引起的脱水类型是
A. 高渗性脱水　B. 等渗性脱水　C. 低渗性脱水
D. 水中毒　E. 原发性脱水

A2 型题

10. 男性,45 岁,腹胀呕吐已半年,多于午后发作,吐出隔夜食物,吐量较大,吐后舒服,由于长期呕吐除脱水外还会造成
A. 低氯、高钾性碱中毒
B. 低氯、低钾性碱中毒
C. 低氯、高钾性酸中毒
D. 低氯、低钾性酸中毒
E. 低钾性酸中毒

11. 女,45 岁,幽门梗阻行持续胃肠减压半月余,每日补 10% 葡萄糖 2500ml,5% 葡萄糖盐水 1000ml,10% 氯化钾 30ml。2 天前开始出现全腹膨胀,无压痛及反跳痛,肠鸣音消失,每日尿量 1500ml 左右,最可能的原因是
A. 低钾血症　B. 低钠血症　C. 高钾血症
D. 高钠血症　E. 低钙血症

A3/A4 型题

(12～13 题共用题干)

结肠破裂修补术后 5 天,患者血钠 136.0mmol/L,血钾 6.8mmol/L,血 pH 7.3,近 24 小时尿量 520ml。

12. 应诊断为

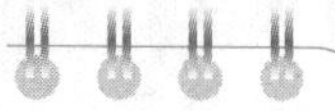

A. 低渗性脱水　　B. 高渗性脱水
C. 低钾血症　　D. 高钾血症
E. 低钾血症合并等渗性脱水

13. 首要的治疗措施应该是
A. 纠正脱水　　B. 利尿
C. 纠正低钠血症　　D. 5%碳酸氢钠静滴
E. 使用抗生素

B1 型题

（14～15 题共用备选答案）
A. 应滴注足量的5%葡萄糖液
B. 滴注5%葡萄糖液后适量补钠
C. 补充足量等渗氯化钠液
D. 应补高渗氯化钠液
E. 5%葡萄糖液和0.9%氯化钠液各半

14. 轻度低渗性脱水的处理是
15. 等渗性脱水的处理是

二、思考题

1. 简述等渗性脱水的病因和临床表现。
2. 简述代谢性酸中毒的临床表现、诊断要点及治疗方法。
3. 简述低血钾时静脉补钾的注意事项。

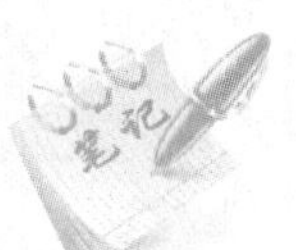

第四章

输　　血

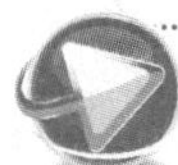

学习目标

1. 掌握:输血的适应证、输血途径、输血注意事项。

2. 熟悉:自体输血、血液成分输血的方法。输血常见并发症及处理。

3. 了解:输血的功用。

4. 能正确理解输血的临床意义并严格掌握输血适应证;具备正确及时处理输血并发症的能力。

5. 能够正确地与患者沟通,向其说明输血的必要性及相关知识,争取得到患者的理解和配合,以利输血治疗的开展。

第一节　输血的基本要求

输血(blood transfusion)作为一种替代性治疗措施,能补充血容量和血液中的成分,改善循环,提高携氧能力,增强免疫力,促进凝血功能,从而增强机体抗病能力,在外科领域极为常用。输血也可能导致一些不良反应甚至严重并发症。为保证输血的安全、节约用血,应严格掌握输血的适应证,采用恰当的途径与速度输血,预防并及时处理输血并发症。

一、输血适应证

1. **大量失血**　严重创伤、手术等引起的大量失血是输血的主要适应证。一般认为失血量超过血液总量的20%(1000ml),应及时输血补充血容量。

2. **贫血或低蛋白血症**　常因慢性失血、红细胞破坏增加或白蛋白合成不足所致。为提高贫血患者对手术创伤的耐受力,术前应结合检验结果输注浓缩红细胞纠正贫血;补充血浆或白蛋白治疗低蛋白血症。

3. **重症感染**　全身严重感染或脓毒症等患者,如中性粒细胞低下或抗生素治疗效果不佳时,可考虑输注浓缩粒细胞配合控制感染,但应注意输粒细胞可能引起巨细胞病毒感染、肺部合并症等副作用。

4. **凝血异常**　少量多次输新鲜血液,或根据患者凝血异常的原发疾病输注相关的血液成分,可补充各种凝血因子,有助于改善凝血功能,防止术中、术后出血,有助于止血。

原卫生部2000年输血指南建议:Hb>100g/L不需要输血;Hb<70g/L可输入浓缩红细胞;Hb为70～100g/L时,应根据患者的具体情况来决定是否输血。对于可输可不输的患者应尽量不输。

二、输血途径及速度

1. **输血途径**　有静脉和动脉两种途径:①静脉输血:是最常见且方便的输血途径,一般选用较大的表浅静脉,如:肘正中静脉、贵要静脉或大隐静脉等;大出血急救时,应立即行静脉穿刺插

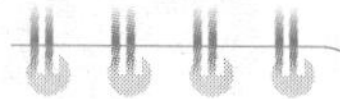

管或使用加压输血器以保证快速输血，也可采用大隐静脉切开输血。小儿常经头皮静脉输血。②动脉输血：是经动脉穿刺将血液加压注入；但动脉输血操作较复杂，有发生肢体缺血、动脉栓塞等危险，现已少用。

2. 输血速度　视患者情况而定。①成人一般 5ml/min，老年人或心脏病患者约 1ml/min，小儿约 10 滴/分钟；②大出血时输血速度宜快，根据血压、中心静脉压、每小时尿量等调节输血的量和速度。

三、输血注意事项

输血前务必仔细核对受血者与供血者信息，两者应血型相符，交叉配血试验阴性；认真检查血瓶或血袋质量，如有破损、封口不严、标签模糊不清的不能输用；仔细观察血液质量，有溶血、混浊或絮状物不能输用。除生理盐水外，血液中不能加入任何药物，以防血液凝固或溶血。输血过程中要严密观察患者有无输血反应，发现问题及时处理；输血后仍要关注患者的病情变化，血袋应集中保留 1 天备查。

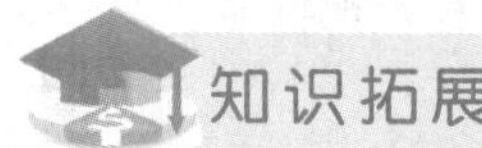

无偿献血　安全用血

《中华人民共和国献血法》是为保证医疗临床用血需要和安全，保障献血者和用血者身体健康，发扬人道主义精神，促进社会主义物质文明和精神文明建设而制定的法规。由中华人民共和国第八届全国人民代表大会常务委员会第二十九次会议于 1997 年 12 月 29 日通过，自 1998 年 10 月 1 日起执行。

按照法律规定，我国实行无偿献血制度。国家提倡十八周岁至五十五周岁的健康公民自愿献血。血站对献血者必须免费进行必要的健康检查；身体状况不符合献血条件的，血站应当向其说明情况，不得采集血液。献血者的身体健康条件由国务院卫生行政部门规定。血站对献血者每次采集血液量一般为 200ml，最多不得超过 400ml，两次采集间隔不少于 6 个月。血站采集血液必须严格遵守有关操作规程和制度，采血必须由具有采血资格的医务人员进行，一次性采血器材用后必须销毁，确保献血者的身体健康。血站应当根据国务院卫生行政部门制定的标准，保证血液质量。血站对采集的血液必须进行检测，未经检测或者检测不合格的血液，不得向医疗机构提供。

第二节　自 体 输 血

自体输血是指收集患者自身的血液，在需要时再回输给患者本人。主要优点是：①节约血源；②减少输血反应和疾病的传播；③无须验血型和交叉配血试验；④适用于血型特殊和血源困难者。

自体输血方法有三种。

1. 回收式自体输血　是指回收创伤后体腔内积血或手术过程中的失血，经抗凝、过滤后再回输给患者。主要适用于外伤性脾破裂、异位妊娠等引起的大出血，若无污染，可行回收式自体输血。现多采用血液回收机收集失血，经自动处理后去除血浆和有害物质，可得到血细胞比容达 0. 50 ~0. 65 的浓缩红细胞，然后再回输。

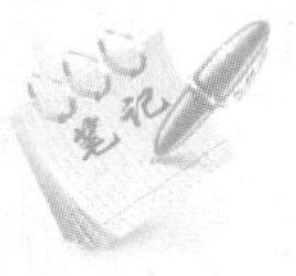

2. 预存式自体输血　手术前采集患者血液预存备用。择期手术患者，术前一般状态良好，无感染征象，血细胞比容≥0. 30，且术中预计需血量较大者可用此法。根据需要从择期手术前

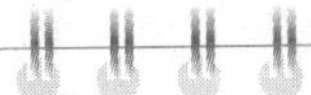

的1个月开始采血，每3～4天采一次血，每次可采300～400ml，直至术前3天为止。预存自体血者必须每日补充铁剂和给予营养支持。

3. 稀释式自体输血　在手术当日麻醉后、手术前从患者一侧静脉采血，同时从另一侧静脉补给采血量3～4倍的电解质溶液、血浆增量剂等维持患者的血容量，使血液处于稀释状态，以减少手术时血液的丢失。每次采血800～1000ml，一般以血细胞比容≥0.25、白蛋白>30g/L、血红蛋白100g/L左右为限，采血速度约为每5分钟200ml。当术中失血量达到300ml时，可开始回输自体血液。

第三节　输血的并发症

输血可能发生不同程度的并发症，但大多数输血并发症是可预防的。关键是要严格掌握输血的适应证，遵守输血操作规程。

1. 发热反应　为最常见的输血不良反应，反复输血或多次妊娠的受血者为好发人群。主要表现是畏寒、寒战、高热、头痛、皮肤潮红等，多在输血后15分钟～2小时内发生。非溶血性发热反应主要是由致热原引起，也可能与免疫反应有关。出现发热反应时，应立即减慢输血速度或停止输血。发热者可服用阿司匹林，伴寒战者可肌注哌替啶50mg或异丙嗪25mg。为预防发热反应，应强调输血器具严格消毒、控制致热原。

2. 过敏反应　轻度反应为全身性皮肤瘙痒及荨麻疹，严重时出现呼吸困难或过敏性休克。过敏反应轻者，减慢输血速度，口服抗组胺药如苯海拉明25mg对症治疗。严重者，立即停止输血，皮下注射肾上腺素（1∶1000，0.5～1ml）和（或）静脉滴注糖皮质激素（氢化可的松100mg加入500ml葡萄糖盐水）。合并呼吸困难应作气管切开，以防窒息。

3. 溶血反应　是输血最严重的并发症。主要由误输ABO血型不合的血液引起，其次与血液质量不好、红细胞破坏或有细菌污染等有关。一般在输入血型不合的血10～20ml后，患者出现沿输血静脉的红肿和疼痛以及头痛、胸痛、心前区压迫感、呼吸困难、腹痛或腰骶部痛。严重者有休克、溶血性黄疸、血红蛋白尿和急性肾衰等。手术中溶血反应最早的征象是血压下降和手术野不明原因的渗血。疑有溶血反应时，应立即停止输血。再次核对受血者与供血者的姓名、血型，重作血液交叉配血试验。抽静脉血离心后观察血浆色泽，溶血者血浆呈粉红色。治疗措施包括：抗休克；保护肾功能；确诊DIC应考虑肝素治疗；血浆交换治疗。

4. 细菌污染反应　在采血、贮存过程中无菌技术漏洞是血液被污染的主要原因。细菌经输血进入人体，患者的反应程度依细菌污染的种类、毒力大小和输入的数量而异。轻者可仅表现为发热；重者可致内毒素性休克和DIC等。临床输血疑有细菌污染反应时，应立即停止输血，并将血袋内的血液离心，取血浆底层及细胞层分别行涂片染色细菌检查及细菌培养，并迅速抗感染或抗休克治疗。预防细菌污染反应首先要严格采血、贮血、输血过程的规范操作；其次在保存期内和输血前按规定做好检查，凡发现血液制品颜色改变、透明度变浊或产气增多等可能污染的征象，均不得使用。

5. 传播疾病　误输带有病毒、细菌等的血液可传播疾病。肝炎、艾滋病、疟疾、回归热、梅毒等均可通过输血传播。其中以输血后肝炎和疟疾多见。预防措施包括：严格掌握输血适应证；对供血者进行严格体检；血液制品生产过程中有效灭活微生物；采用自体输血等。

6. 循环超负荷　输血过量或过快，可引起急性心力衰竭和肺水肿。特别是心功能低下、老年、幼儿或低蛋白血症的患者。预防措施包括：对心功能低下者要严格控制输血速度及输血量，严重贫血者以输浓缩红细胞为宜。治疗包括：立即停止输血，吸氧，使用强心剂、利尿剂除去过多的体液。

7. 输血相关性肺损伤　是一种因输血引起的致命性肺水肿，主要表现为输血后1～6小时

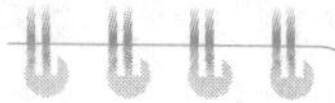

出现急性呼吸困难、严重的双侧肺水肿及低氧血症，可伴发热和低血压。其发生与年龄、性别和原发病等无关，主要原因为所输的血液成分中含抗受血者人类白细胞抗原（HLA）的抗体。诊断时，应排除心源性肺水肿、体液超载或急性呼吸窘迫综合征（ARDS）等。治疗措施包括气管插管、吸氧、机械通气等。预防措施包括禁止多次妊娠供血者的血浆作为血液制品等。

8. 免疫抑制　输血可能改变患者的免疫反应，使受血者的免疫功能受到抑制，从而增加术后感染、肿瘤复发及潜伏病毒重新活化等方面的几率。免疫抑制与输血的量和成分有一定的关系。

9. 大量输血的影响　如果24小时内用库存血细胞置换患者全部血容量或者数小时内输血超过4000ml，则可能出现下列并发症：低体温、碱中毒、暂时性低钙血症、高钾血症等。低体温损害血小板功能，也影响正常的凝血，并可加重低钙血症。当临床有出血倾向及DIC表现时，应输浓缩血小板。多数体温正常、无休克者可以耐受快速输血而不必补钙，提倡监测血钙下补充钙剂。合并碱中毒时，往往不出现高钾血症，除非有肾功能障碍，需注意监测血钾浓度，若高钾又合并低钙，应关注对心功能的影响。

此外，部分免疫功能低下的患者多次输血还可能引起输血相关性移植物抗宿主病等。

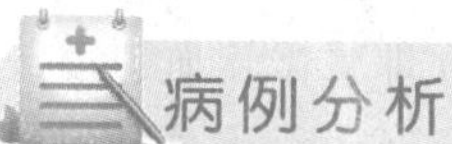

患者，女，32岁，因劳累后头晕、心慌3周入院。体检：一般情况可，贫血貌，心肺无殊，腹部较膨隆，子宫脐上2指，胎儿心音135次/分。血常规：红细胞 2.0×10^{12}/L，血红蛋白55g/L，白细胞 8.0×10^{9}/L，血小板 160×10^{9}/L。血型：“B”型。

入院后，输“B”型全血，输入240ml左右时，患者诉全身皮肤瘙痒，随即皮肤出现风团。

问题：1. 该患者可能发生什么输血反应？

2. 诊断依据有哪些？

3. 目前应采取什么措施？

第四节　血液成分制品与血浆代用品

一、血液成分制品

血液成分制品是血液经过制备，分离出的浓度较高的单一血液成分，可用于成分输血。常用血液成分制品有血细胞（包括红细胞、白细胞、血小板）、血浆和血浆蛋白成分三类。

1. 血细胞成分

（1）红细胞制品：经不同加工可制得浓缩红细胞、洗涤红细胞、冰冻红细胞、去白细胞的红细胞等制品，临床以浓缩红细胞最为常用。

（2）白细胞制品：主要有浓缩白细胞，但因并发症较多临床已少用。

（3）血小板制品：血小板的制备有机器单采法与手工法，前者通过机器对单一献血者进行连续收集多单位血小板，后者是对单一献血者一次所献全血分离制备获得的血小板。血小板制品用于治疗血小板减少症和（或）血小板功能障碍的患者。

2. 血浆成分　是将全血分离出血细胞后得到的液体部分，包括新鲜冰冻血浆、普通冰冻血浆和冷沉淀三种。

3. 血浆蛋白成分　主要包括白蛋白制剂、免疫球蛋白、浓缩凝血因子。

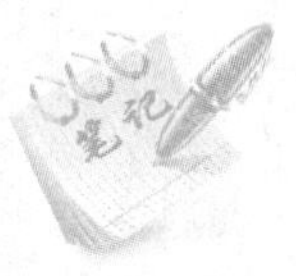

二、血浆代用品

血浆代用品又称血浆增量剂，是天然或人工合成的高分子物质制成的胶体溶液，可代替血浆扩充血容量。因其分子量和胶体渗透压与血浆蛋白近似,因此能在循环中长时间保持适当的浓度;一般不在体内蓄积;极少导致红细胞聚集、凝血障碍及切口出血等不良反应;而且产品本身也无抗原性和致敏性。

临床常用的血浆代用品有右旋糖酐、羟乙基淀粉和明胶制剂。

1. **右旋糖酐** 中分子量(平均75 000)右旋糖酐渗透压较高,具有良好的扩充血容量作用,能在体内维持6~12小时,临床上多用于治疗低血容量性休克。低分子量(平均40 000)右旋糖酐增加血容量的作用短,仅维持约1.5小时,具有降低血液黏稠度、改善微循环的作用。由于右旋糖酐可致出血倾向且不含凝血因子,24小时用量不宜超过1500ml。

2. **羟乙基淀粉** 由玉米淀粉制成的血浆代用品。可以扩充血浆容量,且维持时间长,常用于低血容量休克的治疗和手术中扩容。每日输入最大量不超过2000ml。

3. **明胶制剂** 是各种明胶与电解质组合的血浆代用品。含4%琥珀酰明胶的血浆增量剂,其胶体渗透压可达46.5mmHg,能有效增加血浆容量、防止组织水肿,有利于静脉回流,改善心搏量和外周组织灌注。又因其黏稠度与血浆近似,故有稀释血液、改善微循环、加快血液流速的效果。

本章小结

输血是外科常用的一项治疗措施。本章主要介绍了输血的适应证、并发症,以及自体输血的分类、血液成分输血和血浆代用品的使用。输血的主要作用包括抢救生命、保障手术安全等,但同时输血不当也可导致各种不良反应和并发症。因此,作为临床医生应严格掌握输血的适应证,能及时、正确地处理常见的输血并发症,做到安全、合理、有效地用血。

(蒋建平)

练 习 题

一、选择题

A1 型题

1. 输血的适应证不包括

   A. 大量失血　　B. 肿瘤复发　　C. 贫血

   D. 重症感染　　E. 凝血异常

2. 关于输血注意事项,下列描述错误的是

   A. 输血前务必仔细核对受血者与供血者信息

   B. 受血者与供血者应血型相符,交叉配血试验阴性

   C. 应认真检查血液质量

   D. 血液中能加入各种药物,但应仔细核对

   E. 输血后仍要关注患者的病情变化

3. 根据输血指南建议,下列描述错误的是

   A. Hb>100g/L 不需要输血

   B. Hb<70g/L 可输入浓缩红细胞

   C. Hb 为70~100g/L 时,应根据患者的具体情况来决定是否输血

   D. 对于可输可不输的患者应尽量不输

   E. 对于经济条件较好的患者可考虑通过输血提高治疗效果

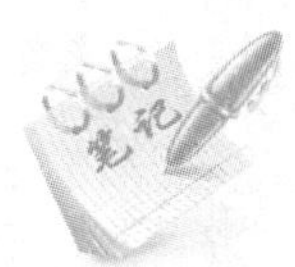

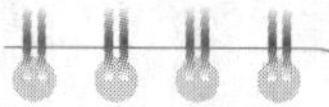

4. 关于自体输血的优点,下列描述错误的是

A. 节约血源　　B. 减少输血反应和疾病的传播

C. 用血不受时间限制　　D. 无须检查血型和交叉配血

E. 适用血型特殊和血源困难者

5. 关于输血所致的溶血反应,以下说法错误的是

A. 是输血的严重并发症

B. 主要因 ABO 血型不合引起

C. 严重者可有休克、溶血性黄疸、血红蛋白尿和急性肾衰等表现

D. 发生溶血反应时,应减慢输血速度

E. 治疗措施包括抗休克、保护肾功能等

6. 下列不属于血液成分制品的是

A. 浓缩红细胞　　B. 冷沉淀　　C. 冷冻血浆

D. 血浆增量剂　　E. 免疫球蛋白

7. 临床最常见的输血反应是

A. 发热反应　　B. 荨麻疹　　C. 过敏性反应

D. 溶血反应　　E. 肺浸润

A2 型题

8. 输血后约 1 小时,患者出现寒战、高热,测体温 40℃,头痛,血压 110/75mmHg,应首先考虑

A. 过敏反应　　B. 溶血反应　　C. 发热反应

D. 体温中枢受损害　　E. 疟疾感染

9. 患者,男,24 岁。车祸导致外伤性脾破裂,腹腔内积血约 1500ml,血液无污染。血型为“AB”型,该患者最佳的输血方式是

A. 预存式自体输血　　B. 回收式自体输血　　C. 稀释式自体输血

D. 输“O”型血　　E. 输大量血小板

10. 患者,男,63 岁。因“胃溃疡出血”入院,予输血浆 400ml,输血 3 小时后出现呼吸困难,口唇、指甲发绀,血压 70/50mmHg,呼吸 40 次/分,两肺闻及湿啰音。经吸氧、激素等治疗未见明显改善。既往无过敏史。患者可能发生了

A. 发热反应　　B. 循环超负荷　　C. 过敏性反应

D. 溶血反应　　E. 输血相关性肺损伤

二、思考题

1. 输血的主要适应证有哪些?

2. 输血的并发症主要有哪些? 如何防治?

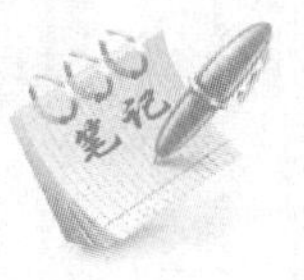

第五章

外 科 休 克

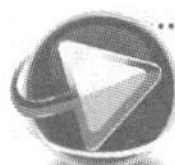

学习目标

1. 掌握:休克的概念及休克各期微循环变化的发生机制;休克的临床分期及各期的临床表现;外科常见休克的诊断要点和治疗原则。

2. 熟悉:休克的分类、诊断、治疗原则以及中心静脉压的临床意义。

3. 了解:休克时细胞损伤和器官功能障碍的临床表现。

4. 具备对休克发生早期的诊断能力、休克患者的常规监测以及能够运用相关临床指标分析患者的病情并指导临床治疗的能力。

5. 理解、同情并积极抢救患者,向患者和家属解释各种抢救措施的必要性,取得他们的理解和配合,争取获得更好疗效。

第一节 概 述

休克(shock)是一组由多种原因所引起机体有效循环血量减少、组织灌注不足、细胞缺氧、代谢紊乱和功能受损为主要病理生理改变的临床综合征,有效循环血量锐减是其共同特点。氧供应减少和机体对氧需求增加导致氧代谢障碍是休克的本质。因此,恢复对组织细胞的有效供氧,促进其有效利用,重新建立氧的供需平衡和保持正常的细胞功能是治疗休克的关键环节。

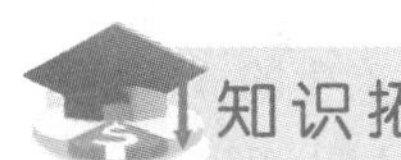

知识拓展

shock 与休克

shock 原意为打击或震荡。最早在 1731 年法国医生 Le Dran 首次将法语 secousseuc 翻译成 shock 并用于医学。19 世纪末,Warren 和 Crile 对休克患者的临床表现作了经典的描述:面色苍白、四肢湿冷、脉搏细数、脉压缩小、尿量减少、神志淡漠、低血压。20 世纪 60 年代,通过不断的临床研究,Lillehei 提出了休克的微循环障碍学说及难治性休克与弥散性血管内凝血(DIC)的有关概念。20 世纪 80 年代以来,临床学者们从低血容休克转向败血症休克,从细胞、亚细胞和分子水平对休克的发病机制进行了研究。发现休克与许多具有促炎或抗炎作用的体液因子有关,提出全身炎症反应综合征等概念。

休克的分类方法很多,本章节按病因将休克分为低血容量性、心源性、感染性、过敏性、神经性休克等。外科常见的是低血容量性和感染性休克。

(一) 病理生理

导致休克的原因很多,但当休克发展到一定阶段时,均存在着有效循环血量减少、组织灌注不足以及产生大量炎症介质等病理生理改变。机体通过各种代偿机制来维持内环境的稳定。

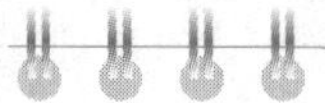

相关的病理生理变化是构成临床表现的基础。

1. 微循环改变　微循环是机体组织摄取氧气和排出代谢产物的场所，休克时，全身的循环状态包括总循环血量、外周血管张力和血压等发生了一系列变化，并伴有组织、器官的功能障碍。

（1）微循环收缩期：在休克早期，由于有效循环血量显著减少，引起组织灌注不足和细胞缺氧；同时因循环血量的降低引起血压的下降。此时机体通过一系列代偿机制调节和矫正病理生理改变，包括主动脉弓和颈动脉窦压力感受器产生的加压反射，以及交感-肾上腺轴兴奋后释放大量儿茶酚胺、肾素-血管紧张素分泌增加等环节，引起心率加快、心排血量增加以维持循环相对稳定；又通过选择性收缩外周和内脏的小血管使循环血量重新分布，保障心、脑、肾等重要器官的有效灌注，同时儿茶酚胺等激素使全身微动脉及毛细血管前括约肌强烈收缩，微循环动静脉短路的开放，这些又进而导致微循环缺血、组织器官处于低灌注、缺氧状态。

（2）微循环扩张期：在休克中期，微循环内动静脉短路、直捷通路进一步开放，组织灌注更为不足，细胞严重缺氧。在无氧代谢状况下，乳酸等代谢产物蓄积，组胺、缓激肽等释放增加。这些物质可直接引起毛细血管前括约肌舒张，而后括约肌则因对其敏感性低而仍处于收缩状态，结果出现微循环内的毛细血管广泛扩张、血液滞留、毛细血管网内静水压升高、通透性增强，使回心血量急剧降低，心排血量减少，以致心、脑器官灌注不足，从而加重休克。正常情况下毛细血管仅开放20%，由于此时微循环广泛扩张，回心血量及心排血量显著减少，血压下降，此时休克进入抑制期。

（3）微循环衰竭期：在休克后期，随着病情发展呈不可逆性。微循环内血液淤滞、血流速度缓慢，在酸性环境中处于高凝状态，使红细胞和血小板易发生凝集，并在毛细血管内形成微血栓，严重者引起弥散性血管内凝血，进一步加重细胞缺氧和组织、器官的损伤。由于广泛微血栓形成消耗了大量凝血因子，从而出现出血倾向。

2. 代谢改变　休克时的代谢变化非常显著，反映在细胞代谢、能量代谢、蛋白质代谢等诸多方面。休克时由于组织灌注不足和细胞缺氧，体内的无氧糖酵解过程成为获得能量的主要途径。又因微循环障碍不能及时清除酸性代谢产物，肝脏对乳酸的代谢能力也下降，使乳酸盐不断堆积，导致代谢性酸中毒。另外，应激反应、炎症反应、组织损伤崩解等所释放出的大量炎性介质、因子等也促使代谢发生紊乱。

（1）细胞代谢：细胞的生理活动需要足够的ATP维持。休克初期，由线粒体产生的ATP，可以维持细胞功能，但由于缺氧，三羧酸循环、氧化磷酸化偶联、电子传递等受限，ATP产生不足，乳酸形成过多。继而内质网和线粒体肿胀，溶酶体膜损伤并释放溶酶体酶，引起细胞自身消化与破坏，最终导致器官功能障碍。

（2）能量代谢：休克时的代谢变化首先是能量代谢异常。休克初期，由于组织灌注不足和细胞缺氧，无氧糖酵解过程成为机体获得能量的主要途径。休克后期，由于肝糖原消耗和肝细胞功能降低，血糖也随之降低。休克时脂肪分解受限，可能与脂肪组织低灌注、乳酸增高和ATP不足有关。

（3）蛋白质代谢：主要是骨骼肌蛋白质分解加速，血中支链氨基酸，如缬氨酸、亮氨酸、异亮氨酸等增多。氨基酸的氨基可转至α酮酸，大部分转至丙酮酸而成丙氨酸。丙氨酸在肝内经过变化可提供葡萄糖异生的碳链，并形成尿素，故休克时血中丙氨酸和尿素可增多。

（4）酸碱平衡

1）酸中毒：休克时组织细胞缺氧，肌糖原分解出的乳酸不能迅速利用，造成体内乳酸堆积，是代谢性酸中毒的重要原因之一。伴有肾功能不全时，酸中毒加重。如患者有通气功能障碍或换气功能降低，则可发生高碳酸血症（呼吸性酸中毒）。严重的酸中毒（血 pH<7.2）影响心血管功能，不利于休克逆转。

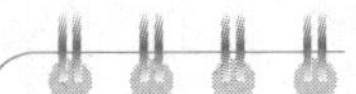

2）碱中毒：部分休克患者可能有过度换气，引起低碳酸血症（呼吸性碱中毒）。大量输血带入大量枸橼酸盐、低钾血症等均可引起代谢性碱中毒。严重的碱中毒（血 pH>7.6）可促使脑血管发生痉挛，引起血清 Ca^{2+}、K^{+}的紊乱。

3. 重要器官继发性损害 休克时的器官功能变化，一部分是代偿性效应，有利于机体自身稳定；另一部分则是组织细胞较重或严重损害的结果，即临床所谓的"衰竭"。由于机体内各脏器相关，一个重要器官发生衰竭以后，其他器官可受其影响，甚至相继发生功能障碍。因此，休克发展到后期，相继出现多器官功能障碍，使死亡率显著增高。

（1）肺：正常肺功能需要有充足的血液灌注和良好的肺泡通气。休克时，在持续低灌注和缺氧状态下，肺毛细血管的内皮细胞和肺泡上皮细胞均受到损害。毛细血管内皮细胞受损后，血管壁通透性增强，导致肺间质水肿；肺泡上皮细胞受损后，肺泡表面活性物质减少，肺顺应性降低，可继发肺泡萎陷，出现局限性肺不张。这些变化使患者的缺氧状态加重，在临床上表现为进行性呼吸困难，即急性呼吸窘迫综合征（ARDS），常发生于休克期内或稳定后 48～72 小时内。一旦发生 ARDS，由于目前尚缺乏特效治疗，死亡率很高。

（2）肾：在休克时，由于肾血管收缩、血流量减少，使肾小球滤过率锐减，尿量减少。如果病因未及时消除使肾血管继续收缩，肾小管细胞常先受损，导致急性肾功能衰竭，表现为少尿（每日尿量<400ml）或无尿（每日尿量<100ml）。

（3）心：除心源性休克之外，其他类型的休克在早期一般无心功能异常。当有效循环血量降低时，一般出现心率加速和心肌收缩增强。但是，因静脉血回流减少和（或）外周血管阻力增高，心排血量（或心指数）常降低。在休克加重之后，心率过快可使舒张期缩短，舒张期压力也常有下降。由于冠脉灌流量的 80% 发生于舒张期，所以上述变化则直接导致冠状动脉血流量明显减少，由此引起的缺氧和酸中毒可导致心肌损害。当心肌微循环内血栓形成时，还可引起心肌局灶性坏死。

（4）脑：低血压、缺氧、碱中毒或酸中毒等均可引起脑微循环障碍，大脑皮质常先发生功能改变，故患者呈现烦躁不安或淡漠抑郁。若脑缺血加重可发生缺血性神经元病、脑细胞受损、间质水肿等，患者呈现昏迷状态。

（5）肝：在缺血、缺氧和血流淤滞的情况下，肝细胞受损明显。肝细胞受损后，其代谢功能降低，涉及蛋白质的合成与分解、糖原异生、胆红素代谢、凝血因子生成、解毒等功能。

（6）胃肠：胃肠道在休克中的重要性已日益受到重视。严重的缺血和缺氧可使胃肠道黏膜细胞受损，出现黏膜糜烂、出血等。另外，受损细胞可释放具有细胞毒性的蛋白酶以及多种细胞因子，促使休克恶化。正常的肠道屏障功能遭到破坏之后，肠道内的细菌或其毒素越过肠壁移位，形成肠源性感染，这是导致休克继续发展和形成多器官功能障碍综合征的重要原因。

（7）凝血系统：休克严重时易发生血管内凝血。原发病如脓毒症、创伤、烧伤等，已可带有促凝的因素如因子Ⅻ被激活、血小板活性增高、红细胞素释出、纤溶系统抑制等。休克抑制期微循环内血流淤滞、血细胞聚集。血小板释放出多种促凝因子，可形成透明栓子，并使红细胞聚成团块，加重微血管阻塞。弥散性血管内凝血（DIC）发展过程中先为消耗性凝血症，继而有纤溶亢进，因此 DIC 发生后可有较广泛的出血倾向，并加重器官功能障碍。

4. 介质在休克中的作用 休克的发生发展过程中，众多体液因子参与其中，诸如神经内分泌介质、补体系统、激肽系统、前列腺素类、细胞因子、炎性介质以及缺血再灌注时大量生成的氧自由基等，这些介质可引起局部或全身效应。介质或体液因子可通过影响血管舒缩，改变组织灌注，引起血管通透性的改变，导致细胞聚集及血管内凝血，引发微循环障碍。如 TXA_2、MDF 等可抑制心肌收缩性、影响心肌功能；过氧化物、C5a、TXA_2、LTB_4对细胞膜结构，过氧化物对细胞壁、蛋白质、核酸等有直接破坏作用，由此加剧了休克引发的细胞损伤乃至多器官功能不全与衰竭。

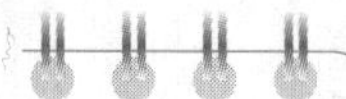

（二）临床表现

休克的临床表现可分为两个阶段，即休克代偿期和休克抑制期。

1. 休克代偿期 在休克早期，有效循环血量的减少启动机体的代偿机制。中枢神经系统兴奋性提高，交感肾上腺轴兴奋，患者表现为神情紧张、烦躁不安、面色苍白、心率、呼吸加快，脉压缩小，尿量正常或减少等。在此阶段，若能及时作出诊断并予以积极治疗，休克多可较快被纠正。否则，病情继续发展，则进入休克抑制期。

2. 休克抑制期 患者可出现神情淡漠、反应迟钝，甚至意识模糊或昏迷。还有出冷汗、口唇肢端发绀、脉搏细数、血压进行性下降。严重时，全身皮肤、黏膜明显发绀，四肢厥冷，脉搏摸不清，血压测不出，尿少甚至无尿。若皮肤、黏膜出现瘀斑或消化道出血，提示病情已发展至弥散性血管内凝血阶段。若出现进行性呼吸困难、烦躁、发绀，给予一般的吸氧治疗不能改善呼吸状态，应考虑已发生呼吸窘迫综合征。

（三）诊断

各种类型休克的临床表现各有特点，症状和体征都不尽相同。临床诊断要更多地注重休克的原因和早期指标，待休克发展到共同通路的阶段，就会呈现出一致的规律。

1. 诊断标准 根据病史和临床表现，休克的诊断一般不难，关键在于休克早期（代偿期）的诊断和抢救。其诊断要点是：患者出现面色苍白、皮肤黏膜发绀、四肢冰冷、外周静脉塌陷、反应迟钝、神志淡漠，收缩压<90mmHg、脉压<20mmHg，脉搏细数（>100 次/分），尿量<25ml/小时。

2. 休克程度 可分为轻度、中度和重度（表 5-1）。

表 5-1 休克的临床表现和程度

程度	轻	中	重
神志	清楚或烦躁	尚清楚，淡漠	迟钝或昏迷
口渴	口渴	很口渴	非常口渴，可能无主诉
皮肤色泽	开始苍白	苍白	显著苍白，肢端青紫
皮肤温度	正常或发凉	发冷	冰冷
脉搏（次/分）	<100，有力	100～200	细速而弱或摸不清
收缩压（mmHg）	正常或稍高	70～90	<70 或测不到
呼吸	正常或稍快	深快	深快，浅快，潮式
周围循环	正常	深静脉塌陷，毛细血管充盈延迟	更重
尿量	正常或减少	少尿	少尿或无尿
出血倾向	无	无	DIC 早期，血液高凝，无出血
内脏衰竭	无	无	有
微血管变化	收缩期	扩张期	DIC

（四）监测

休克的监测对确定诊断、判断病情轻重及预后，以及指导抢救都具有十分重要的意义。对外科休克患者要争取早期发现、及时诊断，并在休克过程中掌握病情动态，以便采取有效的治疗措施。在设备俱全的医院，将休克患者置于重症监护室（ICU），有利于监测和治疗。

1. 一般监测

（1）意识状态：患者的意识情况是反映休克的一项敏感指标。一旦脑组织血流灌注不足，就会出现意识改变。然而，意识障碍不仅可由脑血流减少所致，还可由缺氧、毒血症、代谢紊乱等其他原因所致。在治疗中，若患者神志清楚，对外界的刺激能正常反应，则提示患者循环血量

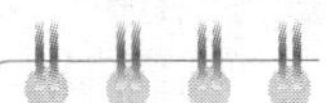

已基本足够。相反,若患者表情淡漠、烦躁不安、谵妄或嗜睡、甚至昏迷,则提示脑组织血液循环不足,存在不同程度休克。

(2) 皮肤和肢体表现:是体表血管灌注情况的标志。休克时,面色苍白,皮温降低,出冷汗常提示交感神经兴奋,微血管收缩。皮肤及口唇发绀,甲下毛细血管充盈和浅静脉充盈时间延长,腹壁皮肤大理石样紫纹,常提示微循环淤滞;皮肤瘀斑常提示 DIC 发生。如患者的四肢温暖,轻压指甲或口唇时,局部暂时缺血呈苍白,松压后色泽迅速转为正常,表明末梢循环已恢复、休克好转。

(3) 脉搏和血压:脉搏增快多出现在血压下降之前,是休克早期的诊断指标。休克患者治疗后,尽管血压仍然偏低,但若脉搏已下降至接近正常且肢体温暖者,常表示休克已趋向好转。血压变化是休克的重要指标之一。低血容量休克早期舒张压可因周围血管收缩而增高,而收缩压明显降低,故脉压缩小。一般当收缩压<90mmHg,或原发高血压者收缩压降低 30mmHg 或更多,表示周围血液循环不良。判断休克程度还可用休克指数来估计,休克指数=脉搏(次/分)/收缩压(mmHg),正常为 0.5 左右,如为 1.0~1.5,表示存在休克,>2.0 为重度休克。此外,也可从休克指数来估算失血性休克患者的失血量,如为 1.0,失血量为血容量的 20%~30%;为 1.0~2.0,则失血量为血容量的 30%~50%。动态监测血压变化,显然比单个测定值更有临床意义。

(4) 呼吸:呼吸深快表示有代谢性酸中毒。呼吸急促,血氧饱和度<90%,动脉血氧分压(PaO_2)<60mmHg,吸入高浓度氧后仍无明显升高,提示有急性呼吸衰竭(ARDS)。此外,呼吸急促,由深快到浅快,到潮式呼吸,则常提示合并有脑水肿及颅内高压。

(5) 尿量:尿量是反映肾血流灌注情况很有价值的指标。据此,尿量也能反映生命器官的血流灌注情况,尿少通常是早期休克和休克复苏不完全的表现。对休克者,应留置导尿管并连续监测其每小时尿量。尿<30ml/h,常提示肾血管痉挛,如尿比重高,则提示血容量不足;如尿量<20ml/h,比重低且恒定在 1.010 左右,尿中有管型,常提示有急性肾衰竭。

2. 血流动力学监测

(1) 中心静脉压(CVP):代表了右心房或胸腔段腔静脉内的压力变化,在反映全身血容量及心功能状态方面较动脉压早。通过颈内、颈外静脉等处置入导管可以监测 CVP,正常值为 5~10cmH_2O。当 CVP<5cmH_2O 提示血容量不足;当 CVP>15cmH_2O 则提示心功能不全或静脉血管床收缩。CVP 受血容量、静脉回心血量、右心室排血功能的影响,还受胸腔、心包压力及静脉血管张力等因素的影响。连续动态监测 CVP 更有实用价值。

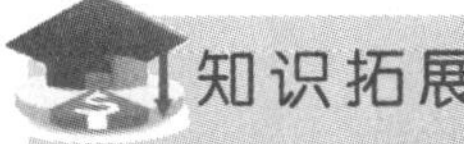

中心静脉压、血压测量的临床意义

测定中心静脉压及血压:CVP 低、BP 低,表示血容量不足,要加快输液;CVP 高、BP 低,表示心功能不全,应减慢补液速度并给予强心剂;CVP 正常、BP 低,表示血容量不足或心功能不全,可作补液试验,于 10 分钟内静脉输入生理盐水 250ml,若 BP 升高、CVP 不变为血容量不足,而 CVP 升高,BP 不变为心功能不全。

(2) 肺毛细血管楔压(PCWP):用 Swan-Ganz 漂浮导管可测得肺动脉压(PAP)和肺毛细血管楔压(PCWP),可反映肺静脉、左心房和左心室压。PAP 正常值为 10~22mmHg;PCWP 正常值为 6~15mmHg,与左心房内压接近。PCWP 低于正常值反映血容量不足(较 CVP 敏感);PCWP 增高反映左房压力增高如肺水肿时。虽然 PCWP 临床价值很大,但由于肺动脉导管技术属有创性,且有发生严重并发症的可能(发生率 3%~5%),故应当严格掌握适应证。

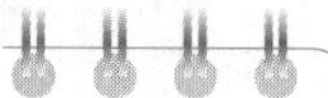

（3）心排血量（CO）、心指数（CI）：对判断中、重度休克患者的血流动力学分型及抢救治疗有很大的帮助。CO 是每搏量与心率的乘积，用 Swan-Ganz 导管由热稀释法测出，成人 CO 正常值为 4～6L/min。CI 是单位体表面积的心排血量，正常值为 2.5～3.5L/(min·m^2)。

（4）氧供量与氧耗量：单位时间内经循环系统向全身组织输送氧的总量可从动脉血氧含量与心排血量的乘积算出。正常人的氧供量为 700ml/min 左右。氧耗量是组织从循环中摄取的氧量，可通过代谢仪直接测定，也可以从动静脉血氧含量差与心排血量的乘积计算出。在低血容量或心源性休克时，氧供量降低明显，而反映氧摄取率的动静脉氧差增大；在感染性休克的高血流动力学状况下，动静脉氧差缩小，常早期出现氧耗量依赖于氧供量的病理性状况。

（5）动脉血气分析：是休克时不可缺少的监测项目。动脉血酸碱度（pH）反映机体总体的酸碱平衡状态，正常为 7.35～7.45。pH 降低反映休克时无氧代谢引起的代谢性酸中毒。若在使用碱性药物过程中呈现血 pH 增高，则提示已转为医源性代谢性碱中毒。动脉血氧分压（PaO_2）的正常值为 80～100mmHg，二氧化碳分压（$PaCO_2$）的正常值则为 36～44mmHg。休克时可因缺氧而表现通气过度，$PaCO_2$ 可以有所降低。若在通气良好的情况下，$PaCO_2$ 反而呈现增高，则表示有肺功能不全。若在保证通气并给予高浓度氧的情况下，PaO_2 依然 <60mmHg 则表示有休克肺，并提示有可能发生急性呼吸窘迫综合征。

（6）动脉血乳酸盐测定：无氧代谢是休克患者的特点。无氧代谢必然导致高乳酸血症的发生，监测其变化有助于估计休克程度及复苏趋势。正常值为 1～1.5mmol/L，危重患者允许达到 2mmol/L。乳酸盐值越高，预后越差，若超过 8mmol/L，几乎无生存可能。

（7）DIC 的检测：对于有出血倾向的患者，需要测定血小板、凝血因子及纤溶活性等指标。当血小板计数 $<80\times10^9$/L；凝血酶原时间延长 3 秒以上；纤维蛋白原低于 1.5g/L；3P（血浆鱼精蛋白副凝）试验阳性；血涂片中破碎红细胞超过 2% 等可确诊为 DIC。

（8）胃肠黏膜内 pH 监测：休克时的缺血和缺氧可较早反映在胃肠道黏膜。最近有主张测定胃黏膜内 pH（intramucosal pH，pHi），认为它能反映组织局部的灌注和供氧情况，其异常也能提示休克的存在，也可提示预后。pHi 的正常范围：7.35～7.45。

（五）预防

休克是危及患者生命的病症，预防休克的发生及尽早诊治均可明显降低病死率。一旦发现患者有大出血，严重脱水（腹泻、呕吐、烧伤等），严重创伤或感染等，虽患者尚未进入休克状态，均应紧急采取相应的有力措施，治疗原发病，以预防发生休克。

（六）治疗

恢复有效循环血量，保证充足的组织灌注及氧合是休克治疗的主要目标。在恢复血流动力学稳定的同时，尽早去除休克的病因以及并发症的防治是休克治疗的重要部分。

1. 抢救原则　去除病因，对症治疗，密切监护，抓住主要矛盾，争分夺秒抢救。

2. 急救措施　休克一旦确诊，立即给患者安置 4 条管道：即两条静脉输液管，一条做快速补液用，一条做 CVP 测量；一条鼻管给氧气；一条留置尿管测每小时尿量。患者应置于上身抬高 20°～30°，双下肢抬高 15°～20°体位，以利呼吸以及下肢静脉血回心。如有高热，应行酒精擦浴或冰袋降温；有外伤出血者应立即压迫或止血带止血；有肝脾破裂者，应尽早手术止血。有血气胸者应行急诊胸腔闭式引流。

抢救休克应抓住以下几个环节：

（1）恢复有效循环血量：是纠正休克引起的组织低灌注和缺氧的关键。休克时存在血容量不足，或者因心血管功能失常致有效循环血量不足，一般需从静脉输液以增加静脉回心血量，增加心搏出量。此法即扩充血容量（简称扩容），实施时应结合患者具体情况选择输液的成分、剂量和输注速度，适应休克的病因（性质）和程度，并兼顾心、肺、肾等的功能状况。

1）输液的成分：扩容开始常用等渗盐水或平衡电解质液（如有碱中毒则勿用平衡液）；随后

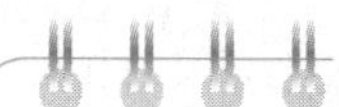

选用胶体液。先用电解质液是因为休克有下列变化:①微循环内血液黏度常增高,红细胞聚集,血流缓慢,用晶体液后血流可通顺,利于细胞代谢;②常伴有代谢性酸中毒;③细胞外液的钠离子有进入细胞内的趋向。电解质液扩容后,钠和水分都比较容易渗出毛细血管壁,特别在后者通透性增高时,故可能加重组织水肿。因此,输入一定量电解质液以后,需选用胶体液以免胶体渗透压过低影响扩容效果。扩容效果与胶体分子量大小相关,分子量低于10 000者容易从血管渗出,并且与其分子降解速度、毛细血管通透性相关。选用各种胶体液成分时,应明确其治疗目的和作用。例如:白蛋白是保持血液胶体渗透压的主要物质,并且是应激反应中急性蛋白类形成的重要原料,适宜于大量输入电解质液以后或低蛋白血症。血浆和全血作为扩容剂,作用与白蛋白相似;它们还含有凝血因子、红细胞等,适宜于相应的缺乏症者。输注胶体液过量可能出现副作用,如尿量减少、肺血管阻力增高等;输入大量库存血的不良反应可能更为严重。

2) 输液剂量和输注速度:失血或失液的低血容量性休克,参考病史决定初步的输液量,一般均超过估计的体液丢失量。输液开始的时间愈迟,剂量应增加,因为休克时有毛细血管渗漏。无明显的失血、失液病史,休克可由血管功能失常或(和)心功能不全所致,输液量应少于低血容量休克者;心功能不全时输液量必须严格控制,以防充血性心力衰竭。血管功能和心功能需用药物调节治疗。

输注速度一般是先快后慢。为了能快速输注,常需建立两条静脉通路。快速输注能迅速增加静脉回心血量,如果心功能尚可,心搏出量随即增加,血压多可回升。心功能不全者的输液速度应严格控制,以防肺水肿加重和心力衰竭。输液的剂量和速度还必须考虑患者肺、脑、肾等重要器官的功能状态。老年人和幼儿的输液应审慎,因其机体的代偿能力较差。

3) 输液的注意事项:输液扩容过程中必须观察机体的反应,休克的临床表现有所好转,表示输液适宜;否则,必须调查效果差的原因,如病因未消除、输液量不够、酸碱明显失衡或心血管功能未好转,及时处理。扩容过量势将危及生命。

4) 高渗液体的扩容:单纯用高渗盐水或高渗葡萄糖液的扩容作用时间很短。等量的7.5%氯化钠和6%右旋糖酐(HSD)配合,每4ml/kg可扩充血浆容量达12ml/kg以上,同时还可增加心肌收缩力和降低外周血管阻力,改善组织灌注。输入HSD过多后可发生高钠血症、低钾血症、出血倾向(凝血障碍)等。因此,每次静脉缓注2ml/kg(防止针孔外漏),间隔15~30分钟可重复,总量不超过12ml/kg。有高渗性脱水时勿用HSD,已用洋地黄类药物及有肺水肿或出血倾向者也不适宜使用HSD。

(2) 病因治疗:针对出血、感染等病因积极治疗,是抢救成功的关键。如病因不去除,无论何种抗休克措施都不能奏效,休克会进一步恶化。外科疾病引起的休克多需要手术处理。创伤性休克应及时给予止痛、骨折固定、必要的伤口处理;失血性休克应迅速查明原因,及时控制出血;感染性休克需积极手术引流、清除病灶以控制感染,选用有效抗菌药物,应在恢复有效循环后及时进行,或在积极抗休克的同时尽早手术以免延误救治时机。

(3) 纠正酸碱及水电解质失衡:休克早期由于呼吸加深加快,呼出过多的CO_2,则发生呼吸性碱中毒。一般中度以上休克,由于缺血缺氧,糖、脂肪及蛋白分解代谢亢进,大量酸性代谢产物堆积而发生代谢性酸中毒。合并呼吸衰竭者,也可因呼吸抑制,CO_2潴留出现呼吸性酸中毒。应根据病情合理纠正,一般成人中度以上休克应补5%碳酸氢钠250~500ml,也可根据公式计算。

休克患者应注意高钾血症的防治,一般不补充钾,对钠、钙、氯应酌情补充。

(4) 血管活性药物的应用:常用于外科休克的血管收缩药有间羟胺、去甲肾上腺素等。它们能迅速增加周围血管阻力和心肌收缩力,以此提高血压;然而又可使心肌耗氧增加,甚至心搏出量减少。各种器官的血管对这些药物效应不一,血液分布发生变化,心、脑等器官的灌注可保

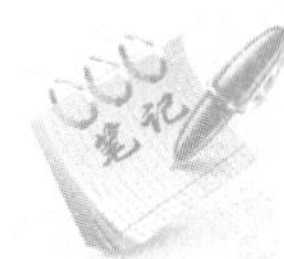

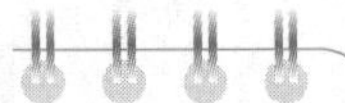

持，而肾、肠、胃等的灌注常降低。

外科常用的血管扩张药有硝普钠、酚妥拉明、硝酸甘油、山莨菪碱等，它们的药理作用各异。硝普钠主要作用于血管平滑肌，使周围血管阻力和肺动脉楔压降低；酚妥拉明为受体阻滞剂，可使周围阻力降低和心搏增强；硝酸甘油则主要使肺动脉楔压降低；山莨菪碱为胆碱能受体阻滞剂，其血管扩张作用不如前三者，但作用时间稍长，可使心率加快。

目前常用于外科休克的血管活性药是多巴胺。多巴胺作用于 α 和 β_1受体以及多巴胺受体，不同的剂量所起的效应有所不同。如 3～5μg/(kg·min)的静脉滴注，可使周围(包括肾、肠等)的血管舒张；6～15μg/(kg·min)能使心肌收缩增强；>15μg/(kg·min)时主要起血管收缩作用(肾、肠等器官灌注减少)。

临床可以联合应用两种血管活性药，取长补短。例如：先用中等剂量的多巴胺，以增加心搏出量和组织灌注，如血压仍偏低，则可加用间羟胺；如收缩压上升至>90mmHg，但肢端循环不良、尿量很少，则可加用硝普钠，维持血压低于原有水平 5～10mmHg，同时仍能改善组织灌注。

使用血管活性药，须与扩容和纠正酸碱失衡相结合，一般应在后两者的基础上用药，否则效果欠佳。个别情况下可早用血管收缩药，为了驱使血流分布到生命器官，应该迅速给以补液。

(5) 氧输送的改善：休克时氧输送能力下降，同时氧输送量受影响于心排血量、血红蛋白和 PaO_2，恢复心排血量的措施已在前面叙述。

患者若有失血或溶血使红细胞过少，需要输入全血或浓缩红细胞，使血细胞比容达到 0.30 左右。库存时间较长的红细胞中 2,3-二磷酸甘油酸减少，故不如新鲜的红细胞效果好。

用口罩法吸氧能增高吸入氧浓度(FiO_2)，从而保持 PaO_2。但如果患者有换气功能不全，如顺应性降低、肺泡功能不全等，提高 FiO_2达 0.6 可能仍难以恢复 PaO_2。此时须用正压性辅助呼吸。如间歇性强制通气(IMV)、呼气末正压呼吸(PEEP)等，以提高肺泡换气功能和 PaO_2。

(6) 药理剂量皮质类固醇的应用：可用于一切休克，对感染性休克特别适用。其主要作用是：①增加心排血量；②扩张血管，改善微循环；③稳定溶酶体膜，从而防止细胞自溶坏死；④由于改善微循环而间接增强网状内皮系统功能；⑤中和内毒素。剂量如下：地塞米松 1～3mg/kg 一次静滴；甲泼尼龙 15～30mg/(kg·d)；氢化可的松琥珀酰钠 25～50mg/(kg·d)，首剂可用半量。

(7) 增强心肌收缩力：无论冷、暖休克均有心功能不全或潜在心功能不全，因而强心以增加心排血量是抗休克的一个重要措施。强心可防治快速补液时可能发生的心衰和肺水肿，一般如无心律失常等强心剂禁忌证，可用毛花苷 C(西地兰)每次 0.2～0.4mg；或毒毛旋花素 K 每次 0.125～0.25mg 稀释后缓慢静注。

(8) 抗凝治疗：如患者有出血倾向及内脏功能不全，怀疑合并有 DIC，应在抗休克的同时尽早确诊和治疗。应用肝素、丹参注射液和双嘧达莫(潘生丁)等药物，使试管法凝血时间延长至 15～30 秒，以阻止 DIC 的发展。在抗凝有效的基础上补充凝血因子。

(9) 支持和保护内脏功能：休克晚期或重度、极重度休克多有 1 个或 2 个以上器官功能不全或衰竭，救治困难。对休克合并 3 个器官以下的脏器衰竭，在有效的病因治疗、抗休克、抗 DIC 和内脏(心、肾、肺、脑、肝、胃肠等)功能支持下，部分患者仍能生存。

第二节　低血容量性休克

低血容量性休克(hypovolemic shock)是外科患者中最为常见的休克类型。常因大量出血或体液丢失，或液体滞留在第三间隙，导致有效循环量降低而引起，包括失血性休克和损伤性休克。失血及失液性休克的原因是血容量锐减；损伤性休克的发病机制较复杂，除有血和体液丢

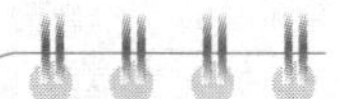

失外，还有其他因素。当体液的丢失导致血容量明显减少，而机体的代偿机制又不能保证组织的正常灌注时，则出现低血容量休克。体液的丢失因病因而不同，失血多见于创伤、肝脾破裂、上消化道出血等；血浆及细胞外液丢失可见于创伤、烧伤、急性胰腺炎或肠梗阻等。

一、失血性休克和失液性休克

失血、失液后血容量降低成为休克的始动因素，主要是由于回心血量和心搏出量均降低，超过了机体代偿机制的限度，其后果与失血量或失液量密切相关。但是，患者机体代偿能力有差异，治疗的时间和方法也不尽相同。实际上，这类低血容量性休克的转归，与组织低灌注所造成的细胞代谢障碍和结构改变有更密切的关系。相同出血量所造成的休克，治疗时间愈早，恢复愈快；治疗时间延迟，并发症和死亡率就会增加。因为低灌注和缺氧的时间过长会使细胞发生不可逆性损害。本节主要叙述此类休克的治疗方法。

（一）病因

1. 各种疾病发展导致出血　如上消化道出血，常见有胃十二指肠溃疡出血、门静脉高压症食管胃底静脉曲张出血、胃癌出血、胆道出血等。下消化道出血，常见有结、直肠肿瘤、息肉、血管瘤或血管畸形出血等。肝癌破裂、宫外孕出血也是较常见的病因。

2. 各种疾病导致大量血浆或体液的丧失　如大面积烧伤引起大量血浆丧失，急性肠梗阻或幽门梗阻大量消化液丢失。内科的严重腹泻也可引起休克。

（二）治疗

抢救休克的几个环节均适用于失血性和失液性休克。

1. 补充血容量　失血性休克可根据休克指数协助判断失血量，首先补充2～3倍于失血量的平衡液，然后补充适量血液，维持血细胞比容在30%左右。低分子量右旋糖酐、羟乙基淀粉也可适当使用。此外，还要根据血流动力学指标，如CVP、P、BP、PCWP的变化，每小时尿量及周围微循环情况来调节输液、输血的量及速度。7.5%氯化钠300ml（10%氯化钠220ml+等渗盐水或6%右旋糖酐80ml）快速静脉输入能短时间维持患者血压和生命器官灌注，以争取时间运送到有条件地区进一步治疗。

2. 纠正酸碱及水电解质失衡　肠梗阻由于大量碱性肠液、胆汁、胰液的丢失而常发生代谢性酸中毒，并伴有钠、钾、氯等电解质的缺失。幽门梗阻由于酸性胃液及钾离子大量丧失，常伴低钾低氯性代谢性碱中毒，应补充等渗盐水加10%氯化钾。

3. 病因治疗　要达到休克完全好转的目标，必须对病因进行治疗。

（1）失血性休克：除了创伤出血，常见的病因有消化性溃疡、门静脉高压症食管胃底静脉曲张、宫外孕等。上消化道出血大多可以用止血药、垂体后叶素、三腔二囊管（对食管胃底静脉曲张）或者内镜局部处理，缓解出血。少数患者的出血用以上方法仍不能缓解，则需要紧急手术止血，应一边快速扩容、一边施行创伤较轻的手术处理。

（2）失液性休克：常见的病因是大面积烧伤、高温环境中脱水、急性胰腺炎、急性肠梗阻等，由于失液的成分不同，或加以细胞受损和介质、细胞因子等释出，治疗上需要区别对待。例如：急性胰腺炎并发休克，除了扩容，应及时引流含有胰酶的腹腔液和清除坏死组织；急性肠梗阻则应设法及时解除梗阻，以免肠内有害物质继续进入血流和肠管血液循环障碍加重。

二、损伤性休克

损伤性休克（traumatic shock）见于严重外伤，如复杂性骨折、挤压伤或大手术等，引起血液或血浆丧失、损伤处炎性肿胀和体液渗出，导致低血容量。同时受损机体内可出现组胺、蛋白酶等血管活性物质，引起微血管扩张和通透性增高，致有效循环血量进一步减少。另外，创伤能够刺

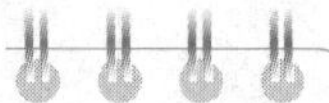

激神经系统，引起疼痛和神经内分泌系统反应，影响心功能。有的创伤如胸部可直接影响心、肺，颅脑损伤有时可使血压下降等。所以损伤性休克的病情往往比较复杂。

（一）发病机制

损伤（包括手术）导致休克的机制较复杂。对不同的创伤应根据不同的发病机制抓住主要矛盾，区别对待，积极处理，防止休克的发生，一旦发生休克，应尽早抢救。

1. 急性出血　损伤部位有较大血管破裂，出血量超过血容量15%～20%，即可引发休克。大出血的肢体可先用局部压迫或（和）止血带压迫止血。若为下半身多处伤，可用含气囊的抗休克裤（服）充气压迫止血，并驱血回心，有利于稳定血压和重要脏器的血流灌注。大出血应积极输液、输血，以维持血容量，同时急诊手术止血。

2. 大量血液成分外渗或失液　如大面积烧伤、大范围组织挫伤（如挤压伤、多处伤）、大面积组织暴露（如撕裂伤、手术分离范围广），毛细血管通透性增高，大量渗液而使血容量骤减，应及时补充血容量以防治休克。又如胃肠破裂致胃肠液大量丢失，加上弥漫性腹膜炎，大量腹腔渗液均可造成休克。

3. 疼痛可加重或促成休克　疼痛刺激，加上患者紧张，虽创伤不大，出血量不多，也可因强烈的交感神经兴奋，大量儿茶酚胺分泌，导致面色苍白、脉搏细弱、猝倒、晕厥，重者发生休克。应立即使患者平卧，必要的安慰镇静，指压人中穴，口服葡萄糖液，重者输液，多能较快好转。较大的损伤，如烧伤、骨折均有剧烈疼痛，在未发生休克前应行镇痛处理。

4. 心脏大血管功能障碍　胸部有开放性气胸、张力性气胸或多处肋骨骨折形成反常呼吸运动等，可导致换气功能障碍及腔静脉回流障碍，从而引起血流动力学失常，造成或加重休克。因此应及时闭合开放性气胸伤口，降低胸腔内压，对多处肋骨骨折应消除反常呼吸运动。如有心包出血形成心脏压塞，应及时地排出心包积血。

5. 其他　脊柱损伤并有截瘫时，因肌张力减弱，大量血液滞留在微循环，回心血减少，致使血压降低，呈早期不典型休克表现，应输液和使用缩血管药以维持血压。

（二）治疗

1. 输液、输血　虽然不同创伤致休克主要发病机制不一，但恢复有效循环血量是一致的，一般与失血性休克相似，如有大量失液，应根据丢失液体的性质和量调整输液的种类和量。如为烧伤应按烧伤补液公式处理，如有胃肠液丢失及腹膜炎应以补充电解质液为主。输液速度和量也要视心、肺、肾功能及有无脑水肿而定。

2. 纠正酸碱失衡　早期轻度休克由于过度换气，常出现呼吸性碱中毒，中度休克多为代谢性酸中毒，晚期或重度休克有急性呼吸功能衰竭，常伴呼吸性酸中毒，应酌情及早纠正。

3. 药物治疗　在补充血容量后使用血管活性药物、强心剂、药理剂量皮质激素，合并有DIC者应抗凝治疗，伴有MOF者应尽早积极支持和保护内脏功能。使用抗生素以防治感染，对剧烈疼痛可适当给予镇痛、镇静药物。

4. 创伤处理　应针对创伤尽早进行相应的手术处理，如清创缝合术，胸腔闭式引流处理血气胸，固定骨折肋骨制止反常呼吸运动，心包穿刺或引流治疗血性心脏压塞，剖腹探查术治疗肝脾破裂及处理胃肠破裂等。只有抗休克与创伤处理同时进行，才能有效地治愈患者。

第三节　感染性休克

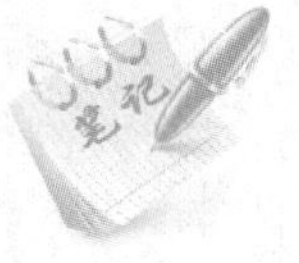

感染性休克（septic shock）是由脓毒症引起的低血压状态，又称为脓毒性休克。脓毒症（sepsis）是机体对严重感染的全身反应，本质上是炎症介质引起的全身效应。导致重症感染的各种致病菌如革兰阴性菌、革兰阳性菌、真菌、病毒等均可导致感染性休克。外科感染性休克多见于

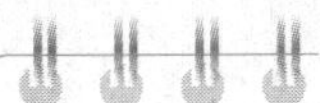

烧伤、腹膜炎、化脓性胆管炎、重症胰腺炎、绞窄性肠梗阻、泌尿系感染等。相对而言，革兰阴性菌更易引发休克，培养证实的革兰阴性菌菌血症约50%发展为休克，而革兰阳性菌菌血症约25%最终出现休克。

（一）临床分型

外科感染性休克患者常表现为原发感染病症状、体征、白细胞增高；同时伴有寒战、高热，脉细数，神志障碍（烦躁不安、表情淡漠、嗜睡、昏迷），面色苍白，皮肤发绀、湿冷，少尿或无尿，血压下降等；如并发DIC则有出血倾向，以及多器官功能障碍或衰竭。

感染性休克的血流动力学改变有高动力型和低动力型两种（表5-2）。高动力型即高排低阻型休克，表现为外周血管扩张、阻力降低，心排血量正常或增高。患者皮肤温暖干燥，又称暖休克。低动力型（又称低排高阻型），表现为外周血管收缩，微循环淤滞，大量毛细血管渗出致血容量和心排血量减少。患者皮肤湿冷，又称冷休克，临床较多见。

表5-2　感染性休克的血流动力学分型

临床表现	低排高阻型	高排低阻型
神志	烦躁，淡漠，嗜睡或昏迷	清醒
皮肤色泽	苍白，发绀或花斑样发绀	淡红或潮红
皮肤温度	湿冷或冷汗	温暖、干燥
毛细血管充盈时间	延长	1～2秒
脉搏（次/分）	细速	较慢、有力
脉压（mmHg）	<30	>30
尿量（小时）	<25ml	>30ml

（二）治疗

1. 补充血容量　感染性休克患者除广泛微循环开放和血液淤滞必须超过正常量补液外，还要考虑感染炎性渗出、呕吐、肠麻痹肠内液体增多，以及高热出汗、不能进食等因素导致体液的额外丢失，也包括电解质的丧失。

2. 病因治疗

（1）抗感染药物的应用：这类药物选用是否合理，与感染性休克的转归密切相关。感染性休克应尽早做血培养或脓液、渗出物培养，按照体外药敏结果选择敏感抗生素，可改善预后。病原菌未确定时，可依据感染部位及可能的致病菌经验性选用抗生素，或选择抗菌谱覆盖金葡菌与革兰阴性菌如大肠埃希菌、克雷伯菌等的第三代头孢类抗生素。对消化道穿孔引起的腹腔内感染、脓肿、坏死性蜂窝织炎等，则应加用抗厌氧菌类抗生素。对链球菌性坏死性筋膜炎、葡萄球菌性中毒性休克综合征采用克林霉素效果较佳。若经培养后病原菌明确，应选择敏感的窄谱抗生素。烧伤及院内感染患者必须考虑耐药菌株感染的问题，抗生素的选用应根据菌属耐药的类型及抗生素敏感度来决定。

单一病原菌引起的脓毒症，虽然可以用一种细菌敏感的或估计细菌不耐药的抗生素，但对感染性休克宜用两种针对病原菌的药物联合。许多脓毒症为多菌种的混合感染，形成深部脓肿者常为需氧菌和厌氧菌的混合感染，所以更需要相应的抗生素联合治疗。

使用抗生素时，应注意休克过程中机体内药物动力学特点。休克时口服和肌注的药物吸收均受限，故用药途径宜为静脉用药。肾功能降低使药物从肾排出受限，较易出现药物毒性作用，所以应适当控制剂量和延长给药间隔时间。此外，还要注意抗生素的过敏反应，以及对肾、肝、骨髓、神经系统等的损害。

（2）感染病灶的处理：感染性休克的外科患者大都有明确的原发感染病灶。因此，病灶须及早处理，否则细菌和毒素源源不断进入血液循环，休克难以好转或暂时好转后又发生。近半数的感染性休克可能需要紧急外科处理，治疗宜采用简捷、有效、创伤较小的措施。一般首先采取抗休克措施，争取在休克好转、生命体征稳定时处理病灶，如充分引流脓液、清除坏死组织或切除病变组织。但是，感染病灶内压力较高者（如闭袢型绞窄性肠梗阻、急性梗阻性化脓性胆管炎）和脓汁大量积存者，必须迅速减压引流，以制止细菌或毒素继续进入血液循环。此时，应在抗休克的同时施行紧急手术，手术中尽可能减轻刺激。近年来，借助B超、CT扫描等的定位，施行深部病灶的穿刺引流，这种方法如能成功，既可排出脓液，又可减轻对机体的侵袭，比较安全。

3. 纠正酸碱失衡 包括处理早期的呼吸性碱中毒，中期的代谢性酸中毒及晚期的呼吸性酸中毒。一般中度休克应补充5%碳酸氢钠250ml，以后再根据血气分析结果变化调整。

4. 药理剂量皮质类固醇 对感染性休克有较好的作用，应尽早使用，剂量要大，一般用2～3天即可撤除。

5. 强心药物 包括兴奋α和β肾上腺素能受体兼有强心功能的药物，如多巴胺和多巴酚丁胺等，其他还有强心苷如毛花苷C（西地兰），可增强心肌收缩力，减慢心率。首先考虑洋地黄类药物。

6. 血管活性药物 根据不同血流动力学情况选用不同药物，对冷休克应用扩血管药，暖休克则用缩血管药。

7. 抗凝及保护重要脏器功能 除丹参外，肝素、双嘧达莫（潘生丁）均可对抗DIC。对心、肺、肾、肝、脑应作相应的支持保护治疗；对应激性溃疡出血应用制酸、止血，静滴西咪替丁或奥美拉唑等治疗。

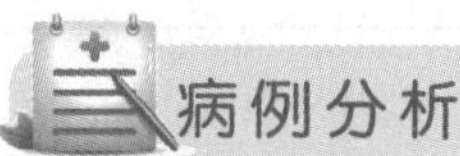

病例分析

患者，男，35岁，因车祸后腹部疼痛6小时入院。体格检查：T:36.6℃，P:140次/分，BP:80/50mmHg，R:26次/分。神情淡漠，睑结膜苍白，心界不大，心率140次/分，律齐，无杂音，双肺呼吸音清。腹稍膨隆，有压痛，轻反跳疼，肝脾触诊不满意，移动性浊音阳性，双肾区无叩击痛，脊柱四肢无异常。腹部B超提示：脾破裂，腹腔内大量积血。

问题：1. 该患者目前主要诊断有哪些？

2. 诊断依据有哪些？

3. 目前如何进行抢救？

本章小结

休克是由多种原因引起的一组临床病理综合征，尤其在外科患者更为常见。主要发病机制是有效循环血量的减少，组织低灌注导致细胞缺血、缺氧和功能损坏，并可继发脏器功能衰竭。早期诊断，及时治疗，对于预防继发脏器功能衰竭至关重要，休克治疗的关键是补充有效循环血量，纠正组织的低灌注状态。休克是临床一种常见病症，可见于临床各个科室，因此掌握休克的早期诊断要点和急救原则是我们基层医务工作者必备的能力。

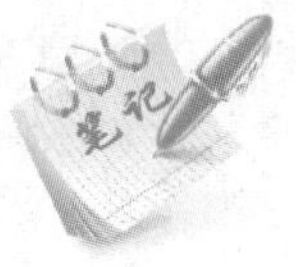

（周毕军）

练 习 题

一、选择题

A1 型题

1. 休克的根本病因是

A. 血压下降
B. 中心静脉压下降
C. 心排血量下降
D. 有效循环血量下降
E. 微循环障碍

2. 休克治疗的主要目的是

A. 升高血压
B. 恢复血容量
C. 纠正酸中毒
D. 恢复心排血量
E. 恢复组织的血流灌注

3. 休克代偿期的临床表现为

A. 血压稍升高，脉搏、脉压正常
B. 血压稍降低，脉搏、脉压正常
C. 血压稍升高，脉搏快、脉压无变化
D. 血压稍升高，脉搏快、脉压缩小
E. 血压稍降低，脉搏、脉压缩小

4. 下列对休克患者的紧急抢救措施中，不适宜的是

A. 患者的体位采取头和躯干抬高 20°～30°、下肢抬高 15°～20°
B. 尽量控制活动性大出血，可使用休克服（裤、袜）
C. 保持呼吸道通畅，必要时可做气管插管或气管切开
D. 保持患者安静，静观其变
E. 扩充血容量是治疗休克的中心环节

5. 休克患者经快速补充血容量后，中心静脉压高，血压仍低，其原因可能是

A. 血容量严重不足
B. 血容量轻度不足
C. 心功能不全
D. 容量血管过度收缩
E. 容量血管过度扩张

6. 以下关于 CVP 与 BP 的监测反应，血容量明显不足的是

A. CVP↓BP↓
B. CVP↓BP 正常
C. CVP↑BP↓
D. CVP↑BP 正常
E. CVP 正常 BP↓

A2 型题

7. 某休克患者经补液后，血压仍低。5～10 分钟内经静脉注入等渗盐水 250ml，如血压上升，而中心静脉压不变，提示

A. 心功能不全
B. 血容量不足
C. 血容量过多
D. 血管张力升高
E. 血管张力降低

B1 型题

（8～10 题共用备选答案）

A. 肺
B. 肾
C. 心
D. 脑
E. 胃肠道

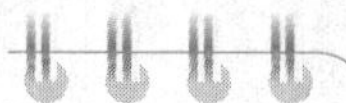

8. 休克代偿期儿茶酚胺分泌增加,但不减少血液供应的脏器是

9. 休克代偿期外周血管首先收缩的是

10. 受 CO_2分压及酸碱度值高低来调节血量的脏器是

二、思考题

1. 简述感染性休克分为高排低阻型和低排高阻型的主要机制。

2. 简述测定中心静脉压的临床意义。

第六章

多器官功能障碍综合征

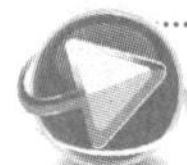

学习目标

1. 掌握：多器官功能障碍综合征的概念；急性肾功能衰竭的病因分类、少尿期的临床表现及治疗原则；急性呼吸窘迫综合征初期的主要临床特征。

2. 熟悉：急性肾功能衰竭的发病机制、诊断要点；急性呼吸窘迫综合征的病因。

3. 了解：多器官功能障碍综合征的发病机制；急性肾功能衰竭多尿期的临床表现；急性呼吸窘迫综合征的治疗原则。

4. 具备对急性肾功能衰竭的预防和诊治、对急性呼吸窘迫综合征的早期预判和早期诊断的能力。

5. 尊重生命，全力抢救，力争使患者转危为安；同时向患者家属说明病情的危重性和当前的主要治疗措施，使其对可能出现的各种情况有一定的心理准备。

第一节 概　　述

多器官功能障碍综合征(multiple organ dysfunction syndrome，MODS)是指急性疾病过程中同时或序贯继发两个或两个以上的器官或系统的功能障碍。MODS 的发病基础是全身炎症反应综合征(systemic inflammatory response syndrome，SIRS)，可由感染性或非感染性疾病诱发。MODS 与多器官功能衰竭(multiple organ failure syndrome，MOFS)略有不同，MODS 如果得到及时合理的治疗，仍有逆转的可能。但迄今为止，对其发病机制尚未完全清楚，有效的治疗方法尚在探索中。

(一) 病因

任何引起全身炎症反应的疾病均可能发生 MODS，外科疾病常见于：

1. 各种外科感染引起的脓毒症；
2. 严重的创伤、烧伤或大手术致失血、脱水；
3. 各种原因的休克，心跳、呼吸骤停复苏后；
4. 各种原因导致肢体、大面积的组织或器官缺血-再灌注损伤；
5. 合并脏器坏死或感染的急腹症；
6. 输血、输液、药物使用不当或呼吸机应用不当；
7. 患某些疾病的患者更易发生 MODS，如心脏、肝脏、肾脏的慢性疾病，糖尿病，免疫功能低下等。

(二) 发病机制

目前尚未完全明了。根据不同的病因，发病机制略有差异。但是，已认识到各种炎症介质、细胞因子的参与加剧了 SIRS 并导致 MODS 的发生。

肠道作为细菌的贮存库，当肠道因为缺血-再灌注(如休克的纠正)损伤，肠壁屏障功能受损

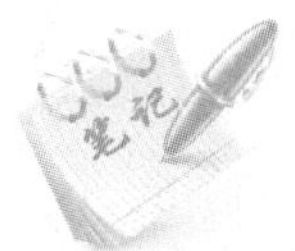

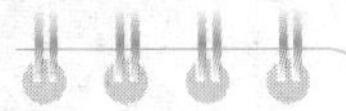

时，细菌或内毒素可经门静脉、体循环及淋巴系统发生移位，导致全身性内皮细胞活化，炎症介质和细胞因子释放，启动 SIRS 并引起 MODS 的发生。

全身感染情况下，单核细胞可释放促炎症介质肿瘤坏死因子（TNF-α），加上其他的介质如白介素-1（IL-1），许多的细胞因子、补体片段、一氧化氮、某些花生四烯酸衍生物等的过度释放，造成广泛的组织破坏，最终导致 MODS 的发生。

机体释放促炎症介质的同时，也激发细胞的防御能力、对抗感染和促进组织的修复，但过度释放却加剧炎性反应过程导致 SIRS。在释放促炎症介质后，机体很快也释放出各种抗炎症介质如转化生长因子-β（TGF-β）、IL-4、IL-10、IL-11、IL-13、集落刺激因子（CSF）等，以便下调促炎症介质的生成，控制炎症的过度发展。促炎症介质与抗炎症介质之间的相互作用取得平衡，则保持着内环境的稳定，如果促炎症介质取得优势，将出现 SIRS 及持续过度的炎症反应，如果抗炎症介质过度释放，则为代偿性炎症反应综合征（compensatory anti inflammatory response syndrome，CAIS），导致免疫功能瘫痪。此外，单核细胞除了释放促炎症介质以外，还同时释放前列腺素（PGE_2），PGE_2 能强烈抑制 T 淋巴细胞的有丝分裂、抑制 IL-2 生成和受体表达、抑制 B 淋巴细胞合成抗体，导致细胞免疫低下，从而加重 SIRS，最终导致 MODS。此外，机体受到一次不太严重的打击也可导致免疫系统处于预激状态，当受到再次打击时，全身炎症反应过激，更容易发生 MODS。

（三）临床表现及诊断

临床上 MODS 有两种类型：①速发型，是指原发急症在发病 24 小时后有两个或更多的器官同时发生功能障碍，如急性呼吸窘迫综合征（acute respiratory distress syndrome，ARDS）+急性肾衰竭（acute renal failure，ARF），此型发生多由于原发病为急症且甚为严重。对于发病 24 小时内因器官衰竭死亡者，一般只归于复苏失败，而不作为 MODS。②迟发型，是先发生一个重要器官或系统的功能障碍，经过一段较稳定的维持时间，继而发生更多的器官、系统功能障碍。此型多由继发感染或存在持续的毒素或抗原。

各器官或系统功能障碍的临床表现可因为障碍程度、对机体的影响、是否容易发现等而有较大差异。采用化验、心电图、影像学和介入性导管监测等检查方法，有助于早期诊断。因此，MODS 的诊断需要对病史、临床表现、实验室和其他辅助检查结果作综合分析。

MODS 的诊断指标目前尚未统一，初步诊断标准见表 6-1。

表 6-1　MODS 的初步诊断

器官及其他	病症	临床表现	检验或监测
心	急性心力衰竭	心动过速，心律失常	心电图失常
外周循环	休克	无血容量不足的情况下血压降低，肢端发凉，尿少	平均动脉压降低，微循环障碍
肺	ARDS	呼吸加快/窘迫，发绀，需吸氧和辅助呼吸	血气分析有血氧降低等，监测呼吸功能失常
肾	ARF	无血容量不足的情况下尿少	尿比重持续在 1.010±，尿钠、血肌酐增高
胃肠	应激性溃疡肠麻痹	进展时呕血、便血腹胀、肠音弱	胃镜检查可见病变
肝	急性肝衰竭	进展时呈黄疸，肝性脑病	肝功能异常，血清胆红素增高
脑	急性中枢神经功能衰竭	意识障碍，对语言、疼痛刺激等反应减退	
凝血功能	DIC	进展时有皮下出血瘀斑、呕血和咯血等	血小板减少，凝血酶原时间和部分凝血活酶时间延长，其他凝血功能试验也可失常

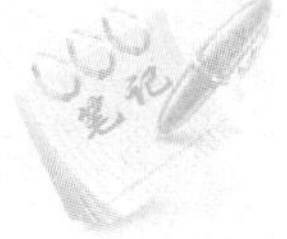

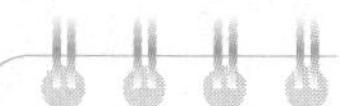

诊断MODS应详细分析患者的所有资料，尤其应该注意以下几点：①熟悉引起MODS的常见疾病、警惕存在MODS的高危因素。任何严重的感染、创伤以及大手术均可发生SIRS，当这些患者出现不明原因的呼吸、心律的改变，血压下降、神志异常、尿量减少，尤其出现休克时，更应警惕MODS的发生。②及时完善检查，尽快作特异性较强的检查，如血气分析、凝血功能、肝肾功能监测、Swan-Ganz导管监测等，以便能及早做出正确的诊断和鉴别诊断。③任何危重患者应动态监测心脏、呼吸、肾功能等。一旦临床监测出心脏、呼吸和肾脏功能异常，按常规治疗不能有效改善症状，就应注意已发生MODS。④当某一器官出现功能障碍时，应根据其对其他系统器官的影响，病理连锁反应的可能性，注意观察其他器官功能的变化，及时检查有关的病理生理改变。⑤熟悉MODS的诊断指标。器官功能障碍与衰竭是疾病的不同阶段，器官功能衰竭较容易诊断，但难以治愈，而MODS尚处疾病的发展阶段，有较大的治愈可能，因此，只有熟悉MODS的诊断指标，才能早期、及时诊断MODS。

（四）预防和治疗

由于对MODS的病理过程缺乏有效的遏制手段，MODS尚有相当高的死亡率，因此，如何有效预防其发生是提高危重患者救治成功率的重要措施。

1. 积极治疗原发病　无论是否发生MODS，首先要抢救患者的生命，并积极治疗原发病，只有控制原发病，才能有效防止和治疗MODS。否则，会导致顾此失彼。

2. 重点监测患者的生命体征　对发生MODS的高危患者，应进一步扩大监测范围，如中心静脉压、尿量及尿比重、肺动脉楔压、心电图改变等，可早期发现MODS。

3. 防治感染　对可能感染或者已经感染的患者，在未查明感染微生物以前，必须合理使用广谱抗生素和联合应用抗菌药物。对明确的感染病灶，应采取各种措施使炎症局限化，只要可能，应及时作充分的外科引流，以减轻脓毒症。如果未发现明确的感染灶，应进行反复细致的全身物理检查、反复抽血作培养、采用能利用的各种辅助检查寻找隐藏的病灶。

4. 改善全身情况和免疫调理治疗　必须纠正外科患者常见的水、电解质紊乱及酸碱失衡。短时间的肠外营养并逐渐根据病情过渡到肠内营养，使用生长激素增加蛋白合成，可补充体内的消耗。对难以控制的SIRS，增强免疫功能有利于防止SIRS的加剧。此外，采用血液净化可清除炎症介质和细胞因子，减轻炎症反应。

5. 保护肠黏膜的屏障作用　有效纠正休克，改善肠黏膜的灌注能维护肠黏膜的屏障功能，尽可能采用肠内营养，可防止肠道细菌的移位。合并应用谷氨酰胺和生长激素，包含有精氨酸、核苷酸和ω-3多不饱和脂肪酸的肠内营养剂等，可增强免疫功能、减少感染并发症的发生。

6. 及早治疗首先发生功能障碍的器官　MODS多从一个器官功能障碍开始，连锁反应导致更多器官功能障碍。治疗单个器官功能障碍的效果优于治疗MODS。只有早期诊断器官功能障碍，才能及早进行治疗干预，阻断MODS的发展。

第二节　急性肾衰竭

急性肾衰竭（acute renal failure，ARF）是指各种原因引起的双肾排泄功能在短期内（数小时至数周）急剧减退，导致水、电解质代谢紊乱，酸碱平衡失调和体内含氮代谢产物迅速蓄积而出现一系列症状的临床综合征。尿量明显减少是肾功能受损的表现，成人24小时尿量少于400ml称为少尿，不足100ml称为无尿。如果24小时尿量超过800ml，血中肌酐、尿素氮进行性升高，称为非少尿型急性肾衰竭。临床上将急性肾衰竭分为肾前性、肾性和肾后性三类。

（一）病因和分类

1. 肾前性　是指由各种原因引起的有效循环血量不足、心排血量减少和肾血管病变等，使肾脏血流灌注量减少而导致的急性肾衰竭。常见于脱水、大出血、严重外伤、休克、心力衰竭等。

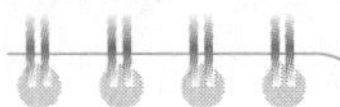

这种情况下，肾血流灌注压不足，不能维持正常肾小球滤过率，因而引起少尿。早期属于功能性改变，肾脏本身可无器质性损害，若不及时处理，可导致肾实质损害而成为肾性急性肾衰竭。

2. 肾性　是由于各种原因所引起的肾实质病变所致。肾缺血和中毒是主要病变。肾缺血原因很多，如大出血、感染性休克、创伤性休克及过敏性休克等。肾毒性物质有：氨基糖苷类抗生素如庆大霉素、卡那霉素、链霉素等；重金属砷、铅、镉、汞、铋等；其他药物如造影剂、顺铂、两性霉素 B 等；生物性毒素如蛇毒、鱼胆、蕈毒等；有机溶剂如四氯化碳、乙二醇、苯、酚等。此外，肾实质弥散性病变，如急性肾小球肾炎、急性肾间质疾病及肾血管病变等；大面积烧伤、挤压综合征及溶血反应可引发肾小管阻塞等。

3. 肾后性　是由于各种原因引起的双侧肾输尿管、孤立肾输尿管严重梗阻，或者膀胱内结石、肿瘤和前列腺增生、肿瘤，以及尿道狭窄等导致的尿路梗阻，继发肾积水，使肾实质受压，肾小管及肾小囊内压升高，肾小球滤过减少甚至中断所致肾功能急剧下降。尿路梗阻如能及时解除，肾功能可以恢复，若梗阻时间过久，可引起肾实质损害而导致肾性急性肾衰竭。

（二）发病机制

急性肾衰竭的发病过程十分复杂。但肾血管收缩缺血和肾小管细胞变性坏死是主要原因。

1. 肾缺血　休克和肾中毒时，肾血流量减少、肾灌注压降低，肾小球滤过率减少，当收缩压低于 60mmHg 时，肾小球滤过基本停止。血压恢复后仍无尿，是由于肾功能并未恢复，同时体液中的介质如儿茶酚胺、5-羟色胺、血管紧张素等，使肾血管反应性收缩，导致肾小球滤过率降低。持续性肾缺血或肾中毒造成肾小管受损，钠重吸收减少，刺激球旁细胞释放肾素，从而增加血管紧张素系统的作用，使肾小球滤过率降低引起少尿（图 6-1）。

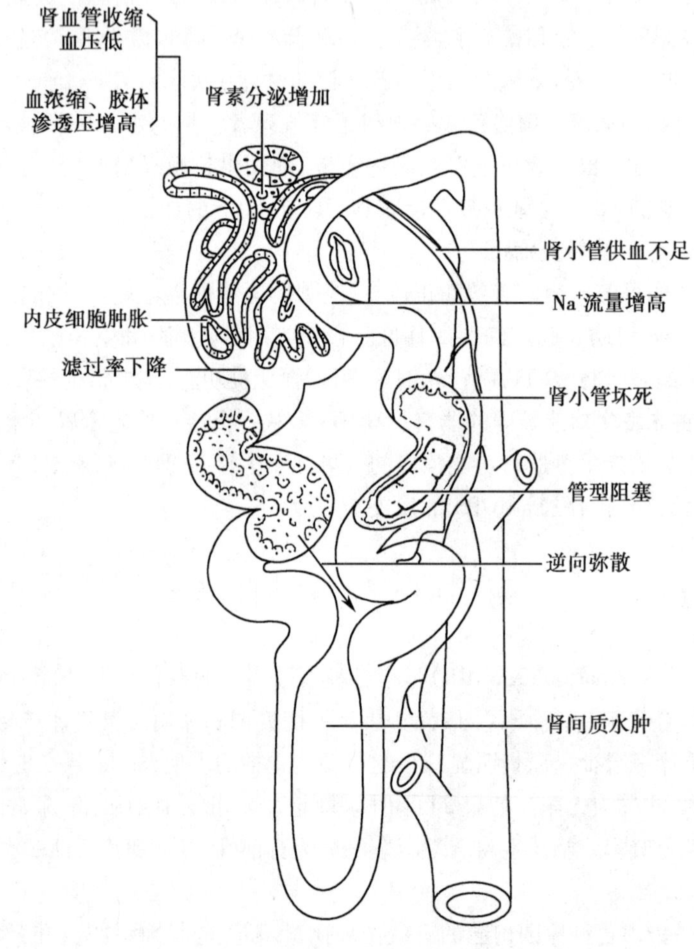

图 6-1　肾缺血致少尿的示意图

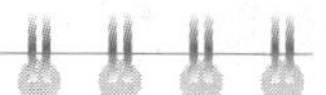

2. 肾小管上皮变性坏死　持续性肾缺血或肾中毒可使肾小管上皮缺血缺氧、变性坏死，使肾细胞实质损害后代谢障碍性钙内流，基质蛋白聚集，胞质内钙离子增加，激活了钙依赖性酶，导致肾小管低氧性损伤。引起细胞内钠蓄积而钾减少，细胞变性肿胀，最后导致细胞死亡。

3. 肾缺血-再灌注损伤　氧自由基的生成和细胞内钙超载是引起缺血-再灌注损伤的两个主要因素。由于缺血时肾脏血管内皮细胞中的黄嘌呤脱氢酶转变成黄嘌呤氧化酶，并且有大量次黄嘌呤的聚积，当再灌注重新供氧时，黄嘌呤氧化酶的活性增高，次黄嘌呤很快被氧化，从而产生大量的超氧阴离子等自由基；同时缺氧和由此引起的 ATP 减少，以及钙进入线粒体增多等因素，使线粒体功能受损，从而导致线粒体内单价还原产生的氧自由基增多。大量的氧自由基可以通过氧化浆膜改变其通透性、氧化含巯基的酶改变其活性和氧化核酸使 DNA 断裂等途径，最终导致肾脏细胞损伤。由于缺氧导致了细胞内 ATP 不断减少，影响了 Na^+-K^+-ATP 酶的活性，导致细胞内 Na^+浓度增高；再灌注后，细胞内 Na^+溢出，而细胞外钙进入细胞内，使细胞内 Ca^{2+}增多，引起钙超载；Ca^{2+}浓度增高可损害线粒体功能，导致 ATP 产生减少、激活磷脂酶和蛋白激酶，导致细胞的不可逆性损伤，从而影响肾脏功能。

4. 肾小管阻塞　急性肾衰竭持续存在，肾小管上皮细胞脱落、细胞碎片、溶血或挤压伤后产生的血红蛋白、肌红蛋白等阻塞肾小管，形成各种管型。肾小管堵塞造成压力过高，影响肾小球滤过，而积累于管腔中的液体进入组织间隙，加剧肾间质水肿，使肾小球滤过率进一步下降。

5. 非少尿型急性肾衰竭　是肾单位损伤的量和程度与液体动力学变化不一致引起。当肾单位血流灌注量并不减少，血管无明显收缩和血管阻力不高时，就会出现非少尿型急性肾衰竭。

（三）临床表现

1. 少尿型急性肾衰竭

（1）少尿或无尿期：是整个病程的主要阶段，一般为 7～14 天，也可长达 1 个月。少尿期越长、病情越重。

1）水、电解质紊乱和酸碱平衡失调：①水中毒：体内大量水分积蓄，引起高血压、肺水肿、脑水肿及心力衰竭，出现恶心、呕吐、头晕、心悸、呼吸困难、嗜睡和昏迷。水中毒是 ARF 主要死亡原因之一。②高钾血症：正常情况下 90% 的钾离子经肾脏排泄。少尿或无尿时，钾排出受限而引起高钾血症，出现心律失常，严重时可致心搏骤停。③高镁血症：正常情况下 60% 的镁经粪便排泄，40% 由尿液排泄。急性肾衰竭时血钾与血镁呈平行改变，高镁血症出现肌力减弱、呼吸抑制、嗜睡、昏迷甚至心脏停搏。④高磷血症和低钙血症：正常情况下 60%～80% 的磷由肾脏排出，急性肾衰竭时磷转向肠道排出，与肠道内的钙结合成不溶解的磷酸钙，影响钙的吸收出现低钙血症，并加重高钾血症对心肌的毒性作用。⑤稀释性低钠血症和低氯血症：由于水中毒引起稀释性低钠血症，另外因代谢障碍导致“钠泵”效应下降，细胞内钠不能泵出及肾小管重吸收钠减少也可以致低钠血症，同时常伴有低氯血症。⑥酸中毒：无氧代谢增加引起代谢性酸中毒，酸性代谢产物不能排出体外，肾小管功能受损，碱基和钠盐丢失，酸中毒可以加重高钾血症。表现呼吸深而快、颜面潮红、恶心呕吐、胸闷、嗜睡及神志不清或昏迷，血压下降，心律失常，甚至心搏骤停。

2）尿毒症症状：血中尿素氮、肌酐及血中酚、胍类等毒性物质蓄积引起尿毒症，表现为恶心呕吐、头痛、烦躁、倦怠乏力、腹胀、呼吸困难、意识模糊甚至昏迷等。可合并心包炎、心肌病变、胸膜炎和肺炎等。

3）出血倾向及贫血：因血小板质量下降，凝血因子消耗和毛细血管脆性增加，常有皮下、口腔黏膜、齿龈及胃肠道出血和贫血等。消化道出血加速血钾和尿素氮的升高。也可发生弥散性血管内凝血（DIC）。

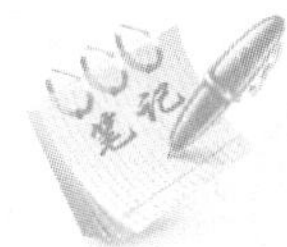

（2）多尿期：少尿期或无尿期过后，当 24 小时尿量大于 400ml，即进入多尿期。此期尿量逐渐增加，可达 3000ml 以上，一般约 2 周或更长。当肾功能逐渐恢复后，尿毒症症状逐渐改善。因大量尿液排出，可出现脱水、低钾血症、低钠血症、低钙血症等，此时机体抵抗力低，极易发生感染，仍有危险性。低钾血症和感染是多尿期的主要死因。多尿期尿量增加可表现为突然增加、逐步增加和缓慢增加。后者尿量若维持不再增加，提示肾功能损害难以恢复，预后不良。因此，要重视多尿期处理。多尿期后约需半年至1年，肾功能方能恢复正常，也可持续出现慢性肾功能不全表现。

2. 非少尿型急性肾衰竭　无少尿或无尿表现，每日平均尿量超过800ml。此型主要是抗生素、造影剂及利尿剂等药物蓄积引起，化验指标改变比少尿型轻。临床表现轻，进程缓慢，并发症少，预后相对较好，但临床上不可忽视。此外，严重急性肾小管坏死导致的组织分解代谢极度旺盛，出现严重高钾血症、代谢性酸中毒及中毒症状明显者称为高分解型急性肾衰竭，常伴有多器官功能障碍综合征，死亡率很高。

（四）诊断

1. 病史及体格检查　着重了解有无各种休克、心力衰竭、严重肝病等因素，有无尿路结石、盆腔内肿物以及创伤、烧伤、溶血反应和肾中毒物质等。

2. 尿液检查

（1）尿量：准确记录每小时尿量，危重患者应留置导尿管，观察和收集尿液。

（2）尿液检验：肾前性ARF尿液浓缩，尿比重和渗透压高；肾性ARF尿液呈等渗尿，比重固定在1.010～1.014之间。镜下可见宽大颗粒管型、红细胞管型和大量蛋白。肾后性尿液检查可无异常或有红细胞、白细胞。

（3）尿液物理性状：酱油色尿液提示有溶血或严重软组织破坏。

3. 肾功能检查　血肌酐和尿素氮呈进行性升高，每日血尿素氮升高3.6～7.1mmol/L，血肌酐升高44.2～88.4μmol/L。若血尿素氮与血肌酐比例大于20，则提示有高分解代谢存在。尿渗透压：肾前性大于500mmol/L，肾性常小于400mmol/L。尿钠：肾性大于40mmol/L，肾前性小于20mmol/L。肾衰指数：$RFI=U_{Na}\times[P_{cr}$(血肌酐)$/U_{cr}$(尿肌酐)$]$，急性肾衰竭时肾衰指数常大于2。

4. 血生化检查　测定血清钾、钠、氯、钙、血浆碳酸氢根及血清pH，分析水、电解质紊乱及酸碱失衡状况，对及时治疗至关重要。

5. 影像学检查　确定有无肾后性因素，可采用超声、腹部X线平片、逆行尿路造影、CT和MRI等检查，也可采用输尿管镜，既可诊断又可做治疗。

6. 补液试验　用于鉴别是否因血容量不足引起的少尿。30～60分钟内输入250～500ml 5%葡萄糖或5%葡萄糖盐水。若血容量不足者补液后尿量可增加，而肾衰竭者尿量不增加，但有心肺功能不全者不宜采用此法。

7. 肾穿刺活检　通过上述检查仍不能明确诊断时，为了解肾脏病变性质，可考虑进行肾脏组织穿刺活检，对肾移植后急性肾衰更有意义。

（五）预防

急性肾衰竭的治疗较困难，死亡率较高，有效预防十分重要。

1. 预防肾缺血　对大量失液、休克、严重创伤者应及时纠正血容量不足，预防DIC，必要时监测中心静脉压作为输液依据。较大手术影响肾血流者应注意扩充血容量，纠正水、电解质失衡以及保护肾功能。慎用肾血管收缩药物。

2. 保持肾小管通畅　对严重软组织挤压伤及溶血反应，处理原发病的同时应碱化尿液，并应用甘露醇防止血红蛋白、肌红蛋白形成结晶阻塞肾小管或其他肾中毒因素损害肾小管上皮细胞。

3. 药物预防　采用腺嘌呤核苷酸类药物、氧自由基清除剂、血管紧张素转换酶抑制剂、钙离子拮抗剂等预防急性肾衰竭时肾细胞损伤，改善肾血流和促进细胞的再生与修复。

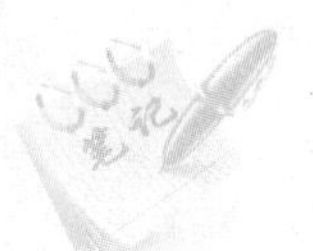

（六）治疗

对急性肾衰竭的治疗，能够明确原因的病例，首先要积极治疗原发病。对于急性肾小管坏死的治疗,应该把重点放在预防和治疗急性肾衰竭并发症方面。

1. 少尿期治疗　治疗原则是维持内环境的稳定。高钾血症和水中毒是主要致死原因,故应及时纠正水、电解质紊乱和预防尿毒症。

(1) 限制水分和电解质:严格记录24小时出入量,原则是量出为入,宁少毋多,防止水中毒。每日补液量计算方法是:每日补液量=显性失水量+非显性失水量-内生水。以每日体重减少0.5kg左右为最佳,并通过中心静脉压监护血容量情况。除了纠正酸中毒外,一般不需补充钠盐,应注意钙的补充。

(2) 预防高钾血症:除严格控制钾的摄入外,还应减少导致高钾血症的因素,禁食含钾的食物及药物,供给足够热量,控制感染,清除坏死组织,纠正酸中毒,不输库存血等。若血钾大于5.5mmol/L时应及时处理(见本书第三章第三节),必要时透析治疗。

(3) 纠正酸中毒:血浆 HCO_3^- 低于15mmol/L时应用碳酸氢盐治疗,但应注意所用的液量,以免导致血容量过多。血液滤过是治疗严重酸中毒的最佳方法。

(4) 营养疗法:采用低蛋白、高热量、高维生素饮食或肠外营养,提供足够热量,减少体内蛋白分解。也可应用促蛋白合成激素等。

(5) 控制感染:应加强各种管道的护理,如静脉通路、导尿管等,预防感染。严禁应用有肾脏毒性的药物,如氨基糖苷类抗生素。根据肾功能及药物敏感试验调整用药剂量及治疗次数。但应采用半衰期较短的药物。

(6) 血液净化:是救治急性肾衰竭有效的手段,可减少并发症,提高治愈率。能尽早清除体内过多的水分和代谢废物,维持内环境稳定,减少组织细胞损伤,保证供给足够热量、蛋白质和营养物质,有利于受损肾细胞的再生和修复。

血液净化的指征:血肌酐大于442μmol/L或血尿素氮在21.4mmol/L以上;高分解代谢状态,血肌酐每日升高超过176.8μmol/L或尿素氮每日升高超过8.9mmol/L,血钾每日上升1.0mmol/L以上;二氧化碳结合力低于13mmol/L,pH小于7.25;血钾超过6.5mmol/L。急性肺水肿、体液潴留、尿毒症症状加重者,为度过少尿期,改善症状,均应行透析治疗。

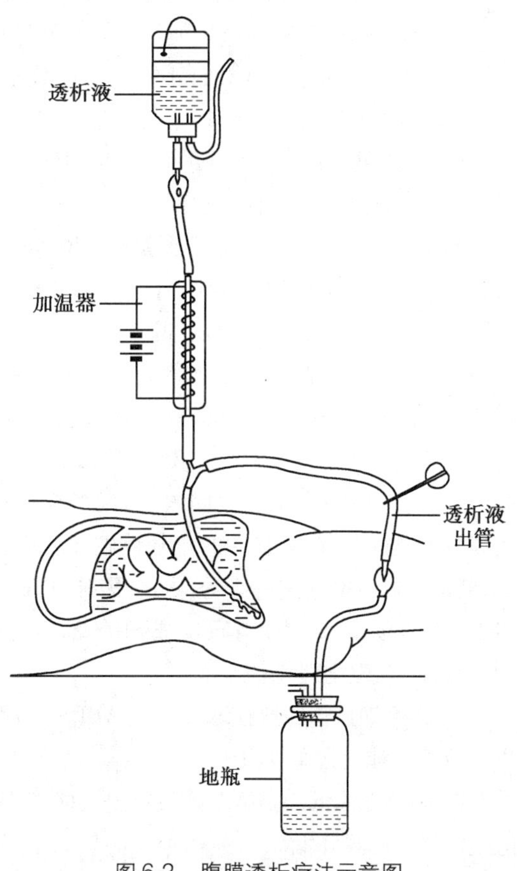

图6-2　腹膜透析疗法示意图

常用方法有血液透析、腹膜透析、连续性肾替代治疗(continuous renal replace treatment,CRRT)。①血液透析是通过血泵将血液输送至透析器,利用透析器内半透膜两侧的血液和透析液内溶质的浓度差扩散渗透进行溶液与溶质交换,以达到去除水分和某些代谢产物的目的,经过透析的血液再回输体内。②腹膜透析不仅有弥散和渗透作用,还有分泌和吸收功能。通过腹腔内置管和注入透析液,以腹膜作为透析膜,清除体内积聚的水分和电解质及代谢产物,由透析管排出体外(图6-2)。适用于非高分解代谢型急性肾衰竭、有心血管功能异常、建立血管通路有困难、近期无腹部手术及无腹腔感染者。③CRRT用于治疗有严重并发症的肾衰竭、多脏器功能衰竭、严重创伤、高分解代谢等,一般血液透析困难时可采用

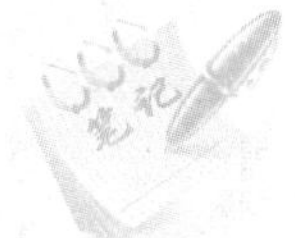

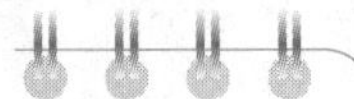

CRRT。持续性血液滤过透析不但在急性肾衰竭的治疗中发挥作用，而且可减轻肺间质水肿，提高换气功能，去除各种细胞因子及炎性介质，成为急性肾衰竭治疗的有效措施。

2. 多尿期的治疗　多尿期出现大量排尿时，肾的病理改变尚未完全恢复，面临水、电解质失衡状态。机体虚弱，易于感染，应加强营养增强机体抵抗力，补充足够的热量和氨基酸、蛋白质以达到正氮平衡，并补充维生素和微量元素。预防感染及并发症的发生，严密监测水、电解质平衡情况，随时调整治疗方案。还应预防缺水、低钾血症、低钠血症。一般补充前一天尿量的1/2～2/3，使机体呈轻度负平衡又不出现脱水。当24小时尿量超过1500ml时，应酌量口服钾盐，当24小时尿量超过3000ml时，应补充钾盐3～5g/天。适当补充胶体液，提高胶体渗透压。

3. 恢复期治疗　一般无须特殊处理，定期复查肾功能，避免使用对肾功能有损害的药物，少数患者需终身依赖透析治疗。

第三节　急性呼吸窘迫综合征

急性呼吸窘迫综合征（acute respiratory distress syndrome，ARDS）是指肺内、外严重疾病导致以肺毛细血管弥漫性损伤、通透性增强为基础，以肺水肿、透明膜形成和肺不张为主要病理变化，以进行性呼吸窘迫和顽固性低氧血症为临床特征的急性呼吸衰竭综合征。ARDS是急性肺损伤发展到后期的典型表现。该病起病急，发展快，预后差，其病死率为48%～75%，且多半不是孤立存在，常是MODS的先兆或重要组成部分。

（一）病因

根据是否直接作用于肺脏，将ARDS的病因分为直接病因和间接病因两类。

1. 直接病因　主要有：①误吸；②弥漫性肺部感染，包括细菌性、病毒性、真菌性、肺囊虫及其他感染；③溺水；④吸入有毒气体；⑤肺钝挫伤等。

2. 间接病因　主要有：①肺外感染并发严重毒血症和感染性休克等；②严重的非胸部创伤；③紧急复苏时大量输血、输液；④体外循环术等。

（二）发病机制

ARDS发病机制的研究，近年来已经取得了一定的进展。现已认识到，不管何种病因引起的ARDS，一般都伴随全身性炎症反应，故认为ARDS是全身性炎症反应综合征在肺部的表现。目前已知多种免疫细胞和炎症介质参与ARDS的发病过程。一般认为，ARDS发病的关键是致病因子（如内毒素、创伤、缺血-再灌注等）作用于机体，产生多种细胞因子和炎症介质，出现SIRS。这些炎症介质造成肺血管内皮细胞的损伤，使肺微血管通透性增强，血液成分渗漏，造成肺间质水肿。炎性细胞在趋化因子和黏附分子的作用下，移行入肺间质，继续释放炎症介质，最终造成肺泡上皮的损伤，血气交换屏障破坏，肺水肿和肺组织炎症呈进行性加重。

间接病因引起的ARDS，SIRS是导致其发生的根本原因。而对于直接病因导致的ARDS，急性期的原发性损伤是其主要因素，但局部损伤又刺激肺部吞噬细胞等炎性细胞，激发炎症反应连锁放大，进而引起炎症性的自身性破坏反应，使肺损伤恶化。继发性的炎症反应，实际上也是SIRS，是导致ARDS进一步恶化的根本原因。因此，无论是间接病因还是直接病因导致的ARDS，从本质上来看，炎症反应或SIRS都是ARDS的根本原因，两者的发病机制类似。

（三）病理生理

1. 肺毛细血管通透性增加　是ARDS早期特征，表现为肺间质和肺泡水肿，大量富含蛋白质的液体从肺毛细血管渗出。

2. 肺容量降低　是ARDS最重要的病理生理特征之一，表现为肺容量、肺活量、潮气量和功能残气量均明显降低。

3. 肺顺应性降低　是ARDS重要的力学特征，表现为需要较高的气道压力才能维持正常的

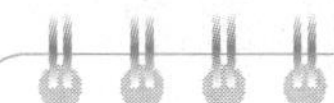

潮气量，患者呼吸困难明显。

4. 肺内分流增加及通气/血流比例失调　是 ARDS 发生低氧血症的本质原因。

（四）临床表现

ARDS 发生前已有感染或创伤等疾病过程，有的已有其他器官功能障碍或 DIC 等并发症。ARDS 的主要临床表现如下：

1. 初期患者　呼吸加快，有呼吸窘迫感，但无明显的呼吸困难和发绀。肺部听诊无啰音；X 线胸片一般无明显异常（除原有病变或损伤外），此时的呼吸窘迫感，用一般的吸氧方法不能得到缓解，是值得注意的现象。发病后可有一个过渡阶段，一般表现近似平稳，肺部物理学检查和 X 线摄片仍可无明显异常。实际上是心脏增加搏出量，对低氧血症起一定的代偿作用，而肺部病变仍在进展。

2. 进展期患者　有明显的呼吸困难和发绀，呼吸道分泌物增多，肺部听诊有啰音。X 线胸片有广泛性点、片状阴影。意识障碍如烦躁、谵妄或昏迷，体温可增高，白细胞计数增多。此时必须行气管插管加以机械通气支持，才能缓解缺氧状态，同时需要加强支持治疗。

3. 末期患者　陷于深昏迷，心律失常，心跳变慢乃至停止。

（五）诊断

早期诊断及治疗是降低病死率的关键。充分了解 ARDS 的诱发因素，熟悉其发病基础可早发现、早诊断。

1. 有基础病史，特别是严重创伤、感染或休克、颅脑损伤、体外循环、胃液误吸、急性胰腺炎、急性肺炎等均可引起 ARDS。

2. 在基础病抢救过程或基础病已经稳定数小时或数天后，出现呼吸急促，频率大于 28 次/分，并出现缺氧并逐日加重，不能用原有的基础病解释，常规氧疗无效。心肺体检无异常发现。

3. X 线早期多无异常发现，有时可呈轻度间质改变，表现为肺纹理增多；中晚期有斑片状阴影或大片实变。

4. 血气分析 $PaO_2<60mmHg$、$PaCO_2<35mmHg$（晚期可增高），吸入纯氧 15 分钟后，$PaO_2<300mmHg$。

5. 排除肺部慢性疾病以及心源性或其他原因引起的肺水肿。

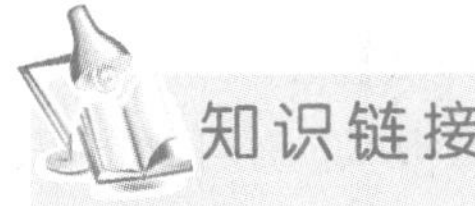

知识链接

ARDS 诊断标准解读

1967 年 Ashbaugh 第一次提出了 ARDS 的诊断，当时患者 12 例。其标准为：呼吸频率增快；低氧血症；肺顺应性下降；弥漫性肺泡浸润；常规呼吸支持治疗效果较差。1988 年，Murray 提出了肺损伤（ALI）的诊断。1994 年欧美联席会议 AECC 诊断标准：急性起病；氧合指数（PaO_2/FiO_2）≤26.7kPa（200mmHg）；正位胸部 CR 显示双肺均有斑片状阴影；肺动脉嵌顿压≤18mmHg，或无左心房压力增高的临床证据。2011 年欧洲重症医学学会柏林会议在 ARDS 流行病学、病理生理学和临床研究基础上，提出了 ARDS 新定义：①时间：已知临床发病或呼吸症状新发或加重后 1 周内；②胸腔影像学改变：X 线或 CT 扫描示双肺致密影，并且胸腔积液、肺叶/肺塌陷或结节不能完全解释；③肺水肿原因：无法用心力衰竭或体液超负荷完全解释的呼吸衰竭。如果不存在危险因素，则需要进行客观评估以排除流体静力型水肿；④氧合状态：轻度 $PaO_2/FiO_2=201\sim300mmHg$，且呼气末正压（PEEP）或持续气道正压（CPAP）$\leqslant 5cmH_2O$；中度 $PaO_2/FiO_2=101\sim200mmHg$，且 PEEP $\geqslant 5cmH_2O$；重度 $PaO_2/FiO_2\leqslant 100mmHg$，且 PEEP $\geqslant 10cmH_2O$。

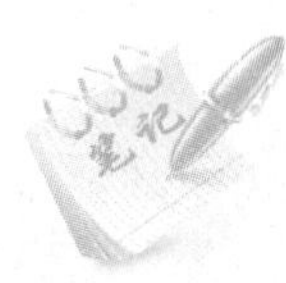

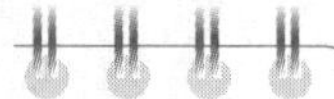

（六）治疗

对 ARDS 目前尚无有效的治疗方法，关键在于早期预防、早期诊断、早期治疗。其治疗原则是消除原发病因、支持呼吸、改善循环，维护肺和其他器官功能，防治并发症。

1. 呼吸支持　迅速纠正缺氧是抢救 ARDS 的关键环节，机械通气是目前治疗 ARDS 最重要也是最具有肯定疗效的方法之一，其目的是维持血气交换，支持肺毛细血管膜功能的恢复。机械通气可有效纠正低氧血症，为抢救患者争取时间，以便进行病因治疗。

初期，患者呼吸加快而其他症状较轻时，可用戴面罩的持续正压通气（continuous positive airway pressure，CPAP），促使肺泡复张，增加交换面积，并增加吸入氧浓度。

进展期，需插入气管导管或行气管切开，多选用呼气末正压通气（positive end expiratory pressure，PEEP），一般从 3～5cmH_2O 开始，但最高不超过 15cmH_2O，过高的压力不仅可影响静脉回流，使心排血量减少，还易导致气压性肺损伤及增加颅内压。为了迅速纠正低氧血症，使用呼吸机开始时用较高的吸入氧浓度（FiO_2），然后应维持在 PaO_2>65mmHg 水平以上，逐步降低至 $FiO_2 \leq 0.4$，以避免高浓度氧增加对肺的损害。潮气量不宜过大，因为潮气量过大或气道峰压增加均能诱导或加重肺损伤，一般潮气量为 6～8ml/kg，气道压应<40～45cmH_2O。呼吸频率不宜过慢，一般每分钟 15 次左右，而呼吸频率过快可致内源性 PEEP，应予注意。

2. 改善循环　维持循环系统稳定是一切治疗的基础。患者若有低血容量，必须及时输液以予纠正。为防止输液过量加重肺间质和肺泡水肿，应作尿量、中心静脉压监测，以输入晶体液为主，适当给予白蛋白或血浆，再酌情用利尿剂。低氧血症和肺动脉高压会增加心脏的负荷，加之感染、代谢亢进等可影响心功能，必要时可使用正性肌力药和血管活性药物改善循环功能。

3. 其他　肺外器官衰竭是 ARDS 最重要的死亡危险因素，因此要兼顾 MODS 的肝、肾等功能障碍的治疗。注意维持体液平衡和营养代谢。

4. 防治并发症

（1）感染：感染是导致 ARDS 的高危因素，而且 ARDS 患者，免疫功能受损，气道防御功能低下，易并发肺部感染，因此，在有明确感染征象时，需采用针对性抗生素治疗。

（2）休克：休克可致全身性微循环功能障碍，使重要器官供血不足、严重缺血，而且感染性休克是 ARDS 患者最主要的死亡原因，所以要积极有效地防治休克，绝不可掉以轻心。

（3）DIC：血栓栓塞、革兰阴性杆菌败血症、创伤、休克、缺氧等均可导致 DIC。有可疑征象时，应每日检查血小板计数，若逐日减低，则考虑有 DIC 存在的可能，可参考其他指标，考虑使用抗凝疗法。

（4）心律失常：缺氧、酸碱失衡、电解质紊乱等，均可导致心律失常，应及时纠正。

（5）氧中毒：纯氧和高浓度氧（大于 60%）较长时间吸入可致氧中毒，损害肺毛细血管内皮，妨碍气体交换，引起局灶性肺泡不张与透明膜形成。在肺组织缺氧或已有损伤的情况下，氧中毒更易发生。吸入氧浓度应保持在 40%～50%。

（6）气压伤：应用呼吸机患者要注意观察有无气压伤，一旦发生及时处理。

（7）消化道出血：缺氧、皮质激素的长期使用，均可引起胃十二指肠出血，出血量多时常可致死，可采用针对性治疗措施。

5. 药物治疗　可选用：①肾上腺皮质激素：如氢化可的松、地塞米松，可减轻炎症反应，但宜短期内（3～4 天）使用，以免造成免疫抑制；②低分子右旋糖酐：可减少红细胞聚集及微血栓形成，改善肺的微循环；③肺表面活性物质：经雾化吸入可降低肺泡表面张力，改善肺泡功能；④一氧化氮（NO）：可明显降低肺动脉压，减少肺内分流，改善低氧血症，同时具有抑制肺泡巨噬细胞致炎效应、防止肺毛细血管通透性增加和改善肺损伤的作用。

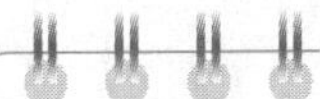

病例分析

患者,男,25岁,因右大腿严重挤压伤,出现右下肢肿胀,疼痛1周,伴全身水肿,少尿3天,无尿1天入院。查体:神志清、精神差,体温37.5℃,血压150/95mmHg,心、肺听诊未见明显异常,腹软,移动性浊音(+)。右大腿内侧可见1.5cm×2cm皮下瘀斑、外侧可见2cm×3cm皮肤破损,大腿明显肿胀,尿呈茶色。血BUN 42.0mmol/L,Cr 510.0μmol/L。

问题:1. 该患者初步诊断有哪些?并简要分析。

2. 该患者出现少尿、无尿和水肿的原因是什么?

3. 该患者常见的水、电解质、酸碱紊乱有哪些?

本章小结

本章节内容大致分为三部分:①多脏器功能障碍综合征概述;②急性肾衰竭;③急性呼吸窘迫综合征。在MODS中ARF和ARDS是临床较为常见的类型,其引发的原因是多方面的。由于目前对于MODS的发病机制、ARDS的发病机制和治疗都有待进一步研究,因此对于基层医务工作者来说,重在把握ARF临床的诊断、治疗和ARDS早期诊断,增强对于MODS的预判意识,实施早期的急救处理并适时转诊,以争取疾病最好的转归。

(周毕军)

练习题

一、选择题

A1型题

1. 以下属于肾后性肾衰的病因的是
   A. 休克
   B. 挤压综合征
   C. 溶血反应
   D. 尿道手术后继发尿道狭窄
   E. 大面积烧伤
2. 有关急性肾衰,下列描述错误的是
   A. 尿量明显减少是肾功能受损最突出的表现
   B. 成人24小时尿量少于400ml称为少尿
   C. 成人24小时尿量少于100ml称为无尿
   D. 尿量是判断有无急性肾衰的唯一指标
   E. 成人24小时尿量少于500ml会出现氮质血症
3. 下列不是ARDS初期的临床表现的是
   A. 呼吸加快
   B. 呼吸窘迫感,用一般的吸氧法可以缓解
   C. 肺部听诊无啰音
   D. X线胸片一般无明显异常
   E. 尚未出现明显的发绀
4. 急性肾功能衰竭,少尿、无尿期的电解质紊乱,不包括
   A. 高钾血症
   B. 高镁血症
   C. 高钙血症和低磷血症
   D. 低钠血症
   E. 水中毒

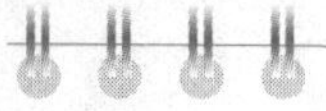

A2 型题

5. 男性,34 岁,临床诊断左侧脑胶质瘤,施行脑胶质瘤切除术后第 2 天,患者出现上腹隐痛不适感,随后突发呕新鲜血 500ml。既往无溃疡病和肝炎病史。诊断首先要考虑

A. 胃溃疡出血
B. 应激性溃疡
C. 十二指肠溃疡出血
D. 食管胃底静脉曲张破裂出血
E. 出血性胃炎

B1 型题

(6～8 题共用备选答案)

A. 高钾血症
B. 低钾血症
C. 代谢性酸中毒
D. 低钙血
E. 水中毒

6. 急性肾衰竭造成死亡的主要原因是
7. 急性肾衰竭多尿期的主要并发症是
8. 能增加高钾血症对心肌毒性作用的是

(9～13 题共用备选答案)

A. 高钾血症
B. 呼吸末正压通气
C. 尿比重>1.020
D. 尿钠>40mmol/L
E. 大便 OB 阳性

9. ARDS
10. 应激性溃疡
11. 急性肾衰竭少尿期
12. 肾前性 ARF
13. 肾性 ARF

二、思考题

1. 简述急性肾功能衰竭少尿期主要的水、电解质、酸碱平衡紊乱。
2. ARDS 早期的临床特点有哪些?

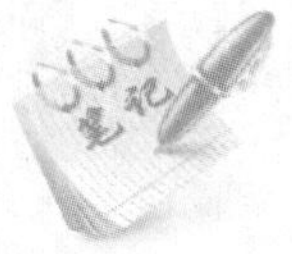

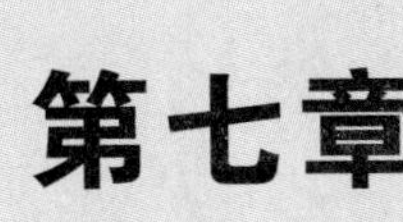

第七章

麻　　醉

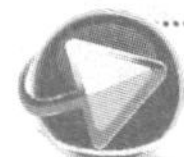

学习目标

1. 掌握:麻醉药物的药理特性;各种麻醉方法及其并发症的防治。
2. 熟悉:麻醉的概念;麻醉前评估及其用药;疼痛的治疗。
3. 了解:麻醉的分类;麻醉的监测;麻醉方法的选择。
4. 具备对需手术患者进行选择正确麻醉方法并实施麻醉的能力,判定麻醉效果并能对麻醉并发症进行防治;对疼痛能够进行处理。
5. 具有理解、关心、体贴患者的意识,术前充分沟通,以消除患者对麻醉及手术的恐惧心理,取得患者的理解和配合。强调对处于麻醉状态下患者的人文关怀。

第一节　概　　述

一、基本概念及分类

麻醉(anesthesia)的原意是感觉丧失,指用药物或非药物,使患者整个机体或机体的一部分暂时失去疼痛,以达到手术或某些疼痛治疗的目的。随着基础医学、临床医学及医学生物工程等现代科学技术的发展,麻醉学科的理论和技术也随之发生变化。现代麻醉学已成为研究临床麻醉、重症监测治疗、急救复苏和疼痛治疗理论与技术的一门发展中的学科。其中临床麻醉是麻醉学的主要内容,其任务是消除患者手术疼痛(包括产科分娩和某些诊断、治疗操作引起的疼痛和不适);保证患者安全;为手术创造良好条件。手术对机体的影响不仅是疼痛,还能引起各种神经反射、器官功能、内分泌及代谢等变化,因此,在手术麻醉期间如何维持和调控患者的生理功能,就成为临床麻醉更为复杂和困难的内容。

消除手术疼痛,即麻醉作用的产生,主要是利用麻醉药物使神经系统中某些部位受到抑制的结果。根据麻醉的作用部位及所用药物的不同,将临床麻醉方法分为:①全身麻醉(general anesthesia):麻醉药物作用于中枢神经系统(大脑),使全身都不感到疼痛。包括吸入全身麻醉和静脉全身麻醉。②局部麻醉(local anesthesia):麻醉药物作用于外周神经,使其所支配的部位感觉丧失。包括表面麻醉、局部浸润麻醉,区域阻滞麻醉和神经阻滞麻醉。③椎管内阻滞麻醉:麻醉药物作用于相应脊神经而产生的麻醉作用。从广义上讲,也属于局部麻醉,但因其操作特点,用药方法有其特异之处,故通常另外列出。根据椎管内注射麻醉药物部位的不同,分为蛛网膜下腔阻滞麻醉、硬脊膜外腔阻滞麻醉(含骶管阻滞麻醉)和腰麻-硬膜外间隙联合阻滞麻醉。④复合麻醉:又称平衡麻醉,采用不同药物或(和)方法配合使用施行麻醉的方法。⑤基础麻醉:麻醉前使患者进入类似睡眠状态,以利于其后的麻醉处理。

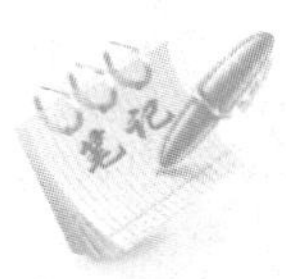

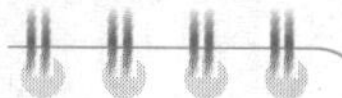

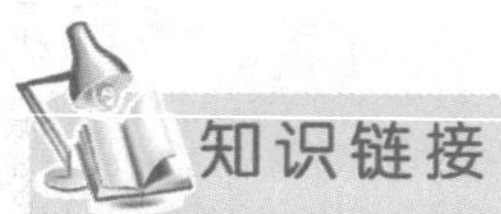

麻醉学的发展

麻醉最早可追溯到人类历史最古老的石器时代，应用砭石、骨针或竹针来镇痛治病。我国春秋战国时期（公元前475—前221），《黄帝内经》已有针刺治疗头痛、牙痛、耳痛、腰痛、关节痛和胃痛的记载。后汉华佗（141—203）用酒冲服麻沸散，全身麻醉后进行剖腹手术。公元652年，孙思邈著《备急千金药方》，1596年李时珍在《本草纲目》中，介绍了曼陀罗花的麻醉作用。现代麻醉学开始于1846年，美国牙医威廉·莫顿在麻省总医院给患者乙醚吸入麻醉，由著名外科医生约翰·沃伦从患者下颌部成功切除一个肿瘤。1847年英国产科医生詹姆斯·辛普森为产妇施行乙醚麻醉镇痛。1853年他给维多利亚女皇施行三氯甲烷麻醉生下王子，而使三氯甲烷麻醉在英国得到公认。1898年奥古斯特·拜尔介绍了腰麻。1921年阿希礼·多格里奥蒂叙述了硬膜外麻醉。1980年以后麻醉学的特点是突出麻醉监测与麻醉安全问题。麻醉学科在不断完善和发展。

保证患者安全，就是要掌握患者的疾病情况，熟悉手术及麻醉对患者生理功能的影响，选择恰当的麻醉方法，加强麻醉手术期间的监测与管理，最大限度地减少意外及并发症的发生。同时，麻醉还要为手术提供良好的操作条件，也就是说除了消除疼痛之外，有时需提供适当的肌肉松弛，以利手术操作；必要时采取一些特殊措施以调节和控制患者的生理功能。例如，在安全范围内，应用药物或麻醉技术主动控制患者的血压在一较低水平，以减少手术失血或为手术创造条件，称为控制性降压；利用药物和物理方法使患者的某些部位或全身的体温适当降低，以适应手术或治疗的需要，称为低温麻醉。疼痛治疗与麻醉的关系十分密切，主要是应用各种镇痛药物和某种麻醉方法来达到减轻或消除疼痛的目的，因此疼痛治疗已发展为麻醉学科的重要分支学科。现代麻醉学还包括麻醉仪器和监测设备的应用、人工气道的建立、急救与复苏、输液管理等内容。

二、麻醉前病情评估

为了保障患者在麻醉手术期间的安全，增强患者对麻醉和手术的耐受能力，避免或减少围麻醉期的并发症，应认真做好麻醉前评估和准备工作。麻醉的风险性与手术大小并非完全一致，复杂的手术可使麻醉的风险性增加，而有的手术并不复杂，但患者的病情和并存病却为麻醉带来更多的困难。麻醉前必须访视患者，通过了解病情、全面体检、查验必需的化验及特殊检查结果，对患者心、肺、肝、肾、脑等重要脏器功能作出综合判断，以确保麻醉的安全性。

（一）了解病情

阅读病历，详细了解临床诊断、病程记录及与麻醉有关的检查，有无并发症、病程长短、严重程度、有无并存疾病及其严重程度等。

（二）访视患者

1. 询问病史 要详细询问患者的既往疾病史、药物治疗史、过敏史、手术麻醉史、吸烟史及目前的药物治疗情况等。

2. 体格检查 要全面进行，重点检查生命体征，心、肺、呼吸道、脊柱以及神经系统，有无张口困难、活动义齿，颈部活动是否受限、脊柱有无畸形，注药部位有无湿疹、感染等，注意影响麻醉操作的因素。

（三）病情评估

根据访视和检查结果，针对病情，对患者接受麻醉及手术的耐受性做出全面评估。目前多采用美国麻醉医师协会(ASA)的分级标准,将手术前的患者情况分为6级,对病情的判断有重要的参考价值(表7-1)。

表7-1 ASA病情分级

分级*	标 准	麻醉耐受力
Ⅰ	体格健康,发育营养良好,各器官功能正常	良好
Ⅱ	除外科疾病外,有轻度并存病,功能代偿健全	有一定危险
Ⅲ	并存病较严重,体力活动受限,但尚能应付日常活动	危险
Ⅳ	并存病严重,丧失日常活动能力,经常面临生命威胁	危险很大
Ⅴ	无论手术与否,生命难以维持24小时的濒死患者	异常危险
Ⅵ	确诊为脑死亡,其器官拟用于器官移植手术供体	

注:*急症病例在相应ASA分级后加注"急"或"E",表示风险较择期手术增加

三、麻醉前准备

(一)麻醉方法的选择

根据手术种类及手术方式、患者的病情特点、麻醉设备条件及麻醉者对麻醉方法的熟悉程度等来综合考虑,原则上选用既能满足手术要求又对患者生理干扰小、安全可行的麻醉方法。

(二)患者的准备

对患者术前存在的并发症,如高血压、冠心病、糖尿病、严重心律失常、呼吸系统疾病等,要给予相应治疗,尽可能改善心肺功能;对已有的水电解质紊乱及酸碱失衡、贫血、低蛋白血症、凝血功能异常等,应给予适当纠正,以提高手术耐受力及麻醉的安全性。合并高血压者,应经过内科系统治疗以控制、稳定血压,最好控制在正常范围,收缩压低于180mmHg、舒张压低于100mmHg较为安全;吸烟者最好停止吸烟至少2周,并进行呼吸功能训练;合并糖尿病者,择期手术前应控制空腹血糖不高于8.3mmol/L,尿糖低于(++),尿酮体阴性;为防止麻醉及术中呕吐、误吸,成人择期手术常规于术前禁食8小时以上,禁饮2小时以上;急诊手术前,也应抓紧时间做必要的准备。向患者及其家属做好解释说明工作,以取得患者的理解、信任和合作。上述工作一般由外科医师在患者入院后、手术前进行,麻醉医师在访视患者时要进行检查,对准备不充分的要提出合理建议,必要时暂缓手术,以免造成不良后果。

(三)麻醉前用药

麻醉前用药的目的在于:①消除患者紧张、焦虑及恐惧,使其情绪稳定;对不良刺激可产生遗忘作用,减少麻醉药的副作用;②提高痛阈,缓解疼痛,增加麻醉效果;③抑制腺体分泌,减少呼吸道分泌物,防止呕吐、误吸;④消除因手术或麻醉引起的不良反射,使麻醉过程平稳。常用药物有四类:

1. 安定镇静药 具有镇静、催眠、抗焦虑及抗惊厥作用,对局麻药的毒性反应也有一定的防治作用。常用药有:地西泮(diazepam),成人口服2.5~5mg,静注5~10mg,不宜肌注。咪达唑仑(midazolam),成人口服为7.5~15mg,肌内注射5~10mg,静注2~5mg。异丙嗪除有较强的镇静作用外,还有抗呕吐、抗心律失常和抗组胺作用,成人肌注12.5~25mg。氟哌利多,成人2.5~5mg,肌注或静注。

2. 催眠药 主要为巴比妥类药,具有镇静、催眠和抗惊厥作用。多用于预防局麻药的毒性反应,常用药有苯巴比妥(phenobarbital),成人0.1~0.2g肌注。

3. 麻醉性镇痛药 具有镇痛及镇静作用,能提高痛阈,增强麻醉效果;椎管内麻醉时作为辅助用药,能减轻内脏牵拉反应。常用药有:吗啡(morphine),成人5~10mg,肌注;哌替啶(pethi-

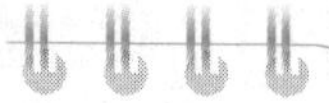

dine)，成人 25～100mg，肌注。

4. 抗胆碱药　能阻断 M 胆碱能受体，抑制多种腺体分泌而减少呼吸道及口腔分泌物，抑制多种平滑肌，抑制迷走神经反射。常用药物有阿托品(atropine)，成人 0.5mg，肌注或静注；东莨菪碱(scopolamine)0.3mg，肌注或静注。

(四) 麻醉器械及药品的准备

根据麻醉方法的选择，充分准备好麻醉机、监护仪、氧气、喉镜、气管导管、麻醉穿刺包等，并作好相应的性能检查。麻醉用药及抢救用药均应准备齐全，做到有备无患。

第二节　局部麻醉

局部麻醉就是用局部麻醉药(简称局麻药)暂时阻断某些周围神经的冲动传导，使受这些神经支配的相应区域产生麻醉作用。常包括表面麻醉、局部浸润麻醉、区域阻滞麻醉及神经阻滞麻醉四类。其优点为简便易行、安全性大、并发症少，并可保持患者意识清醒，对患者生理功能影响较小。局部麻醉主要适用于各种小型手术，特别是表浅的、局限的手术，也可用于全身情况差或伴有其他严重病变而不宜采用其他麻醉方法的病例。实施局麻时应熟悉局部解剖和局麻药的药理作用，掌握规范的操作技术。对局麻药过敏患者，局部麻醉应视为禁忌证。

一、局麻药的药理

(一) 分类

局麻药按其化学结构中连接芳香族环和胺基团的中间链的不同，可分为酯类局麻药和酰胺类局麻药两大类。常用的酯类局麻药有普鲁卡因、丁卡因等；酰胺类局麻药有利多卡因、布比卡因、罗哌卡因等。

(二) 理化性质和麻醉性能

理化性质中解离常数、脂溶性、血浆蛋白结合率和非离子成分等，会影响局麻药的麻醉性能(表 7-2)。

表 7-2　常用局麻药比较

	普鲁卡因	利多卡因	丁卡因	布比卡因	罗哌卡因
pKa	8.9	7.8	8.4	8.1	8.1
脂溶性	低	中等	高	高	高
血浆蛋白结合率(%)	5.8	64	76	95	94
效能	弱	中等	强	强	强
弥散性能	弱	强	弱	中等	中等
毒性	弱	中等	强	中等	中等
显效时间(分钟)	<5	<2	10～15	中等	中等
作用时间(小时)	0.75～1	1～2	2～3	5～6	4～6
一次限量*(mg)	1000	100(表面麻醉) 400(神经阻滞)	40(表面麻醉) 80(神经阻滞)	150	150

注：* 此系成人剂量，使用时还应根据具体患者、具体部位决定

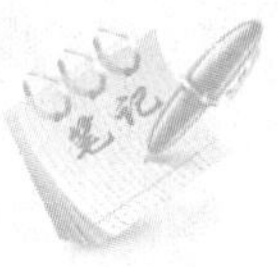

1. 解离常数(pKa)　局麻药在水溶液中经部分解离，成为未解离状态有药理活性的自由碱基(B)和已解离的无药理活性的阳离子(BH^+)两部分，解离度取决于溶液的 pH。在平衡状态下，pKa 即为碱基(B)与阳离子(BH^+)比值为 1 时的溶液的 pH，常用局麻药都有其固定的 pKa

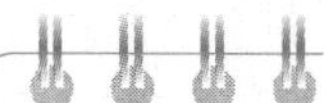

值。局麻药的显效快慢、弥散性能与 pKa 成反比关系，pKa 越大，则显效越慢，弥散性能越差；反之则显效快，弥散性能强。

2. 脂溶性 是影响局麻药麻醉效能的决定因素，脂溶性愈高，效能愈强。

3. 蛋白结合率 局麻药的血浆蛋白结合率与作用时间密切相关，结合率愈高，麻醉作用时间愈长。

根据理化性质和麻醉效能又可将局麻药分为三类：①麻醉效能弱和作用时间短，如普鲁卡因；②麻醉效能和作用时间均居中，如利多卡因；③麻醉效能强，作用时间长，如丁卡因、布比卡因和罗哌卡因。临床上常用两种局麻药混合使用，取长补短，更好发挥作用。

（三）局麻药的不良反应

1. 毒性反应 局麻药吸收入血液后，当血药浓度超过一定阈值，就会发生药物毒性反应，严重者可致死。

（1）常见原因：①一次用量超过患者的耐受量；②误注入血管内；③注药部位血管丰富，吸收增快，未酌情减量；④局麻药液内未加肾上腺素；⑤患者体质弱等原因而耐受力降低。临床上有患者用小剂量局麻药后即出现毒性反应症状，称为高敏反应。

（2）临床表现：主要为中枢神经系统和心血管系统的反应。轻度毒性反应时，患者常有嗜睡、眩晕、多言、寒战、恐惧不安和定向障碍等症状。这时如药物已停止吸收，一般在短时间内这些症状都能自行消失。但如继续发展，则可神志丧失，并出现面部和四肢肌震颤，这常是惊厥的前驱症状。一旦发生抽搐和惊厥，则血压上升、心率增快，继而发生全身抑制、呼吸困难、缺氧、心率缓慢、血压下降，致呼吸循环衰竭，甚至死亡。

（3）预防：针对发生原因采取措施：①一次用药量不超过限量；②注射前先回抽有无血液或边进针边注药；③根据患者具体情况或用药部位酌情减量；④如无禁忌，药液中加入少许肾上腺素；⑤用地西泮或巴比妥类药物作为麻醉前用药等。

（4）治疗：一旦发生毒性反应，①立即停药，吸入氧气；②对轻度毒性反应患者，可用地西泮 5～10mg 或咪达唑仑 3～5mg 静注，有预防和控制抽搐作用；③已发生抽搐和惊厥者，常用 2.5% 硫喷妥钠 1～2mg/kg 静注；④若抽搐不止，在可施行控制呼吸的条件下，静注短效肌松药琥珀胆碱 1～2mg/kg，行气管插管给氧并维持呼吸；⑤出现心率慢、低血压，可用阿托品 0.5mg、麻黄碱 15～30mg 静注；⑥一旦呼吸心跳停止，立即进行心肺复苏。

2. 过敏反应 酯类较酰胺类为多见。临床表现为在使用很少量局麻药以后，出现荨麻疹并伴有瘙痒、咽喉水肿、支气管痉挛、呼吸困难、低血压及血管神经性水肿等，可危及生命。用药前一般采用皮内敏感试验，但有假阳性和假阴性，故不很可靠。重要的是用药过程要严密观察患者。一旦发生，立即行对症处理。对严重患者的抢救应立即静注肾上腺素 0.2～0.5mg，并给予氧气吸入，继之给予肾上腺皮质激素和抗组胺药物，如地塞米松 10mg 静注，苯海拉明 20～40mg 肌注等。低血压时可用麻黄碱等提升血压。气管痉挛可用氨茶碱或异丙肾上腺素。

（四）常用局麻药

1. 普鲁卡因（procaine） 是一种麻醉效能弱、作用时间短但较安全的常用局麻药。适用于局部浸润麻醉，一般不用于表面麻醉和硬膜外阻滞麻醉。常用浓度 0.5%。成人一次限量为 1g。

2. 丁卡因（dicaine） 是一种麻醉效能强、作用时间长、毒性较大的局麻药，适用于表面麻醉、神经阻滞、腰麻及硬膜外阻滞；一般不用于局部浸润麻醉。常用浓度为 1%～2%，但用于滴眼的浓度为 0.5%～1%。成人一次限量为表面麻醉 40mg，神经阻滞 80mg。

3. 利多卡因（lidocaine） 是一种效能和作用时间均属中等程度的局麻药，临床上应用广泛，可用于各种麻醉方法。用于表面麻醉的浓度为 2%～4%，局部浸润麻醉的浓度为 0.25%～0.5%；它最适用于神经阻滞，其常用浓度为 1%～2%。成人一次限量为：表面麻醉 100mg；局部浸润麻醉和神经阻滞 400mg。

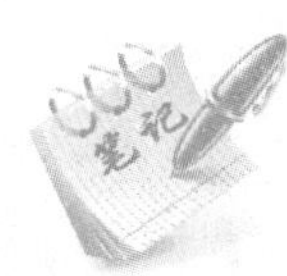

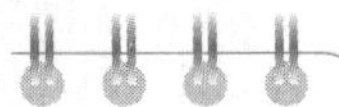

4. **布比卡因(bupivacaine)** 是一种强效和长效局麻药。常用于神经阻滞、腰麻及硬膜外阻滞,很少用于局部浸润麻醉。常单独或与利多卡因混合用于神经阻滞,常用浓度为0.25%~0.5%。较适用于产科麻醉,用于分娩镇痛,其浓度为0.125%~0.25%。成人一次限量为150mg。

5. **罗哌卡因(ropivacaine)** 是一种新型强效和长效局麻药,具有中枢神经和心血管系统毒性低、低浓度时感觉运动分离等优点。硬膜外阻滞的浓度为0.25%~0.75%,用于神经阻滞的浓度为0.5%~1%。术后镇痛及分娩镇痛,常用浓度0.1%~0.2%,成人一次限量为150mg。

二、局部麻醉方法

(一) 表面麻醉

将渗透力强的局麻药施用于黏膜表面,使其透过黏膜作用于表浅神经末梢而产生的局部麻醉现象,称为表面麻醉。表面麻醉适用于眼、鼻、咽喉、气管、尿道等处的浅表手术或内镜检查。眼部用滴入法,常用0.5%~1%丁卡因;鼻用填敷法;咽喉气管用喷雾法;尿道用灌入法;常用1%~2%丁卡因或2%~4%利多卡因。气管、支气管表面麻醉也可采用环甲膜穿刺注药。

(二) 局部浸润麻醉

沿手术切口线分层注射局麻药,阻滞组织中的神经末梢,称为局部浸润麻醉。一般用于身体浅表部位的小手术。常用0.5%~1%普鲁卡因或0.25%~0.5%利多卡因。先在手术切口线一端进针,针尖斜面向下紧贴皮肤刺入皮内,推注局麻药液形成白色橘皮样皮丘。将针拔出,在第一个皮丘边缘再进针注药,形成第二个皮丘,如此连续进行下去,在切口线上形成皮丘带,然后经皮丘向皮下组织注射局麻药,完成后切开皮肤和皮下组织。若手术部位较深,可浸润一层,切一层,注药和手术同时进行,也可用长10cm穿刺针将各层浸润阻滞后再行手术。

(三) 区域阻滞

围绕手术区域四周和底部注射局麻药,以阻滞进入手术区的神经纤维,称为区域阻滞麻醉。主要优点在于避免穿刺病理组织;不改变局部解剖关系。适用于肿块切除术。用药及操作要点同局部浸润麻醉。

(四) 神经阻滞

将局麻药注射于神经干、丛的周围,阻滞其冲动的传导,使受它支配的区域产生麻醉作用,称为神经阻滞。临床上常用的有颈丛、臂丛神经阻滞,肋间神经、指(趾)神经阻滞等。

1. **臂丛神经阻滞** 臂丛主要由C_5~C_8及T_1脊神经前支组成,支配上肢,故臂丛阻滞是上肢手术的主要麻醉方法。阻滞可经肌间沟、锁骨上或腋路行穿刺注药(图7-1)。

(1) 肌间沟径路:患者去枕仰卧,头偏向对侧,手臂贴身旁,使肩下垂。让患者略抬头以显露胸锁乳突肌的锁骨头,用手指在其后缘向外滑动,可摸到一条小肌肉即前斜角肌,以及它和中斜角肌之间的凹陷即肌间沟(图7-2),选环状软骨水平线与肌间沟交点为穿刺点。用针头与皮

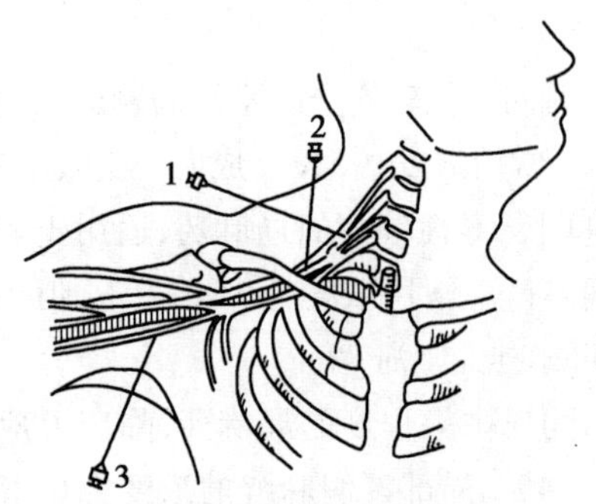

图7-1 臂丛神经阻滞
1. 肌间沟径路;2. 锁骨上径路;3. 腋径路

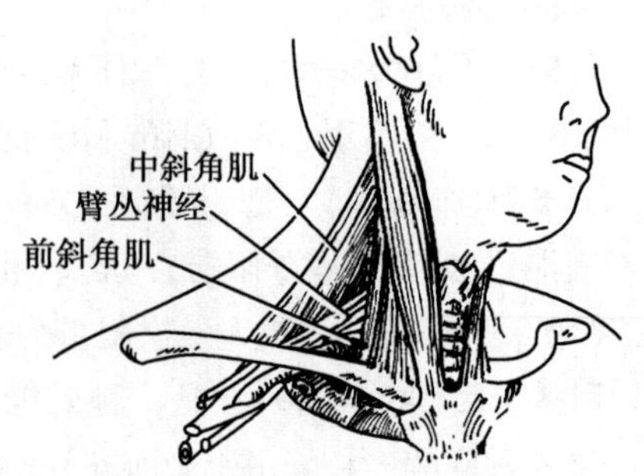

图7-2 臂丛神经与前、中斜角肌的解剖关系

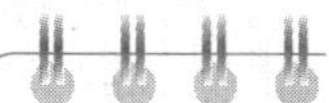

肤垂直进针,刺破椎前肌膜时可有突破感,然后针向内向脚方向进入少许,回抽无血或脑脊液,即可注射局麻药。一般用利多卡因20~25ml。

(2) 锁骨上径路:体位同肌间沟径路,但需于患侧肩下垫一薄枕,以充分显露颈部。确定锁骨中点后,可在锁骨上窝深处摸到锁骨下动脉的搏动,臂丛神经即在其外侧。在锁骨中点上1cm处进针,并向后、内、下方向推进,当患者诉有放射到手指、腕或前臂的异感时即停止进针,回抽无血、空气,注入局麻药20~25ml。若无异感,可先将针触及第一肋,沿第一肋纵轴向前后探索,直至引出异感后注药。

(3) 腋径路:患者仰卧,头偏向对侧,患侧上肢外展90°,屈肘90°,呈行军礼状。在胸大肌外侧缘触到腋动脉,直至搏动最强点。操作时左手示、中指按住皮肤和动脉,右手持针头,在腋动脉的上缘或下缘与皮肤垂直方向进针(图7-3),针尖刺入腋鞘有突破感即停止进针,松开手指,可见针头随动脉搏动而动,回抽无血后即可注入局麻药25~30ml。

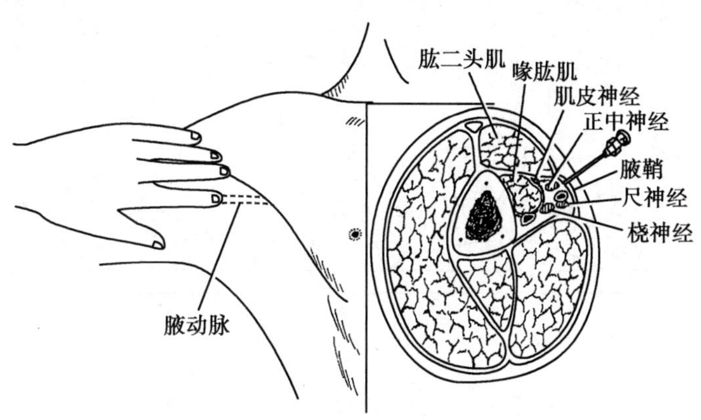

图7-3 腋径路臂丛神经阻滞

适应证:适用于上肢手术,肌间沟径路可用于肩部手术,腋径路更适用于前臂和手部手术。

并发症:①局麻药毒性反应,三种径路均可发生;②膈神经、喉返神经阻滞及霍纳综合征,肌间沟径路及锁骨上径路可发生;③高位硬膜外或蛛网膜下腔阻滞,见于肌间沟径路;④气胸,见于锁骨上径路。

2. 颈丛神经阻滞 颈丛神经由C_1~C_4脊神经组成。每一脊神经出椎间孔后,离开横突尖端,构成深丛和浅丛。深丛多分布于颈前及颈侧方的深层组织中;浅丛由胸锁乳突肌后缘中点穿出深筋膜,向前、上、下分布于颌下和锁骨上整个颈部及枕部区域的皮肤和浅层组织。颈丛阻滞主要用于颈部手术,常用1%~1.5%利多卡因或1%利多卡因与0.25%布比卡因混合液。

3. 指(趾)神经阻滞 每指有4根指神经,包括两根掌侧指神经和两根背侧指神经。手指(脚趾)手术可采用此法。在手指、脚趾及阴茎等处使用局部麻醉药时禁忌加入肾上腺素,注药量也不能太大,以免血管收缩或受压引起组织缺血坏死。

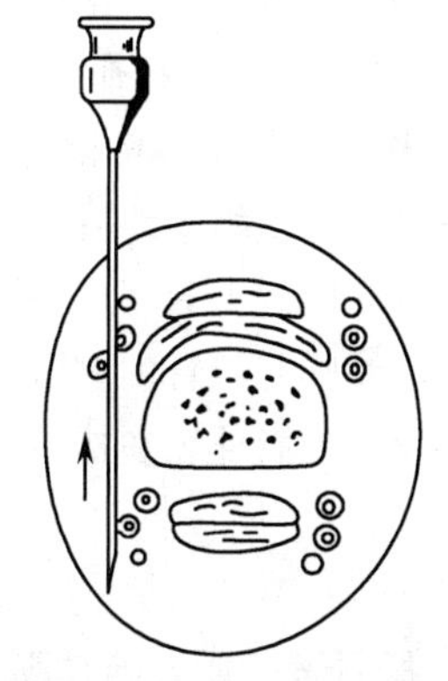

图7-4 指(趾)神经阻滞

(1) 指根部阻滞:在指根一侧背部刺入,向前滑过指骨至掌侧皮下,术者用手指抵于掌侧可感到针尖,此时后退0.2~0.3cm,注入1%利多卡因1ml,然后退针至进针点皮下,再注入0.5ml,另一侧注法同前(图7-4)。

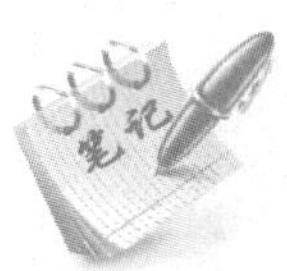

(2) 掌骨间阻滞:针头自手背部刺入掌骨间,直达掌面皮下。随着针头推进和拔出时,连续注射1%利多卡因4~6ml。

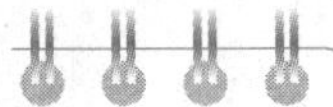

第三节 椎管内麻醉

将局麻药注入椎管内的不同腔隙，阻滞脊神经根或脊神经的传导，达到相应区域的麻醉效应。椎管内有两个可用于麻醉的腔隙，一是硬脊膜外腔，另一是蛛网膜下腔。根据药物注入腔隙的不同，分别称硬膜外阻滞麻醉(含骶管阻滞麻醉)、蛛网膜下腔阻滞麻醉(简称腰麻)及腰麻-硬膜外间隙联合阻滞麻醉。此类麻醉镇痛确切，肌松良好，但可致生理紊乱，需加强管理。

一、椎管内麻醉的解剖

1. 脊柱和椎管 脊柱由脊椎连接而成，椎体和椎弓围成椎管，脊髓位于其中。椎管上起枕骨大孔，下止于骶裂孔。正常脊椎有4个生理弯曲，即颈、胸、腰和骶尾(图7-5)。患者仰卧时，C_3和L_3位置最高，T_5和S_4最低。这对一定体位下腰麻中药液的分布有一定的影响。

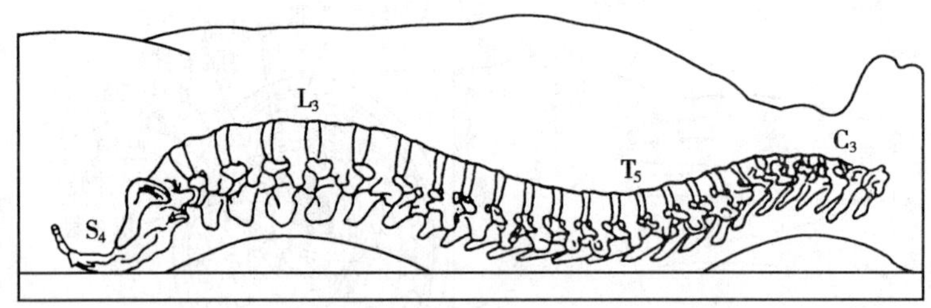

图7-5 脊柱弯曲图

2. 韧带 与麻醉有关的韧带是连接椎弓的韧带。自外而内为棘上韧带，棘间韧带和黄韧带。棘上韧带连接棘突尖端，质地较坚韧，老年人时常发生钙化而变得坚硬。棘间韧带连接上下两棘突，质地较疏松。黄韧带连接上下椎板，覆盖着椎板间孔，它几乎全由弹力纤维构成，组织致密厚实，针尖刺过时有阻力，穿过后有落空感，提示已进入硬膜外腔。

3. 脊髓与脊神经 椎管内容纳脊髓，脊髓下端成人一般终止于L_1椎体下缘或L_2上缘；儿童终止位置较低，新生儿在L_3下缘，以后随年龄增长而逐渐上移。故成人行腰椎穿刺应在L_2以下进行，儿童应在L_3以下间隙，以免损伤脊髓。脊神经有颈神经(C)8对、胸神经(T)12对、腰神经(L)5对、骶神经(S)5对、尾神经(Co)1对，共31对。每条脊神经由前、后根合并而成。前根由运动和交感(骶段为副交感)传出纤维组成。后根由感觉和交感(骶段为副交感)传入纤维组成。各种神经纤维粗细不同，交感和副交感纤维最细，最先被局麻药阻滞，其次是感觉神经，运动纤维最粗，最后被阻滞。

4. 被膜与腔隙 脊髓有三层被膜，自内向外分别为紧贴脊髓表面的软膜，透明而薄的蛛网膜和由坚韧结缔组织形成的硬脊膜。蛛网膜与软膜之间的腔隙称为蛛网膜下腔，内有脑脊液，它上与脑蛛网膜下腔相通，下端止于S_2水平。蛛网膜与硬脊膜之间存在着狭窄的潜在腔隙为硬膜下腔。硬膜与椎管内壁(即黄韧带和骨膜)之间构成硬膜外腔，内有脂肪、疏松结缔组织、血管和淋巴管。硬膜外腔在枕骨大孔处闭合，与颅腔不通，下端止于骶裂孔。

二、椎管内麻醉生理

1. 脑脊液 成人脑脊液总容积约120～150ml，在脊髓蛛网膜下腔的脑脊液为25～30ml，蛛网膜下腔阻滞时，脑脊液起稀释和扩散局麻药的作用。

2. 药物作用部位 椎管内麻醉的主要作用部位是脊神经根。

3. 阻滞作用和麻醉平面 交感神经被阻滞后能减轻内脏牵拉反应；感觉神经被阻滞后，能阻断皮肤和肌肉等的疼痛传导；运动神经被阻滞后，能产生肌肉松弛。脊神经在体表有一定的

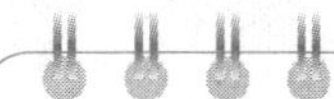

分布区域（图7-6），对照体表解剖标志，胸骨柄上缘为T_2，两侧乳头连线为T_4，剑突下为T_6，季肋部肋缘为T_8，平脐为T_{10}，耻骨联合上2～3cm为T_{12}，大腿前面为L_1～L_3，小腿前面和足背为L_4～L_5，大腿和小腿后面以及肛门会阴区为S_1～S_5脊神经支配。故如痛觉消失范围上界平脐，下界平大腿中部，则其上平面和下平面分别为T_{10}和L_2。交感神经的阻滞平面较感觉平面高2～4个节段，运动神经比感觉神经低1～4个节段。

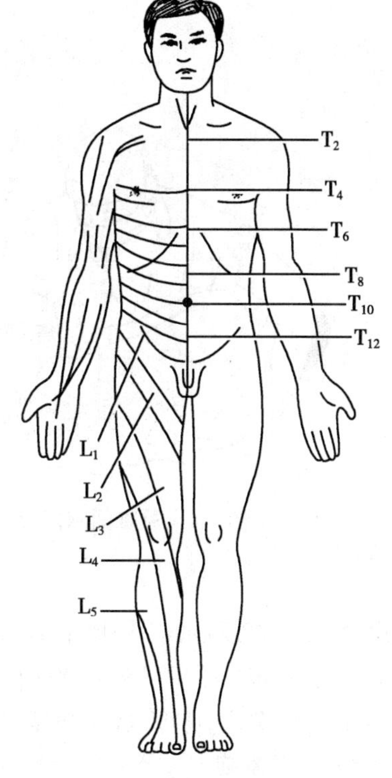

图7-6　脊神经在体表的节段分布

4. 椎管内麻醉对机体的影响

（1）对呼吸的影响：取决于运动神经被阻滞的范围，主要是胸神经与膈神经（C_3～C_5）被阻滞的程度。轻者可出现呼吸减弱，重者可呼吸停止。

（2）对循环的影响：取决于交感神经被阻滞的范围。由于交感神经被阻滞后可引起血管扩张，回心血量及心排血量减少而产生低血压，多发生在阻滞平面高和范围广的情况下；由于交感神经被阻滞，迷走神经兴奋性相对增强，可使心率减慢；如果阻滞平面超过T_4，心加速神经被阻滞，则可引起心动过缓。

（3）对其他系统的影响：椎管内麻醉下，迷走神经功能亢进，胃肠蠕动增加，易诱发恶心、呕吐。骶神经阻滞后，可致尿潴留等。

三、蛛网膜下腔阻滞麻醉

蛛网膜下腔阻滞麻醉又称腰麻或脊麻。

（一）适应证和禁忌证

1. 适应证　适用于2～3小时以内的下腹部、盆腔、下肢及肛门会阴部的手术。

2. 禁忌证　①中枢神经系统疾患，如颅内高压，椎管内病变；②休克；③穿刺部位或周围有感染灶；④脓毒症；⑤脊柱畸形、外伤或结核；⑥急性心衰或冠心病发作；⑦凝血功能障碍；⑧难以合作者。

（二）操作方法

1. 体位　一般取侧卧位，患者两手抱膝，大腿贴腹，下颌贴胸，腰背部尽量向后弓，使棘间隙尽量张开，背部与床面垂直，与床沿齐平。

2. 定位　两髂嵴连线与脊柱中线交会点即L_3～L_4间隙或L_4棘突。成人一般选L_3～L_4间隙（图7-7）。

3. 穿刺　有直入和侧入两种方法（图7-8）。

（1）直入法：常规消毒铺单，摸清棘突间隙后，用局麻药在间隙正中作皮丘，并在皮下和棘间韧带作浸润。腰穿针经皮丘垂直刺入，逐层徐缓进针，针达黄韧带时阻力增大，穿过时阻力消失，伴有落空感，再进针刺破硬膜和蛛网膜时可出现破膜感，拔出针芯见有脑脊液自针内滴出，表明穿刺成功，注入局麻药1.5～3ml后，将注射器连同穿刺针一同拔出。

（2）侧入法：用于直入穿刺困难者。在脊柱正中旁开1～1.5cm处，针干与皮肤呈75°，对准椎间孔刺入，避开棘上韧带与棘间韧带，经黄韧带进入蛛网膜下腔。

4. 麻醉平面的调节　即在注药后短时间内使麻醉平面控制在手术所需的范围内。一般应在注药后5～10分钟内进行。影响麻醉平面的因素：①穿刺间隙：由于脊柱的生理弯曲，根据局麻药液与脑脊液的比重不同，药液将在脑脊液中沿着脊柱的坡度流动，使麻醉平面偏高或偏低；

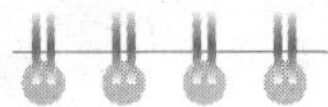

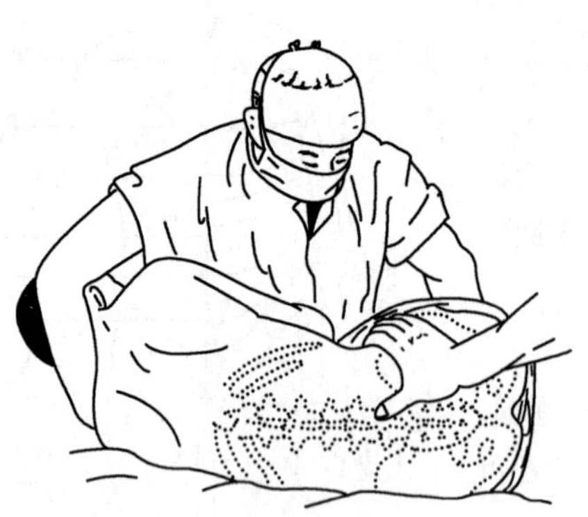

图 7-7 腰椎间隙定位图

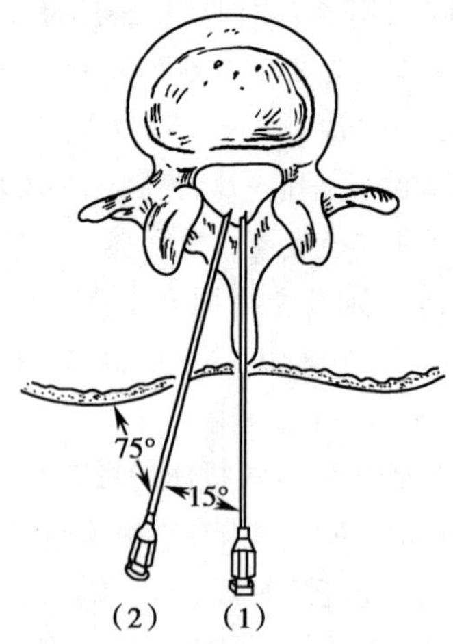

图 7-8 蛛网膜下腔穿刺
(1)直入法;(2)侧入法

②患者体位:直接影响不同比重的局麻药液在脑脊液中的流向。患者注药仰卧后,应随时测定麻醉平面,并根据手术区对麻醉平面的要求,改变患者体位进行调节;③注药速度:注药速度愈快,麻醉范围愈广;速度愈慢则麻醉范围愈局限,一般速度为每5秒钟注射1ml。

(三) 并发症

1. 麻醉期间并发症

(1) 血压下降和心动过缓:血压下降的发生率和严重程度与麻醉平面有密切关系,麻醉平面越高、阻滞范围越广或麻醉前患者已有血容量不足,心功能不全等情况,血压下降越明显;尤其是麻醉平面超过 T_4 时,心加速神经被阻滞,可出现心动过缓和血压再下降,应立即处理。血压下降时,首先加快输液速度,同时可静注麻黄碱 10 ~ 30mg;出现心动过缓时,可静注阿托品 0.25 ~ 0.5mg。

(2) 呼吸抑制:麻醉平面过高,因胸段脊神经广泛阻滞,肋间肌麻痹,常出现呼吸抑制,表现为胸闷气短、说话费力,甚至呼吸停止。要根据抑制程度给予吸氧、人工辅助呼吸或气管内插管人工呼吸。

(3) 恶心呕吐:原因有:①迷走神经亢进使胃肠蠕动增强;②手术牵拉腹腔内脏;③低血压、呼吸抑制造成脑缺血缺氧而兴奋呕吐中枢等。要分析原因针对性处理。

2. 麻醉后并发症

(1) 头痛:多发生于麻醉后 2 ~ 7 天,常在患者术后第一次抬头或起床活动时发生,以枕额部痛为显,坐、立时加剧,平卧后减轻。一般可采用平卧、输液、针灸、服用镇痛药等处理。对顽固性头痛,可向硬膜外腔注入生理盐水或5%葡萄糖液 20 ~ 30ml,头痛可立即消失,但切忌过早下地剧烈活动,仍需卧床 6 ~ 8 小时,以免头痛重新出现。为预防腰麻后头痛,应采用圆锥形非切割型细穿刺针(26G),同时避免反复多次穿刺。

(2) 尿潴留:较常见。主要是支配膀胱的骶神经被阻滞后恢复较晚引起,下腹部或肛门、会阴部手术后切口疼痛以及患者不习惯卧床排尿等因素也可引起尿潴留。可按摩、热敷下腹部,必要时导尿。

此外,偶有脑神经麻痹、粘连性蛛网膜炎、化脓性脑膜炎、马尾综合征等。重在预防,要严格无菌操作,准确无误地使用麻醉药物。

(四) 常用药物及配制

一般将局麻药配成重比重溶液。①丁卡因:1%丁卡因溶液 1ml(10mg)加 3%麻黄碱及 10%葡萄糖各 1ml,配成 1∶1∶1 重比重溶液,总量 3ml;②布比卡因:常用剂量为 8 ~ 15mg,用浓度为

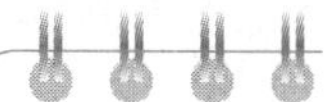

0.5%或0.75%的布比卡因2ml,加10%葡萄糖1ml,总量3ml,配成重比重液。也可用无菌注射用水配成轻比重溶液。罗哌卡因与布比卡因麻醉强度基本相同,但其心脏毒性更低,较安全。普鲁卡因因其作用持续时间短现已少用。

四、硬脊膜外腔阻滞麻醉

与腰麻相比,其具有麻醉节段明显的特点,如果硬膜外置管,麻醉时间可不受限制。临床广泛应用。

(一) 适应证与禁忌证

1. 适应证 最适用于横膈以下的各种腹部、腰部和下肢手术;应用于颈部、上肢及胸壁手术的麻醉时要慎重。

2. 禁忌证 与腰麻基本相同。

(二) 操作方法

有单次法和连续法两种,临床上主要用连续法。

1. 体位 同腰麻。

2. 定位 根据手术要求选择相应的穿刺间隙。见表7-3。

表7-3 硬膜外阻滞穿刺棘突间隙及置管方向

手术部位	手术名称	穿刺间隙及置管方向
颈部	甲状腺、颈淋巴系手术	C_5 ~ C_6 或 C_6 ~ C_7(向头)
上肢	双侧上肢各种手术	C_7 ~ T_1(向头)
胸壁	乳房手术	T_4 ~ T_5(向头)
上腹部	胃、胆囊、脾、胰、肝手术	T_8 ~ T_9(向头)
中腹部	小肠手术	T_9 ~ T_{10}(向头)
腰部	肾、肾上腺、输尿管上段手术	T_{10} ~ T_{11}(向头)
下腹部	阑尾手术	T_{11} ~ T_{12}(向头)
盆腔	剖宫产、宫外孕手术	T_{12} ~ L_1(向头)
	子宫、膀胱、直肠等手术	T_{12} ~ L_1(向头),L_3 ~ L_4(向尾)
腹股沟区	腹股沟疝、髋关节等手术	L_1 ~ L_2(向头)
下肢	大腿手术	L_2 ~ L_3(向头)
	小腿手术	L_3 ~ L_4(向头)
会阴部	肛门会阴部手术	L_3 ~ L_4(向尾)或骶管阻滞

3. 穿刺 和腰椎穿刺相似,也有直入法和侧入法两种。与腰麻不同的是,穿刺针用带有针芯的能放入导管的勺状针,当穿刺针穿过黄韧带后即停止进针,不能刺破硬脊膜,然后确定是否进入硬膜外腔。确定方法有:①阻力消失法:当穿刺针刺入黄韧带时有坚韧感,取下针芯,接上内盛生理盐水并留一小气泡的5ml玻璃注射器,推注射器时有阻力,气泡压缩;继续进针,穿过黄韧带后阻力突然消失,注液无阻力,回抽无脑脊液流出,表明已进入硬膜外腔;②毛细管负压法:针尖进入黄韧带后,拔出针芯,在针柱口连接盛有液体的玻璃毛细接管,继续缓慢进针,当有落空感且管内液体被吸入(图7-9),此为硬膜外间隙特有的“负压现象”,表明已进入硬膜外腔。穿刺成功后,经穿刺针置入硬膜外导管(图7-10),根据穿刺针的深度,确定导管的留置长度,使其在硬膜外腔保留3~4cm,退出穿刺针,固定导管于背部皮肤,与盛有局麻药的注射器相接。

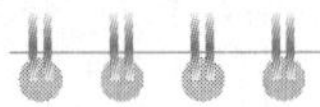

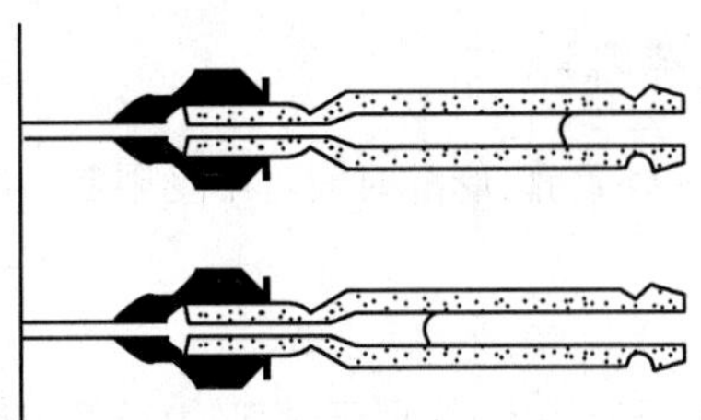

图7-9 毛细管负压法

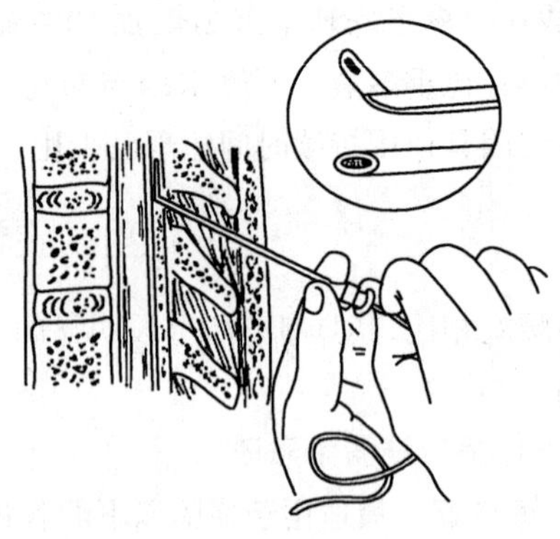

图7-10 硬脊膜外腔内插入导管

4. 注药 回抽注射器无血和脑液液后注入试验量的局麻药3～5ml,观察5～10分钟。排除误入蛛网膜下腔后,根据试验量后麻醉平面出现的范围及血压变化情况,决定追加剂量,一般为3～15ml,一次或分次给予。

5. 麻醉平面的调节 影响硬膜外阻滞平面的因素很多,主要有:①穿刺部位:是决定麻醉上、下平面高低最重要的因素;②局麻药容积:注入的量越多,扩散越广;相同药量,如一次集中注入则麻醉范围较广,分次注入则范围较小;③导管的位置和方向:头向置管时,药物易向头端扩散;尾向置管时,药液多向尾端扩散;如导管偏向一侧,可出现单侧麻醉;④注药速度:注药速度愈快,阻滞范围越广,反之阻滞范围窄;⑤患者情况:老年、动脉硬化、妊娠、脱水、恶病质等患者,注药后麻醉范围较其他患者为广,故应减少用量。此外,药物浓度、患者体位等也有一定影响。

知识链接

心脏外科手术中应用硬膜外麻醉

1987年,Yeager等提出围术期硬膜外麻醉可以减少病死率和并发症。2011年,Svicevic等报道了心脏外科手术合并应用全麻及胸椎硬膜外麻醉和单用全麻的比较,术后30天和1年的并发症,包括:心肌梗死、肺部并发症、肾脏衰竭和脑卒中的几率都没有差别,两组间术后疼痛的评分也没有差异。可是,该作者又同时做了一个荟萃分析的研究,综合了包括2731个病例的28个临床试验的结果,这个荟萃分析显示了胸椎硬膜外麻醉可以减少手术后室上性心律不齐和肺部并发症的发生。令人鼓舞的是Caputo等在两个中心做的胸椎硬膜外麻醉对非体外循环冠状动脉搭桥术的随机对照试验,其结果表明胸椎硬膜外麻醉可以显著减少术后心律不齐的发生率,并改善术后疼痛和恢复的整体质量,提早气管插管的拔管时间和患者出院时间。

(三)并发症

1. 麻醉期间

(1)全脊椎麻醉:全部脊神经被阻滞,是硬膜外阻滞最严重的并发症。往往是硬膜被穿破,使注入硬膜外腔的大部或全部局麻药进入蛛网膜下腔所致。表现为注药后数分钟内即出现进行性呼吸困难、血压下降,继而呼吸停止、意识消失、危及生命。一旦发生,立即气管内插管行人工呼吸,同时加快输液并给予升压药维持循环。

(2)血压下降及心率减慢:其机制同腰麻。常在注药后20～30分钟内出现,必要时给予麻黄碱、阿托品处理。

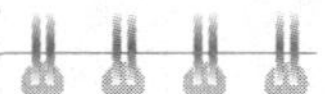

(3) 呼吸抑制:见于颈部和上胸部阻滞,严重时可致呼吸停止。因此,高位阻滞应用低浓度、小剂量麻药。必要时给氧并行辅助呼吸。

(4) 恶心呕吐:同腰麻。

(5) 局麻药毒性反应:系药物用量过大或误注入血管所致。注药时一定要回抽,无血后方可注药,同时应严密观察患者有无自觉症状,一旦发现,立即按局麻药中毒的治疗原则进行处理。

2. 麻醉后并发症

(1) 硬脊膜穿破及头痛:硬膜外阻滞穿刺过程中不慎穿破硬脊膜可致头痛。表现及处理同腰麻后头痛。

(2) 神经损伤:偶见并发脊神经根损伤。穿刺当时患者可诉有触电感,向单侧放射,术后出现该神经分布区疼痛,感觉障碍。可采取对症治疗。

(3) 硬膜外血肿:患者有凝血机制障碍易发生血肿,一旦发生,将产生不同程度的神经功能障碍,甚至发生截瘫。典型症状是麻醉作用持久不退,或消退后再出现肌无力、截瘫等,CT 检查可证实。确诊后 6 小时内应手术清除血肿及减压。

此外,还可能发生脊髓前动脉综合征、硬膜外脓肿、导管拔出困难或折断等并发症。

(四) 常用麻醉药

一般用 1.5% ~2% 利多卡因、0.25% ~0.33% 丁卡因、0.5% ~0.75% 布比卡因及 0.5% ~1% 罗哌卡因。常采用两种药物的联合用药,取长补短,如:1% 利多卡因与 0.15% ~0.2% 丁卡因,或 1% 利多卡因与 0.25% ~0.375% 布比卡因或罗哌卡因等混合。若患者无高血压,局麻药中可加入 1∶20 万肾上腺素,以延长麻醉作用时间。

五、蛛网膜下腔与硬脊膜外腔联合阻滞麻醉

经蛛网膜下腔与硬脊膜外腔联合阻滞又称腰麻-硬膜外联合阻滞麻醉,广泛用于下腹部及下肢手术。其特点是既有腰麻起效快、镇痛完全与肌松弛的优点,又有硬膜外阻滞时调控麻醉平面、满足长时间手术的需要等长处。穿刺方法有两种:一点法:经 L_2 ~ L_3 棘突间隙用特制的联合穿刺针作硬膜外穿刺,穿刺成功后再用配套的 25G 腰穿针经硬膜外穿刺针内行蛛网膜下腔穿刺,见脑脊液流出即可注入局麻药(腰麻);然后退出腰穿针,再经硬膜外穿刺针向头端置入硬膜外导管,并固定导管备用。两点法:先选 T_{12} ~ L_1 作硬膜外腔穿刺并置入导管,然后再于 L_3 ~ L_4 或 L_4 ~ L_5 间隙行蛛网膜下腔穿刺。临床上以一点法多用。

第四节　全 身 麻 醉

麻醉药经呼吸道吸入或经静脉、肌肉注入体内,使中枢神经受抑制。临床表现为患者意识消失、全身的痛觉丧失、遗忘、反射抑制和一定程度的肌肉松弛。对中枢神经系统抑制的程度与血中的药物浓度有关,是可控可逆的。当药物从体内排除或被代谢后,患者的意识逐渐恢复,麻醉作用消失。

一、全身麻醉药

实施全身麻醉过程中,根据用药途径和作用机制,需要以下药物:吸入麻醉药、静脉麻醉药、肌肉松弛药和麻醉性镇痛药。

(一) 吸入麻醉药

经呼吸道吸入进入人体内产生全身麻醉作用的药物,称吸入麻醉药。一般用于全身麻醉的维持,也可用于麻醉诱导。可分为气体和液态可挥发性两类。

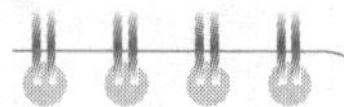

1. 理化性质及麻醉性能

（1）油/气分配系数（即脂溶性）：吸入麻醉药经呼吸道吸入后，通过与脑细胞膜的相互作用而产生全身麻醉作用。吸入麻醉药的强度与油/气分配系数成正比关系，油/气分配系数越高，麻醉强度越大（表7-4）。吸入麻醉药的强度是以最低肺泡有效浓度（minimum alveolar concentration，MAC）来衡量的。MAC是指某种吸入麻醉药在一个大气压下与纯氧同时吸入时，50%的患者在切皮时不发生摇头、四肢运动等反应时的最低肺泡浓度。MAC越小，麻醉效能越强。

表7-4　吸入麻醉药的理化性质

药名	分子量	油/气分配系数	血/气分配系数	代谢率（%）	MAC（%）
氧化亚氮	44	1.4	0.47	0.004	105
恩氟烷	184	98	1.91	2～5	1.7
异氟烷	184	98	1.40	0.2	1.15
七氟烷	200	53.9	0.62	2～3	2.0
地氟烷	168	18.7	0.42	0.02	6.0

（2）血/气分配系数：吸入麻醉药的可控性与其血/气分配系数成反比关系。血/气分配系数越低的吸入麻醉药，其在肺泡、血液和脑组织中的分压越容易达到平衡状态，因而在中枢神经系统内的浓度越容易控制，故其诱导和恢复速度均较快。血/气分配系数越高，被血液摄取的麻醉药越多，肺泡中麻醉药浓度上升减慢，麻醉诱导期延长，麻醉恢复也较慢（表7-4）。

（3）代谢率：一般说来代谢率越低，其毒性也越低。吸入麻醉药绝大部分由呼吸道排出，仅小部分在体内代谢后随尿排出。由于药物的代谢过程及其代谢产物，对肝和肾的功能都有不同程度的影响，因此衡量药物的毒性则涉及其代谢率、代谢中间产物及最终产物的毒性。

2. 常用吸入麻醉药

（1）异氟烷：麻醉性能强。对心肌的抑制作用较轻，对心排血量影响小，但可明显降低外周血管阻力而降低动脉压；对呼吸有轻度抑制作用；可增强非去极化肌松药的作用；低浓度时对脑血流无影响，高浓度时可使脑血管扩张，脑血流增加和颅内压增高；对肝肾功能无明显影响。常用吸入浓度为0.5%～2%，用于麻醉的维持。诱导和苏醒在卤素吸入麻醉药中为较快的。

（2）七氟烷：麻醉性能较强。对心肌有轻度抑制作用，可降低外周血管阻力，引起动脉压和心排血量降低；对呼吸的抑制作用较强，对气管平滑肌有舒张作用；可增强非去极化肌松药的作用，并延长其作用时间；对中枢神经系统有抑制作用，舒张脑血管，可引起颅内压升高。常用吸入浓度为1.5%～2.5%，用于麻醉诱导和维持。

（3）地氟烷：麻醉性能较弱。对心肌有轻度抑制作用，对心率、血压和心排血量影响较轻；随着浓度的增加可引起外周血管阻力降低和血压下降；对呼吸有轻度抑制作用；可增强肌松药的效应；可抑制大脑皮质的电活动，降低脑氧代谢率。可用于麻醉的诱导和维持，麻醉诱导和苏醒都非常迅速。因对循环功能的影响较小，对心脏手术或心脏病患者行非心脏手术的麻醉更为有利。

（4）其他：氧化亚氮麻醉效能较弱，恩氟烷渐被其同分异构体异氟烷取代；乙醚因具强烈的刺激性气味，且易燃易爆；氟烷因其具有一定的肝损害及可增加心肌对外源性儿茶酚胺的敏感性，易引起心律失常，故临床上应用受到限制。

（二）静脉麻醉药

经静脉作用于中枢神经系统而产生的全身麻醉药，称静脉麻醉药。其优点为诱导快，对呼吸道无刺激，无环境污染，使用时无须特殊设备。常用的静脉麻醉药有：

1. 氯胺酮　镇痛作用显著，静脉注射30～60秒患者意识即可消失，作用时间15～20分钟；

肌内注射后约5分钟起效,15分钟作用最强。其特点有:兴奋交感神经,使心率增快、血压及肺动脉压增高;对呼吸的影响较轻,但用量过大或注射速度过快,或与其他麻醉性镇痛药配伍用时,可引起严重的呼吸抑制,甚至呼吸暂停,应高度警惕;可增加脑血流、颅内压及脑代谢率;可使唾液分泌和支气管分泌物增加;对支气管平滑肌有松弛作用,因此可用于哮喘患者的麻醉。氯胺酮主要在肝内代谢,代谢产物去甲氯胺酮仍具有一定生物活性,最终代谢产物由肾排出。

临床应用:小儿手术的麻醉:用5%浓度4~8mg/kg肌注,用药后3~5分钟起效,维持20~30分钟,必要时可追加1/3~1/2量;麻醉诱导:静注1%浓度1~2mg/kg,配合肌松药行气管插管;麻醉维持:短小手术可首次静注1~2mg/kg,1~2分钟起效,维持5~15分钟。追加量为首次量的1/2或全量。长时间手术常以1%溶液或与其他静脉麻醉药复合行静脉滴注。

2. 依托咪酯　是一种新型的快速、短效静脉麻醉药。催眠性强,无镇痛作用。静脉注射30秒钟,患者意识即可消失,1分钟脑内浓度达峰值。其他作用有:对心率、血压及心排血量影响很小,不增加心肌氧耗量,并有轻度冠脉扩张作用,因此,适用于冠心病、心肌储备功能差及老年体弱的患者;可降低脑血流量、颅内压及代谢率,对缺氧性脑损害可能有一定的保护作用。主要在肝内水解,代谢产物不具有活性。

临床应用:主要用于全麻诱导,适用于老年体弱和心功能差的危重患者。一般剂量0.15~0.3mg/kg。

3. 丙泊酚(异丙酚)　具有镇静、催眠作用,有轻微镇痛作用。起效快、持续时间短,苏醒快而完全,无兴奋现象,同时丙泊酚还有以下特点:对心血管系统有显著的抑制作用,主要表现为对心肌的直接抑制及血管舒张作用,结果导致明显的血压下降、心率增快、外周阻力和心排血量降低;对呼吸有明显的抑制作用,表现为潮气量降低和呼吸频率减慢,甚至呼吸暂停,其抑制程度与剂量有关;可降低脑血流量、颅内压和脑代谢率。丙泊酚经肝代谢,代谢产物无生物活性。

临床应用:麻醉诱导:静脉注射1.5~2.5mg/kg;麻醉维持:用于短小手术可静注2mg/kg,4~5分钟后追加一次。长时间手术可与其他全麻药复合,如镇痛药及肌松药,静脉持续注射6~10mg/(kg·h);辅助其他麻醉方法的镇静:1~2mg/(kg·h)。

(三) 肌肉松弛药

能阻断神经-肌传导功能而使骨骼肌松弛。是全麻用药的重要组成部分。肌松药只能使骨骼肌麻痹,而不产生麻醉作用,不能使患者的神志和感觉消失,也不产生遗忘作用。肌松药不仅便于手术操作,也有助于避免深麻醉带来的危害。

1. 作用机制和分类　神经肌肉接合部包括突触前膜、突触后膜和介于前、后膜之间的突触裂隙。肌松药主要在接合部干扰神经冲动的传导。

(1) 去极化肌松药:以琥珀胆碱为代表。其特点为:①使突触后膜呈持续去极化状态;②首次注药后,在肌松出现前有肌纤维成串收缩,是肌纤维不协调收缩的结果;③胆碱酯酶抑制药不仅不能拮抗其肌松作用,反而有增强效应。

(2) 非去极化肌松药:以筒箭毒碱为代表。其特点为:①阻滞部位在神经-肌结合部,占据突触后膜上的乙酰胆碱受体;②神经兴奋时突触前膜释放乙酰胆碱的量并未减少,但不能发挥作用;③出现肌松前没有肌纤维成束收缩;④能被胆碱酯酶抑制药所拮抗。

2. 常用肌松药

(1) 琥珀胆碱(司可林):为去极化肌松药,起效快,肌松完全且短暂。静脉注射1mg/kg后,可使呼吸暂停4~5分钟,肌张力完全恢复约需10~12分钟。对血流动力学的影响不明显,但可引起血清钾一过性升高,严重者可导致心律失常。可被血浆胆碱酯酶迅速水解,代谢产物随尿排出。临床主要用于全麻时的气管内插管,用量为1~2mg/kg,由静脉快速注入。副作用:有引

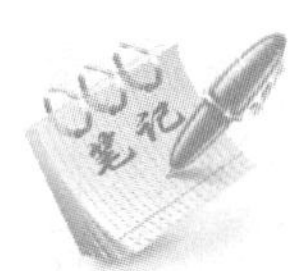

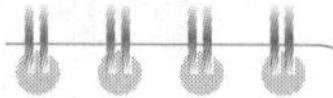

起心动过缓及心律失常的可能；广泛骨骼肌去极化过程中，可引起血清钾升高；肌强直收缩时可引起眼压、颅内压及胃内压升高；有的患者术后主诉肌痛。

（2）泮库溴铵（潘可罗宁）：为非去极化肌松药，肌松作用强，作用时间也较长。起效时间为3～6分钟，临床作用时间为100～120分钟。胆碱酯酶抑制剂可拮抗其肌松作用。在肝内代谢，反复用药后应特别注意其术后残余作用。可用于全麻时的气管内插管和术中维持肌肉松弛。静脉注射首次用量为0.1～0.15mg/kg，术中成人可间断静注2～4mg维持全麻期间的肌松弛。麻醉结束后应以胆碱酯酶抑制剂拮抗其残留肌松作用。对于高血压、心肌缺血及心动过速、肝肾功能障碍者都应慎用。重症肌无力患者禁忌使用。

（3）维库溴铵（万可罗宁）：为非去极化肌松药，肌松作用强，但作用时间较短。起效时间为2～3分钟，临床作用时间为25～30分钟。其肌松作用容易被胆碱酯酶抑制剂拮抗。较适用于缺血性心脏病患者。主要在肝内代谢。临床可用于全麻气管内插管和术中维持肌松弛。静脉注射0.07～0.15mg/kg，2～3分钟后可以行气管内插管。术中可间断静注0.02～0.03mg/kg，或以1～2μg/(kg·min)的速度静脉输注维持全麻期间的肌松弛。严重肝肾功能障碍者，作用时效可延长，并可发生蓄积作用。

（4）罗库溴铵（爱可松）：为非去极化肌松药，肌松作用较弱，属于中效肌松药，是目前临床上起效最快的非去极化肌松药。用量为1.2mg/kg时，1分钟后即可以行气管内插管。罗库溴铵有特异性拮抗剂，可拮抗其引起的任何程度的神经肌肉阻滞。无组胺释放作用。静脉注射0.6～1.2mg/kg，1.5～2分钟后可以行气管内插管。术中可间断静注0.1～0.2mg/kg，或以9～12μg/(kg·min)的速度静脉输注维持全麻期间的肌松弛。

（5）顺阿曲库铵：为非去极化肌松药，起效时间为2～3分钟，临床作用时间为50～60分钟。最大优点是在临床剂量范围内不会引起组胺释放；主要通过霍夫曼(Hofmann)降解。临床应用于全麻气管内插管和术中维持肌松弛。静脉注射0.15～0.2mg/kg，1.5～2分钟后可以行气管内插管。术中可间断静注0.02mg/kg，或以1～2μg/(kg·min)的速度静脉输注，维持全麻期间的肌松弛。

3. 应用肌松药的注意事项 ①为保持呼吸道通畅，应进行气管内插管，并施行辅助或控制呼吸；②肌松药无镇静、镇痛作用，不能单独应用，应在全麻药作用下应用；③应用琥珀胆碱后可引起短暂的血清钾升高，眼压和颅内压升高。因此，严重创伤、烧伤、截瘫、青光眼、颅内压升高者禁忌使用；④体温降低可延长肌松药的肌松作用；吸入麻醉药、某些抗生素（如链霉素、庆大霉素、多黏菌素）及硫酸镁等，可增强非去极化肌松药的作用；⑤合并有神经-肌接头疾患者，如重症肌无力，禁忌应用非去极化肌松药；⑥有的肌松药有组胺释放作用，有哮喘史及过敏体质者慎用。

（四）麻醉性镇痛药

1. 吗啡 可消除紧张和焦虑，并引起欣快感，能提高痛阈，解除疼痛。有成瘾性。对呼吸中枢有明显抑制作用，轻者呼吸减慢，重者潮气量降低甚至呼吸停止，并有组胺释放作用而引起支气管痉挛。吗啡能使小动脉和静脉扩张，引起血压降低，但对心肌无明显抑制作用。主要用于镇痛，也可作为麻醉前用药和麻醉辅助药。成人用量为5～10mg皮下或肌内注射。

2. 哌替啶（度冷丁） 具有镇痛、安眠、解除平滑肌痉挛的作用。用药后有欣快感，并有成瘾性。对心肌收缩力有抑制作用，可引起血压下降和心排血量降低。对呼吸有轻度抑制。常作为麻醉前用药，成人用量为50mg、小儿为1mg/kg肌内注射，但2岁以内小儿不宜使用。与异丙嗪或氟哌利多合用作为麻醉辅助用药。用于术后镇痛时，成人用量为50mg肌内注射，间隔4～6小时可重复用药。

3. 芬太尼 镇痛作用为吗啡的75～125倍，持续30分钟。对呼吸有抑制作用，虽镇痛作用仅20～30分钟，但其呼吸抑制可达1小时。临床应用镇痛剂量(2～10μg/kg)或麻醉剂量(30～

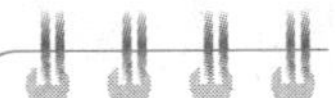

100μg/kg)都很少引起低血压。麻醉期间作为辅助用药(0.05～0.1mg),或用以缓解插管时的心血管反应(2～5μg/kg)。芬太尼静脉复合全麻时,用量为30～100μg/kg,常用于心血管手术的麻醉。

4. 舒芬太尼 是芬太尼的衍生物,镇痛作用为后者的5～10倍,持续时间约为后者的2倍。对呼吸有抑制作用,但对循环系统的干扰小,更适用于心血管手术的麻醉。静注5～10μg可作为麻醉期间的辅助用药;0.25～0.5μg/kg可用以缓解气管内插管时的心血管反应。

二、全身麻醉的实施

(一) 全身麻醉的诱导

是指患者接受全麻药后,由清醒状态到神志消失,并进入全麻状态后进行气管内插管,这一阶段称为全麻诱导期。诱导前应准备好麻醉器械并做好相应的监测,以保障诱导平稳、顺利。全麻诱导方法有:

1. 吸入诱导法 包括开放点滴法和面罩吸入诱导法,以后者应用较多。就是将麻醉面罩扣于患者口鼻部,开启麻醉药蒸发器并逐渐增加吸入浓度,待患者意识消失并进入麻醉状态时,静注肌松药后行气管内插管。

2. 静脉诱导法 与吸入诱导法相比,静脉诱导较迅速,患者也较舒适,无环境污染,现普遍应用。但麻醉深度的分期不明显,对循环的干扰较大。开始诱导时,先以面罩吸入纯氧2～3分钟,增加氧储备并排出肺及组织内的氮气。根据病情选择合适的静脉麻醉药及剂量,从静脉缓慢注入并严密监测患者的意识、循环和呼吸的变化。待患者神志消失后再注入肌松药,全身骨骼肌及下颌逐渐松弛,呼吸由浅到完全停止。这时应用麻醉面罩进行人工辅助呼吸,然后进行气管内插管。插管成功后,立即与麻醉机相连接并行人工呼吸或机械通气。

(二) 全身麻醉的维持

1. 吸入麻醉药维持 经呼吸道吸入一定浓度的吸入麻醉药,以维持适当的麻醉深度。目前吸入的气体麻醉药为氧化亚氮,挥发性麻醉药为氟化类麻醉药,如异氟烷、七氟烷等。挥发性麻醉药的麻醉性能强,高浓度吸入可使患者意识、痛觉消失,能单独维持麻醉。但肌松作用并不满意,吸入浓度越高,对生理的影响越严重。使用氧化亚氮时,应监测吸入氧浓度或脉搏氧饱和度(SpO_2),吸入氧浓度不低于30%为安全。

2. 静脉麻醉药维持 为全麻诱导后经静脉给药维持适当麻醉深度的方法。静脉给药方法有单次、分次和连续注入法三种,应根据手术需要和不同静脉全麻药的药理特点来选择给药方法。目前所用的静脉麻醉药中,除氯胺酮外,多数都属于催眠药,缺乏良好的镇痛作用。因此,单一的静脉全麻药仅适用于全麻诱导和短小手术,而对复杂或时间较长的手术,多选择复合全身麻醉。

3. 复合全身麻醉 是指两种或两种以上的全麻药或(和)方法复合应用,彼此取长补短,以达到最佳临床麻醉效果。随着静脉和吸入全麻药品种的日益增多,麻醉技术的不断完善,复合麻醉在临床上得到越来越广泛的应用。根据给药途径的不同,复合麻醉可大致分为:

(1) 全静脉麻醉(total intravenous anesthesia,TIVA):是指在静脉麻醉诱导后,采用多种短效静脉麻醉药复合应用,以间断或连续静脉注射法维持麻醉。为达到镇静、镇痛、肌松的目的,而且使麻醉状态平稳、安全,必须将静脉麻醉药、麻醉性镇痛药和肌松药复合应用。这样既可发挥各种药物的优点,又可克服其不良作用;具有诱导快、操作简便、可避免吸入麻醉药引起的环境污染;如果用药适时、适量,不但麻醉过程平稳,而且恢复也较快。由于是多种药物的复合应用,应根据每种药物的药理特点选择给药时机及剂量,才能取得良好麻醉效果。同时应严密监测呼吸及循环功能的变化,有条件者应根据药代动力学特点用微机控制给药。目前常用的静脉麻醉药有丙泊酚、咪达唑仑,麻醉性镇痛药有吗啡、芬太尼,而肌松药则根据需要选

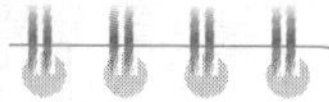

用长效或短效者。

（2）静-吸复合麻醉：全静脉麻醉的深度缺乏明显的标志，给药时机较难掌握，有时麻醉可突然减浅。因此，常吸入一定量的挥发性麻醉药以保持麻醉的稳定。一般在静脉麻醉的基础上，于麻醉减浅时间段吸入挥发性麻醉药。这样既可维持相对的麻醉稳定，又可减少吸入麻醉药的用量，且有利于麻醉后迅速苏醒。也可持续吸入低浓度（1%左右）吸入麻醉药，以减少静脉麻醉药的用量。静-吸复合麻醉适应范围较广，麻醉操作和管理都较容易掌握，极少发生麻醉突然减浅的被动局面。但如果掌握不好，也容易发生术后清醒延迟。

（三）全身麻醉深度的判断

以往以乙醚麻醉分期为代表来描述全身麻醉的分期，但现在以复合麻醉应用较多，因此，对全身麻醉深度的判断带来一定困难。复合麻醉时，同时应用了多种药物抑制或干涉一些生理功能，以达到意识丧失或遗忘、疼痛消失、反射抑制及肌肉松弛，而对血流动力学又不产生明显抑制为目的。因此，麻醉深度应根据复合应用的药物（包括各种全麻药、安定药、催眠药、肌松药等）对意识、感官、运动、神经反射及内环境稳定性的影响程度来综合判断。有自主呼吸者，手术刺激时呼吸增强、加速为浅麻醉的表现。眼泪"汪汪"为浅麻醉的表现，而角膜干燥无光为"过深"的表现。循环的稳定性仍为判断麻醉深浅的重要标志，循环严重抑制为麻醉过深；心率增快、血压升高多为浅麻醉的表现。挥发性麻醉药的麻醉性能强，大量吸入虽可使患者意识、痛觉消失，但肌松作用并不满意，如盲目追求肌松势必付出深麻醉的代价，故复合麻醉仍在于合理的药物配伍，避免深麻醉。维持适当的麻醉深度是重要而复杂的，应密切观察患者，综合各项反应作出合理判断，并根据手术刺激的强弱及时调节麻醉深度，以适应手术麻醉的需要。临床上通常将麻醉深度分为浅麻醉期、手术麻醉期和深麻醉期（表7-5），对于掌握麻醉深度有一定参考意义。

表7-5　通用临床麻醉深度判断标准

麻醉分期	呼吸	循环	眼征	其他
浅麻醉期	不规则 呛咳 气道阻力↑ 喉痉挛	血压↑ 心率↑	睫毛反射（-） 眼睑反射（+） 眼球运动（+） 流泪	吞咽反射（+） 分泌物↑ 出汗 刺激时体动
手术麻醉期	规律 气道阻力↓	血压稍低但稳定， 手术刺激无变化	眼睑反射（-） 眼球固定中央	刺激时无体动 黏膜分泌物消失
深麻醉期	膈肌呼吸 呼吸↑	血压↓	对光反射（-） 瞳孔散大	

三、全身麻醉的意外及并发症的预防

全身麻醉的意外和并发症，主要出现于呼吸系统、循环系统和中枢神经系统。其发生与患者情况、麻醉手术前准备、麻醉手术期间及术后管理有密切关系。为此，必须强调预防为主、早期发现和及时处理。

（一）呼吸系统并发症

1. 呼吸暂停　多见于未行气管插管的静脉全身麻醉患者，麻醉药用量过大或注射速度过快所致。也可见于全身麻醉苏醒拔管后，由于苏醒不完全、麻醉药的残余作用，在手术刺激结束后发生呼吸暂停。一经发现，立即面罩人工呼吸，并保持气道通畅。要针对发生的原因事先做好预防工作。

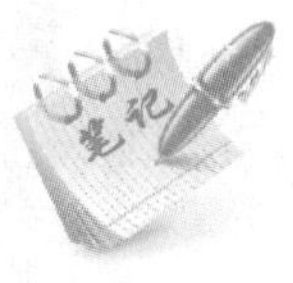

2. 上呼吸道梗阻　常见原因有舌后坠；咽喉部积存分泌物、脓痰、血液、异物等；喉痉挛。

不全梗阻表现为呼吸困难并有鼾声；完全梗阻者有鼻翼扇动和三凹征，虽有强烈的呼吸动作而无气体交换。预防处理措施：舌后坠时可将头后仰、托起下颌、置入口咽或鼻咽通气管；及时清除咽喉部的分泌物及异物；轻度喉痉挛者经加压给氧即可解除；严重者可经环甲膜穿刺置管行加压给氧，多数均可缓解；对上述处理无效者可静注琥珀胆碱后行气管插管人工呼吸。

3. 下呼吸道梗阻 常见原因有气管导管扭折、导管斜面紧贴于气管壁；分泌物或呕吐物误吸后堵塞气管及支气管；支气管痉挛等。梗阻不严重者除肺部听到啰音外，可无明显症状；梗阻严重者可呈呼吸困难、潮气量降低、气道阻力增高、缺氧发绀、心率增快和血压下降，若处理不及时可危及生命。麻醉前要选择合适的气管导管，麻醉中应经常检查导管位置，避免体位改变而引起导管扭折、贴壁；经常听诊肺部，及时清除分泌物；维持适当的麻醉深度和良好的氧合是缓解支气管痉挛的重要措施，必要时可静脉给予氨茶碱0.25g或氢化可的松100mg。

4. 反流与误吸 常见于老年、婴幼儿、临产妇、患肠梗阻及上消化道病变行急症手术者及创伤患者，特别是颅脑外伤和酗酒后外伤者。发生时机多见于全麻诱导后气管插管或拔管后即刻。误吸后引起急性完全性呼吸道梗阻，可立即导致窒息、缺氧，如不能及时解除梗阻，可危及生命；误吸胃液可引起肺损伤、支气管痉挛和毛细血管通透性增加，结果导致肺水肿和肺不张。所以麻醉期间重在预防。

（二）循环系统并发症

1. 低血压 麻醉期间收缩压下降超过基础值的30%或绝对值低于80mmHg者。常见原因有：麻醉过深，麻醉药物对心肌的抑制及引起血管扩张；过度通气致低CO_2血症；手术过程出血；刺激压迫大血管；牵拉或直接刺激迷走神经；术前存在明显低血容量未予纠正。治疗包括补充血容量，恢复血管张力及病因治疗。必要时静注麻黄碱、阿托品等。

2. 高血压 是全身麻醉中最常见的并发症。麻醉期间舒张压高于100mmHg，或收缩压高于基础值的30%。常见原因有：麻醉过浅，镇痛不足，手术操作刺激所致强烈应激反应；某些麻醉药物有升高血压的作用；通气不足引起CO_2蓄积；患者术前并存疾病等。治疗包括加深麻醉，给予足量的镇痛药，必要时可用降压药控制血压。

3. 心律失常 窦性心动过速与高血压同时出现时，常为浅麻醉的表现，应适当加深麻醉；低血容量，贫血及缺氧时，心率均可增快，应针对病因治疗。窦性心动过缓为手术牵拉内脏或眼心反射等迷走神经反射所致，严重者可致心搏骤停。应请术者立即停止操作，必要时静注阿托品。偶发房性期前收缩及室性期前收缩对血流动力学影响不明显，无须特殊处理；频发房性期前收缩有可能发生心房纤颤，可给予毛花苷C（西地兰）治疗；室性期前收缩为频发、多源者，应积极治疗。先静注利多卡因1～1.5mg/kg，再以1～4mg/分钟的速度静滴维持。心室纤颤应立即进行电除颤，并按心肺复苏处理。

（三）中枢神经系统并发症

1. 高热、抽搐和惊厥 常见于小儿麻醉。由于婴幼儿的体温调节中枢尚未发育完善，体温易受环境温度的影响。如对高热处理不及时，可引起抽搐甚至惊厥。因此小儿麻醉过程要加强体温监测。一旦发现体温升高，应积极物理降温。恶性高热表现为持续肌肉收缩，体温急剧上升，可超过42℃，死亡率很高，应提高警惕。常发生在使用琥珀胆碱或某种吸入麻醉药，故目前多使用非去极化肌松药。

2. 脑出血与脑血栓 均为原有心脑血管病基础，麻醉期间血压又未能良好控制，以致出现严重高血压或低血压所致。术中往往难以发现，术后持续昏迷或出现一侧肢体症状后才得以确诊。重在预防，麻醉中尽可能维持血流动力学平稳，及时纠正高血压或低血压。

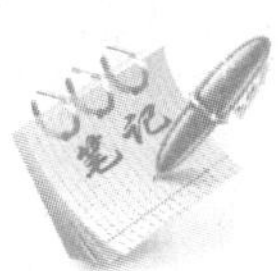

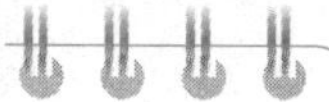

第五节 疼痛治疗

一、疼痛的分类和评估

疼痛(pain)是人体的一种感觉和体验,同时伴有不愉快的情感改变。这种感受和反应与机体存在明确的或潜在的组织损伤有关,是神经末梢痛觉感受器受伤害和病理刺激后通过神经冲动传导至中枢大脑皮质而产生的。疼痛往往是主观的,是许多疾病常见或主要的症状。疼痛不仅给患者带来极大的痛苦,而且对中枢神经、循环、呼吸、消化、内分泌和自主神经等系统造成不良影响。许多长期受慢性疼痛困扰的患者不能正常生活和工作。近年发展起来的疼痛诊疗学,是研究和阐述疼痛及疼痛性疾病的诊断与治疗的学科,而且疼痛治疗日趋专业化。

(一) 疼痛的分类

1. 按疼痛的程度可分为 ①轻微疼痛:程度很轻或仅有隐痛;②中度疼痛:较剧烈,但尚可忍受;③剧烈疼痛:难以忍受。

2. 按疼痛的病程长短可分为 急性疼痛和慢性疼痛。

3. 按疼痛的来源可分为 ①浅表痛:位于体表或黏膜,为锐性痛,比较局限,一般定位明确;②深部痛:位置较深,通常为钝痛,定位不明确,可能牵涉到其他部位。

4. 按疼痛的部位 可分为头面痛、颈肩痛、胸腹痛、腰背痛、四肢痛等。

(二) 疼痛的测定和评估

疼痛是一种主观感觉,受情绪、心理等因素的影响明显,因此要客观判断疼痛的轻重程度比较困难。临床上常采用强度量表和问卷表进行评估。

1. 言语描述评分法(verbal rating scales,VRS) 患者描述自身感受疼痛状态。一般将疼痛分为四级:①无痛;②轻微疼痛;③中度疼痛;④剧烈疼痛。

2. 视觉模拟评分法(visual analogue scales,VAS) 在纸上画长为10cm的一条直线,两端分别标明有“0”和“10”的字样。“0”端代表无痛,“10”代表最剧烈的疼痛。让患者根据所感受的疼痛特点,在直线上标出相应位置,然后用尺量出起点至记号点的距离长度(以cm表示),即为评分值。此法是目前临床疼痛治疗最常用的疼痛定量方法,也是较敏感和可靠的方法。

二、疼痛的治疗方法

(一) 一般治疗方法

疼痛的治疗应包括病因治疗和消除疼痛治疗两方面。其方法大致可分为药物治疗、神经阻滞治疗、物理治疗、手术治疗及心理治疗等。

1. 药物治疗 是疼痛治疗最基本、最常用的方法。常用的疼痛治疗药物有:①麻醉性镇痛药;②解热镇痛抗炎药;③局部麻醉药;④神经破坏药;⑤糖皮质激素等。可根据药物各自的特性采用口服、肌肉、静脉、椎管内给药等多种途径。

2. 神经阻滞治疗 是用局麻药或神经破坏药注入中枢及外周神经、神经节、交感神经,以阻断其内部信号传递的一种治疗方法。

3. 物理治疗 应用物理因素治疗疾病的方法称为物理治疗。物理能源主要有电、光、声、磁、水、温热、冷等。通过治疗,可以起到祛除病因、消炎、止痛、消除水肿的作用。一般是应用各种物理治疗机(仪)进行治疗,是疼痛治疗较常用的方法之一。

4. 手术治疗 有些疼痛性疾病在用其他方法治疗无效时可考虑手术治疗。

5. 心理治疗 是运用心理学的原则和方法,通过语言、表情、姿势、行为以及周围环境来影响及改变患者原来不健康的认识、情绪及行为等,从而达到治疗疼痛的目的。在疼痛治疗中占

有十分重要的作用,特别是慢性疼痛的治疗。

（二）癌痛治疗

恶性肿瘤在其发展过程中出现的疼痛称为癌痛(cancer pain)。癌症患者大多伴有不同程度的疼痛,因此,缓解这些患者的疼痛,提高其生活质量,是对这些患者临终关怀的重要内容。包括病因治疗和对症治疗。

1. 病因治疗　通过手术治疗、放射治疗、化学治疗,可使肿瘤消失或缩小,同时达到止痛目的。

2. 对症治疗

(1) 药物治疗:应遵循世界卫生组织推荐的“三阶梯”用药原则:①阶梯给药;②口服给药;③按时给药;④用药个体化;⑤辅助用药。

1) 第一阶梯:轻度癌痛,第一线镇痛药,如:阿司匹林等,必要时加用镇痛辅助药。

2) 第二阶梯:中度癌痛及第一阶梯治疗不理想时,可选用弱阿片类药,如可待因,也可并用第一阶梯的镇痛药或辅助药。

3) 第三阶梯:对第二阶梯治疗效果不好的重度癌痛,选用强阿片类,如吗啡,也可辅助第一、第二阶梯的用药。

(2) 神经阻滞疗法:当采用“三阶梯”止痛药方案仍不能达到有效止痛时,可采用神经阻滞疗法。其止痛效果显著,可采用周围神经阻滞、硬膜外腔阻滞、蛛网膜下腔阻滞、交感神经阻滞以及神经破坏术等。

(3) 手术方法:可采用选择性神经切断术、经皮脊髓神经阻断术及神经血管减压术等。

(4) 患者自控镇痛(patient controlled analgesia,PCA):需要专门设备,即PCA仪,由三部分构成:①注药泵;②自动控制装置,一般用微电脑控制;③输注管道和防止反流的单向活瓣等。PCA可经静脉给药,即患者自控静脉镇痛(PCIA);也可通过硬膜外腔给药,即患者自控硬膜外镇痛(PCEA)。PCIA主要以麻醉性镇痛药为主,常用药物为吗啡。而PCEA常以局麻药和麻醉性镇痛药复合应用。

(5) 激素疗法:各种癌症晚期广泛转移所致的癌痛采用激素疗法均有效,但要注意副作用的发生。

(6) 其他方法:心理治疗、物理治疗、中医中药及生物免疫治疗等均有一定的止痛效果。

三、术后镇痛

术后急性疼痛是指机体对疾病本身和手术造成的组织损伤的一种复杂的生理反应。以往人们将术后切口疼痛视为术后一种不可避免的经历,未予足够的重视。现已认识到术后急性疼痛对患者病理生理的影响是多方面的,直接关系到患者术后的恢复。术后疼痛不仅旨在减轻患者手术后的痛苦,而且在于提高患者自身防止围术期并发症的能力。常用方法如下:

1. 肌内注射　是传统的术后镇痛方法。在患者感觉疼痛时由护士执行医嘱,为患者肌注哌替啶(度冷丁)。其缺点为:①不能及时止痛;②不能根据个体差异合理用药;③有效镇痛时间有限,需多次重复注射。

2. 硬膜外镇痛　于手术结束时,经硬膜外导管将吗啡注入硬膜外腔。成人常用剂量为2～3mg,用生理盐水稀释至10ml注入。约在注药后30分钟起效,持续时间6～24小时。也可留置硬膜外导管,当患者再次疼痛时,重复给药。常见的不良反应有恶心、呕吐、皮肤瘙痒、尿潴留和呼吸抑制等。

3. 患者自控镇痛　目前多采用此种方法行术后镇痛。其优点为:①镇痛效果明确;②血药浓度相对保持恒定;③操作简单;④可根据患者个体化情况合理用药。可行PCIA或PCEA。静脉可选用吗啡、芬太尼、曲马朵等。硬膜外则选用低浓度布比卡因或罗哌卡因,其内加入小剂量芬太尼。

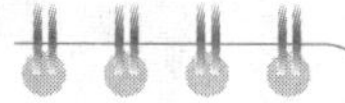

病例分析

患者，男性，32岁，施工中不慎从约8m高处坠落，急诊入院。入院体检：神志清楚，查体合作，表情痛苦，面色苍白，肢端湿冷，面部及上肢有两处擦伤。BP：100/80mmHg，P：110次/分。腹肌紧张，全腹压痛、反跳痛明显，右下腹穿刺抽出不凝血液5ml。初步诊断：内脏破裂（肝、脾）？拟在急诊下行剖腹探查手术。

问题：1. 选择何种麻醉方法比较合适？

2. 麻醉前应做好哪些准备工作？

3. 患者在麻醉期间和麻醉后可能发生哪些并发症，应如何进行处理？

本章小结

良好的麻醉是施行外科手术的前提。麻醉前的准备工作直接关系到患者的安危，一定要认真而完备。熟悉各种麻醉药物的药理特性、了解各种麻醉方法的适应证，同时结合患者自身情况，选择适宜的麻醉方式，是临床工作中必须具备的能力。实施各种麻醉都可能出现不良反应和并发症，应重视其预防，一旦发生能正确处理。局部麻醉一般由外科医师亲自操作，必须熟练掌握；而神经阻滞、椎管内阻滞及全身麻醉等技术，则由麻醉专科医师完成。应在掌握一定的理论知识基础上勤于动手，多加练习。疼痛治疗作为一门新兴起的学科，日趋专业化，应加强学习与了解。

（胡宝友）

练习题

一、选择题

A1 型题

1. 麻醉前禁食、禁饮的主要目的是

A. 预防呕吐物误吸　B. 防止术中排便　C. 防止术后腹胀　D. 利于术后胃肠功能恢复　E. 减少麻药毒性反应

2. 麻醉前用抗胆碱药物的作用是

A. 镇静催眠　B. 抗组胺作用　C. 减少呼吸道分泌物　D. 对抗局麻药毒性　E. 抑制交感神经兴奋

3. 下列静脉麻醉药物具有明显的镇痛作用的是

A. 硫喷妥钠　B. 异丙酚　C. 氯胺酮　D. 咪达唑仑　E. 依托咪酯

4. 麻醉前病情评估的主要目的是

A. 认识患者以防发生麻醉错误　B. 与患者建立感情，获得患者信任　C. 了解手术方式　D. 了解患者对麻醉手术的耐受力　E. 确定麻醉方法

5. 腰麻若引起血压骤降，最宜选用维持血压的药物为

A. 肾上腺素　B. 去甲肾上腺素　C. 阿托品

D. 哌替啶　　E. 麻黄碱

6. 全麻时发生下呼吸道梗阻的原因为

A. 舌后坠　　B. 口腔内分泌物阻塞　　C. 喉头水肿

D. 支气管痉挛　　E. 喉痉挛

7. 下列局麻药的使用极量,正确的是

A. 普鲁卡因 1000mg　　B. 利多卡因 600mg

C. 布比卡因 200mg　　D. 罗哌卡因 150mg

E. 丁卡因 60mg

A2 型题

8. 男性,28 岁,因前臂骨折,在臂丛阻滞麻醉下施行手术,麻醉过程中患者出现头疼、头晕、口唇麻木、心悸、躁动、多言多语,考虑患者最可能发生

A. 过敏反应　　B. 中毒反应　　C. 细菌污染反应

D. 变态反应　　E. 心理恐惧反应

9. 女性,34 岁,患有甲亢。查体:意识清晰,BP 130/82.5mmHg(17.3/11kPa),P 102 次/分,R 18 次/分,拟行手术治疗。进行术前准备中,下述术前处置不恰当的是

A. 术前 30 分选用哌替啶肌内注射　　B. 术前 30 分选用阿托品肌内注射

C. 术前禁食 12 小时　　D. 术前禁水 4~6 小时

E. 术前需作麻药过敏试验

A3/A4 型题

(10~12 题共用题干)

女性,55 岁,拟行择期胆囊切除手术。患者咳嗽、多痰,近 3 年每到冬季就反复发作,持续 3~4 个月方可缓解。

10. 依据病史,该患者伴发

A. 慢性支气管炎　　B. 哮喘发作

C. 急性支气管炎　　D. 上呼吸道感染肺炎发作

E. 慢性支气管炎急性发作

11. 麻醉前准备,下述检查中必不可少的是

A. 肺功能测验　　B. 血脂检测　　C. 血糖检测

D. 胸部 CT　　E. 脑电图

12. 手术的最佳时间是

A. 体温降至正常以后　　B. 咳痰量明显减少以后

C. 咳嗽缓解以后　　D. 急慢性肺部感染有所控制以后

E. 彻底控制急慢性肺部感染 1 周后

B1 型题

(13~15 题共用备选答案)

A. 地西泮

B. 阿托品

C. 哌替啶

D. 氯丙嗪

E. 异丙嗪

13. 施行局麻前,镇静药首选

14. 剧痛的患者,麻醉前用药首选

15. 曾有各种过敏史者,麻醉前用药首选

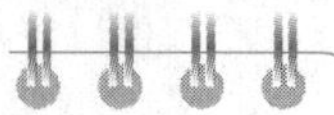

（16～17 题共用备选答案）

A. 窒息的危险

B. 全脊髓麻醉

C. 体温过高、体温过低

D. 有围术期受伤的危险

E. 头疼的危险

16. 全麻未清醒误吸可引起

17. 硬脊膜外腔麻醉时将麻药误注入蛛网膜下腔可引起

二、思考题

1. 在对患者实施全麻时，如何判断麻醉的深度？

2. 局麻的方法有哪几种？说明其操作要点。

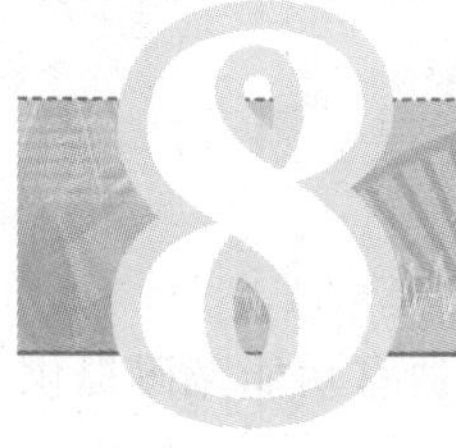

第八章

外科重症监测治疗与复苏

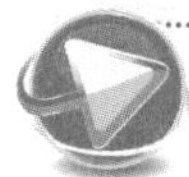

学习目标

1. 掌握:初期复苏的原则、方法、操作流程。生命链的概念。
2. 熟悉:ICU 的工作内容、高级生命支持及复苏后治疗的原则及基本内容。
3. 了解:ICU 收治对象及标准、重症监测项目的意义及相关指标。
4. 具备对心脏骤停的识别能力,能够正确掌握初期复苏基本技能,并应用于临床及现场复苏中。
5. 能够在社区开展心搏骤停后家庭自救的健康教育,指导社区专业及非专业人员学习心搏骤停的自救及启动 EMSS 的知识。

第一节　重症监测治疗

一、概　述

重症监测治疗室(intensive care unit,ICU)是集中医院各有关专业知识和技术、先进的监测和治疗设备,救治重症病例的专业科室。是重症医学(critical care medicine)在医疗机构中的具体表现形式。ICU 重症患者的生命支持技术水平,直接反映医院的综合救治能力,体现医院整体医疗实力,是现代化医院发展的重要标志。

ICU 的组成应包括三个基本部分:①训练有素的医生和护士,有的 ICU 还吸收专业的麻醉师,这是 ICU 的人员梯队,这个梯队应掌握危重病医学的理论,善于配合;②先进的监测技术和治疗手段,借助于这些设备和技术可进行动态、定量的监测,捕捉瞬间的变化,并可反馈于强有力的治疗措施;③可以应用先进的理论和技术对危重病进行有效的治疗和护理。

二、ICU 的工作内容

随着生物医学工程、通信和计算机技术的飞速进步,床旁监测和生命支持技术得到迅猛发展,重症患者管理方式、监测内容及手段也在不断变化、提高。

(一) 病情评估

1. ICU 的收治对象　ICU 主要收治那些经过严密监测和积极治疗后有可能恢复的各类重危患者,包括:①严重创伤、大手术及器官移植术后需要监测器官功能者;②各种原因引起的循环功能失代偿,需要以药物或特殊设备来支持其功能者;③有可能发生呼吸衰竭,需要严密监测呼吸功能,或需用呼吸器治疗者;④严重水、电解质紊乱及酸碱平衡失调者;⑤麻醉意外、心搏骤停复苏后治疗者等。

2. 重症患者评分系统　常用的有急性生理与慢性健康状况评分(APACHE)、治疗干预评价系统(TISS)、多脏器功能障碍评分(MODS)、全身感染相关性器官功能衰竭评分(SOFA)等,为临

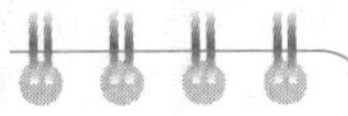

床提供了量化、客观的指标。

（二）监测的目的

1. 早期发现高危因素　以采取积极的干预措施，避免疾病的进一步恶化。

2. 连续评价器官功能状态　早期发现器官功能障碍，为预防和治疗器官功能障碍提供依据。

3. 评估原发疾病严重程度及动态变化　可预测重症患者的病情发展及预后。

4. 导诊断和鉴别诊断。

5. 实施早期目标导向治疗（early goal-directed therapy，EGDT）　在一定时间内根据连续监测的生理参数及其对治疗的反应，随时调整治疗方案，以达到目标生理学指标，即早期目标导向治疗。在重症监测基础上的目标导向治疗是重症医学的重要特征，是提高生存率的重要手段。

（三）重症监测项目

重症病例的监测包括呼吸、循环、氧传递、水电解质和酸碱平衡、血液学和出凝血机制、代谢、肝肾功能、胃肠道、神经系统、免疫与感染等。对不同病症的监测内容应有所侧重。

1. 循环系统监测

（1）心电图监测：了解心率的快慢、心律失常的诊断、心肌缺血的判断等。

（2）血流动力学监测：包括无创和有创监测，可实时反映患者的循环状态，及时指导液体治疗和血管活性药物的使用，以维持循环功能的稳定。

1）动脉血压（AP）：是最基本的心血管监测项目。血压可以反映心排血量和外周血管总阻力，同时与血容量、血管壁弹性、血液黏滞度等因素有关，是衡量循环功能的重要指标之一。它与组织灌注、心脏的氧供需平衡及微循环等关系密切。及时正确监测血压，对了解病情、指导治疗和保障重危患者安全具有重要意义。可根据患者具体情况选择无创或有创动脉压监测。

2）中心静脉压（CVP）：中心静脉穿刺插管测压常用于脱水、失血和血容量不足、各类重症休克、心力衰竭和低心排血量综合征，以及体外循环心内直视手术等心脏大血管手术和其他重危患者。正常值为5～10cmH_2O，小于正常范围，表示心脏充盈欠佳或血容量不足；大于正常范围，提示右心功能不良或血容量超负荷。

3）肺动脉压（PAP）：用Swan-Ganz导管，从右颈内静脉、左肘静脉或股静脉插入，经上、下腔静脉→右心房→右心室→肺动脉及其分支，可测量右房压（RAP）、右室压（RVP）、肺动脉收缩压（PASP）、肺动脉舒张压（PADP）、肺动脉平均压（PAP）及肺动脉楔压（PAWP）。除测压外，选择不同类型的导管，还可进行心排血量及混合静脉血氧饱和度测定。通过计算公式能取得重要的血流动力学参数等。通过其监测可估价左、右心室功能，区别心源性和非心源性肺水肿，以及为扩容和使用强心药、血管活性药等心血管治疗提供依据。同时，还可以判断治疗效果和患者预后。由于此监测属创伤性监测方法，有一定的并发症和危险性，且所耗材料费用和监测仪器价格昂贵，故应有选择性地应用，严格掌握适应证。

2. 呼吸系统监测　手术前后肺通气功能和换气功能监测，对评估肺功能的损害程度、呼吸治疗效果十分重要，对防治呼吸功能衰竭、术后肺部并发症有重要的临床意义。

3. 肾功能监测　动态监测肾功能的变化不仅能评价肾脏本身的功能状态，而且对评估全身的组织灌注、体液平衡及心血管功能等方面有重要价值，能有效避免急性肾功能衰竭的发生，降低危重患者的死亡率。

（四）重症治疗方法

重症治疗的目的在于维持呼吸循环功能的稳定，改善机体的缺氧状态，维护脑功能，纠正水、电解质、酸碱平衡紊乱及代谢障碍，控制感染等。要在积极治疗原发病的基础上，加强对各重要器官功能的支持治疗。

1. 液体疗法　是重症患者最基本、最常用的治疗方法。可根据患者的病情，选用不同种类

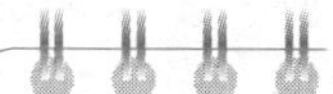

的液体，包括晶体液、胶体液和血液等。通过输液，可以补充血容量、电解质、碱性药物、凝血因子、营养物质，以及给予各种静脉用药，如血管活性药、抗生素等。以此维持循环功能稳定，纠正电解质酸碱平衡紊乱，改善凝血功能，给予营养支持及抗感染治疗等。

2. 氧疗　是指通过吸入不同浓度的氧，以缓解或纠正机体缺氧状态，是治疗低氧血症的方法之一。氧疗只能预防低氧血症所致的并发症，而不能消除其病因。因此，氧疗只是预防或改善组织缺氧的一种暂时性措施，不能代替对根本病因的治疗。

（1）适应证：PaO_2<70mmHg，SaO_2<90%，均需氧治疗。

1）低氧血症伴通气量基本正常：见于麻醉后、胸腹部手术者、中枢神经系统疾病、药物镇静状态等。一般给予稍高浓度的氧气吸入，就能获得满意的血氧分压。

2）低氧血症伴通气不足：常见于慢性肺部疾病。对轻度低氧血症，虽可不予氧疗，但为了使组织得到足够的氧气和改善因血氧过低而造成的肺动脉高压，也可予以氧疗；对中度或重度低氧血症者，必须给予适当的氧疗，并设法改善通气不足。

3）无低氧血症的高危患者：如麻醉手术患者、昏迷患者、严重呼吸道感染、大出血、贫血以及各种危重患者，随时都有发生危及生命的低氧血症的高度危险，可行预防性氧疗。

（2）方法

1）无控制性氧疗：对无通气障碍的患者，应用无控制性氧疗，根据病情需要调整吸入氧流量，是临床上常用的吸氧方法。可采用：①鼻导管；②鼻咽导管；③面罩；④氧帐等给氧。

2）控制性氧疗：有些患有慢性肺部疾病、呼吸衰竭的患者，$PaCO_2$上升，呼吸中枢对CO_2的改变已不敏感，患者依赖低氧的刺激来维持其通气量。进行控制性氧疗时，需用特制的面罩，根据患者的具体情况来设计吸入氧浓度。

3. 机械通气　是应用呼吸机进行人工通气治疗呼吸功能不全的一种有效方法。其主要作用是增加肺泡通气，减少患者呼吸做功和改善氧合，支持呼吸和循环功能，是抢救重危患者的重要措施。

（1）适应证：凡是通气不足和（或）氧合欠佳，面罩吸氧后PaO_2<60mmHg和（或）PaO_2/FiO_2>150，呼吸急促（RR>30～35次/分钟）或缓慢（RR<5次/分钟），肺活量<15ml/kg，VT小于正常的1/3，VD/VT（生理无效腔量/潮气量）>0.6及最大吸气负压<25cmH_2O，结合临床，患者需要应用机械通气者。

1）外科疾病及手术后呼吸支持：严重肺部外伤、多发性肋骨骨折和连枷胸、颅脑、腹部及四肢多发性创伤引起的呼吸功能不全。

2）术后呼吸功能支持及呼吸衰竭的治疗：①体外循环心内直视手术后，可行短期或较长时间机械通气，以改善氧合，减少呼吸做功，稳定循环，以利于心功能恢复；②全肺切除等胸腔手术及上腹部手术后呼吸功能不全；③休克、急性胰腺炎、大量输血及手术创伤引起的急性肺损伤；④重症肌无力施行胸腺手术后，发生呼吸困难和呼吸功能不全。

3）气体交换障碍：常见于：①ARDS；②新生儿肺透明膜病；③心力衰竭、肺水肿；④慢性肺部疾病，如哮喘和COPD；⑤严重急性肺部感染。

4）呼吸肌活动障碍：神经肌肉疾病、中枢神经功能障碍和骨骼肌疾病，如脊柱和胸廓畸形等。

（2）常用的通气模式

1）控制通气（control mode ventilation，CMV）：其潮气量和频率完全由呼吸机产生，适应于呼吸停止、神经肌肉疾病引起的通气不足、麻醉和手术过程中应用肌松药后作控制呼吸及大手术后呼吸支持治疗。

2）辅助/控制通气（assist/control mode ventilation，A/CMV）：患者的吸气力量可触发呼吸器产生同步正压呼吸。当自主呼吸频率超过预置频率时，起辅助通气作用；若自主呼吸频率低于

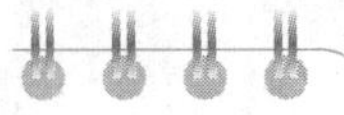

预置值时，则转为控制通气。

3）间歇指令通气（intermittent mandatory ventilation，IMV）：机械通气与自主呼吸相结合，在两次正压通气之间允许患者自主呼吸。同步间歇指令通气（synchronized IMV，SIMV）与IMV的区别在于正压通气是在患者吸气力的触发下发生的，因而可避免IMV时可能发生的自主呼吸与正压通气对抗现象。

4）压力支持通气（pressure support ventilation，PSV）：患者自主呼吸的吸气力可触发呼吸器送气，并使气道压迅速上升到预置值。当吸气流速降低到一定程度时，则由吸气转为呼气。主要呼吸参数由患者控制，潮气量增加取决于预置压力值。可明显降低自主呼吸时的呼吸做功。

5）呼气末正压（positive end expiratory pressure，PEEP）：应用PEEP时使呼气末的气道压及肺泡内压维持高于大气压的水平，可使小的开放肺泡膨大，使萎陷的肺泡再膨胀。结果使肺内分流量降低，低氧血症得到纠正。

4. 心脏除颤、复律与起搏　对于那些用药物治疗难以纠正的心律失常及紧急情况下，心脏除颤、复律与起搏是一种应急和有效的治疗措施。

5. 血液净化　又称人工肾，它是利用人工合成膜模拟人的肾脏功能清除体内代谢的废物或毒素，并同时纠正水、电解质与酸碱平衡紊乱，目前是治疗急、慢性肾衰竭重要的方法之一。现在全球应用血液净化已不仅是单纯的透析疗法，进一步发展了血液透析，包括血液滤过、血液透析滤过、连续性肾脏替代治疗、血液灌流、血浆置换、免疫吸附等。需根据患者的不同情况具体选用。

第二节　心肺脑复苏

心肺复苏（cardiopulmonary resuscitation，CPR）是针对呼吸、心搏骤停所采取的紧急医疗措施，以人工呼吸代替患者的自主呼吸，以心脏按压形成暂时的人工循环并诱发心脏的自主搏动。但心肺复苏的最终成功不仅是要恢复自主呼吸和心搏，中枢神经系统功能的恢复是关键，即“脑复苏”。故将心肺复苏的概念扩展为心肺脑复苏（cardiopulmonary cerebral resuscitation，CPCR）。脑复苏的成功除了正确的操作方法和流程外，关键在于时间的争取。

为成功挽救心搏骤停患者的生命，需要诸多环节环环相扣，任何环节的失败终将导致复苏的失败。1992年美国心脏协会（American Heart Association，AHA）正式提出“生存链（chain of survival）”的概念。成人生存链（adult chain of survival）是指对突然发生心搏骤停的成年患者通过遵循一系列规律有序的步骤所采取的规范有效的抢救措施，将这些抢救序列以环链形式连接起来，就构成了一个挽救生命的“生命链”。2010 AHA成人生存链包括以下5个环节（图8-1）：①立即识别心搏骤停并启动急救反应系统；②尽早进行心肺复苏；③快速除颤；④有效的高级生命支持；⑤综合的心搏骤停后治疗。

图8-1　心血管急症急救成人生存链

成人生存链的建立指出了心肺脑复苏是一个连续的、环环相扣的过程，具体抢救过程可分为三个阶段：基本生命支持、高级生命支持和复苏后治疗。

一、基本生命支持

基本生命支持(basic life support,BLS)又称初期复苏或心肺复苏,是心搏停止后挽救患者生命的基本急救措施。

(一) 基本原则

1. 尽早识别心搏骤停 早期识别心搏骤停非常重要,但也很困难,尤其是非专业人员,一旦犹豫不决就可能失去抢救生命的最佳时机。因此在2010年AHA心肺复苏与心血管急救指南(2010 Guidelines for Cardiopulmonary Resuscitation and Emergency Cardiovascular Care)中不再强调检查是否有大动脉搏动作为诊断心搏骤停的必要条件。非专业人员如发现有人突然神志丧失或晕厥,可在轻拍其肩部并大声呼唤无反应、没有呼吸或呼吸不正常(如喘息),就应判断为心搏骤停。专业人员在判断呼吸及大动脉搏动时不超过10秒钟,在10秒钟内不能判断是否有脉搏也应立即复苏。

2. 尽早启动紧急医疗服务系统(emergency medical services systems,EMSS) 尽早实施CPR以获得专业人员的救助和早期电除颤的机会。如果有2名急救员,一名立即实施CPR,另一名快速求救。

3. 尽早电除颤 心脏停搏者85%以上的患者有室颤,停搏4分钟内除颤或CPR 8分钟内除颤可明显改善预后。因此从倒下到除颤的时间间隔,是室颤或无脉性心动过速所伴发的心搏骤停后患者存活的最重要决定因素之一。

(二) 基本方法

该阶段的主要操作步骤是:C→A→B,即:C(circulation)指迅速建立有效的人工循环;A(airway)指保持呼吸道通畅;B(breathing)指进行有效的人工呼吸。以现场胸外心脏按压和口对口(鼻)人工呼吸为主要措施。有条件应尽早实施电除颤。

1. 循环支持 又称人工循环,是指用人工的方法通过增加胸膜腔内压或直接挤压心脏推动血液循环的方法。常用胸外心脏按压或胸内心脏按压。

(1) 胸外心脏按压:是通过对胸骨下段有节律地按压,使胸腔压力骤然升高,并传递到胸内的心脏和血管,再传递到胸腔以外的大血管,驱使血液流动;按压解除时胸腔内压下降,静脉血回流到心脏,称为胸泵机制。正确操作可建立暂时的人工循环,动脉血压可达到80~100mmHg,可防止神经细胞的不可逆损害。

操作者位于患者一侧,将患者仰卧于平坦地面上,将一只手掌根放在患者胸骨下1/2处或剑突上4~5cm处,或两乳头连线之间的胸骨处,另一只手的掌根置于第一只手上,手指向上跷起,双臂伸直,凭自身重力通过双臂和双手掌,垂直向胸骨加压,按压应有力而迅速,每次按压后应使胸廓完全恢复原位(图8-2)。根据AHA复苏指南,胸外心脏按压措施包括:按压深度至少5cm或胸廓前后径的1/3,婴儿约为4cm,儿童为5cm;按压频率至少100次/分;每次按压后胸廓充分回弹,按压和放松时间比为1:1;成人心脏按压与人工呼吸比为30:2;儿童双人施救时心脏按压与人工呼吸比为15:2;高级气道建立后心脏按压不需要中断。

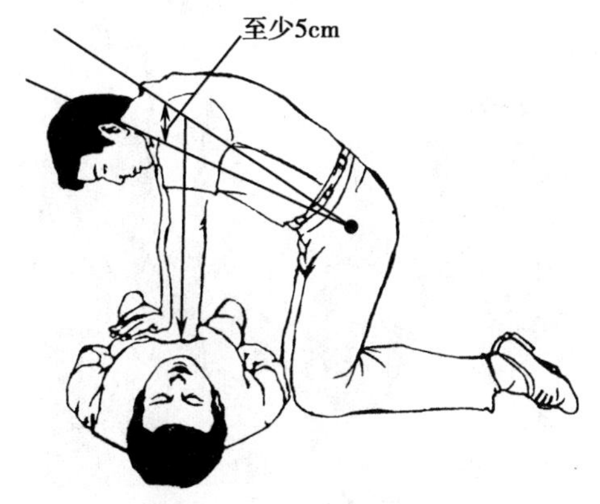

图8-2 胸外心脏按压方法

(2) 胸内心脏按压:切开胸壁直接挤压心脏者,称胸内心脏按压。对胸廓畸形、胸外伤、多发性肋骨骨折、心脏压塞或胸外心脏按压效果不佳并超过10分钟者,应首选胸内心脏按压。但胸内心脏按压对技术条件要求较高,在手术室内应在

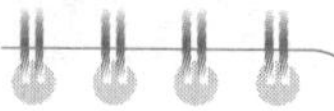

胸外按压的同时，积极准备开胸心脏按压。

2. 人工呼吸　在CPR期间人工呼吸与人工循环同样重要。现场先心脏按压30次再进行人工呼吸2次。

（1）保持呼吸道通畅：是人工呼吸的先决条件，昏迷患者舌后坠、呼吸道分泌物、呕吐物或其他异物可引起呼吸道梗阻。最简单有效解除梗阻的方法为仰头提颏法；对颈椎或脊柱损伤者应采用托下颌法（图8-3）；有条件者可放置口咽通气导管或气管内插管。

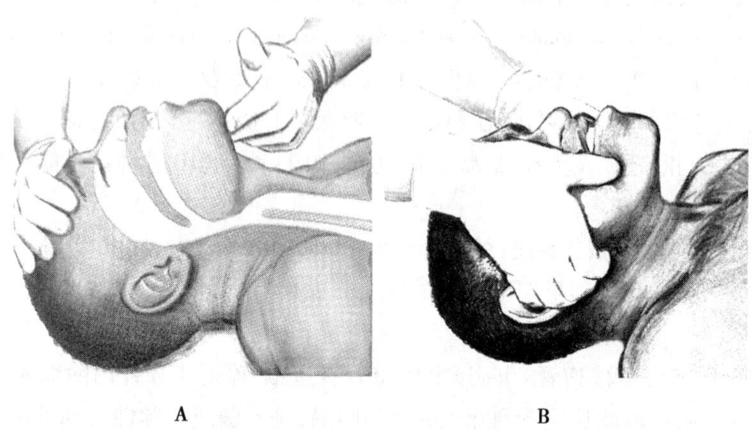

图8-3　开放气道

A. 仰头提颏法；B. 托下颌法

（2）徒手人工呼吸：现场以口对口（鼻）人工呼吸为主。操作者一手保持患者头部后仰，并捏闭其鼻孔，另一手抬颈或提起下颌，用嘴唇封闭患者口周，使完全不漏气，平静呼吸状态下用力吹入，吹气时间应大于1秒，以免气道压力过高。胸廓有明显起伏为有效，吹气毕凭患者胸廓的弹性收缩自行完成呼气，避免过度通气。

（3）简易人工呼吸器：适用于专业人员施救。一般由面罩-活瓣-呼吸囊组成（图8-4）。使用时一手将面罩扣于患者口鼻，另一手挤压呼吸囊将气体吹入肺内，松开呼吸囊时气体被动呼出，经活瓣排到大气中。

3. 尽早电除颤　电除颤（defibrillation）是以一定能量的电流冲击心脏终止室颤的方法。现场以自动体外除颤器（AED）携带方便而实用。AED是电脑化装置，可以识别需要电击的心脏节

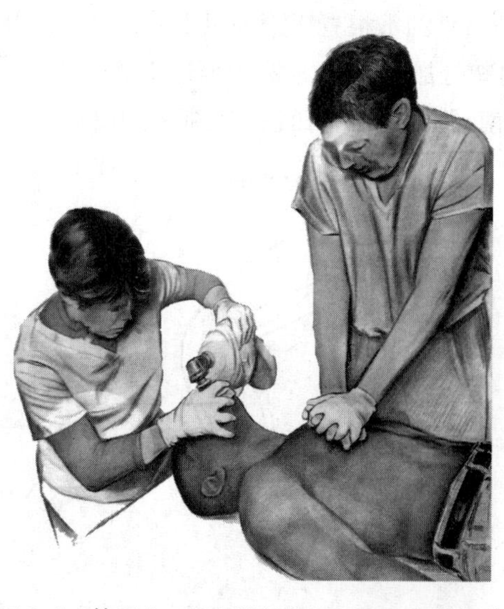

图8-4　简易人工呼吸器的使用及两人复苏操作

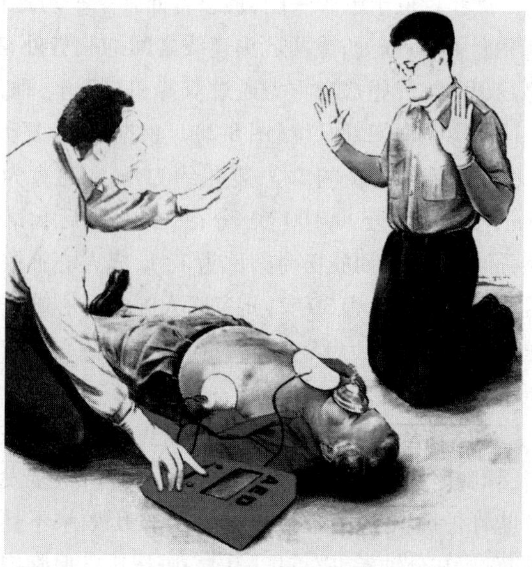

图8-5　电除颤

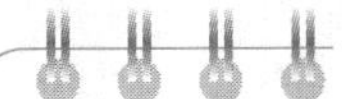

律并施以电击,允许非专业人员和医务人员安全地尝试除颤。但 AED 的到达时间取决于 EMSs 的启动速度。胸外除颤时将一电极板贴于胸骨右缘第 2 肋间,另一电极板置于左侧心尖部。首次除颤电能≤200J(焦耳),第二次可增至 200～300J,第三次可增至 360J。小儿开始能量为 2J/kg,第二次为 4J/kg,最大不超过 10J/kg。操作时要遣散周围人并不与患者有身体接触(图 8-5)。

(三) 现场 CPR 操作流程(图 8-6)

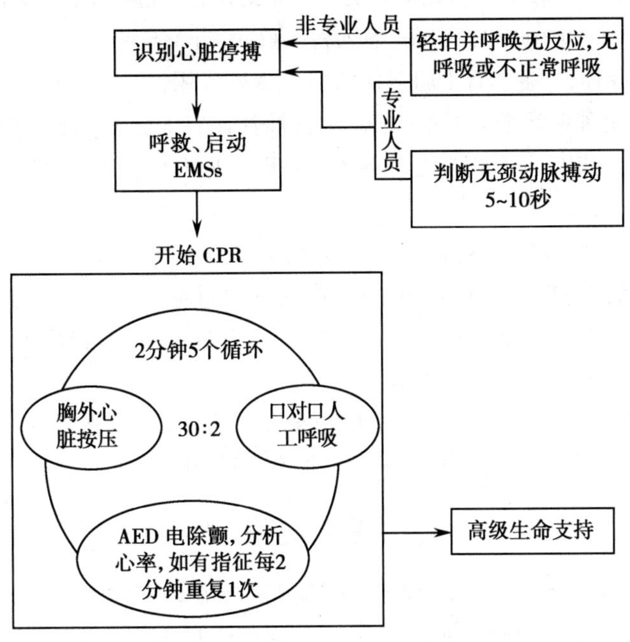

图 8-6　现场 CPR 操作流程

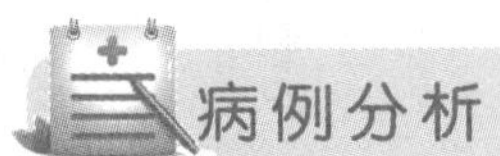

患者,男性,56 岁,5 个月前因下壁心肌梗死住院治疗,住院 3 周后医院建议其放置支架未采纳出院。今打麻将过程中突然晕倒,意识不清,家人急忙找人抬到本地镇卫生院,经抢救无效死亡。

问题:1. 作为专业的医师请评价该抢救过程有哪些错误环节。

2. 如果你在现场,应怎样处理?

二、高级生命支持

高级生命支持(advanced life support,ALS)是 BLS 的继续,是借助复苏器械、设备和药物以高质量的复苏技术争取最佳复苏效果,是生命链中的重要环节。其内容包括:

(一) 呼吸道的管理及呼吸支持

建立人工气道、给予机械通气是 ALS 阶段的主要复苏方式,不仅可保证 CPR 的通气与供氧、防止误吸,同时可监测呼气末 CO_2分压及气道压力,也可给予正压通气,提高 CPR 质量。

(二) 循环功能的支持与监测

恢复和维持自主循环是 ALS 阶段复苏的重点,对室颤及无脉室速者进行早期除颤或继续除颤,非室颤者应采用高质量的复苏技术和药物治疗以迅速恢复和维持自主循环,避免再次发生心搏骤停,以尽快进入复苏后治疗。有效的监测便于对病情的判断和药物治疗,如心电图、呼气末 CO_2分压、冠状动脉灌注压、动脉血压、血氧饱和度等的持续监测。

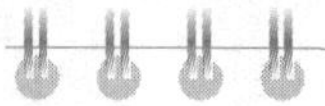

（三）药物治疗

根据2010年AHA复苏指南将以下几种药品列为常规用药：

1. 肾上腺素(epinephrine) 是心脏复苏首选药物，成人首次量1mg，主要作用于α及β受体，兴奋窦房结使心脏复跳；兴奋心肌使细颤变为粗颤，更有利于电转复，并能升高动脉压；同时扩张冠状动脉，增加冠状动脉血流。近年来主张用大剂量，开始5分钟内用量达3～5mg，或3～5分钟内从1mg增加到4mg、6mg、8mg，甚至更大。用药途径为静脉给药，以中心静脉给药为佳。

2. 血管加压素(vasopressin) 为一种抗利尿激素，当大剂量或用量超过正常量时，可作用于血管平滑肌的V_1受体，产生非肾上腺素样的血管收缩作用，使外周血管阻力增加。实验研究表明，加压素在心肺复苏期间维持生命器官的血液灌注比肾上腺素可能更为有效。其半衰期为10～20分钟，比肾上腺素长。首次静脉注射量为40U。2010年AHA复苏指南推荐其或替代肾上腺素。

3. 利多卡因(lidocaine) 可降低心肌应激性，提高室颤阈，抑制心肌异位起搏点，是目前治疗室性心律失常的首选药物。对于除颤后再次出现室颤而需反复除颤的病例，利多卡因可使心肌的激惹性降低，或可缓解室颤的复发。常用量为1～1.5mg/kg，缓慢静脉注射，必要时可重复应用，也可以2～4mg/分钟的速度静脉滴注。

4. 胺碘酮(amiodarone) 对房性和室性心律失常都有效。静脉给药的首次剂量为300mg（或5mg/kg），必要时可重复给药150mg，一天总量不超过2000mg。

三、复苏后治疗

心搏骤停使全身组织器官立即缺血缺氧，脑缺氧及心肌缺氧性损害的程度决定患者能否最终存活。循环系统的稳定性影响早期死亡率，而多器官功能障碍或衰竭和中枢功能衰竭影响患者晚期死亡率，因此复苏后治疗(post-cardiac arrest care，PCAC)防治缺氧性脑损伤和多器官功能障碍或衰竭是主要内容，而稳定呼吸和循环功能是其前提。

（一）维持有效的循环

这是复苏后治疗的关键。其措施是找出心律失常的原因、合理选用抗心律失常的药物或实施临时心脏起搏治疗。①如有低心排血量或休克者应予纠正酸中毒和选用正性肌力药物，如多巴胺、多巴酚丁胺、间羟胺等；②如果血流动力学状态仍不稳定，应做血流动力学监测。如果心排血量和肺毛细血管楔压均低，则应补充血容量；③如果肺毛细血管楔压增高，而心排血量尚能维持时，应给予利尿剂（呋塞米等）和静脉扩张剂（如硝酸甘油）；④如果心排血量降低伴周围阻力增高，则应选扩血管药（如硝普钠、酚妥拉明）；⑤如果心排血量降低伴肺毛细血管楔压增高，则应选增强心肌收缩力的药物（如洋地黄、多巴酚丁胺）等。

（二）维持有效呼吸

心脏复跳后，自主呼吸未必立即恢复，即使恢复，其呼吸功能可能仍属不全。为充分供氧和减低全身耗氧量，便于呼吸道管理和调控酸碱平衡状态，仍宜保留气管插管或控制呼吸，直到患者初步清醒再逐步撤机。

（三）防治脑缺氧和脑水肿

1. 低温治疗 可减慢或防止脑细胞损害的进展，降低脑代谢率，减少耗氧量而降低颅内压，预防治疗脑水肿，有利于脑细胞功能的恢复。低温还有抑制氧自由基产生、保护血脑屏障完整性等作用。降温宜早，心脏复跳测得血压后就开始头部降温，降温过程力求平稳，在6小时内达到预期水平。维持直肠温度在32℃左右，待保护性反射动作恢复才终止降温，使体温逐渐回升至37℃。降温过程应预防患者寒战，必要时可交替使用镇静剂和解痉剂。

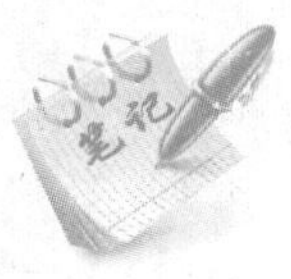

2. 药物治疗 脱水利尿可降低颅内压，恢复脑灌注，应在血压恢复后尽早使用，常用20%甘露醇、25%山梨醇125～250ml，据病情可在4～6小时重复给药。糖皮质激素的应用虽在理论

上有很多优点，但临床应用仍有争议。

3. 高压氧治疗　是指在超过1个绝对大气压（ATA）的环境下给予氧治疗，以提高血氧分压，增加血氧弥散和组织的氧含量，这种提高氧分压的装置称为高压氧舱。高压氧治疗可增加血氧含量、血氧张力和血氧弥散率，提高组织的氧储备量，迅速纠正脑细胞缺氧和酸中毒，从而降低颅内压，延缓或控制脑水肿的发生。要根据患者的具体情况及时、合理使用。

（四）防治肾衰竭

心脏骤停或复苏后持续低血压，以及大量缩血管药物的应用，复苏后可并发急性肾衰竭，常使整个复苏工作陷于徒劳，必须强调预防。最有效的预防方法是维持循环稳定，保证肾脏的灌注压。尽量避免应用使肾血管严重收缩损害肾功能的药物，纠正酸中毒及使用肾血管扩张药物（如小剂量多巴胺）等都是保护肾功能的措施。复苏后应监测肾功能，包括每小时尿量、血尿素氮、血肌酐及血、尿电解质浓度等，以便早期发现肾功能的改变并及时有效处理，包括使用透析治疗。

本章小结

重症监测治疗是ICU主要的工作内容，对重症患者正确的评估及评分、对呼吸系统、循环系统等重要脏器的监测与评估，可提高重症患者的治愈率。

心肺脑复苏以2010年AHA复苏指南为标准，强调CPR的基本方法、操作流程，由原来的A→B→C到C→A→B；早期电除颤的意义在于对心搏骤停后室颤及无脉性心动过速的及时逆转，以提高CPR的抢救成功率。院外成功的CPR是后期复苏的前提，院内后期复苏是CPR的继续，复苏后治疗以呼吸、循环的稳定及脏器功能的改善为主要内容，整个复苏过程环环相扣。及时和正确的操作流程，不仅体现出个人的复苏意识及能力在CPR中的重要作用，同时也体现出EMSs的启动在成人生存链中的重要性和必要性。

（郭全虎）

练习题

一、选择题

A1型题

1. 心肺复苏的“生存链”中，不包括
   A. 早期识别和启动EMSS　　B. 早期运送
   C. 早期CPR　　D. 早期除颤
   E. 早期由专业人员进行高级生命支持
2. 关于复苏的定义，正确的是
   A. 指心脏按压
   B. 指人工呼吸
   C. 指容量治疗
   D. 指对脑缺血缺氧损伤的治疗措施
   E. 指一切为了挽救患者生命而采取的医疗措施
3. 心脏停搏早期的主要诊断依据是
   A. 发绀　　B. 瞳孔散大
   C. 大动脉搏动和神志消失　　D. 脑电波消失

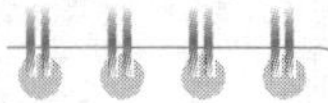

E. 心电图呈室颤

4. 急救复苏时,心外按压次数与人工呼吸次数比是

A. 30∶2　B. 25∶2　C. 20∶2　D. 15∶2　E. 10∶2

5. 成人胸外心脏按压,一般使胸骨下陷的深度为

A. 1～2cm　B. 2～3cm　C. 3～4cm

D. 4～5cm　E. 5cm 以上

A3/A4 型题

(6～7 题共用题干)

男性,60 岁,肥胖。行右股骨外科颈骨折开放复位术,硬膜外麻醉效果不佳改全身麻醉,因声门显露困难反复试插管期间,患者出现室颤。

6. 发生室颤最可能的原因是

A. 局麻药中毒　B. 全脊髓麻醉

C. 缺氧　D. 急性心肌梗死

E. 全身麻醉过深

7. 抢救的首要措施是

A. 电除颤

B. 保持呼吸道通畅,人工通气给氧,同时胸外心脏按压

C. 胸外心脏按压

D. 静脉注射肾上腺素

E. 继续行气管插管

B1 型题

(8～10 题共用备选答案)

A. 肾上腺素

B. 利多卡因

C. 阿托品

D. 碳酸氢钠

E. 洛贝林

8. 用于纠正酸中毒,增加心肌应激性的药物是

9. 用于解除迷走神经对心脏抑制作用的药物是

10. 用于治疗室性心律失常的药物是

二、思考题

1. 简述心脏按压的操作要点。

2. 简述重症监测治疗的主要内容。

第九章

围术期处理

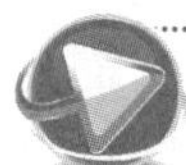

学习目标

1. 掌握：外科患者手术前一般准备和特殊准备；术后患者体位、活动、病情观察、饮食和各种不适的处理；术后常见并发症的防治。

2. 熟悉：术后常见并发症的预防。

3. 了解：手术前准备和手术后处理在外科治疗中的重要性，术后常见并发症发生的原因。

4. 具备与患者术前谈话和完善各项准备的能力；术后观察、不适症状处理和换药、拆线的能力。

5. 能够与患者及家属进行充分的交流，提供围术期指导，帮助他们消除对手术的紧张、恐惧心理，取得他们对术前准备工作的理解、支持和配合。加强术后患者的康复指导，促进患者早日康复。

手术既是外科治疗的重要手段，又是一个创伤过程，为确保患者手术获得成功，手术后顺利的康复，应高度重视围术期处理。内容包括良好的术前准备和术后处理。术前要全面检查患者，采取各种有效措施，尽可能使患者处于良好的生理状态，以便安全地耐受手术；术后则要采取各种综合治疗措施，尽快恢复生理功能，防治各种可能发生的并发症，促使患者早日康复。良好的围术期处理不仅可缩短患者住院时间、降低医疗费用，而且可减少手术并发症和降低死亡率。

第一节　手术前准备

手术前准备是指患者入院或作出手术决定后直至麻醉和手术开始前，运用各项措施，使接受手术的患者生理功能接近正常，以提高对手术的耐受力，为手术的顺利进行、减少术后并发症及尽早康复打下基础。

手术前准备与疾病轻重缓急、手术范围大小密切相关。按手术时限性可将手术分三类：①择期手术：一般慢性疾病，可在充分术前准备的同时，选择一个对患者比较合理的时间进行手术。施行手术的迟、早不致影响治疗效果，如良性肿瘤切除术、腹股沟斜疝修补术等。②限期手术：在一定时期内进行手术治疗，如各种恶性肿瘤手术，不宜延迟过久，以免延误手术时机，造成肿瘤扩散，影响预后。③急症手术：需要在诊断确定后最短时间内进行手术，如外伤性脾破裂、嵌顿性疝等。一般要求在做简短必要的术前准备后立即进行手术，以挽救危急患者的生命。

患者对手术的耐受力分为两类：第一类是耐受力良好，指患者全身情况较好，重要器官无器质性病变，或其功能处于代偿状态。这类患者只需进行一般性准备便可施行各种手术。第二类

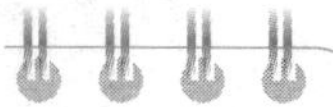

是耐受力不良，指患者全身情况欠佳，或重要器官有器质性病变，功能濒于或已处于失代偿状态。这类患者需作积极而细致的特殊准备后才能施行手术。

评估患者对手术的耐受能力包括了解患者营养状况，水、电解质及酸碱平衡状况，重要器官功能，内分泌、血液、免疫系统功能以及心理状态等。手术前需要详细询问病史、全面进行体格检查、实验室检查及重要器官功能的检查，以充分了解患者的全身情况，查出存在可能影响整个病程的各种因素，在术前予以纠正，术中和术后加以防治，从而提高患者对手术的耐受力。

一、一 般 准 备

（一）心理准备

手术既能解除患者的痛苦，同时也会给患者带来一定的躯体痛苦和心理刺激。对心理的不良刺激反过来又可以影响手术的效果。需行外科手术治疗的患者常有以下特点：①起病急，心理上缺乏准备，急诊手术患者尤其如此；②痛苦大，常伴有剧烈疼痛和其他严重不适或功能障碍；③对手术有恐惧感；④患者对生与死感受强烈，恐惧不安程度大。因此，几乎所有的患者和亲属在手术前，尤其是重大手术前都会出现明显的心理变化。术前全面了解、正确引导和及时纠正这些异常的心理变化，有助于缓解患者及其亲属的这种焦虑不安和担心恐惧，增强患者战胜疾病的信心，使之能更好配合检查和治疗，也有助于减少各种手术后心理并发症以及由于术前心理准备不足而引起的各种不必要的医疗纠纷。因此，妥善的围术期心理准备和心理治疗已成为外科治疗的一个重要环节。

医务人员必须对疾病的诊断、手术方法、可能发生的并发症及预防措施进行充分的研究讨论；向患者及其亲属说明手术的必要性、可能取得的效果、手术的风险、可能发生的并发症以及术后恢复过程和预后，以取得患者和亲属的信任和配合，并在手术同意书、输血同意书等上签字。同时，应交代如何保持良好的心理素质以确保手术成功。

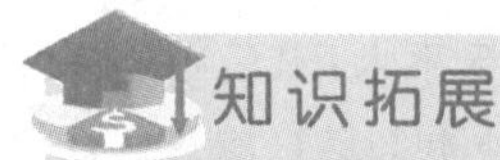

外科医生术前谈话的技巧和艺术

术前谈话是外科医生在手术之前与患者及家属或其他相关人员的一次医患沟通，将患者的病情、将实施的医疗措施、医疗风险和预后情况等内容客观地告知他们，并对其咨询的相关问题予以解答，以便得到他们的理解，对将要进行的手术治疗达成一致意见。

术前谈话时应遵循以下原则：①严谨：符合诊疗常规和医疗原则；②全面：包括各种情况、结果、措施；③负责：体现医务工作者高度的责任心；④关爱：用语规范，不留歧义；⑤信心：鼓励患者和家属积极面对手术；⑥理解：认识疾病和手术存在的风险；⑦一致：每个医务人员之间、口头和书面之间；⑧分寸：对医疗工作和疾病发展规律的把握。

术前谈话看似是一个小问题，但却蕴涵着深奥的艺术、学问和哲理，体现了一名外科医生的医术、医德和责任心。不仅如此，良好的医患沟通对促进医患交流、改善医患关系、减少医疗纠纷具有非常重要的作用。

（二）生理准备

旨在将患者机体调整至接近生理状态，使患者能在较好的状态下，安全渡过手术。

1. 适应性锻炼　患者要练习以适应术后在床上大小便；术后患者因切口疼痛而不愿咳嗽，致使呼吸道分泌物不能及时排出，术前就应教会患者正确的咳嗽、咳痰方法；吸烟者术前 2 周必须戒烟。

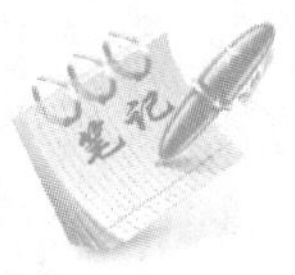

2. 纠正水、电解质及酸碱平衡紊乱　有些患者术前已出现明显的水、电解质及酸碱平衡紊乱，如急性肠梗阻或弥漫性腹膜炎患者常伴有等渗性脱水和代谢性酸中毒，瘢痕性幽门梗阻者合并低渗脱水和低氯性碱中毒。术前若能予以纠正，将大大提高患者对手术的耐受能力。

3. 备血　术前应做好血型和交叉配血试验，准备好一定数量的血制品，以便在术中出现大出血时可及时补充。术前贫血者，应在术前予以纠正，要纠正贫血或补充循环血容量不足，常需要输血。高危患者术前恰当的分次输血对提高大手术时的耐受力较任何其他准备方法更为有效。做择期手术前血红蛋白应提高至接近120g/L或血细胞比容至0.35。

4. 胃肠道准备　手术前12小时禁食，4小时禁饮，以防止因麻醉或手术过程中呕吐引起窒息或吸入性肺炎，必要时行胃肠减压，术前排空大便或清洁灌肠。胃肠道手术患者术前1～2天始进流质饮食。结肠或直肠手术，应在术前一日晚及手术当天清晨行清洁灌肠或结肠灌洗，术前2～3天应口服肠道抗生素，以减少手术后感染。

5. 预防感染　近年来，对围术期全身预防性应用抗生素的问题，有了比较一致的看法。认为预防性抗生素的应用能有效降低手术部位的感染率，并强调抗生素应在手术野或切口受到污染前或污染后的短时间内使用，要求在细菌侵入组织时，组织中的抗生素已达到有效的浓度，而不是在手术已结束，患者回到病房后才开始给予抗生素。后一方法并不能抑制或杀灭已侵入组织并已繁殖的细菌，除非是治疗已存在的感染，一般不必提前2～3天应用。因此，预防性抗生素的应用，应遵循下列原则：①用在细菌种植之前。麻醉时，静注给予一定剂量的抗生素或手术开始前2小时肌注给予。②应用的时间要短。长时间应用并不能降低切口的感染率，反增加抗生素的副作用，如产生耐药菌株，二重感染，药物毒性症状，且增加医疗费用。在清洁或清洁-污染切口，术后预防性抗生素的应用不超过1天。③预防性抗生素不能替代仔细的手术操作和无菌技术原则。

6. 其他　手术前夜，应认真检查确定各项准备工作是否完善。手术前夜患者需做好体力及精神上的准备，若不能安睡，可给予镇静剂，以保证良好的睡眠。如发现患者体温升高而与疾病无关，或妇女月经来潮等情况，应延期手术。进手术室前，患者应排尽尿液，估计手术时间较长的，或者施行的是盆腔手术，还应留置导尿管，使膀胱处于空虚状态，避免过度充盈。如果患者有可活动义齿，应予取下，以免麻醉或手术过程中脱落或造成误咽、误吸。耳环、项链、戒指、手镯、手表等均应取下交给家属保管。

二、特殊准备

对手术耐受力不良的患者，除了要做好一般准备工作外，还需根据患者的具体情况，做好多方面的特殊准备。

（一）贫血与营养不良

贫血与营养不良可以导致细胞代谢障碍和器官功能障碍，直接影响患者的手术耐受力、术后切口的愈合、组织的修复与器官功能的恢复，增加并发症的发生率与手术死亡率。因此，需要查明原因并予以纠正。术前准备时间短促的可行输血，尤对慢性失血的患者更为有效，每天宜输300～400ml，便于患者机体加以调整，不致出现短时期内血容量急速增加的情况。低白蛋白血症（<30g/L）患者，可输注白蛋白、血浆等。如允许作较长时间（10～14天）的准备，可视患者的胃肠功能情况给予肠外或肠内营养支持。

（二）高血压

患者血压在160/100mmHg以下，可不作特殊准备。血压过高者，麻醉的诱导和手术的应激可引起脑血管意外或充血性心力衰竭，因此术前应适当用药物控制血压，但并不要求降至正常。

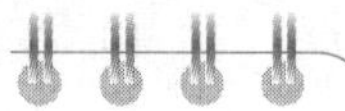

（三）心脏病

外科患者合并心脏病时，其手术的危险性无疑将高于非心脏病者。因此，要充分估计患者的心脏病情况，考虑患者的心脏能否耐受手术及麻醉打击、可能发生的问题以及术前应做哪些准备。

心脏病患者手术前准备的注意事项：①长期应用利尿药和低盐饮食，水和电解质失调者须予纠正；②贫血者少量多次输血予以矫正；③心律失常者，心房纤颤伴心室率增快（100 次/分以上）者，去乙酰毛花苷 C（西地兰）0.4mg 加入 25% 葡萄糖溶液 20ml 中缓慢静脉推注，或口服盐酸普萘洛尔（心得安）10mg，每日 3 次，尽可能使心率控制在正常范围。冠心病出现心动过缓（心室率 50 次/分以下）者，术前可皮下注射阿托品 0.5 ~ 1mg 以增加心率；④急性心肌梗死患者 6 个月内不施行择期手术，6 个月以上者，如没有心绞痛发作，在监测条件下可施行手术。心力衰竭患者，最好在心力衰竭控制 3 ~ 4 周后再施行手术。

（四）呼吸功能障碍

外科手术患者中，尤其是老年与吸烟的人群中，常合并有慢性支气管炎、支气管扩张、哮喘和肺气肿，以致有不同程度的呼吸功能不全，易引起术后肺不张、肺部感染、呼吸功能衰竭等。有吸烟史者，应在择期性手术前 2 周戒烟，如有慢性炎症存在，可根据痰培养的结果选用适宜的抗生素控制感染，行超声雾化吸入，体位引流排痰，必要时作纤维支气管镜生理盐水冲洗支气管，并给予低流量（<2L/min）吸氧治疗。对于高危患者，术前肺功能检查具有重要意义。

（五）肝脏疾病

我国外科手术患者常并存有慢性肝炎或肝炎后肝硬化，且有些患者并无自觉症状，甚至对此一无所知。除肝炎后肝硬化外，也有血吸虫病肝硬化、酒精性肝硬化等。肝硬化患者术后并发症发生率与死亡率明显较非肝硬化者为高。

肝功能不全患者术前应给予充分的准备，以期肝功能得到改善；增加蛋白质的供应；补充多种维生素（如维生素 B、维生素 C、维生素 K），特别是维生素 K_1。有可能时，血清白蛋白应达到 35g/L 或以上，凝血酶原时间延长的情况得到纠正。

（六）肾脏疾病

慢性肾炎、肾盂肾炎、肾小动脉硬化、肾结核、系统性红斑狼疮、糖尿病、高血压等均可引起肾功能不全。慢性肾功能不全者发生术后肾衰竭的常见诱因为术中肾脏缺血、术后感染及滥用肾毒性药物。术前必须做有关检查，以免遗漏。

慢性肾功能不全常合并有高钾血症、酸中毒、体液平衡失调、贫血、营养不良、出血素质及易感染倾向等，术前应作进一步检查及处理，充分评价肾功能，以减少术后并发症的发生。术前最大限度地改善肾功能，低蛋白高糖饮食，维持水、电解质和酸碱平衡，控制感染，必要时行透析治疗。

（七）肾上腺皮质功能不足

除慢性肾上腺皮质功能不全的患者外，凡是正在应用激素治疗或近期内曾用激素治疗 1 ~ 2 周者，肾上腺皮质功能就可能有不同程度的抑制。应在术前 2 日开始用氢化可的松，每日 100mg；第 3 日即手术当天，给 300mg。术中、术后根据应激反应情况，决定用量及停药时间。

（八）糖尿病

糖尿病患者的手术耐受力差，其术后并发症发生率和死亡率明显高于非糖尿病患者。有糖尿病病史的患者在术前多能引起术者的注意，但约有 50% 的老年患者患有隐性糖尿病，临床表现不典型或无症状，部分患者的空腹血糖亦属正常，或因肾血管硬化、肾糖阈值提高，空腹尿糖测定亦呈阴性，术前易被误诊，术后可发生糖尿病酮症酸中毒或是高渗非酮性昏迷，预后较差。

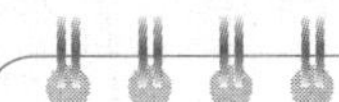

因此，术前对隐性糖尿病患者应多加检查，空腹血糖值在 6.7mmol/L(120mg/dl) 的可疑糖尿病患者，除多次测定空腹血、尿糖外，还应作葡萄糖耐量试验和餐后 2 小时尿糖定性检查，以进一步验证是否有糖尿病存在。

择期手术的糖尿病患者，术前血糖宜控制在 7.28～8.33mmol/L，尿糖(±～+)；老年糖尿病患者，控制指标可放宽到空腹血糖≤9.44mmol/L，尿糖(+～++)。

术前已出现酮症酸中毒者，宜应用小剂量胰岛素静脉滴注方法[胰岛素 0.1U/(kg·h)]，肌内注射 10～20U，至血糖降至 8.3mmol/L，并同时纠正水、电解质紊乱与酸碱失衡。

第二节　手术后处理

手术后处理的目的是根据病情和手术的具体情况不同，在手术后进行必要的治疗处理措施，最大限度地减轻患者痛苦和不适，预防并发症的发生，使患者能顺利地恢复健康。

一、一般处理

患者术后送回病房前，就应整理好床位，备齐术后所需的用具，如胃肠减压装置、输液架、吸氧装置、吸引器等，甲状腺手术患者床边还需要配备气管切开包。对意识不清的患者或脊髓麻醉后尚未恢复的患者需特别注意，从手术台托起至床上时，不能弯曲脊柱或拖拉松软的下肢。将患者平稳搬移至病床时，应注意保护好各种引流管。在患者尚未清醒或麻醉作用未消失前，不要贴身放热水袋取暖，以免烫伤。

(一) 体位

全麻未清醒的患者，取平卧位，头转向一侧直到清醒，以免口腔分泌物或呕吐物被吸入气管。蛛网膜下腔麻醉患者，应去枕平卧或头低卧位至少 6 小时，以防头痛。全麻清醒后、蛛网膜下腔麻醉 12 小时后、硬脊膜外腔麻醉、局麻等患者，可根据手术需要确定体位。不同手术后的体位应有不同：颅脑术后如无休克或昏迷，可取 15°～30°头高脚低斜坡卧位；颈胸部手术后多采用高半坐卧位，以便于呼吸；腹部术后，多采用低半坐卧位或斜坡卧位，以减少腹壁的张力；脊柱或臀部手术后，可采用俯卧或仰卧位。任何卧位都应使患者舒适，并利于内脏生理活动、便于患者作适当活动。

(二) 活动

患者已清醒、麻醉药物作用消失后应鼓励在床上活动，如进行深呼吸、四肢主动活动及间歇翻身等，床上足趾和踝关节伸屈活动或下肢肌松弛、收缩的交替运动，将有利于促进静脉回流。痰多者，鼓励患者主动咳嗽排痰。早期起床活动，应根据患者的耐受程度，逐步增加活动量。离床活动一般在手术后第 2～3 天开始，可先坐在床沿上做深呼吸和咳嗽，再在床旁站立、行走，逐步增加活动范围、次数和时间。早期活动有利于增加肺活量、减少肺部并发症，还可促进全身血液循环，有利于切口愈合，降低因静脉血流缓慢而并发深静脉血栓形成的发生率，增强患者康复的信心。此外，早期活动尚有利于促进肠道蠕动和膀胱收缩功能的恢复，减少腹胀和尿潴留的发生。有休克、心力衰竭、严重感染、出血、极度衰弱等情况，以及施行过特殊固定、有术后制动要求的患者则不宜早期活动。

二、病情观察

(一) 严密观察生命体征

每 15～30 分钟记录一次血压、脉搏、呼吸，直至病情平稳，从复苏室送出后数小时内仍需监测并记录。要进行心电监护、经面罩或鼻导管给氧，还要鼓励患者深呼吸以防肺不张。有气管

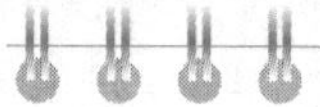

插管的患者，要及时吸痰和进行其他必要的呼吸系统治疗。

（二）监测中心静脉压

如术中有大量失血或体液丢失，应在术后一段时间内监测中心静脉压；如患者有心肺功能异常，必要时还可用 Swan-Ganz 导管监测肺动脉压、肺动脉楔压及混合静脉血氧分压等。

（三）其他监测项目

根据不同手术或患者术前的病情而定，如颅脑手术后应监测颅内压及苏醒程度，有涉及血管疾病的患者术后应监测末梢动脉循环状况等。

（四）体液平衡

要详细记录液体的入量、失血量、排尿量、胃肠减压及各种引流的丢失量。计出入量可用来评估体液平衡和指导补液。尿量是反映生命器官血液灌流情况的重要指标，必要时应留置导尿管观察每小时的尿量。

三、常用导管与引流物的管理

（一）导尿管

使用留置导尿管的目的，是解决术后尿潴留、行肾功能监测和尿路手术的需要。导尿管有普通橡胶导尿管和 Foley 导尿管（气囊导尿管）两种。一般导尿常用普通导尿管，如为留置导尿，多选用 Foley 导尿管，因为它易于固定。导尿管的管理：①导尿管与无菌引流瓶或引流袋相接，按需要定时测量尿量、尿比重；②长期留置导尿管者，每日需用消毒液清洗尿道口，每周更换一次导尿管，并保持导尿管的通畅。

（二）胃肠减压管

胃肠减压管通常是指鼻胃管，以解除或防止因手术、麻醉、腹部疾病引起的胃肠胀气。术前插管可减轻术中胃胀气，便于操作并增加手术的安全性；鼻胃管可连接减压器或行虹吸引流。术后应保持减压管通畅，胃管如有堵塞，可用注射器吸少量温盐水冲洗管腔，使之恢复通畅。

胃管一般在术后 2～3 天拔除，其拔除指征是：①肛门排气；②肠鸣音恢复；③胃肠引流液逐渐减少；④拔管前可先夹管试验，夹管后如无恶心、呕吐或腹胀等不适，可考虑拔管。

（三）腹腔引流管

腹腔引流是腹部外科手术的一项重要措施。腹腔引流根据作用机制，可分为被动引流（如烟卷引流）和主动引流（如双套管负压引流）两大类。根据应用目的则可分为治疗性和预防性两种。常用的引流物有烟卷引流、双套管引流、橡胶管引流等。

双套管负压引流属主动引流，效果好，多用于腹部手术后，适用于引流量较多、需要较长时间持续吸引的切口和胃肠道瘘等。一般内管负压吸引，外管为通气管。由于使用了负压，并有空气进入引流部位，可以产生负压过大或内、外管间发生堵塞形成单腔负压而损伤周围组织导致出血或肠腔损伤可能；也可因空气进入而污染引流部位，因此，在使用双套管负压引流时，应过滤进入引流管的空气，调整负压并保持引流管的通畅。此引流的效果好，如使用得当，能减少手术部位的感染、积液以及由此而引起的并发症。

（四）腔静脉导管

腔静脉插管是通过上、下腔静脉分支，常用的是经锁骨下静脉、颈内静脉、股静脉插入导管，导管的尖端达上或下腔静脉。经腔静脉插管可输入液体或营养液，也可测量中心静脉压，对危重患者和大手术后患者进行监测。但由于插管、长期置管及应用肠外营养可带来某些并发症，因此，必须精心护理，严密监测，及时处理腔静脉导管可能产生的并发症。

四、饮食与输液

开始饮食的时间，可根据下列两种情况来决定：

（一）非腹部手术

视手术大小、麻醉方法和患者的反应，来决定开始饮食的时间。小手术术后患者如无不良反应即可进食。蛛网膜下腔麻醉和硬脊膜外腔麻醉在手术后3～6小时可以少量进食。全麻者应待麻醉清醒，无恶心、呕吐时方可进食。

（二）腹部手术

尤其是胃肠道手术后，一般在24～48小时内禁食饮；第3～4天肠道功能恢复，肛门排气后，开始进少量流质饮食，逐步增加；第5～6天开始进半流食，一般在第7～9天可以恢复普通饮食。禁食期间应经静脉输液，以补充水、电解质和营养。开始进食时，水分和热量往往不够，仍需经静脉途径做适当补充。

五、各种不适的处理

（一）疼痛

麻醉药物作用消失后，患者开始感切口疼痛，一般24小时内最剧烈，2～3天后疼痛逐渐减轻，在安静休息下即不感到疼痛。小手术后可口服止痛药，大手术后1～2天内常需用哌替啶或吗啡，作肌肉或皮下注射（婴儿禁用），必要时4～6小时后重复使用。有条件者术后可用镇痛泵（PCA疗法）以缓解疼痛。

（二）发热

发热可能是术后最常见的症状，一般在术后3天内，体温升高幅度在1.0℃左右。如体温升高幅度过大，或恢复接近正常后再度升高，或发热持续不退，就应寻找其他原因。常见的原因有感染、致热原、脱水等。术后24小时以内发热，常常是由于代谢性或内分泌异常、低血压、肺不张和输血反应等引起。术后3～6天的发热，要警惕感染的可能，如静脉内所留置输液导管是否存在导管脓毒症；留置导尿管是否并发尿路感染；手术切口或肺部是否有感染等。若发热持续不退，应警惕是否由更为严重的并发症所引起。对发热的处理，应在明确诊断的前提下，作针对性治疗。

（三）恶心、呕吐

手术后恶心、呕吐的常见原因是麻药反应，麻醉药物作用消失后即可停止。其他原因有颅内压增高、糖尿病酸中毒、尿毒症、低钾、低钠等。如腹部手术后反复呕吐，有可能是急性胃扩张或肠梗阻等，应根据不同原因进行检查和治疗。

（四）腹胀

腹部手术后胃肠功能暂处于抑制状态，手术创伤大、时间长，胃肠功能恢复时间也长，一般手术72小时后可逐渐恢复。腹部手术后胃肠功能恢复大约经过三个时期，即无蠕动期，大约手术后24小时；蠕动紊乱期，在术后24～48小时之间；恢复期，72小时以后，这三个阶段可长可短，要根据手术创伤大小及患者年龄等情况决定。手术后腹胀一般不需处理，可自然恢复，但腹胀较重者则需查明原因并予相应处理，如胃肠减压等。腹腔感染者应积极抗感染治疗，由低钾或电解质紊乱等引起者，应补钾和调整电解质等。促进胃肠蠕动的药物和泻药一般不宜使用，若需用时一定要慎重。

（五）呃逆

可能因神经中枢或膈肌直接受刺激所致，多为暂时性，但有时为顽固性。可采用压迫眶上缘、短时间吸入二氧化碳、抽吸胃内积气、积液、给予安眠镇静或解痉药等处理。上腹部手术后

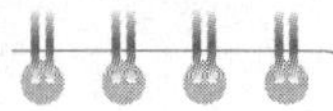

顽固性呃逆,应警惕吻合口漏或十二指肠残端漏所致的膈下感染可能。

（六）尿潴留

手术后排尿困难,有部分患者因卧床不习惯而造成排尿困难,在术前应作适应性锻炼;部分因腹部手术后切口疼痛引起膀胱和后尿道括约肌反射性痉挛而造成排尿困难,尤其是盆腔手术和肛门部手术者。全麻和蛛网膜下腔麻醉后排尿反射受抑制引起排尿困难,麻醉消失后可恢复排尿功能。尿潴留可继发尿路感染,术后6~8小时未排尿者,应行下腹耻骨上区叩诊,发现浊音区为尿潴留,应及时处理。处理时,告知患者不要紧张,尽量争取自然排尿,如无禁忌,可协助患者站于床沿排尿。也可用下腹部热敷,止痛后让患者自行排尿。上述处理无效时,可在无菌技术下进行导尿,留置尿管1~2天,有利于膀胱肌肉恢复收缩力。有器质性病变,如骶前神经损伤、前列腺肥大等,则需要留置尿管多日。

六、缝线拆除

所缝合的切口待愈合并可承受一定张力后,即可考虑拆线。缝线拆除时间按切口部位、局部血液供应情况、患者年龄来决定。一般头、面、颈部拆线时间为术后4~5天;下腹部、会阴部6~7天;胸部、上腹部、背部、臀部7~9天;四肢10~12天(近关节处可适当延长);减张缝线14天后拆除。青少年患者拆线时间可适当缩短,而年老、营养不良患者拆线时间应延迟。

拆线时应记录切口类型和切口愈合情况。切口类型可分为三类:①清洁切口(Ⅰ类切口),指缝合的无菌切口,如甲状腺手术切口、疝修补手术切口等;②可能污染切口(Ⅱ类切口),即指手术时可能有污染的缝合切口,如胃肠道手术切口等。皮肤表面的细菌不容易被彻底消灭的部位、6小时内经过清创术缝合的切口、新缝合的切口再度切开者,也属此类;③污染切口(Ⅲ类切口),指直接暴露于邻近感染区或感染组织的切口。如阑尾穿孔的切除术、肠梗阻坏死的手术等。

切口的愈合情况也分为三级进行记录:①甲级愈合,用"甲"字代表,系指切口愈合优良,无不良反应;②乙级愈合,用"乙"字代表,系指切口愈合处有炎症反应,如红肿、硬结、血肿、积液等,但未化脓;③丙级愈合,用"丙"字代表,指切口化脓,需要做切开引流等处理。

应用上述切口分型和切口愈合分级方法,观察切口愈合情况并记录。如甲状腺大部切除术后切口愈合优良,则记以"Ⅰ/甲",胃大部切除术后切口出现血肿,则记以"Ⅱ/乙",余类推。

第三节 手术后并发症的防治

各种手术后并发症的防治,是手术治疗后能否顺利康复的关键。手术后并发症可分两类:一类是各种手术后都有可能发生的一般并发症;另一类是某些特定手术后的特殊并发症,如胃大部切除术后的倾倒综合征,后者将在有关章节内介绍。

一、手术后出血

手术后出血可以发生在手术切口、脏器及体腔内,常由术中止血不完善,创面渗血未完全控制,原痉挛的小动脉断端舒张以及结扎线脱落,凝血功能障碍等所致。出血多发生于比较隐蔽的体腔,如无引流物,则局部体征短期内不一定明显,只有通过密切的临床观察,必要时进行穿刺(如腹腔穿刺)才能发现。有引流物时可通过引流量进行观察,如胸腔手术后,从胸腔引流管连续数小时内,每小时引流出血液量持续超过100ml,提示有内出血。拍胸部X线片,可显示有胸腔积液。手术后早期出现失血性休克的各种临床表现,特别是输给足够的血液和液体后休克

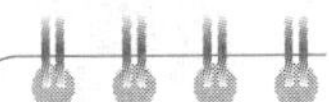

仍无好转，或反而加重，或好转后又恶化者，都提示有手术后出血。

防治：手术时务必严格止血；结扎务必规范牢靠；切口关闭前务必检查手术野有无活动性出血点，都是预防术后出血的关键。一旦确诊为术后出血，都需再次手术止血。

二、切口感染

是指清洁切口并发感染或有可能污染的切口出现了感染，发生率为3%～4%。细菌数量和毒力的大小、切口内有无血肿及异物、局部组织和机体抵抗力的强弱是主要的影响因素。手术后3～4天，切口疼痛加重，或减轻后又加重，并伴有体温升高，白细胞计数增高，即提示切口感染。检查时可发现切口局部有红、肿、热和压痛的典型体征。有怀疑者可以用血管钳撑开切口，进行观察或排出积脓，同时作切口分泌物涂片和培养（包括需氧、厌氧菌培养）。

防治：①严格遵守无菌操作；②手术操作仔细，止血彻底，不留死腔；③加强手术前、后处理，增强患者抗感染能力；④如切口已有早期炎症迹象，应使用有效的抗生素和局部理疗等，防止脓肿形成，若脓肿形成则应及时切开畅通引流。

三、切口裂开

切口裂开可发生在全身各处，但由于局部解剖和病理生理的特点，切口裂开多发生在腹部手术后。胸部切口因有多层的肌肉缝合，皮下脂肪较薄，感染率也较低，又无类似腹部的肠胀气、内脏脱出等因素存在，故常能迅速愈合而不发生裂开。腹壁切口裂开发生率一般为0.5%～3%。

切口裂开多发生在手术后1周左右。切口裂开主要原因有：①营养不良，组织愈合能力差；②外科缝合技术有缺陷，如缝线打结不紧，组织对合不良等；③术后腹腔压力突然增高，如剧烈咳嗽、低位肠梗阻等。

切口裂开也可以没有前驱症状，患者在起床、用力大小便，或咳嗽、呕吐等突然腹肌用力时，自觉切口崩裂。检查时可发现敷料红染，揭去敷料以后，如为完全性裂开，可见有肠管或网膜脱出切口外；如为部分性裂开，则皮肤外观愈合尚可，但皮下松软，有肿物性隆起，有时可见肠蠕动波，在线脚处可见血性液体溢出。脱出的肠管夹在切口两侧组织之间，可发生梗阻或绞窄坏死。

防治：针对切口裂开的原因，尽量采取措施避免术前、术中及术后各阶段内不利于切口愈合的因素。例如术前要纠正贫血和低蛋白血症，补足维生素C等；术中操作规范，对有切口裂开倾向的患者宜加作减张缝合；术后用腹带加压包扎，妥善保护切口。防止肺部并发症，以免引起频繁的咳嗽，咳嗽时患者或其他人员应作必要的伤口保护以减轻切口周围的张力。如腹胀明显者，应作胃肠减压并保持减压管通畅。有吸烟嗜好的患者，至少在术前2周停止吸烟，以减少术后并发症。

四、肺部并发症

常发生于胸、腹部大手术后，如肺不张、肺炎、肺梗死等，多见于老年人、长期吸烟或患有急、慢性呼吸道感染者。这些患者术后呼吸活动受到一定限制，肺底部、肺泡和支气管内容易积聚分泌物，如不能及时咳出，就易堵塞支气管，引起肺不张、肺部感染等。表现为手术后早期发热、呼吸急促、心率增快等。查体时患侧胸部叩诊呈浊音或实音，听诊呼吸音减弱或消失，或有局限性湿啰音，胸部X线检查有助于诊断。肺梗死是由多种因素所引起，有胸痛、咯血，典型的X线和心电图表现。

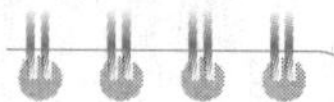

防治：①手术前做肺功能锻炼；②术前2周停止吸烟，并注意口腔卫生；③术后避免限制呼吸的固定或绑扎，鼓励患者深呼吸，协助患者咳痰。咳痰时用双手按住其切口两侧，可减轻咳嗽或咳痰时的疼痛；或帮助翻身、叩背、变换体位促进痰液排出。如痰液黏稠，可用祛痰剂超声雾化吸入，使痰液变稀薄，易于咳出；如患者无力或怕痛而不敢用力咳嗽，可用橡皮导管插入气管，激发咳痰或作吸痰；如痰量持续过多，有气道阻塞时作支气管镜吸痰，必要时考虑气管切开，便于吸出痰液。同时给予抗生素治疗。

五、尿路感染

下尿道感染是最常见的获得性院内感染之一。泌尿道感染史、尿潴留和各种泌尿道器械操作检查是手术后尿路感染的主要原因。急性膀胱炎的主要表现为尿频、尿急、尿痛，偶有排尿困难，尿液化验有较多的红细胞和脓细胞。若上行感染可引起急性肾盂肾炎，多见于女性患者，可并发寒战发热，肾区疼痛，白细胞计数增高等。

防治：防止和及时处理尿潴留，原则是在膀胱过度膨胀前设法排尿。尿路感染的治疗主要是应用有效抗生素，维持充足的尿量，以及保持排尿通畅。安置导尿管和冲洗膀胱时，应严格遵循无菌技术。

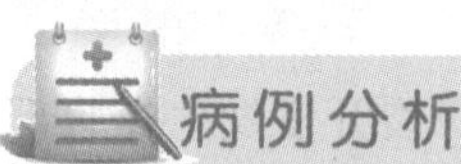

病例分析

患者，68岁，男性，行胃癌根治术后6天，出现烦躁不安、呼吸急促、咳嗽、咳白色黏液痰。查体：T 39.8℃、P 120次/分、R 38次/分、BP 135/90mmHg，双肺呼吸音粗，左下肺可闻及湿啰音，心脏听诊无杂音，白细胞计数 11.8×10^9/L、N：90%。

问题：1. 该患者行手术治疗后6天突发上述症状的原因是什么？

2. 如何预防或减少上述并发症的发生？应如何治疗？

本章小结

围术期处理是外科诊疗中非常重要的一个环节。充分完善术前准备对降低手术风险、确保手术安全至关重要；认真做好术后监测、积极处理术后不适症状和做好并发症的防治是促进患者术后康复的重要保障。围术期处理的重要性已得到越来越多临床医务工作者的高度重视，同时对缓解当前医患关系也具有重要作用。为此临床医务人员务必掌握好术前谈话的技巧、理解术前谈话的艺术，具备完善手术相关的术前准备和术后患者监测以及并发症防治的能力。

（周毕军）

练习题

一、选择题

A1 型题

1. 手术患者一般在术前6～12小时开始禁食是因为

A. 利于患者休息　　B. 减少胃肠道手术的污染

C. 避免术后腹胀　　D. 防止麻醉或术中发生呕吐

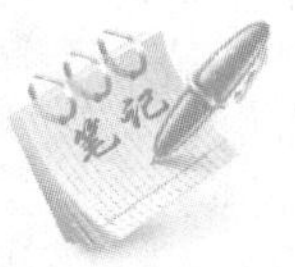

E. 有利胃肠道手术时的显露

2. 手术后切口感染，一般发生在术后

A. 1～2天　B. 2～3天　C. 3～4天

D. 4～5天　E. 5～6天

3. 预防手术创面外源性污染的措施不包括

A. 手术器械、敷料灭菌和消毒　B. 手术室空气消毒

C. 切开空腔器官前用纱垫保护，避免污染　D. 手术人员手、臂无菌准备

E. 手术人员戴口罩和手术帽

4. 术后腹胀的处理不包括

A. 肛管排气　B. 胃肠减压

C. 局部热敷　D. 新斯的明0.5mg肌注

E. 发生后即采取手术处理

5. 急性阑尾炎术后，7天拆线，切口无红肿、无渗液、无压痛，记录为

A. Ⅱ/甲　B. Ⅱ/乙　C. Ⅲ/甲

D. Ⅲ/乙　E. 甲/Ⅲ

A2 型题

6. 男性，65岁，行胃大部分切除术后1～3天，输液量过大，滴注速度过快，易发生

A. 切口感染　B. 切口裂开

C. 肺不张或肺内感　D. 急性肺水肿

E. 深静脉血栓形成

7. 男性，45岁，欲择期行腹股沟斜疝修补术，一般情况尚好，查体：BP 140/95mmHg，针对这一情况应选择的处理方法为

A. 用降压药使血压下降至正常水平　B. 可以不用降压药物

C. 用降压药使血压稍有下降　D. 用降压药使血压显著下降

E. 是否使用降压药，由患者确定

B1 型题

（8～10题共用备选答案）

A. 4天

B. 5～6天

C. 7～9天

D. 10～12天

E. 14天

8. 减张缝合拆除时间是术后

9. 背部手术后拆线时间是

10. 四肢手术后的拆线时间是

（11～14题共用备选答案）

A. 15°～30°斜坡卧位

B. 45°～75°高坡卧位

C. 头低10°仰卧位

D. 俯卧位

E. 侧卧位

11. 腹腔手术后

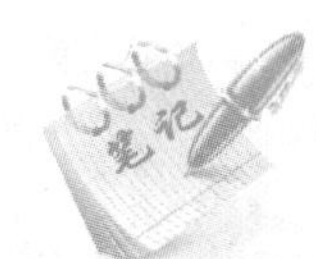

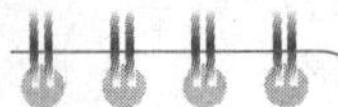

12. 颅脑手术后
13. 颈、胸手术后
14. 脊柱手术后

二、思考题

1. 术前胃肠道准备的内容有哪些？根据不同手术的要求进行简要分析。
2. 常见的术后并发症有哪些？说明其临床表现及处理方法。

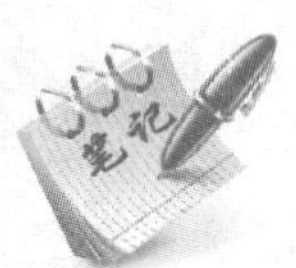

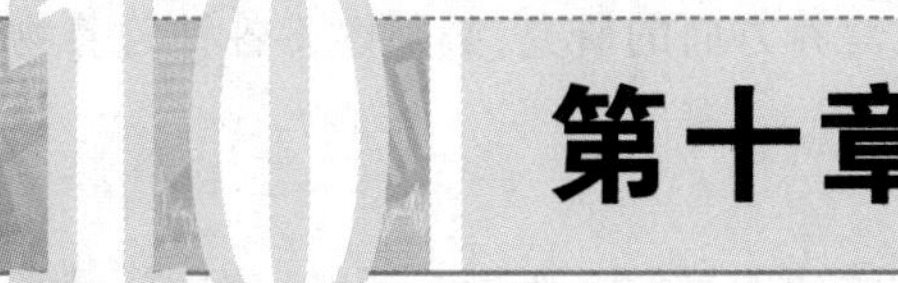

第十章

外科患者的营养支持

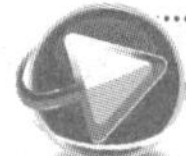

学习目标

1. 掌握:肠内营养、肠外营养的并发症及处理。
2. 熟悉:肠内营养、肠外营养的方式。
3. 了解:外科患者的代谢改变及营养状态评定方法。
4. 对患者的营养代谢能作出正确评估,选择并制订切实可行的支持计划。
5. 对不同类型的患者提供合适的促进营养恢复的治疗方案,告知患者营养支持的必要性,并对患者进行科学的饮食指导。

第一节　外科患者的营养代谢和营养支持的适应证

一、外科患者的代谢改变

外科患者的代谢改变,根据代谢特征基本可分为饥饿性代谢和应激性代谢。

(一) 饥饿时的代谢改变

外科患者常因食欲下降、吞咽困难、胃肠道梗阻或因治疗需禁食等特殊情况不能进食,即处于饥饿状态,人体必须利用自身组织供能。单纯饥饿状态下,机体通过减少活动,降低基础代谢率,减少能量消耗以维持生存。葡萄糖是体内各脏器组织普遍利用的能量物质,但储备量小,仅能维持 12 ~ 24 小时的代谢需要。饥饿状态下的主要内源性供能物质来自脂肪组织。脂肪动员可使脂肪组织中的甘油和脂肪酸释放入血增加,甘油经糖异生成糖,脂肪酸不但氧化供能,而且其代谢中间产物还成为糖异生原料和促进糖异生的有关代谢。蛋白质主要是为各脏器维持特定功能而存在,并非能量储备。

(二) 应激时的代谢改变

在遭受创(烧)伤、手术及感染等应激情况下,机体产生应激反应,出现一系列神经内分泌应激反应,表现为交感神经系统兴奋,胰岛素分泌减少,肾上腺素、去甲肾上腺素、胰高血糖素、抗利尿激素等分泌均增加,机体处于高分解和高代谢状态,使机体的静息能量消耗增加,代谢率增高。正常状态下蛋白质合成速率和分解速率基本相同,氮的摄入和排出相等,即处于氮平衡状态。应激时蛋白质分解速率随应激水平增加而明显增加,而蛋白质合成也有所增加,但明显低于蛋白质分解速率的增加,机体出现明显的负氮平衡。糖异生明显增加,而葡萄糖的利用减少,特别是有氧氧化障碍,而无氧酵解明显增加,导致血糖浓度明显升高。应激时机体脂肪组织动员加速,血中甘油和脂肪酸水平增高,机体利用脂肪酸氧化供能增加。

二、能量需要量及其营养物质的代谢

生物体内物质(主要是糖、脂肪和蛋白质)在代谢过程中所伴随的能量释放、转移和利用等,

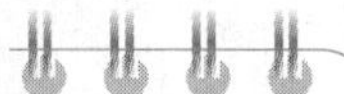

通常称为能量代谢。开展合理的营养支持，进行有关营养方面的研究，必须熟悉各种营养物质的代谢过程及其生理作用。

（一）能量需要量

临床上可根据患者体重，结合其活动及应激情况估计能量的需要量。一般情况下，最简易的估计方法是按105～125kJ(25～30kcal)/(kg·d)计算。在疾病的危重期，特别是处于应激状态，营养支持的原则已转变为代谢支持，目的是维持能量平衡。在疾病的恢复期，营养支持的目的是储备能量，即获得正常能量平衡，能量需要量可增加。

机体可利用的能源物质有3类：碳水化合物、脂肪和蛋白质。碳水化合物和脂肪是机体所需能量的主要来源，占总热量消耗的80%～85%，称为非蛋白质能源；其余由蛋白质提供。

（二）营养物质的代谢

食物中含人体所必需的营养物质包括碳水化合物、脂肪、蛋白质、无机盐或矿物质（包括电解质和微量元素）、维生素等。糖、脂肪及蛋白质这三大营养物质常被称为巨营养素。主要作用是支持生长、维持细胞群、组织修复及宿主防御。矿物质特别是微量元素和维生素常被称为微营养素，主要用于维持生存所必需的生理代谢过程。此外，尚需足够的水分。

1. 碳水化合物的代谢　碳水化合物是我国人膳食的主要成分，为热量的主要来源，占总能量的50%～60%，占非蛋白质能量的50%～70%。较易获取且最符合人体生理需求和代谢利用的是葡萄糖，葡萄糖主要功能是通过无氧酵解和有氧氧化供能，1g葡萄糖可提供16.7kJ(4.0kcal)的能量。

葡萄糖主要经小肠上部吸收后经门静脉入肝，一部分在肝内转变为肝糖原储存，大部分经肝静脉入血液循环成血糖。血糖流经各组织，一部分被直接氧化利用，另一部分转化成组织糖原，主要是肌糖原。糖原贮存是相当有限的，总量约500g，其中200g是肝糖原，可以转化成葡萄糖为身体所利用；其余300g是肌肉糖原，不能直接变成葡萄糖被身体利用，24小时的饥饿状态就可把肝糖原耗尽。

2. 脂肪代谢　脂肪是人体能量的主要贮存形式。脂肪所提供的能量占总能量的25%～35%，占非蛋白质能量的30%～50%。脂肪在体内的主要功用是氧化供能。1g脂肪可提供38.9kJ(9.0kcal)能量，远较葡萄糖为多。

脂肪酸为含双数碳原子的脂肪族羧酸，按碳原子多少分为长链、中链（6～12个碳）及短链脂肪酸，按含双链与否分为饱和脂肪酸与不饱和脂肪酸，不饱和脂肪酸又根据含单个或多个双链分成单不饱和脂肪酸和多（聚）不饱和脂肪酸。大多数饱和及单不饱和脂肪酸可在体内自行合成，称非必需脂肪酸，而亚油酸和亚麻酸则完全不能在体内合成，必须从食物中的植物成分获取，称为必需脂肪酸。

3. 蛋白质（氨基酸）代谢　蛋白质是构成机体的主要成分，占人体体重的15%，平均成人每天需要蛋白质为1g/kg，蛋白质所提供的能量占总能量的15%～20%。1g蛋白质或氨基酸氧化可产生能量18kJ(4.3kcal)。事实上，蛋白质的供能作用是次要的。主要功能是作为氮源，是组织细胞生长、更新、修复和一系列生物活动所需的物质基础。

氨基酸是组成蛋白质的成分，根据是否由机体合成分为必需氨基酸和非必需氨基酸。必需氨基酸需从食物获取，包括亮氨酸、异亮氨酸、赖氨酸、苯丙氨酸、甲硫氨酸、苏氨酸、色氨酸和缬氨酸；因生长发育等的特殊需要，组氨酸、牛胱氨酸、牛磺酸及酪氨酸对婴幼儿则是必需的。

某些氨基酸在创伤、手术、感染或其他疾病等情况下，消耗量或需要量明显增加，必须由外源增加供给，称为条件必需氨基酸，如精氨酸、谷氨酰胺等。组氨酸在肾脏功能受损时也必须由外源供给。支链氨基酸是唯一能在肝外肌肉组织中代谢的氨基酸，芳香族氨基酸在肝性脑病中具有作用，精氨酸对蛋白质合成和免疫功能有促进作用，谷氨酰胺对小肠黏膜细胞和淋巴细胞代谢具有重要影响。

4. 电解质和微量元素　电解质主要用于维持血液的酸碱和水电解质平衡，以维持机体有恒定的内在环境。钾、钠、氯、钙、镁、磷是人们已比较熟知的几种电解质，与营养代谢关系更为密切的是钾和磷。钙和镁是许多生物代谢酶的辅酶或激活剂。

人体需要的主要微量元素有近10种。包括铁、锌、铜、硒、锰、钼、碘及铬等。体内微量元素虽含量很少，但却是机体所不可缺少的，每一种微量元素都有它的特殊功能。

5. 维生素　包括水溶性和脂溶性两大类。维生素在机体生长发育、物质代谢和调节生理功能方面起重要作用。危重患者由于有额外丢失、摄入不足及需要量增加等因素，常致维生素缺乏，故在进行营养支持时应注意补充。

三、患者营养状态的评定

对患者营养状态的评定，既可判别其营养不良程度，又是营养支持治疗效果的客观指标。

1. 人体测量　体重变化可反映营养状态，但应排除脱水或水肿等影响因素。体重低于标准体重的15%，提示存在营养不良。三头肌皮褶厚度是测定体脂储备的指标，上臂周径测定可反映全身肌肉及脂肪的状况。上述测定值若低于标准值的10%，则提示存在营养不良。

2. 实验室检查

（1）血浆蛋白：血浆蛋白在肝脏合成，是反映营养状况的重要指标。较常用的有：白蛋白、转铁蛋白，前白蛋白，纤维连接蛋白。血浆白蛋白浓度降低是营养不良最明显的生化特征，但由于半衰期较长（20天），只有在长期摄入不足或营养不良时才有较显著的下降，难以评价短期营养支持的效果。前白蛋白、纤维连接蛋白半衰期各为2～3天和20小时，是营养不良早期诊断和评价支持效果的敏感指标。

（2）肌酐身高指数（CHI）：肌酐是肌肉蛋白质的代谢产物，尿中肌酐排泄量与体内骨骼肌群基本成正比，CHI＝（实测24小时尿肌酐量/标准尿肌酐量）×100%（正常值>1）。CHI<80%提示有营养不良，<60%为严重营养不良。

（3）免疫功能测定：机体免疫体系包括细胞免疫和体液免疫两大部分，营养不良时多以细胞免疫系统受损为主。总淋巴细胞计数是反映细胞免疫状态的一项简易参数。总淋巴细胞计数低于1500/mm^3为异常，800～1200/mm^3为中度营养不良，<800/mm^3为重度营养不良。还可接种抗原观察皮肤迟发超敏反应（SDH）以了解细胞免疫功能。其他：T细胞亚群和自然杀伤细胞活力均可作为判断细胞免疫功能的指标。

3. 营养支持的适应证　营养支持方式可分为肠外营养与肠内营养两种。肠内营养的可行性主要决定于小肠是否具有吸收各种营养素的功能。当患者因原发疾病、治疗与诊断的需要而不能经口摄食，或摄食量不足以满足机体需要时，如胃肠道功能允许，首先应考虑采用肠内营养。麻痹性肠梗阻和机械性肠梗阻、消化道活动性出血及休克均系肠内营养的禁忌证。严重腹泻及极度吸收不良时也当慎用。凡是需要营养支持，但又不能或不宜接受肠内营养治疗的患者均为肠外营养的适应证。但休克、重度败血症、重度肺功能衰竭、重度肝功能衰竭、重度肾功能衰竭等患者不宜应用或慎用。

第二节　肠 外 营 养

肠外营养（parenteral nutrition，PN）指通过静脉给予适量氨基酸、脂肪、糖类、电解质、维生素和微量元素，供给患者所需的全部营养或部分营养，以达到营养治疗的一种方法。根据输入途径可分为经中心静脉肠外营养和经周围静脉肠外营养。

1. 肠外营养的供应量　一般成人如下：

（1）热卡量：100～134kJ（24～32kcal）/kg。

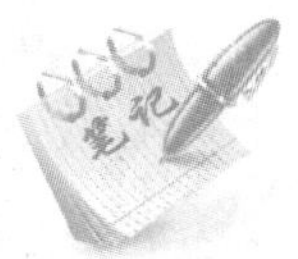

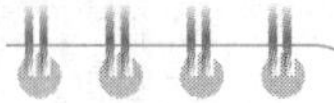

（2）氮入量：0.15～0.20g/kg。

（3）热氮比：418.6～627.9kJ（100～150kcal）：1g。

（4）钠：50～100mmol。

（5）钾：60～80mmol。

2. 肠外营养液的配制　配制过程中严格遵守无菌操作技术，最好在有空气层流装置的净化台上进行。近年来采用3L袋全营养混合液（TNA）的输注方法，即将上述成分不间断地一次完成混合，充入3L袋中混合后在室温下24小时内匀速滴注，暂不用者置于4℃保存。

3. 肠外营养液的输注　可经周围静脉或中心静脉途径给予。中心静脉插管常经锁骨下静脉途径或颈内静脉途径，一般情况下每根导管都可保留3个月以上；如管理得当可保留1年以上。如从周围静脉做中心静脉插管，更加安全。肠外营养液的输注方法有持续输注法和循环输注法，循环输入较持续输入更接近生理要求。

4. 肠外营养的监测

（1）全身情况：有无脱水、水肿、发热、黄疸等。

（2）血清电解质、血糖及血气分析：开始时每日测定，3天后若情况稳定，可改为每周1～2次。

（3）肝肾功能测定：每1～2周1次。

（4）营养指标：包括体重、淋巴细胞计数、血白蛋白、转铁蛋白、前白蛋白测定，1～2周1次。有条件时测氮平衡。

（5）中心静脉导管穿刺部位的变化：注意有无红肿、压痛、渗出，每周一次做局部细菌培养。

第三节　肠内营养

肠内营养（enteral nutrition，EN）是经胃肠道用口服或管饲的方法提供营养基质及其他各种营养素的临床营养支持方法。“只要胃肠道允许，应尽量采用肠内营养”已成为临床营养支持时应遵守的基本原则。

一、肠内营养制剂的种类和选择

可用于肠内营养的制剂很多，包括匀浆膳、管饲混合膳、管饲膳制品和要素膳。选择时要考虑患者的年龄、疾病种类、消化吸收功能、给予途径、患者的耐受力，必要时调整配方。由于临床研究的进展，渗透压不高的、低黏度的要素营养已有多种商品供应，基本上分为以氨基酸为氮源、以水解蛋白为氮源、以酪蛋白为氮源的三大类。各种经肠营养商品的维生素与矿物质含量，尤其是电解质的量相差较大，通常配成热量密度为4.18kJ（1kcal）/ml的溶液。

知识链接

要素饮食

要素饮食（elemental diet）是一种化学精制食物，含有全部人体所需的易于消化吸收的营养成分，包含游离氨基酸、单糖、主要脂肪酸、维生素、无机盐类和微量元素。与水混合后可以形成溶液或较为稳定的悬浮液。它的主要特点是：无须经过消化过程即可直接被肠道吸收和利用，为人体提供热能及营养。适用于严重烧伤及创伤等高代谢、消化道瘘、手术前后需营养支持、非感染性严重腹泻、消化吸收不良等患者。

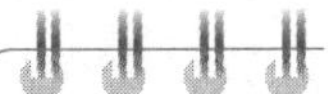

二、肠内营养的给予途径

除少数人可经口服外，多数需经管饲进行肠内营养。用以输注胃肠内营养液的管道有鼻胃管、鼻十二指肠管、鼻空肠管、胃造口插管、空肠造口插管或经肠瘘口置管。其途径可经鼻插管或手术造口置管于胃内、十二指肠或空肠内。近年来可通过胃镜经皮进行胃造口。

三、肠内营养的给予方式

能口服的患者每日饮用6～8次，每次200～300ml，必要时加用调味剂。口服不足的能量和氮量即可经周围静脉营养补充。经鼻饲的患者可有下列给予方式：

1. 按时分次给予　将配好的胃肠内营养液用注射器缓缓注入，每日4～8次，每次250～400ml。此方式易引起患者腹胀、腹痛、腹泻、恶心、呕吐等胃肠道反应，尽量不采用。

2. 间歇重力滴注　用间歇重力滴注装置，在12～24小时内持续滴注全天量的营养液。采用输液泵可保持恒定滴数，便于监控管理，尤其适用于病情危重经十二指肠或空肠造口管饲的患者。输注时应注意营养液的浓度、速度及温度。经胃管给予时开始即可用全浓度（20%～24%），量约50ml/h，每日给予500～1000ml，3～4天内逐渐增加滴速到100ml/h，达到一天所需总量2000ml。经空肠管给予时先用1/4～1/2全浓度（即等渗液），滴速宜慢（25～50ml/h），从500～1000ml/d开始，逐日增加滴速、浓度，5～7天达到患者能耐受和需要的最大输入量。

四、肠内营养的监测

1. 生命体征　每日观察患者脉搏、呼吸和体温。

2. 生化指标　每周一次测定肝肾功能、血浆蛋白、电解质、血糖、血脂及尿糖值。血糖异常者应勤于复查，随时调节肠内营养液及胰岛素的用量。

3. 临床指标　观察记录患者每日的出入水量、体温、喂养管位置、腹部体征、排便次数、量及性状。

第四节　外科营养支持的并发症及其防治

一、肠外营养支持的并发症及其防治

认识肠外营养可能发生的并发症，并注意预防和及时治疗，是保证肠外营养支持实施的重要环节。

1. 技术性并发症　这类并发症大都与中心静脉导管的放置或留置有关。最常见的是穿刺损伤肺，产生气胸；损伤血管时可致血胸、纵隔血肿或皮下血肿；也可能因穿刺而损伤臂丛神经或胸导管。空气栓塞是最严重的并发症，空气可在穿刺过程中、体液走空或导管接头脱开时逸入静脉，一旦发生，后果严重，可因心脏空气填塞而致死。为此，中心静脉导管接头应保证不会脱开，体液走空也应绝对避免。

2. 代谢性并发症

（1）补充不足：①血清电解质紊乱：接受肠外营养支持的患者往往病情重，还常伴有电解质的额外丢失（如胃肠减压，肠瘘），若按常规量补充，常易发生电解质紊乱，故应严密定期监测血电解质水平，随时纠正补充量。②必需脂肪酸缺乏症：多见于长期做肠外营养而不注意补充脂肪乳剂者。表现为皮肤干燥、鳞状脱屑、脱发及伤口延迟愈合等。每周输注脂肪乳剂1～2次，可有效地预防必需脂肪酸缺乏症。③微量元素缺乏：见于长期行肠外营养者，锌缺乏最多见，表现为口周围及肢体皮疹、皮肤皱痕及神经炎等。长期肠外营养还可因缺铜而产生小

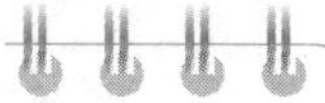

细胞性贫血；因铬缺乏而致难治性高血糖等。为此，长期行肠外营养者应每日补充微量元素注射液。

（2）糖代谢异常：①低血糖或高血糖：外源性胰岛素用量过大可致低血糖，调整胰岛素用量后即可纠正。突然停止输注高浓度葡萄糖（内含胰岛素时），可因胰岛素的延迟作用而导致严重的低糖血症，在肠外营养时溶液中应酌情补充胰岛素，并随时监测血糖水平。②肝功能损害：肠外营养时肝功能受损的因素很多，其中葡萄糖用量过大是最主要原因；可出现轻度黄疸及酶值升高。为此，宜采用脂肪和糖的双能源供应，以减少糖用量。

（3）肠外营养本身所致：①胆囊内胆泥沉积和胆石形成；②胆汁淤积及胆酶谱升高；③肠屏障功能减退。尽早将肠外营养改为肠内营养可有效预防。

3. 感染性并发症 即导管性败血症。其发病与置管技术、导管使用及导管护理有密切关系。临床表现为突发的寒战、高热，重者可致感染性休克。在找不到其他感染灶时即应考虑导管性败血症的可能。应暂停肠外营养，并取输液袋内液体及血样做细菌培养，更换输液器后改输其他液体，观察8小时。若发热仍不退，应拔出导管，作导管头培养。一般在拔管后发热自退，不必用抗生素。若发热继续，或血培养阳性，应选用敏感的抗生素。导管性败血症的预防措施有：置管时应严格掌握无菌技术；避免中心静脉导管多用途使用（不输注血制品，不用于抽血，测压）；应用全封闭的输注系统；定期做导管护理等。

二、肠内营养支持的并发症及其防治

肠内营养较肠外营养更安全易行，但也可因营养剂选择或配制不合理，营养液污染及护理不当等，产生一系列与之相关的并发症，包括：机械性的、胃肠道的和代谢性的。机械性并发症主要与喂养管的柔软度、放置、所处的位置和护理有关。胃肠道并发症是肠内营养时最多见的并发症，包括恶心、呕吐、胃排空延迟、腹胀、肠痉挛、便秘及腹泻等，其中以腹泻最为常见，占应用肠内营养者的5%～30%。导致腹泻的原因有以下几点：①伴用药物的副作用：如抗生素可改变胃肠道正常菌群；西咪替丁和其他H_2受体阻滞剂改变胃液的pH；某些药物、电解质和含镁的抗酸剂等未经完全稀释即经喂养管注入，可致肠痉挛和渗透性腹泻。②营养剂的类型：其中乳糖、脂肪、纤维含量都可能影响肠道对营养液的耐受性。当脂肪含量>20%时，腹泻发生率明显增高。③营养液的高渗透压：高渗透压易引起类似倾倒综合征的腹泻。④低蛋白血症：大量液体因渗透压差而进入肠腔，引起腹泻。⑤营养液污染：污染可能来自营养制剂的生产、配制或输注管道，营养液过久的置于室温中易致变质。⑥营养液输注的速度和温度：过快地输注高渗营养液或温度太低均可刺激肠道，出现胃肠道并发症。

经空肠造瘘输入过快或浓度过高，可发生倾倒综合征或腹泻等。尤其依赖重力滴注而不用输液泵，因受腹腔压力影响，滴入不均匀而时快时慢，有些患者难以适应。故最好用输液泵保持恒速输入。

配得的营养液在温度高的条件下易滋生细菌和真菌，输入后也易引起腹泻等，故需放在冰箱内，用时取出，并需适当加温。要想到并发症的可能，并给予注意。肠内营养的并发症不难预防和处理。

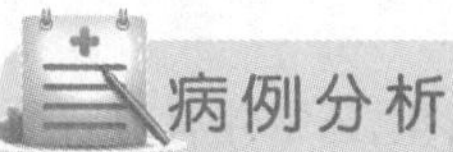

患者，男，73岁，体重62kg，全胃切除术后5天，大量肠液自腹腔引流管引出，左上腹疼痛。查体：左上腹压痛，无腹肌紧张。

问题： 1. 该患者热量每天基本需要量是多少？

2. 首选的治疗措施是什么？

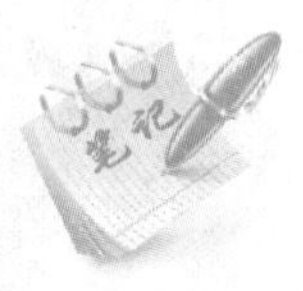

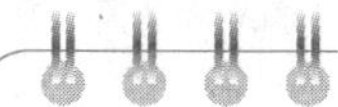

本章小结

外科患者较常出现营养代谢障碍，长时间的营养代谢紊乱，将严重影响疾病的治疗与预后。重视营养支持并能及时采取适宜的措施，是每个外科医生应具备的能力。外科营养支持方式主要有肠外营养与肠内营养，两者各有其优缺点，但应把握能够肠内则不肠外的原则。营养支持应贯穿于每例外科患者的诊治过程，而严重营养代谢紊乱的纠正，则应借助专业临床营养师完成。

（杨更新）

练习题

一、选择题

A1 型题

1. 全肠外营养时，补充氮(g)和热量(kcal)的比例一般为

A. 1∶10　　B. 1∶50　　C. 1∶80　　D. 1∶150　　E. 1∶300

A2 型题

2. 男性，52 岁，车祸致骨盆骨折，脾破裂，脾切除术后胃瘫。给予静脉输入 25% 葡萄糖 400ml 和其他液体，术后 10 天患者出现皮肤，巩膜黄染，并进行性加重，化验血糖 20.3mmol/L。出现黄疸的最可能原因是

A. 复合伤导致肝功能失代偿　　B. 糖代谢紊乱导致肝功能损害
C. 电解质紊乱导致肝功能损害　　D. 药物中毒导致肝功能损害
E. 输血导致血管内溶血

A3/A4 型题

（3～4 题共用题干）

男性，36 岁，暴饮暴食后突发腹部疼痛，呈持续性，阵发性加重，伴呕吐。被诊断为急性坏死性胰腺炎而急诊行手术治疗。

3. 该患者术后第 2 天营养供给应采取

A. 普食　　B. 管饲流食
C. 要素饮食　　D. 部分胃肠外营养
E. 完全胃肠外营养

4. 术后第 4 天，患者体温降至正常后又升高至 39.5℃，精神不振，寒战，无腹痛、腹胀，伤口引流液少，中心静脉置管处红肿，压痛。应警惕其可能发生

A. 空气栓塞　　B. 低血糖症　　C. 高血糖症
D. 导管败血症　　E. 急性胰腺炎复发

B1 型题

（5～7 题共用备选答案）

A. 1kcal
B. 4kcal
C. 7kcal
D. 9kcal
E. 11kcal

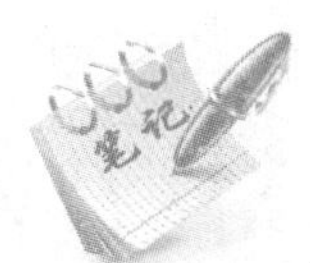

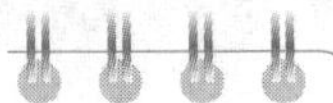

5. 每克碳水化合物能产生能量约为
6. 每克蛋白质能产生能量约为
7. 每克脂肪能产生能量约为

（8～10题共用备选答案）

A. 气胸
B. 肢体外伤性失血
C. 营养不良
D. 电解质紊乱
E. 误吸

8. 肠外营养可能发生的代谢性并发症是
9. 肠外营养可能发生的技术性并发症是
10. 肠内营养可能发生的并发症是

二、思考题

1. 简述肠外营养支持的并发症及其防治。
2. 肠内营养支持的并发症有哪些？如何防治？

第十一章

外科感染

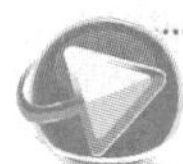

学习目标

1. 掌握:皮肤软组织感染的临床表现及治疗方法。
2. 熟悉:芽胞厌氧菌感染的临床表现及治疗方法,抗菌药物的应用原则。
3. 了解:外科感染的分类及一般处理。
4. 具备良好的无菌观念及清创、换药等基本外科操作技能。
5. 在对患者的治疗中,关爱患者,尽量减轻换药等操作给患者带来的痛苦,并做好解释工作,取得患者对治疗的理解和配合。

外科感染(surgical infection)一般是指需手术治疗的感染性疾病和发生在创伤、手术、介入性诊疗操作后并发的感染。目前,尽管抗菌药物不断增多,但其发病率并未降低,仍占外科疾病的1/3~1/2。外科感染具有以下特点:①多属几种需氧菌与厌氧菌的混合感染。②以内源性感染为主,病原菌多来自人体的正常菌群。③多数有明显的局部症状和体征,病变常导致组织结构破坏、修复、愈合并形成瘢痕。④常需手术治疗。

第一节 概 述

(一) 病因和感染的演变

外科感染可由病原微生物和寄生虫引起,微生物以细菌最常见,其次有病毒和真菌等,其中外源性感染菌来自周围环境,致病力强。如金黄色葡萄球菌、溶血性链球菌、结核杆菌、厌氧梭状芽胞杆菌等;内源性感染菌为来自体内的条件致病菌,正常情况下,寄居在皮肤、口鼻咽腔、肠管、阴道、尿道等部位,一般情况下不致病,甚至有益无害,使微生物、宿主、环境三者保持生态平衡。在生态失调时,如致病微生物的数量与毒力增加或机体免疫力下降,可引起感染,常见有口鼻咽腔正常菌群所致的脑脓肿、肺脓肿、脓胸;肠管正常菌群所致的急性腹膜炎、急性阑尾炎、胆道感染、肝脓肿;泌尿生殖道正常菌群所致尿路感染、妇科感染;皮肤正常菌群所致的烧伤及手术切口感染等,最后可引发全身性炎症反应,进而导致脓毒症。当众多的机体防御机制参与炎症过程,在及时有效治疗下,可使入侵致病微生物局限化或被清除而痊愈。故外科感染虽由致病微生物侵入人体所引起,但其发生和发展与致病微生物和机体免疫力有密切关系。此外,由于大量新型广谱抗生素的问世和滥用,外科感染的主要致病菌发生了下述变迁:20世纪60年代以金黄色葡萄球菌和溶血性链球菌等革兰阳性菌为主。20世纪70年代,逐步被革兰阴性杆菌,如大肠杆菌、铜绿假单胞菌所取代。20世纪80年代以后,以混合感染的条件致病菌(需氧菌、厌氧菌和真菌)为外科感染的主要致病菌。到20世纪90年代,革兰阳性球菌又有重新增多的趋势,真菌感染也呈上升趋势。

(二) 分类

1. 按致病菌特性分

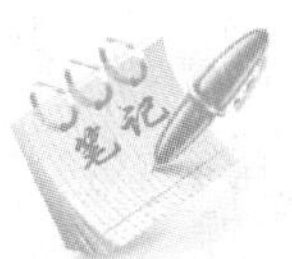

(1)非特异性感染(nonspecific infection):又称化脓性感染或一般性感染。如疖、痈、丹毒、急

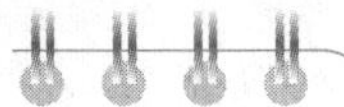

性阑尾炎等。常见致病菌有葡萄球菌、链球菌、大肠杆菌等。其特点是：同一种致病菌可引起几种不同的化脓性感染，而不同的致病菌又可引起同一种化脓性感染。有化脓性炎症的共同特征，即痛、可形成脓肿，防治原则基本相似。

（2）特异性感染（specific infection）：如结核病、破伤风、气性坏疽、炭疽及放线菌病等。其特点是由相同的致病菌引起较为独特的病变。各病的临床表现和防治原则均不相同。

2. 按感染发生的情况分

（1）原发性感染：指伤口直接污染造成的感染。

（2）继发性感染：指在愈合过程中出现的病菌感染。

（3）条件性（机会）感染（opportunistic infection）：指平常为非致病或致病力低的病原菌，由于数量增多使毒性增大，或人体免疫力下降，趁机侵入而引起的感染。

（4）医院内感染（nosocomial infection）：分交叉（外源性）感染和自身（内源性）感染两种，主要由条件致病菌引起，通常指在医院内发生的创伤和烧伤感染、呼吸系统和泌尿系统的感染。医务人员的无菌操作对院内感染有显著影响。

（5）二重感染（superinfection）：亦称菌群交替症，是在广谱抗菌药物治疗过程中，多数敏感细菌被抑制，耐药菌大量生长繁殖，导致机体菌群失调而产生的新感染。一般见于用药后20天内，好发于婴儿、年老体弱、有严重疾病、腹部大手术后和长期使用激素等免疫功能低下者。病原微生物主要为金黄色葡萄球菌、真菌及革兰阴性杆菌。常见于难辨梭状芽胞杆菌过度繁殖所致假膜性结肠炎；还有白色念珠菌感染，少数患者可发生病死率颇高的真菌性败血症。

3. 按感染的病程分　病程在3周内为急性感染，3周~2个月为亚急性感染，超过2个月为慢性感染。

（三）临床表现

1. 局部症状　感染区红、肿、热、痛和功能障碍是化脓性感染的五大典型症状。感染局部症状的程度可随病变范围和位置深浅而异。病变范围小或位置较深时，局部症状则不明显，反之，病变范围大或位置表浅时，局部症状则较突出。

2. 全身症状　感染轻，可无全身症状。感染较重的常有发热、头痛、全身不适、乏力、食欲减退等。一般均有白细胞计数增加和核左移。病情严重时，甚至出现白细胞降低和中毒颗粒。全身感染严重，尤其是革兰阴性杆菌败血症，易引起水电解质和酸碱平衡紊乱、感染性休克。部分严重感染患者由于反应低下，出现体温下降、脉搏快、预后不良。病程长者，因营养消耗可出现贫血、消瘦或水肿。

（四）诊断

根据病史、症状、体征和白细胞计数及分类进行综合判断，仍是感染的基本诊断方法。细菌培养阳性是诊断感染的过硬指标。为提高培养阳性率和尽快得到结果，可采用选择性培养基，改善培养条件，或使用微生物快速自动诊断仪。更精确的方法是利用PCR技术扩增血中或组织中共有或某种特有细菌DNA片段进行检测。波动感是诊断脓肿的主要依据。深部脓肿波动感常不明显，但表面组织常有水肿、局部有压痛，全身症状明显，可借助诊断性穿刺抽到脓液。将抽到的脓液行细菌培养和药物敏感试验，可为选择抗菌药物提供依据。为寻找或定位深部的感染灶，还可进行如超声波、X线、CT和MRI检查等辅助检查。

此外，对脓毒症或并发休克者尚需连续监测重要器官系统的功能。

（五）预防

增强人体的全身和局部免疫力，减少致病菌进入人体机会，是防止感染发生的两个重要环节。

（六）治疗

原则上应大力增强人体的抗感染和组织修复能力，及时杀灭致病微生物，适时引流脓液或清除坏死组织。

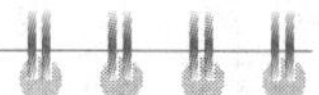

1. 局部疗法

（1）患部制动、休息：对感染的肢体，可抬高，必要时，可用夹板或石膏绷带固定，有利于静脉的回流，减轻疼痛，使炎症局限化或消肿。

（2）外用药：浅部感染早期或中期可外用：①2.5%碘酒。②2%鱼石脂软膏。③50%硫酸镁溶液浸浴。④0.25%普鲁卡因加青霉素80万U或庆大霉素16万U作病灶周围封闭。⑤中药外敷。已破溃的感染，则行引流和更换敷料。厌氧菌感染伤口可用3%过氧化氢溶液冲洗，浸泡。

（3）物理疗法：用热敷或湿热敷、红外线、超短波理疗，能改善局部血液循环，有促进感染的吸收或局限化作用。

（4）手术治疗：如脓肿的切开引流、清除切口的坏死组织及异物、切除坏死肠管及阑尾、清除结核病灶、气性坏疽紧急切开减张引流等，以减轻局部和全身症状，阻止感染继续扩散。

2. 全身疗法　重症患者应加强全身重要脏器的监测及病情严重性评估。

（1）改善全身症状：目的是改善全身情况和增加免疫力。①确保患者充分休息，提供高能量、高蛋白、高维生素的易消化饮食。②维持水、电解质与酸碱平衡和营养代谢，少量多次输新鲜血，注射胎盘球蛋白、丙种球蛋白增强免疫力。③缓解症状，如有高热用冷敷或解热镇痛药物，体温过低注意保暖。

（2）抗菌药物的应用：抗菌药物的合理应用，不仅提高外科感染疾病的防治效果，而且增加手术安全性。反之，不加选择地应用抗菌药物，可增加致病菌对药物的耐药性，出现毒副作用，引起二重感染，甚至危及生命。凡一些轻微的局部感染如毛囊炎、疖或表浅化脓性伤口可不用抗菌药物。对较严重、无局限化倾向的感染、需配合手术治疗的外科感染，如急性腹膜炎、肝脓肿、气性坏疽、手部感染等手术治疗的前后，应全身使用抗菌药物。

1）抗菌药物的合理选择：根据感染部位、脓液性状、细菌培养和药敏试验、抗菌药物的抗菌谱及毒副作用和价格，参照患者的肝肾功能等选用抗菌药物。在治疗最初阶段，缺乏致病菌的详细资料，抗菌药物选择是经验性的，先按临床诊断、脓液性状估计致病菌种类，选择适当抗菌药物。如：①一般葡萄球菌可用苯唑西林、氯唑西林、氨基苷类或头孢唑林。金黄色葡萄球菌可用加酶抑制剂的青霉素、阿米卡星或万古霉素。②肠球菌可用美西林、舒他西林、阿米卡星或万古霉素。③大肠杆菌、变形杆菌、克雷伯菌属可用氨基苷类、舒他西林、哌拉西林、氨曲南或第二、三代头孢菌素。④产气杆菌、阴沟杆菌、沙雷菌和不动杆菌可用第三代头孢菌素、阿米卡星、喹诺酮类或亚胺培南。⑤铜绿假单胞菌可用哌拉西林、氨曲南、阿米卡星、环丙沙星、头孢哌酮、头孢他啶或亚胺培南。⑥厌氧菌可用甲硝唑、替硝唑。⑦需氧菌、厌氧菌混合感染需联合用药，合理的配伍是β-内酰胺类抗生素，或用第三代头孢菌素如头孢噻肟，与甲硝唑或替硝唑联用可针对腹内所有的混合感染。⑧真菌感染，经广谱、足量抗菌药物治疗1周以上仍无好转，兼有下列之一者，可考虑抗真菌治疗：口咽部或痰中、尿中找到真菌；原因不明的进展性肺、肾、肝功能不全；有免疫功能低下；使用皮质激素或免疫抑制剂；长时间肠外营养。首选氟康唑，两性霉素可作为二线药物，减量或停用其中一种原用抗菌药物，待病情好转再渐停用。尽可能获取渗出液或脓液涂片作革兰染色检查有无致病菌，是阳性还是阴性菌，是球菌还是杆菌，可以针对性选择用药。

对重症感染作血液、体液、脓液培养及药敏试验以指导合理选用抗菌药物。

用药方案实施以后，应在72小时后评定其效果，一般不应频繁更换抗菌药物。病情好转但药敏报告细菌耐药，不需更换抗菌药物，感染较重者可加用一种细菌敏感的药物。病情无好转甚至恶化，无论药敏结果如何，均应从药物种类、渗入感染组织能力、剂量、给药方法等认真分析，进行调整。方案经调整病情仍不好转，应考虑有无真菌或少见致病菌感染。

2）抗菌药物的给药方法：对较轻或较局限的感染，可口服或肌内注射法给药。对严重的感染，应从静脉途径给药。一般来说，分次静脉注射给药较好，比静脉滴注的组织和血清内药物浓度高。

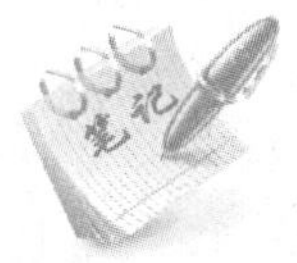

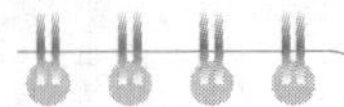

3）抗菌药物应用的时间：一般体温正常、全身情况和局部感染灶好转后3～4天，即可考虑停药。但严重的全身感染如脓毒症，则应在1～2周后停药。

4）预防性抗菌药物的应用：一般认为污染后3小时内是机体抵抗致病菌种植伤口的决定性时间，故为使细菌入侵时组织内事先达到有效药物浓度，术前应给药1次，手术时间每超过4小时给药1次，一般术后用药48小时左右即可停药。预防性抗菌药物的应用主要针对术后感染发生率高或一旦发生感染后果严重的病例。对术后预期感染率超过5%的外科手术，应通过预防性抗菌药物应用，减少感染性并发症的发生。

5）抗菌药物的联合应用：20世纪80年代以后，外科感染常出现几种需氧菌和厌氧菌的混合感染，使病情变得较严重。为提高疗效，扩大抗菌谱，降低药物的剂量及毒副作用，延缓或防止耐药菌株的出现，常联用2种、一般不超过3种对需氧菌和厌氧菌有效的抗菌药物。抗菌药物联合应用的适应证为：脓毒症、耐药菌株感染、药物不易渗入部位的感染、致病菌不明的严重感染、混合感染、需长期用药的结核病及尿路感染。在给药方法上，宜采用静脉内分次、分别注射法。以免因两种以上药物混合，影响抗菌活力，降低疗效，应注意药物间的配伍禁忌。

6）应用抗菌药物的注意事项：①抗菌药物不能取代外科基本原则，如严格的无菌操作、正规的清创缝合、脓肿的及时切开和通畅引流、清除感染灶、术中仔细止血、清除异物坏死组织、尽量减少组织损伤和增强患者的全身免疫力。②抗菌药物的应用应有明确的指针，可用可不用者坚决不用，可用窄谱抗菌药物者就不用广谱，可用一种抗菌药物控制的感染，就不联合用药。应优选药物充足、价格较廉和副作用较小的抗菌药物。③全身情况不良的患者，应尽量选用杀菌性抗菌药物，以便能较快控制感染。④有时为提高局部药物浓度，尽可能减轻药物全身毒性反应和耐药菌株的产生，提高抗感染疗效，可采用抗菌药物局部应用，如急性乳腺炎的乳房后青霉素注射等。⑤要考虑抗菌药物的吸收、分布等特性。透过血脑屏障性能较好的药物，如氯霉素、磺胺、青霉素、氯苄西林，可用于中枢感染。大环内酯类在胆汁中浓度高于血清，对治疗胆道感染有利。青霉素类、头孢菌素类、氨基苷类在尿液中浓度高，对敏感菌所致尿路感染只要低剂量就有效。⑥避免引起病原菌的耐药性。选用敏感率较高的抗菌药物，加强用药目的性，避免频繁的更换或中断抗菌药物及减少抗菌药物的外用等。⑦防止毒副作用和过敏反应的发生。不适当地增加剂量或增加给药次数，可导致药物蓄积中毒。氨基苷类和头孢菌素类不合理联用可导致肾毒性增强。为防止过敏反应发生，用药前应了解既往药物过敏史，某些抗生素需要做皮肤敏感试验。

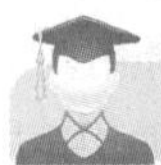

课堂内外

弗莱明与丘吉尔的故事

他的名字叫弗莱明，是一个贫穷的英格兰农民。一天，他正为一家人的生计辛苦劳作，忽然听到附近的沼泽传来一个惊慌失措的男孩在齐腰深的黑色淤泥里的呼救声。他扔下农具，朝沼泽跑去，救出了孩子。第二天，一辆漂亮的马车在这个农民简陋的家门前停下。一位衣冠楚楚的贵族走了出来，自我介绍说他是那个被救男孩的父亲。“我要报答你，”贵族说，“你救了我儿子的性命。”“不，我不能为我自己做的事接受报酬。”弗莱明摆手谢绝了酬报。就在这个时候，农夫的儿子出现在小屋的门口。“这是你的儿子吗？”贵族问。“是的。”农夫回答。“让我带他走，让他接受良好的教育。如果这小伙子是个像他父亲一样的人，他就会成长为一个令你骄傲的男子汉。”于是他这样做了。后来，农夫弗莱明的儿子从伦敦圣玛丽医学院毕业，以“青霉素发明者”的名声享誉全世界。多年后，贵族的儿子感染了肺炎。是谁挽救了他的生命？青霉素。那位贵族的名字？伦道夫·丘吉尔。他儿子的名字？温斯顿·丘吉尔，1940年，他出任英国首相。

第二节　皮肤和软组织的急性化脓性感染

一、疖

疖(furuncle)为单个毛囊及其所属皮脂腺的急性化脓性感染，常扩展累及皮下组织。多由金黄色葡萄球菌、表皮葡萄球菌引起。疖常发生于毛囊和皮脂腺丰富的部位。如颈、头、面、背、腋、腹股沟及会阴和小腿。炎热季节多见。在全身免疫力减低时，多个疖同时或反复发生在身体各部，成为疖病。常见于营养不良、糖尿病、免疫缺陷等患者。

(一) 临床表现

病初局部出现红肿热痛的小结节，逐渐肿大呈锥形隆起。数日后中央因组织坏死、液化成脓，在顶端形成黄白色脓栓，在数日后，脓栓脱落，排出脓液后炎症消退而愈。

一般无明显全身症状，全身免疫力减弱时，可致全身不适、畏寒、发热、头痛和厌食等毒血症症状。面部特别是上唇周围和鼻部(鼻根部和两侧口角之间的区域称危险三角区)的疖，若被挤压，致病菌可经内眦静脉、眼静脉进入颅内，引起化脓性海绵窦静脉炎，可出现累及眼部及周围组织进行性红肿的大片硬结、结膜充血、眼球外凸、头痛、呕吐、寒战、高热甚至昏迷等，病情十分严重，死亡率很高。

(二) 预防

保持皮肤清洁，勤洗头、洗澡、换衣、剪指甲。盛夏季节可用金银花、野菊花煎汤代茶饮。

(三) 治疗

早期病灶涂擦络合碘，外敷鱼石脂软膏、红药膏或金黄膏。患处以50%硫酸镁湿热敷或物理疗法(透热、红外线或超短波)。已有脓头时，可点涂苯酚，有波动时，应及早切开引流；禁忌挤压，以免引起感染扩散。

危险三角区的疖，严禁挤压，卧床休息，少言语，进高营养饮食，全身使用有效抗菌药，力争消散吸收。疖病患者应加强全身支持疗法，提高免疫力，肌注丙种球蛋白，静脉使用抗菌药物，治疗糖尿病。

二、痈

痈(carbuncle)是邻近多个毛囊及其所属皮脂腺、汗腺的急性化脓性感染，或由多个疖融合而成。金黄色葡萄球菌为主要致病菌。好发于颈项、背等皮肤厚韧处。多见于糖尿病等免疫力低下的成年患者。

(一) 临床表现

感染常从一个毛囊底部开始，沿阻力小的脂肪柱蔓延至深筋膜，并向四周扩散，波及邻近脂肪柱，再向上侵及毛囊群，故病灶为多个脓头隆起的紫色浸润区，质地坚韧，界限不清，在中央部有多个脓栓，破溃后呈蜂窝状，以后中央坏死、溶解、塌陷，形成火山口状，而周围呈浸润性水肿。除局部剧痛或区域性淋巴结肿大、疼痛外，伴有明显全身症状，如寒战、高热、头痛、厌食、白细胞计数及中性粒细胞数增加等。易并发全身化脓性感染。

(二) 治疗

适当休息和加强营养，必要时补液，联用有效抗菌药物，控制糖尿病，对于病情严重的患者，可考虑使用新鲜血浆、白蛋白等。病程早期局部热敷，若感染灶中心坏死组织多，宜在局部浸润麻醉或全身麻醉下，作“十、卄”形切口，直达深筋膜，保留皮瓣，清除所有坏死组织，伤口内用纱布或碘仿纱布填塞止血(图11-1)。术后每日换药，伤口内亦可用生肌散，以促进肉芽组织生长，如创面直

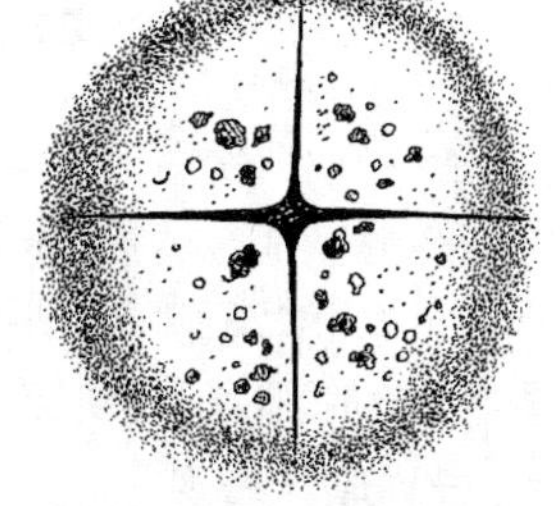

图11-1　痈的“十字”切口

径超过4cm,需待肉芽组织生长良好,再植皮覆盖。有人主张深筋膜外完整切除病灶,肉芽组织长出后即植皮,可缩短疗程。唇痈禁忌手术,可外用5%攸锁液、3%过氧化氢溶液或0.1%氯己定溶液等湿敷,夹去脓栓及分离坏死组织,切忌挤压。

三、急性蜂窝织炎

急性蜂窝织炎(acute cellulitis)是皮下、筋膜下、肌间隔或深部蜂窝组织的急性弥漫性化脓性感染。炎症可由皮肤或软组织损伤后感染,亦可由局部化脓性感染灶直接蔓延或经淋巴、血行播散引起。致病菌主要为溶血性链球菌,其次为金黄色葡萄球菌或厌氧菌。致病菌以溶血性链球菌为主时,脓稀薄、炎症扩散快,脓毒症发生率高,少数因金黄色葡萄球菌所致者,则脓液稠厚,较易局限为脓肿。

(一)临床表现

1. 浅表感染　患处明显红肿,剧痛,并向四周迅速扩大,病变中央部位因缺血常有组织坏死。

2. 深层感染　患处红肿不明显,常只有局限水肿和深部压痛,全身感染中毒症状较重,有高热、寒战、头痛、全身乏力、白细胞计数及中性粒细胞增加等。口底、颌下、颈部感染可使喉头水肿,压迫气管,出现呼吸困难,甚至窒息;如发生在胃肠道或泌尿道内容物污染的会阴部、腹部切口,多混有厌氧菌感染,全身症状重,局部产气有捻发音,有蜂窝组织和筋膜坏死,并伴进行性皮肤坏死,脓液恶臭,故亦称捻发音性蜂窝织炎。

(二)治疗

休息,加强全身营养,足量应用有效抗菌药物控制感染。早期热敷,中药外敷或理疗。如仍不能控制扩散者,应做广泛多处切开引流。口底、颌下的急性蜂窝织炎若经短期抗感染治疗无效,应尽早切开减张引流,以防喉头水肿,压迫气管窒息致死。对捻发音性蜂窝织炎应及早做广泛切开引流,清除坏死组织,并用3%过氧化氢溶液或0.02%高锰酸钾液湿敷。

四、丹　毒

丹毒(erysipelas)是由乙型溶血性链球菌从皮肤、黏膜的细小破损处入侵皮肤及其网状淋巴管引起的急性炎症。好发于下肢及面部,蔓延迅速,但很少发生组织坏死或化脓。

(一)临床表现

起病急,常有头痛、畏寒、发热。患处烧灼样痛,出现边界清、稍高出皮肤的鲜红色片状红斑,有时伴小水疱形成,手指轻压褪色,松手后很快复红。随着红肿区向外蔓延,中心区肤色变暗、脱屑,转为棕黄。区域淋巴结肿大疼痛。足癣和血丝虫感染可反复诱发下肢丹毒,重者因淋巴阻塞和淋巴淤滞发展成象皮腿。

(二)治疗

休息,抬高患肢。局部用50%硫酸镁溶液或70%乙醇湿热敷。应用大剂量磺胺药或青霉素,并在全身或局部症状消失后继续应用3～5天,以免丹毒复发。宜积极治疗存在的足癣、血丝虫病。还应防止接触性传染。由于不发生化脓,一般不需切开引流。

五、浅部急性淋巴管炎与急性淋巴结炎

金黄色葡萄球菌、溶血性链球菌等致病菌,从皮肤、黏膜破损处或邻近病灶,经组织的淋巴间隙进入淋巴管内,引起淋巴管及其周围组织急性感染,称急性淋巴管炎(acute lymphangitis);若所属引流淋巴结受累,则称急性淋巴结炎(acute lymphadenitis)。浅部急性淋巴结炎的部位多在颌下、颈部、腋窝和腹股沟。

(一)临床表现

淋巴管分深、浅两组,浅层淋巴管炎,在伤口近侧出现一条或多条“红线”,硬而有压痛。深

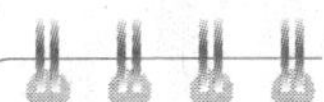

层淋巴管炎，仅有患肢肿胀和压痛。均可出现全身不适、畏寒、发热、头痛、乏力和食欲减退等全身感染症状。

急性淋巴结炎，轻者仅有受累淋巴结肿大和局部压痛，常可自愈。较重者，局部红、肿、热、痛、伴有全身症状。及时治疗，红肿能消退，或仅遗留一小硬结；如炎症扩散至淋巴结周围，几个淋巴结粘连成团；也可发展成脓肿，局部疼痛加剧，皮肤变暗红、水肿、压痛明显，有波动感。

（二）治疗

主要针对原发灶，如足癣、手部感染、扁桃腺炎、龋齿等的治疗。局部淋巴结炎症可采用热敷或外敷药物。已形成脓肿，应做切开引流。有全身症状应加用抗菌药物。

六、浅部脓肿

浅部脓肿(abscess)是化脓性感染区病变组织坏死液化形成的局限性脓液积聚，内含大量病原菌、中性粒细胞和坏死组织，四周有完整的脓腔壁，常位于体表软组织内。一般继发于急性蜂窝织炎、急性淋巴结炎、疖等；亦可发生于损伤后感染处，或远处感染灶经血流或淋巴转移而来。

（一）临床表现和诊断

浅部脓肿局部常隆起，有红、肿、热、痛和波动感，小的脓肿多无全身反应，大或多发的脓肿可有全身症状，如头痛、发热、食欲减退和白细胞总数及中性粒细胞增高。检查有无波动感方法(波动试验)：左手示指轻压隆起一侧，右手示指在其对侧稍加压力或轻轻叩击，左手示指感到有液体波动的传导；然后两手示指再在互相垂直方向同样检查一次。如均有波动感即为波动试验阳性。于波动感或压痛明显处穿刺抽得脓液，即可确诊。

（二）治疗

伴有全身症状时可予以全身支持、抗菌药物及对症处理。脓肿尚未形成时治疗同疖，如脓肿已有波动感或穿刺抽到脓液，应及时切开引流。切口应做在波动最明显处或脓肿低位；较大脓肿，术者应将手指伸入脓腔，分开间隔，变多房脓腔为单房，清除坏死组织后，以3%过氧化氢液和生理盐水冲洗，用计数无误的凡士林纱布顺序填塞脓腔，尾端置于切口外，如脓腔较大，尚可置外端固定的橡皮管引流，外加敷料、绷带包扎。术后敷料被脓性分泌物浸透应随时更换。

第三节　手部急性化脓性感染

一、甲沟炎和化脓性指头炎

（一）甲沟炎

指甲的近侧(甲根)与皮肤紧密相连，皮肤沿指甲两侧向远端伸延，形成甲沟。指甲一侧或两侧甲沟及其周围组织的感染，称甲沟炎(paronychia)或指甲周围脓肿。多因微小刺伤、挫伤、倒刺(逆剥)或剪指甲过短等损伤而引起，致病菌多为金黄色葡萄球菌。

1. 临床表现　初起时，指甲一侧轻微疼痛，局部红肿并有触痛，有时可自行消退。感染加重时可蔓延到甲根和对侧甲沟，形成半环形脓肿。如不切开引流，可向甲下蔓延，形成指甲下脓肿，甲下脓肿亦可因异物直接刺伤或甲下的外伤性血肿感染引起，在甲下积有黄白色脓液，使指甲与甲床分离。如不及时处理，可发展成慢性甲沟炎甚至慢性指骨骨髓炎。慢性甲沟炎可有甲沟旁小脓窦口，有肉芽组织外突，可继发真菌感染。

2. 预防　剪指甲不可过短或避免逆剥倒刺伤及软组织。如手指有微小伤口，可外涂碘酊后，包扎保护，以防感染。

3. 治疗　早期热敷，浸泡在70%乙醇或50%硫酸镁溶液中，外用碘酊、鱼石脂软膏或三黄散等。重者加用抗菌药物。已有脓液积聚形成甲周围脓肿，可在两侧甲沟作纵向切口，如已形

成甲下脓肿则应拔去指甲。切口或创面置凡士林纱布或乳胶片引流(图11-2)。

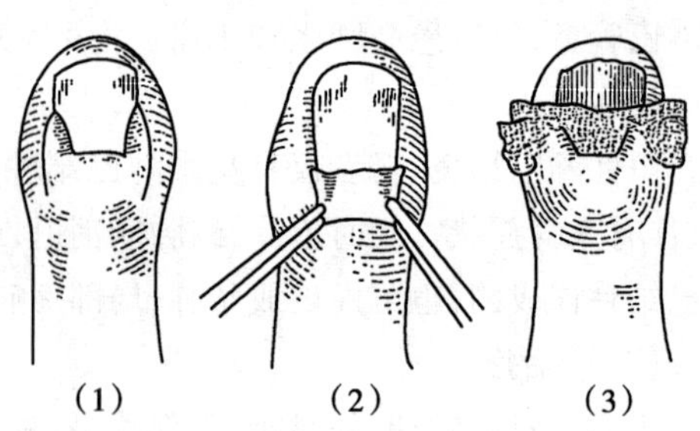

图11-2　甲沟炎的手术
(1)沿甲沟作纵切口;(2)将甲根部皮瓣掀起;(3)凡士林纱条引流

(二) 脓性指头炎

手指末节掌侧皮下组织的急性化脓性感染,称为脓性指头炎(felon),多由刺伤引起。致病菌常为金黄色葡萄球菌。因手指末节掌面的皮肤与指骨骨膜间为起自指骨、终于皮肤的致密纵行纤维索分隔成许多密闭小腔,腔内充满脂肪组织和丰富的神经末梢,感染的渗出物迅速形成高压脓腔,不仅引致剧痛,尚可压迫末节指骨血管,引起指骨缺血坏死或炎症直接累及指骨而引起骨髓炎。

1. 临床表现　初起,指头为针刺样疼痛。以后,随着组织肿胀加重,疼痛愈来愈剧烈。当指动脉受压,疼痛转为搏动性跳痛,患肢下垂时加重,使患者彻夜难眠。指头红肿不明显,表皮反显黄白色,此时多伴有发热、全身不适、白细胞计数及中性粒细胞增高。后期,因神经末梢和营养血管受聚积脓液压迫,致组织缺血坏死,疼痛反而减轻。如不及时治疗,常因指头缺血性坏死形成慢性骨髓炎,伤口经久不愈。

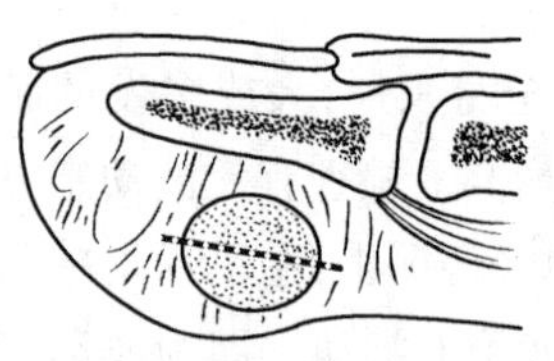
图11-3　脓性指头炎手术切口示意图

2. 治疗　早期理疗或热盐水、70%乙醇等浸泡,酌情应用抗菌药物,有时能控制炎症。一旦出现搏动性跳痛及指头张力增高,即应切开减压引流,不能等待波动出现再手术。手术应做患指侧面纵向切口,但不超过末节,以免伤及腱鞘。必要时对侧作切口以贯穿引流。切口内放置乳胶片引流,如有死骨应取出(图11-3)。

二、掌侧急性化脓性腱鞘炎、滑囊炎和深部间隙感染

(一) 掌侧急性化脓性腱鞘炎、滑囊炎

手掌侧的5个屈指肌腱各被同名的腱鞘包绕,它可因深部刺伤或附近感染灶蔓延而致化脓感染,称手指掌侧急性化脓性腱鞘炎。致病菌多为金黄色葡萄球菌。伸指肌腱的化脓性腱鞘炎很少见。手掌的尺侧和桡侧各有一滑液囊,称尺侧滑液囊和桡侧滑液囊。小指的腱鞘与尺侧滑液囊相通,拇指的腱鞘与桡侧滑液囊相通,故手指腱鞘的感染可蔓延累及相应的滑液囊,也可因外伤将化脓性致病菌带入滑液囊而引起化脓性感染,称为化脓性滑囊炎。致病菌亦多为金黄色葡萄球菌。

1. 临床表现

(1) 化脓性腱鞘炎:病情发展迅速,早期即有全身感染症状,如寒战、高热、恶心、呕吐等均明显,白细胞计数及中性粒细胞显著增高。患指呈半屈状均匀肿胀,以中近指节为著,被动或主动伸指剧痛,沿整个腱鞘均有压痛,张力高而无波动感。如不及时切开减压,鞘内积脓可致肌腱受压坏死,患指功能丧失。炎症亦可蔓延至手掌深部间隙或经滑液囊扩散到腕部和前臂。

(2) 化脓性滑囊炎:多分别由拇指或小指腱鞘炎引起。桡侧滑囊炎表现为拇指肿胀、微屈、不能外展和伸直,拇指及大鱼际处压痛明显;尺侧滑囊炎表现为小指、环指肿胀呈半屈曲位,伸指剧痛,小鱼际及小指腱鞘区压痛。

2. 治疗　早期治疗与化脓性指头炎相同。如无好转,应及时切开引流,以防肌腱受压坏死。手指腱鞘感染应在手指侧面沿长轴作平行长切口,避免伤及血管及神经,不能在掌面作切口。尺侧滑液囊和桡侧滑液囊感染时,切口分别作在小鱼际及大鱼际处,切口近端至少距离横纹1.5cm,以免切断正中神经分支,可放乳胶片引流(图11-4)。

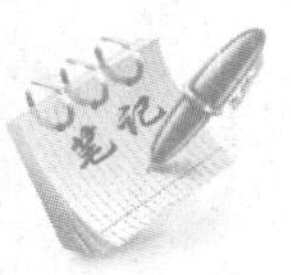

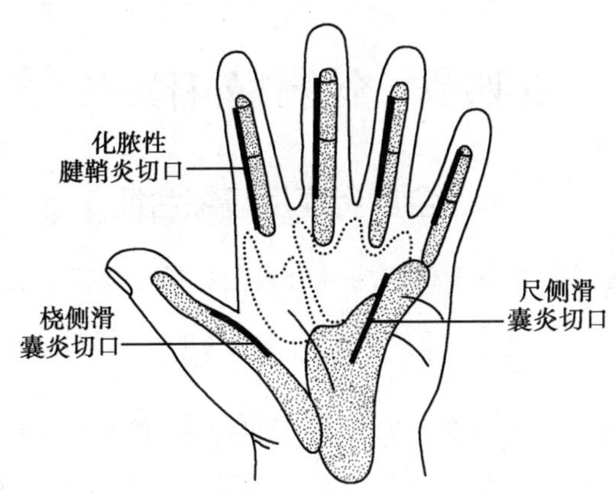

图 11-4　化脓性腱鞘炎及滑囊炎的手术切口

（二）手掌深部间隙感染

掌中间隙感染多为中指和环指腱鞘感染蔓延引起;鱼际间隙感染常为示指腱鞘感染蔓延而成,也可因指节刺伤发生感染。致病菌主要为金黄色葡萄球菌。

1. 临床表现

(1) 掌中间隙感染:掌心凹消失、局部隆起、紧张压痛,手指组织因疏松肿胀更明显,中指、环指和小指呈半屈位,伸指剧痛,抽出脓液即可确诊。

(2) 鱼际间隙感染:鱼际和拇指指蹼明显肿胀、压痛、拇指外展略屈,示指半屈,活动受限,拇指不能对掌,掌心凹存在,抽出脓液即可确诊。

掌深部间隙感染均伴有较重的全身感染症状,如高热、头痛、脉搏快、白细胞计数及中性粒细胞增高等。

2. 治疗　可用大剂量抗生素,局部早期处理同化脓性指头炎。如短期无好转,必须及时切开引流。掌中间隙感染应纵行切开中指与环指指蹼,切口不应超过手掌远侧横纹,亦可在环指相对位置的掌远侧横纹处做一小横切口,放乳胶片引流。鱼际间隙感染切口可做在掌侧鱼际最肿胀处,或在拇示指蹼(虎口)处,放乳胶片引流(图 11-5)。

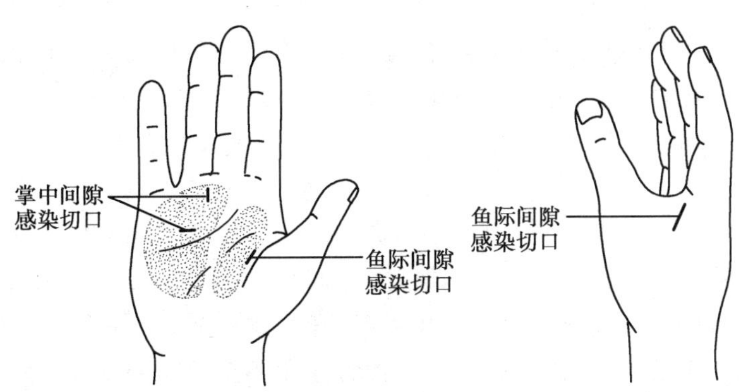

图 11-5　掌深间隙感染引流切口

术后应抬高患肢,将手包扎固定在功能位。急性感染控制后,即开始作主动和被动活动,避免指关节强直及肌腱粘连。

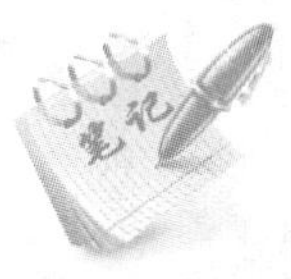

第四节　全身性外科感染

一、全身炎症反应综合征

感染和非感染的致病因素作用于机体均可引起全身炎症反应综合征(systemic inflammatory response syndrome,SIRS)。

（一）病因

1. 感染因素　各种病原菌所致感染为 SIRS 常见原因,其发生与病原菌的繁殖及其产生的内毒素和外毒素的毒性有密切关系,因感染引起的 SIRS 称为脓毒症。若原发病变未能控制,则 SIRS 的进一步恶化可导致多器官功能衰竭(MODS)、脓毒性休克,甚至死亡。

2. 非感染因素　各种程度的损伤、休克、胰腺炎、自身免疫性疾病或缺血再灌注损伤等,所产生的变性坏死组织及其产物、缺氧、免疫复合物均可激活炎症细胞,促使大量炎症介质释放入血,导致过度的全身反应即 SIRS,如进一步恶化也可发生 MODS,甚至死亡。

（二）诊断

SIRS 诊断标准是指任何致病因素作用于机体所引起的全身性炎症反应,具备下列两项或两项以上的体征:①体温>38℃或<36℃。②心率>90 次/分钟。③呼吸>20 次/分钟或 $PaCO_2$<32mmHg。④外周血白细胞计数>12×10^9/L,或未成熟粒细胞>10%。

（三）防治

防治 SIRS 的策略,除外科清除或引流病灶,应用抗生素控制感染和维护器官的功能外,重点应放在抑制激活的炎症细胞,从不同水平阻断过度释放的炎症介质,补充严重不足的内源性抑制物,调整机体的免疫状态,以缓和、局限机体的炎症反应,目前较有前途的方面有:①炎症介质拮抗剂的应用,如内毒素、TNF-α、IL-1 的单克隆抗体或受体拮抗剂等。②免疫调理治疗,如吲哚美辛等。③中药调理剂。此外,还有糖皮质激素、IL-10、NO 抑制核转录因子等的使用。

二、脓 毒 症

脓毒症(sepsis)是有全身炎症反应,如体温、循环、呼吸等明显改变的外科感染的统称。当脓毒症合并有器官灌注不足表现,如低氧血症、乳酸酸中毒、少尿、急性神志改变等,则称为脓毒综合征(sepsis syndrome)。如血培养阳性,说明细菌已侵入血液循环,称为菌血症(bacteremia)。

（一）病因

1. 严重创伤、烧伤、休克、外科大手术后,可使患者处于应激状态而释放大量炎症性介质,如再次出现致伤因素,如出血、感染作用于靶细胞而引起所谓级联反应,导致感染,可引起脓毒症。

2. 各种化脓性感染如弥漫性腹膜炎、胆道或尿路感染,甚至局限性感染均可引起脓毒症。

3. 诱发因素　①机体免疫力低下,如年老体弱、营养不良、严重贫血和慢性疾病等。②长期使用糖皮质激素、免疫抑制剂、抗癌药物等。③长期使用广谱抗生素导致非致病菌或条件致病菌大量繁殖引发的感染。④局部病灶处理不当,伤口存留异物、死腔、引流不畅或清创不彻底等。⑤长期留置静脉导管所致静脉导管感染等。

（二）临床表现

1. 原发感染灶表现　如弥漫性腹膜炎有畏寒发热、持续剧烈腹痛、腹胀和腹膜刺激征;尿道感染有发热、腰痛、尿道刺激症状和脓血尿等。结合仔细病史询问、体检和辅助检查多能发现感染灶。

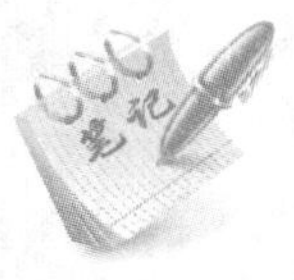

2. 全身炎症反应的临床表现　骤起寒战高热,热型以弛张热多见,或有不规则热、稽留热,

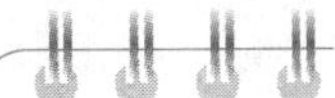

体温可达40℃以上。老年人或免疫力低下患者可有体温不升(<36.5℃)。白细胞计数增加、中性粒细胞比例增高、核左移,严重时可有中毒颗粒;免疫力低下者,白细胞计数可降低;心率快、呼吸急促。老年患者可仅有神志改变伴呼吸加快和呼吸性碱中毒。

3. 器官灌注不足及功能不全表现　如尿少、血乳酸水平增高,血肌酐水平升高;呼吸急促,血氧分压下降;神志改变,如烦躁、淡漠、谵妄、昏迷等;尚可有血小板减少、高胆红素血症。严重时可出现脓毒症休克及器官功能衰竭表现。

4. 常有肝脾肿大、皮下出血斑或黄疸,病程长时可有转移性脓肿。

(三) 诊断

在原发病变基础上,有全身炎症反应临床表现,证实有细菌存在或有高度可疑感染灶,脓毒症的诊断可确立。脓毒症的病情演变与宿主对炎症反应程度密切相关。

(四) 治疗

在加强重症监护下应用综合治疗措施,主要为处理原发灶、联合应用抗生素、增强机体全身免疫力和营养支持等。

1. 原发灶的处理　脓肿应及时切开,清除坏死组织,去除异物,敞开死腔,充分引流;手术去除病灶,拔出感染的导管等。对找不到病灶者,应全面检查,找出并清除全部病灶。

2. 联合应用有效抗生素　一般先依据原发感染灶诊断和分泌物性质,经验性选用广谱抗生素或联合应用两种抗生素;然后根据疗效、病情演变、细菌培养及药物敏感性测定,针对性调整或选用抗生素。对真菌性脓毒症应停用广谱抗生素,改用有效窄谱抗生素,并加用氟康唑或两性霉素B等抗真菌药物。

3. 全身营养支持疗法　输注新鲜血液、白蛋白及多种维生素,纠正低蛋白血症、贫血,处理原有的糖尿病、肝硬化、尿毒症及水电解质和酸碱失衡。

4. 防治肾、肝、心、肺等重要脏器功能不全。

5. 抑制或阻断过度释放的炎症介质,下调激活的炎症细胞,同时补充内源性抑制物或免疫调节剂等方法,目前虽备受关注,但对其确切疗效尚有待进一步临床验证。

第五节　厌氧菌感染

一、无芽胞厌氧菌感染

(一) 病因和发病机制

无芽胞厌氧菌是正常人群数量最大的菌群,栖息在皮肤、口腔、肠道、阴道和其他黏膜上,和需氧菌维持环境平衡。当上述部位解剖屏障功能遭受损害、血液循环障碍、组织坏死或微生态环境失衡,特别是软组织局部缺血,深部存在坏死组织或异物,使局部氧分压降低;或同时有需氧菌混合感染时,需氧菌的耗氧为厌氧菌创造了协同生长繁殖条件,使组织坏死增多,倾向形成脓肿,病情变得更严重而复杂。由于无芽胞厌氧菌来源为人体本身,故其引起的感染称内源性感染。临床常见的病原菌有革兰阴性类杆菌属、梭形杆菌、革兰阳性的消化球菌和消化链球菌等。

(二) 临床表现与诊断

临床表现可因感染部位不同而异。无芽胞厌氧菌所致全身感染多为混合感染,故与一般细菌性脓毒症难以区别,但可有下列线索可供临床参照:①本症属内源性感染,多见于胃肠道穿孔、结直肠手术后、会阴部感染、吸入性肺炎、深部肌肉坏死和脓肿患者。②创口分泌物恶臭,有脓肿生成倾向。③发生在缺血、有异物或大量坏死组织的伤口。④病变组织间有气体,故有皮下捻发感。⑤脓液普通培养无菌生长,革兰染色却有菌存在,需作厌氧菌培养。

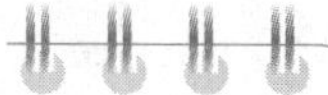

（三）治疗

治疗原则为手术辅以抗厌氧菌药物的应用。手术应及时清除伤口内坏死组织、异物、死腔和充分引流；修补胃肠道穿孔，切除坏死病变组织、灌洗腹腔、引流脓胸或深部脓肿；重建软组织缺血部位的血运等。抗厌氧菌药物的应用如甲硝唑、替硝唑或能兼顾抗需氧菌及厌氧菌的第二、三代广谱抗生素均有较好疗效。

二、有芽胞厌氧菌感染（破伤风）

破伤风（tetanus）是破伤风杆菌由皮肤或黏膜伤口侵入人体，在缺氧环境下生长繁殖，并分泌外毒素而引起的急性特异性感染。临床上以患者全身或局部肌肉持续性痉挛和阵发性抽搐为其特征。

（一）病因

破伤风杆菌为革兰阳性厌氧梭状芽胞杆菌，其芽胞免疫力很强，广泛存在于自然界的泥土、灰尘、牲畜和人的粪便中。破伤风杆菌必须通过皮肤和黏膜伤口侵入人体，在缺氧的环境中方可生长繁殖，产生外毒素致病。因此，破伤风一般发生在战伤和交通、生产事故中，尤其是口小而深、血运差、有较多坏死组织、异物存留及引流不畅的伤口，亦可见于消毒不严的接生、人工流产及产后感染，偶见于体内异物摘除术后、肛肠手术后或骨髓炎等患者。

（二）发病机制

破伤风杆菌只有在伤口局部缺氧环境中繁殖，产生的外毒素有痉挛毒素和溶血毒素两种。具有高神经亲和力的痉挛毒素，经血液循环和淋巴系统，附和在血清球蛋白上到达脊髓前角灰质或脑干的运动神经核，使其不能释放抑制性递质甘氨酸或氨基丁酸，引起全身横纹肌的强直性收缩或阵发性痉挛。同时影响交感神经，导致大汗、血压不稳和心率增快等。而溶血毒素则能引起组织局部坏死和心肌损害。

（三）临床表现

破伤风的潜伏期平均为6～10天，亦有短于24小时或长达数月或数年者，或仅在摘除存留于体内多年的异物如弹片后才发病。新生儿破伤风一般在断脐带后7天左右发病，故俗称“七日风”。一般潜伏期愈短，症状愈重，死亡率亦愈高。患者常先有乏力、头晕、头痛、咬肌紧张酸胀、烦躁不安、打哈欠等前驱症状。最初是咬肌，以后顺序发展为面肌、颈项肌、背腹肌、四肢肌群、膈肌和肋间肌的持续收缩和阵发性痉挛。患者开始咀嚼不便、张口困难，随后有牙关紧闭、苦笑面容、颈项强直、角弓反张，肢体可出现屈膝、弯肘、半握拳姿态。当膈肌、肋间肌收缩，则发生呼吸困难，甚至可致呼吸停止；若喉部肌肉痉挛，可引起窒息。任何轻微的刺激，如光线、声响、震动或触碰，均可诱发强烈的抽搐。每次发作持续数分钟，患者面色发绀，呼吸急促，口吐白沫，流涎，磨牙，头频频后仰，四肢抽搐不止，全身大汗，非常痛苦。病情较重时，抽搐发作频繁，持续时间长，间歇期则短。发病期间，患者神志始终清楚，病程一般为3～4周。自第二周后，随病程的延长症状逐渐减轻。少数局限性患者，临床经过很轻，仅表现为局部的肌肉抽搐和痉挛。

（四）并发症

除可发生骨折、尿潴留、窒息和呼吸停止外，尚可发生下列并发症。①呼吸系统并发症：主要有呼吸困难，在此基础上可出现咳痰困难，呼吸道不畅，易继发肺不张和肺炎。②水电解质紊乱和酸碱失衡：呼吸道不畅，换气不足而致呼吸性酸中毒。肌痉挛、缺氧和禁食后体内代谢不全，使酸性代谢产物淤积，造成代谢性酸中毒。由于进食困难和补充不足，常有低血钾，由此引起腹胀。且多汗也可加重电解质失衡。③循环系统并发症：缺氧、中毒，可发生心动过速，久后可致心力衰竭，甚至发生休克或心脏停搏。

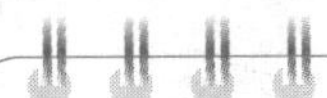

（五）诊断与鉴别诊断

根据受伤史和典型临床表现，破伤风诊断一般不难，但需与下列疾病相鉴别。

1. 化脓性脑膜炎　虽有角弓反张、颈项强直等体征，但无阵发性痉挛；患者有剧烈头痛、昏迷、高热和喷射性呕吐，脑脊液检查压力增高、白细胞计数增多。

2. 狂犬病　有被疯狗或猫咬病史，以吞咽肌痉挛为主。听见水声或看见水，咽肌即发生痉挛、剧痛、喝水不能下咽，并流出大量唾液。

3. 其他　如颞颌关节炎、癔症、腹膜炎等。

（六）预防

最可靠的预防方法是注射破伤风类毒素。避免创伤、普及新法接生、正确及时处理伤口以及伤后采用被动免疫预防发病。

1. 正确处理伤口　所有伤口都应清创。清除一切坏死及无活力的组织，清除异物，切开死腔，敞开伤口，充分引流。如接生消毒不严时，应用3%过氧化氢溶液清洗脐部，涂以碘酊消毒。

2. 自动免疫　皮下注射破伤风类毒素3次，每次间隔3～6周，第1次0.5ml，后两次各为1ml，称基础注射。一年后再注射1ml，作为强化注射。以后每5年强化1次，每次1ml，可使人体有足够免疫力。如受伤，再注射0.5～1ml，免疫力首次注射后10天内产生，30天后就能有效预防破伤风发生。

3. 被动免疫　伤后尽早注射破伤风抗毒素（TAT）或破伤风免疫球蛋白（TIG）。适用于未注射过类毒素而有下列之一情况者：①污染明显的伤口。②小而深的伤口。③严重的开放性损伤，如开放性颅脑损伤、开放性骨折、烧伤等。④未能及时清创或处理欠妥的伤口。⑤因某些陈旧性损伤需施行手术，如异物摘除术等。伤后24小时内，皮下或肌内注射TAT 1500U，血液中抗体达到有效预防浓度，一般仅维持10天左右，故对污染严重伤口必要时应重复注射。注射前应常规做过敏试验，阳性者需采用脱敏注射。

TIG的效价比TAT强10倍以上，免疫效能可维持3～4周，且无血清反应，不必做过敏试验，通常用250～500U深部肌注。

（七）治疗

治疗原则是：消除毒素来源，中和游离毒素，控制和解除痉挛，保持呼吸道通畅和预防并发症等。

1. 消除毒素来源　有伤口者应在控制痉挛下，施行彻底清创，扩大伤口以利引流，清除坏死组织和异物，用3%过氧化氢或1∶5000高锰酸钾液冲洗、湿敷、伤口周围注射TAT 10 000U。

2. 中和游离毒素　TAT和人体TIG均不能中和与神经组织已结合的毒素，故应尽早使用。一般用TAT 20 000～50 000U加入5%葡萄糖溶液500～1000ml内静脉滴注；不能连续应用。新生儿破伤风可用20 000U抗毒素静脉滴注，或做脐周注射。如可能宜首选TIG 3000～6000U，一次深部肌注。

3. 控制和解除痉挛　患者应住隔离单间暗室，避免光声等刺激。防止坠床或压疮的发生。①病情较轻者，使用地西泮10mg静脉注射，每日4次，或10%水合氯醛10～15ml口服（尚可用30～40ml保留灌肠），每4小时1次。也可用苯巴比妥钠0.2g肌内注射，每天3次。②病情较重者，可用冬眠合剂1号加入5%葡萄糖液500ml缓慢静脉滴注，每日2次。或静脉注射硫喷妥钠0.1～0.25g。必要时应做气管切开，以防喉头痉挛所致窒息。③抽搐严重，须早期做气管切开，并早期应用呼吸机支持呼吸。如仍不能解除抽搐，可采用强有力的麻醉剂控制抽搐。在控制呼吸条件下，可使用肌肉松弛剂，如氯化琥珀胆碱、氯化筒箭毒碱、三季铵酚、氨酰胆碱等。如并发高热，可加用氢化可的松200～400mg静脉滴注，每日1次。

4. 保持呼吸道通畅　对病情严重者，应早期行气管切开术，保持呼吸道通畅，以免呼吸道并

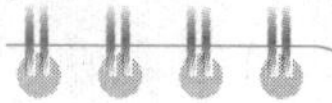

发症发生。病床旁应备有吸引器、人工呼吸机和氧气等，以便急救。

5. 抗生素的应用　大剂量青霉素和甲硝唑可抑制破伤风杆菌，并有助于其他感染的预防。青霉素钠320万U，每8小时1次静脉滴注，同时给甲硝唑1.0g静脉滴注。

6. 全身支持疗法　维护水、电解质平衡。对不能进食者，放置胃管管饲要素饮食，或用全胃肠外营养和输少量的新鲜血。

三、气性坏疽

（一）病因和发病机制

气性坏疽(gas gangrene)亦称梭状芽胞杆菌性肌坏死，是由梭状芽胞杆菌引起的特异性感染。梭状芽胞杆菌为革兰阳性厌氧杆菌，有许多种，以产气荚膜杆菌、水肿杆菌和腐败杆菌为主，其次为产气芽胞杆菌和溶组织杆菌等。临床上所见气性坏疽，常由两种以上致病菌所致混合感染。梭状芽胞杆菌广泛存在于泥土及人畜粪便中，可通过伤口进入人体，但不一定致病。在人体免疫力下降和伤口处于缺氧环境时，如伤口大片组织坏死，深层肌损毁，特别是大腿和臀部肌肉丰富区损伤，弹片存留，开放性骨折，使用止血带时间过长等，则气性坏疽杆菌大量繁殖，产生α毒素、胶原酶、透明质酸酶、溶纤维酶和脱氧核糖核酸酶等，可引起溶血，并可损害心、肝和肾等器官。一部分酶能引起组织的糖和蛋白质的分解，糖类分解产生大量气体，使组织膨胀；蛋白质的分解和明胶的液化，产生硫化氢，使伤口发生恶臭。大量的组织坏死和外毒素的吸收，可引起严重的毒血症。

（二）临床表现

潜伏期一般1～4天，可短至6～8小时。开始患者自觉患肢沉重，以后突然出现患部"胀裂样"剧痛，进行性肿胀。伤口周围皮肤水肿、紧张、苍白、发亮，很快变为紫红色，进而成紫黑色，并出现大小不等的水疱。伤口内流出血性或浆液性恶臭液体，肌肉坏死呈暗红色或土灰色，失去弹性，刀割时不出血，犹如熟肉。轻压伤口周围可有捻发音，或有气泡从伤口边逸出。患者极度衰弱，表情淡漠。有头晕、头痛、恶心、呕吐、出冷汗、烦躁不安、高热、脉搏快、呼吸急促，并有进行性贫血。晚期有血压下降、黄疸、谵妄和昏迷。

（三）诊断和鉴别诊断

早期诊断和及时治疗是保存伤肢和挽救生命的关键。凡创伤或手术后，伤口突然剧烈胀裂样痛，局部肿胀迅速，并有全身严重的中毒症状，应想到本病可能；伤口周围触诊有捻发音，伤口内分泌物涂片检查有大量革兰阳性杆菌，X线摄片、CT、MRI检查发现肌群间积气，是诊断气性坏疽的三个重要依据。此外，由于毒素破坏大量红细胞，如有血红蛋白迅速下降或有进行性贫血，白细胞计数通常不超过$(12\sim15)\times10^9/L$，组织学检查为广泛肌坏死而炎症改变轻，血中磷酸肌酐激酶水平升高，亦有助于本病的诊断。厌氧菌培养和病理活检虽可肯定诊断，但需一定时日，故不能等待结果，以免延误治疗。气性坏疽需与厌氧性链球菌和革兰阴性杆菌混合感染所致蜂窝织炎鉴别。后者虽可有肿胀、捻发音，甚至有肌肉坏死，但发展较慢，局部疼痛和全身症状轻，伤口周围有一般炎症性表现，渗出液涂片多能发现链球菌和革兰阴性杆菌。

（四）预防

彻底清创是预防创伤后发生气性坏疽的最可靠方法。一切开放性创伤，特别是泥土污染和损伤严重、无活力的肌肉．都应及时彻底清创，以3%过氧化氢或1∶5000高锰酸钾等溶液冲洗、湿敷；对战伤伤口应敞开引流。青霉素在预防气性坏疽中有较好作用，可于清创前后应用以防止交叉感染，应严格隔离患者，凡用过的床单、衣服、器材等，均需单独收集高压灭菌，敷料则焚毁，医务人员则应穿隔离衣，换药时戴手套。

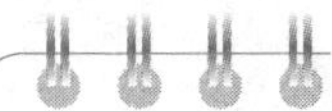

（五）治疗

对疑为气性坏疽的伤口，应完全敞开，以大量3%过氧化氢或1∶5000高锰酸钾溶液冲洗和湿敷。一旦确诊，须采用综合措施，积极抢救。

1. 紧急手术处理 术前静脉滴注青霉素1000万U、大环内酯类或甲硝唑，补液及输血。一般采用全身麻醉，而不用局麻，不用止血带。术中应给氧，继续输血、补液和应用上述大剂量抗生素。在病变区做广泛、多处切开，切除已无活力的肌组织，直至有正常颜色、弹性和能流出鲜血的肌肉为止：敞开伤口，用3%过氧化氢溶液冲洗、湿敷，常更换敷料，如感染发展迅速，伤肢各层组织均已受累或伤肢损伤严重，为保全生命，可考虑做截肢手术，残端开放，继续用3%过氧化氢溶液冲洗和换药。

2. 高压氧疗法 在3个大气压的纯氧下，可提高组织含氧量，抑制气性坏疽杆菌的生长繁殖和停止产生α毒素。一般3天内进行7次，每次2小时，间隔6～8小时。第1日做3次，第2、3日各作2次。每1次高压氧治疗后，可重复清创，使不少患肢的功能得以保留。

3. 抗生素应用 大剂量使用青霉素，每日1000万～2000万U静脉滴注，至全身毒血症状及局部情况好转后，减量应用，此外，甲硝唑静脉滴注1.0g，每8小时1次。均可取得较好疗效。

4. 全身支持疗法 输血，纠正水与电解质代谢失衡，给予高蛋白、高热量和富有维生素的饮食。

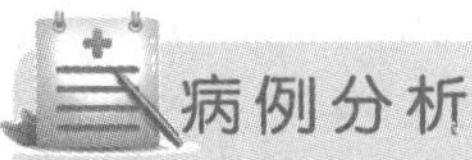

病例分析

患者，女，30岁，背部肿块、红、肿、疼痛3天，寒战，发热39℃，查体：背部肿物3cm×5cm，触之有波动感。

问题：1. 已作局部引流和全身应用抗生素后，仍有寒战、高热，最合适的治疗措施是什么？

2. 为了提高患者血培养的阳性率，最好的抽血时间是什么时候？

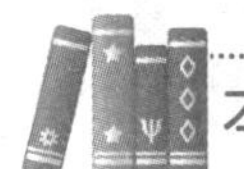

本章小结

外科感染曾是制约外科学发展的重要因素，随着抗生素的发明和外科技术的进步，多数感染已能得到满意的治疗。每例外科患者都有发生感染的几率，特别是在创伤、手术、介入性诊疗操作后，更应高度警惕感染发生的可能。局部感染的治疗重在局部感染灶的处理，各种类型的脓肿切开术是基层医生必须掌握的技能。全身性感染因病情重、并发症多，在全身使用抗生素治疗感染的同时，应注意全身各系统器官的损害和内环境的紊乱，并给予相应的处置。从学习开始就应养成送检细菌培养和药物敏感试验的良好习惯。

（杨更新）

练习题

一、选择题

A1 型题

1. 与金黄色葡萄球菌毒力有关的因素是

A. 形成血浆凝固酶的能力　　B. 透明质酸酶

C. 耐药性　　D. 特异性细胞糖类的存在

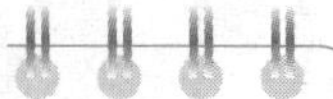

E. 磷酸酶活力

2. 疖病皮肤感染常见于

A. 糖尿病患者　B. 肝炎患者　C. 胃癌患者

D. 胃溃疡患者　E. 血管病患者

3. 指甲下脓肿应采取的最佳措施是

A. 理疗　B. 热敷

C. 抗生素　D. 拔除指甲

E. 在甲沟处切开引流

4. 手部化脓性感染的手术原则应除外

A. 手术时宜应用区域组织阻滞麻醉　B. 脓液应作细菌培养及药敏试验

C. 应用抗生素　D. 伤口不应置引流物,以免影响功能

E. 炎症消退后,早期进行功能锻炼

A2 型题

5. 男性,18 岁,右示指甲沟炎加剧 1 周,发热,指头剧烈肿胀、跳痛。最恰当的处置是

A. 热盐水浸泡,每次 30 分钟　B. 全身应用抗生素

C. 患指局部注射抗生素　D. 患指侧面纵行切开

E. 患指头做鱼口状切开

6. 男性,6 岁,左足跟部被铁钉扎伤 4 小时,患者 2 年前曾注射过百日咳、白喉、破伤风疫苗,为预防破伤风,此次应

A. 注射破伤风类毒素 0.5ml　B. 注射破伤风类毒素 1.5ml

C. 注射破伤风免疫球蛋白　D. 注射破伤风抗毒素

E. 注射青霉素

A3/A4 型题

(7 ~ 9 题共用题干)

男性,10 岁,右足底被锈钉刺伤 10 天,突然张口困难,继之出现苦笑面容,角弓反张,声响及触碰患者可诱发上述症状。患者神志清楚,不发热。

7. 该病致病菌属于

A. 革兰阴性大肠埃希菌　B. 革兰阴性厌氧拟杆菌

C. 革兰阴性变形杆菌　D. 革兰阳性梭形芽胞杆菌

E. 革兰阳性厌氧芽胞杆菌

8. 该病属于

A. 毒血症　B. 菌血症　C. 败血症

D. 脓血症　E. 脓毒血症

9. 对机体威胁最大的是

A. 肌肉断裂　B. 骨折

C. 尿潴留　D. 持续的呼吸肌痉挛

E. 营养障碍

B1 型题

(10 ~ 12 题共用备选答案)

A. 紧急手术处理

B. 患部适当活动,促进循环

C. 切开至全层

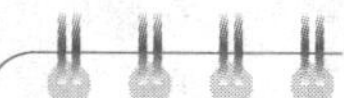

D. 补液

E. 大剂量青霉素

10. 气性坏疽最关键的治疗措施是

11. 外科感染的局部治疗方法中错误的是

12. 有关痈处理方法错误的是

二、思考题

1. 简述外科感染的分类方式。

2. 简述脓肿的临床表现、诊断及治疗方法。

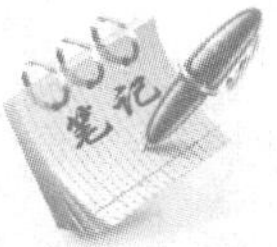

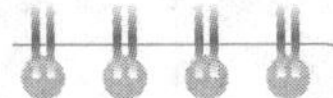

第十二章

创伤与战伤

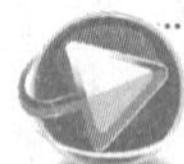

学习目标

1. 掌握：创伤的临床表现、并发症、诊断、急救和处理原则；各种软组织损伤的临床特点和处理方法；开放性创伤的伤口处理原则和清创方法。

2. 熟悉：创伤的分类和创伤后人体的病理生理变化及修复过程。

3. 了解：战伤的种类、特点和处理原则。

4. 具备创伤的急救知识和基本临床技能，以及紧急情况下组织协调救治的能力。

5. 对损伤患者提供人文关怀，关注患者创伤后心理状态，关心患者的身体和心理健康。

创伤（trauma）是指机械性致伤因素作用于人体所造成的组织结构完整性的破坏或功能障碍。随着社会的发展和交通的发达，创伤的发生率日趋增高，在所有死亡原因中居第四位，故而引起全社会的高度重视。

第一节 创伤概论

一、创伤分类

（一）按伤后皮肤完整性分类

1. 开放性损伤（open injury） 指有皮肤破损者。

（1）擦伤：为切线动力所致的表皮损伤，创面常有少量渗出和轻度的炎症反应。

（2）撕裂伤：人体某部分皮肤受强作用力牵拉所致。伤口多不规则，皮肤和皮下组织与深部组织呈潜行性剥脱，可有大片创面暴露，污染严重。

（3）挫裂伤：为钝性暴力冲击造成组织破裂，伤口可呈放射状，组织细胞挫裂较重。

（4）切割伤和砍伤：为锐器所致，伤口整齐，深部血管、神经和肌腱可受累。所施暴力强大为砍伤，组织损伤多较严重，常并发骨折。

（5）刺伤：尖锐器具插入软组织所致，伤口小而创道较深。若伤及内脏、大血管、神经干等，因伤情隐蔽，可造成严重后果。

（6）火器伤：枪弹或弹片等投射物击中人体所致，创道有特征性病理区，伤口污染严重并多有异物存留其中。

2. 闭合性损伤（closed injury） 指皮肤保持完整无开放性伤口者。

（1）挫伤：钝性暴力所致软组织损伤。可有局部皮肤青紫、肿胀或血肿。器官的挫伤（如肠壁挫伤、脑挫伤等）是指损伤尚未造成器官破裂。

（2）挤压伤：外力挤压组织所致，常可见于手、脚、躯干被钝性物体如门窗、机器或车辆等暴

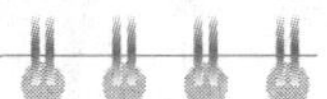

力挤压所致;也可见于爆炸冲击所致的挤压伤。可伤及内脏,造成肺及肝脾破裂等。更严重的挤压伤是土方、石块的压埋,可引起身体一系列的病理改变,甚至并发休克和肾衰竭。

(3) 扭伤:在机体动力失衡时关节部位某一侧受到过大的牵引力所致。表现为局部青紫、肿胀,关节一时性半脱位和功能障碍,可有关节囊、韧带或肌腱损伤。

(4) 关节脱位和半脱位:肢体受暴力牵拉或动力失衡时造成构成关节各骨失去正常的对合。

(5) 冲击伤:为高压高速冲击波所致,又称爆震伤。肺、脑、胃肠等可发生损伤。

(二) 按受伤部位分类

通常可按大部位分为颅脑伤、颌面部伤、颈部伤、胸(背)部伤、腹(腰)部伤、骨盆伤、脊柱脊髓伤、四肢伤等。诊治时需进一步明确受伤的组织和器官,如软组织损伤、骨折、内脏损伤、颅内血肿等;在此基础上明确单个伤和多发伤,由同一致伤原因造成两个系统以上的组织或器官的严重创伤为多发伤,若为两种或两种以上原因引起的创伤为复合伤。

(三) 按伤情轻重分类

1. 轻伤　主要是局部软组织损伤。

2. 中等伤　四肢长骨骨折、广泛软组织损伤、肢体挤压伤、创伤性截肢及一般腹腔脏器伤等,需手术,但一般无生命危险。

3. 重伤　指严重休克和内脏伤,危及生命,出现呼吸、循环、意识等重要生理功能发生障碍或治愈后有严重残疾者。

二、创 伤 病 理

在机械因素的作用下,机体迅速产生各种局部和全身性防御反应,目的是维持机体自身内环境的稳定,然而较重的创伤引起的急剧反应又可能损害机体自身,应在治疗时加以调整和纠正。

(一) 局部反应

即伤后创伤性炎症,为组织结构破坏,或细胞变性坏死、微循环障碍、病原微生物入侵及异物存留等所致。主要表现为局部炎症反应,引起红、肿、痛、热等症状。局部反应的轻重与致伤因素的种类、作用时间、组织损害程度和性质以及污染轻重和是否有异物残留等有关。创伤性炎症是非特异性的防御反应,有利于清除坏死组织、杀灭细菌及组织修复。

(二) 全身性反应

即伤后机体的非特异性应激反应。创伤愈严重,全身反应愈显著,主要有以下三种反应:

1. 神经内分泌系统的变化　伤后机体的应激反应首先表现为神经内分泌系统的改变,它起着调节各组织器官功能与物质代谢间相互关系的主导作用。通过下丘脑-垂体-肾上腺皮质轴和交感神经-肾上腺髓质轴产生大量的儿茶酚胺、促肾上腺皮质激素(ACTH)、抗利尿激素(ADH)、生长激素(GH)和胰高血糖素;同时,肾素-血管紧张素-醛固酮系统也被激活。以上三个系统相互协调共同调节全身各器官的功能和代谢,动员机体的代偿能力,对抗致伤因素的损害作用。

2. 代谢变化　伤后由于神经内分泌系统的作用,机体基础代谢率增高,能量消耗增加,糖、蛋白质、脂肪分解加速,糖异生增加,使机体总体上处于一种分解代谢状态。因此伤后常出现高血糖、高乳酸血症,血中游离脂肪酸和酮体增加,尿素氮排出增加,从而出现负氮平衡状态。水、电解质代谢紊乱可导致水、钠潴留,钾排出增多及钙、磷代谢异常等。

3. 免疫反应变化　创伤后机体可出现免疫功能紊乱,主要表现在吞噬细胞、淋巴细胞和细胞因子三个方面。免疫功能减低导致机体对感染的易感性增加,而感染又是创伤常见和严重的并发症。

(三) 并发症

并发症可延长创伤治愈时间和影响患者的预后,甚至直接危及患者的生命。

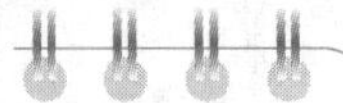

1. 感染　化脓性感染占并发症首位。开放性创伤一般都有污染，如果污染严重，处理不及时或不当，加之免疫功能降低，很容易发生感染。闭合伤累及消化道或呼吸道，也容易发生感染。早期可为局部感染，重者可迅速扩散成全身感染。广泛软组织损伤，伤道较深，并有大量坏死组织存在，而且污染较重者，还可能发生破伤风、气性坏疽等。

2. 休克　早期常为失血性休克，晚期由于感染发生可导致脓毒症，甚至感染性休克。

3. 脂肪栓塞综合征　常见于多发性骨折，主要病变部位是肺，可造成肺通气功能障碍甚至呼吸功能不全。

4. 应激性溃疡　发生率较高，多见于胃、十二指肠，小肠和食管也可发生。溃疡可为多发性，有的面积较大，且可深至浆膜层，可发生大出血或穿孔。

5. 凝血功能障碍　主要是由于凝血物质消耗、缺乏，抗凝系统活跃，从而造成出血倾向。

6. 器官功能障碍　严重创伤的全身反应或并发休克、感染后，容易并发急性肾衰竭、急性呼吸窘迫综合征等严重内脏并发症。此外，由于缺血缺氧、毒性产物、炎症介质和细胞因子的作用，还可发生心脏和肝脏功能损害。

7. 挤压综合征　四肢或躯干肌肉丰富的部位受到压砸或长时间重力压迫后，可造成肌肉组织缺血坏死，出现以伤处严重肿胀、肌红蛋白尿、高钾血症和急性肾衰竭为特征的病理过程，临床上称挤压综合征。

三、创伤的修复

创伤的修复是一系列较为复杂的组织学、生理学和生物学的动态过程。组织的不同，其创伤后修复过程可不同，但又有一定的共同规律。修复的基本方式是由伤后增生的细胞和细胞间质再生增殖、充填、连接或替代损伤后的缺损组织。理想的创伤修复，是组织缺损完全由原来性质的细胞来修复，并完全恢复原组织的结构和功能，如表皮、黏膜、血管内膜等组织的修复。而心肌、骨骼肌等细胞增生能力弱，需由其他性质的细胞（常为成纤维细胞）增生来替代，且功能和形态不能完全复原，这种创伤组织修复形式称纤维组织瘢痕愈合。

（一）组织修复过程

大致可以分为三个阶段：

1. 局部炎症反应阶段　创伤后立即发生，常可持续3～5天。主要是血管和细胞反应、免疫应答、血液凝固和纤维蛋白溶解，目的在于清除损伤或坏死的组织，为组织再生和修复奠定基础。

2. 细胞增殖分化和肉芽组织生成阶段　局部炎症开始不久，即可有新生细胞出现。成纤维细胞、内皮细胞等增殖、分化、迁移，分别合成、分泌组织基质（主要为胶原）和形成新生血管，并共同构成肉芽组织。浅表损伤一般通过上皮细胞的增殖、迁移，覆盖创面而修复。大多数软组织损伤则需要通过肉芽组织生成的形式来完成。

3. 组织塑形阶段　经过细胞增生和基质沉积，创伤组织得以初步修复。但是新生的组织如纤维（瘢痕）组织、骨痂等，在数量和质量方面并不一定适宜生理需要，则会随着机体状态的好转和活动的恢复而逐步变化调整。

（二）创伤的愈合类型

可分为两种类型，即一期愈合和二期愈合。一期愈合组织修复以原来细胞为主，仅含少量纤维组织，局部无感染、血肿、或坏死组织，再生修复过程迅速，结构和功能修复良好。多见于损伤程度轻、范围小、无感染的伤口或创面。二期愈合组织修复以纤维组织为主，不同程度的影响结构和功能的恢复，多见于损伤程度重、范围大、坏死组织多，且常伴有感染而未经合理的早期处理的伤口或创面。因此，在创伤治疗时，应采取合理措施，争取达到一期愈合。

（三）影响创伤修复的因素

主要有全身和局部两个方面。局部因素中伤口感染是影响创伤修复最常见的因素，感染时

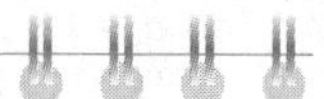

致病菌不仅直接损害局部组织细胞和基质，还可以使局部形成化脓性病灶，对创伤的修复有明显的破坏作用；局部血液循环障碍，局部血管损伤或受压，或发生休克等，可使创伤组织处于低灌流，发生代谢障碍，抑制炎症反应和细胞增生；异物存留或血肿这类物质充填组织裂隙成为一种机械性障碍，阻碍新生细胞和基质连接，延迟治愈时间；局部制动不够，局部不够稳定，可使新生的微血管及上皮再受损伤，不利于创伤组织的修复。全身性因素主要有营养不良（蛋白质、维生素和微量元素的缺乏或代谢异常）、大量使用细胞增生抑制剂（如糖皮质激素等）、免疫功能低下及全身严重并发症（如多器官功能障碍）等。

四、创伤的诊断

诊断创伤主要是明确损伤的部位、性质、程度、全身改变及并发症，特别是原发损伤部位相邻或远处内脏器官是否损伤及其程度。故必须详细了解受伤史，仔细全身检查，并借助相关辅助检查，综合分析判断，方能获得正确的诊断。

（一）病史

可按以下内容顺序询问，如患者因昏迷等原因不能自述，还需询问现场目击者。

1. 受伤情况　致伤原因、时间、部位、伤时姿势等，如左下胸或左上腹的撞击，跌倒时左侧身体着地，可发生脾破裂；腹部刺伤虽外口不大，却可使内脏破裂。

2. 伤后表现及演变过程　不同部位创伤，伤后表现不尽相同。神经系统损伤应了解是否有意识丧失、肢体瘫痪等，胸部损伤是否有呼吸困难、咳嗽及咯血等；腹部创伤了解疼痛的最初部位、疼痛的程度和性质等；开放性伤口应了解大致失血量、口渴情况。此外，还应了解伤后的处理情况、使用药物及采取的措施，如果在尚未确定诊断前用麻醉止痛剂，易致漏诊或误诊，如用止血带应计算使用时间。

3. 伤前情况　注意伤员是否饮酒，这对判断意识情况有重要意义。了解有无其他相关疾病，如原有高血压病史，伤后应根据基础血压估计创伤引起的改变。又如原有糖尿病病史或长期使用肾上腺皮质激素，估计伤口易继发感染或愈合延迟。

（二）体格检查

首先应从整体上观察伤员状态，判断伤员的一般情况，区分伤情轻重。对生命体征平稳者可逐步检查；伤情危重者，必须立即抢救，不能因为检查而延误抢救；检查步骤尽量简洁，可与采集病史同时进行，检查动作应谨慎轻柔，不可加重损伤；难以确诊的损伤，应在对症处理过程中严密观察，争取尽早确诊；遇伤员较多时，应切实关注因昏迷、深度休克、窒息而不能呼救的“沉默者”。

1. 全身情况的检查　注意呼吸、脉搏、血压、体温等生命体征，以及意识、面色、体位等。

2. 根据受伤史或某处突出的体征，进行细致的局部检查。应遵循各部位检查的要求，如腹部伤应观察腹部呼吸运动、触痛、肌紧张、压痛、反跳痛、移动性浊音、肝浊音界、肠鸣音等。还须对伤部邻近组织器官详细检查，如下胸部创伤可能伤及肝脏或脾脏，骨盆骨折可有尿道损伤。

3. 开放伤还须仔细观察伤口或创面，注意其形状、大小、深浅、出血、渗出物、外露组织、污染情况、异物存留、伤道位置（不宜用器械试探伤道）等。对伤情较重者，应在手术室进行伤口的详细检查，以保障伤员安全。

（三）辅助检查

对诊断有一定的价值，但应针对性选择检查项目，切不可面面俱到，贻误抢救时间。

1. 实验室检查　血常规和血细胞比容可判断失血或感染情况，尿常规可提示泌尿系统损伤和糖尿病；血气分析、CO_2CP 和水电解质检查，判定有无呼吸功能障碍和电解质紊乱、酸碱平衡失调；肌酐和尿素氮等测定可了解肾功能状态；肝功能检查有助于了解肝功能状态。疑有胰腺损伤时，应做血或尿淀粉酶测定等。

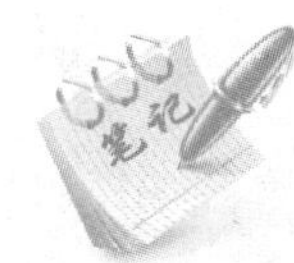

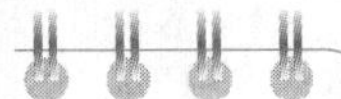

2. 穿刺检查和导管术检查　诊断性穿刺是简单迅速的辅助检查。如胸、腹腔穿刺可观察体腔内有无气体或出血等，以判断内脏器官的损伤，但应注意阴性结果不能完全除外组织器官损伤的可能；留置导尿可辅助尿道和膀胱损伤的诊断；腹腔内留置导管可动态观察腹腔内出血或渗液情况。

3. 影像学检查　X线检查为骨折、胸腹部伤及有无异物存留的常用检查方法；超声检查可发现胸腹腔的积液和腹部实质性脏器损伤；选择性血管造影可帮助确定血管损伤或某些隐蔽的器官损伤；CT可辅助诊断颅脑损伤和某些腹部实质性器官、腹膜后损伤；MRI可辅助诊断脊髓的损伤。

4. 其他　目前各种电子仪器、动脉导管、漂浮导管技术等也用于严重创伤、尤其是并发休克的患者，进行心、肺、脑、肾等重要器官功能的监测，有利于及时采取治疗措施。

值得注意的是，虽然各种辅助检查技术水平不断提高，但手术探查仍然是诊断闭合性创伤的重要方法之一，不仅是为了明确诊断，更重要的是为了抢救和进一步治疗，但必须严格掌握手术探查指征。

（四）创伤严重程度的测定

目前对创伤严重程度测定有多种方法，创伤指数最为常用（表12-1）。它按创伤的部位、类型、循环、呼吸和意识五项衡量，各分四级，以1、3、5、6分计数。总分2～9分患者多半可在急诊室处理；总分10～16分多系单一系统损伤，无生命危险，可能需要住院治疗；总分17～20分应考虑多系统损伤，必须住院急救，死亡率较低；总分21分以上者危重，死亡率高。

表12-1　创伤指数

指标	1	3	5	6
部位	肢体躯干	背部	胸腹	头颈
创伤类型	切割伤或挫伤	刺伤	钝挫伤	弹道伤
循环	正常	SBP<100mmHg，P>100次/分	SBP<80mmHg，P>140次/分	无脉搏
意识	倦怠	嗜睡	浅昏迷	昏迷
呼吸	胸痛	呼吸困难	发绀	呼吸暂停

五、创伤的救治

加强宣传教育，采取预防措施，可以预防和减少创伤的发生。如创伤一旦发生，其有效的救治工作就尤为重要。创伤救治必须是抢救组织管理与抢救技术两者的结合，共同发挥作用，才能使伤员及早得到合理救治，本节重点阐述后者。

（一）急救

急救的目的是抢救生命，应优先解除危及伤员生命的情况，然后再进行后续处理。较重和重症创伤要从现场着手急救，因地制宜选择抢救措施。近年来的经验总结表明，院前急救和院内急救的基本措施可概括为"CAB"支持，即circulation（循环）、airway（气道）、breathing（呼吸）的支持。

1. 复苏和通气　心跳呼吸骤停者争分夺秒行心肺复苏救治；对舌根后坠者应头部侧向，抬起下颌，立即用口咽通气管，或将舌牵出固定；立即清除口腔及气道内异物、凝血块、分泌物等；颌面有移位的组织应立即进行复位和包扎；对开放性气胸用厚层敷料封闭伤口；对张力性气胸用粗针头作胸腔穿刺排气减压或闭式引流；连枷胸致反常呼吸时，可用棉垫加压包扎或牵引固定，吸氧，必要时作气管切开或气管插管接呼吸机辅助呼吸等。

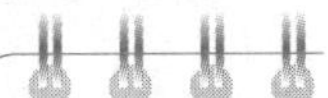

2. 立即有效止血和维持循环功能　对外出血可视情况应用指压法、加压包扎法、填塞压迫法、止血带(必须注明使用时间和有明显标志)或抗休克裤等方法止血;对内脏大出血者要进行手术处理,并采取有效措施(输液、输血或用药物等)改善心功能,恢复循环血量,必要时实施监测。

3. 严密包扎伤口和保护脱出的脏器　创伤组织长时间暴露,增加继续污染和继发感染的机会。对腹内脏器脱出、脑膨出等,应进行保护性包扎,以免污染、干燥或受压,在无菌操作下复位。

4. 固定骨折,防止继发性损伤　良好的骨折固定能减轻疼痛,避免搬动时伤处扭曲、震动致骨折断端移位,防止继发性神经血管损伤。对骨折、关节伤、肢体挤压伤、大块软组织损伤都要妥为固定。颈部疼痛、面部损伤和失去知觉的患者,都要疑及颈椎损伤,要注意固定或颅骨牵引,以免加重脊髓损伤。

5. 搬运伤员　经过初步处理后,需送到医疗机构进一步检查和治疗。正确的搬运可减少伤员痛苦,并获得及时治疗。

(二) 一般处理

1. 体位和局部制动　较重创伤的伤员应卧床休息,所取体位应有利于呼吸、伤处静脉回流和引流,如半卧位有利于呼吸和腹腔等处引流,抬高伤肢有利于减轻水肿。如较严重骨折、血管神经损伤、肌肉肌腱损伤更应重视制动。

2. 软组织损伤的处理　小范围的软组织损伤,早期可用局部冷敷,以减少组织渗血。伤后12~24小时可用温敷和理疗,以利炎症消退。药物以选用活血化瘀中药为主,内服或外敷。有血肿形成者,先加压包扎;伤后48小时在无菌操作下穿刺抽血,再加压包扎。

3. 防治感染　开放伤和有胸内、腹内脏器损伤的闭合伤,都应重视防治感染。主要措施是及时正确清创和闭合伤的手术处理,根据污染和组织损伤程度选用抗生素,并注射破伤风抗毒血清等。

4. 营养支持　为了减少创伤早期负氮平衡,有利于创伤修复和增强免疫功能,要重点注意能量和氮的补充。可口服高蛋白、高维生素、高热量的饮食。若不能口服或消化功能障碍者,应选用要素饮食和静脉营养法。

5. 维持体液平衡　创伤后机体因失血、失液或饮食受限制、分解代谢亢进等,都可发生水、电解质和酸碱平衡失调,应予及时调整。

6. 对症处理　在不妨碍伤情判别的情况下酌情选用药物镇痛、镇静、安眠和其他必要的对症处理。

(三) 伤口处理

擦伤和表浅的小伤口出血,直接压迫3~5分钟即可止血,止血后可用70%乙醇或碘伏涂擦,包以无菌敷料,保持局部干燥24~48小时。伤口内若有异物应取出后消毒包扎。其他一般开放伤口常需手术处理。伤口(包括手术切口)可分为三类,各类处理方法不同。清洁伤口(clean wound)指未被细菌污染的伤口,一般系手术切口(如甲状腺切除术、腹股沟疝修补手术等),直接缝合后可一期愈合。污染伤口通过处理也可成为清洁伤口,可当即缝合,一般可达一期愈合。污染伤口(contaminated wound)是指伤口有细菌沾染,而尚未发展成感染。一般创伤后6~8小时以内伤口属于此类,可采用清创术处理。如果伤口污染严重或细菌毒力强,4~6小时即可发展成感染,不能视为污染伤口。感染伤口(infected wound)指伤口已感染甚至化脓,包括延迟处理的开放伤和继发感染的手术切口。伤口须经过换药(更换敷料)达到二期愈合。这种愈合其组织修复以纤维组织为主,愈合缓慢,经肉芽组织形成后达到瘢痕愈合,局部功能不良,且可能瘢痕挛缩或增生。故对面积较大的肉芽创面,应及时植皮使之愈合。

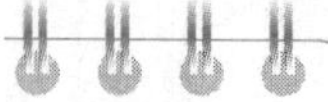

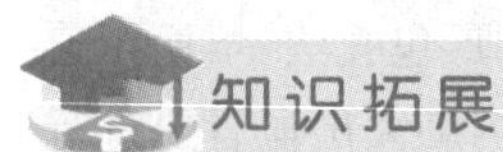

创伤后压力症候群

创伤后压力症候群(post-traumatic stress disorder,PTSD)是指个体经历、目睹或遭遇到一个或多个涉及自身或他人的实际死亡,或受到死亡的威胁,或严重的受伤,或躯体完整性受到威胁后,所导致的个体延迟出现和持续存在的精神障碍。可能发生在任何生理或心理遭受创伤的人身上;无论是否有身体的创伤,心理都有同样的特点:经历过极度恐惧、无助、失去控制、随时面对死亡的一段时间、出乎预期的事件。

第二节 清 创 术

临床上通常把将污染伤口通过一般的外科处理转变成为清洁伤口的方法称为清创术(debridement),其是处理开放性损伤最重要、最基本、最有效的手段。

一、清创目的

是将污染的伤口,经过清洗、切除失活组织、清除伤口内异物、制止出血等措施,使之变为清洁伤口,以加速组织修复,争取达到一期愈合。

二、适应证

适用于开放性创伤,除擦伤、浅而小的弹片伤、刺伤、切伤外,均可作清创术。清创在伤后8小时内进行;血运丰富部位(如头面部)的伤口、污染较少、失活组织不多,伤后12小时或更长时间仍可施行清创。

三、术前准备

1. 充分了解伤情,判断伤口局部有无神经血管、肌腱和骨损伤。
2. 防治休克,通常待休克控制,全身情况稳定后再清创。
3. 有活动性大出血者应先行止血。
4. 必要的实验室和其他检查。

四、麻醉和体位

根据伤情、伤口部位、大小及形状,可选用局部麻醉、静脉麻醉、臂丛麻醉或椎管内麻醉。根据伤口部位选用仰卧、侧卧或俯卧位等。

五、操作步骤

具体清创方法,依创伤部位、程度可有不同,但均包括以下主要步骤(图12-1):

1. 清洁伤口 伤口内暂时填以无菌纱布,用洗手刷或钳夹纱布块蘸软性肥皂液(油污可用汽油、乙醚)洗净伤口周围皮肤,剃去毛发。揭去伤口纱布,用大量生理盐水冲洗伤口,可按生理盐水→过氧化氢(双氧水)→生理盐水,连续冲3遍。

2. 皮肤消毒 无菌纱布覆盖伤口,按常规消毒皮肤并铺巾。

3. 清理伤口

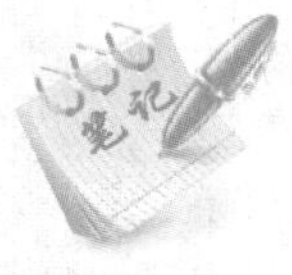

(1) 仔细检查伤口后,清除明显可见的血块、异物、组织碎片。切除明显挫伤的创缘皮肤(头面和手部皮肤除确有坏死者外,应尽量保留)、皮下组织等。

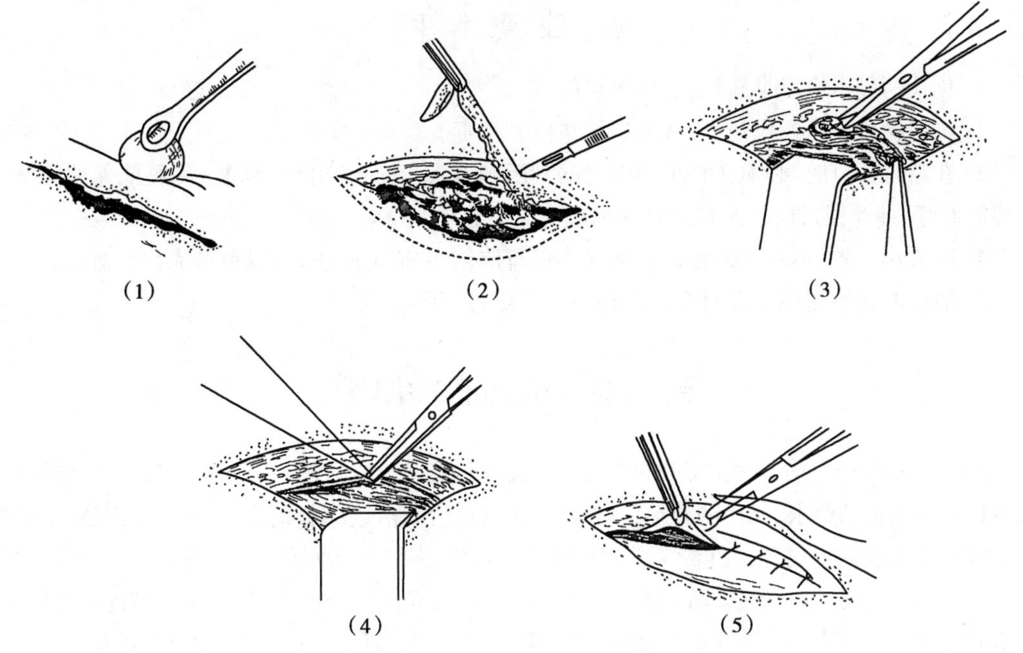

图 12-1　清创术基本步骤

（1）清洁和消毒；（2）切修创缘皮肤；（3）清除异物和失活组织；（4）彻底止血；（5）缝合

（2）由浅入深，充分暴露创腔深部。彻底切除失活组织、血凝块和异物等。充分止血并随时用生理盐水冲洗。清理伤口直至比较清洁和显露血液循环较好的组织，通过清理的创壁与手术切口几乎无异。

（3）组织修复：皮肤重新消毒铺巾，术者更换手套和器械，然后根据各组织特点进行修复。

1）血管：非重要血管伤均可结扎。重要动、静脉伤应予及时修复，如血管修补、缝合、吻合、移植。吻合时，剪去内膜损伤的断端，清除血栓，适量剥离剪去断端外膜，在无张力情况下行端端外翻缝合。

2）神经：功能重要的神经断裂，先用锐刀片修齐断端，对齐后（营养血管标志）在无张力情况下，用5-0丝线间断缝合神经鞘。

3）肌腱：污染不重，清创彻底时，可将离断肌腱一期修复；若缺损过多，则行肌腱移植；如污染严重，处理较晚，可将断端缝在附近肌肉上（防回缩），待伤口愈合后1～3个月作二期修复。

4）骨：污染不重，清创彻底时，骨折可行直视下复位，同时作内固定。

5）关节囊：污染不重，清创彻底可作一期缝合，原则上关节腔不放引流，囊外放乳胶片引流。

（4）伤口缝合：按组织解剖层次一期缝合创缘。如仍有少量渗液，可留置橡皮片、软胶管等引流；如伤口污染严重或已超过伤后8～12小时而清创后仍有可能感染者，可只缝合深层组织，在伤口内放置引流物24～48小时后无感染再将伤口关闭（延迟缝合）。

六、术后处理

1. 患肢适当固定和抬高，特别是大量软组织损伤、骨折和血管修复后。并注意患肢血运。

2. 严密观察伤口渗液和引流情况，引流物在术后24～48小时取出；如有感染或出血，应立即拆除缝线，以利引流或止血。

3. 酌情给予抗生素预防感染，并按破伤风预防常规处理。

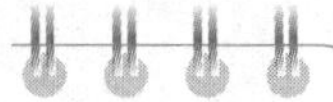

七、注 意 事 项

1. 创伤清创术应尽早施行，越早效果越好。

2. 严格执行无菌操作规程，认真进行清洗和消毒。

3. 在清理伤口时，必须注意组织失活的判断和考虑形态及功能的恢复，尽可能保留和修复重要的血管、神经、肌腱，较大游离骨片仍应清洗后放置原位。

4. 除大出血外，不应在缚止血带情况下进行清创，并应彻底止血，以免形成伤口血肿。

5. 缝合时注意组织层次对合，勿留死腔，避免过大张力。

第三节　战伤救治原则

战伤（military injury）是指战斗中由武器直接或间接所造成的各种损伤。因战争环境的特殊和战地组织指挥的要求，战伤的救治工作采用分级救治和治送结合的方法，由梯次配置于战区和后方的各级救治机构分工负责完成。从前线到后方，各级救治组织前接后送，密切配合，保证救治工作的连续性和继承性。在现场急救时，应及时做好伤员分类工作，区别伤员的轻重缓急，确定救治和后送的次序。战伤的急救在火线现场实施，主要包括五项基本技术，即通气、止血、包扎、固定、搬运和后送。在检伤分类的基础上，积极抗休克，维持呼吸、循环稳定。伤口的处理原则是尽早清创，除头面手及阴部外，一般禁止初期缝合。此外，应注意止痛、预防感染及后送途中伤员的治疗问题。

火器伤（firearm wound）是火药为动力发射的投射物所引起的损伤。一般由高速弹丸、弹片等投射物击中人体组织造成的损伤。投射物致伤来源于两种作用力：一是前冲力，可导致直接破坏组织；二是侧冲力，它与伤道垂直并主要以压力波形式向四周扩散，使组织形成比原发伤道直径大数倍甚至数十倍的瞬时空腔，可造成四周软组织和骨的损伤。因此，火器伤在病理形态上可分为三个区域，即原发伤道区、挫伤区和震荡区。原发伤道即投射物穿过组织后残留的永久性伤道；挫伤区及震荡区为高速投射物穿过组织时产生的瞬间空腔和压力波所产生的损伤。

火器伤的全身治疗与一般损伤相同。了解伤情，积极防治休克，维持呼吸、循环的稳定。及早应用抗生素，用量要大，抗菌谱要广，同时注射破伤风抗毒血清。早期施行清创术，充分显露伤道，清除坏死和失活的组织。因早期挫伤区和震荡区不易区分，清创后伤口原则上不作一期缝合，但头、胸、腹、关节的伤口均应缝闭其体腔，辅以引流。清创术后逐日更换敷料，检查伤口。如果伤面清洁，有少量肉芽组织生长，无脓性分泌物，周围无红肿，可在 3～7 天内缝合伤口（延期缝合），伤口可接近一期愈合。清创后伤口渗液或化脓，应查明原因，采取措施，引流伤口。可用3%～5%高渗盐水或等渗盐水纱布等湿敷伤口，加速组织坏死脱落，待肉芽组织生长和周围组织炎症消退，较小的伤口可达二期愈合。较大的伤口需植皮或切除肉芽组织再愈合。对于深部组织器官损伤、骨折等，应采取相应的手术方法进一步处理。

冲击伤（blast injury）是炸弹等武器在爆炸瞬间所形成的冲击波作用于人体所造成的各种损伤，主要造成听器、肺、胃肠、膀胱等含气体或液体的脏器损害，体表一般无伤口。肺部冲击伤是由于胸廓和肺泡受冲击波的超压和负压作用，肺泡破裂，可产生肺泡出血和肺实质出血，肺的血流动力学发生急剧变化。此外，冲击波的动压还可使胸壁、肺、心肌受损。表现轻者只有短暂的胸痛、胸闷、或憋气感；严重者可出现明显呼吸困难、发绀、咯血性泡沫痰等。腹部冲击伤是冲击波的超压作用于腹部，使空腔脏器如胃肠、膀胱发生破裂。巨大的超压和动压作用还可使肝、脾等实质性脏器或肠系膜血管破裂出血。伤员可表现为腹痛、恶心、呕吐、腹膜刺激征象、休克、血尿、血便等。X 线腹部透视可见腹腔游离气体。腹腔穿刺可吸出胃肠内容物、尿液或血液等。听器冲击伤主要是冲击波所致鼓膜破裂、鼓室积血、听骨链断离等。内耳也可有渗血、出血、耳

蜗结构紊乱等。伤员表现有耳聋、耳鸣、耳痛、眩晕、头痛等。外耳道可流出浆液或血性液体等。冲击伤治疗的关键是早期、正确的诊断,治疗原则和其他伤类似。

战伤复合伤是多种致伤因素共同作用的结果。现代武器具有强大的爆炸力,不但会产生大量的碎片,还能产生冲击波、高热、辐射、窒息性气雾等,可造成创伤与冲击伤、烧伤的复合伤。伤情较为复杂而严重,死亡率高。极易发生休克,感染发生早而重;器官功能障碍发生率较高,主要是呼吸衰竭、心力衰竭、肾衰竭等。救治原则是尽早消除致伤因素的作用,如撤离现场、清除放射或化学沾染、抗放射或抗毒治疗;同时针对性的积极治疗休克、出血、抗感染及全身支持。

本章小结

创伤是日常生活中频繁发生的事件,本章主要阐述创伤的基本理论和处理原则,各器官常见损伤将在外科学各论中详细介绍。在创伤的救治中,院前急救起着至关重要的作用;把握先救命、后治伤的急救原则,按照急救程序进行救治是提高抢救成功率的关键;开放性伤口应按其类型和受伤时间进行不同的处理。准确快速的伤情判断并采取适当的急救措施是外科医生必须具备的能力;清创术是临床上使用最广的外科操作之一,应掌握,并能应用。

（李　骥）

练习题

一、选择题

A1 型题

1. 下列各因素有利于创伤修复和伤口愈合的是
   A. 细菌感染　　B. 血液循环障碍　　C. 异物存留
   D. 局部制动　　E. 服用糖皮质激素
2. 关于创伤性炎症反应,下列描述错误的是
   A. 创伤性炎症不利于创伤的修复
   B. 伤后不久周围组织血管通透性升高,血浆渗出,使局部红、肿、痛
   C. 炎症反应是由一些炎性介质激起
   D. 伤后组织裂隙内充有血液、血凝块、脱落的细胞
   E. 如不发生感染、异物存留等,炎症可在 3～5 日趋向消退
3. 关于创伤的急救,下列描述错误的是
   A. 较重或重症创伤必须在现场即开始急救
   B. 抢救重症创伤应首先处理循环障碍、气道梗阻、呼吸障碍
   C. 应特别注意先救治剧痛、呻吟患者,再处理较安静的患者
   D. 骨折合并休克时,应先抢救休克
   E. 防止抢救中再次损伤
4. 四肢出血,使用止血带时间,最长不能连续超过
   A. 20 分钟　　B. 30 分钟　　C. 1 小时
   D. 1.5 小时　　E. 2 小时
5. 初期处理火器伤清创后伤口应做一期缝合的是
   A. 臀部　　B. 腰部　　C. 膝关节腔

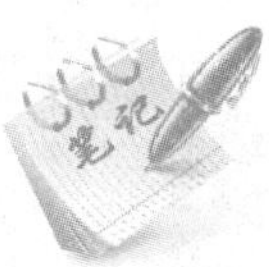

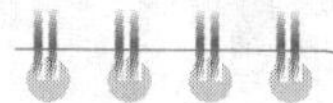

D. 上臂　　E. 手掌

6. 属于闭合伤的是

A. 擦伤　　B. 火器伤　　C. 刺伤

D. 挫伤　　E. 撕脱伤

7. 火器伤的救治原则中，错误的是

A. 争取6~8小时内清创　　B. 清创后争取一期缝合

C. 尽早注射破伤风抗毒素　　D. 尽早给予抗生素治疗

E. 小而浅的伤口可保守治疗

A2 型题

8. 男性，20岁。施工时不慎从10m高处坠落，导致右T_2~T_5肋骨骨折、血气胸、肝脾破裂、右股骨粉碎性骨折。该患者属于

A. 多处伤　　B. 多部位伤　　C. 多发伤

D. 复合伤　　E. 胸腹联合伤

B1 型题

（9~13题共用备选答案）

A. 没有骨关节损伤的前臂或小腿出血

B. 全身各部位，尤其用于四肢的止血

C. 深部伤口出血，如肌肉、骨端等

D. 加压包扎难以控制的肢体大出血

E. 损伤部位可视的破裂血管

9. 加压包扎止血适用于

10. 屈肢加垫止血适用于

11. 止血带止血适用于

12. 填塞止血法适用于

13. 钳夹止血法适用于

二、思考题

1. 怎样促进患者创伤的修复？

2. 简述清创术的步骤及操作要点。

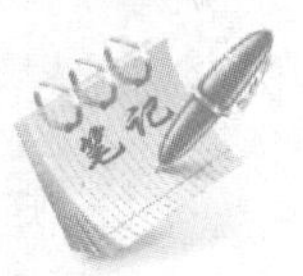

第十三章

烧伤、冻伤、咬蜇伤和整形外科

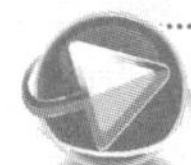

学习目标

1. 掌握:烧伤的伤情判断、面积和深度;临床经过、大面积烧伤的急救、诊断和治疗。

2. 熟悉:烧伤的病理生理和临床分期、小面积烧伤的治疗;毒蛇咬伤的急救。

3. 了解:电烧伤、化学烧伤和冻伤的特点与防治方法;整形外科的现状。

4. 能初步判断烧伤患者伤情,具备对大面积烧伤的急救能力;能完成冻伤、咬伤的急诊处理。

5. 关注患者疾苦,加强医患沟通,在诊治过程中体现出外科急诊医疗的特色。

第一节 热力烧伤

烧伤(burn)是指热力、光、电、化学物质及放射线等各种致伤因素造成的损伤。通常所称的烧伤,是指单纯由高温所造成的热力烧伤,在临床上常见。其他因素所引起的烧伤,则冠以病因命名,如电烧伤,化学烧伤等。

一、伤情判断

烧伤创面的存在,构成烧伤疾患独有的特点。所以为了正确处理烧伤,首先要判断烧伤的面积和深度,还要严密观察创面和全身的变化,警惕并发症的发生。

(一) 烧伤面积和深度的判断

烧伤面积和深度是衡量烧伤严重程度的重要指标,是治疗烧伤的重要依据。

1. 烧伤面积的估计 以相对于体表面积的百分率表示。估计方法有多种,目前国内多采用中国新九分法和手掌法。新九分法主要用于成人,是将全身体表分为 11 个 9% 进行计算;儿童因头部较大而下肢较小,应结合年龄进行计算。具体方法见表 13-1、图 13-1。

手掌法适用于小面积伤计算,伤者手指并拢时的全手掌面积,为其全身体表面积的 1%。判断烧伤面积,目前有应用计算机技术,如图像自动扫描法,可使判断更加准确。

2. 烧伤深度的识别 存在着不同的分类方法,国际和我国多通用三度四分法的分类标准。三度四分法是按热力损伤组织的层次,分为Ⅰ度、浅Ⅱ度、深Ⅱ度和Ⅲ度(图 13-2)。各度烧伤的局部临床特点见表 13-2。判断烧伤深度时,应特别注意:①烧伤深度划分是人为的,实际上各种烧伤深度是互相移行的,不易在伤后即刻识别。②烧伤深度也可随病程变化而有所改变,如创面感染、受压等因素,烧伤深度可变深。③目前对烧伤深度判断主要靠肉眼观察,缺乏客观标准,往往不够准确。其他检查方法还未用于临床。

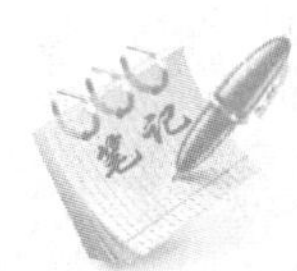

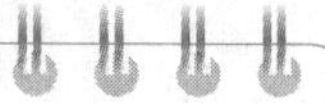

表 13-1　中国新九分法

部　位		占成人体表（%）	占儿童体表（%）
头颈	发部 3 面部 3 颈部 3	9×1	9+（12-年龄）
双上肢	双上臂 7 双前臂 6 双手 5	9×2	9×2
躯干	躯干前 13 躯干后 13 会阴 1	9×3	9×3
双下肢	双臀 5* 双大腿 21 双小腿 13 双足 7*	9×5+1	9×5+1-（12-年龄）

注：* 成年女性的臀部和双足各占 6%

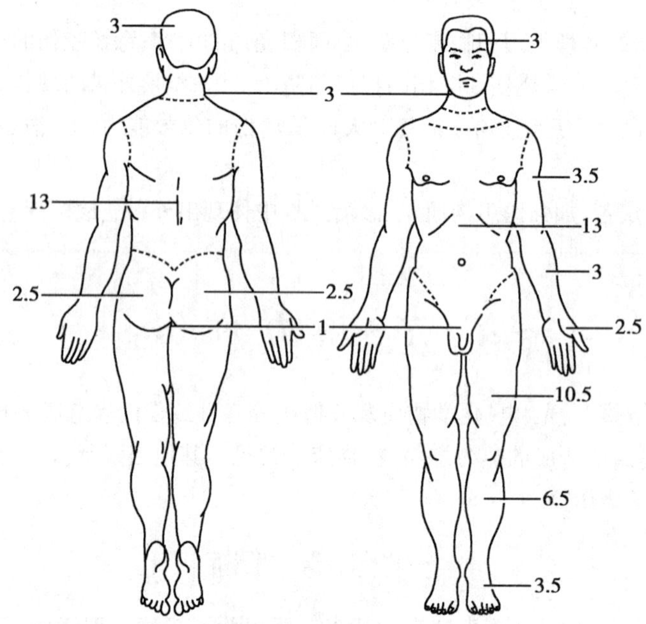

图 13-1　中国新九分法

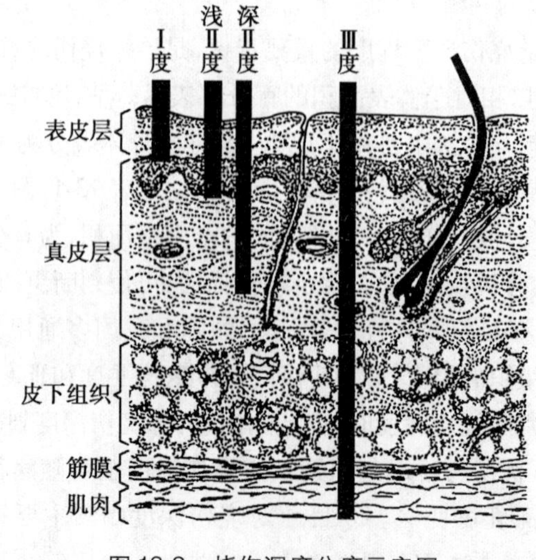

图 13-2　烧伤深度分度示意图

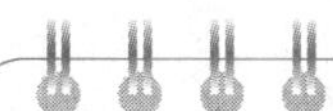

表 13-2　各度烧伤的局部临床特点

烧伤深度		损伤组织层次	表皮特征	创面外观	感觉	温度	愈合过程
Ⅰ度(红斑)		表皮层	完整,红肿	红斑,干燥	灼痛,敏感	稍高	3～5 日脱屑无瘢痕
Ⅱ度(水疱)	浅Ⅱ度	真皮浅层	水疱饱满易剥脱	渗液多,创底潮红,水肿	剧痛,过敏	增高	若无感染,2 周内愈合,不留瘢痕,短期色素沉着
	深Ⅱ度	真皮深层有皮肤附件残留	水疱小,不易剥脱	渗液少,创底浅红或红白相间,网状血管,水肿明显	稍痛,感觉稍迟钝	稍低	无感染 3～4 周愈合,轻度瘢痕和色素沉着
Ⅲ度(焦痂)		皮肤全层,或皮下组织,肌肉和骨骼	不易剥脱,坏死或炭化	蜡白或焦黄,干燥,皮革样,树枝状血管栓塞	痛觉消失	凉	3～5 周焦痂脱落呈现肉芽创面,难愈合,愈合后留有瘢痕

(二) 烧伤严重程度估计

烧伤面积和深度可作为估计其严重程度的依据。烧伤严重性分度是设计治疗方案和抢救成批伤员的需要,我国常用下列分度法:

1. **轻度烧伤**　总面积在 10% 以下的Ⅱ度烧伤。

2. **中度烧伤**　Ⅱ度烧伤面积 11% ～30% 之间;或Ⅲ度烧伤面积不足 10% 。

3. **重度烧伤**　总面积 31% ～50% ;或Ⅲ度烧伤面积 11% ～20% ;或Ⅱ度、Ⅲ度烧伤面积虽不足 30% ,但已发生休克等并发症、呼吸道烧伤或有较重的复合伤。

4. **特重烧伤**　总面积 50% 以上;或Ⅲ度烧伤面积 20% 以上;或已有严重并发症。

(三) 吸入性损伤

以往称呼吸道烧伤。是指由热力、燃烧时的烟雾、爆炸时的粉尘等所含有害的化学物质吸入所造成的烧伤,是较严重的特殊部位的烧伤。在火灾现场,死于呼吸性窒息者多于烧伤。临床上合并严重吸入性烧伤的救治仍是较为突出的难题,所以强调从急救开始就应十分重视呼吸道的通畅。

吸入性损伤应从病史、症状、体征进行判别:①燃烧现场相对密闭;②呼吸困难,有呼吸道刺激症状,咳炭末痰,声音嘶哑;③面、颈及口鼻有深度烧伤,鼻毛烧焦;肺部可闻及哮喘音。

二、病理生理和临床分期

烧伤不仅造成局部组织的损伤,而且引起全身反应。临床上根据烧伤创面引起全身病理生理变化的阶段性,一般将烧伤病程经过分为休克期、感染期、修复期;且各期之间紧密联系而有重叠,每期都有其病理生理特点,故各阶段临床处理有不同的重点。

(一) 休克期(体液渗出期)

除损伤的一般反应外,烧伤后迅速发生的反应是体液渗出。烧伤面积大而深(Ⅱ度、Ⅲ度烧伤面积成人在 15% ,小儿在 5% 以上者),可有大量体液渗出。导致体液渗出的主要病理生理变化是烧伤区及其周围或深层组织毛细血管扩张和通透性增大,大量血浆样液体自血液循环渗入组织间隙形成水肿或自创面渗出,丧失了大量水分、钠盐和蛋白质,血流动力学发生急剧变化而出现低血容量性休克。体液渗出一般持续 36～48 小时;伤后 2～3 小时最为急剧,8 小时达高峰,48 小时渐趋恢复,渗出于组织间的水肿液开始回收。

本期的主要矛盾是休克的防治(包括预防肾功能衰竭),液体复苏是早期处理最重要的措

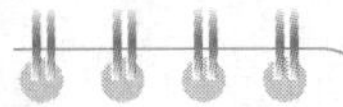

施,同时又应注意水肿液回收时发生循环超载的危险。使休克期平稳度过是早期治疗的关键,否则易暴发早期全身性感染。

(二) 感染期

烧伤创面的坏死组织和富含蛋白的渗出液都是细菌生长的良好培养基,因此继休克后或休克的同时,急性感染即已开始,给伤员造成另一严重威胁。此时感染就上升为主要矛盾,直至创面愈合。伤后3~5天是急性感染的高潮,因机体经过早期休克的打击,全身免疫功能低下,对病原菌抵抗力下降。

严重烧伤的组织,经历凝固性坏死,组织溶解阶段,至伤后2~3周,创面坏死组织广泛溶解,出现全身感染又一高峰期。若处理不当,感染还可侵入邻近的非烧伤组织,向四周及深部蔓延。大面积侵入性感染,痂下组织细菌含量可随病程进展而逐渐增多,但血液中往往不能检出细菌,故称烧伤创面脓毒症(burn wound sepsis)。或细菌进入血液循环导致败血症。

本期主要矛盾是防治感染,所以对严重烧伤多采用早期切痂或削痂手术,行皮肤移植,尽早消灭创面。

(三) 修复期

伤后第5~8天开始,直到创面痊愈称为修复期。浅度烧伤多能自行愈合,深Ⅱ度烧伤依靠残存的上皮岛在痂皮下融合修复;Ⅲ度烧伤的焦痂,在伤后2~3周或更长时间开始溶痂,须靠皮肤移植修复。

本期的主要矛盾是促使创面早期愈合。控制感染、加强营养等支持修复功能;较大面积的Ⅲ度烧伤早期去痂,用植皮方法尽早消灭创面;大面积深度烧伤,做好关节及其他功能部位防挛缩、畸形等康复治疗,都是此期的主要问题。

三、烧伤的并发症

(一) 感染

是引起烧伤患者死亡的主要原因。除了由于烧伤后皮肤屏障功能破坏、大量坏死组织和渗出形成了微生物的良好培养基、机体免疫功能受损等因素外,实验证明严重烧伤时肠黏膜屏障有明显的应激性损害,肠道微生物、内毒素均可移位进入肝、脾及血液,肠道成为一个主要的内源性感染的来源,常是早期暴发全身感染的原因。烧伤感染不仅是脓毒症和全身性炎症反应综合征的重要原因,而且直接加深创面,因此防治感染是烧伤救治和创面修复过程的中心环节之一。

(二) 休克

低血容量性休克是严重烧伤患者早期主要并发症。特重烧伤患者因强烈损伤刺激,可立即并发休克。烧伤患者不能平稳度过休克期,既极易引发感染,又广泛损害多个内脏,继发器官功能不全。

(三) 肺部感染

呼吸道烧伤、肺水肿、肺不张、脓毒症等都可引起肺部感染。还能继发成人呼吸窘迫综合征,导致急性呼吸衰竭。

(四) 急性肾衰竭

血容量减少可使肾缺血,加上血红蛋白、肌红蛋白、细菌毒素等对肾的损害,导致急性肾衰竭。

(五) 应激性溃疡和胃扩张

烧伤后发生十二指肠黏膜糜烂、溃疡、出血等,称Curling溃疡。烧伤患者早期胃蠕动减弱时口渴多饮可致胃扩张。

此外,由于缺血、缺氧、感染毒素等均可使心功能降低、脑水肿或肝坏死,也应予以重视。

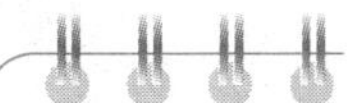

四、烧伤的救治

烧伤创面的修复，是治疗烧伤的根本问题，它不仅贯穿于烧伤治疗的全过程，还影响患者全身生理变化及局部功能康复质量。

（一）治疗原则

主要有：①保护创面，防止和尽量清除外源性沾染。②预防和治疗低血容量性休克。③预防和治疗局部及全身感染。④尽早消灭创面，尽量减少瘢痕所造成的功能障碍和畸形。⑤预防和治疗多系统器官衰竭。

对于轻度烧伤的治疗重点是创面处理，口服烧伤饮料和对症处理。对中度以上烧伤治疗，应是局部和全身治疗并重，抓住早期抗休克补液疗法、创面处理、全身性感染的防治及营养支持、保护和增强免疫功能等重要环节。

（二）现场急救

正确施行现场急救，是为后继治疗奠定基础，不可草率。

1. 一般处理　①迅速脱离热源：采用可行办法灭火后，迅速用凉水冲淋或浸泡以降低局部温度。②避免受伤部位再损伤：伤处衣着不宜剥脱，要剪开取下。转运时勿使伤面受压。③减少创面沾染：用清洁布单、衣服等覆盖或包扎。④镇静止痛：安慰和鼓励患者保持情绪稳定。必要时使用地西泮、哌替啶等。⑤防治休克：如无静脉补液条件，一般伤员可口服烧伤饮料。⑥转诊：在作出初步处理后应及时转到有条件的医院进一步治疗。

2. 保持呼吸道通畅　如火焰烧伤患者可能有吸入性烧伤，必要时可行气管切开、吸氧等。已昏迷患者也须保持呼吸道通畅。

3. 优先处理复合伤　如果伤员有大出血、开放性气胸、骨折等应先施行相应的急救处理。

（三）创面处理

正确处理创面，是抢救烧伤患者成功的关键。

Ⅰ度烧伤创面只须保持创面清洁，面积较大者可适当冷湿敷或烧伤油膏涂于创面以缓解疼痛。Ⅱ度以上烧伤创面需作如下处理：

1. 早期清创　主要是将创面上烧坏的浮皮、沾在创面上的泥土、脏物和沾染的细菌清除掉。已发生休克者，应待休克纠正后进行。除小面积烧伤外，一般不宜采用“彻底”清创法。因彻底清创可能促使患者休克的发生与发展；即使采用彻底清创法，创面也不可能达到无菌，因而主张采用简单清创法。

2. 创面用药　应根据烧伤的深度和面积选择用药。如①小面积Ⅱ度烧伤，水疱完整者，可在表面涂以碘伏等，吸出疱内液体，加压包扎。②较大面积的Ⅱ度烧伤，水疱完整，或小面积水疱已破者，剪去水疱表皮；然后外用磺胺嘧啶银霜剂等，或中药制剂。创面暴露或包扎。③Ⅲ度烧伤创面也可先外用碘伏，待去痂处理。

3. 创面包扎疗法　包扎敷料可保护创面，防止外源性沾染；加压包扎可减少创面渗出和减轻创面水肿。包扎疗法主要适用于肢体与部分躯干部位的新鲜浅度烧伤。方法是先将一层油纱布或几层药液纱布覆盖创面作为内敷料，再加厚2～3cm吸水性强的棉垫作为外敷料，然后加压包扎（勿过紧）。以后随时精心观察患者体温、白细胞变化，以及局部创面疼痛加剧与否，有无臭味和敷料浸透等，以决定是否需要换药。

4. 创面暴露疗法　将创面彻底暴露，使创面凉爽、干燥，不利于细菌生长、繁殖，对深度烧伤能抑制焦痂液化与糜烂。暴露疗法主要适用于头颈部、会阴等不适宜包扎的部位以及其他各部位的深度烧伤；沾染严重及感染创面也应暴露。采用暴露疗法要注意病室消毒，床单、治疗巾等皆经灭菌处理。切忌创面持久受压，应经常变换体位及翻身。病室保持一定温度和湿度，随时清理创面渗液和分泌物，保持创面清洁干燥。

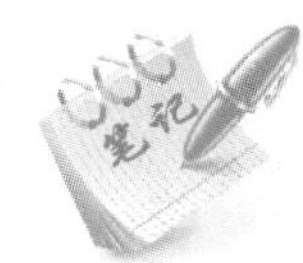

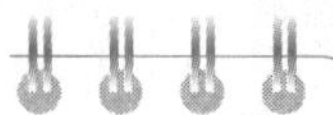

5. 焦痂的处理　深度烧伤包括深Ⅱ度和Ⅲ度烧伤，其表面有一层像皮革样的凝固坏死物，称为焦痂。焦痂覆盖在创面上，常会引起一些并发症，特别是极易招致感染。为此，应及早处理，使创面早日愈合。目前焦痂处理办法主要有手术切痂、削痂。手术去痂宜在伤后3～5天内进行。切痂主要用于Ⅲ度烧伤，将焦痂和坏死组织一并切除。削痂主要用于深Ⅱ度烧伤，削去坏死组织，使其成为新鲜创面。

6. 植皮　深度烧伤经切痂、削痂后，均需立即对创面进行植皮。对小面积深度烧伤可采用自体植皮。大面积深度烧伤自体皮源不足，可用大块异体或异种皮打孔加自体皮片嵌入，或大块异体皮加自体微粒皮移植术来覆盖创面。还有一些新技术，如自体表皮异体真皮皮浆复合皮移植术、还有取自体皮做培养，增容后用以代替先期移植的异体皮等。

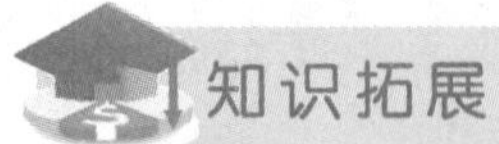

Integra 人工皮移植

Integra为新型生物合成三维结构的双层人工皮，20世纪90年代由美国研制并在临床应用。Integra作为一种新型修复材料，为网状的人工细胞外基质，植于创面，使创面基底毛细血管生长进入细胞外基质网状结构，待术后2～3周揭掉表层硅膜之后，进行自体超薄皮片移植，从而滋养自体超薄皮片成活，成为人工复合皮肤。具有术后植皮区外观瘢痕不明显，质地柔软，有弹性，挛缩轻的特点。

7. 感染创面的处理　创面脓性分泌物，选用湿敷、半暴露法（薄层药液纱布覆盖）或浸浴法等去除。创面换药，每日或隔日一次。待感染创面基本控制，肉芽创面新鲜时，及时用邮票状植皮。若创面大，自体皮源不足，可用异体皮或其他皮混合移植。

（四）全身治疗

中度以上烧伤除了处理创面，尚需防治休克、感染和重要器官衰竭等。

1. 防治休克　严重烧伤后，可发生低血容量性休克和代谢性酸中毒，必须及早采用液体疗法等，维持有效循环血量，有利于患者平稳度过休克期。

（1）液体的种类：由于烧伤丢失的液体主要是血浆成分，故所补的液体中既有晶体成分如等渗盐水、平衡液等，又有胶体成分如血浆、右旋糖酐、羟乙基淀粉液等，有时需要输全血。

（2）补液量：补液量的计算方法有多种，目前国内常用的方法见表13-3。

（3）补液方法：①第一个24小时的补液量应在伤后8小时内输入其1/2量，其余的两个1/4，分别于第二个和第三个8小时输入。第二个24小时的补液量，晶体液和胶体液为第一日的1/2，基础需水量不变。第三日因渗出液回收，静脉补液减少或口服补液。②输液量较大或需快速输液时，宜建立周围静脉和中心静脉通路。③先输入一定量晶体液后，继以一定量的胶体液和5%葡萄糖，然后按此顺序重复。④休克严重者，应适量输入碳酸氢钠纠正酸中毒。⑤补液时观察脉搏、血压、尿量的变化，以调整补液速度和补液量。

表13-3　Ⅱ度、Ⅲ度烧伤的补液量

	第一个24小时内			第二个24小时内
每1%面积、每千克体重补液量（为额外丢失）	成人 1.5ml	儿童 1.8ml	婴儿 2.0ml	第一个24小时的1/2
晶体液∶胶体液	中、重度 2∶1 特重 1∶1			同左
基础需水量（5%葡萄糖）	2000ml	60～80ml/kg	100ml/kg	同左

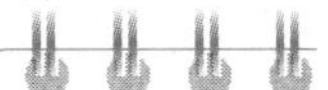

举例：体重 60kg、烧伤Ⅲ度面积 30% 的患者，第一个 24 小时补液量为(60×30×1.5)+2000=4700ml，其中晶体液和胶体液各 1350ml、5% 葡萄糖液 2000ml。第一个 8 小时补液量为 2350ml；第二个 8 小时补液量和第三个 8 小时分别为 1175ml。第二个 24 小时补晶体液和胶体液各 675ml、5% 葡萄糖液 2000ml。

2. 防治感染　在烧伤创面未愈之前细菌均有可能进入血液，引起全身感染。防治感染应从以下着手：

(1) 处理创面：认真而积极的处理创面，否则其他方法也难以奏效。

(2) 抗菌药物应用：抗生素的选择应根据创面分泌物的性状、细菌培养和药敏试验结果，选择有效抗生素。如预防性使用抗生素，其使用时机是：①烧伤早期(伤后两周内)；②手术切痂前后；③有严重并发症时；④植皮手术后。

(3) 免疫增强疗法：如伤后注射破伤风抗毒血清；还可用免疫球蛋白和烧伤免疫血清；新鲜血浆可增强一般的免疫功能。

3. 营养支持　烧伤后机体静息能量消耗增加，可经胃肠道和静脉进行营养补充。主要是：①补充足够热量；②摄入高蛋白、低脂肪、含纤维素的食物。③必要时静脉高营养；④适量输全血、血浆或清蛋白。

(五) 防治器官并发症

及时纠正低血容量、迅速逆转休克、预防和治疗感染等，是预防烧伤后器官并发症的基本方法。同时又要注意维护某些器官的功能，如出现肺部感染、肺不张等，应积极协助患者排痰、选用抗菌药物、改善通气功能、吸氧等；出现尿少、血红蛋白尿等，应考虑血容量不足、溶血等，应采取改善肾灌注、利尿、使尿碱化等措施。

第二节　电烧伤和化学烧伤

一、电　烧　伤

电源直接接触所致的电接触烧伤，称电烧伤(electric bum)。电流通过人体可造成全身电击伤和局部电烧伤。主要是因为用电不慎、装备电器、雷击等引起，故应普及有关常识教育，以防电损伤事故发生。

电流对人体的损伤作用可分为直接的局部作用和间接的全身作用。人体触电后，在电流的“入口”和“出口”处最明显的损伤是高温引起的烧伤，造成局部组织蛋白凝固或炭化、血栓形成等。电流通过皮肤后，即循阻力低的体液、血管传导而引起全身性损害，主要损害心脏。由此可出现一过性神志丧失、心悸、眩晕、耳鸣等，重者可发生电休克，甚至心跳呼吸骤停。

(一) 现场急救

措施有：①切断电流或立即使患者脱离电源。②有衣着燃烧者，应立即扑灭火苗。③心跳呼吸骤停者，应立即进行复苏抢救。④昏迷或合并其他创伤，应作相应的临时处理。

(二) 临床表现和诊断

通常电流的“入口”损伤较“出口”严重，一般为Ⅲ度烧伤。皮肤烧伤范围多不太大，多为椭圆形，皮肤焦黄或炭化，中心下陷，严重者可形成裂口或洞穴。烧伤可深达肌肉、肌腱、骨骼或内脏。早期很难确定损伤范围和严重程度，深部损伤范围常远远超过皮肤“入口”处。伤 24 小时以后，伤处周围组织发红、肿胀，范围逐渐扩大。由于血管壁损害而形成血栓，可造成其供血组织缺血坏死。伤后一周开始广泛性组织坏死，可确定组织坏死范围，并可发生继发性大出血。坏死组织容易并发感染，多较严重，如湿性坏疽、脓毒症，有的甚至发生气性坏疽，而出现相应的表现。

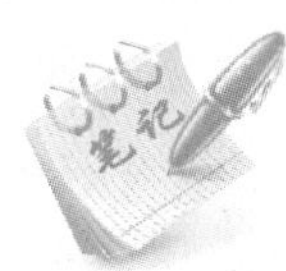

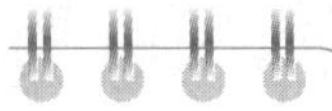

病程中应密切观察深部组织损伤发展和感染情况。同时要重视全身情况，如低血容量、尿量和尿成分的改变（如肌红蛋白尿、血红蛋白尿）、心电图改变等。

（三）治疗

1. 全身治疗 与热力烧伤基本相同。但输液量不应单纯按烧伤面积计算，应适当增加输液量，保持尿量每小时50ml以上。早期应给利尿剂和碱性药物，以防止肾功能衰竭。

2. 局部治疗

（1）早期处理：全身情况稳定后，尽早清创。一般采用暴露疗法，保持局部清洁干燥，预防破伤风。如伤肢有环形Ⅲ度焦痂严重影响血液循环，应即作焦痂纵行切开减压，并将筋膜切开。

（2）坏死组织处理与创面修复：伤后3～5日，可行第一次手术。切除表面坏死皮肤和焦痂后，探查深部组织。如无明显感染，则较彻底切除失活组织。或隔2～3日再次手术探查，清除坏死组织。如此直至坏死组织彻底清除，待肉芽组织生长良好植皮，目前已采用带蒂皮瓣转移、带血管游离皮瓣移植术，或大网膜覆盖创面。

（3）感染创面处理：已感染的伤口要充分引流，予以湿敷，逐日清除创面坏死组织和焦痂。暴露较大的伤口，床旁应备止血带或手术包，一旦出血，应缝扎出血点附近健康的血管。

（4）截肢：要慎重，严格掌握适应证：①因血液循环完全中断而致坏死；②威胁生命的严重感染，特别是厌氧菌感染；③血管、神经、骨骼严重损伤，无法修复或重建。

二、化学烧伤

化学烧伤（chemical burn）以强酸类、强碱类或磷等化学物质致伤为多见。化学物质对局部的损伤作用，主要是细胞脱水和蛋白质变性；有的可产生高热灼伤组织；有的可从伤处吸收损害体内器官或引起中毒。

（一）酸烧伤

高浓度强酸如硫酸、硝酸、盐酸与皮肤接触后，很快引起细胞脱水，使组织蛋白凝固，故创面干燥，分界清楚，肿胀较轻。创面初期呈黄色或棕黄色，硫酸可使组织炭化，皮肤呈黑绿色或深棕色。苯酚烧伤创面开始呈白色，后转为灰黄色或青灰色。苯酚从皮肤吸收有发生尿闭和尿毒症的危险。氟氢酸烧伤，通常不立即出现明显疼痛而被忽视，数小时后出现难忍的剧痛，不但引起皮肤和脂肪坏死，且有脱钙作用。急救时，用大量冷水较长时间（半小时左右）冲洗创面。但苯酚不溶于水，可先用乙醇中和，然后用水冲洗。创面较大者应予输液和使用利尿剂，并考虑早期切痂。氟氢酸烧伤创面冲洗后，随即用氧化镁甘油软膏涂抹、氯化钙或硫酸镁湿敷。创面经以上处理后予以暴露，保持创面干燥，待其痂下愈合或切痂植皮。

（二）碱烧伤

碱烧伤常因强碱如氢氧化钠、氢氧化钾、生石灰（氢氧化钙）等所致。强碱除了使组织细胞脱水外，与组织蛋白结合形成碱性蛋白盐，并可使脂肪皂化和溶解。皂化时产生的热量，可使深层组织继续坏死，烧伤加深。坏死组织脱落溶解后，创底较深，边缘潜凿，疼痛较剧。

急救时，主要用大量清水冲洗或较长时间浸浴。生石灰水烧伤，因石灰颗粒遇水后形成氢氧化钙并释放热量，可加重烧伤，应先将颗粒去除才用水冲洗。此后，创面处理与热力烧伤相同，使创面干燥，深度烧伤争取及早去痂植皮。

（三）磷烧伤

磷颗粒可在体表自燃造成烧伤。磷氧化后所形成的五氧化二磷对皮肤有腐蚀作用，伤处灼痛剧烈，迅速形成焦痂。无机磷经创面吸收可致严重的肝、肾功能损害。磷燃烧所产生的五氧化二磷粉末吸入呼吸道可致肺水肿。

急救时，先用大量清水冲洗或浸浴，并仔细清除磷颗粒。随后用1%硫酸铜冲洗和湿敷，可与磷化合成黑色磷化铜或磷酸铜，再用水冲去。磷为脂溶性，创面切不可用油脂敷料，以免加速

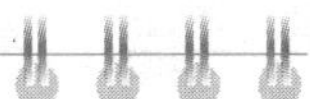

吸收。在局部处理的同时，不可忽视全身治疗。

第三节　冻　　伤

低温寒冷引起机体的损伤，统称为冻伤（cold injury）。依损伤的性质冻伤可分为冻结性冻伤与非冻结性冻伤两类。非冻结性冻伤是在10℃以下、冰点以上，加上潮湿条件所致，如冻疮、战壕足、浸渍足等。冻结性冻伤是指短时间暴露于极低温或长时间暴露于冰点以下低温所致，分局部冻伤（又称冻伤）和全身冻伤（又称冻僵）。

一、非冻结性冻伤

冻疮（chilblain）多发生在冬季或早春气温较低较潮湿的地区，长江流域多见。战壕足和浸渍足在平时多发生于野外施工人员、部队值勤等情况下。

（一）病理生理

机体局部皮肤暴露于冰点以上低温时，可引起血管收缩和血流滞缓，影响细胞代谢。当局部处于常温后，血管扩张、充血且有渗出，甚至可发生水疱。可发展为毛细血管、小动脉、小静脉受损而发生血栓，以至引起组织坏死。

（二）临床表现

耳壳、手、足或鼻尖常是好发部位。发病往往不自觉，待局部出现红肿才开始发觉。温暖时局部肿痒刺痛，可起水疱；水疱去皮后创面发红、有渗液：可并发感染形成糜烂或溃疡。

（三）预防和治疗

野外劳动、值勤要防寒保暖。曾患冻疮的人在寒冷季节要注意手、足、耳壳等处保暖，保持鞋袜干燥，涂擦防冻疮霜剂。发病后若局部皮肤完整可涂冻疮膏，每日温敷数次。有糜烂或溃疡应换药，可用含抗生素和皮质甾的软膏、樟脑膏或桑寄生软膏。

二、冻结性冻伤

多发生在意外事故或战时，如突然发生的暴风雪，陷入冰雪环境中等。

（一）病理生理

人体局部接触冰点以下低温时，发生强烈血管收缩反应；若接触时间稍久或温度过低，则细胞外液甚至连同细胞内液均可形成冰晶。冻融后，局部血管扩张、充血、渗出及血栓形成等；组织内冰晶融化后，可发生组织坏死，邻近组织炎症反应。全身受低温侵袭时，除了外周血管强烈收缩和寒战反应，体温由表及里降低，使心血管、脑及其他器官均受累。如不及时抢救，可直接致死。

（二）临床表现

冻伤后局部麻木刺痛，皮肤苍白发凉等。冻融后按其损伤程度分为四度。

Ⅰ度冻伤　伤及皮肤表层。局部轻度肿胀，红斑损害，稍有麻木痒痛。1周后脱屑愈合：

Ⅱ度冻伤　伤及皮肤真皮层。局部水肿，水疱损害。感觉迟钝。2～3周后，如无感染，可痂下愈合，少有瘢痕。

Ⅲ度冻伤　伤及皮肤全层及皮下组织。局部由苍白转为黑褐色，可出现血性水疱，感觉消失。4～6周后，坏死组织脱落形成肉芽创面，愈合缓慢，留有瘢痕。

Ⅳ度冻伤　伤及肌肉、骨骼等组织，甚至肢体干性坏疽。对复温无反应，感染后变成湿性坏疽，中毒症状严重。治愈后多留有功能障碍或残疾。

全身冻伤始起有寒战、苍白、发绀、疲乏、无力等表现；继而出现肢体僵硬、麻木、幻觉；继之神志模糊甚至昏迷。严重者可心律失常、心跳呼吸骤停。

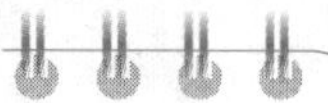

（三）治疗

1. 急救　①快速复温，使用38～42℃恒温水浸泡伤肢，冻僵者全身浸泡。15～30分钟后，使体温迅速提高而接近正常，指端甲床潮红且有温感。②如无复温条件，可利用常人腋窝、胸腹部。③快速复温后，应在22～25℃室内继续保暖，卧床休息。④不能口服者可静脉输入加温至37℃的葡萄糖液，能量合剂等，并防治休克。⑤对心跳呼吸骤停要施行复苏术。

2. 局部创面处理　①Ⅰ度冻伤，保持创面干燥，数日可愈。②Ⅱ度冻伤，复温后水疱无菌抽液，干敷料保暖性包扎，或外涂冻伤膏后暴露。③Ⅲ度、Ⅳ度冻伤多采用暴露疗法，保持创面干燥，一般待坏死组织分界清楚后行切除，再行植皮，并发湿性坏疽常需截肢。

3. 全身治疗　对Ⅱ度以上冻伤需全身治疗，包括：①应用抗生素和破伤风抗毒素血清。②冻伤常继发肢体血液循环不良，可用低分子右旋糖酐、妥拉唑啉、罂粟碱等，也可用中药活血化淤改善血液循环。③给予高热量、高蛋白、高维生素饮食。④冻僵者复温后应重点防治多系统器官衰竭。

（四）预防

寒冷环境中工作人员或部队，要做到"三防"，即防寒、防湿、防静（适当活动）。在进入低温工作环境前，可进适量高热量饮食，但不宜饮酒，因饮酒可能增加散热。预计可能遭遇酷寒人员，应事先采取措施，如锻炼身体耐寒能力、保暖等。

第四节　咬　蜇　伤

一、犬　咬　伤

目前，狂犬伤人事件有增多趋势，且狂犬咬伤后可使人发生狂犬病。患有狂犬病的狗咬人时，唾液中的狂犬病毒经伤口浸入人体，侵犯中枢神经系统。经潜伏期（一般3～8周）后，患者进食、饮水引起咽喉肌痉挛性疼痛。见水、闻水声或提及饮水均可诱发咽肌痉挛，故狂犬病又称恐水病。严重时有烦躁不安，恐惧、狂躁、惊厥等。后期出现进行性瘫痪、昏迷或呼吸衰竭。迄今狂犬病尚无有效的治疗方法，死亡率高。

（一）伤口处理

犬咬伤后，不论狂犬与否，均应及时处理伤口。先用20%肥皂水或大量的无菌水反复冲洗伤口，再用高锰酸钾液或双氧水冲洗。如可疑狂犬咬伤，则应扩大伤口，彻底清创，再用双氧水冲洗。如有免疫血清，可在伤口四周注射直至伤口底部。伤口开放，忌作一期缝合。

（二）狂犬病疫苗预防注射

狂犬咬伤或可疑狂犬咬伤，均应在伤后立即进行预防注射。①注射狂犬疫苗：每日一次，每次2ml，14～21次为一疗程。②注射抗狂犬免疫血清：伤后可立即注射狂犬免疫血清40U/kg，狂犬免疫球蛋白20U/kg，在伤口周围或肌内注射。

二、蛇　咬　伤

分布在我国的毒蛇近50种。毒蛇咬伤在我国南方农村和山区常见，其危害在于蛇毒中毒。

（一）临床表现

1. 神经毒中毒　主要作用于延髓和脊神经节，且可阻断运动神经-肌肉接头的传导，引起呼吸肌麻痹和全身横纹肌松弛性麻痹。

2. 血液毒中毒　包括心脏毒和血管毒，具有强烈的溶组织、溶血和抗凝作用。蛇咬伤后局部损伤严重，伤口剧痛、肿胀明显、皮下瘀斑或血性水疱，可出现广泛出血、心肌损害、休克、急性肾功能衰竭和肝性脑病等并发症。

3. 混合毒中毒　兼上述两种征象，以神经毒为主，局部损害也重。

（二）治疗

1. 急救　蛇咬伤后勿惊慌奔跑，肢体制动，可减少毒素吸收和扩散。立即在距伤口5~10cm的近心端绑扎，以能阻止静脉血和淋巴回流为度，待清创排毒后3小时解除，绑扎期间每20~30分钟松开1~2分钟。可在伤口周围挤压排毒或拔火罐吸出毒液。必要时可用口直接吸吮排毒。

2. 局部处理

（1）清创排毒：先用肥皂水或冷盐水反复冲洗伤口，再用3%双氧水冲洗。以牙痕为中心做“+”、“++”或“*”形切口，用手由伤肢上部至下部，由外周向中心挤压。

（2）局部降温：伤肢制动放低以减少毒素的吸收。

（3）封闭疗法：可用胰蛋白酶2000U加入0.5%普鲁卡因10~20ml中，在伤口周围封闭。

3. 全身治疗

（1）一般治疗：给予高热量、高维生素和易消化饮食。多饮水，必要时输液、输血，使用利尿剂，加强利尿排毒。

（2）应用解蛇毒药物：①中草药或中成药，如季德胜蛇药片。②抗蛇毒血清。

（3）危重情况的防治：呼吸麻痹、休克、心力衰竭、肾功能衰竭、肝性脑病为毒蛇咬伤的主要死亡原因，必须及时有效控制（参阅有关章节）。

三、蜇　　伤

（一）临床表现

1. 蜂蜇伤（bee sting）　蜂毒与蛇毒相似，包含具有抗原性质的蛋白质混合物、激肽、组织胺和血清素。伤者可出现荨麻疹、血管神经性水肿、哮喘或过敏性休克；若被群蜂蜇伤，可出现明显的全身症状，如头晕、恶心、呕吐等，严重时可出现呼吸困难、休克、昏迷以至死亡，有的出现血红蛋白尿，以至肾功能衰竭。

2. 蝎蜇伤（scorpin sting）　蝎的毒液为神经毒素、溶血毒素等。蜇伤局部剧痛，大片红肿，水疱、出血、麻木等；重者可出现寒战、高热、恶心、呕吐、头痛、头晕、肌肉强直或抽搐、流涎、呼吸困难、脉搏细弱、昏迷等。

3. 蜈蚣蜇伤（centipede bite）　局部疼痛、红肿，可渗血；严重时可出现发热、头痛、眩晕、恶心、呕吐甚至谵妄、昏迷等。

4. 毒蜘蛛咬伤　毒蜘蛛毒液含神经蛋白毒。咬伤处局部苍白红肿或发生荨麻疹；全身症状以儿童为甚，少数患者可有腹肌痉挛，颇似急腹症。

（二）治疗

1. 局部处理　①肥皂水和生理盐水洗净，根据需要扩大伤口。②蜂刺、虫爪留在伤口内者，尽可能迅速拔除。③并发蜂窝织炎或坏疽时，根据需要行引流术。④伤口周围封闭。⑤伤口周围可用季德胜蛇药片等调敷。

2. 全身治疗　目前尚无特异性的抗毒血清，对于全身反应较重者，应注意积极全身综合治疗。

第五节　整 形 外 科

一、概　　述

整形外科是一门诊查和研究人体体表和某些内脏部位畸形及组织缺损的修复、功能重建，以各种组织移植为主要治疗手段，达到恢复或接近正常生理和形态为目的的外科学科。

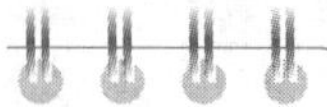

（一）整形外科的治疗范围

1. 损伤性畸形和缺损　含物理、化学、机械性损伤等。

2. 感染性畸形和缺损　感染后皮肤或深部组织瘢痕挛缩所致的畸形和功能障碍。

3. 先天性畸形和缺损　在胚胎发育过程中的某种缺陷，出生后患有身体某些部位形态和生理功能的畸形。

4. 体表肿瘤　体表尤其是头面部的肿瘤，切除后应用整形外科行修复或重建。

5. 美容　许多整形外科手术用于美容。

6. 其他如面神经麻痹、单侧或双侧面萎缩、斜颈、压疮等。

（二）整形外科原则和特点

1. 形态和功能的统一　除恢复功能外，还有矫正畸形，重建或改善形态的追求。

2. 原则性和创造性相结合　可视患者的情况、手术者的经验、科学技术的进步等而灵活性很大或得到创新。

3. 基本原则和操作技术特点　主要有①治疗时间的选择：可分为定期手术、择期手术、急症手术；②严格的无菌技术；③精细的无创技术；④正确选择手术切口；⑤严密的缝合技术；⑥妥善包扎固定。

二、皮肤移植

皮肤移植是临床应用最多的组织移植。移植的方法很多，各有特点，一般可分为皮肤的游离移植、皮瓣移植、吻合血管的皮瓣移植。

（一）皮肤游离移植

是皮肤组织自供皮区断离后，移植到皮肤缺损处（受皮区），凭借受皮区的血供重建血液循环而成活。

1. 游离皮片的分类　依据皮片厚度不同可分三种。

（1）刃厚皮片：包含皮肤的表皮层和少量真皮乳头层，成人厚度约为 0.15～0.25mm。

（2）中厚皮片：包含表皮层和部分真皮层，是应用最广泛的一种游离植皮片，成人厚度约为 0.3～0.6mm。

（3）全厚皮片：包含全层皮肤组织在内，是游离植皮术效果最佳的一种。另外，还有包括真皮下浅层血管网的皮片，称为超全厚皮片。

2. 取皮方法　供皮区经皮肤准备后，采用滚轴刀或鼓式取皮机或徒手取皮均可。供皮区应隐蔽、损伤小，避免造成新的畸形。烧伤患者皮源紧张，可取头皮移植，头皮修复快，可反复取皮。

3. 游离皮片的成活　皮肤移植于受区后，借渗出的血浆物黏附并提供营养；24 小时毛细血管芽可深入皮片，48 小时皮片血液循环逐渐形成；一周左右皮片血液循环基本建立，皮片色泽红润。为此，游离植皮时要使皮片紧贴创面，创底无坏死组织、无积血，并均匀加压包扎和局部制动。

（二）皮瓣移植

适用于修复软组织严重缺损，肌腱、神经、血管裸露，创底血液循环差的深度创面，尤其是功能部位。皮瓣可分带蒂皮瓣和游离皮瓣。

1. 带蒂皮瓣　是在皮瓣形成或转移过程中，都需要一个蒂部相连，以供给该皮瓣必需的血液供应（图 13-3），适用于修复邻近或较远处的组织缺损。设计皮瓣时，其长宽比例最好为 1∶1，不宜超过 1.5∶1。皮瓣缝合固定于缺损处后，蒂仍与供处连接，一般经过 3 周后皮瓣与创底建立可靠的血液循环，再予断蒂。

2. 游离皮瓣移植　是将一块完全游离的自体皮瓣，应用显微外科手术，将皮瓣的静脉、动脉

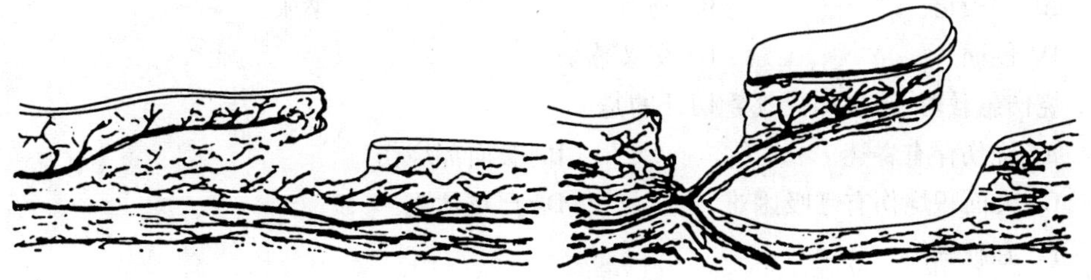

图 13-3　带蒂皮瓣

与缺损处的静脉、动脉吻合，确保皮瓣的血液供应与静脉回流。游离皮瓣移植不受以上皮瓣蒂部长度的限制而可以移植到离供区很远的部位。在临床上不仅应用于晚期创伤畸形的修复，亦可应用于急症创伤的早期修复。

本章小结

烧伤是外科常见损伤性疾病，大面积烧伤患者的救治常引起社会较多的关注。判断烧伤伤情的最基本要素是烧伤面积和深度，这也是临床经常使用的基本技能，应熟练掌握。大面积深度烧伤的全身反应重、并发症多、死亡率和伤残率高，临床经过复杂，诊疗中应注意多学科知识的运用。合并有吸入性烧伤者，维持呼吸道通畅是首要解决的问题。皮肤移植在烧伤创面的处理中具有重要作用，应熟悉其方法与适应证。树立早期救治与功能恢复重建一体化理念，重视心理、外观和功能的恢复。同时，应熟悉狂犬病、毒蛇咬伤的急救，了解整形外科的现状。

（蔡雅谷）

练 习 题

一、选择题

A1 型题

1. 患者右上肢与左手烧伤，其烧伤面积为

   A. 11.5%　　B. 10%　　C. 14%　　D. 12.5%　　E. 9%

2. 成人双足烫伤，剧痛，创面有水疱，基底红润肿胀。估计烧伤面积及深度为

   A. 7%浅Ⅱ度　　B. 14%浅Ⅱ度　　C. 14%深Ⅱ度

   D. 7%深Ⅱ度　　E. 5%浅Ⅱ度

3. 大面积烧伤液体渗出达高峰的时间是伤后

   A. 8 小时内　　B. 48 小时　　C. 72 小时

   D. 36 小时　　E. 12 小时内

4. 烧伤休克期造成休克的主要原因是

   A. 大量红细胞丧失　　B. 大量水分蒸发　　C. 大量液体渗出

   D. 细菌感染中毒　　E. 强烈疼痛刺激

5. 烧伤 3 天后患者最常见的死亡原因是

   A. 创面脓毒　　B. 败血症　　C. 低血容量性休克

   D. 急性肾功能衰竭　　E. 心功能不全

6. 烧伤后败血症致病菌主要来源于

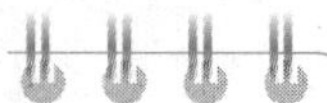

A. 呼吸道　　B. 肠道　　C. 泌尿道
D. 创面　　E. 交叉感染

7. 烧伤急救时,需立即行气管切开的是
A. 烧伤伴有昏迷　　B. 头面部烧伤
C. 大面积烧伤有呼吸困难　　D. 严重休克
E. 心脏骤停

8. 处理小面积烧伤主要是
A. 抗休克　　B. 创面处理和预防感染
C. 全身治疗　　D. 大量输液
E. 使用抗生素

9. 头面、颈,会阴等部烧伤,创面处理宜采用
A. 包扎疗法　　B. 暴露疗法　　C. 浸泡疗法
D. 药物湿敷　　E. 冷敷

A2 型题

10. 某烧伤患者,体重 50kg,Ⅰ度烧伤 10%,Ⅱ度烧伤 40%,Ⅲ度烧伤 20%。烧伤后其第 1 个 24 小时补液总量(日需量按 2000ml 计算)为
A. 8000ml　　B. 7250ml　　C. 4500ml
D. 6500ml　　E. 5000ml

二、思考题

1. 烧伤可分为几度?各度有何特点?
2. 简述烧伤的现场急救要点及治疗原则。

第十四章

肿　　瘤

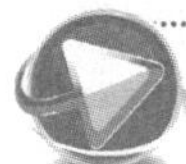

学习目标

1. 掌握:肿瘤的早期信号、临床表现及常用诊断方法。

2. 熟悉:肿瘤的治疗原则及三级预防的措施。

3. 了解:肿瘤的病因及发病机制。

4. 拥有较好的临床思维能力,能运用正确的方法对患者进行病史询问及体格检查并做出初步诊断;能进行穿刺、活检等操作。

5. 提供人文关怀,帮助患者正确面对罹患肿瘤的现实;做好患者的随访、复查等指导工作,帮助患者改善生存质量或延长生存时间。

第一节　概　　述

肿瘤(tumor)是机体细胞在各种始动与促进因素作用下产生的增生与异常分化所形成的新生物。新生物一旦形成,不因病因消除而停止增生。它的生长不受正常机体生理调节,而是破坏正常组织与器官。

恶性肿瘤对人类的危害,不仅是威胁患者的生命,还在于它给患者带来的躯体痛苦、精神压力和经济负担。肿瘤的诊断、预防和治疗,已成为医学科学研究十分重要的组成部分。目前肿瘤已发展成为最常见死亡原因之一。近年统计资料显示,恶性肿瘤是男性第二位、女性第三位死因。全世界每年约有900余万人患恶性肿瘤。我国每年新发病例约200万例,死亡约140余万人。我国最常见的恶性肿瘤,在城市依次为肺癌、胃癌、肝癌、肠癌与乳癌,在农村为胃癌、肝癌、肺癌、食管癌、肠癌。

(一)病因

恶性肿瘤的病因尚未完全了解。多年来通过流行病学的调查研究及实验与临床观察,发现环境与行为对人类恶性肿瘤的发生有重要影响(表14-1)。据估计约80%以上的恶性肿瘤与环境因素有关。环境因素可分为致癌因素与促癌因素。机体的内在因素在肿瘤的发生、发展中也起着重要作用。

1. 外界因素

(1)化学因素:对动物有肯定或可疑致癌作用的化学物质很多,其中有些和人类癌瘤有关。

1)直接化学致癌物:主要是烷化剂类,其生物学作用类似X射线,如有机农药、硫芥、乙酯杀螨醇等,可致肺癌及造血器官肿瘤。

2)间接化学致癌物:①多环芳香烃类化合物:与煤烟垢、煤焦油、沥青等物质经常接触的工人易患皮肤癌与肺癌。②氨基偶氮类:易诱发膀胱癌、肝癌。③亚硝胺类:与食管癌、胃癌和肝癌的发生有关。④真菌毒素和植物毒素:黄曲霉素易污染粮食,可致肝癌、肾癌、胃与结肠的腺癌。

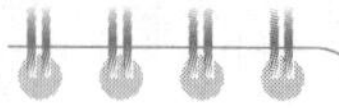

表 14-1 环境、行为因素与相关恶性肿瘤的发生部位

因素			相关肿瘤发生部位
职业因素	接触石棉、沥青		肺、皮肤
	接触煤烟		阴囊、皮肤
生物因素	病毒、细菌		肝、胃、子宫颈、鼻咽
生活方式	烟草		肺、胰腺、膀胱、肾
	饮食	硝酸盐、亚硝酸盐、低维生素 C、真菌毒素	胃、肝
		高脂、低纤维、煎或烤焙食物	大肠、胰腺、乳腺、前列腺、卵巢、子宫内膜
多种因素	烟与酒		口腔、食管
	烟与石棉		肺、呼吸道
	烟与病毒		肝
医源性因素	放射线、药物		皮肤、造血系统

（2）物理因素：①电离辐射：由于 X 线防护不当所致的皮肤癌、白血病等。吸入放射污染粉尘可致骨肉瘤和甲状腺肿瘤等。②紫外线：可引起皮肤癌，尤对易感性个体（着色性干皮病患者）作用明显。③其他：烧伤深瘢痕长期存在易癌变，皮肤慢性溃疡可能致皮肤鳞癌。石棉纤维与肺癌有关，滑石粉与胃癌有关。

（3）生物因素：生物致瘤因素主要是病毒，导致肿瘤形成的病毒称为肿瘤病毒，肿瘤病毒可分为 DNA 肿瘤病毒与 RNA 肿瘤病毒两大类。前者如 EB 病毒与鼻咽癌、伯基特淋巴瘤相关，EB 病毒主要感染人类口咽部上皮细胞和 B 淋巴细胞，EB 病毒能使 B 淋巴细胞发生多克隆性增殖，在此基础上再发生其他突变后发展为单克隆性增殖，形成淋巴瘤。

此外，单纯疱疹病毒反复感染与宫颈癌有关，乙型肝炎病毒与肝癌有关等。C 型 RNA 病毒则与白血病、霍奇金病有关。

2. 内在因素

（1）遗传因素：肿瘤有遗传倾向性，即遗传易感性（hereditary susceptibility），如结肠息肉病、乳癌、胃癌等。BRCA1 基因突变者易患乳腺癌；APC 基因突变者易患肠道息肉病。相当数量的食管癌、肝癌、鼻咽癌患者也有家族史。

（2）内分泌因素：与肿瘤发生有关的激素，较明确的有雌激素和催乳素与乳癌有关；雌激素与子宫内膜癌有关等。生长激素可以刺激癌的发展。

（3）免疫因素：先天或后天免疫缺陷者易发生恶性肿瘤，如丙种球蛋白缺乏症患者易患白血病和淋巴造血系统肿瘤，获得性免疫缺陷病（艾滋病）患者易患恶性肿瘤，肾移植后长期使用免疫抑制剂者肿瘤发生率较高。

（二）分类与命名

根据肿瘤的形态及肿瘤对机体的影响，肿瘤可分为良性与恶性两大类。良性肿瘤，一般称为“瘤”。恶性肿瘤来自上皮组织者称为癌（carcinoma）；来源于间叶组织者称为肉瘤（sarcoma）；胚胎性肿瘤常称母细胞瘤，如神经母细胞瘤等。但某些恶性肿瘤仍沿用传统名称“瘤”或“病”，如恶性淋巴瘤、白血病等。

在生物学行为上介于良性与恶性之间的肿瘤称交界性肿瘤，如包膜不完整的纤维瘤、黏膜乳头状瘤、唾液腺多形性腺瘤等。有的肿瘤虽为良性，但由于生长部位与器官特性所致的恶性后果，而显示为恶性生物行为，如颅内良性肿瘤伴颅内高压、肾上腺髓质肿瘤伴恶性高血压及胰岛素瘤伴低血糖等（表 14-2）。

表 14-2　良性肿瘤和恶性肿瘤的区别

	良 性 肿 瘤	恶 性 肿 瘤
分化程度	分化好,异型性小	分化不好,异型性大
核分裂象	无或少,不见病理核分裂象	多,可见病理核分裂象
生长速度	缓慢	较快
生长方式	膨胀性或外生性生长	浸润性或外生性生长
继发改变	少见	常见,如出血、坏死等
转移	不转移	可转移
复发	不复发或很少复发	易复发
对机体的影响	较小,主要为局部的压迫或阻塞	较大,破坏原发部位和转移部位的组织;出血、坏死,合并感染;恶病质

各种良性或恶性肿瘤,根据其组织及器官来源部位而冠以不同的名称,如背部脂肪瘤、乳癌等。相同器官或组织可发生不同细胞类型的肿瘤,如肺鳞状细胞癌与肺腺癌等。同一细胞类型的癌,由于细胞分化程度不一,又分为高分化、中分化及低(未)分化癌,如胃高分化腺癌、肺未分化癌等。

(三) 发病机制

肿瘤是在机体内在因素与外界因素联合作用下,细胞中基因改变并积累而逐渐形成的,癌变是一个多基因参与、多步骤发展的非常复杂的过程,其中的许多环节尚有待进一步研究来阐明和完善。癌变分子机制主要包括:①癌基因(oncogene)激活、过度表达;②抑癌基因(tumor suppressor gene)突变、丢失;③微卫星不稳定(microsatellite instability,MSI),出现核苷酸异常的串联重复(1～6 个碱基重复序列)分布于基因组;④修复相关基因功能丧失,如错配修复基因(mismatch repair gene)突变,该组修复 DNA 损伤的基因一旦发生突变,导致细胞遗传不稳定或致肿瘤易感性增加;⑤凋亡机制障碍;⑥端粒酶(telomerase)过度表达;⑦信号转导调控紊乱;⑧浸润转移相关分子改变等。

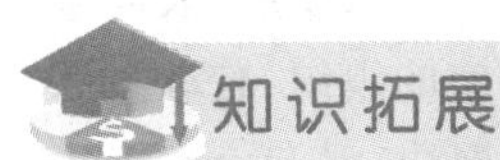
知识拓展

癌基因(oncogene)

癌基因是在研究肿瘤病毒(特别是逆转录病毒)致瘤机制的过程中认识到的。一些逆转录病毒能引起动物肿瘤或在体外实验中能使细胞发生恶性转化,逆转录病毒基因组中含有某些 RNA 序列,为病毒致瘤或者导致细胞恶性转化所必需,称为病毒癌基因(viral oncogene)。此后,在正常细胞基因组中发现与病毒癌基因十分相似的 DNA 序列,称为原癌基因(proto oncogene)。原癌基因正常时并不导致肿瘤,它们编码的产物是对促进细胞生长增殖十分重要的蛋白质。当原癌基因发生某些异常时,能使细胞发生恶性转化,此时这些基因称为细胞癌基因(cellular oncogene),原癌基因转变为细胞癌基因的过程,称为原癌基因激活。

(四) 肿瘤的诊断

肿瘤的诊断包括确定肿瘤的部位和病变的性质,对恶性肿瘤还应该包括病变的恶性程度以及分期,以便于确定合理的治疗方案,正确地评价疗效,判断预后。

1. 临床诊断　肿瘤的临床诊断取决于肿瘤性质、发生组织、所在部位以及发展程度。下列

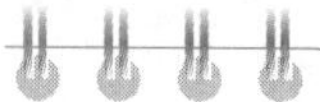

十项症状常被认为是应引起医务工作者和患者高度关注的恶性肿瘤早期信号:①身体任何部位发现肿块并逐渐增大;②身体任何部位发现经久不愈的溃疡;③中年以上妇女出现阴道不规则流血或白带增多;④进食时胸骨后不适,灼痛、异物感或进行性吞咽困难;⑤久治不愈的干咳或痰中带血;⑥长期消化不良,进行性食欲减退,不明原因的消瘦;⑦大便习惯改变或便血;⑧鼻塞鼻出血;⑨黑痣增大或破溃出血;⑩无痛性血尿。注意到这些恶性肿瘤早期信号并及时进行必要的检查常可发现较早期的肿瘤患者。

(1) 局部表现

1) 肿块:位于体表或浅在的肿瘤,肿块常是首发表现,相应的可见扩张或增粗的静脉。肿瘤性质不同,其硬度、移动度及边界均可不同。位于深部或内脏的肿块不易触及,但可出现脏器受压或空腔器官梗阻症状。良性肿瘤生长缓慢,甚至数年无明显变化。恶性肿瘤则生长快,并可出现如肿大淋巴结、肝、肾、脑和骨的结节与肿块等肿瘤转移表现。

2) 疼痛:肿块的膨胀性生长、破溃或感染等使末梢神经或神经干受刺激或压迫,可出现局部疼痛,尤以夜间更明显。肿瘤可致空腔脏器痉挛,产生绞痛。

3) 溃疡:体表或胃肠的肿瘤,若生长过快,可因血供不足而继发坏死,或因继发感染而形成溃烂。恶性者常呈菜花状,或肿块表面有溃疡,可有恶臭及血性分泌物。

4) 出血:体表及与体外相交通的肿瘤,发生破溃、血管破裂可致出血。上消化道肿瘤有呕血或黑便;肝癌破裂可致腹腔内出血;下消化道肿瘤可有血便或黏液血便;泌尿道肿瘤除出现血尿外,常伴局部绞痛;肺癌可有咯血或痰中带血;子宫颈癌可有血性白带或阴道出血。

5) 梗阻:肿瘤可导致空腔器官梗阻,随其部位不同可出现不同症状。如胰头癌、胆管癌可合并阻塞性黄疸。

6) 转移症状:如区域淋巴结肿大;相应部位静脉回流受阻,致肢体水肿或静脉曲张;骨转移可有疼痛或触及硬结,甚至发生病理性骨折;肺癌、肝癌、胃癌可致癌性胸、腹水等。

(2) 全身症状:良性及早期恶性肿瘤多无明显的全身症状。恶性肿瘤患者常见的非特异性全身症状有贫血、低热、消瘦、乏力等,恶病质常是恶性肿瘤晚期全身衰竭的表现。

(3) 体格检查:全身体检中,除全身一般常规体检外,对于肿瘤转移多见部位如颈、锁骨上、腹股沟淋巴结,以及对腹内肿瘤者肝脏触诊及直肠指诊等均不可疏漏。局部检查中,明确肿块所在解剖部位,将有助于分析肿块的组织来源与性质。仔细查明肿块大小、外形、硬度、表面温度、血管分布、有无包膜及活动度等情况。良性者大多有包膜,质地接近相应的组织,较软。恶性者多无包膜,质硬,表面血管丰富或表面温度较相应部位高,生长迅速扩展快,浸润生长者边界不清且肿块固定,并可出现坏死、液化、溃疡、出血等继发症状。对区域淋巴结或转移灶进行常规检查,如乳癌检查腋下与锁骨上淋巴结。

2. 实验室诊断

(1) 常规检查:包括血、尿及粪便常规检查。胃肠道肿瘤患者可伴贫血及大便隐血,大肠肿瘤者还可有黏液血便;白血病者血象明显改变;泌尿系统肿瘤可有血尿,恶性肿瘤患者常可伴血沉加快。常规检查的异常发现可为诊断提供有价值的线索。

(2) 血清学检查:用生化方法可测定人体内由肿瘤细胞产生的分布在血液、分泌物、排泄物中的肿瘤标记物(tumor marker)。肿瘤标记物可以是酶、激素、糖蛋白、胚胎性抗原或肿瘤代谢产物。大多数肿瘤标记物因特异性较差,可作为辅助诊断,对疗效判定和随访具有一定的参考价值。常用方法:

1) 酶学检查:肝及成骨细胞可分泌碱性磷酸酶(AKP),故肝癌、骨肉瘤患者血清 AKP 常可增高,但伴有阻塞性黄疸者由于胆汁排泄受阻亦可增高。前列腺癌时可见血清酸性磷酸酶增高。前列腺癌骨转移伴增生性骨反应者,酸性和碱性磷酸酶均可增高。肝癌及恶性淋巴瘤有乳酸脱氢酶(LD)不同程度的增高。原发或转移性肝癌时可出现5-核苷酸磷酸二酯酶同工酶和γ-

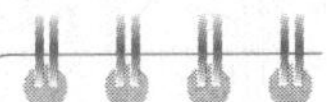

谷酰胺转移酶Ⅱ(GGT-Ⅱ)增高。

2）糖蛋白:肺癌者血清α酸性糖蛋白,消化系统癌CA19-9、CA50等增高。

3）激素类:内分泌器官肿瘤可出现激素分泌的增加,出现内分泌-肿瘤综合征。如垂体肿瘤致生长激素过高;绒毛膜促性腺激素(HCG)已被广泛应用于绒毛膜上皮癌的诊断及治疗。

4）肿瘤相关抗原:癌胚抗原(CEA)是胎儿胃肠道产生的一组糖蛋白,在结肠癌、胃癌、肺癌、乳癌均可增高;大肠癌术后监测CEA,对预测复发有较好的作用。甲胎蛋白(AFP)是动物胎儿期由卵黄囊、肝、胃肠道产生的一种球蛋白,肝癌及恶性畸胎瘤者均可增高,在我国用于肝癌普查,效果良好。

3. 影像学和内镜诊断　应用X线、超声波、各种造影、核素、CT、MRI等各种方法所得成像,检查有无肿块及其所在部位、阴影的形态与大小,可以判断有无肿瘤及其性质。

(1) X线检查

1）透视与平片:肺肿瘤、骨肿瘤可见特定的阴影。

2）造影检查:有普通造影、插管造影、利用器官排泄特点进行造影、血管造影等方法,应用X线数字减影技术更可显示清晰的图像。

(2) 超声显像:简便且无损伤,目前广泛应用于肝、胆、胰、脾、甲状腺、乳房、子宫、卵巢等部位肿瘤的诊断,对判断囊性与实质性肿块很有价值。在超声引导下进行穿刺活检,成功率可达80%～90%。

(3) CT检查:于颅内肿瘤、实质性脏器肿瘤、实质性肿块及淋巴结等的鉴别诊断,经电脑工作站完成三维图像、CT血管造影、仿真内镜检查等。

(4) 放射性核素显像:于肿瘤诊断的放射性核素有^{99}锝、^{131}碘、^{198}金、^{32}磷、^{133}氙、^{67}镓、^{169}镱、^{113}铟等十余种。临床上甲状腺肿瘤、肝肿瘤、骨肿瘤、脑肿瘤及大肠癌等常用放射性核素检查,一般可显示直径在2cm以上的病灶。骨肿瘤诊断阳性率较高,且可早于X线显影,能较早发现骨转移瘤,但易有假阳性。

(5) MRI检查:对神经系统及软组织显像尤为清晰。

(6) 内镜检查:用腔镜和内镜技术直接观察空腔脏器、胸腔、腹腔及纵隔的肿瘤或其他病变,并可取细胞或组织行病理学检查诊断,还能对小的病变做治疗,如摘除息肉;又可向输尿管、胆总管或胰管插入导管作X线造影检查。常用的有胃镜、纤维肠镜、腹腔镜、膀胱镜及子宫镜等。

4. 诊断　病理学诊断为目前确定肿瘤的直接而可靠依据。

(1) 临床细胞学检查:此法取材方便、易被接受,被临床广泛应用。

1）体液自然脱落细胞:肿瘤细胞易于脱落,标本取自胸腔积液、腹水、尿液沉渣及痰液与阴道涂片。

2）黏膜细胞:食管拉网、胃黏膜洗脱液、宫颈刮片及内镜下肿瘤表面刷脱细胞。

3）细针吸取:用针和注射器吸取肿瘤细胞进行涂片染色检查。细胞学检查优点是简便易行、花费低、不需麻醉,缺点是多数情况下仅能作细胞学定性诊断。

(2) 病理组织学检查:根据肿瘤所在部位、大小及性质等,应用不同的取材方法。各类活检有促使恶性肿瘤扩散的潜在可能,因此应在术前短期内或术中施行。

1）穿刺活检:用专门设计的针头在局麻下获取组织小块,所取得的标本可以作组织学诊断。穿刺活检通常用于皮下软组织或某些内脏的实性肿块。

2）钳取活检:多应用于体表或腔道黏膜的表浅外生性或溃疡性肿瘤,也可在进行内镜检查时获取肿瘤组织。

3）切除活检:经手术能完整切除者则行切除活检,或于手术中切取部分组织作快速(冷冻)切片诊断。

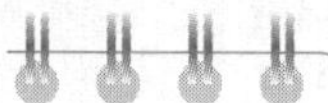

（3）免疫组织化学检查：其原理是利用特异抗体与组织切片中的相关抗原结合，经过荧光素、过氧化物酶、金属离子等显色剂的处理，使抗原-抗体结合物显现出来。具有特异性强、敏感性高、定位准确、形态与功能相结合等优点，对提高肿瘤诊断准确率、判别组织来源、发现微小癌灶、正确分期及恶性程度判断等有重要意义。

5. 肿瘤分期诊断　目前被广泛采用的是国际抗癌联盟提出的TNM分期法，对恶性肿瘤的分期有助于合理制订治疗方案，正确地评价疗效，判断预后。T是指原发肿瘤（tumor）、N为淋巴结（lymph node）、M为远处转移（metastasis）。再根据病灶大小及浸润深度等在字母后标以0至4的数字，表示肿瘤发展程度。1代表小，4代表大，0为无。以此三项决定其分期，不同TNM的组合，诊断为不同的期别。在临床无法判断肿瘤体积时则以Tx表示。肿瘤分期有临床分期（CTNM）及术后的临床病理分期（PTNM），各种肿瘤的TNM分类具体标准由各专业协会议定。

（五）肿瘤的治疗

良性肿瘤及临界性肿瘤以手术切除为主。临界性肿瘤必须彻底切除，否则极易复发或恶性变。恶性肿瘤主要有外科治疗、化学治疗、放射治疗三种手段，近年生物治疗及中医药在恶性肿瘤中的应用报道也日渐增多。一般认为，恶性实体瘤Ⅰ期者以手术治疗为主。Ⅱ期以局部治疗为主，原发肿瘤切除或放疗，包括可能存在的转移灶的治疗，辅以有效的全身化疗。Ⅲ期者采取综合治疗，手术前、后及术中放疗或化疗。Ⅳ期以全身治疗为主，辅以局部对症治疗。

1. 肿瘤的外科治疗　肿瘤外科（surgical oncology）是用手术方法将肿瘤切除，对大多数早期和较早期实体肿瘤来说手术仍然是首选的治疗方法。良性肿瘤经完整切除后，可获得治愈。即使恶性实体瘤，只要癌细胞尚未扩散，手术治疗仍有较大的治愈机会。肿瘤外科按其应用目的可以分为预防性手术、诊断性手术、根治性手术、姑息性手术和减瘤手术等。

（1）预防性手术：用于治疗癌前病变，防止其发生恶变或发展成进展期癌。通过外科手术早期切除癌前病变可预防恶性肿瘤的发生，例如：隐睾症是与睾丸癌相关的危险因素，在幼年行睾丸复位术可降低睾丸癌发生的可能性。

（2）诊断性手术：指手术获取组织标本，为正确的诊断、精确的分期进而进行恰当合理的治疗提供可靠的依据。

（3）根治性手术：指手术切除了全部肿瘤组织及肿瘤可能累及的周围组织和区域淋巴结，以求达到彻底治愈的目的。广义的根治性手术包括瘤切除术、广泛切除术、根治术和扩大根治术等。根治术只是手术方式的一种，其所谓“根治”是针对切除范围而言，术后仍有不同程度的复发率。

（4）姑息性手术：目的是为了缓解症状、减轻痛苦、改善生存质量、延长生存期、减少和防止并发症。例如：晚期胃癌行姑息性胃大部切除术，以解除胃癌出血。直肠癌梗阻行乙状结肠造口术。卵巢切除治疗绝经前晚期乳癌或复发病例，尤其是雌激素受体阳性者。

（5）减瘤手术：当肿瘤体积较大，单靠手术无法根治的恶性肿瘤，作大部切除，术后继以其他非手术治疗，诸如化疗、放疗、生物治疗等以控制残留的肿瘤细胞，称为减瘤手术（减量手术）。

2. 肿瘤的化学治疗　半个世纪来，肿瘤的化学治疗（chemotherapy）有了迅速发展，它已成为肿瘤的主要治疗手段之一。

（1）抗肿瘤药物

1）细胞毒素类药物：烷化剂类药物的氮芥基团可作用于DNA、RNA、酶和蛋白质，导致细胞死亡。如环磷酰胺、氮芥、卡莫司汀（卡氮芥）、白消安（马利兰）、洛莫司汀（环己亚硝脲）等。

2）抗代谢类药：此类药物对核酸代谢物与酶的结合反应有相互竞争作用，影响与阻断核酸的合成。如氟尿嘧啶、替加氟（呋喃氟尿嘧啶）、甲氨蝶呤、巯嘌呤、阿糖胞苷等。

3）抗生素类：有抗肿瘤作用的抗生素如放线菌素D（更生霉素）、丝裂霉素、多柔比星、平阳霉素、博来霉素等。

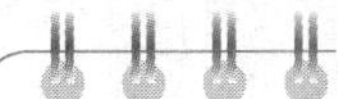

4）生物碱类：长春碱类主要干扰细胞内纺锤体的形成，使细胞停留在有丝分裂中期。其他还有羟喜树碱、紫杉醇及鬼臼毒素类依托泊苷（VP-16）、替尼泊苷（VM-26）等。

5）激素和抗激素类：能改变内环境进而影响肿瘤生长，有的能增强机体对肿瘤侵害的抵抗力。常用的有他莫昔芬（三苯氧胺）、托瑞米芬（法乐通）、缓退瘤、己烯雌酚、黄体酮、丙酸睾酮、甲状腺素、泼尼松等；

6）其他：不属于以上诸类，如丙卡巴肼、羟基脲、L-门冬酰胺酶、铂类、抗癌锑、达卡巴嗪等。

（2）化疗方式：化疗药物只能杀灭一定百分比的肿瘤细胞，肿瘤仍可出现临床复发。多药物的联合应用是控制复发的可能途径。根据化疗在治疗中的地位和治疗对象的不同，其临床应用主要有以下四种：

1）诱导化疗（induction chemotherapy）：常为静脉给药，用于可治愈肿瘤或晚期播散性肿瘤，此时化疗是首选的治疗或唯一可选的治疗。应用化疗希望达到治愈或使病情缓解后再选用其他治疗。

2）辅助化疗（adjuvant chemotherapy）：国内也有人称为保驾化疗。常为静脉给药，用于肿瘤已被局部满意控制后的治疗，如在癌根治术后或治愈性放疗后，针对可能残留的微小病灶进行治疗，以达到进一步提高局部治疗效果的目的。

3）初始化疗（primary chemotherapy）：初始化疗也被称为新辅助化疗（neoadjuvant chemotherapy），用于尚可选用手术或放疗的局限性肿瘤，应用初始化疗后常可使肿瘤缩小，进而缩小手术范围、减少放疗剂量或提高局部治疗的疗效。

4）特殊途径化疗：化疗药物的用法一般是静脉滴注或注射、口服、肌内注射，均属全身性用药。为了提高药物在肿瘤局部的浓度，可将有效药物作腔内注射、动脉内注入、动脉隔离灌注或者门静脉灌注。

（3）化疗毒副反应：由于化疗药物对正常细胞也有一定的影响，尤其是处于增殖状态的正常细胞，所以用药后可能出现各种不良反应。常见的有：

1）骨髓抑制：白细胞、血小板减少。

2）消化道反应，如恶心、呕吐、腹泻、口腔溃疡等。

3）毛发脱落。

4）血尿。

5）免疫功能降低，容易并发细菌或真菌感染。

3. 肿瘤的放射治疗　放射治疗，简称放疗（radiotherapy），是肿瘤治疗的重要手段之一。目前，大约70%的肿瘤患者在病程不同时期因不同的目的需要接受放射治疗。

（1）放射治疗技术：临床上常用的放射治疗技术包括远距离治疗、近距离治疗、适形放射治疗、X（γ）刀立体定向放射治疗、全身放射治疗、半身放射治疗、等中心治疗等。

（2）放疗适应证

1）对射线高度敏感的淋巴造血系统肿瘤、性腺肿瘤、多发性骨髓瘤、肾母细胞瘤等低分化肿瘤。

2）中度敏感的表浅肿瘤和位于生理管道的肿瘤，如鼻咽癌、口腔癌（包括舌、唇、牙龈、硬腭、扁桃体等）、皮肤癌（面部和手部）、上颌窦癌、外耳癌、喉内型喉癌、宫颈癌、膀胱癌、肛管癌等，这些肿瘤有些虽也适合手术治疗，但放疗以功能损害小为其优点。

3）肿瘤位置使手术难以根治的恶性肿瘤，如颈段食管癌、中耳癌等。

（3）放疗的副作用：放射治疗的不良反应主要为骨髓抑制（白细胞减少，血小板减少）、皮肤黏膜改变及胃肠反应等。治疗中必须常规检测白细胞和血小板。发现白细胞降至3×10^9/L，血小板降至80×10^9/L时须暂停治疗。放疗反应还包括各种局部反应。

4. 生物治疗　肿瘤生物治疗是应用生物学方法治疗肿瘤患者，改善宿主个体对肿瘤的应答

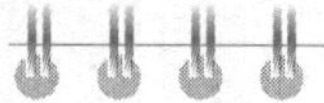

反应及直接效应的治疗。生物治疗包括免疫治疗与基因治疗两大类,目前尚处于研究阶段。

5. 中医中药治疗 中医药治疗恶性肿瘤患者,主要应用祛邪、扶正、化瘀、软坚、散结、清热解毒、化痰祛湿、通经活络及以毒攻毒等原理。以中药补益气血、调理脏腑,配合化学治疗、放射治疗或手术后治疗,可减轻毒副作用。

(六) 肿瘤的预防及随访

1. 预防 恶性肿瘤是由环境、营养、饮食、遗传、病毒感染和生活方式等多种不同的因素相互作用而引起的,所以目前尚无可利用的单一预防措施。国际抗癌联盟认为1/3癌症是可以预防的,1/3癌症如能早期诊断是可以治愈的,1/3癌症可以减轻痛苦、延长寿命,并据此提出了恶性肿瘤的三级预防概念:一级预防是消除或减少可能致癌的因素,防止癌症的发生;二级预防是指癌症一旦发生,如何在其早期阶段发现它并予以及时治疗;三级预防是治疗后的康复,提高生存质量及减轻痛苦,延长生命。

2. 随访 肿瘤的治疗不能仅以患者治疗后近期恢复即告结束,如果出现复发或转移也需积极治疗。因此肿瘤治疗后还应定期对患者进行随访和复查。随访的目的为:

(1) 早期发现有无复发或转移病灶。有些肿瘤在复发和转移后及时进行治疗仍能取得较好的疗效,如大肠癌术后单发的肝转移、乳癌术后胸壁局部复发等可再次行手术治疗,仍能得到较满意的效果。

(2) 研究、评价、比较各种恶性肿瘤治疗方法的疗效,提供改进综合治疗的依据,以进一步提高疗效。

(3) 随访对肿瘤患者有心理治疗和支持的作用。

随访应有一定的制度,在恶性肿瘤治疗后最初2年内,每3个月至少随访一次,以后每半年复查一次,超过5年后每年复查一次直至终生。

肿瘤经手术、放化疗等治疗后大致有三种转归:①临床治愈:各种治疗清除了体内所有的癌细胞,患者获得长期生存,即使体内有少量的微转移灶,也可被机体的免疫系统所杀灭;②恶化:肿瘤未能控制,继续发展而致死亡;③复发:经一个缓解期后又出现新的病灶,机体的免疫系统不能清除治疗后残留或转移的癌细胞。各种肿瘤的恶性程度不一,故治疗后的疗效判断也不尽相同。如乳癌发展较慢,目前认为随访10年才能得出临床是否治愈的结论。

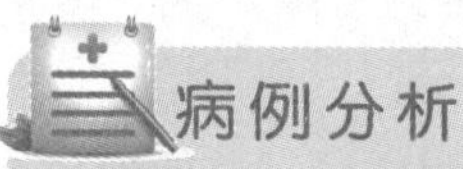

患者,男,50岁,有近30年吸烟史。近一个月来出现低热、胸痛、咳嗽、咳痰、有时痰中混有血丝。体格检查:较消瘦,左锁骨上可触及一团质硬、固定肿大的淋巴结。胸部X线平片及CT片显示左上肺不张。

提问: 1. 诊断是什么?

2. 诊断依据是什么?

3. 还需要做什么检查,以明确诊断?

第二节 常见体表肿瘤

体表肿瘤是指来源于皮肤、皮肤附件、皮下组织等浅表软组织的肿瘤。在临床上需与非真性的肿瘤样肿块鉴别。

一、皮肤乳头状瘤

皮肤乳头状瘤(skin papilloma)是因表皮乳头结构组织增生所致,而且向表皮下乳头状伸延，易恶变为皮肤癌，临床上常见的有：

1. 乳头状疣　又称寻常疣，大多数由病毒所致。患者皮肤表面有乳头样点状肿物突出，常为多发性，有时微痒，有时可自行脱落。可用激光治疗，单发的也可手术切除。

2. 老年性色素疣　又名老年斑，多见于头面部及躯干，尤以头额部发际处最多见，呈灰黑色，斑块状，大小不一，高出皮肤，表面干燥、光滑或呈粗糙感，基底平整，不向表皮下伸延，如局部扩大增高、出血、破溃时需注意恶变可能。斑块较大者可行手术切除治疗。

二、皮　肤　癌

皮肤癌（skin carcinoma）好发于头面部及下肢，以基底细胞癌与鳞状细胞癌为常见。

1. 基底细胞癌（basal cell carcinoma）　来源于皮肤或附件基底细胞，好发于头面部，如鼻梁旁、眼睫等处。病灶因伴色素增多而呈黑色，称色素性基底细胞癌，临床上易误诊为恶性黑色素瘤。但质地较硬，表面呈蜡状，破溃后呈鼠咬状溃疡边缘。本病发展缓慢，呈浸润性生长，很少有血道或淋巴道转移。对放射线敏感，故可行放疗，早期治疗也可手术切除。

2. 鳞状细胞癌（squamous cell carcinoma）　继发于慢性溃疡或慢性窦道开口，或瘢痕部的溃疡经久不愈而癌变。表面呈菜花状，边缘隆起且不规则，底部高低不平，易出血，伴感染时有恶臭。也可发生局部浸润及区域淋巴结转移。手术治疗为主，区域淋巴结应清扫。放疗亦敏感，但不易根治。在下肢者严重时伴骨髓浸润，常需截肢手术。

三、黑痣与黑色素瘤

1. 黑痣（pigment nevus）　为色素性斑块，来源于神经外胚叶、位于真皮层者称“皮内痣”；位于表皮和真皮交界处称“交界痣”；皮内痣与交界痣同时存在称“混合痣”。黑痣表面光滑，存有汗毛（称毛痣）者很少有恶变。当黑痣色素加深、变大或有瘙痒不适或疼痛时，可能为恶变，应及时完整切除。不宜冷冻、电灼和激光治疗。

2. 黑色素瘤（melanoma）　由制造黑色素的细胞组成，为高度恶性肿瘤，好发于下肢、头颈部、上肢、眼、指甲下和阴唇处，向四周和深部浸润性生长，发展迅速，早期即可由淋巴和血行转移至肺、肝、脑、骨等处。预后极差，应争取早期诊断和进行广泛根治性切除，并辅助化疗和免疫治疗。

四、血　管　瘤

血管瘤按其结构分为三类，临床过程和预后各不相同。

1. 毛细血管瘤（capillary hemangioma）　多见于婴儿，大多数是女性。出生时或生后早期见皮肤有红点或小红斑，逐渐增大、局部稍隆起且红色加深。瘤体边界清楚，压之退色，放手后恢复红色，大多数为错构瘤，1年内可停止生长或消退。

如增大速度比婴儿发育更快，则为真性肿瘤。压之可稍退色。毛细血管瘤可施行手术或液氮冷冻治疗，亦可用^{32}P敷贴、X线照射或激光治疗。个别生长范围较广的，可试用泼尼松口服治疗，可能限制瘤体扩展。

2. 海绵状血管瘤（hemangioma cavernosum）　一般由小静脉和脂肪组织构成。多数生长在皮下组织内，也可在肌肉内，少数发生在内脏如肝脏等部位。皮下海绵状血管瘤可局部轻微隆起，但皮肤正常，或可见毛细血管扩张，或呈青紫色。肿块质地软而边界不甚清楚，按压肿瘤有压缩性，或有钙化结节感；有的患者有局部发胀感或触痛。肌肉海绵状血管瘤常使患处肌肉肥厚，局部下垂，在下肢者久站或多走时有发胀感。

治疗主要是手术切除血管瘤，术前必须充分估计病变范围，必要时可行X线血管造影。术中要注意控制出血和尽可能切除血管瘤组织。可局部注射血管硬化剂（如5%鱼肝油酸钠或

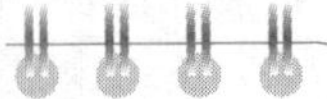

40%尿素等)辅助治疗。

3. **蔓状血管瘤(hemangioma racemosum)** 由较粗的迂曲血管构成,大多数为静脉,也可有动脉或动静脉瘘。常发生在皮下组织、肌肉或侵入骨组织,范围较大,甚至可超过一个肢体。外观常可见蜿蜒的血管,有明显的压缩性和膨胀性。有的可听到血管杂音,或触到硬结(为血栓和血管周围炎所致)。在下肢皮肤者,可因营养障碍而皮肤着色、破溃、出血。病灶累及较多肌群时可影响运动能力。累及青少年患者骨组织时,肢体可增长、增粗。治疗措施主要是手术切除血管瘤,术前必须作X线血管造影,详细了解血管瘤范围,设计好手术方案。同时必须做好充分的术前准备,包括准备足够血源和术中控制出血的措施。

五、脂 肪 瘤

脂肪瘤(lipoma)为正常脂肪样组织的瘤状物,好发于四肢、躯干。边界清楚,呈分叶状,质软可有假囊性感,无痛,生长缓慢。多发性脂肪瘤一般体积较小,直径1~2cm,常呈对称性、有家族史,有的患者伴有疼痛(称痛性脂肪瘤),无症状者可不作切除。深部脂肪瘤有恶变可能,应及时切除。

六、纤维瘤及纤维瘤样病变

纤维瘤由纤维结缔组织构成,全身各处都可以发生,大多数见于皮下,瘤体不大,质硬,生长缓慢,边缘清楚,表面光滑,与周围组织无粘连,可推动,很少引起压迫其他组织或器官造成功能障碍。常见有以下几种:

1. **纤维黄色瘤(fibroxanthoma)** 位于真皮层及皮下,多见于躯干、上臂近端。常由不明的外伤或瘙痒后小丘疹发展所致。因伴有内出血、含铁血黄素,故呈褐色或深咖啡色。肿块质硬,边界不清易误为恶性。直径一般在1cm以内,如增大应疑有纤维肉瘤变。

2. **隆突性皮纤维肉瘤(dermatofibrosarcoma protuberans)** 大多好发于躯干,来源于皮肤真皮层,故表面皮肤光薄,似菲薄的瘢痕疙瘩样隆突于表面。属低度恶性,且有假包膜。切除后局部易复发,多次复发恶性度增高,还可发生血道转移。因此,临床上对该肿瘤手术切除应包括足够的正常皮肤、足够的深度及相应筋膜。

3. **带状纤维瘤(desmoid fibromatosis)** 为腹肌外伤或产后修复性纤维瘤,常夹有增生的横纹肌纤维。虽非真性肿瘤,但无明显包膜,故要求完整切除。

七、神经纤维瘤

神经纤维瘤大多从皮肤神经鞘膜的组织发生,神经纤维包括神经纤维索内的神经轴及轴外的神经鞘细胞与纤维细胞,故神经纤维瘤包括神经鞘瘤与神经纤维瘤。

1. **神经鞘瘤(schwannoma)** 可见于四肢神经干的分布部位。临床上分为:①中央型:源于神经干中央,其包膜即为神经纤维。瘤体呈梭形,手术不慎易切断神经,应沿神经纵行方向切开包膜分离出肿瘤。②边缘型:源于神经边缘,神经索沿肿瘤侧面而行。易手术摘除瘤体,较少损伤神经干。

2. **神经纤维瘤(neurofibroma)** 可夹杂有脂肪、毛细血管等。常对称生长,沿神经干分布,呈多发性,大小不一。上肢多集中于正中神经和尺神经区域,下肢多见于大腿和小腿的后侧。本病大多无症状,但也可伴明显疼痛、皮肤常呈咖啡牛奶色素斑,肿块可如乳头状。本病可伴有智力低下,或原因不明的头痛、头晕,可有家族聚集倾向。

八、囊性肿瘤及囊肿

1. **皮样囊肿(dermoid cyst)** 为先天性囊性畸胎瘤,好发于眉梢或颅骨骨缝处,可与颅内

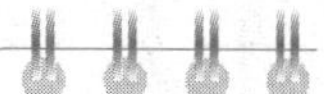

交通呈哑铃状。手术时应有充分估计和准备。

2. 皮脂囊肿(sebaceous cyst) 又称“粉瘤”,非真性肿瘤,为皮脂腺腺管受堵塞、皮脂潴留而形成。体表凡有汗毛分布的部位均可发生本病,最多见于头面及背部。瘤体一般不大,质柔韧、圆形、与表面皮肤粘连,有时可见受堵塞的皮脂腺开口呈一小黑点。囊肿内为皮脂与表皮角化物集聚的油脂样“豆渣物”,易继发感染伴奇臭。治疗方法为手术切除,术中应将囊壁完全切除。如合并感染,应积极控制感染,必要时需先作引流,而后再手术切除。

3. 表皮样囊肿(epidermoid cyst) 为外伤所致表皮进入皮下组织生长而成的囊肿。囊肿壁由表皮所组成,囊内为角化鳞屑与液体。好发于易受外伤或磨损部位,或者发生于注射部位。囊肿约指头大小,一般呈圆形。治疗为手术切除。

4. 腱鞘或滑液囊肿(synovial cyst) 手腕、足背肌腱或关节附近的浅表滑囊,由于慢性劳损、无菌性炎症粘连而形成囊肿。瘤体较硬、边界清楚、表面光滑。可加压击破或抽出囊液注入泼尼松龙或手术切除治疗,术中注意勿损伤肌腱和腱鞘。但治疗后易复发。

本章小结

随着社会、经济发展,环境因素和人们生活方式的变化,肿瘤已成为严重威胁人类健康的主要疾病之一。肿瘤的病因十分复杂,发病机制尚未完全了解。在临床诊断中,通过对患者病史、查体资料进行综合分析,并结合先进的实验室、影像学及病理学方法加以鉴别,从而确定诊断。目前,医学研究成果日新月异,对肿瘤的治疗理念和方法也不断创新。注意环境保护,改善生活习惯、注意饮食平衡、适量运动等肿瘤的一级预防措施应受到更为广泛的关注、重视。体表肿瘤和肿块因出现的部位表浅、取材方便而易于诊断,治疗上可根据具体病情采用冷冻、电灼、手术等方法。

(肖名力)

练 习 题

一、选择题

A1 型题

1. 属于良性肿瘤的是
   A. 神经鞘瘤　B. 精原细胞瘤　C. 唾液腺多形性腺瘤
   D. 肾母细胞瘤　E. Paget 病
2. 确诊肿瘤最可靠的方法是
   A. CT 检查　B. 体格检查　C. B 超检查
   D. 肿瘤标记物检查　E. 病理学检查
3. 恶性程度最高的体表肿瘤是
   A. 皮肤乳头状癌　B. 皮肤鳞状细胞癌　C. 恶性黑色素瘤
   D. 黑痣　E. 皮肤基底细胞癌
4. 恶性肿瘤种植性转移至盆腔,最多见的是
   A. 胃癌　B. 肝癌　C. 胰腺癌
   D. 胆管癌　E. 食管癌
5. 关于 WHO 提出的癌症三级止痛阶梯治疗方案正确的是
   A. 最初用吗啡类药　B. 以肌内注射给药为主

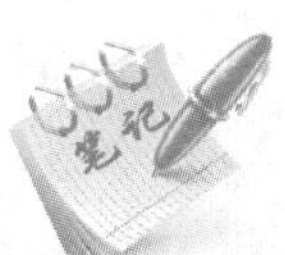

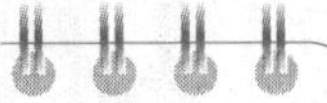

C. 效果不明显时,换用非吗啡类药
D. 从小剂量开始,视止痛效果逐渐增量
E. 根据疼痛发作与否非定期给药

A2 型题

6. 女性,25 岁,左乳肿块 3 年,增长缓慢。查体:左乳外上象限可触及 2.5cm×2cm 的分叶状肿块,质较硬,光滑,边界清楚,活动,无压痛,左侧腋窝未触及肿大淋巴结,最可能的诊断是

A. 乳腺癌
B. 乳腺纤维腺瘤
C. 乳房内瘤
D. 乳腺炎
E. 乳管内乳头状瘤

A3/A4 型题

(7~8 题共用题干)

女性,58 岁,低热伴右侧腹部隐痛不适 6 个月,查体:贫血貌,右侧中腹部触及 5cm×3cm 质硬肿块,可移动,压痛不明显。

7. 首选的检查方法

A. 胃镜
B. 全消化道钡餐造影
C. 结肠镜
D. 静脉肾盂造影
E. 腹部 CT

8. 如果需要手术,术前准备最重要的是

A. 纠正营养不良
B. 肠道准备
C. 心肺功能检查
D. 肝肾功能检查
E. 备皮

B1 型题

(9~10 题共用备选答案)

A. 卡铂
B. 环磷酰胺
C. 氟尿嘧啶
D. 阿霉素
E. 红霉素

9. 属于烷化剂抗癌药物的是
10. 属于抗生素类抗癌药物的是

二、思考题

1. 肿瘤的临床诊断主要包括哪些内容?
2. 肿瘤外科按应用目的分为哪几种手术?
3. 在基层医疗卫生单位,如何开展肿瘤的预防和随访工作?

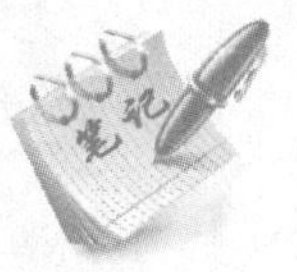

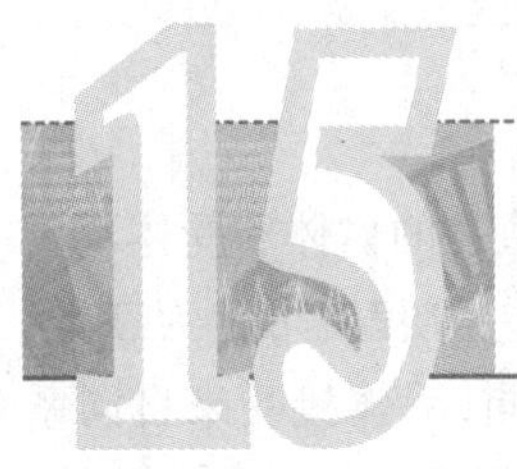

第十五章

移植与显微外科

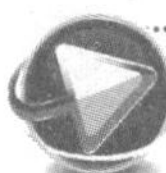

学习目标

1. 掌握:移植的分类及移植排斥反应。
2. 熟悉:移植的定义、步骤、常用的免疫抑制药物及显微外科的常用器械。
3. 了解:显微外科的训练方法及显微外科应用范围。
4. 具备对移植患者的排斥反应进行初步处理的能力。
5. 能够与患者及家属进行有效沟通,以取得理解、支持和配合;提供健康指导,帮助患者了解器官移植的基本知识和注意事项,减轻对手术的紧张、恐惧心理。

第一节 概 述

将某一个体的有活力的细胞、组织、器官用手术或其他的方法移到自体或另一个体的某一部位使之能继续发挥原有功能的方法称为移植术(transplantation)。被移植的细胞、组织、器官为移植物(graft),供给移植物的个体称作供体(donor),接受移植物的个体称作受体(recipient)。

知识拓展

器官移植

世界上第一例成功的器官移植手术是Murray在1954年对一对同卵孪生兄弟之间进行的活体肾移植,这次手术的成功,标志着器官移植进入了临床应用阶段。20世纪60年代第一代免疫抑制药物(硫唑嘌呤、泼尼松和抗淋巴细胞血清)的问世,以及器官保存技术与外科血管吻合技术的改进,使器官移植获得稳步发展。器官移植为20世纪医学发展中最重要的里程碑。

一、移植的分类

根据移植物不同,移植可分为细胞移植、组织移植和器官移植。①细胞移植是指将适量游离的具有某种功能的活细胞输注到受体的血管、体腔或组织器官内的方法。其主要适应证是补充受体体内该种细胞数量的缺少或其功能的降低。最早的细胞移植是输全血。而现在,临床日益广泛而备受瞩目的则是骨髓与造血干细胞移植。此外,还有如胰岛移植治疗1型糖尿病;肝细胞移植治疗重症肝炎、肝性脑病;脾细胞移植治疗重症血友病A;睾丸Leydig细胞移植治疗男性功能低下(低睾酮血症)等。②组织移植是指某一种组织如皮肤、筋膜、肌腱、软骨、骨、血管、脂肪、黏膜等或整体联合几种组织如皮肌瓣等的移植术,一般用以修复某种组织的缺损。其中自体皮肤移植修补创面皮肤缺损最为常用。③器官移植包括肾脏、心脏、肝脏、肺、胰腺、肠、胃

的移植等，是治疗器官衰竭的有效手段。

根据移植物的来源不同，移植可分为异体移植术和自体移植术。移植物的供体和受体不属同一个体，称作异体移植术。异体移植术根据供体和受体在遗传基因的差异程度可分为三类：①同质移植术：即供体与受体虽非同一个体，但两者遗传基因型完全相同，受体接受来自同系（同基因）供体移植物后不发生排斥反应（rejection）。如动物实验中纯种同系动物之间的移植、临床应用中的同卵孪生之间的移植。②同种移植术：即供体、受体属同一种属但遗传基因不相同的个体的移植。如人与人、狗与狗之间的移植。同种异体移植为临床最常见的移植类型。因供体、受体存在遗传学上的差异，受体对同种移植物会不可避免地发生程度不等的排斥反应。③异种移植术：即不同种属之间的移植。如猪与人之间的移植，术后如不采用合适的抑制免疫反应的措施，受体对异种移植物将发生强烈的异体排斥反应。此型移植尚未正式应用于临床。

移植物的供体和受体是同一个体的称作自体移植术。自体移植物重新移植到原来的解剖位置，称作再植术（replantation），如断肢（指）再植术。

根据移植方法的不同，可分为：①游离移植：移植物被完全离断后移植到受体上，不吻合血管；②带蒂移植：移植物大部分被离断，仅留有一带血管、神经、淋巴管的蒂与供体联系；③吻合移植：移植物完全离断，在移植时将移植物的血管与受体的血管吻合；④输注移植：将有活力的细胞群悬液注射到受体的血管、体腔或组织器官内。

在移植过程中，如移植物能保持活力，并在移植后恢复原来的功能，为活体移植；相反的是结构移植或支架移植，结构移植可提供机械解剖结构，以利于受体的同类细胞附着生长。将供体的器官移植到体内原来的解剖位置，为原位移植；移植到另一位置的为异位移植。

二、移植的特点

器官移植术包括四个步骤：①术前供、受体的选择，即必须遵循不同移植物的各种免疫学和非免疫学的原则，必须首先认识到术后发生免疫排斥反应的强弱与供、受体的配型选择有关；②器官切取和保存，从移植物在受体体内直到移植手术完成，始终要确保移植物有活力；③器官移植技术和术式，使移植物在受体体内能获得充分的血液供应以及存活必需的其他条件，并重建相关的结构，使其发挥所需的生理功能；④尽可能使移植物在受体体内长期存活并维持移植物功能，所以必须长期使用免疫抑制剂预防和控制受体排斥移植物，以及克服使移植物缓慢丧失功能的其他因素。

三、移植排斥反应

根据排斥反应免疫病理机制的不同，临床排斥反应主要分为超急性排斥反应、急性排斥反应和慢性排斥反应。

1. 超急性排斥反应（hyperacute rejection，HAR）　在移植术后数分钟至1～2天内发生。通常的原因是：①受体体内存在对供体特异性抗原的预存抗体，如妊娠、输血或曾接受过器官移植而致敏；②ABO血型不符。

超急性排斥反应可使移植物迅速被破坏，往往在术中就可以看到恢复供血后移植物颜色由正常迅速转变为暗红色，出现肿胀。随后血流量减少，移植物质地变松弛，失去弹性，同时移植物功能丧失。超急性排斥反应尚无法有效治疗，只能切除移植物，进行再次移植。但它可通过术前严格的ABO血型配合及淋巴细胞毒试验而有效地预防，故此类排斥反应目前已较少发生。

2. 急性排斥反应（acute rejection，AR）　可发生在移植术5天以后的任意时间，但绝大多数发生在术后6个月之内，可多次重复出现，是临床器官移植排斥反应中最常见的类型。细胞

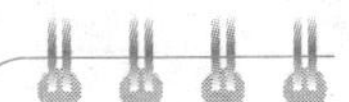

免疫反应起主要作用，若不应用免疫抑制剂，同种异体移植物会发生急性排斥反应。临床上一般无特征性表现，诊断时需与原发性移植物功能不全、免疫抑制药物的副作用及移植术后感染等病因进行鉴别。目前并无非常可靠的生化或免疫学指标可以早期诊断急性排斥反应，移植物组织病理学检查仍是诊断移植排斥反应的“金标准”。一般采用细针穿刺活检，病理特征为明显的炎性细胞浸润。一旦诊断明确，应尽早治疗。大剂量激素冲击治疗或调整免疫抑制药物及方案对急性排斥反应通常有效，90% ~95%的急性排斥反应可以逆转。

3. 慢性排斥反应(chronic rejection，CR)　表现为移植术数月或数年后逐渐出现的同种移植物功能减退直至衰竭。其确切机制尚不清楚。慢性排斥反应的标志为血管周围炎症、纤维化和动脉粥样硬化。慢性排斥反应用现有的免疫抑制剂治疗常难奏效，往往需要再次移植。

四、常用免疫抑制剂

免疫抑制剂是对机体的免疫反应具有抑制作用的药物，能抑制与免疫反应有关细胞(T细胞和B细胞等巨噬细胞)的增殖和功能而降低抗体免疫反应。常用的药物有皮质类固醇激素、增殖抑制药物、钙神经抑制剂、抗淋巴细胞制剂等。

1. 皮质类固醇激素　对单核巨噬细胞、中性粒细胞、T细胞和B细胞均有较强的抑制作用，大剂量激素的冲击治疗可在发生急性排斥反应时挽救移植物。长期应用皮质类固醇激素则有明显的副作用，如促进感染、引起应激性溃疡等，通常需与其他免疫抑制剂联合应用以减少用量和副作用。

2. 增殖抑制药物　常用的有硫唑嘌呤(Aza)和吗替麦考酚酯(MMF)，其药理作用是抑制嘌呤、DNA、RNA合成，抑制T细胞增殖和抗体生成。此类药物可抑制骨髓生长，使白细胞计数减少，并对肝脏有一定毒性作用。

3. 钙神经抑制剂　有环孢素A(CsA)和他克莫司(FK-506)，其中环孢素A是临床上各种同种器官移植术后联合用药方案中最主要的抗急性排斥反应的药物。环孢素A可与细胞胞质中的环孢亲和素结合，再与钙神经素钙调蛋白复合物紧密结合，进而抑制钙依赖的磷酸化和转录调节因子的激活，从而阻止数种早期细胞因子激活基因(IL-2、IL-3、IL-4和干扰素)的转录，抑制巨噬细胞产生IL-1。他克莫司可与细胞质内的配体结合蛋白(FK-506结合蛋白12)结合，再通过与环孢素A相似的作用途径抑制细胞的活化增殖。此类药物有一定的肝、肾毒性，并可引起多毛症。

4. 抗淋巴细胞制剂　主要是一些免疫球蛋白制剂，包括多克隆抗体及单克隆抗体。抗淋巴细胞球蛋白(antilymphocyte globulin，ALG)和抗胸腺细胞球蛋白(antithymocyte globulin，ATC)为多克隆抗血清，可直接对T淋巴细胞产生毒副作用使之溶解。单克隆抗体主要是OKT3，其作用特异性较强，抑制细胞活性和多种细胞因子的表达。临床应用的抗淋巴细胞球蛋白制剂可引起过敏反应。

5. 其他免疫抑制新药　如西罗莫司、15-DSG、leflunomide、FTY720、反义核酸等。

免疫抑制治疗的理想方案要求既能保证移植物不被排斥，又对受体免疫系统影响最小和毒副作用最少。联合应用不同的免疫抑制药物，以增加协同作用，并可减少单一药物的剂量和毒副作用，是当今临床用药的基本原则。目前常用的三联用药方案为采用一种钙调神经素抑制剂(CsA或FK-506)联合糖皮质激素和增殖抑制剂(Aza或MMF)，可根据具体情况增减为四联或二联用药。

五、器官的切取与保存

器官移植要求供体器官保持活力，但供体器官经手术切取后，在常温(35 ~37℃)无血液供应(热缺血)的前提下，短时间内即趋向死亡。因此，正确的器官切除与保存，尽可能地减少供体

器官热缺血时间，是器官移植成功与否的关键。

1. 器官切取　主要包括切取与灌洗等步骤。

器官切取时应尽量减少供体器官的热缺血时间，所谓热缺血时间是指从供体器官血液供应停止到冷灌洗开始所间隔的时间，一般不应超过10分钟。冷缺血时间是指从供体器官冷灌洗到移植后血供开放前所间隔的时间，其中包括器官保存阶段。虽然有效的保存方法可以使器官较长时间处于离体状态，但过长的冷缺血时间对器官的长期存活率还是有一定的影响。器官切取过程中尽量减少移植器官的机械损伤及重要结构的破坏。

器官灌洗是指在原位或离体状态下，通过重力或压力将冷灌洗液经器官的血管系统进行灌注，并外加冰块等，使供体器官迅速而均匀地降温，同时通过灌洗将器官内供体的血液尽可能地全部排出。用于器官灌流和保存的特质成分液体称灌洗液和保存液。器官灌洗液目前多采用细胞外液型液体，如乳酸林格液，并可加入一定量的渗透压成分，也有直接采用保存液进行灌洗。

目前移植器官多来源于脑死亡供体或无心跳供体。脑死亡供体因为仍存在有效的血液循环，一般短时间内不会出现供体器官缺血，因此一般采取多器官快速原位联合灌洗，整块切取，以尽量减少热缺血时间，保证器官质量；单独切取肾时，也可切取后离体灌洗。

2. 器官保存　主要有单纯低温保存法、持续低温机械灌流法和深低温冷冻保存法等。

目前临床大多数器官保存采用单纯低温保存法，此方法通过冷灌洗使器官迅速均匀降温后，将其置于软性容器中，用冷保存液浸没，并以冰块等维持1～4℃的保存温度，直至移植。单纯低温保存方法方便实用，无须特殊的设备，便于器官的转运，对大多数器官来说能取得基本满意的保存效果。持续低温机械灌流法是指将供体器官用冷灌流液经其血管系统进行持续灌流，并提供低温状态下基本的营养物质和氧分，清除有关代谢废物，以达到延长器官保存时间的目的。深低温冷冻保存法是指将器官或组织迅速降温冷冻保存，最大限度地减少器官损伤，从理论上讲可长时间保存器官，但目前可以得到的低温保存剂，如甘油、二甲基亚砜对组织细胞均有毒性，因此冷冻保存除用于细胞保存外，大器官的保存尚处于实验研究阶段。此外，细胞培养保存对胰岛细胞和肝细胞等组织细胞来讲，既能达到扩增目的，又可减少抗原性，有很好应用前景。

目前常用的器官保存液分为仿细胞内液型和仿细胞外液型，以及非细胞内液非细胞外液型等三类。仿细胞内液型是目前临床上最常用的保存液，包括Collin液和UW液。UW液的特点有：①不含葡萄糖，而用乳糖盐作为非渗透阴离子，加棉糖作为附加的渗透支持；②含羟乙基淀粉，作为有效胶体发挥其渗透压力，可以阻止有害的细胞间隙扩大；③以磷酸盐预防酸中毒；④用谷胱甘肽、别嘌醇对抗氧自由基。临床证实，UW液可保存胰腺、肾达72小时，保存肝20～24小时。

第二节　器官移植

一、肾移植

肾移植（renal transplantation）是临床各类器官移植中疗效最稳定和最显著的，愈来愈广泛地用来治疗不可逆性慢性肾衰竭，肾移植与透析疗法相结合已成为目前有效的治疗措施。患者存活率达90%～95%，亲属供肾较尸体肾移植为佳。HLA完全相同的兄弟姐妹间肾移植1年功能存活率达95%以上，患者存活率超过97%。长期存活者工作、生活、心理、精神状态均属满意。各种终末期肾病都是肾移植的适应证。最常见的是肾小球肾炎，其次是肾盂肾炎和代谢性疾病如糖尿病性肾病，其他如遗传性肾炎、囊性肾炎、血管肾病。

受体年龄与肾移植的效果有密切关系，年轻者较理想。近年来受体年龄范围较以往有所扩大，并无绝对限制。但老年患者应严格选择，术前应排除冠心病、脑血管病等疾病。

合并恶性肿瘤、艾滋病者为禁忌证。如患过肝炎、溃疡病、经过免疫抑制治疗可能引起全身情况恶化的患者，应视为肾移植的相对禁忌证。曾患其他脏器疾病，如糖尿病、肺结核、狼疮、弥漫性血管炎和其他器官疾病移植前应先得到控制。

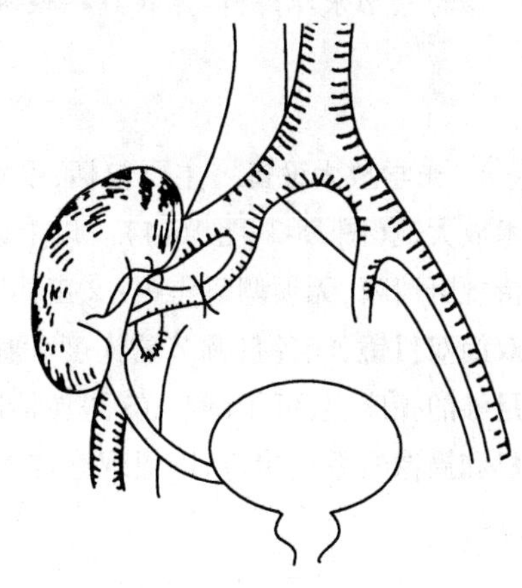

图 15-1　肾移植

肾移植术式基本已定型，移植肾异位移植在受体的腹膜外髂窝，供体的肾动脉与受体的髂内动脉作端端吻合或髂外动脉作端端吻合，肾静脉与受体的髂外静脉做端侧吻合。供肾输尿管与受体膀胱吻合（图 15-1）。一般情况时受体的病肾不需要切除，只有特殊情况时如肾肿瘤、巨大多囊肾、多发性或铸型结石合并顽固性感染、严重肾结核等需切除病肾。也有学者认为抗肾小球基膜抗体型肾炎切除双肾可使血液中抗体消失较快，可以降低移植肾术后原病复发的发生率。

二、肝　移　植

1963 年 Starzl 及其同事成功地进行了第一例肝移植（liver transplantation）手术。发展至今，儿童患者的先天性胆道闭锁、某些先天性肝代谢障碍（肝豆状核变性、α_1抗胰蛋白酶缺乏症等）；成人患者的终末期肝病、累及两侧的原发性肝癌等疾病均可作为肝移植的适应证。近年来，已陆续有应用肝移植治疗急性肝性脑病获得成功的报道。肝移植标准术式是原位移植（图 15-2）。但鉴于供肝来源缺乏，陆续有许多新的术式创制，如：①减体积性肝移植：切取成人尸体部分肝，移植给患儿；②活体部分肝移植：实际上是一种供肝来自活体的减体积性肝移植，供体绝大多数是亲属；③劈离式肝移植：将一个尸体供肝劈成两半，同时分别移植给两个不同的受体，简称“一肝二受”；④背驮式原位肝移植：即保留受体下腔静脉的原位肝移植。肝移植术后早期死亡多由于技术并发症，晚期多由于胆道并发症、全身感染、癌肿复发、排斥反应等。

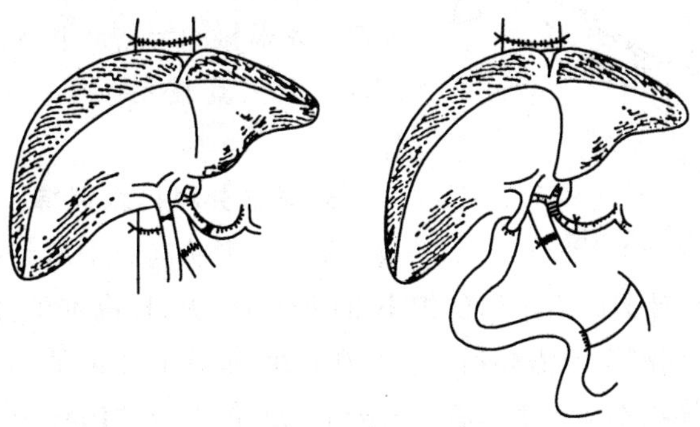

图 15-2　肝移植

第三节　显 微 外 科

一、概　　述

显微外科（microsurgery）是利用光学放大设备，即在放大镜或手术显微镜下，使用显微器材，对细小组织进行精细手术的学科。其最重要的条件是利用光学放大设备进行手术操作。显微

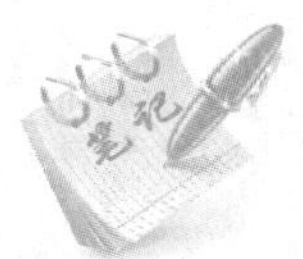

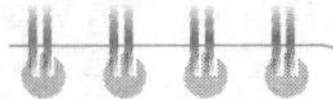

外科技术并非某个专科独有，而是手术学科各专业均可采用的一项外科技术。我国的显微外科在国际上一直处于领先水平，我国显微外科技术已广泛地应用于骨科、手外科、整形外科、神经外科、妇科、泌尿外科、耳鼻喉科和眼科手术当中。

二、显微外科设备和器材

1. 光学放大设备　主要包括：手术显微镜和手术放大眼镜、双人双目手术显微镜和镜组式手术放大镜（图 15-3，图 15-4）。以上设备需达到以下几点要求：①放大倍数在 6～30 倍，变倍时保持视野清晰，无须调整焦距；②工作距离 20～30cm，以适应深部手术操作的需要；③有主副两套双筒双目镜，能各自调节屈光度和瞳孔间距，视野较大，视场合一；④具有同轴照明的冷光源，有足够的亮度，且可予调节；⑤图像清晰，机械部分灵活，电动系统稳定；⑥具有连接参观镜、照相机和摄像机系统接口，以便观摩与教学。

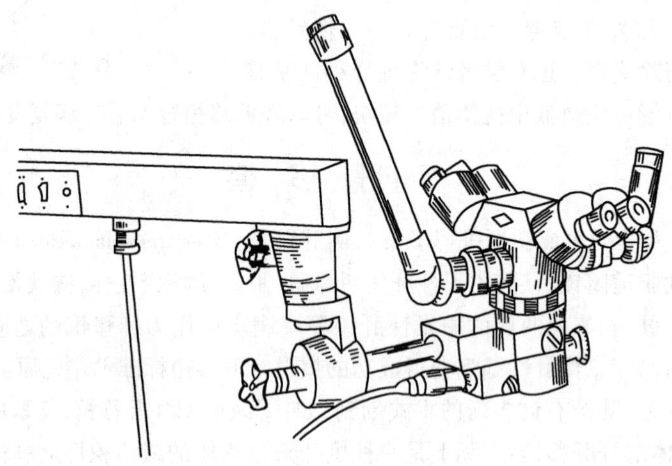

图 15-3　手术显微镜

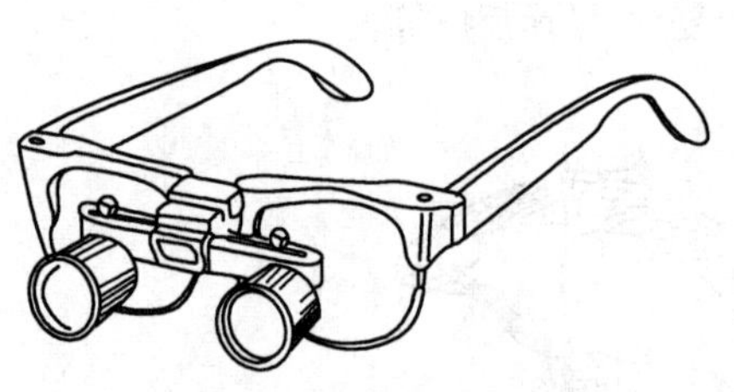

图 15-4　手术放大眼镜

2. 显微手术器械　主要包括：显微镊子、剪刀、持针器、止血夹、缝合针、冲洗平头针等（图 15-5）。显微手术器械的特点是小型、轻巧、纤细、不反光、无磁性。但因其较易损坏，保存、使用时均应注意保护。

3. 显微外科技术训练　显微外科技术训练的重点是手术者从肉眼手术到显微手术的适应过程。其特点是：①光学放大可使肉眼看不清的细小组织清晰可见，提高准确性。但手术者手和眼的配合以及手术者与助手的配合都需要适应。②视野小，操作时手的活动幅度稍大，器械就会超出视野；偏离焦距则会模糊不清。手术者坐在舒适的座位上，从肘部至小指均放在手术台上，以保持手的稳定性，防止抖动，逐渐习惯在放大和小视野下操作。一般经过 1～2 个月的正规训练均能较熟练地掌握显微外科操作。显微外科的基本手术技术包括显微血管、神经、淋巴管和肌腱的吻合或缝合。其中显微血管吻合最为常用，包括端端吻合及端侧吻合，要求也最高，是最常用的手工血管吻合方法。

三、显微外科的应用范围

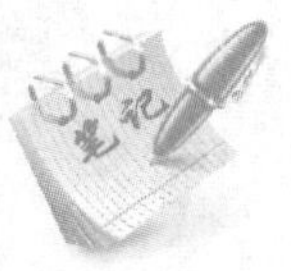

1. 断肢（指）再植术　断肢（指）再植技术的成功，避免了无数肢体离断患者的伤残，较完整地恢复了肢体的外观与功能。目前，我国已成功施行了十指断离再植、四肢同时断离再植及肢

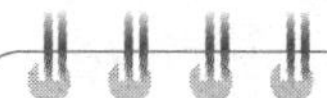

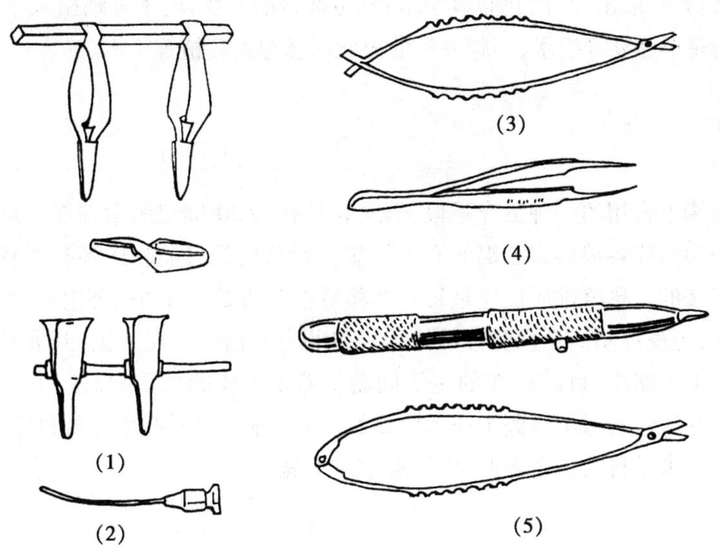

图 15-5　显微手术器械
(1)血管夹及合拢器;(2)冲洗平针头;(3)弹簧柄式显微剪;
(4)血管镊;(5)持针器

体多平面断离再植术。

2. 足趾移植再造手、拇指或手指　吻合血管的第二足趾移植再造手、拇指或手指,是切取自体的第二足趾应用显微外科技术缝接血管和神经,一期移植到手、拇指或手指缺损处,基本恢复具有手的外观与功能及原有拇指或五指的外形与功能。这一技术也在临床上得到了广泛的应用。

3. 吻合血管的组织移植　是显微外科应用最多、最广的领域:①吻合血管的皮瓣用于修复各种损伤及肿瘤切除后的皮肤缺损伴有重要深部组织(如肌腱、骨、关节)外露者;肌皮瓣主要用于修复软组织缺损,特别是较深层的大块组织缺损而需较多组织填充较大的腔隙者。②吻合血管神经的肌移植用于修复肌缺损、坏死和失神经支配。③吻合血管的骨和骨膜移植:使传统骨移植爬行替代生长过程转变为骨折的直接愈合过程,大大缩短了愈合时间。带完整动、静脉系统的骨膜移植,治疗骨不连接和小范围骨缺损亦有良好效果。④吻合血管的大网膜移植修复软组织缺损。⑤吻合血管的空肠移植重建食管。

4. 周围神经损伤修复　在显微镜下可对神经进行精确的神经束膜、外膜缝接术,大大提高了周围神经损伤修复的效果。近年来吻合血管的神经移植术,对长段神经缺损的修复,特别是软组织床血液供应不良者更具有优越性。

5. 显微淋巴管外科　将淋巴管远侧端与邻近小静脉近侧端行端端吻合,使淋巴液直接引流入静脉,对消除肢体肿胀、控制感染和改善乳糜尿有较好效果。

6. 小管道显微外科　用于人体小管道的吻合,可以明显提高术后通畅率。目前最常用于输精管、输卵管吻合以及鼻泪管外伤的修复等。

7. 吻合血管的小器官移植　自体小器官移植已在临床上得到应用,如吻合血管的睾丸移植治疗高位隐睾;患子宫恶性肿瘤的青年妇女,放疗前将卵巢带血管蒂移至腹膜后较高位置,可避免放射线对卵巢的损害。异体睾丸移植治疗外伤性双侧睾丸缺如;胎儿甲状腺和甲状旁腺移植治疗甲状腺切除后甲状旁腺功能不全;异体卵巢移植治疗恶性肿瘤患者双侧卵巢切除后严重性腺分泌障碍和异体肾上腺移植治疗肾上腺功能减退等。

8. 其他外科领域　如神经外科的颅内-颅外动脉搭桥、颅内肿瘤及脑血管畸形手术等;眼科

的角膜手术、眼内异物取出、眼内肿瘤等手术；耳鼻喉科的耳聋、电子耳蜗植入等手术；口腔颌面外科的组织缺损畸形修复等手术；心胸外科的冠状动脉旁路移植等手术。

本章小结

移植是临床上常用的一种治疗手段，器官移植作为20世纪医学发展中最引人瞩目的成就之一已成为治疗各种器官衰竭的有力措施。肾移植是目前临床各类器官移植中疗效最稳定和最显著的。移植排斥反应是每一例移植患者都要经历的病理生理过程，直接关系到治疗的成败，免疫抑制剂是预防移植排斥反应的有效措施。在我国，开展异体器官移植工作有严格的准入制度，目前存在的主要问题仍然是供体的严重短缺。大力开展科普宣教，提高器官捐赠率，是每个医务工作者应尽的职责。显微外科技术是外科学发展的方向，已广泛应用于手术学科的各个专业，应注意学习了解。

（张松峰）

练 习 题

一、选择题

A1 型题

1. 临床各类器官移植中疗效最显著、最稳定的是
   A. 肝移植　B. 肾移植　C. 心脏移植
   D. 小肠移植　E. 胰腺移植
2. 超急性排斥反应一般在移植术后出现的时间为
   A. 24小时内　B. 几天内　C. 几周内
   D. 几月内　E. 一年内
3. 临床上器官移植术后最主要的抗急性排斥反应药物是
   A. 环磷酰胺　B. 长春新碱　C. 硫唑嘌呤
   D. 环孢素A　E. 单克隆抗体
4. 移植术后不发生排斥反应的是
   A. 同种异体移植　B. 异种移植　C. 同质移植
   D. 细胞移植　E. 活体移植
5. 超急性排斥反应发生后，应用单一免疫抑制药物效果不佳，唯一的治疗措施是
   A. 应用单克隆抗体　B. 切除移植物
   C. 应用环孢素A　D. 联合应用免疫抑制剂
   E. 再移植

B1 型题

（6～8题共用备选答案）

A. 同种异体移植
B. 同卵双生移植
C. 异种移植
D. 结构移植
E. 细胞移植

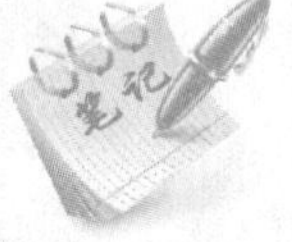

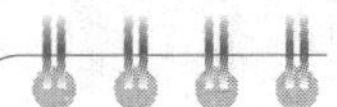

6. 移植后不发生排斥反应的是

7. 移植后会发生强烈排斥反应的是

8. 可提供机械解剖结构的是

二、思考题

1. 简述排斥反应的机制和分类。

2. 简述免疫抑制剂的作用。

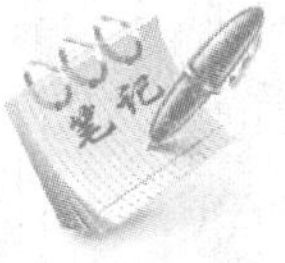

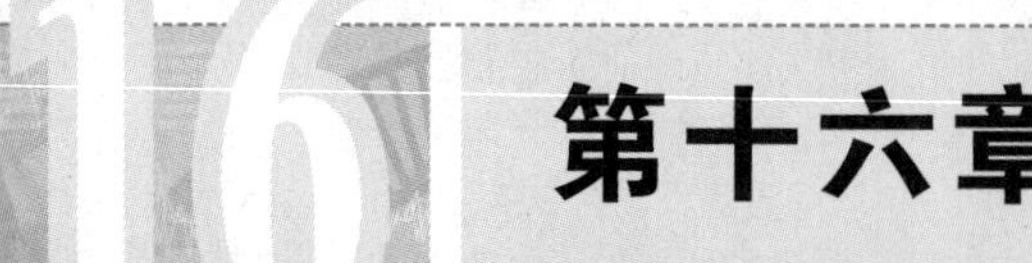

第十六章

颅内压增高

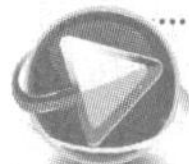

学习目标

1. 掌握:颅内压增高的临床表现、诊断和治疗原则;脑疝的形成机制、临床表现、诊断和治疗原则。

2. 熟悉:颅内压测定适应证、禁忌证和常用方法。

3. 了解:颅内压增高的分类、病理生理改变。

4. 具备对颅内压增高患者进行初步诊断、正确选择辅助检查方法、对脑疝患者进行紧急救治的能力。

5. 能利用所学知识进行医患沟通,重点向患者或家属讲解颅内压增高变化快、风险大、预后不良等特点,以取得理解与配合;并能进行正确的心理疏导。

第一节 颅内压增高

颅腔容纳着脑组织、脑脊液和血液三种内容物,成人及颅缝闭合后的儿童,其颅腔的容积是固定不变的,约为1400～1500ml。颅腔内的上述三种内容物对颅腔壁产生的侧压力,称为颅内压(intracranial pressure,ICP),成人正常颅内压为70～200mmH_2O,儿童正常颅内压为50～100mmH_2O。通过侧卧位腰椎穿刺、直接脑室穿刺测量或颅内压监护装置来获得该压力数值。

各种疾病使颅腔内容物体积增大或颅腔容积变小,导致颅内压成人持续在200mmH_2O以上,儿童在100mmH_2O以上,称为颅内压增高(increased intracranial pressure)。是神经外科常见临床病理综合征。

(一)病因

引起颅内压增高的原因可分为三大类:

1. 颅腔内容物的体积增大 如脑组织体积增大(脑水肿)、脑脊液容量增多(脑积水)、颅内血容量增多(脑肿胀)。

2. 颅内占位性病变 如颅内血肿、脑肿瘤、脑脓肿、脑寄生虫病等。

3. 颅腔的容积变小 如狭颅症、颅底凹陷症、凹陷性颅骨骨折等。

(二)病理生理

1. 颅内压的调节和代偿 颅腔容积及其内容物的体积是固定不变的。颅内压可有小范围的波动,与血压和呼吸关系密切,收缩期颅内压略有增高,舒张期颅内压稍下降,呼气时压力略增,吸气时压力稍降。颅内压的调节除部分依靠颅内的静脉血被排挤到颅外血液循环外,主要是通过脑脊液量的增减来调节。当颅内压低于70mmH_2O时,脑脊液的分泌则增加,而吸收减少,使颅内脑脊液量增多,以维持正常颅内压不变。相反,当颅内压高于200mmH_2O时,脑脊

液的分泌较前减少而吸收增多，以代偿增加的颅内压。另外，当颅内压增高时，有一部分脑脊液被挤入脊髓蛛网膜下腔，也起到一定的调节颅内压的作用。脑脊液的总量占颅腔总容积的10%，血液约占总容积的2%～11%，允许颅内内容物增加的临界容积约为5%，超过此范围，颅内压开始增高，颅腔内容物体积增大或颅腔容积缩减超过颅腔容积的8%～10%，则会产生严重的颅内压增高。这种颅腔内容物的体积与颅内压之间的关系可以用体积/压力关系曲线（图16-1）来表示。

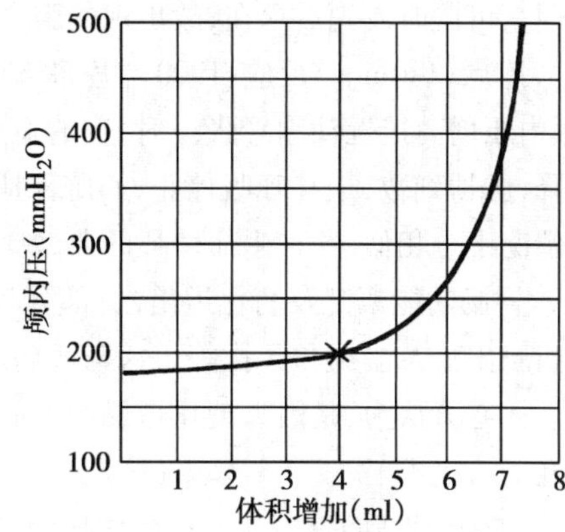

图16-1 颅内体积/压力关系曲线

如体积/压力关系达到×处，再增加体积，颅内压上升速度明显加快 $1cmH_2O=0.098kPa$

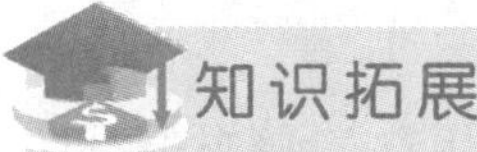

颅内体积/压力关系曲线

Langlitt 1965年在狗的颅内硬脑膜外放置一小球囊，每小时将1ml液体注入囊内，使之逐渐扩张。开始由于有颅内压调节功能的存在，颅内压的变动很小或不明显；随着球囊的继续扩张，调节功能的逐渐耗竭，颅内压增高逐渐明显。当颅内液体在注入4ml时，终于达到一个临界点，这时只要向囊内注入极少量液体，颅内压就会有大幅度的升高，释放少量液体颅内压即显著下降。通过颅腔内容物的体积与颅内压之间的关系而绘出的曲线，即称为体积/压力关系曲线。

2. 颅内压增高的后果 可引起一系列中枢神经系统功能紊乱和病理变化，主要有以下六点：

（1）脑血流量降低致脑缺血甚至脑死亡：正常成人每分钟约有1200ml血液进入颅内，通过脑血管的自动调节功能进行调节。其公式为：

$$脑血流量=\frac{平均动脉压-颅内压}{脑血管阻力}$$

公式中的分子部分（平均动脉压-颅内压）又称为脑灌注压（CPP）。正常的脑灌注压为70～90mmHg，脑血管阻力为1.2～2.5mmHg，此时脑血管的自动调节功能良好。如因颅内压增高而引起脑灌注压下降，则通过血管扩张，以降低血管阻力的自动调节反应使上述公式的比值不变，从而保证了脑血流量的稳定。如果颅内压不断增高使脑灌注压低于40mmHg时，脑血管自动调节功能失效，这时脑血管不能再作相应的进一步扩张以减少血管阻力。公式的比值就变小，脑血流量随之急剧下降，就会造成脑缺血。当颅内压升至接近平均动脉压水平时，颅内血流几乎完全停止，患者就会处于严重的脑缺血状态，甚至出现脑死亡。

（2）脑移位和脑疝：参见本章第二节。

（3）脑水肿：颅内压增高可直接影响脑的代谢和血流量从而产生脑水肿，使脑的体积增大，进而加重颅内压增高。脑水肿时液体积聚在细胞外间隙者，称为血管源性脑水肿，其主要病理变化是由于毛细血管的通透性增加，导致水分在神经细胞和胶质细胞间隙潴留，多见于脑损伤、脑肿瘤等病变的初期；液体积聚在细胞膜内者，称为细胞中毒性脑水肿，其病理变化可能是由于某些毒素直接作用于脑细胞而产生代谢功能障碍，使钠离子和水分子潴留在神经细胞和胶质细胞内所致，但没有血管通透性的改变，常见于脑缺血、脑缺氧的初期。在颅内压增高时，由于上

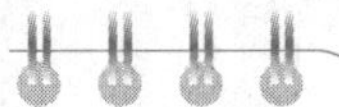

述两种因素可同时或先后存在，故出现的脑水肿多数为混合性。

（4）库欣(Cushing)反应:1900年库欣曾用等渗盐水灌入狗的蛛网膜下腔以造成颅内压增高，当颅内压增高接近动脉舒张压时，狗的血压升高、脉搏减慢、脉压增大，继之出现潮式呼吸，血压下降，脉搏细数，最终呼吸停止，心脏停搏而导致死亡。这一实验结果与临床上急性颅脑损伤所见情况十分相似，这种生命体征的典型变化即称为库欣反应。

（5）胃肠功能紊乱及消化道出血:部分颅内压增高的患者可首先出现胃肠道功能紊乱、胃及十二指肠出血及溃疡和穿孔等。这与颅内压增高引起下丘脑自主神经中枢缺血而致功能紊乱有关。亦有人认为，是因为消化道黏膜血管收缩造成缺血产生广泛的消化道溃疡，而导致出血及穿孔。

（6）神经源性肺水肿:在急性颅内压增高病例中，发生率高达5%～10%。这是由于血压反应性增高，左心室负荷过大，左心房及肺静脉压增高，肺毛细血管压力增高，液体外渗，引起肺水肿，患者表现为呼吸急促，痰鸣，并有大量泡沫状血性痰液。

（三）分类

1. 根据病因分类

（1）弥漫性颅内压增高:颅腔各分腔之间压力升高均匀，各部位无明显压力差，脑组织无明显移位。此多见于弥漫性脑膜脑炎、弥漫性脑水肿、交通性脑积水等。

（2）局灶性颅内压增高:因颅内有局限的扩张性病变，病变部位压力首先增高，使附近的脑组织受到挤压而发生移位，并把压力传向远处，造成颅内各腔隙间的压力差，这种压力差导致脑室、脑干及中线结构移位。患者对这种颅内压增高的耐受力较低，可能与脑缺血和脑血管自动调节功能损害有关。此多见于颅内血肿、颅内肿瘤、脑脓肿等。

2. 根据病变发展快慢分类

（1）急性颅内压增高:常见于急性颅脑损伤引起的颅内血肿、高血压脑出血等。其病情危急，发展很快，患者生命体征变化剧烈，症状严重、体征明显。

（2）亚急性颅内压增高:病情发展较快，颅内压增高的反应较急性颅内压增高轻。多见于发展较快的颅内恶性肿瘤、转移瘤及各种颅内炎症等。

（3）慢性颅内压增高:病情发展较慢，可长期无颅内压增高的症状和体征。多见于生长缓慢的颅内良性肿瘤、慢性硬脑膜下血肿等。

急性或慢性颅内压增高均可导致脑疝发生。脑疝发生后，移位脑组织被挤进小脑幕裂孔或枕骨大孔中，压迫脑干，产生一系列危急症状。脑疝还可使脑脊液和血液循环严重受阻，导致颅内压力进一步增高，从而形成恶性循环，使脑疝更加严重。

（四）临床表现

颅内压增高的主要症状和体征如下：

1. 头痛　这是颅内压增高最常见的症状。部位多在额部、颞部。程度不一，以早晨或晚间较重，头痛程度随颅内压的增高而进行性加重，当用力、咳嗽、弯腰或低头活动时常使头痛加重。头痛性质以胀痛和撕裂痛为多见。

2. 呕吐　呈喷射状，常伴发于头痛剧烈时，表现为恶心和呕吐。严重时可导致水、电解质紊乱和体重减轻。

3. 视乳头水肿　颅内压增高的重要客观体征之一。眼底检查可见视神经乳头充血，边缘模糊不清，中央凹陷消失，视乳头隆起，静脉怒张。若视乳头水肿长期存在，则视乳头颜色苍白，视力减退，视野向心缩小，称为视神经继发性萎缩，表现为视力下降或失明。

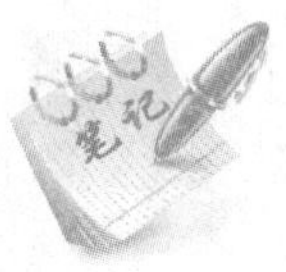

以上三者是颅内压增高的典型表现，称之为颅内压增高“三主征”。其各自出现的时间并不一致，可以其中一项为首发症状。

4. 意识障碍及生命体征变化　疾病初期可出现嗜睡，反应迟钝。严重病例，可出现昏睡、昏

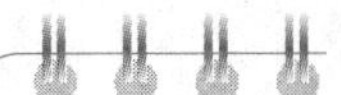

迷，生命体征变化为血压升高、脉搏徐缓、呼吸不规则、体温升高等病危状态甚至呼吸停止，终因呼吸循环衰竭而死亡。

5. 其他症状和体征　头晕、猝倒，在小儿患者可有头颅增大、颅缝增宽或分裂、前囟饱满隆起。头颅叩诊时呈破罐声及头皮和额眶部浅静脉扩张。

（五）诊断

1. 病史和体征　应全面而详细地询问病史和认真地进行神经系统检查，当患者出现颅内压增高"三主征"时，颅内压增高的诊断可大致成立。如小儿的反复呕吐及头围迅速增大，成人的进行性剧烈的头痛、癫痫发作，进行性瘫痪及各种年龄患者的视力进行性减退等，均应考虑到有颅内病变的可能。

2. 辅助检查

（1）CT：目前 CT 是诊断颅内占位性病变的首选辅助检查措施。它不仅能对绝大多数占位性病变作出定位诊断，而且还有助于定性诊断。

（2）MRI：在 CT 不能确诊的情况下，可进一步行 MRI 检查，以利于确诊。但该检查所需时间较长，对颅骨骨质显现较差。

（3）脑血管造影：主要用于疑有脑血管畸形或动脉瘤等疾病的病例。数字减影血管造影（DSA），不仅使脑血管造影术的安全性大大提高，而且图像清晰，使疾病的检出率提高。

（4）头颅 X 线摄片：颅内压增高时，可见颅骨骨缝分离，指状压迹增多，鞍背骨质稀疏及蝶鞍扩大等。X 线片对于诊断颅骨骨折、垂体瘤所致蝶鞍扩大以及听神经瘤引起内听道孔扩大等，具有重要价值。

（5）腰椎穿刺：腰穿测压对颅内压增高的患者有一定的危险性，有时可引发脑疝，故应当慎重进行。

（六）处理

1. 一般处理　对颅内压增高的患者，应留院观察，以掌握病情发展的动态情况。密切观察神志、瞳孔、血压、呼吸、脉搏及体温等指标。对意识障碍者应采用包括气管切开等措施以始终保持呼吸道通畅。反复呕吐者应暂禁食，不能进食的患者应予补液，补液量应以维持出入液量的平衡为度，注意纠正电解质及酸碱平衡紊乱。用轻泻剂来疏通大便，不能让患者用力排便，不可作高位灌肠，以免颅内压骤然增高。给予氧气吸入有助于降低颅内压。

2. 病因治疗　是治疗颅内压增高的最根本的方法。对颅内占位性病变，根据病变部位、性质、程度等情况可选用切除术、大部切除、部分切除或减压术。若有脑积水者，可行脑脊液分流术，将脑室内液体通过特制导管分流入蛛网膜下腔、腹腔或心房。颅内压增高已引起急性脑疝时，应进行紧急抢救或手术处理。

3. 降低颅内压治疗　适用于颅内压增高但暂时尚未查明原因或虽已查明原因但仍需要非手术治疗的病例。

（1）脱水疗法：在降颅压治疗中占有重要地位。

1）高渗利尿剂选择应用的原则：若意识清楚，颅内压增高程度较轻的病例，先选用口服药物。若有意识障碍或颅内压增高症状较重的病例，则宜选用静脉或肌内注射药物。

2）常用脱水药物及使用方法：①20% 甘露醇 250ml，快速静脉滴注；②呋塞米（速尿）20～40mg，肌内注射或静脉注射每日 2～4 次；③口服药物常用的有氢氯噻嗪、乙酰唑胺等。此外，也可采用血浆、血清白蛋白等，其对减轻脑水肿、降低颅内压有效。

（2）激素应用：宜早期使用。常用的药物及使用方法：①地塞米松 5～10mg 静脉或肌内注射，每日 2～3 次；②氢化可的松 100mg 静脉注射，每日 1～2 次；③泼尼松 5～10mg 口服，每日 1～3 次，可减轻脑水肿，有助于缓解颅内压增高。

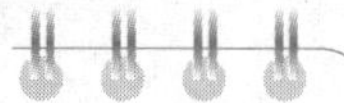

(3) 冬眠低温疗法或亚低温疗法:有利于降低脑的新陈代谢率,减少脑组织的氧耗量,防止脑水肿的发生与发展,对降低颅内压亦起一定作用。

(4) 脑脊液体外引流:有颅内压监护装置的病例,可经脑室缓慢放出脑脊液少许,以缓解颅内压增高。

(5) 巴比妥治疗:大剂量异戊巴比妥钠或硫喷妥钠注射可降低脑的代谢,减少氧耗量及增加脑对缺氧的耐受力,使颅内压降低。但需在有经验的专科医生指导下应用。

(6) 辅助过度换气:目的是促使体内 CO_2 排出。当动脉血的 CO_2 分压每下降 1mmHg 时,可使脑血流量递减 2%,从而使颅内压相应下降。

(7) 症状治疗:对患者的主要症状进行治疗,疼痛者可给予镇痛剂,但应忌用吗啡和哌替啶等类药物,以防止对呼吸中枢的抑制作用而导致患者死亡。有抽搐发作的病例,应给予抗癫痫药物治疗,烦躁患者给予镇静剂。

第二节　脑　　疝

颅腔被小脑幕分成幕上腔及幕下腔,幕上腔又被大脑镰分隔成左右两分腔(图 16-2)。颅内某分腔有占位性病变时,该分腔的压力大于邻近分腔的压力,分腔之间存在压力差,脑组织从高压力区向低压力区移位,导致脑组织、血管及脑神经等重要结构受压和移位,被挤入小脑幕裂孔、枕骨大孔、大脑镰下间隙等间隙或孔道中,从而出现一系列严重的临床症状和体征,称为脑疝(brain hernia)。

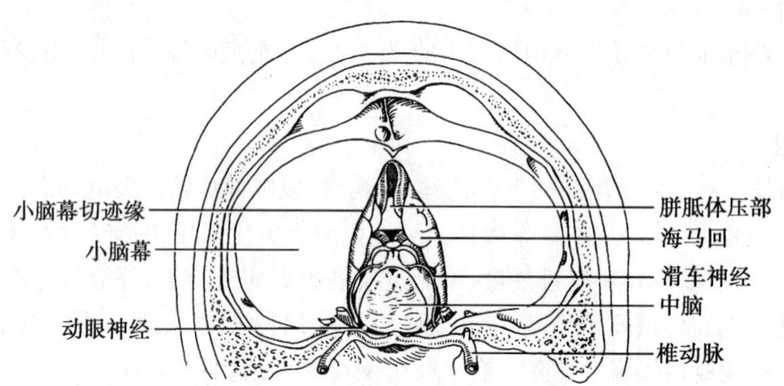

图 16-2　小脑幕切迹的局部解剖关系
(由幕下向上看时所见的情况)

(一) 病因

颅内占位性病变发展到严重程度均可引起脑疝。常见病因有:

1. **外伤所致各种颅内血肿**　如硬膜外血肿、硬膜下血肿及脑内血肿。
2. **颅内肿瘤**　尤其是颅后窝、中线部位及大脑半球的肿瘤。
3. **颅内其他占位性病变**　如脑脓肿、寄生虫病及肉芽肿性病变。
4. **医源性因素**　对于颅内压增高患者,进行不适当的腰椎穿刺,放出脑脊液过多过快,使各分腔间的压力差增大,则可诱发脑疝。

(二) 分类

根据移位的脑组织及通过的硬脑膜间隙和孔道,将脑疝分为三类(图 16-3):

1. 小脑幕切迹疝又称颞叶钩回疝。
2. 枕骨大孔疝又称小脑扁桃体疝。
3. 大脑镰下疝又称扣带回疝。

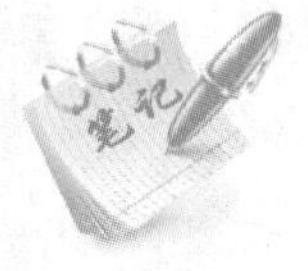

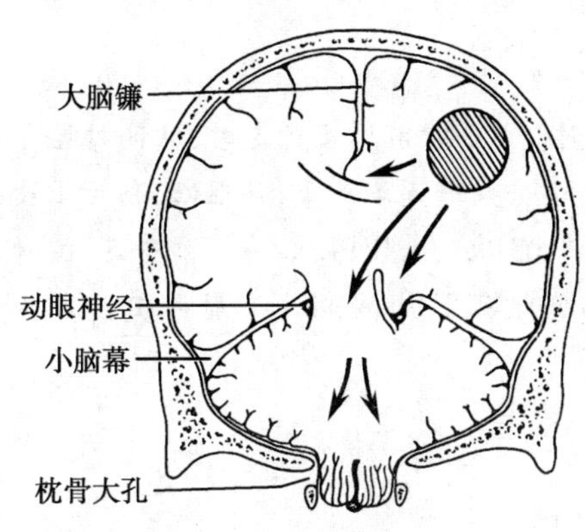

图 16-3　脑疝简图

大脑镰下疝（上）、小脑幕切迹疝（中）、枕骨大孔疝（下）

（三）病理

当发生脑疝时，移位的脑组织在小脑幕切迹或枕骨大孔处挤压脑干，脑干受压移位可致其实质内血管受到牵拉，严重时甚至断裂出血。由于同侧的大脑脚受到挤压而造成病变对侧偏瘫，同侧动眼神经受到挤压可产生动眼神经麻痹症状。移位的沟回、海马回可将大脑后动脉挤压于小脑幕切迹缘上致枕叶皮层缺血坏死。小脑幕切迹裂孔及枕骨大孔被移位的脑组织堵塞，小脑幕切迹疝挤压中脑脑池，枕骨大孔疝挤压第四脑室中间孔，从而使脑脊液循环通路受阻，则进一步加重颅内压增高，形成恶性循环，使病情迅速恶化。

（四）临床表现

1. 小脑幕切迹疝

（1）颅内压增高的症状：表现为剧烈头痛，进行性加重伴烦躁不安。与进食无关的频繁的喷射性呕吐。急性脑疝患者视乳头水肿可有亦可无。

（2）意识改变：患者随脑疝进展可出现嗜睡、昏睡、浅昏迷至深昏迷。

（3）瞳孔改变：病初由于患侧动眼神经受刺激导致患侧瞳孔变小，对光反射迟钝，这一过程时间短，随病情进展受压的患侧动眼神经麻痹，患侧瞳孔逐渐散大，直接和间接对光反射均消失，并有患侧上睑下垂，眼球外斜。病情进一步加重，则出现双侧瞳孔散大，对光反射消失，此时患者多已处于濒死状态。

（4）运动障碍：表现为病变对侧肢体的肌力减弱或瘫痪，病理征阳性。严重时可出现去脑强直发作，表明脑干严重受损。

（5）生命体征紊乱：心率减慢或不规则，血压忽高忽低，呼吸不规则、大汗淋漓或汗闭，面色潮红或苍白，体温可高达41℃以上或体温不升，最终因呼吸循环衰竭而死亡。

2. 枕骨大孔疝　由于脑脊液循环通路被堵塞，患者剧烈头痛，频繁呕吐，颈项强直，强迫头位。生命体征紊乱出现较早，意识障碍出现较晚。由于位于延髓的呼吸中枢受损，患者早期可突发呼吸骤停而死亡。

（五）处理

在作出脑疝诊断的同时，应按颅内压增高的处理原则快速静脉输注高渗降颅内压药物，以缓解病情，争取时间。当确诊后，根据病情迅速完成开颅术前准备，尽快手术去除病因，如清除颅内血肿或切除脑肿瘤等。如难以确诊或虽确诊而病因无法去除时，可选用下列姑息性手术。

1. 侧脑室外引流术　经额、眶、枕部快速钻颅或锥颅，穿刺侧脑室并安置硅胶引流管行脑脊液体外引流，以迅速降低颅内压。特别适于严重脑积水或脑室内有积血患者，是常用的颅脑手术前辅助性抢救措施。

2. 脑脊液分流术　脑积水的病例可施行侧脑室-腹腔分流术、侧脑室-枕大池分流术或导水管疏通术。

3. 减压术　小脑幕切迹疝时可采用颞肌下减压术，枕骨大孔疝时可采用枕肌下减压术。重度颅脑损伤致严重脑水肿而颅内压增高时，可采用去骨瓣减压术，以上方法称为外减压术。在开颅手术中可能会遇到脑组织肿胀膨出，此时可将部分非功能区脑组织切除，以达到减压目的，称为内减压术。

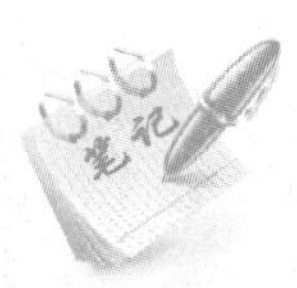

病例分析

患者,男,12岁,头部重物击伤伴神志不清2小时。2小时前患儿行走时,从高处坠落一个花盆砸及头顶部,当即昏迷,约20分钟后清醒,诉头痛并逐渐加重,伴呕吐,伤后1小时出现不省人事,急送医院。体检:BP 136/92mmHg,P 63次/分,R 14次/分。浅昏迷,左顶部头皮青紫、肿胀,左侧瞳孔5mm,对光反射消失,右侧瞳孔2.5mm,对光反射存在。CT检查:左顶骨内板和脑表面之间有梭形密度增高影。

问题:1. 该患者的入院诊断是什么?

2. 对该患者如何处理?

本章小结

颅内压增高是神经外科常见临床病理综合征,是诸多神经系统疾病的共同表现。因颅腔内容物的体积增大、颅内占位性病变或颅腔的容积变小而引起。典型临床表现为头痛、呕吐、视乳头水肿(三主征)。根据病史、体征、辅助检查(CT、MRI、颅内压测定等)可作出诊断。慢性颅内压增高的处理,重在病因的查找;而急性颅内压增高可导致脑疝等严重后果,准确判断并紧急处置是提高抢救成功率的关键。在不能开展神经外科工作的基层医院,掌握其急救原则及转诊指征,是每个医师必须具备的能力。

（龙　明）

练习题

一、选择题

A1型题

1. 颅内压增高的三主征是指

A. 头痛、呕吐、发热　　B. 头痛、呕吐、腹泻

C. 头痛、呕吐、视乳头水肿　　D. 头痛、发热、血压增高

E. 头痛、头晕、心跳加快

A2型题

2. 患儿4岁,以“突然剧烈头痛伴反复呕吐6小时”急诊入院,入院时查体:神志清楚,双瞳孔等大等圆,约3mm,直接、间接对光反射存在,颈项强直,半小时后突然呼吸停止,心跳存在,其诊断为

A. 血管性头痛　　B. 急性脑水肿　　C. 急性脑膜炎

D. 枕骨大孔疝　　E. 小脑幕切迹疝

A3/A4型题

(3～4题共用题干)

男性,35岁,因“头痛伴呕吐3次”急诊入院,入院前3小时患者因交通事故头顶部受伤,入院时检查:意识不清,双侧瞳孔不等大,对光反射迟钝,BP 130/90mmHg,P 65次/分,R 15次/分,头顶部可见8cm×6cm的血肿。

3. 下列急救处置不恰当的是

A. 血压、脉搏、呼吸监测　　B. 注意观察意识状态

C. 穿刺抽吸头顶部血肿　　D. 给予镇静剂
E. 给予脱水剂

4. 应立即使用的药物为
A. 50%葡萄糖　　B. 20%甘露醇　　C. 25%山梨醇
D. 50%甘油　　E. 呋塞米

B1 型题

（5～7 题共用备选答案）
A. 颅内动脉瘤
B. 后颅窝肿瘤
C. 颞部巨大硬脑膜外血肿
D. 脑挫裂
E. 脑膜膨出

5. 易造成蛛网膜下腔出血的疾病是
6. 易造成枕骨大孔疝的疾病是
7. 易造成小脑幕裂孔疝的疾病是

（8～10 题共用备选答案）
A. 大脑半球单发转移瘤
B. 细菌性脑膜炎
C. 高血压脑出血
D. 颅内巨大脑膜瘤
E. 脑梗死

8. 急性颅内压增高的病因是
9. 局灶性颅内压增高的病因是
10. 慢性颅内压增高的病因是

二、思考题

1. 简述脑疝的临床表现。
2. 对颅内压增高患者如何进行监测和处理？

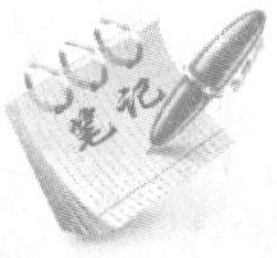

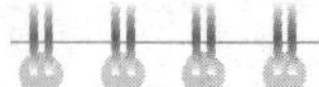

第十七章

颅 脑 损 伤

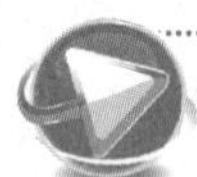

学习目标

1. 掌握：头皮损伤的特点及处理原则；颅底骨折的临床表现、诊断、治疗原则；脑震荡、脑挫裂伤、颅内血肿的临床表现、诊断。

2. 熟悉：颅脑损伤颅内血肿的治疗原则。

3. 了解：颅脑损伤的机制、意识障碍的分级、格拉斯哥昏迷评分法及颅脑损伤的临床分型；弥漫性轴索损伤的临床特点、诊断。

4. 具备对颅脑损伤患者伤情的早期识别能力，能正确阅读各种颅脑损伤、颅内血肿的CT、MRI片图像，并作出初步诊断；对开放性颅脑损伤进行早期处理。

5. 运用专业知识对病情演变及预后与患者及家属交流，同时了解其诉求、意愿，以取得理解与配合；并对颅脑损伤患者提供早期及后期健康指导及人文关怀。

第一节 概　　述

颅脑损伤(craniocerebral trauma)是一种常见的创伤，其发生率仅次于四肢创伤，而致残率和死亡率均高于其他各部位损伤。随着现代化的交通工具和机械化生产的发展，颅脑损伤的发生率仍在继续上升。

一、颅脑损伤机制

据作用力大小、速度、方式和受伤部位，颅脑损伤的类型和程度有所不同。

1. 直接暴力伤 暴力直接作用于头部引起的损伤，包括加速性损伤、减速性损伤和挤压伤。

(1) 加速性损伤：指运动着的物体撞击头部，使相对静止的头颅在瞬间由静态转为动态造成的损伤，如头部遭到行驶车辆撞击、拳击、或棍棒等器械打击。脑损伤多发生在着力点的部位，称之为“冲击点伤”。

(2) 减速性损伤：运动着的头部突然碰击在静止外物上，引起减速性运动而造成的损伤，如跌伤、坠落伤，此时脑损伤较多发生在着力点的对侧，称之为“对冲伤”。常见为枕部着力导致额极、颞极及颅底的脑损伤(图17-1)。

(3) 挤压伤：头部受到两个方向相反的外力挤压而致伤。如产伤、碾压伤。

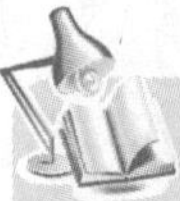

知识链接

直接暴力伤的特点

直接暴力伤中冲击点伤和对冲伤都可以出现，加速性损伤以冲击点伤为主，减速性损伤冲击点伤和对冲伤都较重，对冲伤往往比冲击点伤更严重，损伤范围更广。

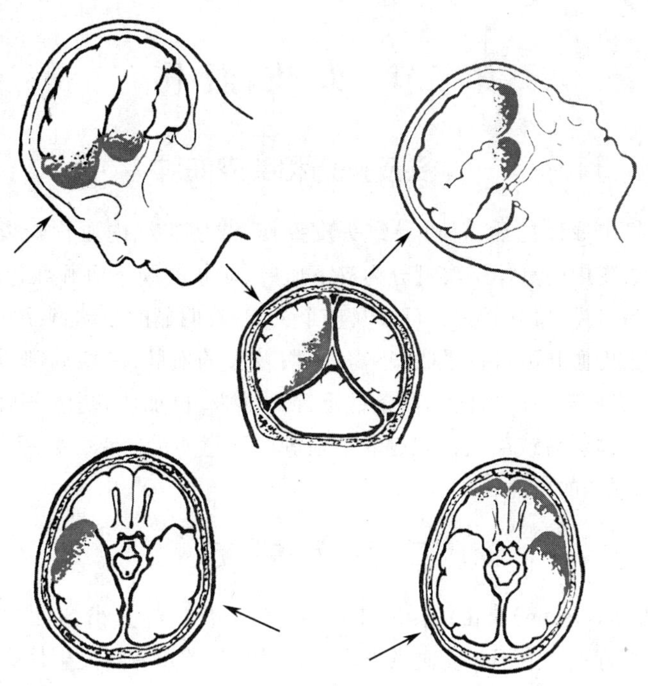

图 17-1　常见减速运动导致脑损伤示意图

2. 间接暴力伤　暴力作用于头部以外部位，作用力传递至颅脑造成的脑损伤。常见有：

（1）挥鞭样损伤：当躯干突然遭受加速性或减速性暴力时，身体与头部运动不一致，使颈部剧烈的过伸或过屈，或先过伸后过屈，头部与颈椎之间即出现剪切力，造成颈髓上段或（和）延髓的损伤。

（2）胸部挤压伤：因胸壁突然遭受到巨大压力冲击，胸腔内压升高致使上腔静脉的血逆行灌入颅内，引起广泛性脑出血。

（3）颅颈交界处损伤：坠落时双足或双臀着地，其反作用力沿脊柱向上传导，可导致颅颈交界处损伤。如颅底骨折、颈椎骨折、颈髓上段或（和）延髓的损伤。

二、颅脑损伤分级

颅脑损伤伤情轻重不一，病理变化及伤后演变过程不同，临床上对颅脑损伤伤情的分级方法较多，但一般以意识障碍的程度反映颅脑损伤的轻重，目前国际上通用的方法是根据格拉斯哥昏迷评分（glasgow coma scale，GCS）法。从伤员的运动、言语、睁眼反应评分，以三者的积分表示意识障碍的程度（表 17-1）。最高 15 分，最低 3 分，15 分表示正常。轻型：13～15 分，伤后昏迷时间小于 20 分钟；中型：9～12 分，伤后昏迷 20 分钟～6 小时；重型：3～8 分，伤后昏迷大于 6 小时或在伤后 24 小时内意识恶化昏迷大于 6 小时。

表 17-1　格拉斯哥昏迷评分

睁眼反应	计分	言语反应	计分	运动反应	计分
自发睁眼	4	回答正确	5	按吩咐动作	6
呼唤睁眼	3	回答错误	4	刺痛定位	5
刺痛睁眼	2	含混不清	3	刺痛逃避	4
无反应	1	只发音	2	刺痛过屈（去皮层强直）	3
		无反应	1	刺痛过伸（去脑强直）	2
				无反应	1

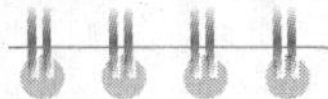

第二节 头皮损伤

一、头皮挫伤和头皮血肿

头皮遭受钝性打击或碰撞后，常可导致头皮挫伤，或使组织内血管破裂出血，而头皮仍完整。按血肿出现于头皮内的具体层次可分为皮下血肿、帽状腱膜下血肿和骨膜下血肿。临床以帽状腱膜下血肿较为多见，血肿较大者可波及整个头皮，有明显的波动感，严重者可导致休克。

处理 较小的头皮血肿可自行吸收，不需处理；较大的血肿，采用局部适当加压包扎，有利于防止血肿的扩大，必要时在严格的无菌条件下穿刺抽吸，再加压包扎；若血肿继发感染，应及时切开引流；对儿童、体弱者或巨大帽状腱膜下血肿应注意防治休克。处理头皮血肿时，应考虑到颅骨损伤，甚至脑损伤的可能。

二、头皮裂伤

头皮裂伤(scalp laceration)常由锐器或钝器伤所致。伤口的大小、形状、深度与致伤因素及帽状腱膜层是否破裂有关。由于头皮血供丰富，出血较多，严重者可发生休克。

处理 现场急救，应立即压迫创缘，控制明显的出血点，局部加压包扎。头皮血供丰富，愈合能力强，即使伤后超过24小时，只要没有明显的感染征象，仍可进行彻底的一期清创缝合。裂口较平直，创缘整齐无缺损，可直接缝合；头皮缺损较多缝合困难者，可切开帽状腱膜或作转移皮瓣来修补创面。注意伤口深处有无骨折及碎骨片，并作相应处理；术后常规使用抗生素和破伤风抗毒素。

三、头皮撕脱伤

头皮撕脱伤(scalp avulsion)常因长发卷入转动的机器中，将连同帽状腱膜在内的大块或全部头皮撕脱，有时连同部分骨膜也被撕脱，使颅骨暴露，创面大，出血多，易致休克。

处理 现场急救，应采用有效的包扎、止血，并将撕脱的头皮和患者同时送入医院。经积极抗休克后行清创术，根据情况选择不同的处理方法：①有蒂相连且有血运者可直接复位缝合。②对完全游离者，如无明显污染，且伤后未超过6小时，有条件时可用显微外科吻合头皮小血管。③若不能吻合，可将撕脱的皮瓣切薄行中厚或全厚皮片移植。④若骨膜已撕裂，需在颅骨外板上多处钻孔，待新鲜肉芽长出后，再行植皮术。术后应注意抗休克，预防感染和创面的观察处理。

第三节 颅骨骨折

颅骨骨折(skull fracture)指颅骨受到暴力作用，引起颅骨的完整性和连续性中断。根据骨折部位分为颅盖骨折和颅底骨折；按骨折形态分为线形骨折、凹陷性骨折和粉碎性骨折；按骨折处是否与外界相通分为闭合性骨折和开放性骨折。骨折部位不同常有不同的临床表现。颞骨鳞部、颅底和额骨眶部骨质薄，较易发生骨折。

一、颅盖骨折

颅盖骨折按形态分为线形骨折(linear fracture)和凹陷性骨折(depressed fracture)两种。线形骨折包括颅缝分离，骨折线可以是单一，也可多发。凹陷性骨折好发于额骨及顶骨，婴幼儿颅骨质软，着力部位骨皮质连续性可无中断，呈乒乓球样骨折，在成人多为粉碎性骨折。骨折部位切线位的X线检查可显示骨折陷入深度,CT检查不仅可了解骨折情况,还可了解有无合并脑损伤。

二、颅底骨折

颅底骨折(skull base fracture)以线形为主,大多数是由颅盖部骨折线延伸到颅底,也可由间接暴力所致。根据发生部位可分为前、中、后颅窝骨折。

(一)特点

1. 颅底骨质凹凸不平,外力作用时使脑组织受到挤压而致其损伤,因此颅底骨折可伴有脑挫裂伤。

2. 颅底硬脑膜与内板贴附紧密,当颅骨骨折时可伴硬脑膜的撕裂。

3. 颅底有气窦,骨折时与鼻腔和外耳道相通,可导致脑脊液耳或鼻漏,因此颅底骨折多属开放性损伤。

4. 脑神经发出后均经颅底出颅,故当颅底骨折时可伴脑神经损伤。

5. 颅底骨折可引起静脉窦的损伤而大出血。

(二)临床表现(表17-2)

表17-2 颅底骨折的临床表现

	前颅窝骨折	中颅窝骨折	后颅窝骨折
骨折部位	眶顶、筛骨	蝶骨、颞骨岩部	颞骨岩部后外侧、枕骨基底部
脑脊液漏	鼻漏	耳漏、鼻漏或大量鼻出血	一般无
脑神经损伤	Ⅰ、Ⅱ	Ⅶ、Ⅷ(多见),Ⅱ、Ⅲ、Ⅳ、Ⅴ、Ⅵ	Ⅸ、Ⅹ、Ⅺ、Ⅻ
大血管损伤	一般无	颈内动脉、海绵窦段破裂或形成颈内动脉-海绵窦瘘(carotid-cavernous fistula,CCF),表现为搏动性突眼、眶周闻及血管杂音或大出血等	静脉窦损伤可形成硬膜外血肿或致命的大出血
气颅征	有	有	一般无
其他表现	眶周瘀血(熊猫眼征)或球结膜广泛性瘀血	可伴有垂体损伤或垂体-下丘脑轴功能障碍,如尿崩症或中枢性低钠	乳突瘀斑(Battle征)或枕下颈部瘀斑

三、颅骨骨折的治疗

单纯性线形骨折无须特殊处理,如有并发症应对症处理。

(一)闭合性颅骨骨折

对症治疗,防止或治疗并发症,如同时合并脑实质损伤或血肿则应处理后者。

(二)开放性颅骨骨折

1. **处理局部伤口** 使开放性损伤变为闭合性损伤,抗感染、对症治疗。

2. 如伴有脑脊液鼻漏、耳漏等,则应固定体位引流、绝对卧床休息、通便。脑脊液漏停止后卧床1周,如1个月后仍未停止,则应考虑手术治疗。

3. **气颅征的处理** 多数为非张力性气颅,可自行吸收,以防治感染为主。如硬脑膜撕裂呈"单向活瓣",将会形成较大的张力性气颅,若伴有明显的占位效应,则应手术引流。

(三)凹陷性骨折

开放性骨折应立即手术,局部清创,骨片复位或去除,硬脑膜破裂者需修补硬脑膜。闭合性凹陷性骨折是否需外科手术,取决于凹陷部位、深度、范围及有无对脑组织的压迫。手术指

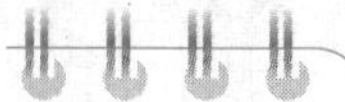

征包括:①因骨折片刺破脑组织形成脑内血肿者,或压迫脑重要功能区,引起感觉、运动障碍或癫痫等;②合并脑损伤或大面积的骨折片凹陷导致颅内压增高者;③凹陷深度超过1cm;④开放性粉碎性骨折,碎骨片易致感染,需清创复位者;⑤对静脉窦处凹陷性骨折,如未引起神经受损或颅内压增高,即便陷入较深,也不宜轻易手术,必须手术时,术前应作好术中大出血的准备。

第四节　脑　损　伤

脑损伤分为原发性损伤和继发性损伤两大类。原发性损伤是指暴力作用后立即导致的损伤,如脑震荡、脑挫裂伤、弥漫性轴索损伤等;继发性损伤是指暴力作用一段时间后出现的损伤,如脑水肿、颅内血肿等。

一、脑　震　荡

脑震荡(cerebral concussion)一般认为是一过性脑功能障碍,与脑干网状结构受损有关,无肉眼可见的神经病理改变,显微镜下可见神经结构紊乱,具体机制尚有争议。有学者认为脑震荡可能是一种较轻的弥漫性轴索损伤。

(一)临床表现

1. 意识障碍　伤后立即出现,可为神志不清或完全昏迷,持续数秒或数分钟,一般不超过30分钟。

2. 逆行性遗忘　指清醒后大多不能回忆受伤当时及伤前一段时间内发生的事情。

3. 自主神经功能紊乱　较重者可有面色苍白、出汗、脉细数、呼吸浅慢、血压下降、肌张力降低等表现,随着意识的恢复很快趋于正常。

4. 神经系统检查　无阳性体征,脑脊液无红细胞,CT检查颅内无异常。有临床资料表明,有半数脑震荡患者的脑干听觉诱发电位检查提示有器质性损伤。

(二)治疗

单纯脑震荡无须特殊治疗,适当的休息,依病情选用镇静、镇痛等药物,应重视心理治疗,做好解释工作,多数预后良好。

二、脑挫裂伤

脑挫裂伤(cerebral contusion and laceration)是指脑组织实质性损伤,主要发生在大脑皮质,轻者有大脑皮质或深部组织点状出血,重者脑皮质及其深部的白质广泛碎裂、坏死,伴有软脑膜、血管同时破裂,可伴有外伤性蛛网膜下腔出血、继发脑水肿、血肿形成而危及生命。

(一)临床表现

1. 意识障碍　与脑损伤轻重有关,由于伤情不同,意识障碍的程度、时间常不同,可数小时、数日至长期持续昏迷,昏迷时间越长,提示伤情越重;少数局限的脑挫裂伤,可不出现意识障碍。

2. 局灶性症状与体征　若伤及脑皮质功能区,伤后可立即出现相应症状,如伤及运动中枢可出现偏瘫、语言中枢可出现失语等;伤及大脑非重要功能区如额极、颞极等所谓"哑区"可无局灶性体征。

3. 头痛、恶心、呕吐　可能与颅内压增高、自主神经功能紊乱或外伤性蛛网膜下腔出血有关,疼痛可以是局限性的,也可以是全头疼痛。早期的恶心、呕吐可能因呕吐中枢受脑脊液冲击、蛛网膜下腔出血对脑膜的刺激或前庭功能受刺激引起,后期多为颅内压增高所致。

4. 生命体征改变　损伤较重者可因继发脑水肿或颅内血肿而出现急性颅内压增高甚至脑疝的表现，如血压升高、心率下降、体温升高、瞳孔改变；下丘脑损伤可出现高热、昏迷、水电解质紊乱等。

（二）诊断

对有神经系统阳性体征者，可根据定位体征及意识障碍程度，结合受伤史，判断其损伤部位及程度；对没有神经系统阳性体征、多发性脑挫裂伤或脑深部损伤者，临床定位常困难，必要的辅助检查可明确诊断：①CT检查：不仅可清楚地显示脑挫裂伤的部位、程度和有无继发性损害，还可与脑震荡作鉴别诊断，同时对预后有所判断。对条件具备者，应列为首选检查手段，典型表现为局部脑组织高低密度混杂影（图17-2）。②MRI检查：不作为首选，但对合并脑干、胼胝体及轴索损伤有独特优势。③腰穿：可了解有无蛛网膜下腔出血及颅内压增高，急性颅内压增高者应慎用或禁忌。

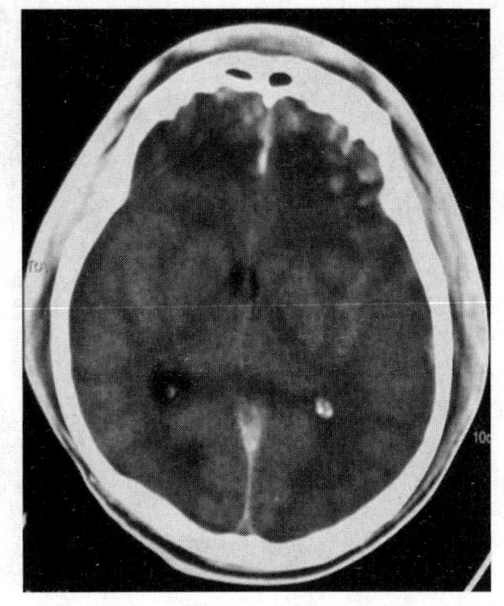

图17-2　脑挫裂伤（CT平扫）

三、弥漫性轴索损伤

弥漫性轴索损伤（diffuse axonal injury）为加速性剪切力引起脑的高速旋转，脑剪应力或牵拉作用，造成脑白质轴索广泛性损伤。病变可分布于大脑半球、胼胝体、内囊、基底核、小脑或脑干。可伴或不伴有脑挫裂伤。其主要的病理特征是轴缩球（axonal retraction ball）的出现。轴缩球是轴索断裂后近段轴浆溢出膨大的结果。多数学者认为原发性脑干损伤实际上就是最重的弥漫性轴索损伤，而脑震荡则是最轻的一类。

（一）临床表现

1. 意识障碍　受伤当时立即出现昏迷是弥漫性轴索损伤典型的临床表现。损伤愈重，昏迷愈深，特别严重者伤后数小时内死亡，幸存者多为重残或植物生存。近年研究认为，轻型弥漫性轴索损伤可有清醒期，甚至能言语，神志好转后可因继发性脑水肿而再次昏迷。

2. 瞳孔和眼球运动改变　表现为一侧或双侧瞳孔散大、对光反射消失，同向凝视，广泛性损伤者可有双眼向损伤对侧和向下凝视，此改变缺乏特异性。

（二）诊断

典型的弥漫性轴索损伤伤后即刻发生意识障碍，CT或MRI扫描可见大脑皮层与髓质交界处、胼胝体、脑干、基底节区、内囊或第三脑室周围有多个点状或小片状出血灶（图17-3）。但无出血的轴索断裂CT不能显示，轻型的弥漫性轴索损伤可以有清醒期，诊断较困难。目前公认的诊断标准为：①伤后持续昏迷（大于6小时）；②CT示脑组织撕裂出血或正常；③颅内压正常但临床状况差；④无明确结构异常的伤后持续植物状态；⑤创伤后期弥漫性脑萎缩；⑥尸检见特征性病理改变。

（三）治疗和预后

弥漫性轴索损伤的治疗目前仍无突破性进展，以传统的治疗为主，包括呼吸道管理、过度换气、吸氧、低温、钙拮抗剂、脱水、巴比妥类药物等。国内资料显示其死亡率高达64%。几乎所有的植物生存者及1/3的脑外伤死亡病例都由弥漫性轴索损伤引起。

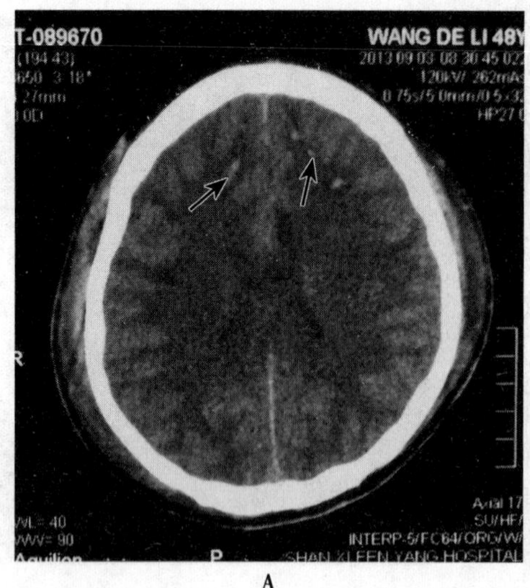
A

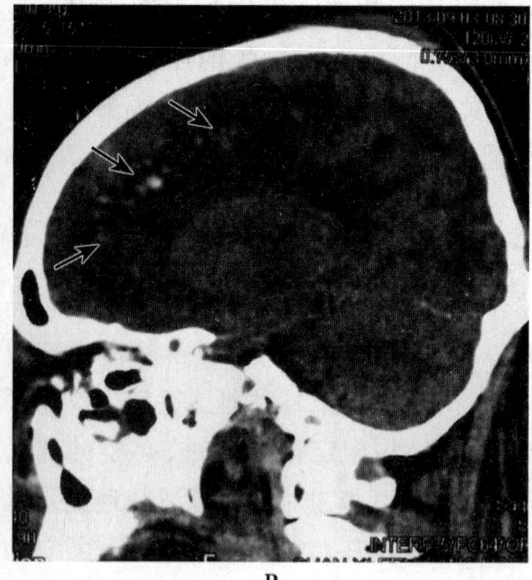
B

图 17-3　弥漫性轴索损伤
A. CT 平扫;B. CT 矢状位

第五节　外伤性颅内血肿

外伤性颅内血肿(traumatic intracranial hematoma)是颅脑损伤中最常见、最严重的继发性损伤,常引起颅内压增高导致脑疝而危及生命。

颅内血肿按出血的来源和部位可分为:硬脑膜外血肿、硬脑膜下血肿、脑内血肿(图 17-4)。按伤后至血肿症状出现的时间可分为:急性血肿(72 小时内)、亚急性血肿(3 天以后到 3 周)、慢性血肿(3 周以上)。

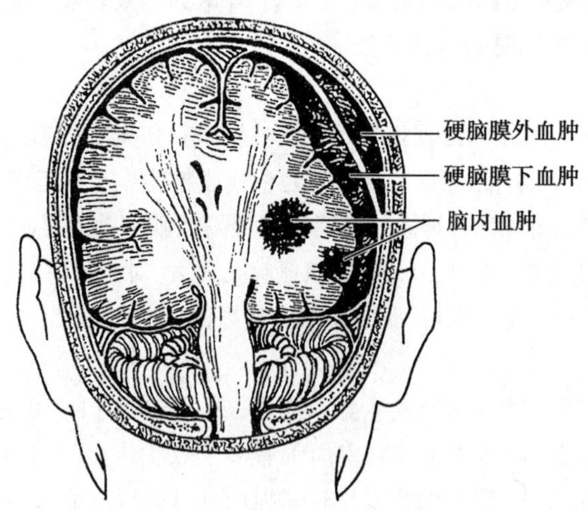

图 17-4　颅内血肿的部位

一、硬脑膜外血肿

硬脑膜外血肿(extradural hematoma)是指血肿位于颅骨内板与硬脑膜之间,好发于幕上半球凸面,约占外伤性颅内血肿的 30%。以颞区最多见,多数为单发,也可多发,与颅骨骨折关系密切。出血来源常见于骨折线波及脑膜血管沟而伤及脑膜动脉及分支、静脉窦或板障出血,以脑膜中动脉损伤出血最常见。

(一)临床表现

1. 意识障碍　可有三种表现:①中间清醒期或好转期,指伤后立即昏迷,然后清醒,意识好

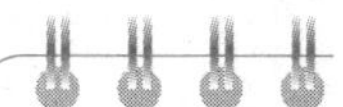

转一段时间再出现昏迷,中间清醒期长短取决于原发性脑损伤的轻重和出血速度;②如果原发性脑损伤较重或血肿形成迅速,表现为意识障碍进行性加重;③原发性脑损伤较轻,伤后无原发昏迷,只是在血肿形成引起脑损害后才出现意识障碍。

2. 颅内压增高 昏迷前患者可有头痛,呕吐加剧,躁动不安,血压升高,呼吸脉搏减慢等;当颅内压增高到一定程度时可出现脑疝表现。

3. 神经系统体征 血肿对侧可出现肢体偏瘫、感觉障碍和锥体束征。

(二) CT表现

颅骨内板与脑表面之间形成以出血点为中心的双凸透镜形或弓形密度增高影,CT还可准确定位,计算出血量、中线结构移位及占位效应等情况(图17-5)。

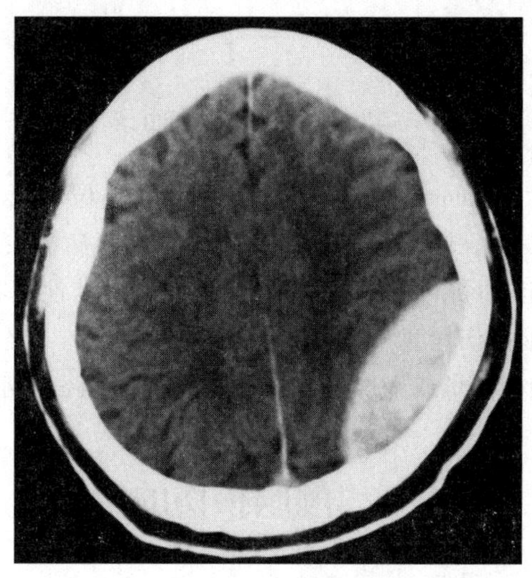

图17-5 硬脑膜外血肿CT表现

二、硬脑膜下血肿

硬脑膜下血肿(subdural hematoma)是指血肿位于硬脑膜下腔,约占颅内血肿的40%,是颅内血肿最常见的类型。

1. 急性硬脑膜下血肿 常由脑挫裂伤所致的皮质动脉或静脉破裂,也可由脑内血肿穿破皮质进入硬脑膜下腔,为复合性血肿。桥静脉损伤可形成单纯性血肿。临床表现:病情较重,发展快,意识障碍进行性加重,颅内压增高症状明显,以呕吐和躁动为主。特急性血肿(伤后3小时内形成的血肿)早期可有生命体征变化及脑疝的临床表现;伤及功能区可有偏瘫、失语、癫痫等。

CT检查颅骨内板与脑表面之间出现高密度、等密度或混杂密度的新月形或半月形影(图17-6)。

2. 慢性硬脑膜下血肿 出血的原因及机制不完全清楚,一般认为与桥静脉撕裂有关。好发于老年人,多有轻微头部外伤史,部分患者无明确外伤史。外伤者常在伤后数周或数月出现症状,主要有慢性颅内压增高症状、局灶性症状及精神症状,如头痛、视乳头水肿、轻偏瘫、失语、智力障碍、记忆力减退等。

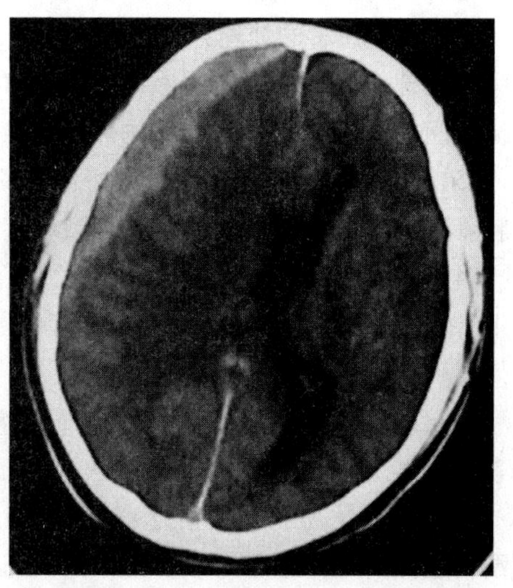

图17-6 硬脑膜下血肿CT表现

慢性硬脑膜下血肿是有包膜的血肿,血肿多

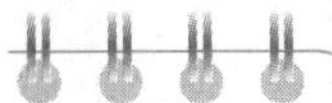

液化或部分液化，因此CT检查可见颅骨内板下等密度、低密度或混杂密度的新月形影。应与脑肿瘤、脑脓肿及肉芽肿等病变鉴别，CT增强扫描及MRI检查有助于鉴别诊断。

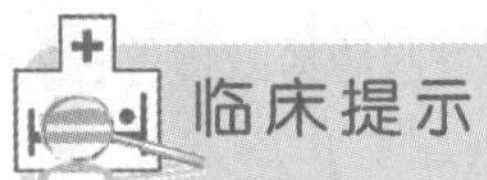

警惕老年人慢性硬膜下血肿

老年人外伤后早期无临床症状或CT无异常，数周或数月后出现头痛、头部憋胀、肢体功能障碍或智力减退等。由于老年人脑萎缩，血肿量可以达100ml以上或更多时才出现症状，当出现症状时病情发展速度很快，且有生命危险。因此建议对老年人头部外伤观察时间应延长至伤后1～3个月内。

三、脑内血肿

脑内血肿(intracerebral hematoma)是指脑实质内的血肿。位于浅层的脑内血肿往往与脑挫裂伤和硬脑膜下血肿相伴发生。位于脑白质深部血肿较大时，病情往往较重。脑内血肿的临床表现依血肿的部位和量而定，以颞叶最多，顶叶次之。可有局灶性症状、颅内压增高症状等，意识障碍轻重取决于原发性脑损伤程度和血肿形成的速度。

急性期CT检查可见脑内圆形或不规则高密度影，周围有低密度水肿带，易于诊断。

第六节　颅脑损伤的治疗

一、闭合性颅脑损伤的治疗

1. 非手术治疗　目的是防止颅脑外伤后一系列病理生理变化加重脑损害，促进功能恢复。轻型脑挫裂伤患者的治疗与脑震荡相同，主要是对症治疗。中重型脑挫裂伤患者，早期应观察病情变化。

(1) 病情观察：颅脑损伤患者应观察意识、瞳孔、神经系统体征、呼吸循环等生命体征变化；观察期间注意患者头痛、躁动或自行改变体位等情况；根据病情变化及时必要的CT复查，能动态了解脑挫裂伤范围变化、血肿有无增大、脑受压及中线移位等情况，有助于治疗方案调整、手术疗效判定及术后脑积水等并发症处理；重型颅脑损伤有条件者应送入ICU并予以颅内压监测。

(2) 昏迷患者的处理：重型颅脑损伤患者常伴有意识障碍，对昏迷患者应保持头高位，保证呼吸道通畅；呕吐者应预防误吸的发生，及时清除呼吸道异物，估计短时间不能清醒者应尽早气管切开；不能进食者应补充足够的热量及维持水电解质平衡。

(3) 维持脑灌注压：颅脑损伤如合并多发伤或低血容量休克者，早期必须保持血压稳定，维持脑灌注压正常。脑灌注压过低，可致严重脑缺血，甚至脑死亡。

(4) 降低颅内压，防治脑水肿：继发性脑水肿和颅内血肿是颅脑损伤早期死亡的主要原因，因此早期控制脑水肿、防止血肿扩大是治疗的重要环节。具体方法见第十六章第一节“颅内压增高”。

(5) 可酌情使用止血剂、抗生素。

(6) 改善微循环，防止继发性脑损伤：常用低分子右旋糖酐、尼莫地平(尼莫通)、硫酸镁、维生素C、维生素E及活血化瘀药物等。

(7) 催醒及神经营养治疗：盐酸纳洛酮有促进中重型颅脑损伤患者清醒的作用，另外可酌情选用神经节苷脂、乙胺硫脲(克脑迷)、甲氯芬酯(氯酯醒)、胞磷胆碱、吡硫醇(脑复新)等。

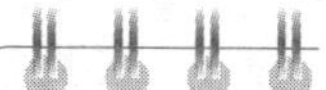

2. 手术治疗　对严重脑挫裂伤，早期意识障碍进行性加深，颅内压增高，或非手术治疗不能控制者；脑挫裂伤伴有颅内血肿，CT占位效应明显，中线结构明显移位；手术后伤情一度好转，以后又恶化或出现脑疝者，应及时开颅清除坏死脑组织及血肿，必要时去除骨瓣减压。

二、开放性颅脑损伤的治疗

开放性颅脑损伤(open craniocerebral injury)包括非火器性损伤和火器性损伤两大类。开放性颅脑损伤除前述颅脑损伤的特点外尚有自身的特点：①脑损伤部位常与致伤物作用部位一致；②出血多，休克发生率高；③颅内常有异物存留，伤后感染发生率高，早期可有化脓性脑炎，晚期可形成脑脓肿；④癫痫发生率高，伤口愈合后脑常与脑膜形成瘢痕粘连；⑤火器性损伤，因伤道特殊性及全身多发伤发生率高，使得伤情复杂，死亡率高。其治疗原则为：

1. 急救原则　重点是防治休克，保持呼吸道通畅，防止窒息发生；控制创口出血，防止创口再污染，常以无菌敷料包扎伤口，保护脑组织。

2. 外科处理　①争取早期清创，使开放性颅脑损伤变成闭合性颅脑损伤，达到一期愈合。②延期处理者(伤后1周内)，常因处理较晚或早期清创不彻底，创面有感染或脑脊液外溢，应作创面的细菌培养及建立通畅的引流，处理得当，创口常能如期愈合。③晚期处理者(伤后1周以上)，伤口化脓，常伴有颅内感染，应敞开引流，保护脑组织，促使肉芽生长，争取二期植皮，消灭创面。此外，对伴发颅内情况应作相应处理。

3. 其他措施　清创后仍需观察生命体征、有无颅内继发性出血及脑脊液漏，使用破伤风抗毒素，加强抗感染、抗水肿、抗休克，加强营养支持治疗及相关并发症的防治。

三、颅内血肿的治疗

1. 颅内血肿非手术治疗指征　①无意识障碍或颅内压增高，或虽有意识障碍颅内压增高，但已明显减轻或好转；②无局灶性脑损害体征；③CT示血肿不大(幕上<40ml，幕下<10ml)，中线结构移位不明显，脑室、脑池无受压；④颅内压监测压力<270mmH$_2$O。非手术治疗期间应做好备血、剃头等术前准备，一旦病情变化有手术指征应立即手术。

2. 颅内血肿的手术指征　①意识障碍进行性加重，在非手术治疗中病情恶化；②有局灶性脑损害体征；③CT示血肿较大(幕上>40ml，幕下>10ml)，或血肿虽不大，但中线结构移位明显(>1cm)，脑室、脑池受压明显；④颅内压监测压力>270mmH$_2$O，并呈进行性增高。

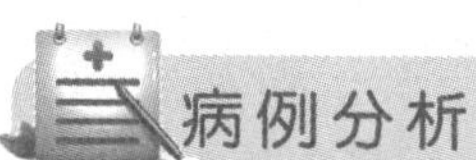

病例分析

患者，男，28岁，3小时前酒后打架被酒瓶击伤头部，伤后意识清楚回家，途中因步履蹒跚摔倒后自行爬起。以饮酒过多安排其入睡。3小时后家人仍不见其醒，呼唤无反应而急诊入院。查体：意识昏迷，右侧瞳孔散大，约4.5mm，对光反应消失，左侧肢体瘫痪，刺痛过伸，肌张力增高。

问题：1. 该患者考虑什么疾病？

2. 诊断依据是什么？

3. 如果你是接诊医师，下一步该怎样处理？

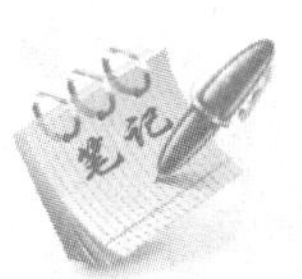

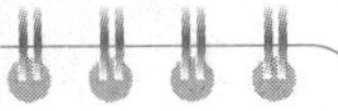

四、颅脑损伤并发症的处理

1. 术后高热　为脑干或下丘脑损伤，呼吸道、泌尿系或颅内感染引起，可用冰帽及在颈部、腋下及腹股沟等处放置冰袋降温；物理降温无效时，可采用冬眠疗法，常用氯丙嗪及异丙嗪各25mg或50mg，肌注或静脉缓慢注射，依患者对药物耐受性，可每隔6小时左右重复给药，一般用3～5天，治疗期间注意维持正常血压、保持呼吸道通畅。

2. 颅内感染　主要表现为细菌性脑膜炎。急性期可出现发热、头痛、呕吐、脑膜刺激征等急性化脓性脑炎及颅内压增高的表现；实验室检查可有周围血白细胞数及中性粒细胞增多，脑脊液白细胞及蛋白含量增高，糖和氯化物降低，脑脊液细菌培养有时可为阳性。治疗应在查明病原菌的基础上早期、足量给予易透过血脑屏障的有效抗生素；可腰椎穿刺鞘内给药，注意药物稀释，避免浓度过高；同时治疗原发病灶，如脑脊液漏、硬脑膜下积脓或脑脓肿等。

3. 脑脊液漏　以颅底骨折伴硬脑膜撕裂多见，硬脑膜修复不严密或因创口感染愈合不良可引起脑脊液伤口漏。颅底骨折引起的脑脊液鼻漏或耳漏，可采取头高30°体位、避免咳嗽及用力屏气、保持大便通畅、用抑制脑脊液分泌药物或腰池引流脑脊液等措施，多数经非手术治疗能愈合，而经保守治疗1个月以上不愈者，可考虑行修补手术。脑脊液伤口漏创面清洁者，可清除边缘坏死组织后缝合伤口；若创面有脓液等急性炎症表现，应先清除脓液及坏死组织，继续更换敷料，待炎症控制后再行二期缝合以封闭漏口。

4. 外伤性癫痫　以大脑皮质运动区、额叶、顶叶皮质受损较常见，颅脑损伤早期癫痫发作常为颅骨凹陷性骨折、蛛网膜下腔出血、颅内血肿和脑挫裂伤所致；晚期癫痫发作主要是脑瘢痕、脑萎缩、蛛网膜炎、感染及异物等引起。可选用苯妥英钠、丙戊酸钠等预防发作，癫痫发作时用地西泮10～20mg静脉注射，如未能控制抽搐，应重复注射，直至制止抽搐，然后可将地西泮加入葡萄糖溶液中静脉滴注，每日用量不超过100mg。癫痫完全控制后继续服药1～2年，逐渐减量至停药。

5. 尿崩症　为下丘脑损伤引起，尿量每日大于4000ml，尿比重小于1.005。首次可给予垂体后叶素3～6U皮下注射，记录每小时尿量，如尿量超过200ml/h，可追加1次。也可用鞣酸加压素0.1mg口服，根据尿量调整用药剂量和次数。较长时间不愈者，可注射长效鞣酸加压素油剂，尿量增多期应注意水电解质平衡，而昏迷患者应保持出入量平衡。

6. 另外颅脑损伤可出现消化道出血、神经源性肺水肿等并发症，应予相应治疗。

本章小结

发病率不断升高的颅脑损伤，频现于生活的各种场景，掌握颅脑损伤现场急救的方法与技能，是对每个医生的基本要求，也颇具现实意义。程度较轻的头皮、颅骨损伤，往往无须特殊处理。脑震荡是最轻的脑损伤，但也被误解最深，伤者闻之极为恐惧，故现常用轻型脑伤一词取代之。脑挫裂伤是最常见的脑伤类型，而弥漫性轴索损伤则属重型脑损伤，合并有颅内血肿者常需手术治疗，做好急救处理、创造条件及时转诊，是基层医院医生必须具备的能力。

（郭全虎）

练习题

一、选择题

A1 型题

1. 急性硬膜外血肿,意识障碍的典型表现为

A. 昏睡　B. 昏迷程度浅　C. 中间清醒期

D. 持续昏迷　E. 昏迷后清醒

2. 关于脑震荡的叙述不正确的是

A. 是最轻的脑损伤　B. 一般认为是短暂的脑功能障碍

C. 不需要做任何处理,可以回家　D. 注意心理治疗

E. 清除患者对此疾病的恐惧

3. 关于颅底骨折的叙述不正确的是

A. 颅底骨折一般为线形骨折

B. 颅底骨折都伴有脑脊液耳漏或鼻漏

C. 颅底骨折可伴有迟发性面瘫

D. 颅底骨折可伴有脑挫裂伤

E. 颅底骨折可伴有熊猫眼征

A2 型题

4. 男性,25 岁。因坐汽车时遇急刹车,前额猛撞于前排椅背上。查体:鼻孔流血水,眼球结膜下血肿,眼眶青紫淤血,嗅觉丧失。诊断是

A. 前颅窝骨折　B. 中颅窝骨折　C. 后颅窝骨折

D. 鼻骨骨折　E. 眼球挫伤

A3/A4 型题

(5～6 题共用题干)

患者,28 岁,因骑摩托摔倒致伤 2 小时入院。查体:昏迷,一侧瞳孔散大。头颅 CT 提示硬膜下血肿。

5. 该患者应做的处理不正确的是

A. 观察瞳孔变化　B. 立即术前准备

C. 20% 甘露醇静脉滴注　D. 非手术治疗

E. 留置尿管

6. 上述处理的依据为

A. 脑疝形成　B. 硬膜下血肿形成

C. 患者年轻,以免耽误　D. 家属要求积极治疗

E. 患者受伤后昏迷

B1 型题

(7～10 题共用备选答案)

A. 腰穿显示血性脑脊液

B. 典型的中间清醒期

C. 熊猫眼征及脑脊液鼻漏

D. CT 和 MRI 无改变的脑外伤

E. 外伤后即表现为深度昏迷

7. 脑震荡

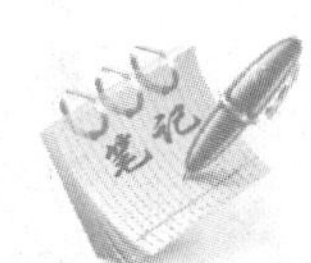

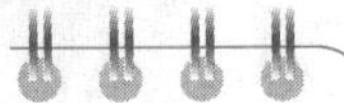

8. 前颅窝骨折
9. 急性硬膜外血肿
10. 急性硬膜下血肿

二、思考题

1. 颅底骨折患者伴脑脊液耳、鼻漏时，为什么不能填塞耳、鼻道？
2. 如何对脑震荡患者进行心理治疗？

第十八章

颅脑、椎管、脊髓的外科疾病

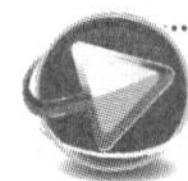

学习目标

1. 掌握：颅内、椎管肿瘤及脑血管疾病的临床表现、诊断方法。
2. 熟悉：颅内、椎管肿瘤及脑血管疾病的影像学检查手段。
3. 了解：常见的颅内、椎管肿瘤及脑血管疾病的外科治疗原则。
4. 具备神经系统查体技能；能独立完成腰穿操作。
5. 给予患者医学知识的指导，帮助患者树立信心，协助患者进行康复训练，以提高生活自理能力。

第一节　颅内肿瘤

颅内肿瘤是神经外科常见疾病，分原发性和继发性两大类。原发性肿瘤可发生于脑组织、脑膜、脑神经、血管、垂体及残余胚胎组织等；继发性肿瘤是指身体其他部位的恶性肿瘤转移或侵入颅内形成的肿瘤。原发性肿瘤的年发病率为16.5/10万，其中以胶质瘤最常见；好发部位以大脑半球最多，依次为蝶鞍区、桥小脑角、小脑、脑室及脑干等；不同性质的肿瘤好发部位不同，如后颅窝及近中线部位以髓母细胞瘤、松果体区肿瘤及颅咽管瘤多见，桥小脑角区以神经鞘瘤、脑膜瘤多见，有时可根据肿瘤部位来大致推测肿瘤性质。

（一）病因

目前尚不完全清楚，颅内肿瘤的发生、发展同其他肿瘤一样，亦是一个受内外环境多种因素影响、多基因突变、多阶段演进的复杂过程。诱发肿瘤的可能因素有：遗传因素、物理因素、化学因素和生物因素等。

（二）分类

2007年WHO中枢神经系统肿瘤分为：神经上皮组织肿瘤、脑神经及脊旁神经肿瘤、脑膜肿瘤、淋巴瘤和造血组织肿瘤、生殖细胞肿瘤、蝶鞍区肿瘤和转移性肿瘤七大类。

（三）临床表现

颅内肿瘤常见的临床表现主要有颅内压增高的症状、局灶性症状和体征。

1. 颅内压增高的症状和体征　主要表现为头痛、呕吐、视乳头水肿。良性肿瘤常为缓慢起病、逐渐加重；恶性肿瘤进展快，可表现为急性颅内压增高症状；后颅窝、脑室及近中线周围肿瘤易阻塞脑脊液循环通路，可较早出现颅内压增高症状。

2. 局灶性症状及体征　为肿瘤刺激、压迫或破坏脑组织所引起。常见部位肿瘤的症状有：①大脑半球肿瘤根据位置而异，可有头痛、精神症状、癫痫发作、感觉和运动障碍、失语等；②蝶鞍区肿瘤可表现为头痛，视力、视野改变和内分泌功能紊乱；③松果体区肿瘤可有颅内压增高、

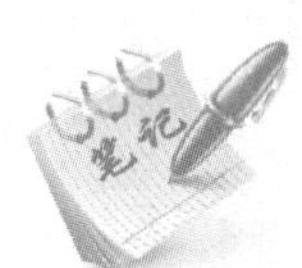

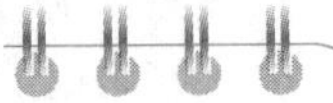

眼球运动障碍及性早熟等；④桥小脑角区肿瘤可相继出现耳鸣、听力减退、耳聋，Ⅴ、Ⅶ脑神经症状，Ⅸ、Ⅹ、Ⅺ后组脑神经症状，小脑症状、颅内压增高症状及脑干症状；⑤小脑半球及小脑蚓部肿瘤可有行走不能、站立不稳、共济失调等。

3. 老年和儿童颅内肿瘤的特点　老年人因脑萎缩使颅内空间相对增大，发生颅内肿瘤时颅内压增高不明显而容易误诊；儿童颅内肿瘤多数沿中线部位生长，幕下以髓母细胞瘤、星形细胞瘤、室管膜肿瘤常见，幕上以颅咽管瘤为多，较早出现颅内压增高症状而掩盖局灶症状及体征。

4. 各种不同类型颅内肿瘤的特点

（1）胶质瘤（glioma）：是来自神经系统胶质细胞和神经元的肿瘤的统称，是最常见的颅内肿瘤，占颅内肿瘤总数的40%。根据肿瘤细胞的分化情况分为：星形细胞瘤、少突胶质细胞瘤、室管膜瘤、髓母细胞瘤等，以前两者多见，而后两者在儿童中发病率较高。临床表现因部位及肿瘤病理类型而异，大脑半球肿瘤可出现癫痫、运动及言语功能障碍；肿瘤侵犯额叶、胼胝体等可出现精神症状、记忆力减退、情感异常等；而室管膜瘤、髓母细胞瘤易引起梗阻性脑积水，可较早出现颅内压增高症状。肿瘤细胞分化程度不同，恶性程度不一，其中星形细胞瘤Ⅲ～Ⅳ级、髓母细胞瘤恶性程度高，术后易复发，手术配合放疗、化疗仍难以根除，预后差；室管膜瘤多沿脑室系统生长，手术不容易全切除，可通过脑脊液播散产生脊髓转移，给临床治疗带来困难；而星形细胞瘤Ⅰ～Ⅱ级、少突胶质细胞瘤恶性程度相对较低，预后相对较好。

（2）脑膜瘤（meningioma）：约占颅内肿瘤的15%～20%，发病率仅次于胶质瘤。肿瘤一般良性，生长缓慢，恶性脑膜瘤少见。肿瘤发生部位主要是大脑半球矢状窦旁、大脑凸面、蝶骨嵴、鞍结节等，常附着于硬脑膜，可侵及邻近颅骨。CT见肿瘤密度较均匀，常伴脑水肿，基底附着于硬膜，增强扫描肿瘤强化明显，可见"硬膜鼠尾征"。全切除肿瘤和受累的硬膜及颅骨者预后良好，部分切除易复发。恶性脑膜瘤预后差。

（3）垂体腺瘤（pituitary adenoma）：起源于腺垂体，约占颅内肿瘤的10%，多为良性。按肿瘤直径大小可分为：微腺瘤（小于1cm）、小腺瘤（1～2cm）、大腺瘤（2～4cm）和巨大腺瘤（大于4cm）；按腺瘤细胞的内分泌功能分为：泌乳素腺瘤（PRL瘤）、生长激素腺瘤（GH）、促肾上腺皮质激素腺瘤（ACTH瘤）、卵泡刺激素或黄体生成素腺瘤（FSH/LH瘤）、促甲状腺激素腺瘤（TSH瘤）、混合激素型腺瘤及无功能腺瘤。较小的肿瘤，临床上仅有内分泌方面异常表现，如巨人症、肢端肥大、女性患者停经泌乳、男性患者阳痿、垂体性肥胖等；较大的功能性腺瘤除内分泌异常外还可压迫视神经、视交叉产生视力障碍、视野缺损；而无功能性大腺瘤主要表现为压迫症状及压迫可能带来的垂体功能低下；肿瘤卒中者可突发头痛，视力急剧下降，甚至嗜睡昏迷。垂体肿瘤大多需要手术治疗，立体定向放射治疗适用于微腺瘤，PRL瘤可采用溴隐亭药物治疗。

（4）听神经瘤（acoustic neurilemoma）：起源于听神经鞘的良性肿瘤，多为单侧，占颅内肿瘤的8%～10%，占桥小脑角肿瘤的65.0%～72.2%。随着肿瘤的进展增大，可出现下列临床表现：①患侧耳鸣、听力减退、眩晕等；②同侧三叉神经、面神经受累，表现为同侧面部感觉减退及轻度周围性面瘫；③同侧小脑症状，可有步态不稳、共济失调等；④肿瘤较大时压迫后组脑神经，出现呛咳、声音嘶哑、吞咽困难；⑤肿瘤压迫阻塞脑脊液循环通路及脑干，可出现梗阻性脑积水、复视、锥体束征等表现。根据患者年龄，肿瘤大小、术前听力和脑神经受损情况制定手术方案。肿瘤直径小于3.0cm应力争全切，并注意保护颅神经功能；肿瘤直径大于3.0cm、肿瘤部分切除后残留、或患者全身情况差不能耐受手术者，可行立体定向放射治疗。

（5）颅咽管瘤（craniopharyngioma）：为先天性良性肿瘤，约占颅内肿瘤的5%，是儿童最常见的颅内先天性肿瘤。肿瘤大多数位于鞍上区，可向第三脑室、下丘脑、鞍旁、鞍内等方向发展；肿瘤压迫视神经、视交叉产生视力障碍、视野缺损；压迫垂体、下丘脑致内分泌功能障碍，表现为尿崩、发育迟缓、性腺功能减退等；肿瘤突入第三脑室阻塞室间孔可引起梗阻性脑积水。鞍区X线

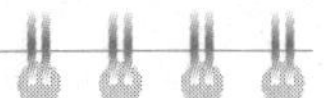

或 CT 检查有钙化，有助于与垂体腺瘤等疾病鉴别。以显微手术治疗为主，全切除能有效降低复发率。但肿瘤与下丘脑等重要部位粘连紧密，全切除较困难。

（6）脑转移癌（metastatic tumor）：入颅途径为血液，原发肿瘤以肺、乳腺、胃肠道的腺癌多见，肿瘤可单发或多发，边界清楚，周边脑组织水肿明显。多数位于大脑中动脉分布区域，可有颅内压增高症状和局灶性体征。部分病例以脑转移瘤为首发症状，有时较难确诊原发肿瘤的部位。单发病灶伴颅内压增高应手术切除，多发病灶可采用放疗等措施，对易于手术的多发病灶也可手术切除。

（四）诊断和治疗

颅内肿瘤包括定位诊断和定性诊断。结合病史、全身和神经系统的体格检查可获取初步资料；CT、MRI 等必要的辅助检查可以明确肿瘤的部位、大小、数目及其与周围结构关系，并对绝大多数肿瘤做出定性诊断；腰穿、X 线摄片、实验室检查等有协助诊断作用。

颅内肿瘤的治疗包括手术治疗、放射治疗和化学药物治疗。治疗原则是在保障脑功能不受损伤的前提下，尽可能的切除肿瘤，术后根据颅内肿瘤的特性选择适当的放射治疗及化学药物治疗。免疫治疗、基因治疗、中药等治疗目前处于探索研究阶段。

第二节　脑　脓　肿

脑脓肿（intracerebral abscess）是指化脓性细菌侵入脑内形成的脓腔，是一种严重的颅内感染性疾病。随着医疗卫生条件的改善和诊治水平的提高，本病发病率有下降趋势。

（一）病因

脑脓肿常见的致病菌为葡萄球菌、肺炎球菌、大肠埃希菌等，有时为混合感染。感染途径主要有：

1. **来自邻近的感染病灶**　中耳炎、乳突炎、鼻旁窦炎等感染病灶直接波及邻近的脑组织。

2. **血行感染**　常由脓毒症或远处感染灶的感染栓子经血行播散而形成。脓肿常位于大脑中动脉分布区域，且常为多发性脓肿。

3. **外伤性感染**　是由于开放性颅脑损伤，化脓性细菌直接从外界侵入脑部，清创不彻底或感染得不到控制所致。脓肿多见于伤道内或异物存留部位。

4. **隐源性感染**　指临床上无法确定其感染来源的脑脓肿。

（二）临床表现

脑脓肿发展可缓可急，早期可出现发热、头痛、呕吐、脑膜刺激征等急性化脓性脑炎及颅内压增高的表现；周围血白细胞数增多。脓肿形成后急性炎症表现不明显，可有颅内压增高的表现；同时由于脓肿占位效应可出现局灶性体征；若脓肿包膜破溃可造成急性化脓性脑膜炎或脑室炎，患者可有突发高热、昏迷、抽搐甚至角弓反张，若不及时抢救，多数死亡。

（三）诊断

脑脓肿的诊断主要依靠病史及临床表现。下列各种辅助检查有助于诊断：

1. **腰穿和脑脊液检查**　脑脊液压力多增高，急性期脑脊液细胞数明显增多，糖和氯化物可正常或降低，脓肿形成后细胞数可轻度增高甚至正常，但蛋白含量多数增高。颅内压明显增高时应慎做腰穿，以免诱发脑疝。

2. **X 线检查**　可了解有无颞骨岩部骨质破坏、乳突气房消失、颅内有无异物等。

3. **CT 与 MRI 检查**　对脑脓肿的诊断最有价值，可了解脓肿大小、数目，增强扫描有利于与颅内肿瘤的鉴别诊断，还有利于手术时机和治疗方案的确定。

（四）治疗

脓肿尚未局限时，一般采用抗感染及降颅压治疗。抗生素应足量、疗程长，必要时可腰椎穿

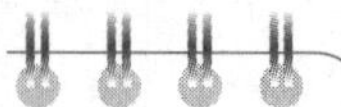

刺鞘内给药。脓肿包膜形成后可行手术治疗：①脓肿穿刺术：适用于单发的脓肿，特别是位于深部或功能区的脓肿，或年老体弱病情危重不能耐受手术者。抽出脓液冲洗脓腔后可注入抗生素，根据情况可反复穿刺。②脓肿引流术：可避免反复穿刺带来的不便，置管引流可持续冲洗，适用于脓壁较厚的单发脓肿或一次穿刺不能解决问题的病例。③脓肿切除术：适用于脓肿壁较厚，估计通过脓肿穿刺或引流效果不好、脓肿穿刺或引流术失败以及多囊分叶状的脓肿。术后应根据药敏试验选用抗生素，时间不少于2～4周。积极治疗原发病灶等以防脓肿复发。

第三节　脑血管性疾病的外科治疗

脑血管性疾病的发病率和死亡率都很高，居我国人口死亡原因的第一位。部分颅内脑血管性疾病，如脑卒中、颅内动脉瘤、脑血管畸形等需要外科手术治疗。

一、出血性脑卒中

占脑卒中病例的20%～30%，多发于50岁以上高血压动脉硬化患者，是高血压病死亡的主要原因，因粟粒状微动脉瘤破裂所致，多位于基底核壳核部，出血可破坏及压迫邻近脑组织，甚至发生脑疝。

（一）类型与分级

1. 血肿的类型　外侧型位于内囊外侧，包括大脑皮质、皮质下及壳核；内侧型位于内囊内侧，包括丘脑、中脑及脑桥；小脑型，即小脑各部位的血肿。

2. 出血性脑卒中的分级　Ⅰ级：轻型，患者意识尚清或浅昏迷，轻偏瘫；Ⅱ级：中型，中度昏迷及完全偏瘫，双瞳孔等大或轻度不等大；Ⅲ级：重型，深昏迷，完全性偏瘫及去大脑强直，双瞳孔散大，生命体征紊乱。

（二）诊断

既往有高血压病史，突发意识障碍和偏瘫，应及时行头颅CT检查，以鉴别脑出血与脑梗死，并明确出血的部位、出血量及脑受压情况。

（三）治疗

手术目的在于清除血肿，解除脑受压及脑疝；手术不能改善神经功能损伤症状。对于Ⅲ级病例，内侧型血肿，血肿破入脑室者手术效果不佳；对血肿小、患者神志清楚、病情稳定以及年龄过大、有系统性疾病者均不宜手术治疗；对于外侧型及小脑型血肿，有手术指征者应积极手术治疗。

二、缺血性脑卒中

占脑卒中总数的60%～70%。在动脉粥样硬化基础上，颈内动脉或椎动脉血栓形成造成狭窄和闭塞，使脑组织缺血，甚至坏死；另外，结缔组织病、动脉炎或动脉外伤等疾病均可引起本病。

（一）临床表现

根据神经功能障碍的轻重和症状持续时间，可分为三种类型：

1. 短暂性脑缺血发作（TIA）　发生于颈内动脉系统，表现为突发肢体运动和感觉障碍、失语、单眼失明、意识障碍不明显；发生于椎动脉系统，表现为眩晕、耳鸣、听力障碍、复视、步态不稳和吞咽困难等。症状持续时间10～20分钟，不超过24小时。可反复发作，甚至一天数次，可自行缓解，不留后遗症；脑内无明显梗死灶。

2. 可逆性缺血性神经功能障碍（RIND）　与TIA基本相同，但神经功能障碍持续时间超过24小时，可长达数十天，最后逐渐完全恢复，脑部可有小的梗死灶。

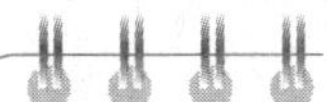

3. 进展性卒中(PS)和完全性卒中(CS)　神经功能损害症状更明显,常有意识障碍,脑部可出现明显的梗死灶,神经功能障碍长期不能恢复。

（二）诊断

脑卒中后24～48小时CT扫描可显示脑梗死区;MRI比CT敏感,弥散加权像(DWI)可在卒中发生几小时内显示脑缺血。脑血管造影(DSA)可显示脑动脉的狭窄、闭塞及扭曲。应行全脑血管造影,包括颈部和锁骨下动脉,以免漏诊。其他如颈动脉超声、经颅多普勒、脑血流测定等对诊断有帮助,可作为筛选手段。

（三）治疗

内科治疗包括血压监护、休息、扩张血管、改善脑循环、抗凝等治疗,疗效较好,抗凝治疗主张早期使用。外科治疗主要有:①颈内动脉内膜切除术:适用于颈内动脉颅外段严重狭窄(狭窄程度超过50%),狭窄部位在下颌角以下,手术可及者;②对大面积脑梗死引起严重颅内压增高有脑疝倾向者,可考虑行去骨瓣减压术。

三、颅内动脉瘤

颅内动脉瘤(intracranial aneurysm)是颅内动脉的囊性膨出,是自发性蛛网膜下腔出血的首位病因。在脑血管意外中,发病率仅次于脑血栓和高血压脑出血。可发生于颈内动脉及椎动脉系统。发病原因目前不清楚。依动脉瘤位置分为颈内动脉系统动脉瘤和椎基底动脉系统动脉瘤。按瘤体直径可分为:小于0.5cm为小型,0.6～1.5cm为一般型,1.6～2.5cm为大型,大于2.5cm为巨大型。一般型动脉瘤出血几率更大。颅内多发动脉瘤约占20%。

（一）临床表现

1. 出血症状　中小型动脉瘤未破裂出血,临床可无任何症状。破裂后表现为蛛网膜下腔出血(SAH),轻者表现为剧烈头痛、频繁呕吐、颈项强直等,重者可伴有意识障碍、浅昏迷、深昏迷,甚至很快呼吸循环功能衰竭。动脉瘤破裂后破口凝血封闭而停止出血,随着动脉瘤周围血块溶解,在首次出血后2周内动脉瘤可再次或第3次破裂出血,再出血危害大,约1/3患者死于再出血。SAH后红细胞崩解可释放血管活性物质使脑血管痉挛,广泛的脑血管痉挛可导致脑梗死,患者意识障碍加重,甚至死亡。

2. 局灶症状　与动脉瘤大小、部位及邻近解剖结构相关。如动眼神经麻痹常见于颈内动脉-后交通动脉瘤,海绵窦段和床突上动脉瘤可引起视力、视野障碍。

3. 动脉瘤的分级　动脉瘤出血后,病情轻重不一,为便于了解病情,选择手术时机,通常采用Hunt & Hess分类法:1级:无症状,或轻度头痛、颈强直;2级:脑神经麻痹(如Ⅲ、Ⅵ),中至重度头痛、颈强直,无其他神经症状;3级:轻度局限性神经功能缺损,嗜睡或意识模糊;4级:木僵、中至重度偏瘫,早期去脑强直,自主神经功能障碍;5级:深昏迷,去脑强直,濒死状态。

（二）诊断

1. 确定有无蛛网膜下腔出血　出血急性期,CT诊断蛛网膜下腔出血阳性率高,安全可靠;出血1周后,CT不易检出。腰椎穿刺有诱发动脉瘤破裂出血可能,不作为首选。

2. 多层螺旋CT薄层扫描　可显示小于1.0cm的动脉瘤,并可从不同角度了解动脉瘤与载瘤动脉的关系,可用于动脉瘤筛选。MRA可见流空效应。

3. 全脑血管造影　是确诊颅内动脉瘤的金标准,能明确动脉瘤的位置、形态、内径、数目、血管痉挛的程度,对确定手术方案有指导作用。

（三）治疗

确诊为颅内动脉瘤者,应积极手术治疗。保守治疗的危险因素在于很多患者会发生再出血而危及生命。动脉瘤破裂后应予以卧床休息,尽量减少外界刺激,维持正常血压,适当镇静,防治脑血管痉挛等治疗。

1. 病情1~2级者,应尽早造影,尽早手术。病情3级或3级以上者,手术风险较大,可待病情好转后再进行手术。

2. 开颅夹闭动脉瘤是理想的治疗方法。动脉瘤孤立术是夹闭载瘤动脉两端,未能证明侧支代偿功能良好时应慎用。动脉瘤壁加固术因疗效不确定宜少用。近来,血管内介入治疗发展迅速,亦为较好的治疗方法,对不适宜手术而导管技术能到达的动脉瘤,可行微弹簧圈等介入栓塞治疗。

四、颅内动静脉畸形

颅内血管畸形是中枢神经系统先天性血管发育异常,包括:动静脉畸形(arteriovenous malformation)、海绵状血管瘤、毛细血管扩张、静脉畸形和静脉曲张,以动静脉畸形最为常见。

(一) 临床表现

1. **出血**　常为动静脉畸形的首发症状,可表现为脑内、脑室内或蛛网膜下腔出血,引起头痛、颅内压增高、意识障碍等症状,少量出血时临床症状可以不明显。

2. **抽搐**　多见于额、颞叶动静脉畸形,额部常为抽搐大发作,顶部以局限性发作为主。动静脉畸形发生抽搐与脑缺血、病变周围神经胶质增生、出血后刺激大脑皮质有关。

3. **头痛**　半数动静脉畸形患者有头痛病史,可为单侧局部或整个头部疼痛,呈间歇性或反复发作。

4. **神经功能缺损**　位于功能区的动静脉畸形可出现运动、感觉及语言功能障碍。

(二) 诊断

1. **头颅CT**　动静脉畸形CT表现为混杂密度,急性出血期可以明确出血部位和出血程度。

2. **头颅MRI**　能较好显示病灶及毗邻关系,为动静脉畸形手术提供参考价值。

3. **脑血管造影**　是确诊本病的主要依据,全脑血管造影能明确畸形血管大小、供血动脉、引流静脉及血液流速等信息,对手术或血管内栓塞治疗有指导价值。

4. **脑电图检查**　抽搐患者脑电图监测,可了解癫痫灶,有利于病灶切除。

(三) 治疗

手术切除是治疗动静脉畸形的根本方法,只要手术能切除者均应手术治疗。对动静脉畸形出血的急诊患者,条件具备者术前应行脑血管造影,以明确畸形血管情况;对动静脉畸形出血已有脑疝症状者,可先行血肿清除减压,抢救生命,待二期再切除畸形血管。

脑深部重要功能区的动静脉畸形,如脑干、间脑等部位,不宜手术治疗。手术后残存的动静脉畸形,可行γ刀或X刀治疗。介入栓塞治疗对巨大的动静脉畸形,能缩小其体积,为手术切除创造条件。栓塞也能治愈小型动静脉畸形。术后应定期复查,了解畸形血管有无消失并采取相应治疗措施。

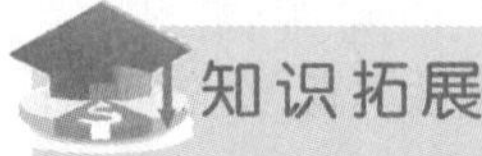

介入神经外科

神经介入治疗是指在X线下,经血管途径借助导引器械(针、导管、导丝)递送特殊材料进入中枢神经系统的血管病变部位,如动脉狭窄、动脉瘤、动静脉畸形、动静脉瘘、急性脑梗死以及头颈部肿瘤。治疗技术分为血管成形术(球囊扩张、支架植入)、血管栓塞术(固体材料栓塞术、液体材料栓塞术、可脱球囊栓塞术、弹簧圈栓塞术等)、血管内药物灌注(超选择性溶栓、超选择性化疗、局部止血)。介入神经外科是医学中最年轻、最复杂而又发展最快的一门学科。

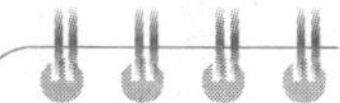

第四节　脑　积　水

脑积水(hydrocephalus)是指脑脊液分泌、吸收间失衡或循环通路受阻,使脑脊液积聚于脑室系统或蛛网膜下腔,脑室或蛛网膜下腔扩大,导致头颅增大或颅内压增高和脑功能障碍。

(一) 病因

常见病因为颅内肿瘤、炎症、出血及先天性疾病,儿童和成人病因有所不同。儿童脑积水多为先天性、炎症性病变和后颅窝肿瘤,先天性病变如中脑导水管狭窄、第四脑室中孔和侧孔闭锁;炎症性病变如新生儿或婴儿期的化脓性、结核性或其他类型脑炎;后颅窝肿瘤如髓母细胞瘤。成人脑积水以颅内肿瘤、蛛网膜下腔出血和外伤多见,如侧脑室、第三脑室、中脑导水管周围及第四脑室的肿瘤;外伤或动脉瘤破裂所致的蛛网膜下腔出血导致蛛网膜颗粒吸收障碍。

(二) 分类

1. 梗阻性脑积水(obstructive hydrocephalus)　系脑脊液循环系统有梗阻因素所致,梗阻的部位多在脑室系统的狭窄处,如室间孔、导水管或第四脑室出口处,表现为梗阻以上的脑室系统显著扩大。

2. 交通性脑积水(communicating hydrocephalus)　脑室和蛛网膜下腔之间并无梗阻,但脑脊液被蛛网膜颗粒吸收减少,表现为脑室系统普遍增大。

(三) 临床表现

婴儿脑积水的表现主要为头围明显增大、前囟扩大、张力增高、颅缝增宽、颅骨变薄,叩诊呈破罐音。病儿可有头下垂、头皮静脉怒张。由于眶顶受压下移,使眼球受压下旋致上半部巩膜外露称“落日征”。在成人,可有颅内压增高、肢体性共济失调、记忆力障碍和尿失禁等表现,晚期可出现锥体束征、视神经萎缩、视力下降、智力低下等。

(四) 诊断

有头围改变及颅内压增高的临床表现,应考虑脑积水的诊断,结合颅骨 X 线摄片,CT 或 MRI 检查易于明确诊断。

(五) 治疗

少数脑积水经利尿、脱水等治疗可缓解症状,停止发展。大多数脑积水因进行性加重需手术治疗。应结合病因、病理选择手术方式,主要有:解除梗阻手术,如第四脑室出口和侧孔闭锁,打通第四脑室出口的手术;建立旁路引流手术,如第三脑室造瘘术;分流术,如脑室-腹腔分流术。

第五节　椎管内肿瘤

椎管内肿瘤(intraspinal tumor)是指脊髓、脊神经根、硬脊膜和椎管壁组织的原发性或继发性肿瘤。椎管内肿瘤发病率一般为 0.9～2.5/10 万。肿瘤可发生于脊椎任何节段,以胸段最多,约占半数,其次为颈段。根据肿瘤与硬脊膜及脊髓的关系,可分为:髓内肿瘤、髓外硬脊膜下肿瘤和硬脊膜外肿瘤。不同部位的肿瘤病理性质有所差异,髓内肿瘤以星形细胞瘤和室管膜瘤多见,髓外硬脊膜下肿瘤以神经鞘瘤和脊膜瘤多见,硬脊膜外肿瘤常见的有恶性肿瘤、转移瘤、血管瘤、脂肪瘤等。

(一) 临床表现

根据病程发展过程可分为三个阶段:

1. 神经根痛期　早期肿瘤较小时刺激脊神经根,疼痛沿神经根分布区域扩散,在躯干呈带状分布,在四肢呈线状分布,可因咳嗽、用力、屏气时加重。部分患者可出现夜间痛或平卧痛。

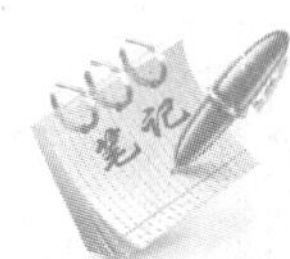

2. 脊髓半侧损害期　肿瘤挤压脊髓而逐渐出现脊髓传导束受压的症状。典型表现为病变

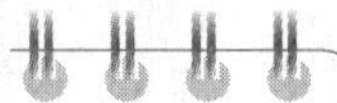

节段以下同侧上运动神经元瘫痪及深感觉减退，病变平面对侧2～3个节段以下的痛温觉丧失，称为脊髓半切综合征。

3. **脊髓瘫痪期**　表现为肿瘤平面以下深浅感觉丧失，肢体完全瘫痪，自主神经功能障碍，如括约肌功能障碍，并可出现皮肤营养不良征象。

（二）诊断

对于进行性加重的神经根性疼痛或持续性腰背疼痛、感觉或运动障碍、排尿困难等应考虑椎管内肿瘤之可能，结合神经根分布区域，可初步定位，以下检查可进一步确诊。

1. **MRI检查**　是目前最有价值的诊断方法。能从矢状位、冠状位、轴位观察病变，对肿瘤进行定位，还能显示肿瘤与脊髓及周围结构的关系，根据肿瘤本身的特点可做出定性诊断，对手术切除肿瘤有指导意义。

2. **CT扫描**　可见椎间孔扩大、椎体后缘受压吸收、椎管内软组织充填等征象。

3. 部分病例脊柱X片可见椎弓根变薄、距离增宽、椎间孔扩大。

（三）治疗

椎管内肿瘤良性为多，手术全切是有效的方法，预后良好。恶性肿瘤可行手术大部分切除，并作椎板减压术，术后放疗，以延缓病情。

本章小结

颅内病变临床表现的共同特点有：①颅内压增高；②神经系统的局灶症状和体征如头痛、偏瘫、失语、癫痫、颈项强直、感觉障碍等。椎管内病变有神经根受累症状和脊髓损害两个方面的表现。MRI、CT及脑血管造影检查对颅脑及椎管疾病的诊断具有重要作用，能准确定位甚或定性。手术是主要的治疗方法，近年发展的血管内介入治疗为神经系统疾病的治疗开辟了新的途径。基层医院尚不能开展神经外科专科治疗，早期诊断、及时转诊是基层医师应具备的能力。

（李　骥）

练习题

一、选择题

A1型题

1. 颅内肿瘤最多见的是
   A. 转移瘤　　B. 脑膜瘤　　C. 胶质瘤
   D. 垂体腺瘤　　E. 胆脂瘤

2. 颅内自发性蛛网膜下腔出血最常见的原因是
   A. 肿瘤卒中　　B. 高血压脑出血　　C. 动脉瘤破裂
   D. 脑血管淀粉样变　　E. 脑血管畸形

3. 引起巨人症的是
   A. 胶质瘤　　B. 脑膜瘤　　C. 垂体瘤
   D. 颅咽管瘤　　E. 听神经瘤

4. 椎管内肿瘤最常用的确诊方法是
   A. CT　　B. MRI　　C. X线片
   D. 脊髓造影　　E. DSA

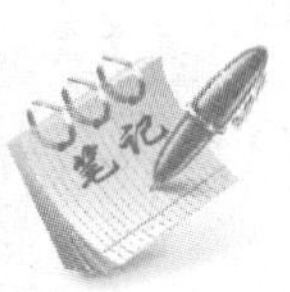

5. 脑脓肿可分为
   A. 耳源性、血源性(转移性)、外伤性、结核性
   B. 耳源性、血源性、外伤性、结核性、隐源性
   C. 耳源性、血源性、外伤性、鼻源性、结核性
   D. 耳源性、血源性、外伤性、鼻源性、隐源性
   E. 耳源性、血源性、化脓性、结核性、真菌性
6. 颅内动脉瘤的确诊依据为
   A. 腰穿为血性脑脊液　　B. CT 扫描
   C. 经颅超声多普勒　　D. 脑血管造影
   E. 临床表现和体征
7. 高血压性脑出血好发部位是
   A. 丘脑　　B. 脑室　　C. 基底核
   D. 脑桥　　E. 小脑

A3/A4 型题

(8～10 题共用题干)

男性,55 岁,突然头疼 2 小时。查体:神清,痛苦面容,四肢肌力、肌张力无改变,颈无抵抗,头颅 CT 示左侧裂池有高密度影像。

8. 诊断为
   A. 脑梗死　　B. 脑出血　　C. 脑膜炎
   D. 脑供血不足　　E. 蛛网膜下腔出血
9. 最可能的出血来源为
   A. 颅内肿瘤　　B. 烟雾病　　C. 颅内动脉瘤
   D. 脑血管畸形　　E. 脑动脉硬化
10. 最重要的治疗措施是
    A. 绝对卧床休息　　B. 冬眠物理降温
    C. 动脉瘤夹闭术或栓塞术　　D. 止血剂
    E. 脱水剂

(11～12 题共用题干)

女性,40 岁,左耳鸣、听力下降 2 年,1 个月前出现走路不稳,口角右偏。

11. 最可有的定位诊断是
    A. 左侧延髓　　B. 左侧脑桥　　C. 左桥小脑角
    D. 蝶鞍区　　E. 左中脑
12. 最有可能的诊断是
    A. 胶质瘤　　B. 脑膜瘤　　C. 垂体瘤
    D. 听神经瘤　　E. 颅咽管瘤

二、思考题

1. 常见的颅内肿瘤有哪些？它们各自有什么临床特点？
2. 如何对腰腿痛的患者进行诊断及鉴别诊断？

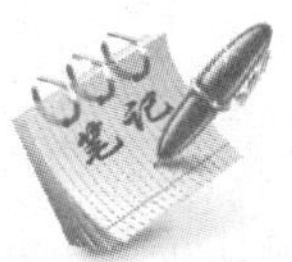

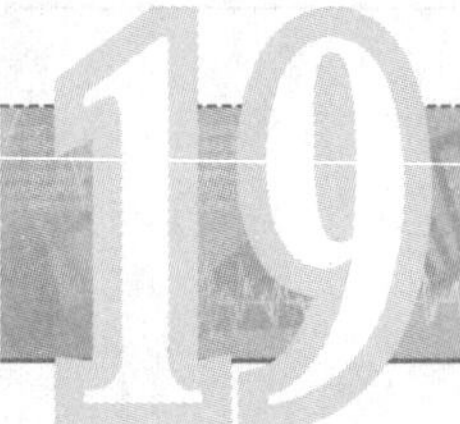

第十九章

颈 部 疾 病

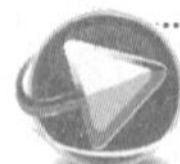

学习目标

1. 掌握:甲亢的手术指征与手术禁忌证。

2. 熟悉:甲亢术前准备的方法、术后常见并发症的处理。

3. 了解:甲状腺外科解剖与生理、单纯性甲状腺肿、甲状腺炎、甲状腺肿瘤诊断与处理、甲状腺结节的诊断与鉴别。

4. 具备对颈部疾病的初步诊断和初步处理的能力。

5. 能够正确地与颈部疾病患者进行沟通和交流,以取得理解与配合;注重对甲亢与甲减患者的健康指导。

第一节 甲状腺疾病

一、甲状腺解剖和生理概要

(一) 甲状腺外科解剖

甲状腺位于甲状软骨下方、气管两旁,由峡部和左右两个侧叶构成。甲状腺被以两层包膜,内层为甲状腺固有包膜,很薄,紧贴腺体包绕甲状腺;外层被膜又称甲状腺外科包膜,包绕并固定甲状腺于气管和环状软骨上,做吞咽动作时甲状腺能随之上下移动。两层被膜间结缔组织疏松,手术时分离在此两层被膜间进行。成年人甲状腺重约30g,正常情况下,不容易看到或触摸到甲状腺。

(二) 甲状腺的血液供应

甲状腺的血液供应丰富,主要由两侧之甲状腺上、下动脉供血,其分别是颈外动脉和锁骨下动脉的分支。甲状腺共有三条静脉,上、中静脉汇入颈内静脉,下静脉汇入无名静脉。甲状腺的淋巴液流入沿颈内静脉排列的颈深淋巴结。

(三) 甲状腺的神经支配

喉上神经来自迷走神经,与甲状腺上动脉伴行,在甲状腺的上极分为内支和外支;内支为感觉支,分布在喉黏膜上,外支为运动支,支配环甲肌,使声带紧张。喉返神经也来自迷走神经,支配声带运动;一侧损伤可引起声音嘶哑,两侧受损则声带麻痹。

(四) 甲状腺激素的主要作用及调节

甲状腺合成、贮存和分泌甲状腺激素。甲状腺激素在血中与血清蛋白结合,90%为四碘甲状腺原氨酸(T_4),10%为三碘甲状腺原氨酸(T_3)。

1. 甲状腺素的主要作用 ①增加全身组织细胞的氧耗及产热;②促进蛋白质、碳水化合物和脂肪的分解;③促进机体的生长发育及组织分化。

2. 甲状腺素的功能调节 甲状腺素的功能是受下丘脑、腺垂体及其分泌的促甲状腺素

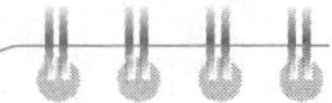

（TSH）调节。促甲状腺素促进甲状腺素的合成和分泌，血液中甲状腺素浓度影响促甲状腺素的分泌。血中甲状腺素浓度下降时，引起促甲状腺素分泌增加，血中甲状腺素的浓度增高，又能抑制促甲状腺素的分泌。

二、单纯性甲状腺肿

（一）病因病理

1. 甲状腺素原料（碘）缺乏　缺碘是引起单纯性甲状腺肿的主要因素。高原、山区的饮用水和食物中含碘量不足，使当地居民中患此病者较多，故又称之“地方性甲状腺肿”。由于缺碘，合成甲状腺素不足，反馈性引起垂体促甲状腺素分泌增高，刺激甲状腺组织代偿性增生、肿大。甲状腺腺体内弥漫性滤泡的扩张，形成弥漫性甲状腺肿。未及时治疗者，病情将进一步发展，扩张的滤泡聚集形成多个大小不等的结节则成为结节性甲状腺肿。当结节肿大，血供不足而发生退行性变，引起液化或出血则成为囊肿，久之可纤维化或钙化（图 19-1）。

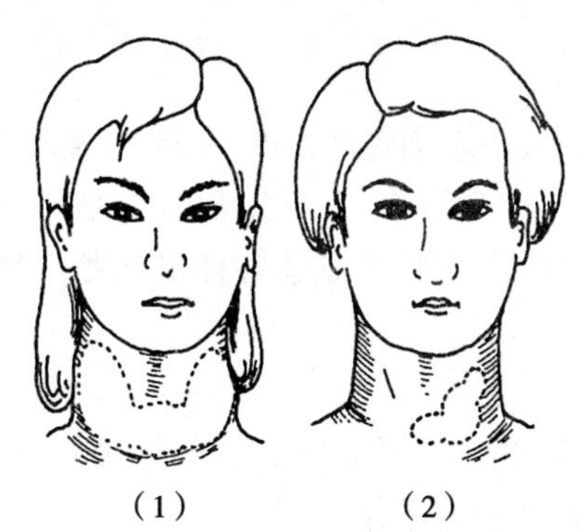

图 19-1　单纯性甲状腺肿
（1）弥漫性；（2）结节性

2. 甲状腺素需要量增多　青春期、妊娠期或哺乳期，甲状腺素的需要量增多，甲状腺素相对不足，甲状腺代偿性肿大。这种生理性甲状腺肿在成年或妊娠结束后改善。

3. 甲状腺素合成或分泌障碍　例如久食含有硫脲的萝卜、白菜等，阻止了甲状腺素的合成或合成甲状腺素的酶先天性缺乏，均可导致血中甲状腺素减少，引起甲状腺肿大。

（二）临床表现

1. 甲状腺肿大　仅有甲状腺肿大而无甲亢等其他表现是单纯性甲状腺肿的重要特征。初期为弥漫性肿大，甲状腺的轮廓仍可辨认，质软、光滑。一旦形成结节，则在肿大甲状腺体一侧或两侧可触摸到大小不等、软硬不均的结节或囊肿等。

2. 压迫症状　①压迫气管可致气管移位或狭窄；②长时间受压可致气管软化；③压迫食管，影响吞咽；④压迫颈静脉，可使面部青紫肿胀；⑤若喉返神经受压，引起声嘶；⑥颈交感神经受压引起霍纳（Horner）综合征。

（三）治疗

随着食用加碘盐的推广，目前单纯性甲状腺肿新发病例已少见。

1. 非手术治疗　适用于年龄<20 岁的弥漫性甲状腺肿大者。小剂量甲状腺素或左甲状腺素可抑制腺垂体促甲状腺素分泌，减缓甲状腺体增生肥大。

2. 手术治疗　适用于①有气管、血管或食管压迫者；②巨大甲状腺肿影响生活和工作者；③多结节性甲状腺肿伴甲亢或疑有恶变者。

三、甲状腺功能亢进的外科治疗

甲状腺毒症（thyrotoxicosis）是指血液循环中甲状腺激素过多引起神经、循环、消化等系统兴奋性增高和代谢亢进为主要表现的一组临床综合征。其中由于甲状腺体功能亢进，合成和分泌甲状腺激素增加所导致的甲状腺毒症称为甲亢（hyperthyroidism）。甲亢以格雷夫斯甲亢（Graves hyperthyroidism，GD）最常见，约占 85%，其次为多结节性甲状腺肿伴甲亢（毒性多结节性甲状腺肿）和甲状腺自主性高功能腺瘤。本节重点讨论 GD 的外科治疗。

GD 的诊断标准：①甲状腺毒症所致高代谢的症状和体征；②甲状腺弥漫性肿大，少数病例可以无甲状腺肿大；③血清 TSH 浓度降低，血清甲状腺激素浓度升高；④眼球突出和其他浸润性

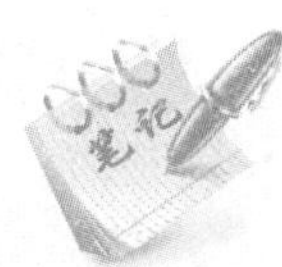

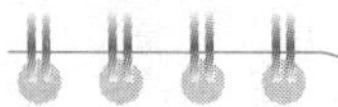

眼征；⑤胫前黏液性水肿；⑥甲状腺 TSH 受体抗体（TRAb 或 TSAb）阳性；⑦甲状腺摄^{131}I（RAIU）增高或核素显像摄取功能增强。以上标准中，①②③项为诊断必备条件，④⑤⑥⑦项为诊断辅助条件。

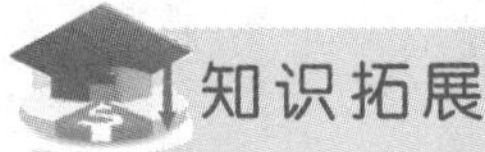

GD 治疗选择

目前对 GD 治疗的选择意见并不统一，在欧洲多优先选用手术治疗，理由是 GD 病因复杂，发病机制尚未阐明，有时还可能在肿大的甲状腺组织中隐藏有肿瘤。而在美国，认为放射性碘治疗疗效可靠，创伤小，疗程短，患者多用放射性碘治疗。国内首选药物治疗，但仅能获得 40%～60% 的治愈率。这三种治疗各有优缺点，对 GD 的治疗方案应该个体化。

（一）手术适应证

手术选择常规或微创方式，是治疗甲亢的主要方法之一，手术治愈率 90%～95%，复发率 0.6%～9.8%。手术适应证：①中、重度甲亢，长期服药无效，停药后复发，或不愿长期服药者；②甲状腺巨大，有压迫症状者；③异位甲状腺肿伴甲亢者；④多结节性甲状腺肿伴甲亢者；⑤妊娠中期（第 13～24 周）甲亢。

（二）手术禁忌证

甲亢手术有下列禁忌：①较重或发展较快的浸润性突眼者；②合并较重心、肝、肾、肺疾病；③妊娠早期（第 3 个月前）及晚期（第 6 个月后）；④轻症可用药物治疗者。

（三）术前准备

1. 术前检查

（1）基础代谢率（basal metabolic rate，BMR）测定：可用基础代谢测量仪测定，也可采用简易公式 BMR＝（脉率＋脉压）－111 判断甲亢程度；测定在清晨、安静、空腹状态下进行；BMR 正常值为±10%，+20%～30% 为轻度甲亢，+30%～60% 为中度甲亢，>+60% 为重度甲亢。

（2）实验室检查：①血清游离甲状腺激素（FT_4）与游离三碘甲状腺原氨酸（FT_3）测定：是临床诊断甲亢的首选指标，直接反应甲状腺功能状态，其敏感性和特异性均明显高于 TT_3、TT_4；②血清总甲状腺激素（TT_4）与总三碘甲腺原氨酸（TT_3）测定：TT_4 是判定甲状腺功能最基本的筛选指标；③TSH 测定：TSH 的波动较 T_3、T_4 更迅速而显著，尤其对亚临床型甲亢和亚临床甲减的诊断有重要意义，是目前诊断甲状腺疾病最常用、最可靠和最有临床意义的检测项目；④甲状腺自身抗体测定：未经治疗的 GD 患者血 TSH 受体抗体（TRAb）阳性检出率可达 80%～100%，有早期诊断意义，对判断病情活动、是否复发亦有价值；还可作为治疗后停药的重要指标。

（3）其他检查：①颈部 X 线摄片，了解气管有无受压或移位；②心电图检查；③测定血清钙和磷；④有声嘶者做喉镜检查，了解声带活动情况。

2. 术前用药　术前用药是术前准备的重要环节，目的是控制甲亢，防止术后甲状腺危象，减少术中出血，保证手术安全。

（1）硫脲类药物加碘剂：硫脲类（丙硫氧嘧啶 PTU 和甲硫氧嘧啶 MTU）作用机制是抑制甲状腺过氧化物酶，阻断甲状腺激素的合成。但硫脲类药物能使甲状腺出血和动脉性充血，增加术中出血的风险。因此，甲亢症状基本控制后加服 2 周碘剂。碘剂不仅抑制甲状腺素释放，还可减少甲状腺的血流，使腺体缩小变硬，减少术中出血。常用碘剂为复方碘化钾溶液（Lugol 液），用法是每日 3 次，每次 3 或 5 滴开始，逐日每次增加 1 滴（即第 1 日每次 3 滴，第 2 日每次 4 滴，依此类推）至每日 3 次，每次 16 滴时维持至手术日。服用碘剂应在饭后把药液滴在饼干或

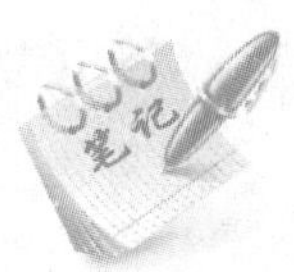

面包上吞服，以减少对口腔和胃黏膜的刺激。必须注意，碘剂只能抑制甲状腺素释放，不能抑制其合成，一旦停药，贮存于甲状腺滤泡内的甲状腺球蛋白大量分解，诱发更严重的甲亢症状，因此，未确定手术的患者不应服用碘剂。

（2）普萘洛尔：对常规应用碘剂或合用抗甲状腺药物而效果不佳，即未达到手术前要求指标的患者，可用普萘洛尔，20～80mg/d，6～8小时1次。使用普萘洛尔显著改善甲亢症状的作用机制是：①从受体部位阻断儿茶酚胺的作用，减轻甲亢的症状；②抑制外周组织 T_4 转换为 T_3 的作用；③阻断甲状腺激素对心肌的直接作用。但应该注意，如遇到患者有普萘洛尔的禁忌证如哮喘、慢性阻塞性肺病、心脏传导阻滞、充血性心力衰竭等疾病时，可改用钙通道阻断剂。甲亢妊娠女性患者应慎用普萘洛尔。

3. 手术时机　当患者情绪稳定，睡眠好转，体重增加，脉率稳定在90次/分钟以下，BMR低于+20%，腺体缩小变硬，表明准备就绪，应及时手术。

（四）手术要求

手术要求一侧行甲状腺全切，另一侧次全切，保留4～6g甲状腺组织，也可行双侧甲状腺次全切除，每侧保留2～3g甲状腺组织。切除过多易发生术后甲状腺功能低下，切除过少则可能术后复发。术中应注意保留腺体基底背面包膜，防止神经及甲状旁腺的损伤。

（五）术后处理

1. 观察呼吸、脉搏、体温、血压、伤口引流和渗血情况，发现异常及时处理。

2. 继续口服复方碘溶液，每日3次，每次10滴，共服用1周左右。

（六）术后并发症的防治

1. 呼吸困难和窒息　为最危急的并发症，多发生在术后24小时内。原因及处理：①血肿压迫气管：出血来于手术野创面，一旦出现应立即拆除手术缝线，清除血肿重新止血；②喉头水肿：多由插管麻醉及手术操作刺激所引起，肾上腺皮质激素的静脉滴注和雾化吸入可缓解，严重病例行气管切开；③气管塌陷：是切除大部分甲状腺后，已经软化的气管壁失去支持而引起，应紧急行气管插管，一般几天后周围组织可支撑气管。

2. 甲状腺危象　甲状腺危象也称为甲亢危象，是最危险的并发症，表现为所有甲亢症状的急骤加重和恶化。甲亢未得到有效控制而冒然手术即术前准备不充分是术后甲亢危象的重大隐患，多在术后12～36小时内发生，死亡率高达20%以上，应予以积极防范。

（1）临床表现：高热或过高热、大汗，心动过速（140次/分以上），烦躁，焦虑不安，谵妄，恶心，呕吐，腹泻，严重患者可有心力衰竭、休克及昏迷。

（2）诊断：主要靠临床表现综合判断。

（3）治疗：临床高度疑似本症及有危象前兆者应按甲亢危象处理。①积极治疗诱因；②抑制甲状腺激素合成：首选PTU；③抑制甲状腺激素释放：服PTU后再加用复方碘溶液；④普萘洛尔：无心力衰竭者或者心脏泵衰竭被控制后可使用；⑤地塞米松：降低周围组织对甲状腺激素（TH）的反应，还可增加机体的应激能力；⑥血液透析、腹膜透析或血浆置换；⑦支持及对症治疗。

3. 喉上神经损伤　损伤外支致声带松弛出现音调低钝，损伤内支后喉黏膜感觉丧失致饮水时因误咽而呛咳，一般经针刺、理疗后症状可明显改善。

4. 喉返神经损伤　钳夹、牵拉、血肿压迫或瘢痕牵拉，都可致喉返神经损伤。一侧的喉返神经损伤仅是声嘶或发音困难，可由对侧代偿而好转；若两侧喉返神经损伤则可出现呼吸困难甚至窒息，需要手术修复损伤。血肿压迫或瘢痕牵拉所致者，经理疗、神经营养药物治疗后，一般在3～6个月内恢复。预防措施在于术中熟悉解剖，避免误伤。

5. 甲状腺功能减退　术后甲减发生的原因除了手术损伤以外，Graves病本身的自身免疫损伤也是致甲减的因素。一旦发生均须用甲状腺制剂替代治疗。

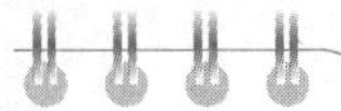

6. 甲状旁腺功能减退　临床表现为术后出现口唇麻木、四肢抽搐。甲状旁腺部分损伤或供应血管损伤所致一过性甲状旁腺功能减退症，一般在术后1～7天内恢复；永久性甲状旁腺功能减退症发生率为0～3.6%，需要终生治疗。处理主要是补充钙和维生素D_3。要限制肉类、乳品和蛋类等含磷较高食品，以免影响钙的吸收。症状较重者口服双氢速甾醇（DT10）油剂，能明显提高血中钙含量，降低神经肌肉的应激性。如果术中误切甲状旁腺，应将其植入胸锁乳突肌中。

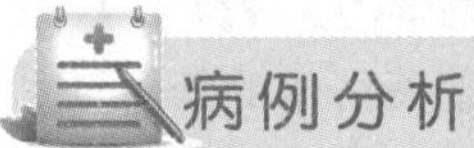

病例分析

患者，男，30岁，甲状腺肿大2年余，伴有怕热多汗、心悸，多食消瘦，易疲劳。查体：脉搏105次/分，呼吸21次/分，血压135/70mmHg，双侧甲状腺弥漫肿大，可触及震颤，眼球稍突。

问题：1. 该患者的基础代谢率是多少？诊断是什么？

2. 患者半年来一直在内科治疗，无明显缓解，有无手术适应证？

3. 如果选择手术治疗，应做好哪些准备？

4. 术后第3天，患者感手足麻木，时有抽搐，最可能的原因是什么？如何处理？

四、甲 状 腺 炎

（一）亚急性甲状腺炎

亚急性甲状腺炎（subacute thyroiditis）病因尚未完全阐明，一般认为和病毒感染有关。本病临床变化复杂，可有误诊及漏诊，且易复发，但多数患者可得到痊愈。

1. 临床表现　起病时患者常有上呼吸道感染。典型者整个病期可分为早期伴甲状腺功能亢进症，中期伴甲状腺功能减退症以及恢复期三期。

（1）早期：最为特征性的表现为甲状腺部位的疼痛和压痛，常向颌下、耳后或颈部等处放射，咀嚼和吞咽时疼痛加重。甲状腺病变范围不一，多始于一侧腺叶，很快扩展至另一侧，或始终限于一侧。病变腺体肿大，坚硬，压痛明显。病变广泛时，泡内甲状腺激素以及非激素碘化蛋白质一时性大量释放入血，引发甲状腺功能亢进。

（2）中期：当甲状腺腺泡内甲状腺素由于感染破坏而发生耗竭，甲状腺实质细胞尚未修复前，血清甲状腺素浓度可降至甲状腺功能减退水平，临床上也可转变为甲减表现。

（3）恢复期：症状渐好转，甲状腺肿或（及）结节渐消失。部分病例遗留小结节以后缓慢吸收。治疗及时的患者大多可痊愈，极少数遗留永久性甲状腺功能减退症。

在轻症或不典型病例中，甲状腺仅略增大，疼痛和压痛轻微，不发热，全身症状轻微，临床上也未必有甲亢或甲减表现。本病病程一般约为2～3个月，病情缓解后，尚可能复发。

2. 诊断　患者如有发热，短期内甲状腺肿大伴单个或多个结节，触之坚硬而明显压痛，可初步拟诊为本病。实验室检查早期血沉增高，血T_3、T_4增高，而血TSH降低，甲状腺^{131}I摄取率可降至5%～10%以下，这一特征对诊断本病有重要意义。超声波显像压痛部位常呈低密度病灶。细胞穿刺或组织活检可证明巨核细胞的存在。

如患者使用泼尼松24～48小时无反应，亚急性甲状腺炎的诊断应再评定。

3. 治疗

（1）减轻局部症状：①大多数患者仅对症处理即可。②轻型病例采用对乙酰胺基酚或水杨酸盐可控制症状；③病情严重病例，如疼痛、发热明显者可短期用其他非类固醇抗炎药，或应用糖皮质激素，如泼尼松。

（2）改善甲状腺功能：①控制甲亢症状：通常采用非特异的药物，如口服普萘洛尔。②改善

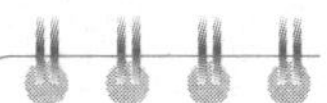

甲减症状：可服用甲状腺制剂如左甲状腺素钠；约有10%的患者可发生永久性甲状腺功能减退，需要长期甲状腺素替代治疗。

（二）慢性淋巴细胞性甲状腺炎

慢性淋巴细胞性甲状腺炎（chronic lymphocytic thyroiditis），又称桥本（Hashimoto）甲状腺炎或桥本病，是一种器官特异性自身免疫性疾病，为甲状腺炎中最常见的临床类型。本病各年龄均可发病，但以30～50岁多见，女性患者是男性的15～20倍。

1. 临床表现及诊断

（1）症状与体征：中年女性，甲状腺无痛性的弥漫性肿大，质地坚韧，不论甲状腺功能如何均应首先考虑本病。甲状腺肿大，质韧，或有分叶状或结节，与周围组织无粘连，重者有气管、咽喉压迫症状，少数可伴桥本甲亢，久病者发生甲低。

（2）抗甲状腺抗体测定：对诊断本病有特殊意义。大多数患者血中甲状腺球蛋白抗体（TgAb）及甲状腺过氧化物酶抗体（TPOAb）滴度明显升高，可持续较长时间，甚至可达十多年。采用目前国内常用的放免双抗测定法，TPOAb大于50%时即有诊断意义，如进行两种抗体测定，其诊断价值更高。

（3）甲状腺功能检查：取决于淋巴细胞浸润程度及滤泡细胞增生情况。早期一般功能正常。有些已有TSH升高，以维持基本正常的血清甲状腺激素浓度。后期随着甲状腺的进一步破坏，T_3，T_4降低。

（4）甲状腺穿刺组织学检查：甲状腺弥漫性淋巴细胞与浆细胞浸润、纤维化。

2. 治疗

（1）不需治疗：无明显症状、甲状腺增大不明显者定期随访，不需治疗。

（2）甲状腺替代治疗：对甲状腺肿大明显并伴有压迫症状者，采用左甲状腺素钠治疗可减轻甲状腺肿；如有甲减者，则需采取甲状腺激素长期替代治疗。左甲状腺素钠12.5～50μg/d，酌情渐增至150～200μg/d。选择有效维持量长期服用。

（3）肾上腺糖皮质激素：尽管本病为自身免疫性疾病，但因为用药后的不良反应及停药后易再发等原因，一般不用糖皮质激素治疗。当亚急性起病、甲状腺疼痛明显时，可临时加用泼尼松20～30mg/d。

（4）手术：有严重压迫症状而药物治疗不能缓解或不能除外恶性病变时考虑手术治疗。

五、甲状腺肿瘤

（一）甲状腺腺瘤

甲状腺腺瘤（thyroid adenoma）是头颈部常见肿瘤，多见于女性，男女比例1∶2.4。常在甲状腺功能活跃期发病，即20～40岁为多，40岁以后，发病率逐渐下降。病灶大多为单发结节。甲状腺腺瘤均来自甲状腺滤泡上皮。

1. 临床表现　甲状腺腺瘤大多无自觉症状，常为无意中发现。大多为单发，包膜感明显，质地偏软，可随吞咽上下移动。肿瘤生长缓慢，有时肿瘤突然增大，伴有胀痛，多为囊内出血所致，但一段时间后瘤体内血液被吸收，亦可见肿瘤缩小甚至消失。少数增大的肿瘤可以压迫周围组织引起气管移位，但很少造成呼吸困难，罕见喉返神经压迫症状。胸骨后甲状腺瘤压迫气管和大血管可引起呼吸困难和上腔静脉压迫征。少数腺瘤可因钙化斑块使瘤体变得十分坚硬。

2. 治疗

（1）药物治疗：甲状腺素制剂可使少部分患者肿瘤缩小甚至消失。为避免不必要的手术，在病灶小于2cm时可考虑首先使用药物治疗，常用甲状腺素片，40mg/d或左甲状腺素片，50～100μg/d。

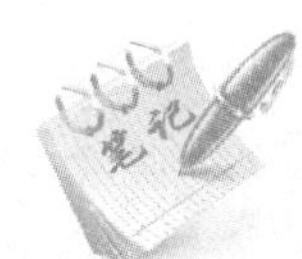

（2）手术治疗：鉴于甲状腺单发结节中约10%～25%病理检查为甲状腺癌，且临床上甲状

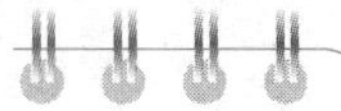

腺瘤与甲状腺癌，尤其与早期癌肿难以鉴别，临床多采用手术治疗，作患侧腺叶次全或全切除术。如病变在峡部，可作峡部切除术。在行腺叶切除时要注意保护喉返神经及甲状旁腺，以免引起术后并发症。

（二）甲状腺癌

甲状腺癌（cancerous goiter）是甲状腺最常见的恶性肿瘤，约占全身肿瘤的1%。绝大多数甲状腺癌的发生起源于滤泡上皮细胞。

1. 病理　可分为四种类型：

（1）乳头状腺癌：最常见，分化良好，恶性程度低，约占所有甲状腺癌的75%～85%。多见于30～39岁女性，80%以上为多中心性，约1/3可累及双侧腺体，较早有颈淋巴结转移，但预后较好。

（2）滤泡状腺癌：约占20%，可以发生在任何年龄，多见于30～49岁妇女，中度恶性，增长较快，易侵犯血管，相当部分患者可经血运转移到肺、肝、骨、脑等器官，而淋巴转移仅占10%，预后欠佳。

（3）未分化癌：约占15%，多见于65岁以上患者，发展迅速，约50%早期便有颈淋巴结转移和侵犯气管、神经、食管以及经血运向肺、骨等转移。预后不良，平均存活期3～6个月，一年存活期仅在15%以下。

（4）髓样癌：少见，仅占5%～7%。发生于滤泡旁细胞，可分泌大量降钙素，有明显的家族史，属中度恶性，早期可转移到颈淋巴结或经血运到肺。

2. 临床表现　甲状腺内肿块，质硬、表面不光滑、肿块固定、吞咽时移动范围小。未分化癌还有增长迅速、侵犯周围组织的特性。晚期有声嘶、呼吸及吞咽困难、Horner综合征。侵犯颈丛神经出现耳、枕、肩等处疼痛。局部淋巴结及远处脏器转移出现相应表现。颈淋巴结转移在未分化癌发生较早。有的患者甲状腺肿块不明显，因发现转移灶而就医时，应想到甲状腺癌的可能。髓样癌有家族史者应排除Ⅱ型多发性内分泌腺瘤综合征的可能。髓样癌因肿瘤产生5-羟色胺和降钙素，患者出现腹泻、心悸、颜面潮红、低钙血症。

3. 诊断　甲状腺肿块坚硬而不光滑，活动度差，颈淋巴结肿大，伴有压迫症状者应高度怀疑甲状腺癌。或存在多年的甲状腺肿块近期增大迅速，应高度警惕甲状腺癌。辅助检查主要有B超、甲状腺核素扫描、细针穿刺细胞学检查、术中病理学快速切片检查等。

4. 治疗

（1）手术治疗：肿瘤局限于一侧腺体者，患侧腺叶加峡部切除术。双侧腺叶受累或有多发病灶，施行全甲状腺切除术，术中要注意对甲状旁腺的保护。癌变位于峡部，一般主张作扩大的甲状腺峡部切除术加气管前淋巴结清扫术。

（2）术后的辅助治疗：包括放射性^{131}I治疗、外部放射治疗、内分泌治疗等，根据肿瘤类型和手术与否等情况，酌情选用。

第二节　原发性甲状旁腺功能亢进的外科治疗

原发性甲状旁腺功能亢进（primary hyperparathyroidism）主要是由单发的甲状旁腺腺瘤所引起，少数见于甲状旁腺增生、多发腺瘤或腺癌。病变的甲状旁腺分泌过多的甲状旁腺素，使破骨细胞的作用增强，磷酸钙自骨质溶解释放入血，血中钙和磷的浓度增高，同时因肾小管抑制磷的再吸收，而促进钙的再吸收，最终使血钙持续升高血磷降低。

1. 临床表现　原发性甲旁亢包括无症状型及有症状型2类。

（1）无症状型：仅有骨质疏松和血钙增高。

（2）有症状型：多见，分为三型：①Ⅰ型（骨型）：最为多见，由于骨骼广泛脱钙，表现为下肢

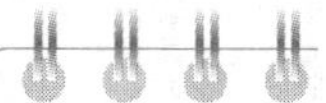

关节或骨痛，每于站立或行走时加重。久之会出现肢体弯曲、身体变矮、病理性骨折。②Ⅱ型（肾型）：主要表现为肾结石，引起肾绞痛、血尿、尿路感染和肾功能损害；骨膜下骨质吸收是本病特点。③Ⅲ型（混合型）：表现有骨骼改变及尿路结石。

其他症状有消化性溃疡、腹痛、神经精神症状、虚弱等。

2. 诊断　上述临床表现加血钙值>3.0mmol/L，血磷值<0.65～0.97mmol/L，碱性磷酸酶增高和24小时尿钙排出量增加。B超及核素显像也有帮助。

3. 治疗　应手术治疗，若是甲状旁腺腺瘤，只要切除即达到目的，如是癌肿则连同同侧甲状腺一并切除。若是增生，需切除3.5个甲状旁腺。

第三节　颈部肿块的鉴别

颈部或非颈部疾病都可能出现颈部肿块。其中恶性肿瘤约占颈部肿块的1/3，及时鉴别诊断的意义重大。

（一）颈部肿块的常见类型

1. 肿瘤

（1）原发性肿瘤：良性的有甲状腺腺瘤、舌下囊肿和血管瘤。恶性肿瘤有甲状腺癌、恶性淋巴瘤、涎腺癌。

（2）转移性肿瘤：原发病灶多在口腔、鼻咽部、甲状腺、肺、纵隔、乳腺、胃肠道等处。

2. 炎症　急慢性淋巴结炎、淋巴结结核、涎腺炎、软组织化脓性感染等。

3. 先天性畸形　甲状腺舌骨囊肿或瘘、胸腺咽管囊肿或瘘、囊状淋巴管瘤、颌下皮样囊肿等。

（二）颈部肿块的诊断

颈部肿块较容易发现，但要明确其性质和寻找原发病灶常非易事，着重于部位、病史、临床表现和必要的辅助检查，并进行综合分析才能作出正确诊断。

1. 病史　了解肿物出现时间、生长速度、局部和全身症状。比如儿童期出现并生长慢之肿物，考虑为畸形。肿物仅有数天伴有红肿热痛和全身发热不适者，考虑为炎症。无痛性肿物，进行性增长考虑为肿瘤。

2. 体格检查

（1）局部检查：恶性肿瘤多为无意中发现，生长较快、肿块质硬、活动性差、不光滑，患者年纪较大多见。良性肿瘤表面光滑、活动度好、生长较慢、以年轻者多见。炎症性肿物有红肿热痛的表现，如有波动感则形成脓肿。颈动脉瘤肿块表现为扩张性搏动并有震颤。甲状腺肿块可随吞咽上、下活动。甲状腺舌管囊肿位于颈部正中，随舌的伸缩而上、下活动。

（2）辅助检查：细针穿刺吸取组织做细胞学检查，但搏动性肿物应禁忌，以免出现难于控制的大出血。B超检查能较全面了解肿物性质、大小、及与邻近组织关系。胸部X线检查，可排除与颈部肿物相关的胸部疾病。X线胃肠道钡造影，可排除与颈部肿物相关的胃肠道疾病。颈动脉造影有助于颈动脉瘤的诊断。

（三）常见的颈部肿块

1. 慢性淋巴结炎　很常见。①病因：多继发于头、颈、颜面及口腔的感染灶。②临床表现：肿大淋巴结多位于颌下，颈下或颈侧区域，有轻压痛，中等硬度，表面光滑，活动度好，一般无全身症状。③诊断：如能找到原发病灶，诊断并不困难，若未能找到原发灶，则要随诊，观其变化。④鉴别：常需与颈淋巴结核、恶性淋巴瘤、颈部转移肿瘤鉴别，必要时可作肿大淋巴结的病理活检。⑤治疗：慢性淋巴结炎本身不需治疗，重点是治疗原发炎症灶。

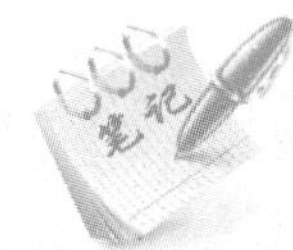

2. 颈部转移性肿瘤　其发病率仅次于淋巴结炎和甲状腺疾病。①病因：原发癌灶绝大多数

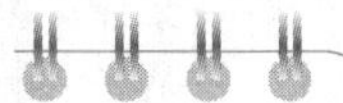

在头颈部,以鼻咽癌、甲状腺癌最多。锁骨上窝转移性肿瘤的原发灶多在肺、纵隔、乳腺、胃肠道。②临床表现:为颈侧区及锁骨上窝出现质坚硬的肿块,初起无痛、单发、以后变成多个,并相互融合、表面光滑。因侵犯邻近组织常不可移动,后期出现坏死和破溃。

3. 恶性淋巴瘤(含霍奇金病、非霍奇金淋巴瘤) 多见于男性青壮年。①病因:起源于淋巴组织恶性增生。②临床表现:初起于一组淋巴结或淋巴以外的某一器官,后继累及其他淋巴结或另一器官。肿大的淋巴结常首先出现于一侧或两侧的颈侧区,散在、稍硬、无压痛、尚活动,逐渐相互融合成团,增长很快,并出现腋窝、腹股沟淋巴结肿大和肝脾肿大。伴有不规则高热。外周血象检查能提示本病。③确诊:淋巴结病理活检。

4. 甲状腺舌管囊肿 多见15岁以下儿童,是与甲状腺发育有关的先天性畸形。①病因:胎儿发育过程中,甲状腺是由口底向颈部伸展的甲状腺舌管的下端发生的,以后甲状腺舌管自行退化闭锁,其上端残留为舌根部的盲孔。若甲状腺舌管退化不全,即可在颈前区中线上形成先天性囊肿。②临床表现:在颈前区中线舌骨下方有一直径1~2cm的圆形肿块,表面光滑、边界清、囊性感、无压痛,可随吞咽、伸舌和缩舌上、下活动。肿物可长期处于静止状态不出现任何症状。若出现感染,囊肿区有红、肿、热、痛及全身感染症状。感染性囊肿破溃后,便形成经久不愈的瘘管。

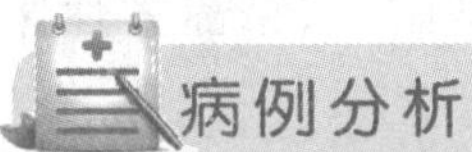

患者,男,28岁,因颈前肿物3个月入院。患者3个月前发现颈部有一指头大小的肿物,无疼痛,以后渐增大。患者一向体健,既往无颈前肿大病史。入院体查:颈前偏右可见一隆起,气管稍偏向左侧,甲状腺左叶未触及。右叶增大,中下部触及一约3cm×3cm的肿物,质稍硬、边界欠清、无压痛、无震颤、可随呼吸上下移动,并可向两侧推动,听诊无血管杂音。颈部未触及肿大淋巴结。B超:甲状腺右叶增大,中下部有一实体性结节,约2.5cm×2.5cm×2cm,有较强的不规则反射。

问题:1. 根据上述信息,应考虑哪几种甲状腺疾病?

2. 如何诊疗?

【附】甲状腺结节的鉴别诊断和处理原则

以甲状腺结节为主要表现的疾病包括甲状腺的退行性变、自身免疫性疾病、炎症及肿瘤。如何区分良、恶性是诊治的关键。

(一)鉴别诊断方法

1. 病史 儿童期出现的甲状腺结节50%为恶性。发生于年轻男性的单发结节,恶性的可能性很大。如为突然发生的结节,增长迅速,恶性的可能性大,但乳头状囊性腺瘤囊内出血时,也会迅速增大,且局部会有痛感,多于剧烈咳嗽或用力运动时出现,可资鉴别。

2. 体检 孤立单发结节较多发结节恶性机会大,良性瘤触诊表面光滑、质地软、吞咽时活动度大,恶性者则与之相反,并且多伴有颈淋巴结肿大。

3. 超声检查 可发现2mm的结节,定位准确,还可了解血供情况,是目前甲状腺结节的主要影像检查。

4. 核素显像 可显示甲状腺的位置、大小、形态,了解甲状腺结节功能和血供情况,甲状腺结节功能越低下,血供越丰富,结节为恶性病变的可能性越大。

5. 针吸涂片细胞学检查 是明确甲状腺结节性质的有效方法,诊断正确率达80%以上。方法是用7号针头直接刺入结节进行取样涂片检查,易于操作且较安全。

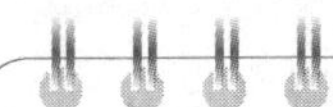

（二）处理原则

甲状腺结节有下列情况需要手术治疗：①高功能腺瘤；②结节性甲状腺肿影响生活与工作者；③单个实质性结节；④儿童期出现的甲状腺结节。

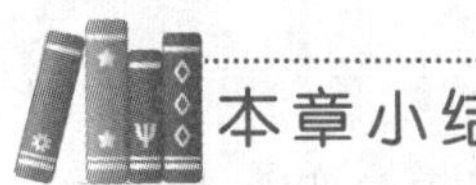

本章小结

颈部疾病重点是甲状腺疾病，其共同特点是甲状腺肿大。根据病史、体征，并结合辅助检查，多能明确诊断。原发性甲亢只有在正规内科治疗无效时，才考虑外科手术，因涉及代谢等相关病理生理问题较多，其围术期的处理至为重要，否则会出现甲亢危象等严重后果。甲状腺良性肿瘤均应手术治疗，在多数基层医院已能开展。甲状腺癌一般恶性程度不高，早期手术治疗，多数预后良好。原发性甲状旁腺功能亢进临床少见，表现多样，一旦确诊，应积极手术治疗。颈部肿块的鉴别诊断是重要的外科基本功，应多加学习并掌握。

（刘庆国）

练习题

一、选择题

A1 型题

1. 临床上引起甲状腺功能亢进症最常见的病因是
   A. 亚急性甲状腺炎　B. 格雷夫斯甲亢（Graves 病）
   C. 多结节性甲状腺肿伴甲亢　D. 高功能甲状腺肿瘤
   E. 慢性淋巴细胞性甲状腺炎
2. 临床上用以计算 BMR 的简易公式是
   A. BMR=脉率+收缩压-111　B. BMR=脉率+舒张压-111
   C. BMR=脉率+脉压　D. BMR=脉率+脉压-111
   E. BMR=脉率+收缩压
3. 判断甲状腺功能亢进病情程度最简单而主要的指标是
   A. 突眼的程度　B. 脉率和血压　C. 体重减轻程度
   D. 食欲亢进程度　E. 甲状腺增大程度
4. 中度以上原发性甲亢最常用而有效的治疗方法是
   A. 放射性^{131}I 治疗　B. 抗甲状腺药物　C. 应用甲状腺素
   D. 服用复方碘溶液　E. 甲状腺次全切除术
5. 甲亢患者行甲状腺大部切除术后最危急的并发症是
   A. 呼吸困难和窒息　B. 甲状腺危象　C. 声音嘶哑
   D. 误咽、呛咳　E. 手足抽搐
6. 甲状腺大部切除术后出现误咽、呛咳是由于
   A. 喉返神经损伤　B. 喉上神经内支损伤
   C. 喉上神经外支损伤　D. 舌咽神经损伤
   E. 迷走神经主干损伤
7. 甲亢行甲状腺大部切除术后，出现甲状腺危象的主要原因是
   A. 精神紧张　B. 喉返神经损伤　C. 甲状旁腺损伤
   D. 术中补液不足　E. 术前准备不充分

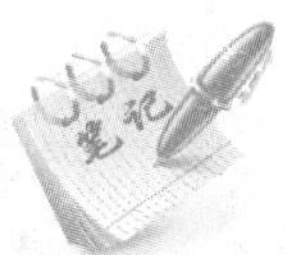

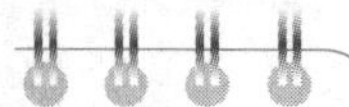

A2 型题

8. 患者女性,32 岁。多食消瘦,性情急躁,易激动,怕热、多汗,双眼突出。体检最可能发现的是

A. 皮肤粗糙　　B. 神经反射亢进　　C. 甲状腺肿大
D. 毛发稀少　　E. 心脏扩大

9. 患者男性,38 岁。中度甲亢手术前,为抑制甲状腺素的释放并使腺体缩小变硬,应给与服用的药物是

A. 复方碘化钾溶液　　B. 普萘洛尔　　C. 甲巯咪唑
D. 丙硫氧嘧啶　　E. 地西泮

10. 患者女性,30 岁。甲亢手术后 4 小时,出现进行性呼吸困难,颈部伤口肿胀,首要急救措施是

A. 吸引器吸出呼吸道分泌物　　B. 雾化吸入
C. 气管切开　　D. 拆除缝线清除积血
E. 氧气吸入

A3/A4 型题

(11～13 题共用题干)

患者,男性,30 岁,甲状腺肿大 2 年余,伴有怕热多汗、心悸,多食消瘦,易疲劳。查体:P 105 次/分,R 21 次/分,BP 135/70mmHg,双侧甲状腺弥漫肿大,可触及震颤,眼球稍突。

11. 为明确诊断,下列检查中最有价值的是

A. FT_3、FT_4 测定　　B. B 超检查
C. 血清钙、磷测定　　D. 心电图检查
E. CT 检查

12. 术前药物准备中,必要的药物是

A. 阿托品　　B. 苯巴比妥　　C. 普萘洛尔
D. 复方碘化钾　　E. 甲状腺素

13. 术前饮食错误的是

A. 给予高蛋白饮食　　B. 每天供应患者 5～6 餐
C. 每天给咖啡饮料　　D. 清淡易消化饮食
E. 每天饮水 2000～3000ml

二、思考题

1. 简述甲亢的手术指征与手术禁忌证。
2. 简述甲亢术前准备的方法、术后常见并发症的处理。
3. 简述甲状腺肿瘤诊断与处理。

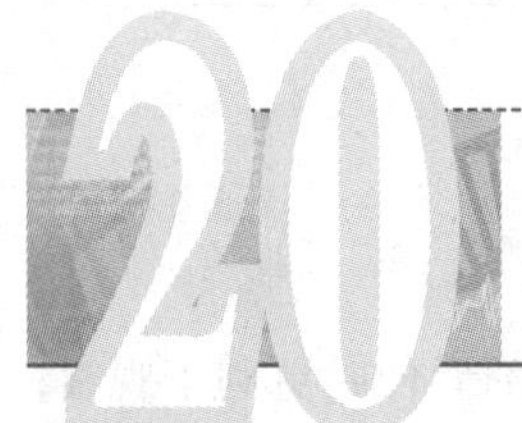

第二十章

乳 房 疾 病

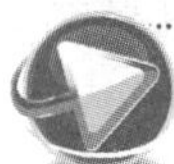

学习目标

1. 掌握:乳腺癌的临床表现及诊断、乳腺癌的转移途径、术式选择。

2. 熟悉:乳腺癌的病理分型,认识不同病理类型与预后的相关性。乳腺囊性增生病的特点,其与乳腺癌的区别。

3. 了解:急性乳腺炎、乳腺肿瘤的诊断与处理。

4. 具备对乳房疾病的初步诊断和初步处理的能力。

5. 能够正确地与乳房疾病患者进行沟通和交流,尊重患者的人格和隐私权,并进行乳房疾病预防的指导。

第一节 概 述

一、解剖生理概要

1. 解剖概要 成年妇女乳房是两个半球形的性征器官,位于胸大肌浅面,约在2~6肋骨水平的浅筋膜浅、深层之间。外上方形成乳腺腋尾部伸向腋窝。乳头位于乳房中心,周围的色素沉着区称为乳晕。乳腺内有放射状排列的腺叶15~20个,每个腺叶又分若干腺小叶,后者由小乳管和腺泡组成。腺叶与输乳管相连,开口于乳头。乳管靠近开口的1/3段略膨大为"壶腹部",是乳管内乳头状瘤的好发部位。胸部浅筋膜不仅形成乳腺的包囊,还伸向腺小叶间形成小叶间隔。在腺叶间还有乳腺悬韧带(Cooper韧带)与乳房皮肤垂直连接起浅筋膜浅层和浅筋膜深层。

2. 生理特点 乳腺是许多内分泌激素的靶器官,其生理活动受腺垂体、卵巢及肾上腺皮质的激素影响。妊娠及哺乳期乳腺明显增生,腺管延长,腺泡分泌乳汁。哺乳期后,乳腺又处于相对静止状态。育龄期妇女在月经周期的不同阶段,乳腺的生理状态受激素的影响呈周期性变化,绝经后腺体渐萎缩,为脂肪组织代替。

3. 淋巴液输出 乳腺的淋巴网甚丰富,其淋巴液输出通过:①经胸大肌外侧缘淋巴管流至腋窝淋巴结,再流向锁骨下淋巴结和锁骨上淋巴结;位于乳房上部淋巴液流向胸大、小肌间淋巴结再到锁骨下淋巴结。②部分乳腺内侧的淋巴液通过肋间淋巴管流向胸骨旁淋巴结。③两侧乳房间皮下有交通淋巴管,一侧乳腺的淋巴液可流向另一侧。④乳腺深部淋巴网可沿腹直肌鞘和肝镰状韧带通向肝脏。这些解剖特征在乳腺疾病的转归上很有意义。

一般以胸小肌为标志,将腋区淋巴结分为三组:①腋下组:包括乳腺外侧组、中央组、肩胛下组及腋静脉淋巴结;②腋中组:包括胸小肌深面的腋静脉淋巴结;③腋上组:包括胸小肌内侧锁骨下静脉淋巴结。腋区淋巴结清扫以此分组为依据。

二、乳房检查方法

1. 视诊

（1）体位：端坐或站立位，必要时让患者双手叉腰或在颈后交叉，背部后伸时更利于观察；乳房在充足光线下充分暴露，以利两侧对比。

（2）视诊内容：应包括双侧乳腺大小、位置及外形对比。①不对称、局部的隆起或凹陷都是不正常的表现；②观察乳腺皮肤：红肿多为炎症，大范围的浸润性红肿有炎症性乳腺癌的可能，单侧乳房皮肤浅静脉怒张：常是乳腺癌晚期的皮肤改变；③橘皮样变：是乳腺癌的特征；④酒窝征：肿瘤侵犯 Cooper 韧带；⑤乳头：是否对称，内陷或偏侧、回缩都是异常情况；⑥乳头或乳晕区湿疹样改变：可能是乳头湿疹样癌。

2. 触诊

（1）体位：提倡取端坐位。让患者两手叉腰，使胸部保持紧张状态。

（2）顺序：一般先查健侧，后查患侧。要循序检查乳腺外上（含尾部）、外下、内下、内上、中央区。

（3）触诊方法：手指和手掌平放在乳房上，以指腹轻施压力，来回滑动或触按检查。不能抓捏乳腺，以免造成误诊。

（4）肿块检查：应注意肿块大小、硬度、表面光滑度、边界清晰度及活动度，是否与皮肤粘连，若有粘连而无炎症表现，则应警惕是乳腺癌；良性肿瘤一般是边界清楚，活动度大；恶性肿瘤常常边界不清、质硬、表面不光滑、活动度小；同时还应检查肿块与深部组织的关系：让患者两手叉腰，使胸部保持紧张状态，若肿块活动度受限，表示肿瘤侵及深部组织。

（5）乳头检查：轻挤乳头，如有溢液，可依次挤压乳晕四周，注意溢液来自哪一乳管。乳头溢液有浆液性、血性、棕褐色或黄色等；除妊娠或哺乳期外，乳头溢液常见疾病有乳管内乳头状瘤、乳腺囊性增生病、乳腺癌。将溢液作涂片检查有助于明确病变性质。

（6）腋窝淋巴结检查：端坐位或直立位。检查者面对患者，以左手扪其右腋窝，右手扪其左腋窝，自腋顶部向下扪查腋顶、腋窝前壁、胸大肌深面淋巴结。站患者背面，检查背阔肌前内侧淋巴结，最后检查锁骨下及锁骨上淋巴结。

3. 影像学检查　①乳腺钼靶摄片：对乳腺内肿块有诊断意义；②B 超检查：对乳腺内囊性和实质性肿块的鉴别准确率高、安全、方便、无损伤，值得提倡。③MRI：对微小病灶的检出率和评价病变范围有优势，是钼靶和超声检查的重要补充。

4. 活组织病理检查　常用空芯针穿刺活检术和麦默通旋切术活检，病理诊断准确率高达 90%～97%，优于细针针吸细胞学检查（70%～90%）。疑为乳腺癌者，穿刺活检不能明确时应将肿块连同周围乳腺组织一并切除做快速病理检查。

第二节　急性乳腺炎

急性乳腺炎（acute mastitis）是乳腺的急性化脓性感染，多见于产后哺乳的妇女，尤以初产妇为多，并于产后 3～4 周多发。

（一）病因

1. 乳汁淤积　淤积的乳汁是入侵细菌生长繁殖的培养基。积乳的常见原因有：①乳头发育不良、乳管不通畅，影响排乳；②授乳经验不足，未能充分排出乳汁，导致淤积。

2. 细菌入侵　细菌主要是经破损或皲裂的乳头入侵乳房。也可直接经乳头开口侵入导致感染。金黄色葡萄球菌或链球菌是主要致病菌。

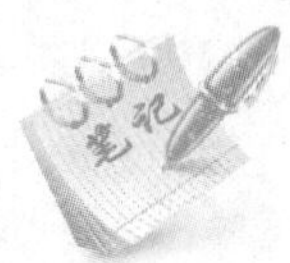

（二）临床表现

乳房疼痛，局部红肿、发热。随病情发展，患者可有寒战、高热、脉搏加快，患侧淋巴结肿大、

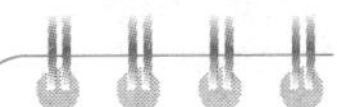

压痛，血白细胞明显升高等。在应用抗生素治疗后，局部症状可被掩盖。一般初起呈蜂窝织炎样表现，数天后可形成脓肿，可以是单房性或多房性脓肿，并可向外破溃。也有向深部穿至乳腺与胸肌间的疏松组织中，形成乳腺后脓肿（图 20-1）。严重者可导致脓毒症。

（三）治疗

原则是消除感染，排空乳汁。

1. 非手术疗法　适用于脓肿形成之前。包括：①患侧乳腺停止授乳，用吸乳器吸出或用手轻挤排空乳汁；②使用抗生素和止痛剂。必要时可用乳罩固定托起患侧乳腺，以利于排乳引流。

2. 手术疗法　脓肿一旦形成，必须手术引流。手术引流要注意：①在脓肿波动感最明显处做切口；②切口必须按乳管走向做放射状切口，乳腺后脓肿则沿乳腺下缘作弧形切口，乳晕下脓肿沿晕周边作弧形切口，至皮下止，目的是防止损伤乳管发生乳瘘（图 20-2）；③切口要够大，利于术中手指能分开脓腔间隙以利引流；④术后放置引流物，每天更换敷料；⑤一旦出现术后长时间的乳瘘，应用药物终止乳汁分泌，如肌注苯甲酸雌二醇，每次 2mg，每日 1 次，口服己烯雌酚1～2mg，每日 3 次，直至乳汁停止分泌为止。

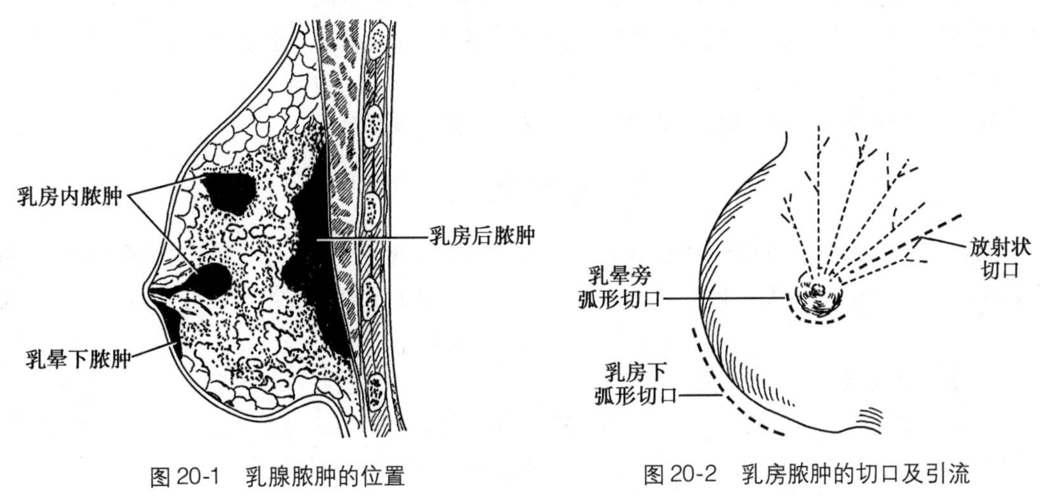

图 20-1　乳腺脓肿的位置　　图 20-2　乳房脓肿的切口及引流

（四）预防

关键措施是避免乳汁淤积，保持乳头清洁并防止损伤。包括妊娠晚期开始就每天用温水清洗乳头；乳头内陷者经常牵拉乳头使之矫正；定时哺乳，每次哺乳后排空或用吸乳器吸净乳汁；一旦乳头有破损或皲裂，应及时治疗。养成不让婴儿含乳头睡眠的习惯。

第三节　乳腺囊性增生病

乳腺囊性增生病（breast cystic hyperplasia）又称为慢性囊性乳腺病，多见于中年妇女，是乳腺实质的良性增生。

（一）病因病理

本病是雌激素、孕激素比例失调，使乳腺实质过度增生和复旧不全，乳房各部分的增生程度参差不齐。

（二）临床表现

乳腺多发性肿块，可局限于单侧乳腺，也可波及双侧。肿块散在，圆形，质地韧而不硬，与周边组织界限不清，与皮肤和基底组织无粘着，腋窝淋巴结不肿大。多数患者有程度不一的乳房周期性疼痛，月经前及月经期发生或加重，经后减轻或消失。少数患者乳头溢出棕色甚至血性

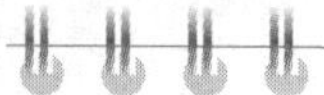

液体。病程较长,可达数年。

(三) 治疗

以对症治疗为主。中成药如逍遥丸散、小金丹等可减轻症状。对月经期后肿块变软、缩小或消退者,可继续观察和中药治疗。对一些局部病变严重、有乳腺癌家族史者,应作密切的临床随访;如活体组织病理检查有上皮细胞显著增生者,考虑行单纯乳房切除。如行肿块切除应作快速病理检查,证实癌变者,按乳腺癌处理。

第四节 乳房肿瘤

一、乳腺纤维腺瘤

乳腺纤维腺瘤(fibroadenoma of breast)是较为常见的乳腺良性肿瘤。多见于年轻妇女,体内雌激素水平过高与之相关,月经来潮前或绝经后极少发病。

(一) 临床表现

单发、圆形或椭圆形的乳腺肿块,表面光滑、质地较硬,不与邻近组织粘连,不伴有腋窝淋巴结肿大,肿物增长慢。在妊娠期、哺乳期可因雌激素水平增高,刺激其迅速生长。

(二) 治疗

鉴于其有恶变可能,应尽早手术,并作病理检查,明确病变性质。

二、乳管内乳头状瘤

乳管内乳头状瘤(intraductal papilloma)多见于40~50岁中年妇女。绝大多数(75%)病变发生于乳晕下扩张的乳管内。乳头状瘤一般较小,突入管腔,富含薄壁血管,故容易引起出血。

(一) 临床表现

乳头血性溢液常为首发症状。一旦瘤体或血块堵塞导管,可引起疼痛。因为瘤体较小,体表较难触到。对有乳头溢液,乳晕下触到小结节,多可确诊。有条件做乳腺导管纤维镜检或乳腺导管造影,有助于诊断。

(二) 治疗

属良性肿瘤,但有恶变可能,应尽早手术。对不能触到结节者,应循序轻压乳晕周围,根据乳头排血开口,找到患病乳管,插入细探针,沿探针切开乳管,找到肿瘤,连同邻近组织一起切除。必要时可作单纯乳腺切除术。若病理证实有恶变,则按乳腺癌手术。

三、乳 腺 癌

乳腺癌(breast cancer)是女性最常见的恶性肿瘤。在我国,占全身各种恶性肿瘤的7%~10%,近年呈不断上升趋势。20世纪90年代统计我国部分大城市的发病率高达28/10万,已成为妇女肿瘤之首位常见病。

(一) 病因及流行病学特点

1. 病因 乳腺是多种内分泌激素的靶器官,如雌激素、孕激素及泌乳素等,其中雌酮及雌二醇与乳腺癌发病有直接关系,但确切病因尚不清楚。

2. 流行病学特点

(1) 20岁前乳腺癌少见,20岁后发病率升高,至45岁后不断上升,绝经后更高,提示可能与老年雌酮含量提高有关。

(2) 月经初潮早,绝经期晚,不孕和未哺乳者,患乳腺癌的风险增加。

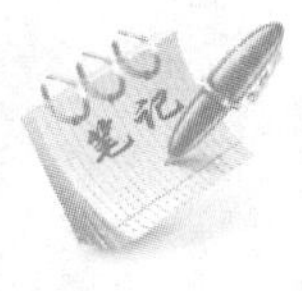

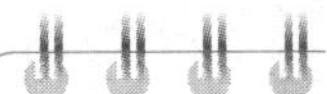

(3) 一级亲属中有乳腺癌病史者,发病危险率比普通人群高3倍。

(4) 营养过剩、肥胖、脂肪摄入过多,可促进雌激素对乳腺上皮细胞的刺激,从而增加乳腺癌发病机会。

(5) 北美、北欧地区乳腺癌发病率为亚洲地区的4倍,提示生活环境、方式习惯与发病有一定相关性。

(二) 病理类型

1. 非浸润性癌　①小叶原位癌:癌细胞未突破末梢腺管或腺泡基底膜;②导管内癌:癌细胞未突破导管壁基底膜。

2. 早期浸润癌　①早期浸润性原位癌:癌细胞突破末梢腺管或腺泡基底膜,向间质浸润,但未超出小叶范围;②早期浸润性导管癌:癌细胞已经突破导管壁基底膜,开始向间质浸润。

3. 浸润性特殊癌　包括乳头状癌、髓样癌伴大量淋巴细胞浸润、小管癌、腺样囊性癌、黏液腺癌、大汗腺样癌、鳞状细胞癌、乳头湿疹样癌。

4. 浸润性非特殊癌　包括浸润性小叶癌、浸润性导管癌、硬癌、单纯癌、髓样癌、腺癌。此类型占乳腺癌的多数,分化程度低,预后差。

(三) 转移途径

乳腺癌可直接浸润到皮肤、胸筋膜和胸肌,也可早期经淋巴转移或循血行扩散。其中以淋巴转移最常见。乳房外侧的癌细胞首先经胸肌外缘淋巴管向腋窝淋巴结转移,再到锁骨下、上淋巴结经胸导管或右淋巴导管入静脉,发生远处转移。乳腺内侧的癌细胞转移至胸骨旁淋巴结,再向上到锁骨上淋巴结(图20-3)。上述两种途径中,以前者多见。癌细胞也有经淋巴途径入血或直接侵入血管,血行播散到肺、骨、肝等脏器。

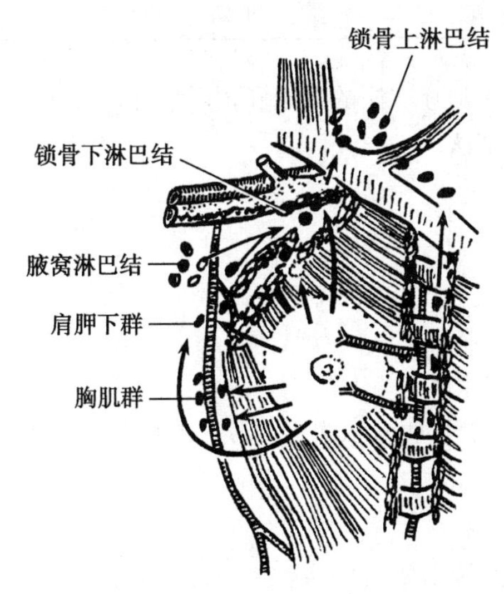

图20-3　乳房淋巴引流

(四) 临床表现

早期为乳腺的无痛性肿块,质硬、边界不清、表面不光滑、活动度欠佳、增长较快。多数患者为无意中发现。另可具备以下表现:①酒窝征:肿瘤侵犯Cooper韧带使之收缩,使皮肤发生凹陷。②乳头内陷:深部的癌肿侵犯乳管,牵拉乳头回缩。③“橘皮样”改变:癌肿阻滞皮内和皮下淋巴管,引起局部皮肤淋巴水肿,因毛囊处与皮下组织连接紧密,造成点状凹陷。④固定:癌肿一旦侵犯胸壁和胸肌,可使之固定,不易推动。⑤卫星状结节:癌肿周围转移形成小结节。⑥溃疡形成:晚期可因癌肿溃烂形成有恶臭、出血的癌性溃疡。部分晚期患者由于腋窝主要淋巴管被癌细胞堵塞,出现患侧上肢水肿。此时转移的淋巴结已由散在、可活动的变为融合、质硬、不能活动的肿块。锁骨上出现肿大变硬的淋巴结时,癌肿多已侵入血液,并可发生远处转移:如肺转移有咳嗽、咯血;肝转移有肝肿大、黄疸;骨转移有局部疼痛,甚至是病理性骨折。

临床上还可见到一些特殊类型癌,包括:①炎性乳腺癌:患者多数较年轻,于妊娠期或哺乳期起病,发展很快,多在数周至数月间,不超过1年;患乳皮肤呈特征性橘皮样改变,整个乳腺出现红肿热痛的类炎症表现;伴有腋窝淋巴结肿大;恶性程度高,预后差。②乳头湿疹样癌(Paget病):乳头瘙痒或灼热痛感,渐为湿疹样变,恶性程度低,发展慢,较晚发生腋淋巴结转移。

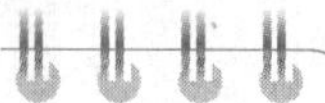

病例分析

患者,女,60岁,右乳房外上方发现无痛性肿块2天。查体:右乳外上象限触及一肿物,约2.5cm×3.0cm×2.5cm,质坚硬,表面不光滑,活动度小,界限不清,右腋下触及3个孤立的淋巴结,质硬。

问题:1. 初步诊断及其依据是什么?

2. 为进一步确诊,哪项检查最可靠?

3. 如何鉴别类似疾病?

4. 如确诊,应采取哪些治疗措施?

5. 如何预防?

(五)诊断

根据临床表现和体检,配合乳房钼靶摄片等检查可初步诊断。病理检查可确诊。

1. 鉴别诊断(表20-1)

表20-1 乳腺癌的鉴别诊断

	疼痛	增长	质地	数目	边界	活动度	淋巴结肿大
乳腺癌	无	快	硬	单发多见	不清	固定	肿大或融合
纤维腺瘤	无	慢	硬	单发多见	清	活动	无
乳腺囊性增生病	周期性痛	慢	中等	多发	不清	活动	无
乳腺结核	无	慢	软	单发	不清	固定	无

2. 临床分期 乳腺癌诊断还应确定其分期,以利于治疗方法的选定和预后估计。目前常用国际抗癌协会的T(肿瘤)N(淋巴结)M(远处转移)分期法。

(1)TNM分期

Tis:原位癌,限于乳头的Paget病及非浸润性癌

T_1:癌瘤直径≤2cm;

T_2:癌瘤直径>2cm,≤5cm;

T_3:癌瘤直径>5cm;

T_4:癌瘤大小不计,但侵及皮肤或胸壁(前锯肌、肋间肌、肋骨),炎性乳腺癌亦属此。

N_0:同侧腋窝无肿大淋巴结;

N_1:同侧腋窝有活动的肿大淋巴结;

N_2:同侧腋窝肿大的淋巴结融合成块,或与邻近组织粘连;

N_3:同侧胸骨旁淋巴结有转移。

M_0:无远处转移;

M_1:有远处转移(包括同侧锁骨上淋巴结转移)。

(2)临床分期:根据以上组合,乳腺癌的临床分期如下:

0期:Tis N_0 M_0;

Ⅰ期:T_1 N_0 M_0;

Ⅱ期:$T_{0\sim1}$ N_1 M_0,T_2 $N_{0\sim1}$ M_0,T_3 N_0 M_0;

Ⅲ期:T_3 N_1 M_0,$T_{0\sim3}$ N_2 M_0,T_4 任何N M_0,任何T N_3 M_0;

Ⅳ期:任何T N M_1。

（六）治疗

乳腺癌的治疗，以早期手术根治为主，再辅助以化疗、放疗、内分泌治疗。

1. 手术治疗 乳腺癌的术式选择应结合患者本人意愿，根据病理分型、疾病分期及辅助治疗条件而定。

（1）保留乳房的乳腺癌根治术：适用于临床Ⅰ、Ⅱ期的乳腺癌患者。手术要求是切除肿瘤及肿瘤周围1～2cm的组织，尽量保留乳房外观，但要确保切缘无肿瘤细胞浸润。清扫腋窝淋巴结。术后必须辅以放疗。

（2）乳腺癌改良根治术：有两种方式，一是保留胸大肌，切除胸小肌；二是保留胸大肌、胸小肌。前者淋巴结清除范围与根治术相仿，后者不能清除腋上组淋巴结。改良根治术保留了胸肌，术后外观效果较好，且术后生存期与应用根治术并无差异，目前为常用术式。

（3）乳腺癌根治术和扩大根治术：根治术手术范围包括切除整个乳房、胸大肌、胸小肌、腋窝及锁骨下淋巴结及脂肪组织。该术式可清除腋下组（胸小肌外侧）、腋中组（胸小肌深面）、腋上组（胸小肌内侧）三组淋巴结。扩大根治术是在根治术基础上切除第2～4肋软骨、肋间肌、胸廓内血管及周围淋巴及脂肪组织。此两种术式已较少用。

（4）单纯全乳房切除术：必须切除整个乳房，包括腋尾部及胸大肌筋膜。适用于原位癌、微小癌及年老体弱不适宜作根治术者。

2. 化学药物治疗 乳腺癌是实体癌中应用化疗最有效的肿瘤之一。化疗可选择术前、中、后进行。术前化疗可使肿瘤缩小，利于手术切除。术后化疗6个月左右为宜，有助于杀灭已播散或术中残留的癌细胞，有效防止术后复发。化疗常用的药物有环磷酰胺、甲氨蝶呤、氟尿嘧啶、长春新碱类、阿霉素、紫杉醇等。联合用药较单一用药更为有效，常用的有CMF（环磷酰胺、甲氨蝶呤、氟尿嘧啶）和CAF（环磷酰胺、阿霉素、氟尿嘧啶）方案。

3. 内分泌治疗 乳腺癌细胞中雌激素受体（ER）检测阳性和（或）孕激素受体（PR）阳性者，绝经前应用雌激素拮抗剂他莫昔芬（tamoxifen）可降低乳腺癌术后的复发和转移。绝经后患者可选择第三代芳香化酶抑制剂，包括来曲唑、阿那曲唑、依西美坦等。

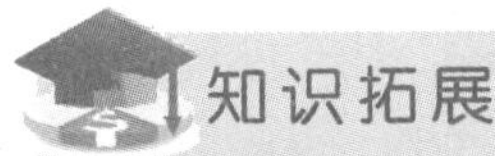

知识拓展

芳香化酶抑制剂

芳香化酶抑制剂（AIs）是一类对雌激素促进其受体阳性乳腺癌增长功能进行干扰的靶向治疗药物。芳香化酶是雌激素生物合成过程中的一个关键酶，在体内是产生雌激素必要的物质。通过阻断芳香化酶的活性降低雌激素水平，可以抑制需要依赖雌激素的肿瘤的生长，从而减少绝经后妇女乳腺癌等疾病的发病率。因此，芳香化酶抑制剂是在更年期女性中广泛使用的药物。其中，第一代芳香化酶抑制剂氨鲁米特，因不良反应大且使用不方便而停用。第二代芳香化酶抑制剂福美坦，由于其疗效并不优于他莫昔芬而停用。目前使用的第三代芳香化酶抑制剂，包括来曲唑、阿那曲唑、依西美坦等，特异性强，而副作用明显降低，有资料证明对绝经后患者其效果优于他莫昔芬。

4. 放射治疗 对Ⅰ期病例根治术后无必要放疗，对Ⅱ期病例有降低局部复发率的疗效。适应证为：①病理报告腋中或腋上组淋巴结转移者；②阳性淋巴结占淋巴总数1/2以上或有4个以上淋巴结阳性者；③病理证实胸骨旁淋巴结阳性者；④原位病变位于乳腺中央或内侧而作根治术者。

5. 生物治疗 近年来推广通过转基因技术制备的曲妥珠单抗注射液，对人表皮生长因子-2（HER-2）过度表达的乳腺癌患者有一定的疗效。

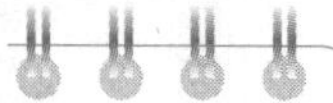

（七）预防

鉴于乳腺癌确切病因未明，更应重视二级预防（早期发现，早期治疗），钼靶摄片是目前最有效的普查检出方法。

本章小结

乳房是女性的性征器官和哺乳器官，发生病变的几率高，严重威胁女性健康。乳房肿块的鉴别，是常用的外科基本功，应掌握乳房的正确检查方法，并能初步判断肿块的性质。乳腺癌既有恶性肿瘤的特点，又是一种全身性疾病，看似简单，实为复杂，早期诊断、早期治疗对预后极为重要。其手术方式经历了从小到大再扩大，而后又缩小的过程，实为外科手术学发展的经典案例。急性乳腺炎病因明确，可防可治，重在预防，故应重视预防知识的普及。鉴于乳房的特殊性，在理论学习和实践中，应注意学习沟通技巧，学会尊重患者的人格和隐私权，正确进行诊疗。

（刘庆国）

练习题

一、选择题

A1 型题

1. 急性乳腺炎最重要的病因是
   A. 乳汁淤积　B. 卵巢内分泌功能失调
   C. 雌激素分泌增加　D. 性激素的改变与紊乱
   E. 雄激素的分泌增加
2. 急性乳腺炎脓肿形成后，主要的治疗措施是
   A. 局部热敷　B. 吸尽乳汁　C. 切开引流
   D. 使用抗生素　E. 中药治疗
3. 预防急性乳腺炎时，下列措施不妥的是
   A. 产前经常用温水清洗乳头
   B. 乳头内陷时应于分娩前 3 个月开始做矫正
   C. 每次授乳时乳汁不要全部排空
   D. 哺乳前后应清洗乳头
   E. 避免乳头损伤
4. 乳房肿块和疼痛症状具有周期性特点的乳房疾病是
   A. 急性乳腺炎　B. 乳房纤维腺瘤
   C. 乳腺囊性增生症　D. 乳腺导管内乳头状瘤
   E. 炎性乳腺癌
5. 乳房纤维腺瘤的主要临床表现是
   A. 乳房胀痛　B. 乳头溢液　C. 乳房肿块
   D. 乳头凹陷　E. 双侧乳房不对称
6. 乳房外侧的乳腺癌发生转移，易向
   A. 锁骨下淋巴结转移　B. 腋窝淋巴结转移
   C. 锁骨上淋巴结转移　D. 胸骨旁淋巴结转移

E. 肺部淋巴结转移

A2 型题

7. 女性，25 岁，产后 2 周，为了预防急性乳腺炎的发生，其采取措施不妥的是

A. 每次哺乳前后清洁乳头　B. 矫正乳头内陷
C. 每次哺乳排尽乳汁　D. 避免乳头破损
E. 预防性口服抗生素

8. 女性，40 岁，近 2 个月来间断出现左侧乳头血性溢液。局部乳房无明显红、肿、热、痛，挤捏乳头时血性溢液增多，乳房内未触及肿块。首先考虑的疾病是

A. 乳房纤维腺瘤　B. 乳腺囊性增生病
C. 乳管内乳头状瘤　D. 乳腺癌
E. 急性乳腺炎

9. 女性，25 岁，左乳房无痛性肿块 3 年。体格检查左乳房外上象限肿块约 2cm×2cm×2cm，可推动，质地中等，边界清楚，考虑为

A. 乳腺癌　B. 乳房结核　C. 乳房囊性增生病
D. 乳管内乳头状瘤　E. 乳房纤维腺瘤

A3/A4 型题

（10～12 题共用题干）

女性，60 岁，左乳房外上方发现无痛性肿块 2 月余。查体：左乳外上象限触及一肿物，约 3. 5cm×3. 0cm×2. 5cm，质坚硬，表面凹凸不平，活动度小，界限不清，左腋下触及 3 个融合的淋巴结，质硬。

10. 初步诊断是

A. 乳腺癌　B. 乳管内乳头状瘤
C. 乳腺囊性增生病　D. 乳头纤维腺瘤
E. 炎性乳腺癌

11. 为进一步确诊，最可靠的检查为

A. X 线检查　B. 超声波检查　C. 红外线扫描
D. 乳头溢液涂片　E. 病理学检查

12. 术式选择

A. 乳腺癌根治术　B. 乳腺癌扩大根治术
C. 乳腺癌改良根治术　D. 单纯全乳房切除术
E. 保留乳腺的乳腺癌根治术

二、思考题

1. 简述乳腺癌的临床表现及诊断、术式选择。
2. 简述乳腺癌不同病理类型与预后的相关性。
3. 简述乳腺囊性增生病的特点，其与乳腺癌的区别。
4. 简述急性乳腺炎的预防与处理。

第二十一章

胸 部 损 伤

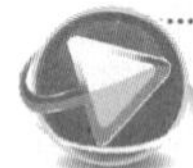

学习目标

1. 掌握：胸部损伤的临床表现、诊断及急救处理原则；肋骨骨折、气胸、血胸的临床表现及治疗方法。

2. 熟悉：肋骨骨折、气胸、血胸、血心包的病因和病理生理变化。

3. 了解：胸部损伤的分类和病理生理变化；创伤性窒息、肺挫裂伤的概念，心脏损伤的临床表现特点，Beck 三联征。

4. 具备对各种胸部损伤的伤情判断、初步诊断及急救处理能力；能独立完成胸膜腔闭式引流术。

5. 能针对不同伤情进行有效医患沟通，取得患方的理解和配合。具有高度的责任感和牺牲精神，争分夺秒救治患者。

第一节 概 述

胸部损伤(chest trauma or thoracic trauma)是一种常见损伤，多由机械性致伤因素如：机动车祸、高处坠落、塌方、刺伤和医源性损伤引起。胸部由骨性胸廓支撑保护胸内脏器，参与呼吸功能。骨性胸廓的损伤范围与程度往往表明暴力的大小。钝性暴力致肋骨骨折，可破坏骨性胸廓的完整性，并使胸腔内的心、肺发生碰撞、挤压、旋转和扭曲，造成组织广泛挫伤。正常胸膜腔负压双侧均衡，纵隔位置居中。一侧胸膜腔积气或积液会导致纵隔移位，患侧肺受压同时健侧肺受压，并影响腔静脉回流。起始于降主动脉的肋间动脉管径较大，损伤后可发生致命性大出血。上腔静脉无静脉瓣，胸膜腔内压骤升会使上腔静脉压力急剧升高，导致无静脉瓣的上腔静脉压急剧升高，上半身毛细血管扩张和破裂。膈肌分隔两个压力不同的体腔，胸腔压力低于腹腔，膈肌破裂时，腹内脏器和腹腔积液会进入胸腔。闭合性或开放性胸部损伤，无论是否穿破膈肌，都可能同时伤及腹部脏器，这类胸和腹连接部同时累及的多发性损伤称为胸腹联合伤(thoraco abdominal injury)。胸部损伤占全身创伤的1/4，占外伤死亡病例的20%左右(图21-1)。

(一) 病因和分类

根据胸膜腔与外界是否相通，分为闭合性损伤和开放性损伤两类。

1. 闭合性损伤 多因暴力挤压、冲撞、高处坠落或钝器打击胸部所致。特点是壁层胸膜保持完整，胸膜腔不与外界相通。

(1) 暴力挤压胸部时，骤升的胸膜腔内压会使无静脉瓣的上腔静脉压急剧升高，致使头、颈、肩、眼结膜、颅内等毛细血管破裂出血，称为创伤性窒息(traumatic asphyxia)。

(2) 高压气浪或水浪冲击胸部时，可引起小支气管和肺泡破裂及肺组织毛细血管出血，而产生严重的肺水肿，这种肺损伤称为肺挫裂伤(blast injury of lung)。

2. 开放性损伤 平时多因锐器，战时则由火器弹片等穿破胸壁所造成。特点是胸膜腔与外

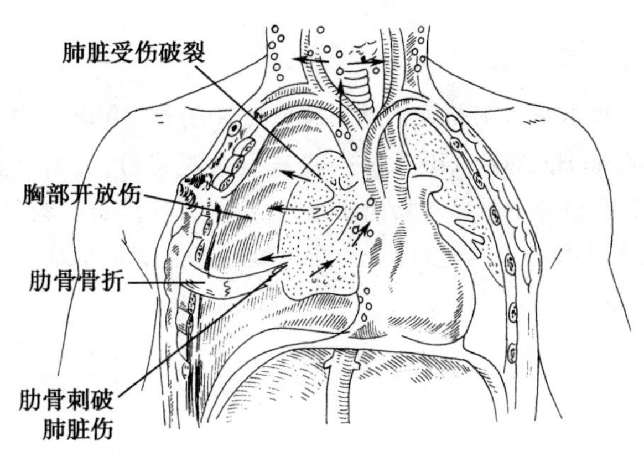

图 21-1　各种常见的胸部损伤

界相通，胸膜的完整性遭受破坏，常伴有胸内器官损伤及气、血胸。

（二）临床表现

1. **胸痛**　胸部损伤主要症状，受伤处明显，并在深呼吸和咳嗽时加剧。其中尤以肋骨骨折为甚。

2. **呼吸困难**　胸痛使胸廓运动受限，呼吸浅快；气管、支气管内有血液或分泌物堵塞气道，不能咳出，或伤后肺水肿或肺挫伤后引起肺淤血、肺出血，可引起通气与换气功能障碍；损伤性血胸、气胸使患侧肺受压萎陷；多根多处肋骨骨折造成胸壁软化，引起胸廓反常呼吸运动，更易导致缺氧与二氧化碳滞留，使呼吸更加困难。

3. **咯血**　是肺与支气管损伤的表现，轻伤痰中带血或咯血，重伤时咯血量较多且出现较早，肺挫裂伤多咳出泡沫样血痰。

4. **休克**　多见于严重胸部损伤，原因如下：

（1）胸腔内大量出血，血容量急剧减少；

（2）心包腔内出血，可引起急性心脏压塞；

（3）大量积气特别是张力性气胸，严重影响肺功能与静脉血液向心回流，致使回心血量减少。

5. **体征**　依据损伤性质和伤情轻重而有所不同，可有皮肤青紫、胸壁血肿、皮下气肿、骨摩擦音、胸廓变形、胸壁软化及反常呼吸运动；如伤口与胸膜腔相通，则可听到随呼吸而出现的气体响声；胸部检查叩诊：气胸呈鼓音，血胸呈浊音。听诊：呼吸音减弱或消失；严重损伤性血、气胸，可使气管和心脏移位。

（三）诊断

根据外伤史和上述临床表现，初步诊断不难。对疑有气胸、血胸者，可行诊断性胸腔穿刺，以明确诊断。胸部 X 线片，可判定有否肋骨骨折、胸腔积气、积血等情况。

（四）治疗

1. 保持肺通气及换气正常。

2. 防治休克，尽快去除导致休克的病因。

3. 轻者，给予镇痛剂、固定胸廓或行肋间神经阻滞，达到止痛的目的。胸部伤口给予清创缝合，应用抗生素防治感染，常规注射破伤风抗毒素（TAT）。

4. 有气、血胸者需行胸腔闭式引流术。有胸壁软化、反常呼吸者，局部加压包扎稳定胸廓。开放性气胸应及时封闭伤口。

5. 有下列情况者，需行剖胸探查术：①胸膜腔内进行性出血；②胸腔闭式引流后，漏气量大、呼吸仍困难，提示有肺裂伤或支气管断裂；③心脏损伤；④胸内存留较大的异物；⑤胸腹联合伤。

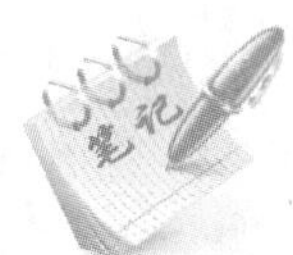

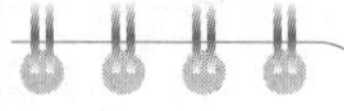

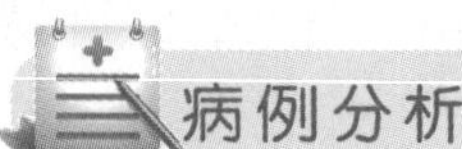

患者，男，19岁。被水果刀刺伤左前外侧胸壁约30分钟，急诊入院。诉头昏、无力和气促。查体：血压80/60mmHg，脉搏110次/分，皮肤和黏膜苍白，左前外侧胸壁伤口为利器伤，约1.3cm宽，位于左锁骨中线第4肋间水平，无明显血液流出。胸部听诊左侧呼吸音降低，叩诊左侧胸部上部呈鼓音、下部呈浊音。床边心电图显示各导联低电压。

问题：1. 考虑何种损伤？

2. 如何处理？

第二节 肋骨骨折

在胸部损伤中除胸壁软组织挫伤外，肋骨骨折(rib fracture)最为常见。以第4～7肋骨骨折最易发生。

肋骨的特点及与骨折的关系

1. 第1～3肋骨较短，且有锁骨、肩胛骨和肌肉的保护，较少发生骨折。第4～7肋骨长而固定，最易折断。第8～10肋骨虽长，但前端与胸骨成弓形连接，弹性较大，不易折断。第11、12肋是前端游离的浮肋，活动度大，不易折断。

2. 儿童肋骨富有弹性，不易折断。成人与老年人肋骨骨质疏松，脆性较大容易发生骨折。

（一）病因

1. 根据暴力作用方式不同，分为直接暴力和间接暴力两种。

（1）直接暴力：肋骨向内弯曲折断，可刺伤胸膜、肺或肋间血管，并发血、气胸；

（2）间接暴力：胸廓受到前后方向外力的挤压，使腋中线附近肋骨向外过度弯曲折断，较少发生胸内合并症，易刺破皮肤形成开放性骨折。

2. 根据暴力程度与作用部位不同，可分为单根或多根肋骨骨折；同一肋骨可发生一处或多处骨折。

（二）病理生理

肋骨骨折断端如向内刺破胸膜壁层、肋间血管与肺脏，可产生气胸、血胸或气血胸。多根多处肋骨骨折后，局部胸壁失去了肋骨的支撑而软化，类似农具连枷称连枷胸(flail chest)。此时出现反常呼吸运动：即吸气时，软化胸壁内陷；呼气时，软化胸壁向外凸出。与正常呼吸运动时相反(图21-2)。同时由于两侧胸膜腔压力不平衡，可使纵隔随呼吸而左右摆动称纵隔扑动。可造成缺氧、二氧化碳滞留和静脉血液回流障碍。损伤严重者，可出现呼吸与循环功能衰竭。另外，肋骨骨折导致的剧烈疼痛，使伤员呼吸浅促、不敢深呼吸、咳嗽，可导致呼吸道分泌物潴留，易引起肺不张及感染。

（三）临床表现

1. 症状 骨折局部疼痛，在深呼吸、咳嗽或变动体位时疼痛加重，因疼痛致呼吸变浅、咳嗽无力，呼吸道分泌物增加，易致肺不张和肺部感染。合并气胸，血胸或反常呼吸时，有气促、呼吸

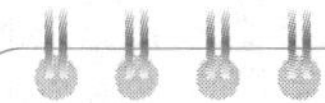

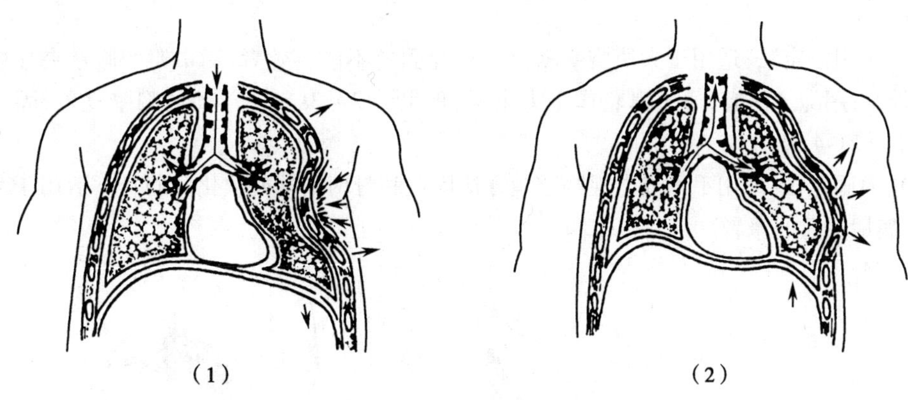

图 21-2　胸壁软化区的反常呼吸运动
(1) 吸气;(2) 呼气

困难、缺氧和休克发生。

2. 体征　骨折处压痛明显,骨折端有骨擦感。前后挤压胸部,可在骨折处出现疼痛。多根多处骨折时出现反常呼吸。合并气胸,血胸患者还有相应体征。

3. X线检查　可确定骨折的部位,以及有无气胸、血胸、肺部感染等。

(四) 诊断

依据外伤史、临床表现以及X线检查一般可诊断。

(五) 治疗

治疗重点是镇痛、固定、防治并发症。镇痛的方法甚多,可酌情使用口服或肌注镇痛药物,或使用镇痛泵、肋间神经阻滞甚至硬膜外置管镇痛。固定胸廓的方法因肋骨骨折的损伤程度和范围不同而异。鼓励患者咳嗽排痰,早期下床活动,减少呼吸系统的并发症。

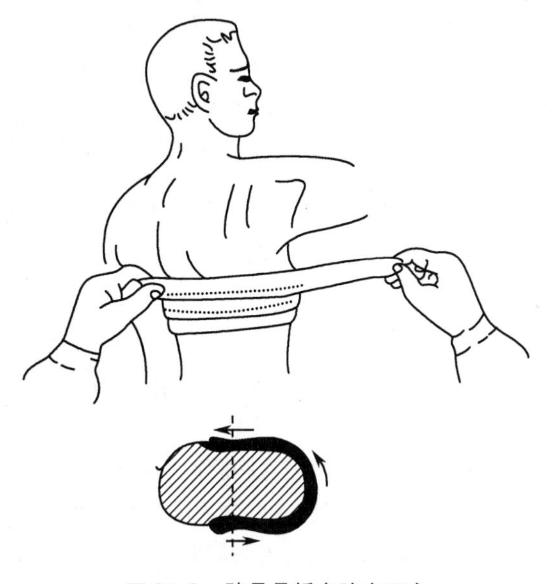

图 21-3　肋骨骨折宽胶布固定

1. 闭合性单处肋骨骨折　因有上、下肋骨和肋间肌支撑,骨折端多无明显移位。治疗的重点是止痛、固定胸廓和防治并发症。范围小者可用叠瓦状宽胶布固定(图21-3)。

知识拓展

叠瓦状宽胶布固定法

叠瓦状宽胶布固定,患者取坐位,用宽7~8cm,长超过前后正中线胶布数条,在患者深呼气末,自后向前、自下而上依次粘贴,上下胶布应重叠2~3cm,固定时间为2~3周。

这种方法有引起表皮水疱和限制呼吸的缺点。如患者皮肤对胶布过敏,可用多头胸带包扎胸部,亦可起到固定的作用。

2. 闭合性多根多处肋骨骨折　有大块胸壁软化和反常呼吸,合并血胸、气胸等,严重影响呼吸和循环,应紧急处理。

(1) 包扎固定法:适用于较小范围的胸壁软化治疗及现场急救处理,用厚纱布压于胸壁软

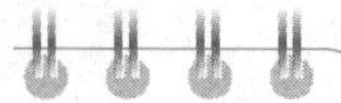

化区，再行固定。

（2）牵引固定法：适用于大块胸壁软化或包扎固定不能奏效者，用巾钳经胸壁夹住中央游离段肋骨，再用绳子吊起，通过滑轮作重力牵引，重量约 2～3kg，使浮动的胸壁复位，固定时间 1～2 周（图 21-4）。

（3）内固定法：即用手术或电视胸腔镜方法固定肋骨两断端或软化区肋骨。适用于大块胸壁软化，病情危重的患者。

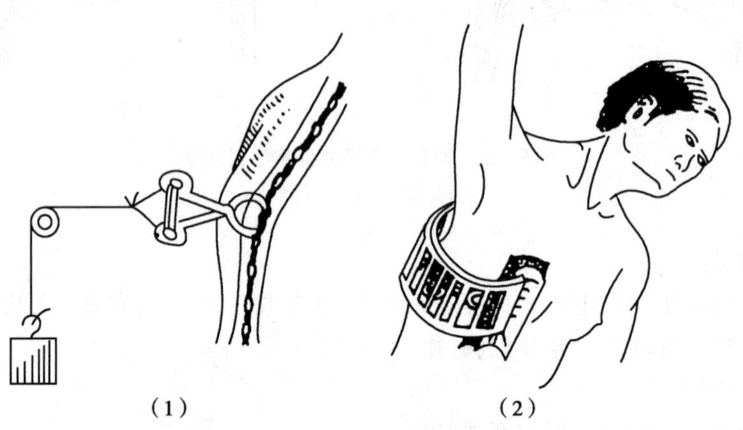

图 21-4　胸壁软化区牵引固定
（1）牵引固定法；（2）胸壁外固定法

3. 开放性骨折的处理　胸壁伤口需彻底清创，骨折端用钢丝固定。若胸膜已穿破，需行胸腔闭式引流。术后应用抗生素，以防感染。如合并胸内脏器损伤则需行剖胸探查术，予以相应处理。

第三节　气　　胸

各种原因导致空气进入胸膜腔引起胸膜腔内积气，称为气胸（pneumothorax）。因外伤引起的气胸，称为损伤性气胸。可分为闭合性、开放性和张力性气胸三类。气胸多因肺组织、气管、支气管、食管破裂，空气进入胸膜腔；或因胸壁伤口穿破胸膜，胸膜腔与外界沟通，外界空气进入所致。游离胸膜腔内积气通常位于胸膜腔上部；当胸膜腔因炎症、手术等原因发生粘连，胸膜腔积气局限于某些区域，可出现局限性气胸。

一、闭合性气胸

闭合性气胸（closed pneumothorax）指空气经胸部伤口或肺组织、气管、支气管破裂口进入胸膜腔，形成气胸，随之伤口闭合，空气不再继续进入胸膜腔。胸部损伤中较为常见，多为肋骨骨折的并发症。

（一）临床表现与诊断

轻者（肺压缩 30% 以下）可无症状。重者有胸闷、气促、呼吸困难。查体可发现患侧胸廓饱满，呼吸动度降低，气管向健侧移位，叩诊呈鼓音，听诊呼吸音减弱。X 线检查可明确诊断。胸部 X 线检查显示不同程度积气与肺萎陷，或纵隔移位。

（二）治疗

轻者不需特殊治疗，一般在 1～2 周内可自行吸收。重者须胸膜腔穿刺抽气，或行胸膜腔闭式引流术，促使肺复张。同时应用抗生素预防胸膜腔感染。

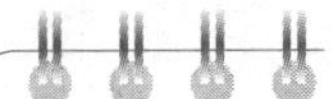

二、开放性气胸

开放性气胸(open pneumothorax)多为锐器或火器弹片伤及胸壁,使胸膜腔与外界相通,空气可随呼吸自由进出胸膜腔,称为开放性气胸。

(一) 病理生理

1. 伤侧胸膜腔内负压消失,肺受压萎陷,由于两侧胸膜腔压力不等而使纵隔移位,健侧肺扩张受限。

2. 吸气时大量气体进入患侧,患侧压力明显高于健侧,纵隔向健侧进一步移位;呼气时空气由伤口排出体外,两侧胸膜腔压力差缩小,纵隔移回伤侧。纵隔随呼吸运动而左右移位的反常运动,称为纵隔扑动(mediastinal flutter)。纵隔扑动严重影响静脉血液回流心脏,可导致循环功能障碍(图 21-5)。

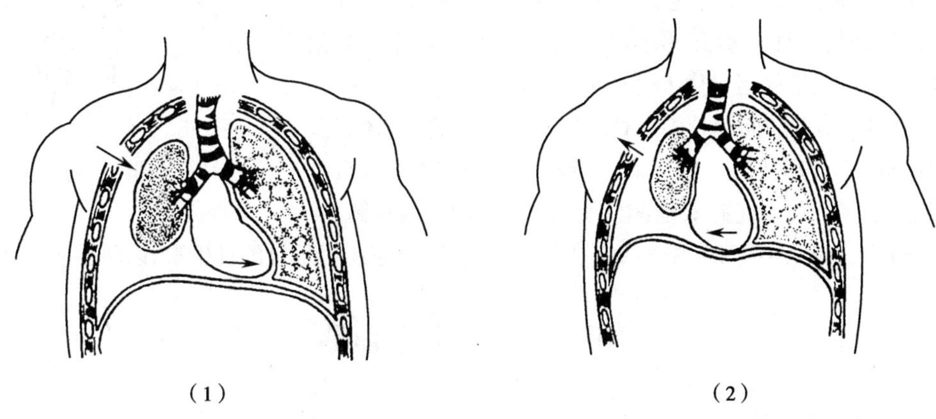

(1)　　　　(2)

图 21-5　开放性气胸的纵隔扑动
(1) 吸气;(2) 呼气

3. 吸气时,健侧肺不仅从气管吸入外界新鲜空气,同时亦吸入来自患侧肺排出的含氧量低的气体;呼气时,健侧肺呼出气体,不仅由上呼吸道排出体外,同时,亦有部分气体进入伤侧肺。久之,含氧量低的气体在两肺内重复交换,造成严重缺氧,加重临床症状。

(二) 临床表现与诊断

伤情多较严重,患者有明显气促,烦躁不安,呼吸困难,重者有发绀或休克表现。查体时,胸壁可见伤口与胸膜腔相通,并能听到随呼吸气体进出胸膜腔的响声,气管、心脏明显向健侧移位。伤侧胸部叩诊呈鼓音,听诊呼吸音减弱或消失。胸部 X 线透视检查显示纵隔来回摆动。

(三) 急救与治疗

开放性气胸的急救处理,应迅速封闭胸壁的伤口,一般用多层凡士林纱布外加棉垫封闭伤口,再用胶布或绷带包扎。伤情稳定后,争取早期清创,缝闭伤口,并行胸膜腔闭式引流,同时使用抗生素及 TAT 治疗。如疑有胸腔脏器严重损伤或进行性出血,应剖胸探查。

三、张力性气胸

张力性气胸(tension pneumothorax)又称高压性气胸(high pressure pneumothorax),常见于肺或支气管破裂后,裂口与胸膜腔相通,且呈活瓣状。每当吸气时,空气通过活瓣进入胸膜腔;呼气时,活瓣闭合,空气不能排出。胸膜腔压力不断升高,并超过大气压而呈高张状态,称为张力性气胸。

(一) 病理生理

由于单向活瓣的作用,胸膜腔内积气不断增加,压力不断升高,患侧肺逐渐萎陷,纵隔严重

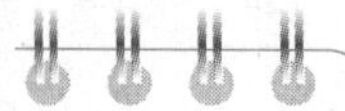

向健侧移位，同时挤压健侧肺，导致呼吸与循环功能严重障碍。张力性气胸的高压气体可挤入纵隔，扩散至皮下组织，于颈部、面部、胸部等处形成广泛性皮下气肿。

（二）临床表现与诊断

患者出现极度呼吸困难、发绀和休克等症状。抢救不及时可危及生命。查体时发现气管向健侧移位，伤侧胸部饱满，呼吸运动减弱，可有面、颈、胸、上肢等处皮下气肿。胸部叩诊呈鼓音，听诊呼吸音消失。X线检查可见伤侧肺萎缩，纵隔向健侧移位。胸腔穿刺时可见高压气体外推针筒芯。

（三）急救与治疗

张力性气胸病情危急，如不及时抢救，患者将迅速死亡。

1. 急救的关键是尽快排出胸膜腔积气，以减低胸膜腔内压力。可用粗针头在伤侧第二肋间锁骨中线处刺入胸膜腔，暂时排气减压。在转送时可于针尾部缚一橡胶指套，顶端剪开1cm的小口，呼气时，气体经剪开的小口排出；吸气时指套塌陷，阻止气体进入，以保证转运途中安全（图21-6）。

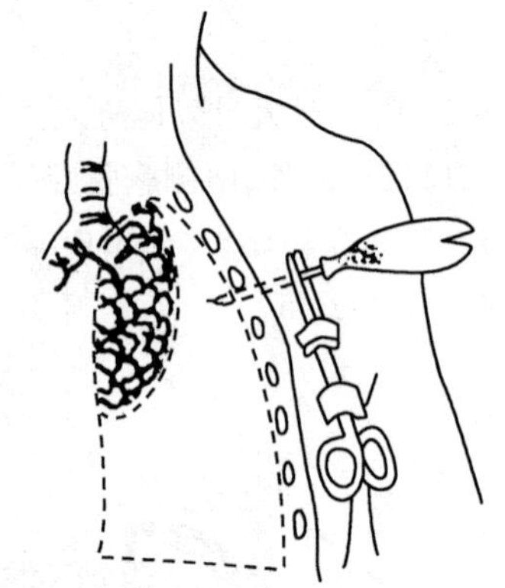

图21-6　粗针头胶皮指套排气法

2. 立即于第二肋间锁骨中线处放置胸腔引流管，作闭式胸膜腔引流，持续减压排气。数天后，肺或支气管破裂口可自行闭合，肺亦复张。如不能有效地减低胸膜腔的压力，提示肺、支气管裂口较大，应尽早行剖胸探查，修补裂口。此外，还应使用足量的抗生素，以防治感染。

第四节　损伤性血胸

胸部损伤引起胸膜腔内积血，称为损伤性血胸（traumatic hemothorax）。可与气胸并存称为损伤性血气胸。

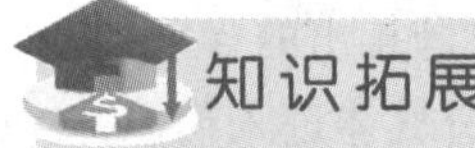

知识拓展

损伤性血胸出血的来源与特点

1. 肺裂伤出血最为多见，由于肺循环压力低，出血量少且较缓慢，常可自行停止；

2. 肋间血管或胸廓内动静脉出血，因压力较高，出血量较多且快，常不易自止，需手术止血。

3. 心脏与大血管出血，出血量多而急，不易控制，很快导致失血性休克，往往得不到抢救机会而死亡。

（一）病理生理

早期主要是急性内出血和胸膜腔内积血，使肺受压、纵隔移位，造成呼吸循环功能紊乱，其危害程度取决于胸内出血量。心脏、肺脏及膈肌的不断运动，对胸腔内的积血起着去纤维蛋白的作用，使其不易凝固；当胸腔内迅速积聚大量血液，超过去纤维蛋白的速度时，积血可发生凝固，称为凝固性血胸。附在胸膜上的纤维蛋白和血块机化，逐渐形成较厚的纤维层，称为机化性血胸，限制肺膨胀及胸壁活动，影响呼吸功能。胸内积血易并发细菌感染，可发展为脓胸。

（二）临床表现与诊断

少量血胸多无明显症状。中等量血胸（出血量500～1000ml）或大量血胸（出血量1000ml以上），可表现失血性休克及呼吸循环功能障碍，如面色苍白、口渴、脉快、血压下降、气促、呼吸困

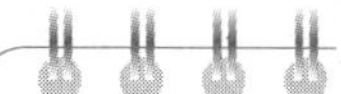

难、贫血等。查体时可见伤侧胸廓饱满,气管向健侧移位。叩诊呈浊音,听诊呼吸音减弱或消失。胸部X线检查可见胸腔积液表现。胸腔穿刺抽出血液可明确诊断。若继发化脓性感染,可表现高热寒战,脉快而细弱,白细胞计数升高等现象。

有下列征象提示胸膜腔内进行性出血:①症状进行性加重,血压持续下降,经输血、补液血压仍不回升,或短暂升高又迅速下降;②红细胞、血红蛋白计数、血细胞比容等重复测定,持续降低;③胸膜腔闭式引流,血量连续3小时,每小时超过200ml;④胸膜腔穿刺或引流因血液迅速凝固抽不出血液,但胸部X线连续检查胸膜腔积液阴影不断增大,表明出血量多而急。

(三)治疗

1. 非进行性血胸　小量血胸可自行吸收,不需穿刺抽吸治疗。中等量或大量血胸,应尽早行胸膜腔穿刺术或闭式引流术,排出积血,促使肺复张,改善呼吸功能。并应用抗生素防治感染。

2. 进行性血胸　在防治低血容量性休克的同时,应尽早开胸探查,寻找出血部位,修复破损脏器,缝扎止血,或切除毁损肺段、肺叶。

3. 凝固性血胸　最好在伤后2~3日内剖胸,清除积血或血块以防感染和机化。血块机化后,应行纤维板剥除术。血胸合并感染,按脓胸处理。

第五节　心脏损伤

心脏损伤(cardiac injury)根据致伤原因可分为钝性心脏损伤(blunt cardiac injury)和穿透性心脏损伤(penetrating cardiac injury)。钝性心脏损伤常见于撞击、坠落伤、挤压伤,可引起心肌挫伤甚至破裂。患者表现心前区疼痛,心律不齐,心跳加快,休克或猝死。亦可因乳头肌撕裂或断裂,瓣膜关闭不全导致急性心衰,甚至死亡。出现急性心脏压塞或急性瓣膜关闭不全致难以控制的心衰需手术治疗。

穿透性心脏损伤多为刀、剪等利器或子弹、弹片等火器伤所致。由于伤及心脏、大血管、冠状血管引起大出血致休克,往往迅速死亡。也有部分伤口不大,而因心包限制,出血积存于心包内,形成心脏压塞,出现Beck三联征,即:①静脉压增高;②心搏微弱,心音遥远而轻微;③动脉压降低。X线检查心影增大,搏动减弱,心缘各弧弓平直。有时可见胸膜腔积液。心电图检查对了解心肌损伤部位及有无传导系统或冠状动脉损伤等很有参考价值。心包穿刺抽出血液有助于诊断,并对心脏有暂时解除压迫的作用。如为进行性出血,则应在积极处理休克、大量输血的同时进行剖胸探查术,做相应的止血缝合修补。值得注意的是,对胸部锐器伤的伤口在心脏体表投影区,或短时间休克,或出现Beck三联征等,都应高度警惕心脏损伤的可能。不应去做辅助检查,而应立即在局麻下扩创探查,若伤道方向是对向心脏,则进入胸内,迅速改全麻插管剖胸探查或心脏修补止血,以提高心脏穿通伤的抢救成功率。

第六节　胸膜腔闭式引流术

(一)原理

闭式胸膜腔引流是根据胸膜腔的生理特点设计的,依靠水封瓶中的液体使胸膜腔与外界隔离。当胸膜腔内因积液或积气形成高压时,胸膜腔内的液体或气体可排至引流瓶内;当胸膜腔内恢复负压时,水封瓶内的液体被吸至引流管下端形成负压水柱,阻止空气进入胸膜腔。由于引流管有足够的垂直长度和地心引力作用,水封瓶内的液体只能在引流管的下端形成一定高度的水柱,不能被吸至胸膜腔内,从而达到胸膜腔引流和减压目的。

（二）适应证

损伤性气胸、血胸、急性脓胸，需要持续引流，排出积气、积血、积脓者及胸部手术切开胸膜腔者。

（三）手术方法

选定插管肋间隙：引流气体者，多在锁骨中线第二肋间；引流液体者，多在腋中线与腋后线之间第6～8肋间。

1. 手术步骤　患者取半卧位，选定肋间，消毒胸部皮肤，用1%利多卡因溶液3～5ml，局麻胸壁全层，切开皮肤约2cm，用血管钳在肋骨上缘逐层分离肌层直至胸膜腔，随即经切口插入一个带有侧孔的橡胶管或软塑料管，插入胸膜腔内约4～5cm，引流管的外端连接无菌水封瓶，缝合切口并固定引流管。

2. 术后观察与管理

（1）管道密封：使用前应严格检查引流管是否通畅和整个装置是否密封。

（2）妥善固定：将留有足够长度的引流管固定在床缘上。搬动患者应确保钳夹引流管近端，严防引流管脱出、引流瓶破碎、引流玻璃管松动脱出水面，防止发生气胸。胸腔闭式引流主要是靠重力引流，水封瓶应置于患者胸部水平下60～100cm，并应放在特殊的架子上，防止被踢倒或抬高。

（3）保持胸膜腔引流管通畅：胸膜腔引流管外端连接无菌水封瓶的长玻璃管插至水平面下3～4cm（图21-7），管内水柱随呼吸上下移动，表明引流管通畅；如水柱不移动，表明引流管不通，应及时挤压引流管，以保持引流管通畅。

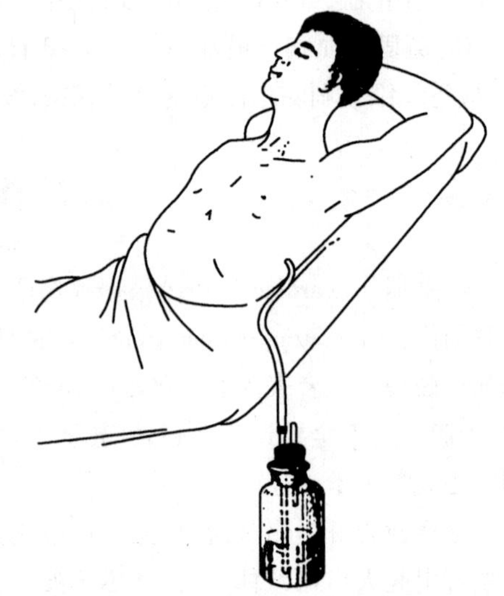

图21-7　胸膜腔闭式引流术

（4）观察引流物的性质：详细记录引流量，一般患者每日记录一次，疑有胸内大出血患者，则须每小时记录一次，以判断有无进行性出血。

（5）更换水封瓶：应先将引流管近端钳紧，更换完好后，方可松开钳夹。同时应注意无菌操作。

（6）拔管：引流气体或液体不再排出，肺膨胀良好，观察24小时，经胸部X线检查证实，或脓腔容量小于10ml，可拔除引流管。拔引流管时，先剪开引流管固定缝线，嘱患者深吸气后屏气，将管迅速拔出，随即用凡士林纱布紧压伤口，用胶布固定，或结扎预置切口的缝合线。

本章小结

胸部损伤伤情轻重不一，胸壁损伤中，多根多处肋骨骨折所致的反常呼吸，是伤情较重的类型，必须及时予以纠正；气胸、血胸、血气胸是导致呼吸困难的常见原因，严重者可出现呼吸功能衰竭、休克甚至死亡，因此，早期正确的急诊处理至关重要；心脏损伤是临床特急重型的损伤，紧急的现场处置并及时的转诊，是提高抢救成功率的关键。胸膜腔闭式引流术是胸部损伤治疗中最常用的技术，各级医院均可开展，应熟练掌握。

（李雪涛）

练习题

一、选择题

A1 型题

1. 反常呼吸见于

A. 多根单处肋骨骨折　　B. 多根多处肋骨骨折
C. 开放性气胸　　D. 张力性气胸
E. 闭合性气胸

2. 多根多处肋骨骨折的最主要影响是

A. 胸部疼痛　　B. 妨碍正常呼吸　　C. 痰不易咳出
D. 反常呼吸　　E. 骨折端摩擦

3. 开放性气胸的主要病理生理变化为

A. 反常呼吸运动　　B. 纵隔摆动　　C. 进行性伤侧肺压缩
D. 呼吸死腔增加　　E. 健侧肺受压

4. 现场急救开放性气胸患者的首要措施是

A. 吸氧、输液　　B. 镇静、止痛　　C. 清创与缝合
D. 封闭胸壁伤口　　E. 应用抗生素

5. 下列对气胸患者闭式胸膜腔引流的装置叙述错误的是

A. 锁骨中线第二肋间插管　　B. 长玻璃口在水面下 3cm
C. 短玻璃管与大气相通　　D. 整个装置均须密封
E. 水封瓶距离引流口 30cm

A2 型题

6. 男性,30 岁。因车祸引起胸部损伤。查体:极度呼吸困难,发绀,肺呼吸音消失,并有严重的皮下气肿。诊断为张力性气胸,急救应立即

A. 吸氧　　B. 快速静脉输液　　C. 输血
D. 气管切开　　E. 胸膜腔穿刺排气

7. 某患者因肺切除术后行闭式胸膜腔引流,翻身时,胸膜腔导管不慎脱出,即时首要措施是

A. 将引流管重新插入　　B. 用无菌敷料将伤口堵闭
C. 手指捏紧引流口皮肤　　D. 急呼医生处理
E. 在第二肋间插入粗针头

A3/A4 型题

(8～9 题共用题干)

女性,49 岁。胸部外伤致开放性气胸,出现呼吸困难和发绀,立即封闭伤口,行闭式胸膜腔引流术。

8. 行闭式胸膜腔引流术时,导管安放位置在患侧的

A. 第 2 肋间锁骨中线处　　B. 第 7、8 肋间腋中线处
C. 第 6、7 肋间腋前线处　　D. 第 5、6 肋间腋中线处
E. 第 9、10 肋间腋后线处

9. 该患者闭式胸膜腔引流护理中,促使胸内气体排出的措施是

A. 取半卧位　　B. 水封瓶低于引流口 60cm
C. 保持长玻璃管在水面下 3cm　　D. 鼓励患者咳嗽和深呼吸
E. 定时挤捏引流管

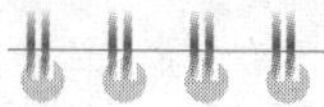

（10～11题共用题干）

男性，25岁，被刀刺伤左前胸部1小时急诊入院。查体：BP 80/50mmHg。颈静脉怒张，脉搏细弱，心音遥远。

10. 首先要考虑的诊断是

A. 张力性气胸　B. 开放性气胸　C. 血气胸

D. 心脏损伤　E. 急性心脏压塞

11. 首先要采取的急救措施是

A. 输血补液抗休克　B. 胸腔穿刺　C. 心包穿刺

D. 急诊剖胸探查　E. 胸腔闭式引流

二、思考题

1. 简述肋骨骨折的临床表现、诊断及治疗方法。

2. 简述开放性气胸、张力性气胸的临床表现和急救措施。

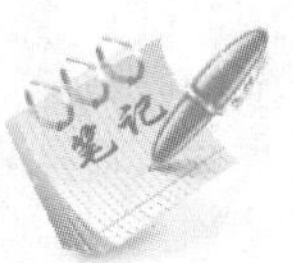

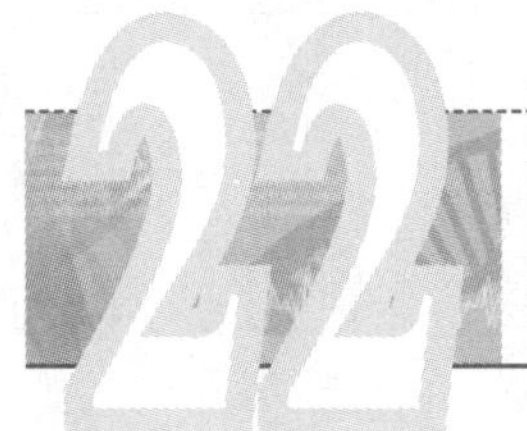

第二十二章

胸壁疾病与脓胸

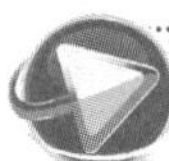

学习目标

1. 掌握:脓胸的临床表现、诊断和治疗原则。
2. 熟悉:脓胸的病因和病理。
3. 了解:非特异性肋软骨炎、胸壁结核的临床表现、诊断和治疗。
4. 具备对胸壁疾病与脓胸的初步诊断能力;能独立完成胸腔穿刺、引流术操作。
5. 给予患者人文关怀,指导患者合理饮食,以加强营养支持,帮助患者康复。

第一节　非特异性肋软骨炎

非特异性肋软骨炎(Tietze disease)是一种非化脓性肋软骨肿大,好发于青壮年,女性略多。病因不明,常有上呼吸道感染史,可能与病毒感染有关。亦有认为系胸肋关节内韧带损伤所致。病理检查时,肋软骨的组织结构多无异常改变。

(一)临床表现

主要是受累的肋软骨肿大、隆起,表面皮肤正常,局部有明显的钝痛或锐痛,触之疼痛加剧,严重者可影响呼吸。病变好发于第2~4肋软骨,单侧多见。本病进展缓慢,病程长短不一,时轻时重,可反复发作迁延数年。

(二)诊断

依据临床症状和局部体征可确定诊断。因肋软骨不能显影,X线摄片没有帮助,但可排除胸内病变、肋骨结核或骨髓炎等。

(三)治疗

一般采用对症治疗。口服止痛药,热敷或理疗均有一定的效果。对疼痛较明显者,局部可用氢化可的松加利多卡因封闭。若长期应用各种治疗无效,且症状较重或不能排除恶性肿瘤时,可切除病变肋骨。

第二节　胸 壁 结 核

胸壁结核(tuberculosis of chest wall)是胸壁软组织、肋骨和胸骨继发性结核病变。患者多有肺结核病史。

(一)病理

胸内结核经淋巴、血行转移或直接蔓延至胸壁淋巴结及胸壁软组织和骨骼。典型的胸壁结核多由胸壁深处的淋巴结结核干酪样坏死,形成结核性脓肿(寒性脓肿),穿透肋间肌蔓延至胸壁浅部皮下层,在肋间肌层内外各形成一个脓腔,中间有孔道相通,形似"哑铃"状。有些穿透肋间肌的脓肿,因重力作用,逐渐向外向下坠积至胸壁侧面或上腹壁。寒性脓肿破溃穿透皮肤,成

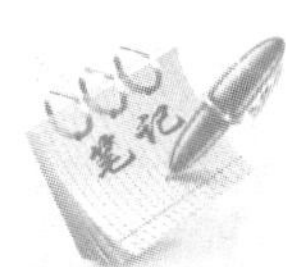

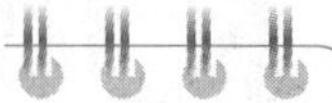

为结核性窦道或溃疡。

（二）临床表现和诊断

1. 好发青、壮年，全身症状多不明显。

2. 如肺结核处于活动期，可有乏力、低热、盗汗等症状。

3. 胸壁有局限性脓肿，表面不红、不热，多有波动感。

4. 穿刺若抽得淡黄色稀薄脓液，涂片发现嗜酸杆菌有助于诊断；穿刺应采取潜行穿刺。

5. 寒性脓肿破溃可排出水样混浊、无臭、伴有干酪样物质，经久不愈，形成溃疡或窦道。

6. 胸部 X 线检查可发现肺、胸膜或肋骨结核病变。

7. 寒性脓肿继发化脓性感染，可出现急性炎症表现。

（三）治疗

1. **非手术治疗**　首先应注重全身抗结核药物治疗及营养支持。较小的胸壁寒性脓肿，可选用穿刺抽脓。穿刺针应在脓肿上方的健康皮肤潜行穿入脓腔，避免垂直进针造成脓液随针孔流出形成瘘管。抽尽脓液后，向脓腔注入链霉素 0.5g 和异烟肼 200mg，然后局部加压包扎，每周 1～2 次。

2. **手术治疗**　手术前 2～3 周，可联合采用 2～3 种一线抗结核药物，如异烟肼、链霉素、乙胺丁醇、利福平等控制或稳定结核病灶。病灶清除是治疗胸壁结核的主要方法。原则是彻底切除病变组织，包括受累肋骨、淋巴结和有病变的胸膜，切开所有窦道，刮除坏死和肉芽组织，清洗后放入链霉素 1.0g，并用肌瓣充填残腔，防止血液积聚，安放引流，术毕加压包扎。

3. 若继发化脓性感染时，应先切开引流，待感染控制后再行结核病灶清除术。术后继续应用抗结核药物 6～12 个月。

第三节　脓　　胸

一、概　　述

脓胸（empyema）是指脓液积聚于胸膜腔内的化脓性感染。根据病程长短分为急性和慢性脓胸；按波及的范围可分为全脓胸和局限性脓胸。

1. **病因**　致病菌以金黄色葡萄球菌、肺炎双球菌、链球菌多见，大肠杆菌、结核杆菌、厌氧菌、铜绿假单胞菌、真菌也可引起脓胸。致病菌进入胸膜腔的途径有：①直接由化脓病灶侵入或破入胸膜腔，或因外伤、手术污染胸膜腔；②经淋巴途径，如膈下脓肿、肝脓肿、纵隔脓肿、化脓性心包炎等，通过淋巴管侵犯胸膜腔；③血源性播散：在全身菌血症或脓毒症时，致病菌可经血液循环进入胸膜腔。

2. **病理**　在急性期胸膜腔脓液迅速增加，肺受压，纵隔移向健侧。早期脓液稀薄，含有白细胞和纤维蛋白，呈浆液性；随着病程进展，脓细胞及纤维蛋白增多，渗出液逐渐由浆液性转为脓性。在慢性期因急性脓胸治疗不彻底，纤维蛋白沉积于壁层、脏层胸膜上形成韧厚致密的纤维板，影响呼吸功能，由于纤维组织收缩，使胸部下陷，纵隔被牵向患侧，使呼吸功能障碍更加严重（图 22-1）。

二、急性脓胸

1. **临床表现与诊断**　局部症状为患侧胸痛，伴咳嗽，咳痰，呼吸急促；全身症状为高热、脉速、乏力、食欲减退等；严重时出现呼吸困难和感染性休克。体检患侧肋间隙饱满，呼吸运动减弱，语颤减弱，气管偏向健侧，叩诊呈浊音，听诊呼吸音减弱或消失。血液白细胞计数和中性粒细胞比例增高；X 线检查可见积液表现；行 B 超检查可确定脓腔部位和大小；胸膜腔穿刺抽出脓

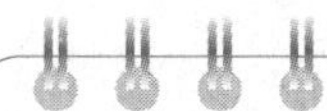

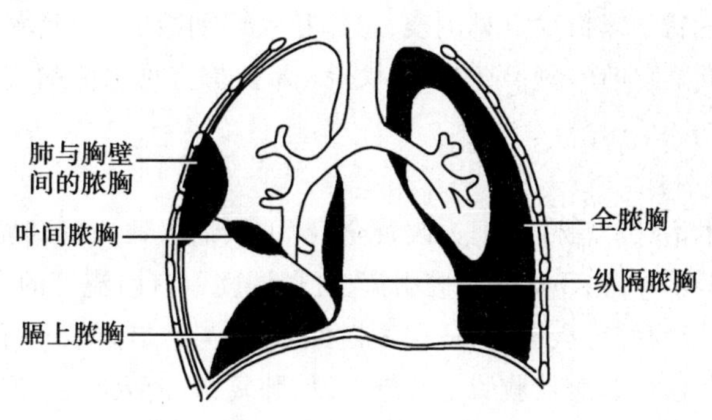

图 22-1　脓胸分类

液，即可明确诊断。

2. 急性脓胸的治疗　原则是控制感染、控制原发病灶、全身支持治疗及彻底排脓促进肺复张。排脓的方法有：①胸膜腔穿刺术：适用于早期脓液稀薄、容易抽出者；穿刺部位可根据体征、超声波及胸部 X 线检查确定。一般在腋后线第 7 或第 8 肋间。原则上一次抽净脓液，然后向胸膜腔注入抗生素，隔日重复 1 次。穿刺过程中如出现脉速、面色苍白、出冷汗、头晕、恶心、呼吸急促等症状，应立即停止穿刺。每次抽脓后应做胸部 X 线检查，判断胸膜腔积液程度及治疗效果。如呼吸音清晰，胸部 X 线检查肺膨胀良好，积液消失，说明脓胸已获治愈。②胸腔闭式引流术：适用于脓液稠厚、胸膜腔穿刺治疗效果不佳者。有经肋骨床和经肋间插管引流。要求引流管内径较大，引流位置适当，使肺膨胀较快。

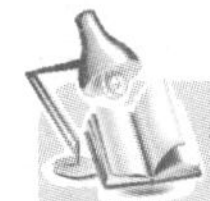

知识链接

胸腔镜手术

胸腔镜被誉为上个世纪胸外科界的重大突破之一，是胸部微创外科的代表性手术。胸腔镜外科手术（电视辅助胸腔镜手术）使用现代电视摄像技术和高科技手术器械装备，在胸壁套管或微小切口下完成胸内复杂手术的微创胸外科新技术，它改变了一些胸外科疾病的治疗概念，被认为是 20 世纪末胸外科手术的最重大进展，是未来胸外科发展的方向。

三、慢性脓胸

急性脓胸经过 4～6 周治疗脓腔未见消失，脓液稠厚并有大量沉积物，提示脓胸已进入慢性期。

（一）病因

1. 急性脓胸治疗不及时、不恰当　如就诊过晚，引流过迟，引流位置不当，引流管过细，引流不畅等。

2. 手术后有支气管胸膜瘘或食管瘘　污染物和细菌不断进入脓腔。

3. 胸腔毗邻有慢性感染病灶　如膈下脓肿、肝脓肿、纵隔脓肿及肋骨骨髓炎等感染源未能彻底清除。

4. 胸腔内有异物存留　如金属异物、骨片、衣服碎屑等。

5. 特殊病原菌　如结核菌、放线菌等所致慢性炎症。

（二）临床表现和诊断

慢性脓胸患者因长期感染与慢性消耗性疾病，常有长期低热，食欲减退、消瘦、贫血、低蛋白

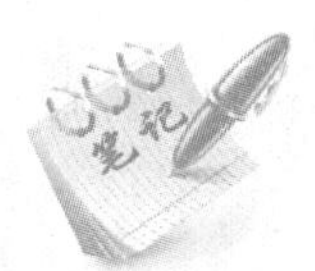

血症等慢性全身中毒症状。体格检查见消瘦，患侧呼吸运动减弱，胸壁塌陷、肋间隙变窄，叩诊呈实音，呼吸音减弱，气管移向患侧，晚期见杵状指。X 线检查见患侧胸膜增厚，肋间隙变窄，纵隔移向患侧，膈肌抬高。

（三）治疗

慢性脓胸均需手术治疗。治疗原则为改善全身情况、消灭致病菌和脓腔、使受压的肺复张恢复肺的功能。常用的手术有：①改进胸腔引流，合理调整原有引流管的位置、口径、深浅等，以利于脓腔充分引流；②胸膜纤维板剥除，适用于慢性脓胸早期，肺内无严重病变，术后肺能重新膨胀者。手术剥除脓腔壁层和脏层胸膜上纤维板，使肺复张，消灭脓腔，使肺功能及胸廓运动得以改善（图 22-2）；③胸廓成形术，适用于慢性脓胸晚期，肺组织严重纤维性变而不能复张；或肺有广泛结核性病变，不宜使肺扩张者。手术刮除脏层纤维板上肉芽组织和坏死组织，切除脓腔外侧壁增厚的胸膜壁层纤维板及相应的肋骨，使剩留的胸壁软组织塌陷与内侧壁对合，以及利用邻近带蒂肌瓣充填或移植带蒂大网膜堵瘘填腔，达到消灭脓腔的目的。术后妥善加压包扎；④胸膜肺切除术，适用于慢性脓胸合并肺内严重病变者。手术将脓腔及病肺一并切除。此种手术创伤大、出血多、技术难度大，应严格掌握手术适应证。

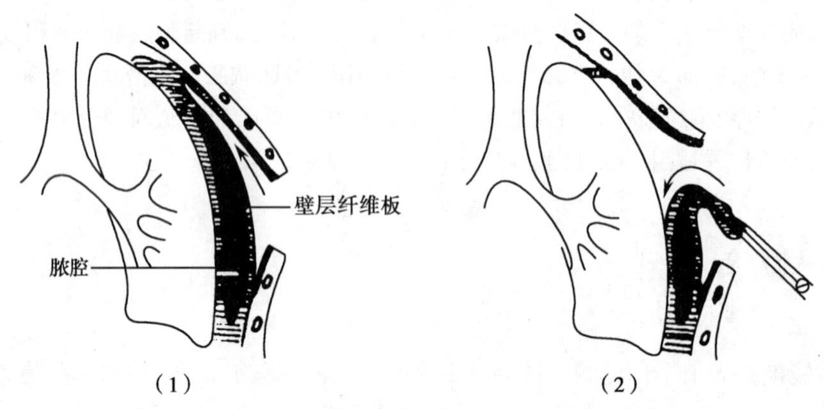

图 22-2　胸膜纤维板剥除术

（1）剥脱壁层纤维板；（2）剥除脏层纤维板

本章小结

非特异性肋软骨炎临床常见，多因疼痛及肋软骨肿大而就诊，经 X 线胸片排除肋软骨肿瘤等疾病，应耐心给予患者解释，一般不作特殊处理。急性脓胸多为继发性感染，局部及全身中毒症状重，胸膜腔穿刺及闭式引流术为其主要治疗方法。慢性脓胸则多由急性脓胸迁延所致，均需手术治疗。胸壁结核的病因和病理生理变化具有一定的特殊性，治疗以手术清除病灶为主，同时应抗结核治疗。

（李雪涛）

练习题

一、选择题

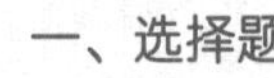

A1 型题

1. 急性脓胸最常见的致病菌是

A. 金黄色葡萄球菌　　B. 结核杆菌　　C. 肺炎双球菌

D. 大肠杆菌　　E. 厌氧菌

2. 体检气管移向患侧见于

A. 急性脓胸　　B. 慢性脓胸　　C. 多发性肋骨骨折

D. 气胸　　E. 血胸

3. 有助于诊断非特异性肋软骨炎的临床表现是

A. 第6～8肋软骨肿大伴疼痛

B. 胸壁肿物穿刺出无臭稀薄黄色脓液

C. 胸部透视疑有陈旧性肺结核

D. 第2～4肋软骨肿大、隆起、疼痛

E. X线片可明确诊断

4. 急性脓胸并发支气管胸膜瘘时，首选的治疗措施是

A. 胸腔穿刺排脓　　B. 胸腔闭式引流　　C. 开放引流术

D. 瘘口缝合术　　E. 病肺切除术

5. 脓胸最常继发于

A. 支气管异物堵塞　　B. 支气管肺癌　　C. 上呼吸道感染

D. 肺大疱破裂　　E. 肺部感染

6. 急性脓胸的治疗方法不正确的是

A. 支持治疗　　B. 消炎治疗　　C. 闭式引流

D. 开胸清除脓液　　E. 胸穿抽脓

7. 慢性脓胸适宜施行胸膜纤维板剥脱术的是

A. 合并结核性空洞　　B. 慢性脓胸的后期

C. 慢性脓胸的早期　　D. 肺内广泛破坏性病变

E. 合并支气管扩张

8. 慢性脓胸病期不长且肺内无严重病变者，较为理想的手术方法是

A. 胸廓成形术+纤维板剥脱术　　B. 胸廓成形术+肺叶切除术

C. 肋间插管闭式引流术　　D. 胸膜纤维板剥脱术

E. 胸廓成形术

9. 胸壁结核穿刺部位，应选在脓肿的

A. 上部　　B. 中部　　C. 下部

D. 中上部　　E. 外侧

10. 确诊脓胸的最好方法是

A. X线胸片　　B. 血常规　　C. CT

D. MRI　　E. 胸膜腔穿刺

11. 位于胸骨旁反复发作隐痛性结块以下选项中最有可能的是

A. Tietze病　　B. 胸壁寒性脓肿

C. 急性化脓性胸壁脓肿　　D. 骨纤维瘤

E. 转移性胸壁肿瘤

12. 无全身活动性肺结核，胸壁结核病变范围较大且药物治疗疗效不明显的患者，最适合的治疗措施是

A. 切开引流

B. 抗结核药物治疗

C. 抗结核药物治疗，病情稳定后手术治疗

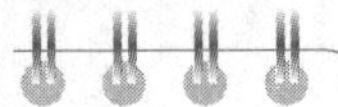

D. 休息、营养支持治疗

E. 手术治疗

二、思考题

1. 急性脓胸的表现有哪些？

2. 怎样排出胸腔内的积脓？

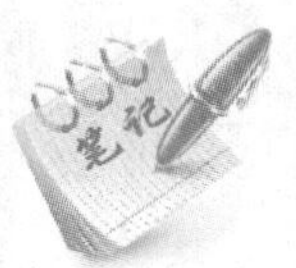

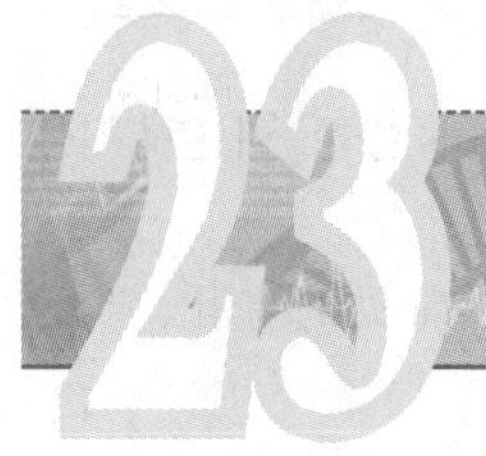

第二十三章

肺部疾病的外科治疗

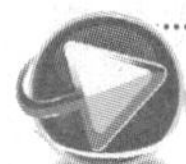

学习目标

1. 掌握:肺癌的病理分类、临床表现、转移途径、诊断方法和治疗原则。

2. 熟悉:肺癌的鉴别诊断;支气管扩张症的临床表现和治疗方法;肺结核的手术方式和肺切除术的手术适应证。

3. 了解:肺部疾病的病因和病理生理特点。

4. 能够根据临床症状提出初步诊断并制定进一步检查方法,进而制定治疗策略;尽可能地提高肺癌早期诊断率。

5. 能够在明确初步诊断的同时,给患者及其家属提供疾病预防、治疗、预后的知识普及;尤其对肺癌等恶性疾病的患者,要帮助其树立战胜疾病的信心。

第一节 肺 癌

肺癌(lung cancer)大多发生于支气管黏膜上皮,亦称支气管肺癌(bronchopulmonary carcinoma),其发病率和死亡率都呈上升趋势,是目前恶性肿瘤死亡的首要原因。

(一) 病因

肺癌的病因尚未完全明确,与下列因素有关:①长期大量吸烟是肺癌的重要致病因素;②肺癌发病率城市高于农村,可能与环境污染有关;工矿区高于居民区,可能与长期接触工业废气、放射性元素等有关;③个体因素,如肺部慢性疾病、免疫状态、遗传因素、代谢活动等。

(二) 病理

肺癌起源于支气管黏膜上皮,局限于上皮内称原位癌。癌肿向腔内生长,引起支气管阻塞;癌肿向腔外生长,可侵犯邻近组织;并通过淋巴、血行转移扩散。

肺癌靠近肺门者,称为中心型肺癌;发生于肺段支气管以下,位于肺的边缘者,称为周围型肺癌。

1. 肺癌组织学分类

(1) 鳞状细胞癌(鳞癌):肺癌中最为常见。患者多是50岁以上男性,与吸烟关系密切。多为中心型肺癌,生长较为缓慢,先经淋巴转移,血行转移较晚。

(2) 腺癌:女性相对多发且年龄较小,多为周围型肺癌。早期多无明显临床症状,生长速度缓慢,有时早期即发生血行转移,发生淋巴转移则较晚。

(3) 小细胞癌(未分化小细胞癌):发病年龄较轻,多见于男性。大多为中心型肺癌。恶性程度高,生长快,较早出现血行和淋巴转移,对化疗、放疗较敏感。各类肺癌中预后最差。

(4) 大细胞癌:此类型甚为少见,分化程度低,发生脑转移较早,预后很差。

2. 肺癌三种转移途径

(1) 直接扩散:癌肿直接侵犯肺组织及邻近组织器官。

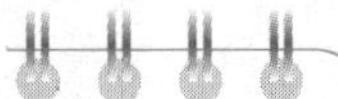

（2）淋巴转移：是肺癌常见的转移途径，癌细胞经支气管和肺血管周围淋巴管，到达肺门或隆突下淋巴结，最后累及锁骨上前斜角肌淋巴结和颈部淋巴结。

（3）血行转移：癌细胞侵入肺静脉，经心脏转移至全身各组织与器官，常见的有肝、脑、骨骼、肾上腺等。

（三）临床表现

与癌肿的部位、大小、压迫或侵犯邻近组织器官的程度以及有无转移等有密切关系，常见的症状为刺激性干咳、痰中带血丝、血痰或少量咯血。早期肺癌特别是周围型肺癌可无任何症状，多数是在胸部X线检查时发现。中心型肺癌早期常有刺激性咳嗽，而被误诊为上呼吸道感染。癌肿阻塞较大支气管时，可引起肺不张，患者出现胸闷、气促、发热和胸痛等症状。影响支气管引流，继发感染时，则咳脓性痰且痰量较多。

肺癌晚期，常可出现下列表现：①压迫或侵犯膈神经：引起同侧膈神经、膈肌麻痹，呼吸急促；②侵犯或压迫喉返神经：引起声带麻痹、声音嘶哑；③压迫上腔静脉：引起上腔静脉压迫综合征，即头面部水肿；④侵犯胸膜：引起胸痛及血性胸腔积液；⑤侵犯纵隔压迫食管引起吞咽困难；⑥压迫交感神经、臂丛神经引起相应症状；⑦由于癌肿产生内分泌物质，临床上呈现非转移性的全身症状：如骨关节病综合征、Cushing综合征、重症肌无力、男性乳腺增大等，肺癌切除后，上述症状可能消失。

（四）诊断

早期诊断具有重要意义。对40岁以上成人应定期普查，如出现久咳不愈或痰中带血，应高度重视，尽早检查。现主张积极应用薄层CT平扫检查。

1. 胸部X线检查　是肺癌普查的重要手段，但其敏感性低，一旦怀疑肺癌，应行CT检查。主要表现有：①周围型肺癌可见肺内阴影，其轮廓不规则，常有小分叶或切迹，边缘模糊，可见毛刺（图23-1）；②中心型肺癌多表现为肺门增大；③肺不张、肺内液平、空洞等，但不具有特异性。

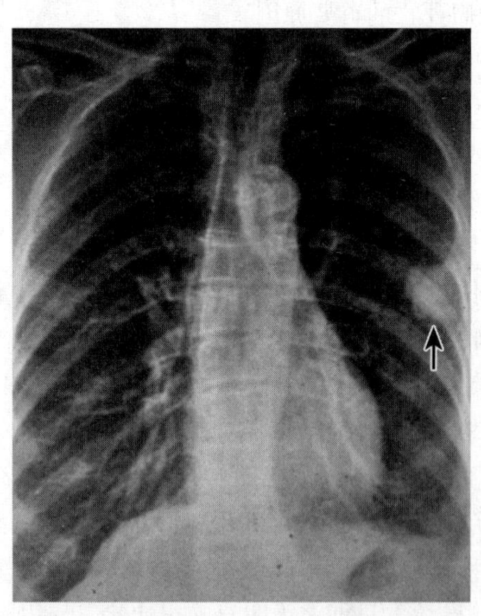

图23-1　胸片显示周围型肺癌

2. CT检查　是目前诊断肺癌的最重要手段，能显示1cm以上甚至更小的病灶。CT不仅能显示肿块的位置、大小、形态，还可了解侵犯程度和淋巴结情况等，尤其是增强CT已成为手术前必不可少的资料（图23-2，图23-3）。

3. 痰细胞学检查　痰细胞学检查找到癌细胞，即可明确诊断。但假阴性多，故较少应用。

4. 纤维支气管镜检查　对中心型诊断率较高，可直接看到癌肿，还可活检行病理检查。

5. 经胸壁穿刺肺活组织检查　适用于周围型肺癌，其阳性率较高。但易引起气胸、血胸、感染及针道癌细胞种植等并发症。

6. 放射性核素检查　正电子发射断层扫描（PET）是肺癌定性诊断最好的无创检查，还能全面了解转移情况，有助于准确判断临床分期，但价格昂贵，尚未广泛开展。

7. 转移病灶活检　对已有表浅部位转移的病例，可切除病检，明确诊断。

8. 胸腔积液检查　抽取胸腔积液作涂片检查，寻找癌细胞，以明确诊断。

9. 剖胸探查或腔镜检查　经多方检查仍然不能明确诊断的，可开胸或胸腔镜探查，还可作纵隔镜取纵隔肿块或淋巴结活检。

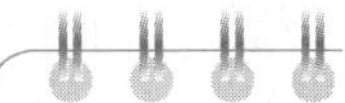

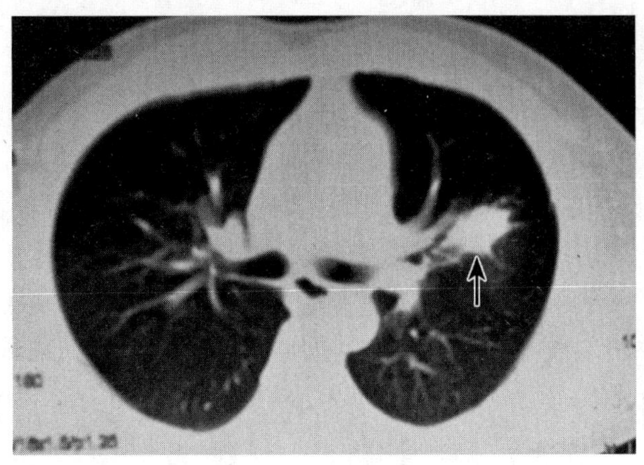

图 23-2　CT 显示中心型肺癌

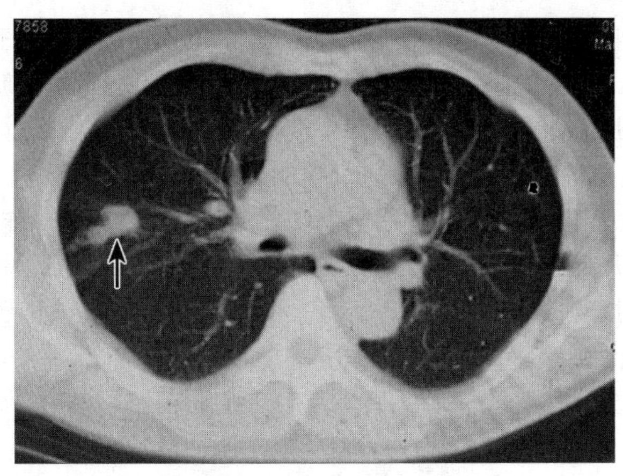

图 23-3　CT 显示周围型肺癌

10. 当明确或者怀疑肺癌时，应当使用 MRI 检查了解脑部转移、放射性核素骨扫描了解骨转移、腹部超声了解肾上腺转移的情况。

（五）鉴别诊断

1. **肺结核**　多见于青少年。①肺结核球应与周围型肺癌鉴别；②粟粒性肺结核与弥漫型细支气管肺泡癌鉴别；③肺门淋巴结结核与中心性肺癌鉴别。

2. **肺部炎症**　肺癌早期可引起阻塞性肺炎，易误诊为支气管肺炎。若抗炎治疗 2 周后无改善，应高度怀疑肺癌。

3. **支气管腺瘤**　是一种低度恶性肿瘤，与周围型肺癌相似。

4. **肺部良性肿瘤**　错构瘤、纤维瘤、软骨瘤等亦应与周围型肺癌鉴别。

5. **炎性假瘤**　也需与周围性肺癌鉴别。

（六）治疗

虽然部分肺癌患者在确诊时已失去手术机会，但手术仍然是肺癌最重要和最有效的治疗手段，放疗、化疗、中药等综合治疗可以提高肺癌的治疗效果。

非小细胞肺癌患者，尚未发现远处转移，一般状况较好，心肺功能可以耐受，均应尽早手术治疗。辅以综合治疗，可进一步提高生存率。对于小细胞肺癌，手术效果较差，多采用化疗、放疗。

由于技术的进步，目前对于单一远处转移的、经肺静脉侵犯左心房的、相对早期的小细胞肺癌患者均可手术治疗。这类患者的术前术后综合治疗更为重要。

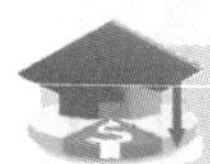
知识拓展

肺部孤立小结节的治疗进展

随着人民群众健康意识和基层医疗水平的进步，近几年，肺部孤立性小结节的发现率越来越高。以往多采用观察、随访的办法。有时观察数月即可出现包块急速长大甚至转移的情况。由于腔镜和微创技术的发展，腔镜下肺部包块楔形切除已经成为胸外科最简单、安全的手术之一。所以，对于这类病例，越来越多的学者建议：无论病灶性质如何，都应当尽早外科切除，有利于实现肺癌的早发现、早诊断、早治疗，能够极大地改善肺癌的生存率，减轻社会和家庭的负担。

1. 手术治疗　目的是彻底切除肺部原发肿瘤和局部及纵隔淋巴结，尽量多保留健康的肺组织。

周围型肺癌一般采用肺叶切除术，中心型肺癌采用肺叶、全肺或者袖式切除术，术中系统的淋巴结清扫非常重要。手术可采用传统的开胸术式，亦可采用电视胸腔镜手术。胸腔镜技术因其安全、微创，得到了迅猛发展。

手术禁忌证：①全身情况差，心、肺、肝、肾功能不全的患者；②远处转移，如脑、骨、肝等转移；③严重侵犯周围组织器官，估计切除困难者；④广泛肺门、纵隔淋巴结转移，无法清除者。

2. 放射治疗　是局部消灭肺癌病灶的方法。小细胞肺癌对放射疗法敏感性较高，其次为鳞癌、腺癌。手术前放射疗法，可提高手术切除率；术后放射治疗，可杀伤残存的癌细胞，防止复发；晚期病例进行姑息性放疗，可以减轻症状。

3. 化学治疗　对分化程度低的肺癌，特别是小细胞肺癌疗效较好，对鳞癌、腺癌亦有一定疗效。手术前化疗，可提高手术切除率；术中术后化疗，可减少复发；晚期非手术病例化疗，可延缓病程，延长寿命。

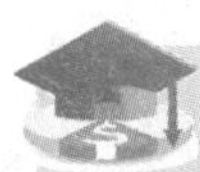
知识拓展

靶向治疗

近年来，肺癌的治疗上出现了一种新的手段——靶向治疗，其已发展为与手术、化疗、放疗相当的第四种常用治疗方式。靶向治疗安全、方便、有效、不良反应小的特点，使其迅速推广开来。靶向药物采用口服方式，其对于某些特定人群，尤其是女性腺癌患者的效果已经超过了放疗和化疗，部分晚期无法手术的患者口服靶向药物之后，包块也明显缩小，甚至达到"切除"的效果。易瑞沙和特罗凯是两种最常用的靶向药物，使用一个月的花费在万元以上，虽然昂贵，但是目前均可得到中华慈善总会的资助。用药前应行基因检测，如不适宜，则不应当选择。

第二节　肺　结　核

肺结核(pulmonary tuberculosis)必须采取药物治疗，外科手术是肺结核综合治疗的一个组成部分。术前术后的抗结核药物治疗，有利于减少手术并发症和复发。肺结核手术治疗方法有肺切除术和胸廓改形术。

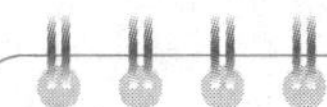

一、肺 切 除 术

手术目的是切除结核病灶，可行肺段切除、肺叶切除或一侧全肺切除。

1. 适应证

（1）肺结核空洞：①单侧纤维厚壁空洞，经内科治疗不能闭合者；②张力性空洞，引流不畅；③巨大空洞，空洞大于3cm以上，空洞周围纤维化且与胸壁粘连者；④下叶空洞，萎陷疗法不能闭合者。

（2）结核球：结核球大于2cm，且难以除外肿瘤者。

（3）毁损肺：一侧肺叶或全肺组织，因结核造成的干酪样病变、空洞、支气管扩张症等，导致肺功能基本丧失，且成为反复感染源，而对侧肺无明显结核病灶、肺功能良好者。

（4）结核性支气管狭窄与扩张：继发反复感染，出现反复咳痰、咯血者。

（5）反复或持续咯血：经药物治疗无效，病情危急，将病肺切除以挽救生命。

（6）原因不明的肺不张或块状阴影尚不能明确诊断，难以除外癌变者。

2. 禁忌证

（1）肺结核活动期或肺内其他部位有较广泛的活动性病灶。

（2）一般情况差，重要脏器如心、肺、肝、肾等功能不全。

（3）肺外其他脏器结核、病情未能控制，或处于进展期。

3. 围术期抗结核药物治疗

（1）术前规律抗结核6～8个月，过长时间用药容易产生耐药菌株。术前争取痰菌转阴。

（2）耐药菌株者，应采用新的药物作术前准备，可以注射用药。

（3）痰菌阳性者，应行支气管镜检，以排除支气管内膜结核。如有内膜结核，应继续抗结核治疗。

（4）术后继续抗结核6～12个月。

二、胸廓改形术

胸廓改形术是一种萎陷疗法。手术要点是将病肺部位相应的肋骨切除，使胸壁软组织下陷靠近纵隔压缩病肺。目前该术式已很少应用。

第三节　支气管扩张症

支气管扩张症（bronchiectasis）是由于支气管及其周围肺组织的反复感染和支气管阻塞，造成不可逆的支气管壁破坏、支气管扩张变形，是一种常见的慢性呼吸系统感染性疾病。发病的基本因素为支气管感染和阻塞，两者相互作用，互为因果。形态上可分为圆柱状扩张、囊状扩张和混合型扩张，临床上以圆柱状扩张多见。支气管扩张多发于下叶、舌叶和中叶，左肺多于右肺。

（一）临床表现与诊断

支气管扩张症主要临床表现为咳嗽、咯血、咳大量脓痰，反复发作呼吸道和肺部感染。咳出的脓痰多有腥臭味，静置后分三层，上层为泡沫，中层为黏液，下层为坏死组织和脓细胞。咯血呈反复性，有时痰中带血或大咯血。久病者可能有贫血、营养不良或杵状指（趾）。

支气管造影检查是明确支气管扩张最可靠的依据，但现已少用。CT是目前最重要的诊断依据，可显示病变部位、范围及程度。纤维支气管镜对于明确出血来源于何肺有较大价值。

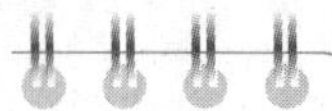

（二）治疗

抗感染治疗可使炎症得以控制，但不能逆转支气管扩张的病理改变，故切除病肺是中度以上支气管扩张症的有效治疗方法。

1. 手术适应证与手术方式

（1）病变局限一段或一叶者，可行肺段或肺叶切除术。

（2）病变累及一侧肺多叶或全肺，一般情况较好，对侧肺功能良好者，可行肺叶切除或一侧全肺切除术。

（3）双侧肺有病变且均集中于一叶，一般情况良好，心肺功能可耐受手术，可考虑分期或同期行肺叶切除术。一般先行重的一侧，间隔时间应在半年以上。

（4）大咯血经内科药物治疗仍难以控制，首选介入栓塞，如果效果不佳，且病变部位明确，可紧急切除病肺挽救生命。

2. 预后　手术效果较满意，少数病例可能于残肺内复发加重。

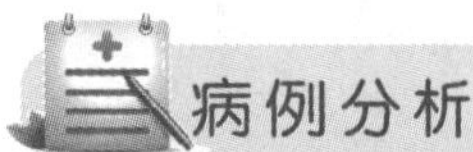

病例分析

患者，男，58岁。2个月前无明显诱因出现刺激性咳嗽，咳少量灰白色黏痰，伴右胸背胀痛，无发冷、发热、心悸、盗汗。曾用抗生素疗效不显著，1周来间断痰中带血，发病以来无明显消瘦，既往无肺炎、结核病史。吸烟30余年，每日1包左右。查体：T 37℃，P 82次/分，R 20次/分，BP 124/84mmHg。发育正常，双侧锁骨上未触及肿大淋巴结，气管中位，无声嘶，双胸廓对称，叩清，右上肺可闻及干啰音，无湿啰音，左肺呼吸音正常。胸部X线片示，右上肺前段有一约3cm×4cm大小椭圆形块状阴影，边缘模糊毛糙，可见细短的毛刺影。

问题：1. 根据病史特点，初步考虑诊断是什么？依据是什么？

2. 需要安排哪些进一步检查？

3. 最合适的治疗方案是什么？

本章小结

本章介绍的是肺部的三种常见疾病。由于肺癌高发、致死性强，需要重点学习。肺结核曾经发病率降到很低，但近十多年来，其发病率呈快速回升趋势，故也要重视。支气管扩张症的发病率相对低一些，但容易误诊，掌握好诊断是最重要的。肺外科在县级以下医疗机构的开展尚未普及，因此，我们学习本章的目的是能够从各种临床症状中思考出初步的诊断，并通过进一步检查基本明确诊断，为患者提供疾病常识介绍和提出初步治疗建议。

（谭　今）

练习题

一、选择题

A1型题

1. 中央型肺癌是指

A. 肺鳞癌　　　　B. 起源于支气管的肺癌

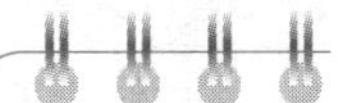

C. 起源于肺段支气管以上的肺癌
D. 已有纵隔淋巴结转移的肺癌
E. 发生于50岁以上男性的肺癌

2. 周围型肺癌长大阻塞支气管管腔时，X线表现是
A. 膈肌抬高
B. 全肺不张
C. 气管明显移位
D. 气管分叉角度增大
E. 节段性肺炎或肺不张

3. 引起支气管扩张最基本最常见的原因是
A. 继发于肺结核
B. α_1 抗胰蛋白酶缺乏
C. 机体免疫功能失调
D. 继发于慢性支气管炎
E. 支气管-肺组织感染及阻塞

4. 以下情况不是肺结核行肺叶切除的指征的是
A. 大于3cm的结核空洞
B. 双肺弥漫粟粒样结节
C. 既往曾有一次咯血，再次发作且药物控制无效
D. 大于2cm的结核球
E. 毁损肺且对侧肺功能良好

A2 型题

5. 男性，62岁，慢性咳嗽10年，近半个月来出现阵发性干咳，持续痰中带血，X线胸片显示左肺下叶不张。为明确诊断，最有意义的检查方法是
A. 纤维支气管镜检
B. 痰细菌涂片
C. 结核菌素试验
D. 肺功能测定
E. 血清癌胚抗原测定

A3/A4 型题

（6～7题共用题干）

女性，37岁，反复咳嗽咳脓痰10年，近两天出现咯血，每日250ml，查体：右下肺闻及湿啰音。

6. 最可能的诊断是
A. 肺癌侵蚀支气管动脉
B. 结核
C. 肺心病
D. 支气管扩张症
E. 喉癌

7. 患者病情加重，咯血量突然增多，不需要的治疗是
A. 输血补液
B. 抗感染治疗
C. 止血治疗
D. 积极准备，一旦无法控制，及时手术
E. 常规使用抗结核药物

B1 型题

（8～10题共用备选答案）
A. 周围型肺癌
B. 中央型肺癌
C. 小细胞肺癌
D. 肺结核球
E. 肺炎性假瘤

8. 肺部肿瘤中女性发病相对较高的是

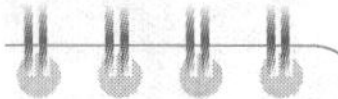

9. 肺部肿瘤中恶性程度高,预后最差的是
10. 肺部肿瘤中鳞癌最常表现为

二、思考题

1. 简述肺癌的手术禁忌证。
2. 简述肺结核肺切除术的适应证。

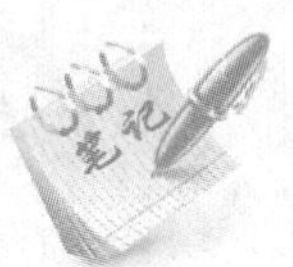

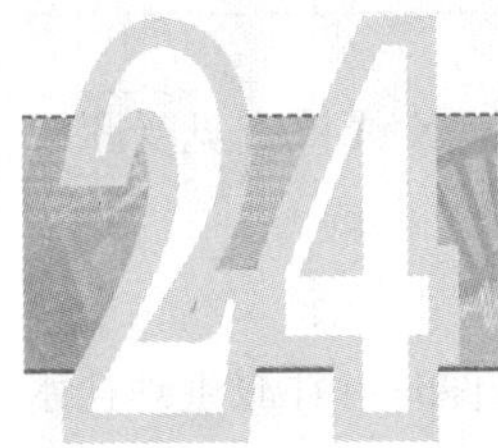

第二十四章

食 管 疾 病

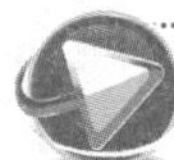

学习目标

1. 掌握：食管癌的症状、分段、诊断和手术方法。

2. 熟悉：食管良性肿瘤的诊断和表现；腐蚀性食管损伤的诊断和处理；贲门失弛缓症的临床表现和影像学特征。

3. 了解：食管良性疾病的外科治疗方法。

4. 能够对各种吞咽不适和梗阻症状进行鉴别，制定进一步检查方法，继而制定治疗策略。

5. 通过与患者及其家属的交流，提供疾病预防、治疗、预后的知识普及；尤其对食管癌等恶性疾病患者，应帮助其树立战胜疾病的信心。

第一节　食管良性疾病

一、食管良性肿瘤

食管良性肿瘤较少见，按发生部位分为腔内型、黏膜下型和壁间型，恶变较少。最常见的是食管平滑肌瘤，发生于食管肌层，属于壁内型。

1. 临床表现和诊断　食管良性肿瘤患者的症状和体征主要取决于肿瘤的解剖部位和体积大小。较大的肿瘤可以不同程度地堵塞食管腔，出现咽下困难、呕吐和消瘦等症状。较多患者有吸入性肺炎，胸骨后压迫感或疼痛感。食管良性肿瘤可经食管吞钡X线检查和内镜检查作出诊断。食管平滑肌瘤黏膜完整，呈椭圆形或螺旋形，食管X线吞钡可见半月状压迹，食管镜检查可见黏膜光滑完整，切勿做活检，避免破坏黏膜。

2. 治疗　症状明显时应手术治疗。

二、腐蚀性食管损伤

腐蚀性食管损伤(erosive burn of esophagus)多为误服强碱或强酸等化学腐蚀剂引起的食管化学性灼伤，并发食管瘢痕狭窄。

1. 病因和病理　腐蚀通常发生在食管三个生理狭窄处。强碱产生溶解性坏死，黏膜高度肿胀，甚至可以引起穿孔，最后形成瘢痕，引起食管狭窄；强酸产生蛋白凝固性坏死，损伤常局限于黏膜，水肿轻，形成的溃疡较浅，愈合后不一定形成瘢痕狭窄，但酸类吸收后常引起酸中毒，严重者可导致死亡。灼伤早期局部水肿和炎症反应可造成梗阻症状，水肿消退后梗阻症状可能减轻，但3～6周内发生肉芽增生，形成纤维瘢痕狭窄，梗阻症状又逐渐加重。

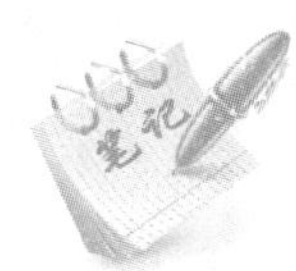

2. 临床表现和诊断　吞服腐蚀剂之后立即感到唇、口腔、舌、咽部及胸骨后、上腹部强烈的灼痛，随后出现反射性呕吐，吐出物常为血性。同时伴唇、口腔、舌和咽部灼伤。灼伤重时可出

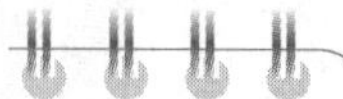

现虚脱、高热或昏迷等中毒症状。后期常有脱水、营养不良和贫血貌。吞钡X线检查见受累食管黏膜呈锯齿状，管腔狭窄，结合病史不难诊断。

3. 治疗

（1）早期治疗：伤后尽早服植物油或蛋白水以保护食管和胃黏膜，无条件时可吞服生理盐水或清水稀释，使用抗生素和皮质激素预防感染及减轻炎症反应，并补充营养和维持水电解质平衡。

（2）食管扩张疗法：对狭窄段较短的病例，可在灼伤2～3周急性炎症、水肿开始消退后进行，多需反复多次进行。

（3）手术治疗：对严重长段狭窄及扩张失败者应手术治疗。方法为切除或旷置狭窄段食管，游离胃或结肠（或空肠），在胸腔或颈部与狭窄段以上的正常食管吻合。

三、贲门失弛缓症

贲门失弛缓症（achalasia of cardia or cardiospasm）又称贲门痉挛或巨食管，是指吞咽时食管体部无蠕动，贲门括约肌松弛不良。

1. 病因和病理　病因迄今未明。一般认为是食管肌层内神经节异常，食管失去正常推动力，蠕动功能减弱或消失，贲门松弛障碍，以致食物淤积，食管扩张及肌层肥厚。少数患者因食物长期刺激可癌变。

2. 临床表现和诊断　多见于20～50岁，女性稍多。主要症状为吞咽不畅，胸骨后沉重感或阻塞感。症状时轻时重，发作常与精神因素有关。后期可呈持续性进食困难。还可导致呕吐、误吸和反复呼吸道感染。食管X线钡餐检查，可见食管明显扩张并可有液平影，食管下端及贲门部呈鸟嘴状狭窄，出现逆蠕动，边缘黏膜光滑完整。内镜检查可确诊，并排除食管肿瘤。

3. 治疗

（1）非手术治疗：病程短且病情较轻者，可服解痉镇静药，少吃多餐，细嚼慢咽，以软食流质为主，避免过冷过热食物。饭后散步有利食物下排。部分轻症早期患者可先试用扩张术。

（2）手术治疗：多采用食管下段贲门肌层切开术（Heller手术）。

第二节　食　管　癌

食管癌（esophageal carcinoma）是一种常见的消化道恶性肿瘤，我国是世界上食管癌高发区之一，男多于女。

（一）病因病理

1. 病因　食管癌的病因尚不明确，但和如下因素关系密切：食物及饮水中亚硝胺及其前身物（硝酸盐及亚硝酸盐）偏高；真菌及其代谢产物污染食物；微量元素钼、锌、氟、硒等缺乏；维生素A、维生素B_2、维生素C及动物蛋白缺乏；嗜好烟、酒；食物过热、过硬；遗传易感因素等。

2. 病理

（1）食管分段：①颈段：自食管入口至胸骨上切迹。②胸段：又分为上、中、下三段，胸上段自胸骨上切迹至气管分叉平面；胸中段以气管分叉平面至贲门口全长度的上一半；胸下段指气管分叉平面至贲门口全长度的下一半；胸中段与胸下段交界处接近肺下静脉水平。③腹段：常将其包括在胸下段内。胸中段食管癌多见，下段次之，上段较少。多系鳞癌，贲门腺癌也可向上累及食管下段。

（2）病理形态上可分为四型：①髓质型：管壁增厚，向腔内外生长，常累及食管全层，恶性程度高；②蕈伞型：向腔内生长，突出如蘑菇样，隆起边缘与周围黏膜境界清楚，瘤体表面可有浅表溃疡，底部凹凸不平；③溃疡型：黏膜面呈深陷而边界清楚的溃疡，堵塞程度较轻；④缩窄型（即硬化型），形成明显环形或短管型狭窄，为癌性纤维组织增生，出现梗阻症状较早。

（3）扩散及转移：癌肿最先在黏膜下扩散，继而向肌层浸润、向上下扩散，穿透肌层后很容易进入疏松的食管外膜侵入邻近器官。转移主要经淋巴途径：首先进入黏膜下淋巴管，通过肌层到达与肿瘤部位相应的区域淋巴结，浅表淋巴结中尤其要注意锁骨上淋巴结查体。血行转移较晚。

（二）临床表现

食管癌常常没有任何体征，晚期可有锁骨上淋巴结肿大、腹部包块、胸腔腹腔积液等转移性体征。主要靠临床症状来发现该病。

1. 早期症状　多不明显，在咽下粗硬食物时有不适或哽噎感，胸骨后烧灼样、针刺样或牵拉摩擦样疼痛；食物通过缓慢，有异物感或滞留感；时轻时重，进展缓慢，且断续发作，易被患者忽略。

2. 中、晚期症状　典型症状为进行性吞咽困难，从进食干硬食物梗阻逐渐发展为无法进食流质。吞咽困难程度与病期及肿瘤的病理类型有关，缩窄型出现梗阻症状早而重，溃疡型则出现梗阻症状较晚。呕吐见于梗阻症状比较严重的患者，呕吐物的特点是不含胃液和胆汁。持续性胸背部疼痛为晚期癌肿外侵或转移压迫纵隔神经或肋间神经的征象。若肿瘤侵及邻近器官可引起相应的症状，如压迫气管、支气管可引起呼吸困难。侵入气管或支气管并穿破时可发生食管气管瘘，出现刺激性咳嗽或进食呛咳。若喉返神经受累可出现声音嘶哑。若压迫颈交感神经节，可产生 Horner 综合征。肿瘤侵入主动脉可发生大呕血。最后出现全身状况改变，出现恶病质，若有肝、脑等脏器转移，可出现黄疸、腹水、昏迷等状态。此外，晚期患者有不同程度的脱水、消瘦、体重下降等全身症状。

（三）诊断和鉴别诊断

1. 食管吞钡 X 线检查　是诊断食管癌和贲门癌的常用手段（图 24-1）。早期 X 线表现：食管黏膜紊乱，小的充盈缺损，管壁僵硬。中、晚期表现：大的充盈缺损，溃疡型病灶形成龛影，严重狭窄以上的食管扩张等。

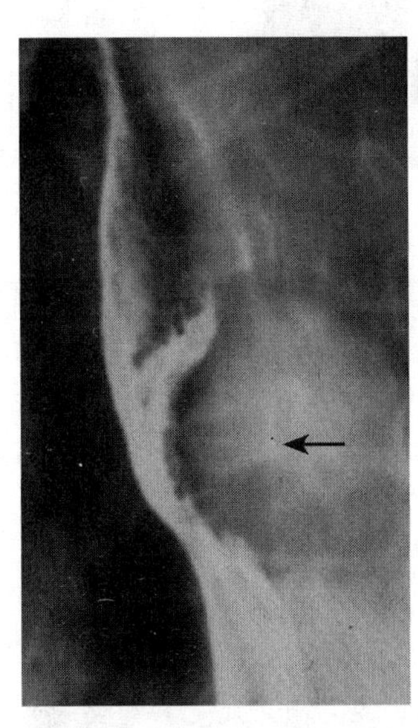

图 24-1　钡餐显示食管中段充盈缺损

2. 食管内镜检查　是诊断食管癌和贲门癌的最有效方法（图 24-2）。不仅可直接观察到病变，还可取活检明确性质，能比钡餐发现更小更早期的病灶。内镜检查只能提供病灶距离门齿的距离，对于不同身高的患者，不能准确定位，故需要配合钡餐的定位优势来充分了解病变。

3. 带网气囊食管脱落细胞检查　是一种简便易行的普查筛选诊断方法。

4. CT 检查　可判断食管癌的浸润层次，向外扩展深度及有无纵隔、淋巴结或腹内脏器转移等，对术前评估有很大帮助（图 24-3）。

5. 鉴别诊断　早期无吞咽困难时，应与食管炎、食管憩室和食管静脉曲张相鉴别。已有吞咽困难时，应与食管良性肿瘤、贲门失弛缓症和食管良性狭窄相鉴别。

（四）治疗

总的原则是以手术为主综合治疗，包括手术、放疗、化疗、中医中药及生物治疗。

1. 手术治疗　是治疗食管癌首选方法。

（1）手术禁忌证：原则上是能够手术尽量手术，由于食管是营养摄入的必经通道，非手术治疗的患者常死于营养不良而非肿瘤本身，故对于手术应当持积极态度。主要禁忌证有如下几点：①全身情况差，恶病质，或有严重心、肺、肝、肾等功能不全；②病变外侵范围大，估计难以切除或者已造成穿孔、气管食管瘘等；③远处转移。

（2）切除范围：根治性切除的范围应距肿瘤上、下各 5～8cm。切除的广度应包括肿瘤周围

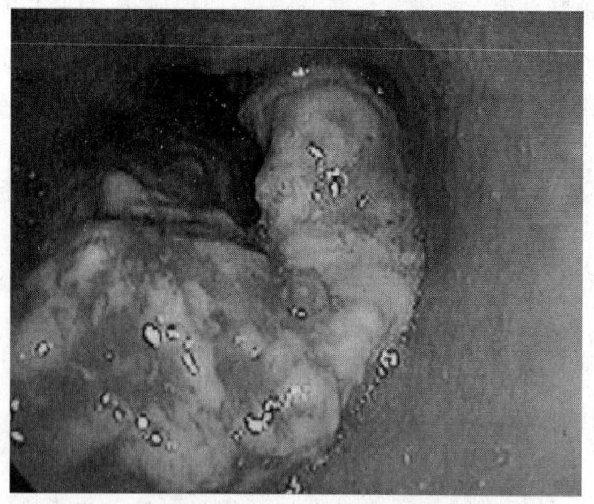

图24-2　内镜显示新生物

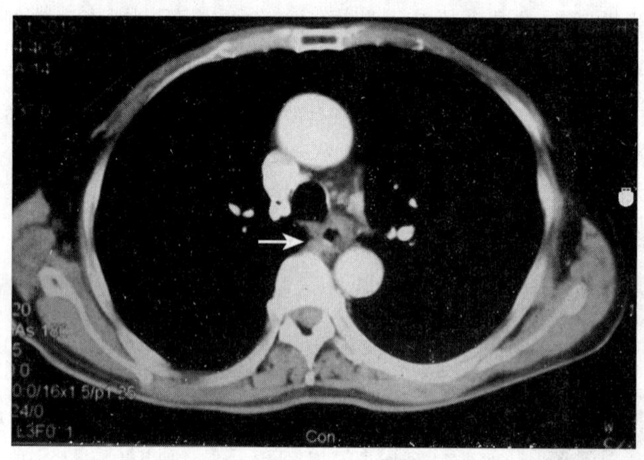

图24-3　CT显示食管壁增厚

的纤维组织及所有淋巴结。淋巴结的清扫对于食管癌的远期生存至关重要。

（3）重建方法：胃代食管为最常采用的重建方式，亦可用空肠或结肠代食管。吻合部位有主动脉弓下吻合、主动脉弓上吻合、颈部吻合（图24-4）。

（4）手术类型：①根治性切除，包括淋巴结清扫；②姑息性切除；③食管胃转流手术或腔内置管术等减症手术。

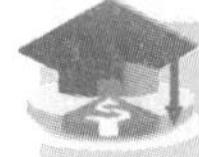

知识拓展

食管癌的常用手术入路

食管癌手术入路分左胸和右胸两派，两种方法各有优劣。经左胸的好处是只需要胸部一个切口来完成手术，时间短、患者创伤较小；经右胸的好处是没有主动脉弓的遮挡，暴露好，易于操作，但由于肝上膈肌遮挡，还需要附加腹部切口才能完成胃的游离。无论左胸还是右胸，上段食管癌还需要行颈部切口完成吻合。切口的选择主要取决于术者的习惯，同时也要考虑病灶位置和外侵的特点。

近年来，腔镜下食管癌根治得到快速发展，熟练术者的耗时已接近开胸手术，未来有可能成为常规术式。

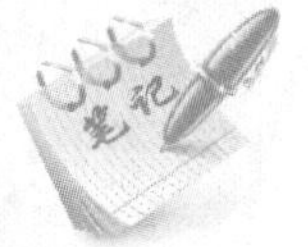

2. 放射治疗　与手术配合应用，术前照射能使癌肿及转移的淋巴结缩小，肿瘤周围小血管

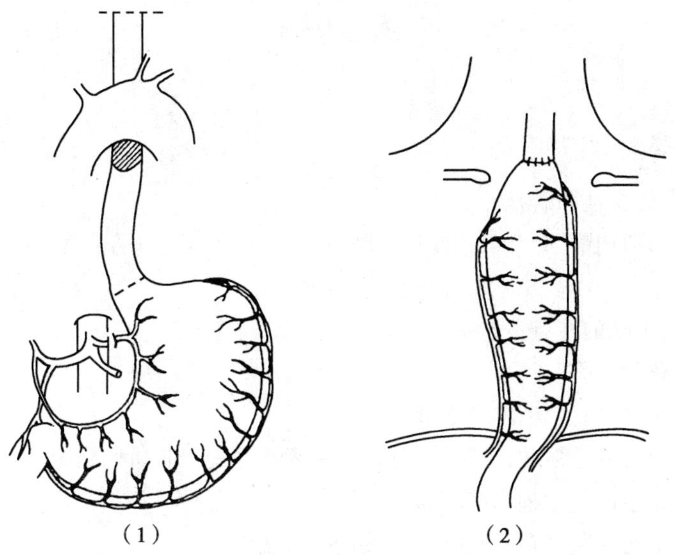

图 24-4 食管癌切除后胃代食管术
(1) 上、中段食管癌的切除范围;(2) 胃代食管颈部吻合术

和淋巴管闭塞,可提高切除率,减少术中癌扩散。对术中切除不全的病变,留置银夹标记,术后3~6周内开始作放射治疗。也可单纯放射治疗。

3. 化学治疗 目前食管癌、贲门癌的化疗效果并不理想。

4. 食管内支架治疗 近年来,采用钛镍记忆合金带膜支架,操作方便,支架进入食管后,在体温作用下弹性恢复,支撑力加强,扩张食管解决进食问题;带膜支架可以堵塞食管瘘及防止癌肿向支架腔内生长,是一种良好的姑息性治疗手段,可延长患者生命,为放疗和化疗提供机会。

病例分析

患者,男,61岁。2个月前出现吞咽梗阻感,进行性加重,现进食流质困难,伴有胸背疼痛。查体:血压心率均正常,消瘦体型,浅表淋巴结未触及肿大。钡餐提示食管中段黏膜紊乱、粗糙,伴有充盈缺损。

提问:1. 根据病史特点,初步考虑诊断是什么?依据是什么?
2. 需要安排哪些进一步检查?
3. 最合适的治疗方案是什么?

本章小结

本章介绍的是食管疾病,食管癌是学习的重点,外科临床上食管癌占到食管疾病的90%以上,尤其是在一些高发地区,几乎占到胸外科疾病的70%以上,所以要充分重视。随着内镜技术的普及,食管良性疾病的发现率和诊断率也逐年上升,作为基层医疗机构的医生,必须了解一些这方面的知识。同肺癌的学习一样,"诊断"仍然是重点。

(谭 今)

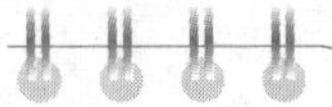

练习题

一、选择题

A1 型题

1. 最常见的食管良性肿瘤是
   A. 食管平滑肌肉瘤　B. 食管囊肿　C. 食管腺瘤
   D. 食管癌　E. 食管平滑肌瘤
2. 腐蚀性食管损伤的特点不包括
   A. 是一种化学损伤
   B. 通常发生在食管生理狭窄之处
   C. 致伤因素可以是强酸,也可以是强碱,二者病理过程有所区别
   D. 可有一过性的吞咽梗阻症状减轻
   E. 外科手术切除狭窄食管是唯一有效治疗方法
3. 对食管癌高发地区的早期筛查,最有效的方法是
   A. 食管内镜及活检　B. 食管吞钡 X 线检查
   C. 食管压力测定　D. 食管拉网脱落细胞检查
   E. 食管 pH 和幽门螺杆菌检测

A2 型题

4. 男性,52 岁,进行性进食困难 3 个月,钡餐提示食管中段黏膜紊乱、中断、管壁僵硬,CT 可见食管局部增厚、管腔狭窄,最可能的诊断是
   A. 食管憩室　B. 食管癌　C. 反流性食管炎
   D. 贲门失弛缓症　E. 食管平滑肌瘤

A3/A4 型题

(5～7 题共用题干)

男性,57 岁,胸骨后阵发性针刺样疼痛 2 年,进食哽噎 3 个月来诊。查体:右侧锁骨上淋巴结长大。

5. 该患者初步考虑为
   A. 食管癌　B. 食管静脉曲张　C. 食管炎
   D. 食管中段憩室　E. 贲门失弛缓症
6. 食管吞钡检查,有助于诊断的征象是
   A. 局部食管黏膜串珠样改变
   B. 食管下段呈光滑的鸟嘴样狭窄
   C. 黏膜光滑完整,食管腔外压迫
   D. 正常黏膜影像
   E. 食管黏膜皱襞增粗断裂,管壁僵硬
7. 不宜采用的治疗方法为
   A. 化疗　B. 局部放疗　C. 中医中药治疗
   D. 手术治疗　E. 生物治疗

B1 型题

(8～10 题共用备选答案)

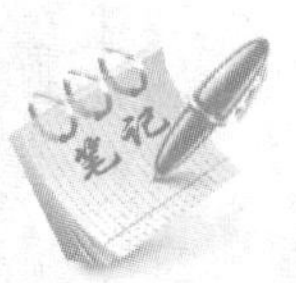

   A. 吞咽硬食哽噎感
   B. 声音嘶哑

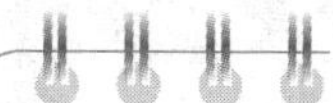

C. 胸腔积液和腹水

D. 进食呛咳

E. 胸背疼痛

8. 早期食管癌的常见症状是
9. 食管癌侵犯气管的表现是
10. 食管癌侵犯喉返神经

二、思考题

1. 简述食管腐蚀性损伤的治疗原则。
2. 对照食管解剖图,讲解食管的分段、食管癌的切除范围以及常见重建方式。

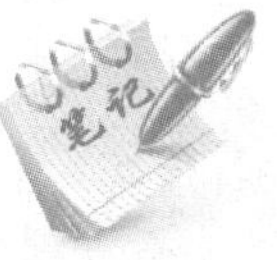

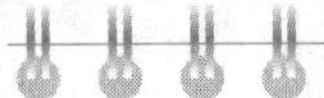

第二十五章

心脏及主动脉疾病

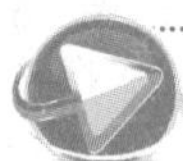

学习目标

1. 掌握:先心病、风心病、冠心病、动脉瘤和缩窄性心包炎的临床表现和诊断。

2. 熟悉:各类心脏疾病的病理生理特点和手术方法。

3. 了解:心脏疾病的具体手术方式。

4. 能够通过询问病史、心脏听诊和X线胸片等基础诊断方法,确定初步诊断,并提出合适的治疗时机和治疗方案。

5. 心脏疾病大多发展缓慢,要通过耐心讲解,使患者明白在症状不重时手术的意义和益处;为术后患者提供用药指导和人文关怀。

第一节 先天性心脏病的外科治疗

一、动脉导管未闭

动脉导管未闭(patent ductus arteriosus,PDA)是常见的先天性心脏病(congenital heart disease,CHD)。动脉导管是胎儿期降主动脉和肺动脉的正常通道,出生后2个月闭合,逾期未能闭锁者即为动脉导管未闭。

1. 病理生理 出生后主动脉压力超过肺动脉,主动脉血经未闭动脉导管持续流向肺动脉,形成左向右分流。左向右分流增加肺循环血量,使左心容量负荷增加导致左心肥大,肺充血,甚至左心衰竭;同时使肺动脉压力升高,肺小动脉反射性痉挛,逐渐管壁增厚纤维化,右心负荷加重,右心肥大,进一步发展到艾森曼格综合征(Eisenmenger syndrome),临床出现发绀,右心衰竭死亡。

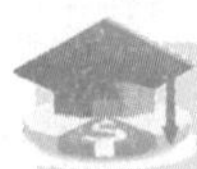

知识拓展

艾森曼格综合征

艾森曼格综合征是指各种左向右分流先心病(房缺、室缺、动脉导管未闭最为常见)的肺血管阻力进行性升高,肺动脉压力达到或者超过体循环压力,导致双向或者右向左分流的一种病理状态。该种情况下,患者基本失去根治手术机会,即使手术,危险也很大,且术后效果不好。此时最有效的治疗方式是肺移植或者心肺联合移植。基于上述情况,这类先心病患儿应当在学龄前行根治手术,等待期间严格观察肺动脉压力情况,部分严重肺动脉高压病儿,甚至需要在婴儿期手术。近年来,国家政策上对于14岁以下手术的患儿也有更高的报销比例,旨在鼓励尽早治疗,避免发展成为艾森曼格综合征。

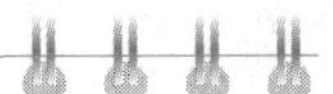

2. 临床表现和体征　轻者无明显症状，重者可出现气促、咳嗽、乏力多汗和心悸等。容易出现反复上呼吸道感染和生长发育不良等非心脏病症状。晚期可有发绀。胸骨左缘第2、3肋间可听到响亮粗糙的连续性机器样杂音，局部可触及震颤，肺动脉瓣区第二心音增强或亢进，脉压增大，水冲脉及枪击声。

3. 辅助检查　主要有：①X线检查可见心影增大、肺充血，左心缘向左下扩大，主动脉结突出，可呈漏斗征，肺动脉圆锥隆出；②心电图检查正常或左心室高电压或左心室肥大，肺动脉高压时呈双室肥大；③超声心动图检查显示左心房、左心室内径增大，可显示和测量未闭动脉导管内径和长度并估测肺动脉压力；④心导管检查对诊断困难者、合并畸形者可以明确诊断，对合并肺动脉高压者可测定肺动脉压力和阻力，判定手术指征。

4. 治疗　应在学龄前治疗，部分病儿因为反复上呼吸道感染或严重肺动脉高压，需尽早手术。手术方式有以下几种：①既往主要治疗方式为经左胸，行动脉导管结扎术，但创伤大、可能再通、术中结扎时可能破裂，现已少用；②目前外科界主要方法为体外循环下，切开肺动脉行动脉导管内口缝合；③介入导管封堵几乎能成功处理所有类型的动脉导管未闭，故已成为现今的首选治疗方式。

二、房间隔缺损

房间隔缺损（atrial septal defect，ASD）是左右心房间的异常交通，分为原发孔缺损与继发孔缺损两类，以后者多见。原发孔缺损常伴有二尖瓣前瓣裂缺。继发孔缺损根据解剖部位分为中央型、上腔型、下腔型和混合型。

1. 病理生理　左心房血液经缺损分流入右心房，形成左向右分流，导致右心负荷加重，右心房、右心室增大和肺动脉扩张。同动脉导管未闭一样，房缺也会引起肺动脉高压，甚至艾森曼格综合征，但因心房压力低，分流量较小，故出现较晚，手术时机也可相对更晚，但原发孔房缺的病程发展相对较快。

2. 临床表现和体征　临床症状与缺损大小及分流量有关。继发孔缺损早年多无症状，一般到了肺动脉高压或青年时期才开始出现劳累后气促、心悸、乏力和各种心律失常，原发孔缺损可早期出现肺动脉高压和右心衰竭。胸骨左缘第2、3肋间可听到Ⅱ～Ⅲ级收缩期柔和的吹风样杂音，肺动脉瓣区第二心音增强或亢进，伴固定分裂。原发孔缺损伴二尖瓣裂缺时，心尖区可闻及收缩期杂音。

3. 辅助检查　主要有：①X线检查见右心房、右心室增大，肺动脉段突出，肺充血，原发孔缺损可伴左心增大；②心电图提示电轴右偏，不完全性或完全性右束支传导阻滞和右心室肥厚，原发孔缺损可伴左心室肥大；③超声心动图可明确显示缺损部位、大小及分流情况，右心房、右心室扩大，原发孔缺损可见右心、左心扩大及二尖瓣裂缺与反流；④心导管检查的意义与动脉导管未闭相同。

4. 治疗

（1）时机：①小的继发孔缺损患者心房心室大小改变不明显，对健康无影响，可考虑不手术；②已有右心负荷增大，即使无症状，也应手术治疗，学龄前为手术适宜年龄；③原发孔型，或已有轻、中度肺动脉高压者应及时手术。

（2）手术方法：①正中开胸或者胸腔镜下，体外循环直视行房间隔缺损直接缝合或补片修补术；②原发孔缺损手术先修补二尖瓣裂缺或（和）三尖瓣裂缺，再补片修补房间隔缺损；③导管伞封堵术，主要适用于继发孔中央型缺损，且缺损直径不能过大。

三、室间隔缺损

室间隔缺损（ventricular septal defect，VSD）是左右心室间的异常交通，根据缺损的位置分三

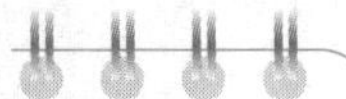

大类型:①膜部缺损;②漏斗部缺损;③肌部缺损。其中膜部缺损最多,漏斗部缺损次之,肌部缺损最少见(图25-1)。室间隔缺损可单独存在,也可是复杂心脏畸形的一部分。

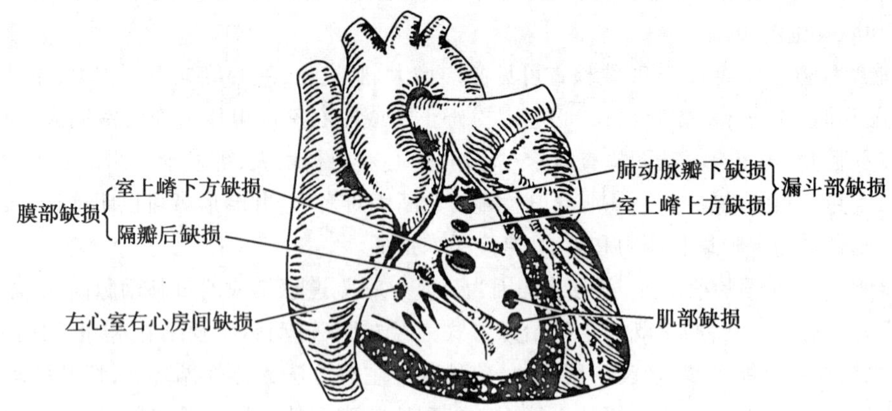

图25-1　室间隔缺损的各种类型

1. 病理生理　室间隔缺损产生左向右分流,肺动脉压力和肺血管阻力将逐渐增高。肺小动脉早期发生痉挛产生肺动脉高压,右室收缩负荷增加,右心室肥大。随病程进展,形成肺动脉高压,出现右向左逆向分流,导致艾森曼格综合征。

2. 临床表现和体征　临床症状与动脉导管未闭基本相同。体征包括:胸骨左缘第2～4肋间可触及收缩期震颤,可闻及Ⅲ级以上粗糙的全收缩期杂音,肺动脉瓣区第二心音增强或亢进。肺动脉高压时杂音和震颤逐渐减弱,甚至消失,但肺动脉瓣区第二心音明显亢进、分裂。

3. 辅助检查　主要有:①X线检查见肺充血,肺动脉段突出,肺动脉高压时,肺门血管影增粗,外周肺纹理减少,肺血管呈残根征;②心电图检查正常或电轴左偏,缺损较大者左心室高电压,左心室肥大,肺动脉高压时双心室肥大;③超声心动图检查可显示缺损的部位和大小,左心房、左心室扩大或双室增大,多普勒可探及分流方向和分流量,了解肺动脉压力;④心导管检查的意义与动脉导管未闭相同。

4. 治疗

(1) 手术适应证:①缺损小,已有房室扩大,肺血增多者,宜在学龄前手术;②缺损和分流量大,婴幼儿期即有喂养困难、反复肺部感染、充血性心衰或肺动脉压力逐渐增高者,应尽早手术;③肺动脉瓣下缺损易并发主动脉脱垂,应及时手术。

(2) 手术方法:①低温体外循环下行室间隔缺损修补手术,是其主要治疗方法;②导管伞封堵法主要用于部分膜部室缺。

知识拓展

先心病的微创封堵技术

封堵技术已经相当成熟,对传统心外手术产生了巨大冲击,主要有经胸封堵术和介入导管封堵术两种。前者多由外科医生操作,优势在于微创以及封堵失败后可立即改为体外循环下直视修补;后者多由心内科医生完成,优势在于创伤更小,麻醉打击更小。封堵术的主要缺点是:①适宜患者有限,可能封堵失败后需要外科手术直视修补;②术后需要短期抗凝;③术后心内有异物植入,感染风险更大,室间隔封堵器可能影响室间隔运动,影响心功能,部分封堵器可能导致邻近瓣膜关闭不全。封堵技术在我国开展广泛,适应证逐渐增宽,但其远期效果有待观察。

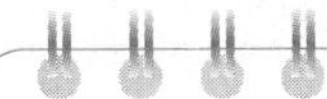

四、法洛四联症

法洛四联症(tetralogy of Fallot)是一种最常见的发绀型先天性心脏病,主要包括四种畸形:①肺动脉狭窄;②室间隔缺损;③主动脉骑跨;④右心室肥厚。

1. 病理生理　肺动脉狭窄使右心室排血障碍,压力升高,右室肥大;部分未氧合的血流经室间隔缺损和主动脉骑跨进入主动脉,形成右向左分流;动脉血氧饱和度下降,出现发绀,肺循环血流量减少。为了代偿缺氧,红细胞和血红蛋白显著增高。

2. 临床表现和诊断

(1) 症状:主要是发绀和缺氧。出生时即有呼吸困难,3~6个月开始发绀,并随年龄增长逐渐加重。由于组织缺氧而发育迟缓,体力和活动耐力均差;喜蹲踞是特征性姿态;病情严重者可突发缺氧性昏厥和抽搐。

(2) 体征:①口唇、眼结膜和肢端发绀,杵状指(趾);②心前区搏动增强,胸骨左缘第2~4肋间可闻及喷射性收缩期杂音,可触及震颤,肺动脉瓣第二心音减弱或消失。

(3) 实验室检查:血红蛋白、红细胞和血细胞比容增高;动脉血氧饱和度降低。

(4) X线检查:肺血减少,肺血管纹理纤细;肺动脉段凹陷,心尖圆钝,主动脉影增宽,呈"靴形心"。

(5) 心电图检查:电轴右偏,右心室肥大。

(6) 超声心动图检查:右室流出道、肺动脉瓣或主干狭窄;右室增大,室壁增厚;室间隔缺损,主动脉骑跨于室间隔上方。多普勒可探及心室水平右向左分流情况。

(7) 右心导管检查:可发现右室压力升高,肺动脉压力低;选择性心血管造影可明确主动脉和肺动脉的位置关系,肺动脉狭窄部位和程度、肺动脉发育情况。

3. 手术治疗

(1) 手术是其主要治疗方法,分为姑息和矫治两大类,现大多病例力求一次根治,但术前评估非常重要。

(2) 根治手术方法:在体外循环下进行,疏通右心室流出道和修补室间隔缺损,以自体心包片或人造血管片行右室流出道、肺动脉瓣环或主干的补片扩大术(图25-2)。

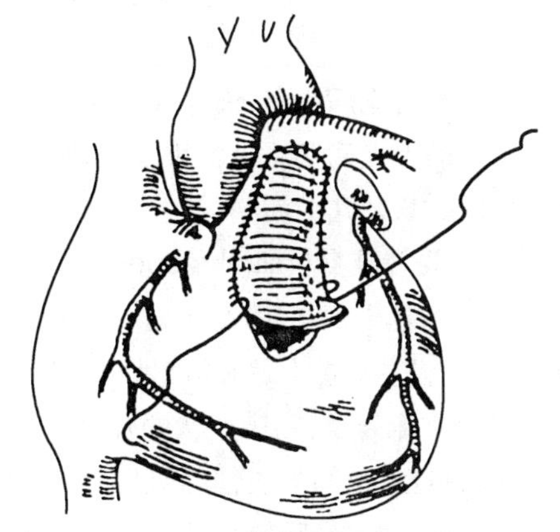

图25-2　跨瓣环的右室流出道补片

第二节　后天性心脏病的外科治疗

一、慢性缩窄性心包炎

慢性缩窄性心包炎(chronic constrictive pericarditis)是由于心包慢性炎症,造成心包纤维增厚,压迫心脏大血管,使心脏的舒张和收缩受限,心脏排血量减少和静脉充血,心功能逐渐减退。

1. 病因　大多数患者病因不明,多数为结核感染所引起,化脓性心包炎、创伤后心包内积血、寄生虫病或恶性肿瘤等也可导致慢性缩窄性心包炎。

2. 病理和病理生理　脏层和壁层心包因慢性炎症,产生纤维组织增生、粘连,心包腔间隙消失,心包膜增厚、机化。增厚的心包长期压迫心脏,导致心肌缺血、萎缩和变性。增厚的心包对心脏和大血管根部如同一个硬壳束缚,限制心脏的舒张,影响静脉血的回流,引起心脏排血量减少,并引起肾脏对钠和水潴留,使血容量增加,导致静脉压增加,出现肝大、腹水、胸腔积液、下肢

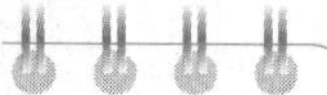

水肿等体征。由于静脉血回心受阻,出现气短、呼吸困难等肺淤血、肺静脉压力增高的征象。

3. 临床表现和诊断

(1) 症状:主要是重度右心功能不全的表现。常见症状为疲劳、气短、胸闷不适、咳嗽、胃纳不佳和消化不良,随病情发展则出现腹胀和下肢水肿。病情重者,即使在休息时也感气促,肺部淤血严重者可出现端坐呼吸。

(2) 体征:颈静脉怒张、腹水、肝大和下肢水肿;心脏搏动减弱或消失,心音弱而远。血压偏低,脉压小,脉搏细弱,常有奇脉;静脉压增高,可达到 20 ~ 40cmH_2O;胸部可有一侧或双侧胸腔积液。

(3) X 线检查:心影大小接近正常,心包钙化,心缘变直,可有胸腔积液。

(4) CT 和 MRI:可显示心包增厚及钙化的部位和程度。

(5) 心电图:各导联 QRS 波低电压,T 波平坦或倒置,少数可有心房纤颤。

(6) 超声心动图:心包增厚、粘连或积液,心房扩大、舒张功能减退。

4. 治疗　缩窄性心包炎应尽早施行手术。病因为结核的患者,围术期抗结核治疗是综合治疗的重要手段,同时需要辅以强有力的利尿、强心和支持治疗。脏层心包和壁层心包完全粘连融合、没有心包积液后,手术的效果更好,不易复发,但部分患者因病情不允许,只能早期手术。

手术方式为心包部分剥离,大多不需要在体外循环下进行。剥离范围是:双侧到达膈神经平面,但必须游离出上下腔静脉的入口。术中剥离心包的顺序相当重要,基本原则是先左、后右,先流出道、后流入道,以免引起大量回心血导致肺水肿和心脏膨胀。

二、风湿性心脏病

风湿性心脏病(rheumatic heart disease)是常见的后天性心脏病之一,是急性风湿热侵犯心脏后所遗留的慢性病变。最常累及二尖瓣,其次是主动脉瓣,三尖瓣少见,可单独损害一个瓣膜,也可以同时累及几个瓣膜。

1. 二尖瓣狭窄(mitral stenosis)　发病率女性较高。

(1) 病理生理和病理:正常二尖瓣瓣口面积 4 ~ 6cm^2,当瓣口面积<2.5cm^2 时,出现左房排血障碍,造成左房扩大、肺部慢性梗阻性淤血,然后出现肺动脉高压、右心衰竭。

(2) 临床表现:临床症状的轻重主要取决于瓣口狭窄的程度。可出现活动后心悸、气促、发绀、咳嗽、咯血、夜间阵发性呼吸困难、端坐呼吸等症状,还可出现继发肺动脉高压引起右心功能不全的表现,如颈静脉怒张、肝大、双下肢水肿。

(3) 体征常有面颊潮红与口唇轻度发绀,即二尖瓣面容。并发心房颤动者伴心音强弱不等,心律快慢不均,脉搏短促。心尖区可闻及舒张中期隆隆样杂音。

(4) 辅助检查:①超声心动图检查二尖瓣瓣叶增厚变形,可有钙化、活动异常,左房增大,右室增大,可测定有效瓣口面积,估算肺动脉压力,检查左心房内有无血栓,鉴别左心房黏液瘤等;②X 线检查可见肺淤血,左心房扩大,心影中重度增大,双房影,肺动脉段突出;③心电图检查多有电轴右偏、P 波增宽,呈双峰或电压增高,心房颤动、右心室肥大或伴有劳损。

(5) 治疗:瓣膜狭窄达到中度(<1.5cm^2),心功能有下降者,均应尽早手术。方法有经导管二尖瓣球囊扩张、直视二尖瓣成形、二尖瓣置换(图 25-3)。前两种术式远期效果差,风心病几乎都无法成形,故瓣膜置换术是首选治疗方式。但瓣膜置换后需终身抗凝、定期监测。

2. 二尖瓣关闭不全(mitral insufficiency)、主动脉瓣狭窄(aortic stenosis)、主动脉瓣关闭不全(aortic insufficiency)　这三类疾病同二尖瓣狭窄一样,首先都引起左心功能不全,随后出现右心和全心衰竭,首选治疗方式均为相应瓣膜置换术。不同瓣膜的病变可以同时存在,同一瓣膜的两种病理状态也常常并存,几种疾病有不同的病理生理过程和症状、体征上的特点,本章不再一一讲述。

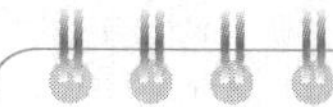

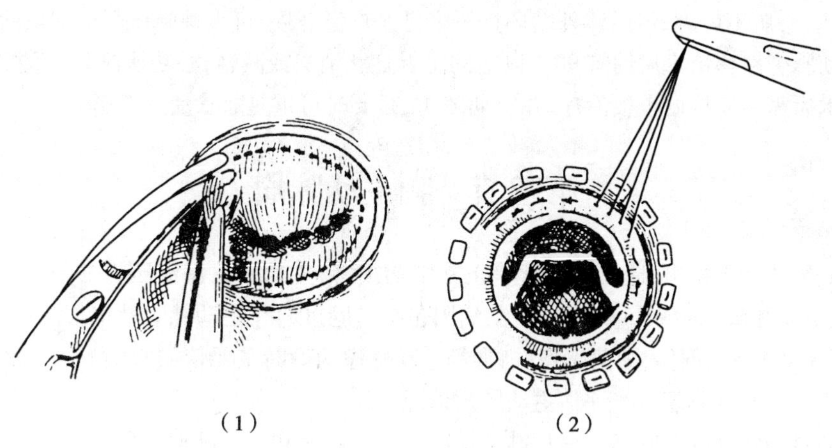

（1）　　　　　　　　（2）

图 25-3　人造瓣膜置换术

（1）沿瓣环保留少量瓣叶组织，切除病变的二尖瓣；（2）人造机械瓣膜缝合，固定于瓣环上

三、冠状动脉粥样硬化性心脏病

冠状动脉粥样硬化性心脏病（atherosclerotic coronary artery disease）简称冠心病。多在中年以上发病，主要病变是冠状动脉内形成粥样硬化斑块，造成管壁增厚、管腔狭窄或阻塞。

1. 临床表现　当冠状动脉血流量不能满足心肌需氧量时，即出现心绞痛。心绞痛可以在静息状态下发生，也可能在劳累、情绪激动等诱因下发生。

冠状动脉长时间痉挛或急性阻塞，导致心肌严重、持久的缺血，可造成心肌梗死。心肌梗死最常发生在左冠状动脉前降支分布的区域。急性心肌梗死可引起严重心律失常、心源性休克、心力衰竭或心室壁破裂，目前死亡率仍然较高。

2. 诊断　选择性冠状动脉造影是确诊“金标准”，可确定冠状动脉狭窄的部位、程度、范围和侧支循环的情况。结合病史、查体、心电图和血清酶学检查，不难诊断。

3. 治疗　冠心病的治疗可分为内科药物治疗、介入治疗和外科治疗三类。

外科治疗主要是应用冠状动脉旁路移植手术（简称“搭桥”）为缺血心肌重建血运通道，改善心肌的供血和供氧。

冠状动脉旁路移植术的桥血管提倡使用动脉，以获得更好的远期通畅率，目前国内最常采用的动脉桥血管是左侧胸廓内动脉（乳内动脉），最常采用的静脉桥血管是自体大隐静脉（图 25-

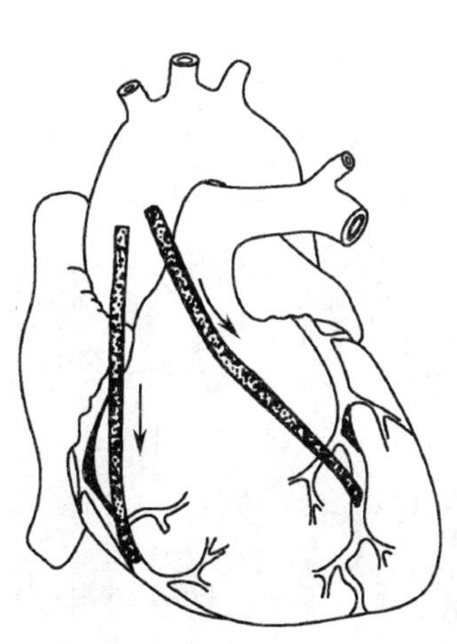

图 25-4　升主动脉-冠状动脉的大隐静脉旁路移植术

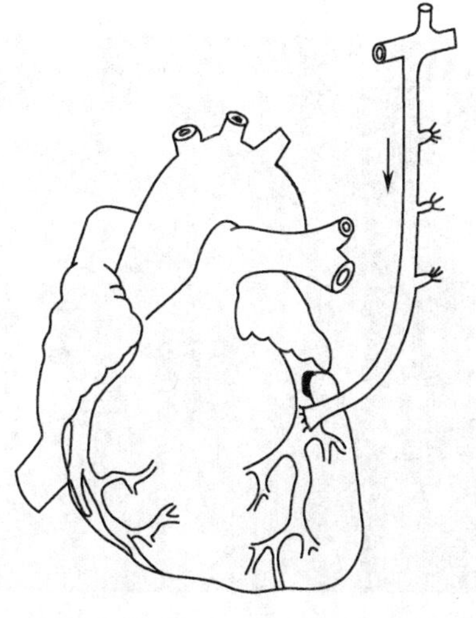

图 25-5　胸廓内动脉远端与左冠状动脉吻合术

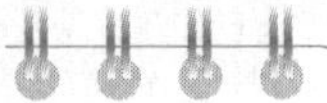

4，图 25-5）。心脏不停跳、不用体外循环搭桥术已经广泛开展，可大幅降低围术期风险。

冠状动脉旁路移植术后约有 90% 以上的患者症状消失或减轻，心功能改善，可恢复工作，延长寿命。术后需长期抗血小板治疗，并定期随访，必要时可重复冠状动脉造影。

第三节　胸主动脉瘤

由于先天或后天疾患，造成主动脉壁正常结构损害，主动脉在血流压力的作用下逐渐膨大扩张，形成主动脉瘤（aortic aneurysm）。其病因包括：动脉硬化、主动脉囊性中层坏死（马方综合征，Marfan syndrome）、创伤、细菌感染、梅毒等。动脉瘤的诊断主要依靠 CT 血管成像，对于升主动脉病变必须行心脏彩超检查评估主动脉瓣情况。

心胸外科最常见的动脉瘤疾病是升主动脉真性动脉瘤和主动脉型夹层。

1. 升主动脉瘤　多为真性动脉瘤，大多继发于主动脉瓣病变，部分病因为马方综合征，临床症状不典型，偶有压迫症状。诊断明确后，都需尽早手术，方式为升主动脉置换，根据是否累及主动脉窦部和主动脉瓣，还可能行 Bentall（图 25-6）、Wheat、David 等术式。

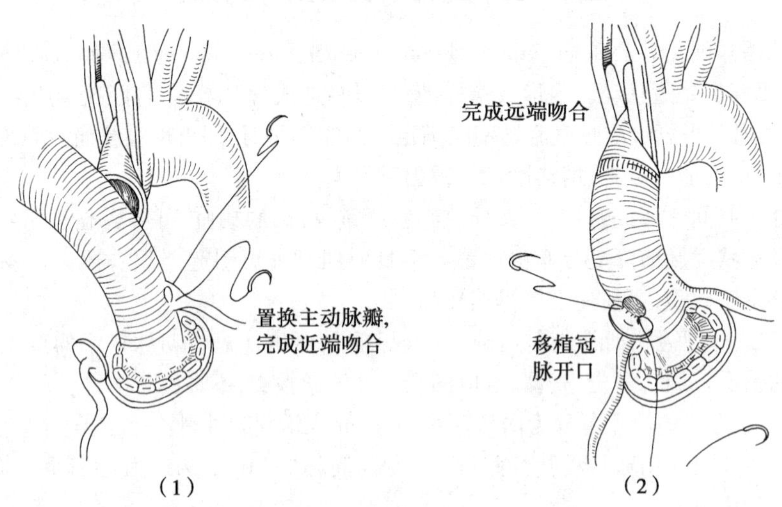

图 25-6　Bentall 术

（1）置换带主动脉瓣的升主动脉人工血管；（2）移植双侧冠状动脉开口到人工血管

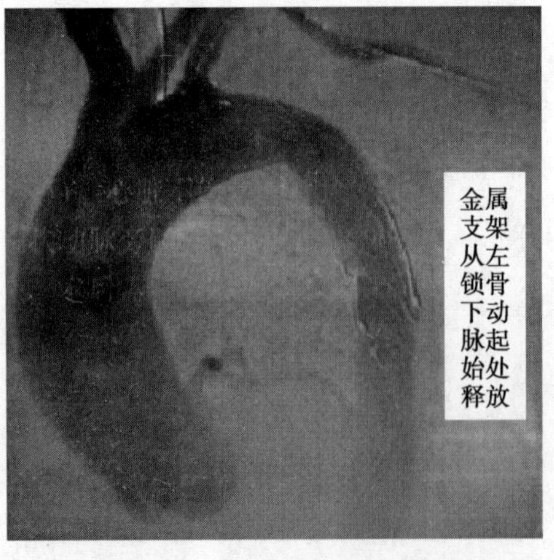

图 25-7　胸主动脉覆膜支架术

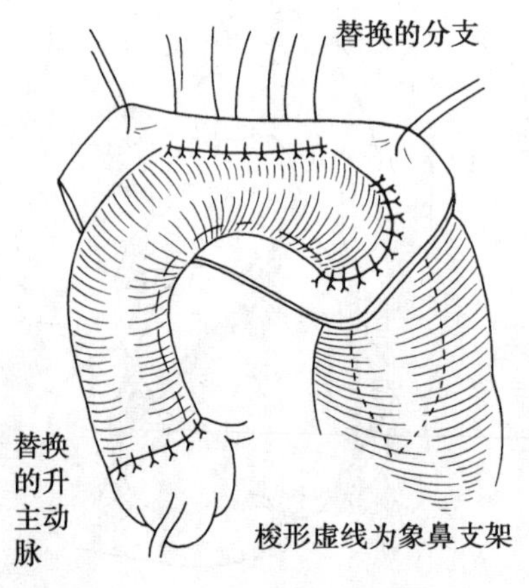

图 25-8　升主动脉+主动脉弓置换+支架象鼻术

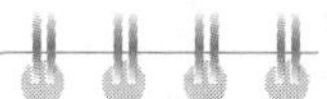

2. **主动脉夹层(aorta dissection)**　主动脉夹层的发病率呈快速上升趋势,急诊收治的胸痛患者中,主动脉夹层的发病率仅次于冠心病心绞痛,其死亡率极高,通常伴有高血压,表现为剧烈胸背疼痛。B型主动脉夹层(DeBakay Ⅲ型)主要治疗方式为经股动脉置入主动脉覆膜支架腔内隔绝术(图25-7),A型主动脉夹层若未累及主动脉弓(DeBakay Ⅱ型),手术方式同升主动脉瘤;若累及主动脉弓(DeBakay Ⅰ型),标准术式为升主动脉及全弓置换加支架"象鼻"术(图25-8)。

病例分析

患者,女,49岁,因活动后心累气紧5年,加重3个月就诊,病程中有下肢水肿、反复感冒、腹胀、食欲减退表现,查体:心率102次/分,脉搏87次/分,节律不齐,面颊潮红,口唇微绀,心界扩大,心尖区舒张期杂音,P_2增强,肝大肋下一指,双下肢轻度水肿。

问题:1. 根据病史特点,初步考虑诊断是什么?依据是什么?

2. 对于确诊,最有意义的检查是什么?

3. 最有效的治疗方式是什么?

本章小结

本章信息量很大,几乎涵盖了心脏外科所有常见疾病,包括先心病、风心病、冠心病、大血管疾病、心包疾病,仅缺心脏肿瘤(左房黏液瘤)未讲述。虽然目前大多数基层医疗机构尚无能力开展心脏外科手术,但越来越多的医院正在逐渐起步,越来越多的手术可以通过微创、介入等简单方法治疗,而心血管系统疾病的发病率也呈逐年上升的趋势,尤其是冠心病和大血管疾病严重威胁人类健康。因此,学习过程中的重点是做到能诊断、能简单处理(运用内科学相关知识),更重要的是能告知患者是否需要手术、需要何种手术、什么时机去手术。心脏手术并不能直接改善心功能,一味拖延只会增加手术风险、降低术后生活质量;大血管疾病一旦拖延,可能就是致命的。

(谭　今)

练习题

一、选择题

A1型题

1. 关于先天性心脏病,下列说法正确的是

A. 所有室缺、房缺都需要外科手术或者介入封堵术治疗

B. 房缺的分流量小,不会形成艾森曼格综合征

C. 室缺杂音较房缺更响亮、位置更低,更容易合并震颤

D. 法洛四联症不一定都有右心室肥厚

E. 动脉导管未闭患儿喜蹲踞

2. 缩窄性心包炎手术剥离心包时最后处理的部位是

A. 右心室

B. 两大动脉

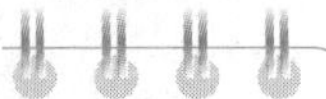

C. 右房和腔静脉

D. 左心室

E. 先后顺序不重要,最后处理最难剥离的地方

3. 关于风湿性心脏病二尖瓣狭窄的描述,错误的是

A. 女性发病率明显高于男性

B. 既可以出现左心衰,也可以有右心衰的表现

C. 病程长的患者容易合并室颤

D. 最常用的手术方式是二尖瓣人工瓣膜置换术

E. 机械瓣置换术后需要终身服用华法林抗凝

4. 关于冠心病冠脉搭桥手术的描述,正确的是

A. 必须在体外循环下,让心脏停跳,然后手术

B. 最常用的搭桥材料血管是股静脉

C. 外科搭桥后,只要认真服用抗血小板药物,桥血管可以终身保持通畅

D. 近年主张多用动脉搭桥,最常用的是左侧胸廓内动脉(乳内动脉)

E. 一旦有冠脉狭窄,就应当尽早搭桥

5. 导致马方综合征患者的胸主动脉瘤的原因是

A. 动脉硬化　　B. 梅毒　　C. 创伤

D. 细菌感染　　E. 主动脉囊性中层坏死

A2 型题

6. 女性,39 岁,患风湿性心脏病二尖瓣重度狭窄,心电图提示房颤。突发偏瘫失语,最可能的原因是

A. 脑出血　　B. 颈动脉斑块脱落导致脑梗死

C. 继发癫痫发作　　D. 左心房血栓脱落导致脑梗死

E. 阿-斯综合征

7. 男性儿童,4 岁,自幼发现心脏杂音,口唇青紫,11kg,喜蹲踞,查体:可见杵状指。最可能的诊断是

A. 动脉导管未闭　　B. 法洛四联症

C. 室缺合并艾森曼格综合征　　D. 原发孔房缺合并二尖瓣裂

E. 先天性主动脉缩窄

A3/A4 型题

(8 ~ 9 题共用题干)

男性,69 岁。多年吸烟史,无高血压病史,突发胸闷、胸痛 3 天入院。查体:无明显心脏杂音,双肺呼吸音良好。肌钙蛋白明显升高,心电图 ST 段压低。

8. 目前最可能的诊断是

A. 主动脉夹层　　B. 冠心病　　C. 自发性气胸

D. 肋间神经痛　　E. 结核性胸膜炎

9. 为明确诊断,最准确的检查手段是

A. 冠脉 CT　　B. 心脏彩超　　C. 核素心肌灌注显像

D. 主动脉 CTA　　E. 冠脉造影

B1 型题

(10 ~ 12 题共用备选答案)

A. 胸骨左缘第 2 ~ 3 肋间柔和的吹风样杂音

B. 胸骨左缘第 2 ~ 4 肋间Ⅲ级以上粗糙的全收缩期杂音

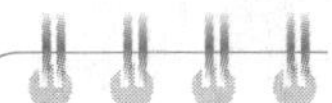

C. 胸骨左缘第 2 ~ 3 肋间响亮粗糙的连续性机器样杂音

D. 心尖区舒张期隆隆样杂音

E. 胸骨右缘第 2 肋间Ⅲ级以上收缩期喷射样杂音

10. 动脉导管未闭的特征性杂音为

11. 二尖瓣狭窄的特征性杂音为

12. 主动脉瓣狭窄的特征性杂音为

二、思考题

1. 简述风心病二尖瓣狭窄引起全心衰的病理生理过程。

2. 左向右分流的三类常见先心病包括房缺、室缺和动脉导管未闭，比较三者的病理生理特点。

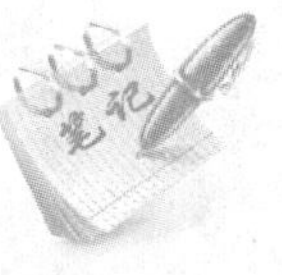

第二十六章

胸膜腔与纵隔疾病

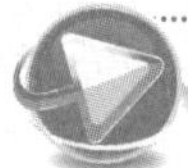

学习目标

1. 掌握：自发性气胸的病因和治疗。
2. 熟悉：纵隔的分区和肿瘤好发部位。
3. 了解：纵隔肿瘤的临床表现。
4. 能够诊断自发性气胸，选择合理的处理方式；根据纵隔肿瘤的生长位置提出肿瘤性质的初步诊断。
5. 指导气胸患者在气胸复发时的急救；对纵隔肿瘤患者提供诊疗知识帮助，争取最好的医治效果。

第一节　自发性气胸的外科处理

自发性气胸是由于肺表面及脏层胸膜的破裂，致胸膜腔与支气管相通，空气进入胸膜腔。一般为单侧气胸，但亦有双侧气胸及局限性气胸。

（一）病因和发病机制

常继发于肺部病变，一般分为两类：①原发性气胸：又称特发性气胸，因胸膜下微小肺泡或（和）肺大疱破裂所致；②继发性气胸：多继发于慢性阻塞性肺部疾病、肺结核等。脏层胸膜破裂或粘连带撕裂致血管破裂，可形成自发性血气胸（图 26-1，图 26-2）。

（二）治疗

气胸小于 30%，且患者无明显症状，可严密观察、及时复查胸部 X 片。部分病例可采用胸腔穿刺引流，其缺点是引流不彻底，大多需要多次穿刺或者手术干预。由于诊断技术的提高和对自发性气胸的进一步了解，采用外科治疗的病例有日益增多的趋势。

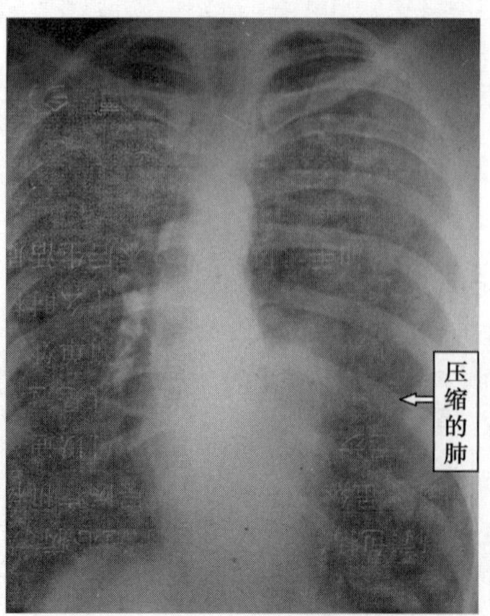

图 26-1　自发性气胸的 X 线表现

1. 手术方式　①胸膜腔闭式引流；②剖胸探查或电视胸腔镜下肺大疱切除、胸膜固定（粘连）术。

2. 胸腔镜或剖胸手术适应证　①反复性顽固性气胸，出现 2 次以上，经反复胸穿或闭式引流不能愈合；②X 线胸片或 CT 检查有明显粘连带或胸膜增厚使肺复张不全；③经内科治疗已产生包裹性积液或脓气胸；④合并大量血胸；⑤张力性气胸经胸腔闭式引流 3 天胸管仍持续大量漏气；⑥双侧气胸，特别是双侧同时发生气胸；⑦并有巨型肺大疱。

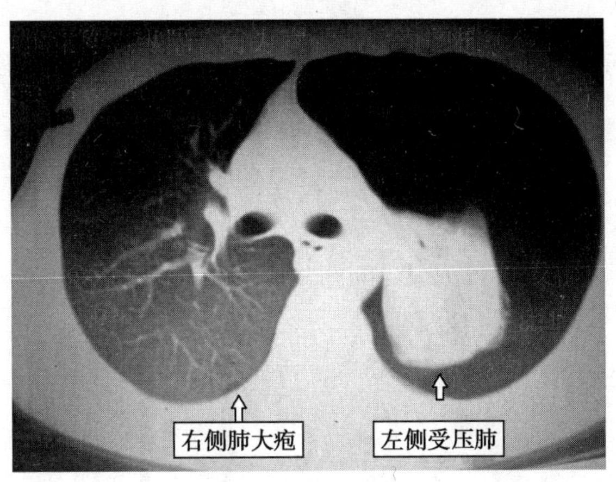

图 26-2　自发性气胸、肺大疱的 CT 表现

手术处理自发性气胸安全可靠，既可消除肺破裂口，又可消除原发病灶，是治疗和预防的有效措施。

3. 手术要点　①尽可能切除肉眼可见的肺大疱；②用化学烧伤（碘酒、碘伏、石灰粉）或物理摩擦（如电刀清洁片）的方法，使胸膜产生炎症反应，从而使脏层胸膜与壁层胸膜粘连，消除产生气胸的解剖腔隙，达到预防复发的作用。

4. 手术禁忌证　①心肺功能不全，不能耐受手术者；②全身体况不能耐受手术者；③伴凝血功能障碍患者。

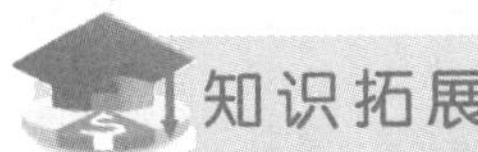

自发性气胸行肺大疱切除术的手术时机

第一次发作的自发性气胸，以往多采用胸膜腔闭式引流术，复发后才考虑行手术切除及胸膜粘连。随着胸腔镜手术的普及，该术式的安全性和有效性得到越来越多医生的认同，故建议在初发时即积极地应用手术切除及胸膜粘连术。更有甚者，提出自发性气胸的病理解剖特点往往是双侧对称性的，所有患者应当行薄层 CT 扫描，如果对侧肺可见明显肺大疱，应当同期行双侧手术，能有效预防复发，且减轻患者多次手术的痛苦和经济负担，但这一理论尚未被广泛接受。

第二节　原发性纵隔肿瘤

两侧胸膜腔中间的间隙称为纵隔，前为胸骨，后为胸椎（包括两侧脊柱旁肋脊区），上达颈部，下止膈肌。纵隔内有心脏、大血管、食管、气管、神经、胸腺、胸导管、淋巴和脂肪结缔组织。

临床上常将纵隔分成 5 个区，以胸骨角至第四胸椎下缘为横线，将纵隔分为上、下两部分。上纵隔以气管为界分为前后两部。而下纵隔又以心包前后缘为界，分为前纵隔、中纵隔（又称内脏器官纵隔）和后纵隔（图 26-3）。各种纵隔肿瘤有比较恒定的好发部位，可帮助诊断。如位于上纵隔前部的，多为胸腺与甲状腺的肿瘤；位于前纵隔的多为畸胎瘤或皮样囊肿；位于中纵隔的，多为心包囊肿、淋巴源性肿瘤、气管囊肿；位于后纵隔的则多为神经源性肿瘤或食管囊肿（图 26-4）。

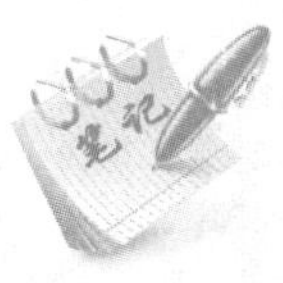

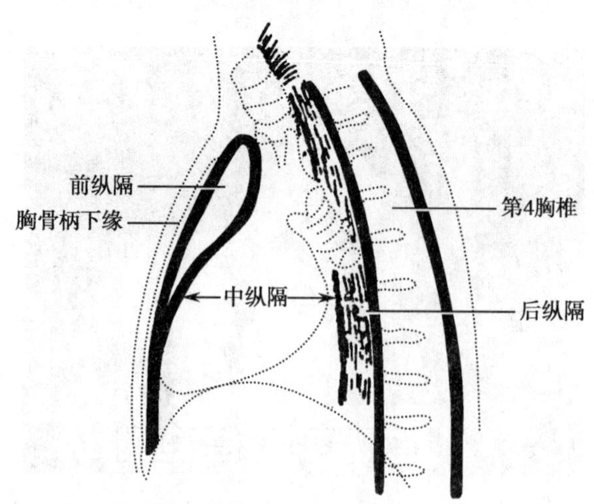

图 26-3　纵隔临床解剖分区

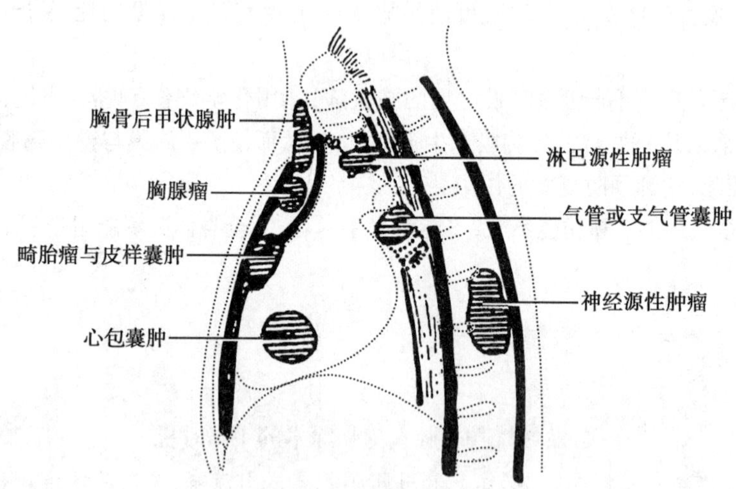

图 26-4　纵隔肿瘤好发部位

纵隔内组织器官较多，胎生结构来源复杂，所以肿瘤繁多。有原发的，有转移的。原发肿瘤以良性多见。

（一）临床表现和诊断

很多纵隔肿瘤并无临床症状，常在 X 线检查时才发现。症状与肿瘤大小、部位、生长速度、质地及性质有关。常见有胸痛、胸闷、刺激或压迫呼吸系统、神经系统、大血管及食管的症状。此外还可出现一些与肿瘤性质相关的特异性症状。

1. 畸胎瘤（teratoma）和畸胎皮样囊肿（teratodermoid cyst）　居纵隔肿瘤首位，常位于前纵隔。症状不明显，偶有胸闷、胸痛。合并感染时胸痛明显，咳脓痰甚至咯血，部分患者还可咳出毛发或干酪皮脂样组织。影像学检查常可见实质性包块内的囊性分隔，钙化斑、囊壁钙化片或不规则的骨质阴影。10% 的畸胎瘤为恶性。

2. 神经源性肿瘤（neurogenic tumor）　居纵隔肿瘤第二位，多见于后纵隔脊柱旁沟部，单侧多见。多起源于交感神经，少数起源于外周神经。肿瘤较大时出现压迫症状。节细胞性神经瘤若呈哑铃状经椎间孔向脊髓腔内生长时，可压迫脊髓引起截瘫。源于自主神经的肿瘤，因儿茶酚胺产物的作用可出现腹泻、腹胀、高血压、出汗及皮肤潮红等症状。影像学检查可见后纵隔密度均匀，边缘清楚的圆形或哑铃状阴影。

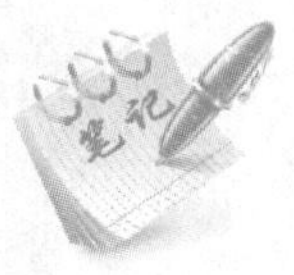

3. 胸腺瘤（thymoma）　多位于前上纵隔，约 1/3 为恶性，手术后常可复发，约 15% 合并重症肌无力，反之，重症肌无力患者中有半数以上有胸腺瘤或胸腺增生异常。影像学检查可见圆

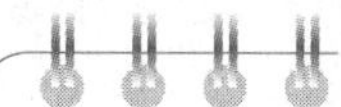

形或椭圆形、密度均匀、分叶状、边缘清楚的阴影。

4. 纵隔囊肿(mediastinal cyst)　以支气管囊肿、食管囊肿和心包囊肿较常见。均为良性。影像学检查多呈圆形或椭圆形、壁薄、边缘清楚的阴影。

5. 胸内异位组织肿瘤　有胸骨后甲状腺肿瘤、甲状旁腺瘤、淋巴源性肿瘤,后者多为恶性,如淋巴肉瘤、Hodgkin 病等。

肿瘤增大常可引起压迫症状,如肺不张、声音嘶哑、交感神经麻痹综合征、上腔静脉压迫综合征等。

(二)治疗

除恶性淋巴源性肿瘤适用放射治疗外,绝大多数原发性纵隔肿瘤无论有无症状,只要无禁忌证均应外科治疗。恶性肿瘤若已侵入邻近器官无法切除或已有转移时可根据病理学性质给予放射或化学药物治疗。

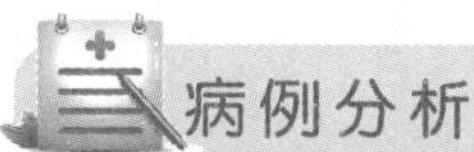

病例分析

患者,男,27 岁。因突发胸痛伴气紧 2 小时就诊,查体右侧胸廓饱满,叩诊鼓音,听诊右肺呼吸音消失。

问题:1. 诊断及依据是什么?

2. 需要行何种辅助检查来帮助明确诊断?

3. 处理原则和方式是什么?

本章小结

气胸是本章学习的重点,其诊断并不难,自发性气胸的手术相对简单,是为数不多的基层医疗单位有能力广泛开展的胸外科手术。即使基层单位没有胸腔镜,也可以采用 5cm 小切口直视下手术,同样微创、有效。纵隔肿瘤性质多样,与好发部位密切相关,应当牢记。胸外科临床上最常见的纵隔肿瘤并不是发病率第一和第二位的畸胎瘤、神经源性肿瘤,而是胸腺瘤,只要有肌无力的表现,就一定要行胸部 CT 排除胸腺瘤。

(谭　今)

练习题

一、选择题

A1 型题

1. 自发性气胸的治疗方法中,预防复发效果最好的是

A. 胸腔穿刺术　　B. 胸腔闭式引流术

C. 肺大疱切除术　　D. 胸膜粘连(固定)术

E. 肺大疱切除+胸膜粘连(固定)术

2. 关于纵隔肿瘤的表述,不正确的是

A. 畸胎瘤是纵隔肿瘤中发病率最高的

B. 畸胎瘤全是良性肿瘤

C. 神经源性肿瘤多位于后纵隔

D. 引起重症肌无力的纵隔肿瘤是胸腺瘤

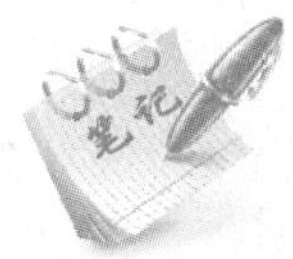

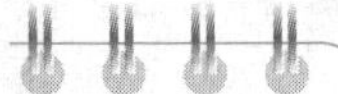

E. 纵隔肿瘤大多需要手术治疗

A2 型题

（3～5 题共用备选答案）

A. 神经源性肿瘤

B. 畸胎瘤

C. 胸骨后甲状腺肿

D. 心包囊肿

E. 胸腺瘤

3. 位于中纵隔的是

4. 好发于后纵隔的是

5. 有毛发等成分的是

二、思考题

1. 如果急诊就诊患者为同时发作的双侧气胸，应当如何处理？

2. 简述纵隔临床解剖分区。

第二十七章

腹 外 疝

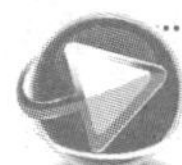

学习目标

1. 掌握：腹股沟区的解剖、腹股沟疝的检查方法及诊断与鉴别诊断。
2. 熟悉：腹股沟疝的治疗原则和手术方法。
3. 了解：嵌顿性疝和绞窄性疝的处理原则。
4. 具备对腹股沟疝进行初步诊断及初步处理的能力。
5. 能够正确与患者及家属进行沟通交流，重点介绍手术治疗的必要性、不及时治疗可能出现的严重后果，以取得患者及家属的配合；做好术后随访接待与复查指导等工作。

第一节 概 述

腹外疝（abdominal external hernia）是腹内脏器或组织连同腹膜壁层离开其正常解剖位置，经腹壁先天性或后天形成的薄弱点或孔隙向体表突出，在局部形成包块的总称。本病为腹部外科的常见疾病之一。

（一）病因

形成腹外疝的主要原因是腹壁强度降低和腹内压力增高。

1. 腹壁强度降低 是腹外疝发生的解剖学基础。先天性因素常见于腹膜鞘状突未闭，腹内斜肌下缘位置过高，腹股沟三角宽大，脐环闭锁不全，腹白线缺损等；胚胎期内精索或子宫圆韧带斜穿腹前壁形成腹股沟管；股动、静脉垂直下穿盆腔底壁形成股管等属正常的解剖现象，但均系腹壁的薄弱部位。后天获得性因素有手术切口及引流口愈合不良、外伤、感染等造成的腹壁缺损；腹壁神经受损，过多脂肪浸润（肥胖者），年老体弱、久病等引起肌肉退化萎缩等均可造成腹壁局部强度降低。此外，组织胶原结构的改变亦可影响腹壁的强度。

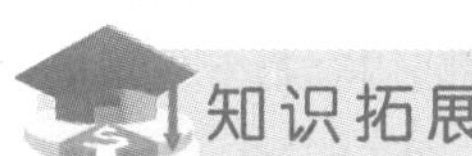

知识拓展

影响腹壁强度的生物学研究

腹股沟疝患者体内腱膜中胶原代谢紊乱，其主要成分之一的羟脯氨酸含量减少，腹直肌前鞘中成纤维细胞增生异常，超微结构中含有不规则的微纤维；吸烟直疝患者血浆中促进弹性组织离解活性显著高于正常人。由此可见，组织胶原结构的改变和弹性组织离解活性增高均可影响腹壁的强度。

2. 腹内压增高 为腹外疝的诱发因素。常见如慢性咳嗽、习惯性便秘、排尿困难、妊娠、婴儿经常啼哭、举重、腹水及腹内肿瘤等，均可使原有的腹壁薄弱或缺损逐渐加重。正常人因腹壁强度正常，即使时有腹内压增高的情况，亦不致引起腹外疝的发生。

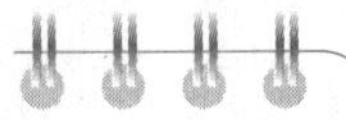

（二）病理解剖

典型的腹外疝由疝环、疝囊、疝内容物和疝被盖4部分组成（图27-1）。

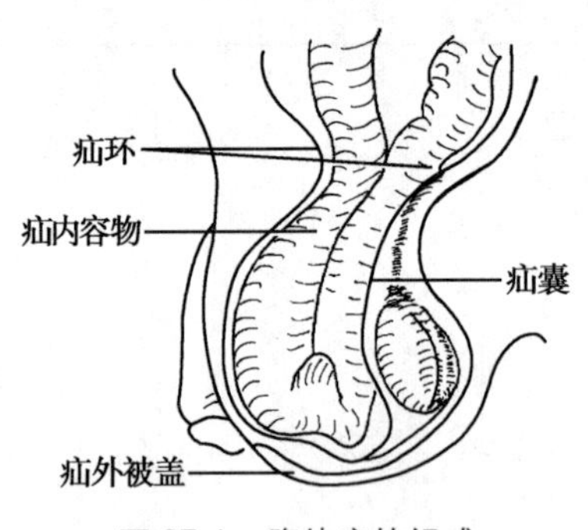

图27-1 腹外疝的组成

1. **疝环** 又称疝门，多呈环形，为腹壁薄弱点或缺损处，是疝囊和疝内容物经此从腹腔向体表突出的门户，如腹股沟管的内环、股管的股环等。腹外疝多以疝环所在部位来命名，如腹股沟疝、股疝、脐疝等。

2. **疝囊** 是腹膜壁层随疝内容物经疝环向外突出所形成的囊袋样结构，呈梨形或半球形，可分为颈、体、底三部分。疝囊颈是疝囊比较狭窄的部分，位于疝环处。常因疝内容物反复进出摩擦而增厚、发白，或呈辐射状皱襞，手术中常以此作为辨认疝囊颈的标志。

3. **疝内容物** 为进入疝囊的腹内脏器或组织，通常以活动度大的小肠、大网膜等为多见，盲肠、阑尾、乙状结肠、横结肠、膀胱、卵巢、输卵管、Meckel憩室等亦可成为疝内容物，但较少见。

4. **疝外被盖** 是疝囊以外的腹壁各层组织，一般为筋膜、肌肉、皮下组织和皮肤。

（三）临床病理类型及表现

腹外疝按疝内容物的病理变化和临床表现，可分为易复性疝、难复性疝、嵌顿性疝和绞窄性疝4种类型。

1. **易复性疝（reducible hernia）** 疝内容物容易还纳回腹腔的疝称易复性疝。一般无特殊不适，但巨形疝可有行走不便、下坠感或伴有腹部隐痛。早期，疝内容物仅在患者站立、行走、劳动以及咳嗽、排便等一时性腹内压增高时脱出，在局部形成一椭圆形或半球形柔软包块，平卧或用手轻轻推压，包块即可还纳回腹腔而消失。若内容物为小肠，还纳时可听到“咕噜”音。疝内容物还纳后，在包块出现处，可触及腹壁裂隙，令患者咳嗽时，有冲击感。若疝囊仅位于腹股沟管内，疝内容物进入疝囊后所形成的局部包块常不明显，此种疝称隐匿性斜疝，其内容物易于自行回纳。

2. **难复性疝（irreducible hernia）** 疝内容物完全不能回纳或仅部分可还纳回腹腔的疝称难复性疝。一般不引起严重症状，可有轻度局部坠胀不适及不全性机械性肠梗阻症状，如腹痛、腹胀、便秘等。可触及局部包块，咳嗽时能触及冲击感，但难以触清腹壁缺损的范围。病程较长，腹壁缺损较大的疝，因较多的疝内容物长期滞留于疝囊内形成持久的下坠力，逐渐将疝囊颈上方的腹膜壁层，尤其是极为松弛的髂窝区腹膜一并牵出疝环，致使肠管或膀胱等随之下移而成为疝囊壁的一部分（图27-2），这种疝称为滑动性疝，也属于难复性疝。

3. **嵌顿性疝（incarcerated hernia）或绞窄性疝（strangulated hernia）** 当腹内压突然过度增高时，疝内容物强行扩张窄小的疝囊颈而进入疝囊，随后疝环弹性回缩，将疝内容物卡住不能还纳腹腔，形成嵌顿性疝。此时疝块紧张，压痛明显。由于嵌顿物多为一段肠管，故患者常出现腹部绞痛、恶心、呕吐、腹胀和肛门停止排气排便等急性肠梗阻表现。若嵌顿物仅为非系膜侧的部分肠壁时，肠腔仍通畅，称肠管壁疝或Richter疝（图27-3）。若嵌顿的疝内容物是小肠的憩室（通常是Meckel憩室），则称Littre疝。若嵌顿的疝内容物是两个以上的肠袢，其在疝囊内呈“W”形，称逆行嵌顿性疝（图27-4）。如嵌顿不能及时解除，肠管及其系膜受压将进一步加重，最终导致动脉血完全阻断，即发展为绞

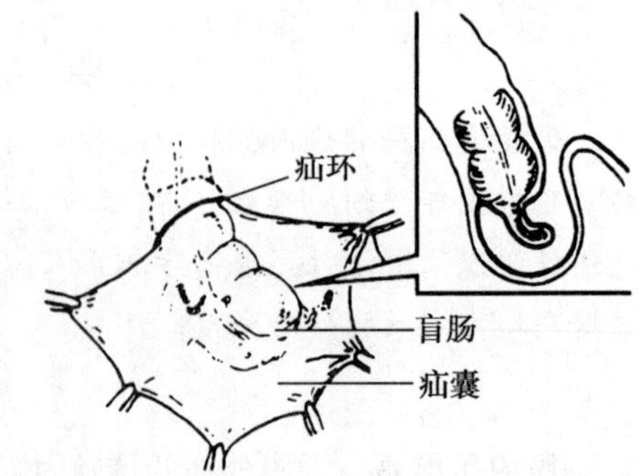

图27-2 滑动性疝，盲肠成为疝囊的组成部分

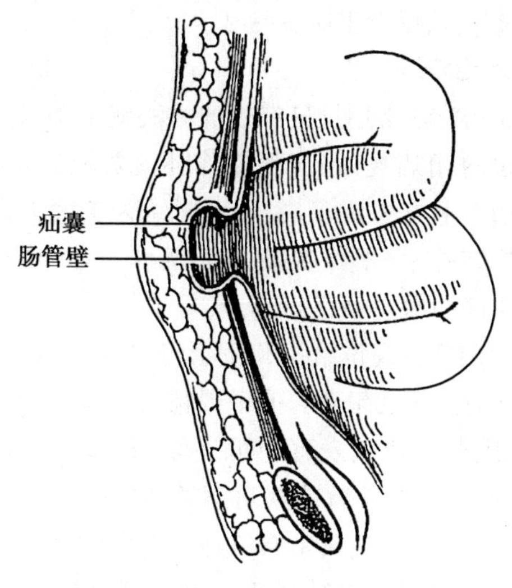

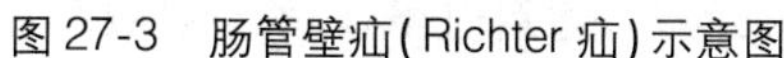

图 27-3　肠管壁疝(Richter 疝)示意图

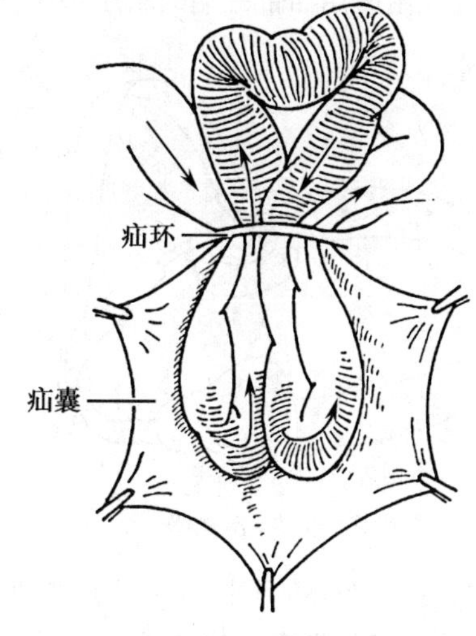

图 27-4　逆行性嵌顿疝示意图

窄性疝。儿童因腹壁肌薄弱,疝环组织比较柔软,疝嵌顿后较少发生绞窄。

绞窄性疝是嵌顿性疝的进一步发展,属同一病理过程的两个连续性阶段,两者难以截然分开。手术处理嵌顿或绞窄性疝时,要正确判断肠管活力,特别警惕有无逆行性嵌顿疝。因这种类型疝的疝囊内各嵌顿肠袢之间的肠管可隐藏在腹腔内,一旦发生绞窄,不仅疝囊内的肠袢可发生坏死,腹腔内的中间肠袢亦可坏死,或疝囊内的肠管尚存活,而腹腔内的中间肠袢已发生坏死。因此,术中必须把腹腔内有关肠袢拖出仔细检查,以防遗漏隐匿于腹腔内坏死的中间肠袢。

（四）诊断

1. 明确是否为腹外疝　腹外疝的疝内容物位于有腹膜壁层所构成的囊袋内。

2. 推断所属何种腹外疝　根据疝环所在的解剖位置,确定其属腹股沟斜疝、直疝还是股疝等。

3. 判明疝的临床病理类型,尤其是有无嵌顿或绞窄　嵌顿或绞窄性疝常有以下 3 大主要特征:①疝内容物突然进入疝囊,疝块呈进行性肿大,伴有明显疼痛,难以还纳回腹腔;②疝块较坚实、有明显压痛,咳嗽时无冲击感;③有急性机械性肠梗阻的表现。

4. 详细了解发病诱因　注意有无引起腹内压增高的情况,如慢性支气管炎、前列腺肥大、习惯性便秘、腹胀、妊娠、肿瘤、腹水、强力负重等。

（五）治疗

腹外疝如不及时处理,疝块可逐渐增大,加重腹壁缺损而影响劳动力,还可因发生嵌顿或绞窄而威胁患者生命。因此,一般均应尽早手术治疗。难复性疝宜争取早期手术,嵌顿或绞窄性疝应急诊手术。

1. 非手术治疗法

（1）1 岁以下婴幼儿腹股沟斜疝,可暂不手术,采用棉线束带或绷带压住腹股沟管深环(图 27-5),防止疝块突出,以助腹肌发育加强,随着时间的推移,患儿腹肌可随躯体生长发育而逐渐强壮起来,疝亦有可能自行消失。

（2）2 岁以下直径小于 1cm 的小儿脐疝,将疝内容物还纳后,用略大于脐环、外包纱布的硬币或小木片压住脐环,然后用胶布或绷带加以固定,勿使移动,一般每隔 1 ~ 2 周更换一次。

（3）年老体弱或伴有其他严重疾病不能手术者,可在还纳疝

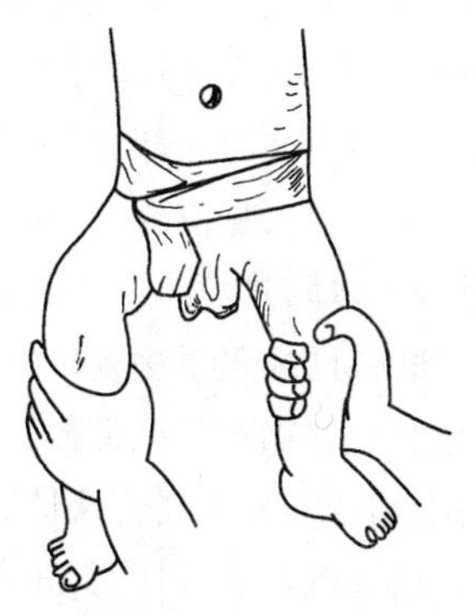

图 27-5　棉线束带法

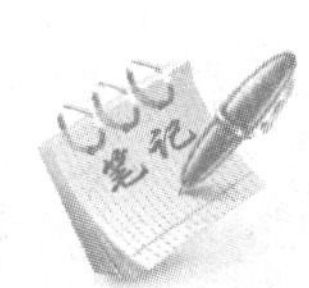

内容物后，用医用疝带一端的软压垫压住疝环（图 27-6），以阻止疝块突出。

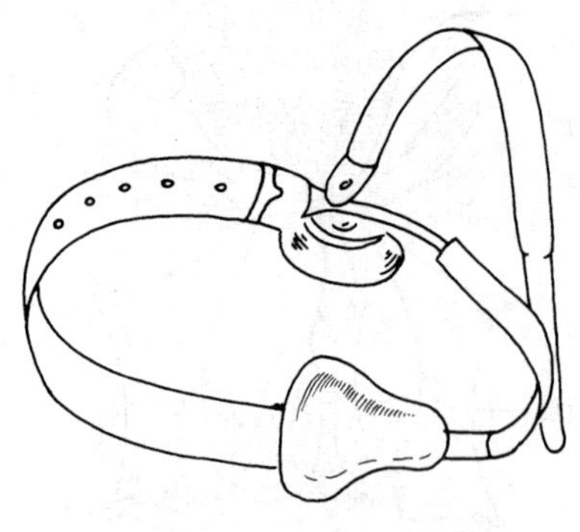

图 27-6　医用疝带

2. 手术治疗

腹外疝治疗最常用且最有效的方法就是手术，基本原则是高位封闭疝囊颈，加强或修补薄弱或缺损的腹壁。腹外疝手术方法繁多，主要可归纳为 4 大类，即单纯疝囊高位结扎术、张力疝修补术、无张力疝修补术和经腹腔镜疝修补术。

（1）单纯疝囊高位结扎术：适用于婴幼儿及绞窄性腹股沟斜疝有肠坏死患者。前者因精索鞘膜未闭，随着时间推移，腹肌在成长发育中可逐渐强壮而使腹壁加强，单纯疝囊高位结扎就能获得满意的疗效，不需施行修补术；后者因有肠坏死、局部严重感染易致修补失败，一般也只采取单纯疝囊高位结扎，缺损的腹壁待以后择期手术修补或加强。方法：分离显露疝囊颈，达到内环口，术中以腹膜外脂肪为标志。将其在内环口处结扎、贯穿缝扎或荷包缝合，然后将疝囊予以切除。

（2）张力疝修补术：成年腹股沟疝患者存在不同程度的腹股沟管前壁或后壁薄弱或缺损，若只单纯高位结扎疝囊，术后易复发，为增强手术效果，在高位结扎疝囊后，还要加强或修补薄弱的腹股沟管管壁。因该手术需将不在同一解剖平面的组织如联合肌腱与腹股沟韧带强行缝合在一起，有较大张力，故称张力疝修补术。张力疝修补术又分修补腹股沟管前壁的佛格逊（Ferguson）法、修补或加强腹股沟管后壁的巴西尼（Bassini）法、哈斯特德（Halsted）法、麦克威（McVay）法及 Shouldce 法。张力疝修补术后，手术部位有牵扯感。随着修补材料的发展及对腹股沟解剖特点的进一步认识，无张力疝修补术逐渐成为常规手术。

（3）无张力疝修补术（tension herniorrhaphy）：是在无张力情况下，利用人工高分子材料网片进行修补，具有术后疼痛轻，恢复快、复发率低等优点，但人工高分子修补材料毕竟属异物，在术野有感染征象或潜在危险时应禁用，以免引起迁延不愈的感染。临床常用术式为疝环充填式无张力修补术（Rutkow 手术），方法是使用一个锥形网塞置入已回纳疝囊的疝环中并加以固定，再用一成形补片置于精索后以加强腹股沟管后壁。

（4）经腹腔镜疝修补术（laparoscopic inguinal herniorrhaphy）：方法有 4 种：①经腹膜前法；②完全经腹膜外法；③经腹腔补片植入法；④单纯疝环缝合法。前三种方法的基本原理是从后方用网片加强腹壁的缺损；最后一种方法是用钉或缝线使内环缩小，只用于较小的斜疝，如小儿斜疝。经腹腔镜疝修补术具有创伤小、术后疼痛轻、恢复快、复发率低、无局部牵扯感等优点，并能发挥腹腔镜视野广的优势，同时检查双侧腹股沟疝和股疝，可发现遗漏的对侧疝并同时予以修补。

3. 嵌顿性和绞窄性疝的处理原则　嵌顿性疝具备下列情况者可先试行手法复位：①嵌顿时间在 3～4 小时内，局部无腹膜刺激征者；②估计肠袢未绞窄坏死者；③年老体弱或伴有引起腹内压增高疾病且有疝脱出还纳史者。复位方法：患者头低足高仰卧位，适当注射镇静剂，或针刺大敦、三阴交、太冲等穴并配合局部热敷 10～20 分钟，以松弛腹肌。托起阴囊，持续缓慢地适度加压将疝块推向疝环，同时轻轻地按摩外环以协助疝内容物回纳。复位过程中手法须轻柔，切忌粗暴。手法复位有一定的危险性，须严格掌握手法复位的指征。复位成功的患者仍应择期手术修补，以防复发。

嵌顿性疝若手法复位失败，需要急诊手术治疗，以解除肠梗阻、防止疝内容物坏死。若绞窄性疝的内容物有坏死征象，更需手术。手术的关键在于正确判断疝内容物的活力。术中应注意：①切开疝囊前妥善保护切口，以防疝囊内渗出液污染切口；②仔细检查疝内容物，判明有无逆行性嵌顿及肠管坏死；③正确判断疝内容物的生命力，然后根据病情确定处理方法。方法是先扩张并切开疝环，解除疝环对肠管的嵌顿压迫后，观察肠管的色泽、弹性、蠕动能力以及相应

肠系膜内的动脉搏动等。若肠管呈紫黑色，失去光泽和弹性，刺激后无蠕动和相应肠系膜动脉无搏动者，表明该段肠管已坏死。如不能确认是否坏死，可在肠系膜根部注射0.25%普鲁卡因20～40ml，再用温热等渗盐水纱布热敷该段肠管，或将其暂时送回腹腔，10～20分钟后，再行观察。如肠壁转为红色，肠蠕动和肠系膜动脉搏动恢复，则证明肠管无坏死，可还纳入腹腔。如疝内容物为大网膜，可作切除。有时因麻醉后疝内容物自行回纳腹内，术中切开疝囊后无疝内容物可见。遇此情况，必须探查肠管，以免遗漏坏死肠袢于腹腔内。必要时作腹部探查手术。肠袢坏死施行肠切除吻合术后，一般只作单纯的疝囊高位结扎，二期再作疝修补术。

第二节　腹股沟疝

根据疝内容物的走行方向、疝环与腹壁下动脉的关系，腹股沟疝可分为腹股沟斜疝和腹股沟直疝2种。斜疝疝囊从腹壁下动脉外侧的腹股沟管内环口进入腹股沟管，向内及前下斜行，穿出外环口进入阴囊中。若疝内容物仅停留于腹股沟管内而未进入阴囊内，称隐匿性斜疝或不完全性斜疝。直疝疝囊从腹壁下动脉内侧的“直疝三角区”直接由后向前突出，不经内环，也不会进入阴囊。腹股沟疝在各类腹外疝中约占85%，斜疝约占腹股沟疝的85%～95%。男性多于女性，右侧多于左侧。

（一）解剖概要

1. 腹股沟区解剖特点　腹股沟区为前外下腹壁的一个三角形区域，其上界为髂前上棘到腹直肌外缘的一条水平线，下界为腹股沟韧带，内侧界为腹直肌外缘。腹股沟区的腹壁层次由浅及深依次为皮肤、皮下组织、浅筋膜、肌层（腹外斜肌、腹内斜肌、腹横肌以及它们的腱膜）、腹横筋膜、腹膜外脂肪和腹膜壁层。在腹股沟内侧1/2区域，腹内斜肌和腹横肌的弓状下缘与腹股沟韧带之间，有一个极为薄弱的腹壁“空隙”区，仅为一层腹外斜肌腱膜和一层薄的腹横筋膜，缺少腹内斜肌与腹横肌等强有力的保护，抵抗力薄弱，这是腹外疝好发于腹股沟区的解剖学因素。人体直立时，该区所承受的腹内压力要比平卧位增加3倍左右，为腹外疝的发生提供了外部条件。

2. 腹股沟管解剖特点　腹股沟管位于腹前壁、腹股沟韧带的内上方，自外上向内下、由深向浅斜行。成年人长约4～5cm，有内、外两口和上、下、前、后四壁。内口即深环（腹环），为腹横筋膜上的卵圆形裂隙，体表位于腹股沟韧带中点上方约1.5cm处；外口即浅环（皮下环），为腹外斜肌腱膜内下方的三角形裂隙，位于耻骨结节外上方，正常人可容纳一指尖，斜疝发生后，浅环常变大。腹股沟管的前壁有皮肤、皮下组织及腹外斜肌腱膜，外侧1/3部分尚有腹内斜肌覆盖；后壁为腹横筋膜和腹膜，内侧1/3有腹股沟镰；上壁为腹内斜肌、腹横肌的弓状下缘；下壁为腹股沟韧带和腔隙韧带（图27-7，图27-8，图27-9）。腹股沟管内男性有精索（图27-10），女性有子宫

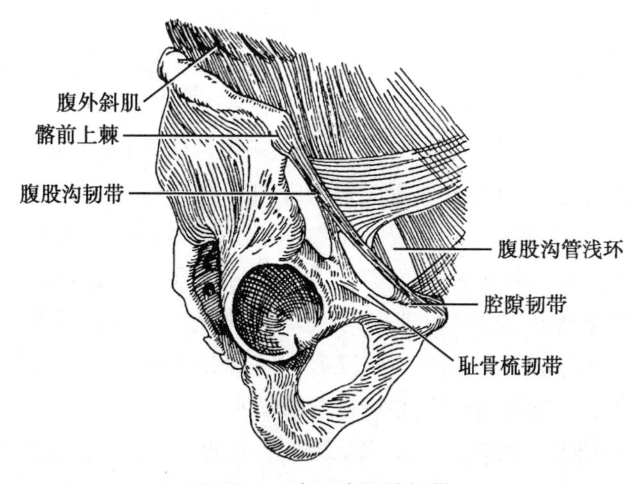

图27-7　腹股沟区的韧带

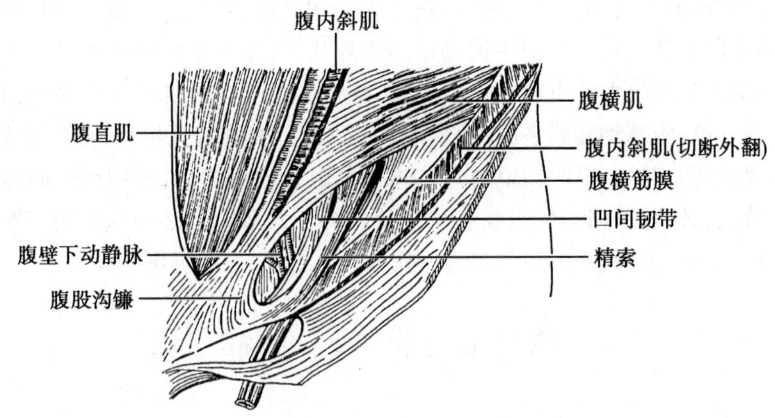

图 27-8　左腹股沟区解剖层次（前面观）

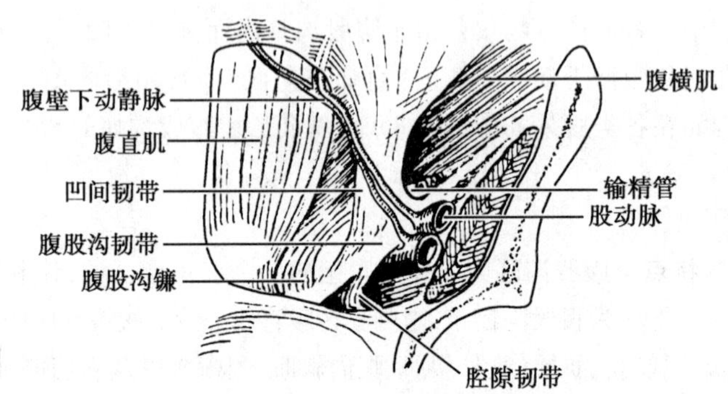

图 27-9　右腹股沟区解剖（后面观）

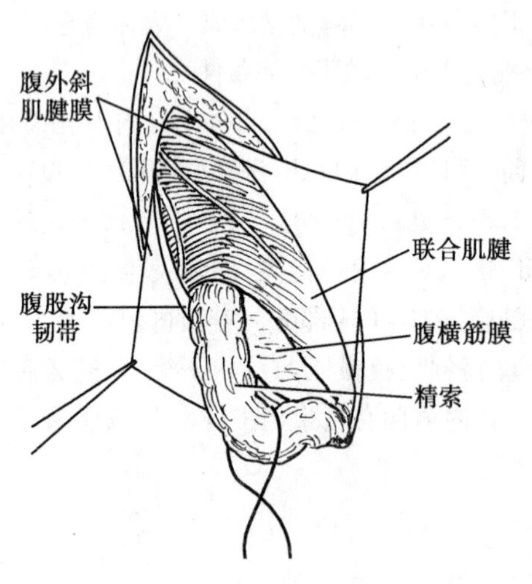

图 27-10　腹股沟管的解剖

圆韧带通过。

3. 直疝三角解剖特点　直疝三角位于腹股沟韧带内侧 1/3 的后上方，为腹壁下动脉（外侧边），腹直肌外侧缘（内侧边），腹股沟韧带（底边）构成的一个三角形区域。此处腹壁缺乏完整的腹肌覆盖，且腹横筋膜又比周围部分薄，为腹壁的薄弱区，故易发生疝。腹腔内组织或脏器由此从后向前突出形成直疝，故称直疝三角（Hesselbach triangle）（图 27-11）。

（二）病因

1. 腹股沟斜疝（indirect inguinal hernia）　有先天性和后天性 2 种类型。

（1）先天性斜疝：胚胎发育过程中，位于腹膜后第 2～3 腰椎旁的睾丸逐渐下降，在接近腹股沟管内环处带动腹膜下移，形成腹膜鞘状突，同时推动皮肤形成阴囊。睾丸紧贴在鞘状突后下坠，一同降入阴囊。正常情况下，鞘状突在婴儿出生后不久，除阴囊部分形成睾丸固有鞘膜外，其余部分即自行萎缩闭锁成为条索状组织。如不闭锁或闭锁不全，则鞘状突与腹腔相通，在小儿啼哭、咳嗽等腹内压增高的情况下，腹腔内脏器或组织即可进入其中形成先天性斜疝（图 27-12），而未闭锁的鞘状突则成为其疝囊。右侧睾丸下降较迟，鞘状突闭锁也较晚，故右侧斜疝较左侧多见。

（2）后天性斜疝：较先天性斜疝多见，发生原因系腹股沟区存在着解剖上的缺陷，即腹内斜肌和腹横肌弓状下缘发育不全或位置过高所致。腹内斜肌与腹横肌对腹股沟管和内环括约作

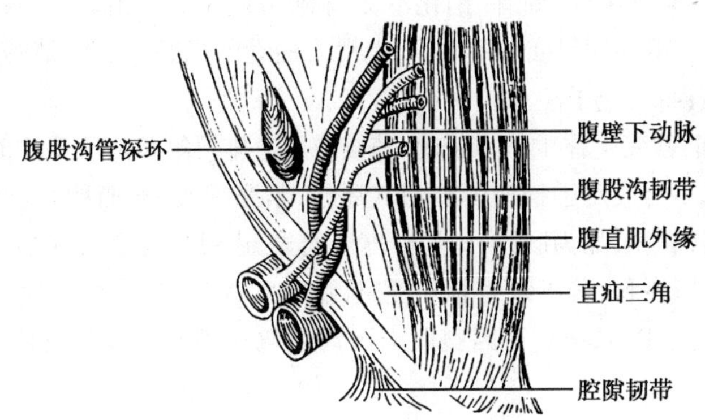

图 27-11　直疝三角(后面观)

用减弱,一旦腹压增高,腹内脏器或组织即可由松弛的内环经腹股沟管突出于体表,形成后天性斜疝(图 27-13),而内环处的腹膜向外突出则成为疝囊。

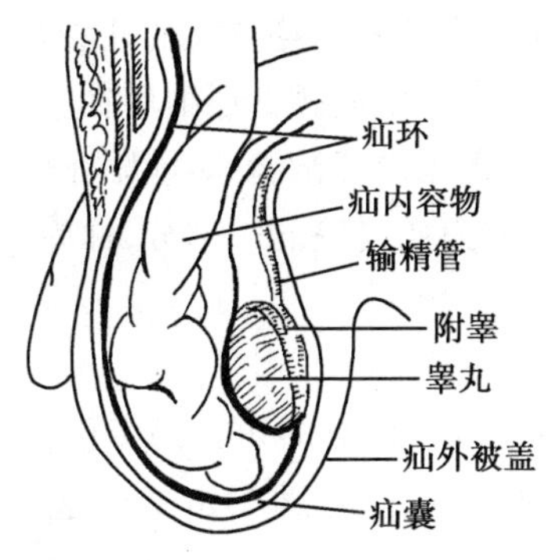

图 27-12　先天性腹股沟斜疝

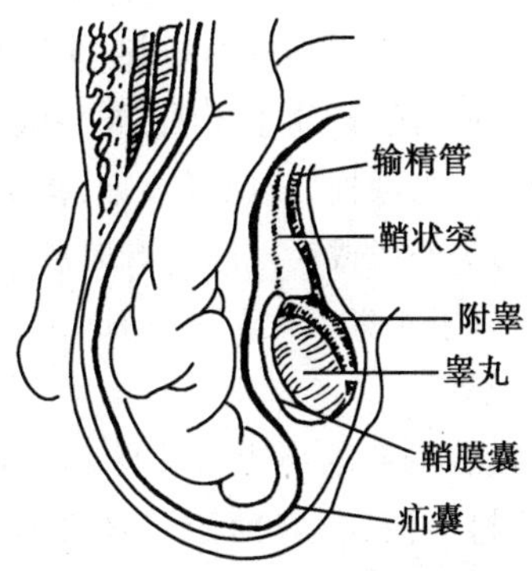

图 27-13　后天性腹股沟斜疝

2. **腹股沟直疝**(direct inguinal hernia)　是后天性的,多由于老年人腹横筋膜及腹内斜肌退行性变,萎缩变薄,降低了腹壁抵抗力。若存在慢性咳嗽、排尿困难或习惯性便秘等因素,腹内压经常性或突然性增高,就可能迫使腹腔内脏器或组织由直疝三角向外突出,形成直疝。

(三)临床表现

腹股沟疝的临床表现可因疝囊的大小、疝内容物的性质、病程的长短、临床类型的不同及有无并发症而有所差别。

1. 腹股沟斜疝

(1)易复性斜疝:开始时,常于久站、行走、劳动、咳嗽或婴儿啼哭时于腹股沟区出现包块,体积较小,平卧或用手向腹腔内轻轻推送可消失。偶感局部坠胀,或腹部钝痛(因肠系膜受牵拉所致)。随着病情发展,包块日渐增大,可自腹股沟下降至阴囊内或大阴唇,严重者致行走不便及影响正常生活。包块带蒂柄,多呈梨形,上端狭小,下端宽大。包块还纳后,以手指尖经阴囊皮肤循精索向上伸入外环,可发现外环口松弛扩大,患者咳嗽,指尖有冲击感。用手指经腹壁皮肤紧压腹股沟管内环处,嘱患者站立并用力咳嗽,包块不出现;将手指移开,再增加腹压,可见包块自腹股沟中点自外上方向内下膨出。疝内容物如为肠袢,触诊包块较柔软、表面光滑、叩诊呈鼓音,听诊可闻及肠鸣音。还纳肠袢时,常有阻力,一旦开始回纳,包块较快消失,并可闻及咕噜声。内容物如为大网膜,则包块坚韧无弹性,叩诊为浊音,回纳缓慢。作阴囊透光试验,包块一般不透光。

(2)难复性斜疝:除坠胀感稍重外,包块完全不能或仅部分能消失。有时盲肠或乙状结肠可进入疝囊,成为疝囊壁的一部分,即形成滑动性斜疝。因盲肠或乙状结肠常与疝囊前壁发生

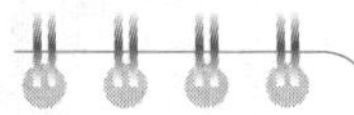

粘连，除了包块不能完全回纳外，尚有“消化不良”和便秘等症状。滑动性斜疝多见于右侧，左右发病率之比约为1∶6。滑动性斜疝虽不多见，但滑入疝囊的盲肠或乙状结肠可能在行疝修补术时未能辨认出来而被误切，应予注意。

（3）嵌顿性斜疝：常发生在重体力劳动、阵咳或用力排便等腹内压骤增时，表现为包块突然增大，伴有明显腹痛，平卧或用手推送不能使其还纳，紧张变硬，触痛明显。嵌顿的内容物如为大网膜，局部疼痛常较轻微，如为肠袢，则局部疼痛明显，还可伴有恶心、呕吐、便秘、腹胀等急性肠梗阻症状。斜疝一旦嵌顿，若不及时解除梗阻，症状常逐渐加重，终将发展成绞窄，肠管壁因缺血而坏死，甚至穿孔。Richter疝可因腹股沟区局部包块不明显及缺乏肠梗阻典型症状易被忽视。

（4）绞窄性疝：临床症状多严重，绞窄时间较长者，由于疝内容物发生坏死感染，侵及周围组织，可引起疝外被盖组织的急性炎症，严重者可有脓毒症的全身表现，加之有肠梗阻等，病情甚为严重。有时肠袢绞窄发生坏死穿孔时，疼痛可因包块局部压力骤降而暂时有所缓解。因此单有疼痛减轻而包块不消失者，不可认为是病情好转。

2. 腹股沟直疝　常见于年老体弱者，主要表现为患者站立或腹压增高时，腹股沟内侧端、耻骨结节外上方出现一半球形隆起，多不伴疼痛及其他症状。疝内容物经宽大的疝囊颈、从后向前突出，不进入阴囊，易于还纳，或平卧后多能自行消失，极少发生嵌顿。还纳后在直疝三角区可触及腹壁圆形缺损，嘱患者咳嗽，指尖有膨胀性冲击感。指压内环试验，不能阻止包块出现。疝内容物多为小肠或大网膜。有时膀胱可进入直疝疝囊，成为疝囊壁的一部分，称为滑动性直疝，手术时应予注意。

（四）诊断

根据腹股沟疝的病史及临床表现多可作出诊断。诊断发生困难时可选用无创性检查，如CT或立位超声检查，有助于了解肠袢膨出、腹壁缺损的大小，还有助于术式的选择和鉴别诊断。

（五）鉴别诊断

1. 腹股沟斜疝、直疝与股疝的鉴别（表27-1）

表27-1　腹股沟斜疝、直疝与股疝的鉴别要点

	斜疝	直疝	股疝
发病年龄	多见于儿童及青壮年	多见于老年	多见于中年经产妇
突出途径	经腹股沟管突出，可进阴囊	由直疝三角突出，不进阴囊	经股管突出
疝块外形	椭圆或梨形，上部呈蒂柄状	半球形，基底较宽	半球形、较小
疝块位置	由内环斜至阴囊	腹股沟韧带内上方	腹股沟韧带内下方
回纳疝块后压住内环	疝块不再突出	疝块仍可突出	疝块仍可突出
外环口指诊	外环扩大；咳嗽时有冲击感	外环大小正常，无咳嗽冲击感	外环大小正常，无咳嗽冲击感
精索与疝囊的关系	精索在疝囊后方	精索在疝囊前外方	–
疝囊颈与腹壁下动脉的关系	疝囊颈在腹壁下动脉外侧	疝囊颈在腹壁下动脉内侧	与腹壁下动脉无关
嵌顿机会	较多	极少	最易

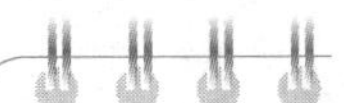

2. 睾丸鞘膜积液 肿物全部局限在阴囊内，有囊性感，无蒂柄进入腹股沟管内。可清楚地触及上缘（上界），睾丸扪不清，肿物出现后不能还纳，透光试验阳性，值得注意的是幼儿疝，因疝内组织菲薄，常能透光，勿与其混淆。

3. 精索鞘膜积液 肿物位于腹股沟区睾丸上方，体积较小，出现后不能回纳，与体位变动无关，边界清楚，有囊性感。牵拉同侧睾丸时，肿物可随之上下移动，透光试验阳性。

4. 交通性鞘膜积液 阴囊肿物于起床或站立活动后出现，并逐渐增大，平卧和睡觉后逐渐缩小。用手挤压阴囊，肿物体积可缩小，透光试验阳性。

5. 隐睾 睾丸下降不全时，可停留于腹股沟管内形成包块，体积较小，边界清楚，压之出现特有的胀痛感，患侧阴囊空虚。

（六）治疗

腹股沟疝一般不能自愈，若不及时治疗，疝块可逐渐增大，加重腹壁的缺损，甚至给以后的治疗增加困难。斜疝还可能因嵌顿或绞窄而发生严重并发症。因此，腹股沟疝一般均应施行手术治疗。易复性疝常行择期手术，难复性疝宜争取早期手术，嵌顿性和绞窄性疝应急诊手术。年老体弱或伴其他严重疾病不宜手术者，可配合中医、针灸等治疗，以缓解症状。

1岁以下小儿可用棉线束带或绷带压住腹股沟管深环以防疝内容物突出，如观察治疗6个月以上，疝块依然经常脱出，则应考虑手术治疗。

第三节 股 疝

疝囊通过股环、经股管向大腿根部卵圆窝突出的疝，称为股疝（femoral hernia）。多见于中年以上的经产妇女，约占腹外疝的5%。

（一）股管解剖

股管是腹股沟韧带内侧下方的一个狭长形潜在性间隙，呈漏斗状，管长约1～1.5cm，内含脂肪、疏松结缔组织和淋巴结。股管上口称股环，椭圆形，直径约1.5cm，有股环隔膜覆盖。其前缘为腹股沟韧带，内缘为陷窝韧带，后缘为耻骨梳韧带，外缘为股静脉，其间有纤维隔。股管下口为卵圆窝，位于腹股沟韧带内下方，是股部深筋膜（阔筋膜）上的一薄弱部分，其上有一层叫筛状板的薄膜覆盖。

（二）病因病理

女性骨盆较宽大，联合肌腱和腔隙韧带常发育不全或薄弱，以致股管上口宽大松弛，腹内压增高如咳嗽、妊娠时，使下坠的腹内脏器或组织连同腹膜壁层和腹膜外脂肪组织经股环进入股管，自卵圆窝突出形成股疝。疝内容物多为小肠和大网膜。

因股环较狭小，周围韧带较坚韧，股管几乎是垂直而下，疝块在卵圆窝处向前转折时形成一锐角。因此股疝最易嵌顿，在腹外疝中，发生率高达60%，股疝一旦发生嵌顿，可迅速发展为绞窄性疝，应予特别注意。

（三）临床表现

1. 易复性股疝 症状较轻，易被忽视，尤其是肥胖者。主要症状是腹股沟韧带下方股部卵圆窝处有一半球形隆起，常为核桃或鸡蛋大小，质地柔软，可还纳。疝内容物回纳后，有时由于疝囊外有丰富的脂肪组织，疝块并不完全消失。咳嗽时，包块冲击感常不明显。久立后或腹内压增高时略感患处有不同程度的坠胀、疼痛及不适。

2. 嵌顿性股疝 局部包块不能还纳，明显压痛。出现疼痛阵发性加重及急性肠梗阻表现，严重者甚至可以掩盖股疝的局部症状而导致误诊。若为嵌顿性Richter疝，腹痛较明显，但肠梗阻症状不重。

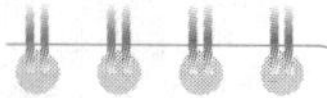

（四）诊断与鉴别诊断

通过详细询问病史、结合临床表现及体检，诊断一般不难。但需与下列疾病鉴别。

1. 腹股沟斜疝 位于腹股沟韧带内上方，疝块呈梨形，长轴指向大阴唇。股疝则位于腹股沟韧带下方，呈半球形，不进入大阴唇。还纳包块后，指压腹股沟管内环，患者咳嗽，包块仍可出现。值得注意的是，较大股疝的疝块有可能一部分经皮下伸展到腹股沟韧带上方，出现此种情况时，易与腹股沟斜疝相混淆，用手指探查腹股沟管外环有无扩大，有助于两者之间鉴别。

2. 大隐静脉曲张结节样膨大 大隐静脉曲张可在腹股沟韧带内下方卵圆窝处出现结节样膨大包块，此包块在站立或咳嗽时增大，平卧时消失，可能被误诊为易复性股疝。但此包块质甚软、无压痛，若用手指压住股静脉近心端，可使结节样膨胀增大，而股疝则无此种表现，此外，患者下肢其他部位同时也有静脉曲张。

3. 股部淋巴结肿大 肿块为实质性硬结，呈椭圆形，可有明显触痛，或有局部红肿或波动感，常可在同侧下肢找到原发感染灶。

4. 髂窝部结核性脓肿 多位于腹股沟的外侧部分，偏髂窝处，局部有较明显的压痛、波动感。脊柱检查结合 X 线摄片可发现脊柱结核病灶。

（五）治疗

股疝一经确诊，应及时手术治疗。嵌顿性或绞窄性股疝，应行急诊手术。常用术式为 McVay 修补法。

第四节 其 他 疝

一、切 口 疝

切口疝（incisional hernia）是指腹内脏器或组织自腹部手术切口瘢痕突出所形成的疝。多见于腹部纵向切口，尤以经腹直肌切口为常见。切口疝的疝环一般比较宽大，很少发生嵌顿。

（一）病因

1. 解剖因素 ①纵向切口会离断构成腹壁除腹直肌以外的各层肌及筋膜、鞘膜等组织的横向走行纤维；②缝合线容易于从横向走行的纤维间滑脱；③肌肉横向牵引力易使已缝合的组织从切口处哆开。

2. 手术操作不当 是导致切口疝的重要原因。如切口感染致腹壁组织破坏、留置引流物过久、切口过长致肋间神经切断过多、腹壁切口缝合不严密、术中麻醉效果不佳、张力缝合致组织撕裂等均可致切口裂开。

3. 术后腹内压增高 如剧烈咳嗽、术后腹部明显胀气、腹水等致腹壁切口内层哆裂。

4. 切口愈合不良 切口内形成血肿、肥胖、老龄、糖尿病、营养不良及应用皮质激素类药物等所致。

（二）临床表现

腹壁切口瘢痕处逐渐膨隆形成肿块。肿块通常于站立或用力时更明显，平卧休息后则消失或缩小。有时疝内容物可达皮下，常可见肠型和蠕动波，并可闻及肠管的“咕噜”声。肿块回纳后，多数可触及切口裂开形成的疝环边缘。较大的切口疝可伴有牵拉感、腹部隐痛、恶心、便秘等表现。多数切口疝无完整的疝囊，疝内容物常可与腹膜外组织粘连，部分或完全不能回纳，称难复性切口疝，有时还伴有不完全性肠梗阻。

（三）治疗

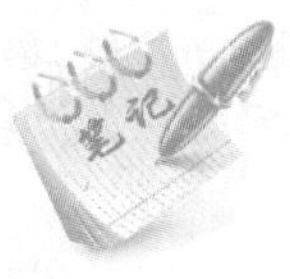

以手术修补为主。在原切口周围作梭形切口，解剖出腹壁各层组织，切除手术瘢痕和疝囊，回纳疝内容物，如有大网膜粘连可一并切除，如疝环最大距离小于 3cm，可逐层无张力缝合。若缺损太大，疝环最大距离超过 3cm 甚至 5cm，估计无张力修补有困难，可用人工高分子材料补片

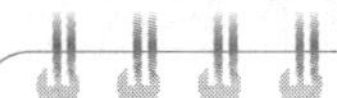

直接架于腹壁与疝环缺损处进行修补。术后使用腹带。

二、脐　　疝

腹内脏器或组织自脐环突出，称脐疝（umbilical hernia）。可分婴儿型和成人型 2 种。临床上以婴儿脐疝较常见，常因脐环闭锁不全或脐部瘢痕组织薄弱，婴儿经常啼哭，使腹内压增高所致，多为易复性疝，很少发生嵌顿。成人脐疝为后天性，较为少见，见于中年以上经产妇女，在多次妊娠、肥胖、慢性咳嗽等腹内压增高时发病，由于疝环狭小，易嵌顿或绞窄。

（一）临床表现

典型临床表现为脐部出现包块。婴儿脐疝包块可在婴儿啼哭、直立或排便时增大而紧张，平卧后消失；成人脐疝发生嵌顿后，包块逐渐增大、有触痛、不能回纳，如为肠管，则可出现肠梗阻症状，如处理不及时易发展成绞窄。

（二）治疗

1. 非手术疗法　2 岁以下的小儿，可于脐环局部加压防止疝块脱出，待其自行闭锁。

2. 手术疗法

（1）脐疝手术修补原则：切除疝囊，缝合疝环，必要时可重叠缝合疝环两旁的组织。手术时注意保留脐眼，以免对患者（特别是小儿）产生不利心理影响。术后使用腹带。

（2）手术适应证：①经 1 年以上非手术疗法无效的儿童脐疝；②年龄超过 2 岁，疝环直径仍大于 1.5～2cm 的儿童脐疝；③5 岁以上儿童及成人脐疝。

病例分析

患者，男，27 岁，建筑工人。右腹股沟区包块伴疼痛 3 小时。3 小时在工地抬重物时，突感右腹股沟区包块增大并有疼痛，不能回纳，伴持续性腹痛阵发性加剧，呕吐 2 次，为胃内容物，伴腹胀，无肛门排气排便，尿少。有右腹股沟斜疝多年。体检：T 38℃，P 86 次/分，R 18 次/分，BP 150/90mmHg。发育营养中等，神志清楚，急性痛苦病容，心肺正常。腹部膨隆，偶见肠型，肝脾触诊不满意，全腹轻压痛，但无肌紧张和反跳痛，也未及包块，肠鸣亢进，偶闻气过水声，右侧腹股沟下方可触及一质硬并压痛的包块，大小约 4cm×4cm×6cm。辅助检查：血尿常规正常，腹部 X 线可见多个气液平面。

问题：1. 该患者最有可能的诊断是什么？有何诊断依据？

2. 此时对患者该如何处理？

3. 如果需要急诊手术处理，术中打开疝囊后，若疝内容物为小肠，此时最重要的工作是什么？

本章小结

腹外疝为腹部外科常见疾病，其中以腹股沟疝最为多见。对腹股沟疝的诊治是外科入门级的技能；腹股沟疝的各种手术，是衡量外科医生技术水平的重要操作。应掌握腹股沟区的解剖、腹股沟疝的检查方法和诊断与鉴别诊断，培养独立分析、判断和综合思维的能力；熟悉腹股沟疝的手术原则和方法，并多加练习，以利实际工作中的应用。股疝、切口疝、脐疝临床亦时可遇见，应予重视。

（杨敬博）

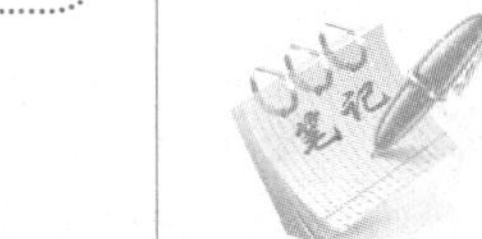

练 习 题

一、选择题

A1 型题

1. 腹外疝最重要的发病原因是
   A. 慢性咳嗽 B. 长期便秘
   C. 排尿困难 D. 腹壁有薄弱点或腹壁缺损
   E. 经常从事腹内压增高的工作
2. 腹外疝的疝囊是
   A. 壁腹膜 B. 脏腹膜 C. 腹横筋膜
   D. 精索内筋膜 E. 腹内斜肌筋膜
3. 腹外疝疝内容物最多见的是
   A. 大网膜 B. 乙状结肠 C. 盲肠
   D. 膀胱 E. 小肠
4. 临床上最多见的腹外疝是
   A. 斜疝 B. 直疝 C. 股疝
   D. 脐疝 E. 切口疝
5. 临床上嵌顿发生率最高的腹外疝是
   A. 斜疝 B. 直疝 C. 股疝
   D. 切口疝 E. 脐疝
6. 由肠壁一部分构成了疝内容的疝,称为
   A. 滑疝 B. Richter 疝 C. Littre 疝
   D. 直疝 E. 股疝
7. 绞窄性腹股沟斜疝,行肠切除后再行
   A. Bassini 法修补
   B. McVay 法修补
   C. Halsted 法修补
   D. Shoudice 法修补
   E. 单纯疝囊高位结扎术,暂不做疝修补
8. 鉴别腹股沟斜疝或直疝最有意义的体征是
   A. 疝块形状
   B. 疝块是否进入阴囊
   C. 回纳疝块压住内环,增加腹压是否脱出
   D. 是否易嵌顿
   E. 单侧或双侧
9. 关于腹股沟疝,下列描述错误的是
   A. 斜疝多见于儿童及青壮年 B. 直疝疝囊在精索后内方
   C. 直疝疝囊在腹壁下动脉外侧 D. 腹股沟管下壁为腹股沟韧带
   E. 斜疝嵌顿机会较多

10. 下列描述不是股疝的常见特点的是
    A. 多见于中老年妇女 B. 疝块较小

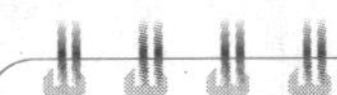

C. 疝块呈半球形　　D. 咳嗽冲击感明显

E. 容易嵌顿和绞窄

二、思考题

1. 腹外疝患者为什么要预防或控制腹内压增高？

2. 列表鉴别腹股沟斜疝、直疝及股疝。

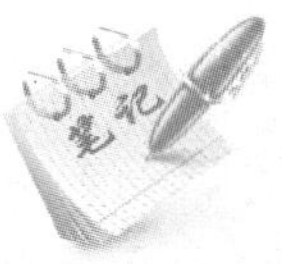

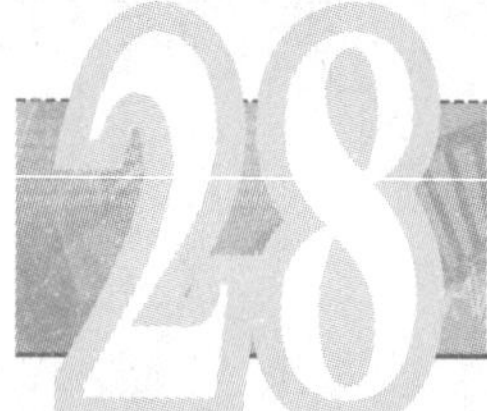

第二十八章

腹 部 损 伤

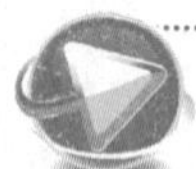

学习目标

1. 掌握:腹部闭合性损伤的临床特征及其诊断过程和手段。
2. 熟悉:腹部损伤治疗的原则;肝、脾和肠损伤的处理原则。
3. 了解:腹部损伤分类与病因。
4. 具备对常见腹内脏器损伤初步诊断、现场急救和初步处理的能力。
5. 能够正确的与患者进行沟通交流,及时介绍病情、可能出现的尚未发现的伤情及并发症,以取得患者及家属的理解和对检查治疗的配合。

第一节 概　　述

腹部损伤(abdominal injury)是指机械性因素作用于腹部所造成的腹壁和腹内脏器组织结构完整性的破坏或功能障碍。为外科常见病,其发病率在平时约占各种损伤的0.4% ~1.8%,腹内脏器较多且脆弱,腹部受伤后常累及内脏,因伤情较复杂、严重,死亡率高达10%左右。致死的多见原因是创伤性休克、内出血、严重的腹膜炎或全身感染等。早期准确诊断和及时正确处理是提高疗效、降低死亡率的关键。

(一) 分类及病因

腹部损伤按损伤深度可分为单纯腹壁损伤和腹内脏器损伤;按是否穿透腹壁、腹腔是否与外界相通,还可分为闭合性和开放性2大类。

单纯腹壁损伤,是指损伤仅局限于腹壁,而不伴腹内脏器损伤。腹部闭合性损伤时,腹壁皮肤完整,损伤部位可能仅限于腹壁,也可能同时伴有腹内多脏器损伤,后者伤情远比前者复杂而严重。因体表无伤口,要明确内脏是否有损伤,有时很困难,易发生漏诊、误诊。闭合性损伤若涉及内脏或组织,往往需要早期手术治疗,如果错失手术时机,将造成严重后果,故从临床诊治角度来看,腹部闭合性损伤具有更重要的意义。腹部开放性损伤时,腹壁皮肤有破损,有腹膜破损者为穿透伤(多伴内脏损伤);无腹膜破损者为非穿透伤(偶伴内脏损伤);其中有入口与出口者为贯通伤,有入口而无出口者为非贯通伤(盲管伤)。此类损伤的特点是伤口受外源性沾染,有的合并有异物存留、内脏损伤或内脏脱出腹腔外。腹部开放性损伤伤口较深时,可伤及腹内多个脏器,因其伤情较直观,且常有出血、脏器外露等严重情况,易于明确诊断和得到重视,多能得到及时有效的治疗。此外,随着外科手术、内镜检查和介入性放射学的广泛开展,医源性腹部损伤屡有发生。

腹部损伤的严重程度、是否涉及内脏、涉及何种内脏等情况在很大程度上取决于暴力的强度、速度、着力部位和作用方向等因素,同时还与脏器解剖特点、原有病理变化和功能状态等内在因素有关。如肝脏、脾脏等实质脏器,组织结构脆弱、位置比较固定,若已有病理改变如肝硬化等,受到暴力打击后比其他内脏更易破裂。上腹部受到挤压时,胃窦部、十二指肠第三段或胰

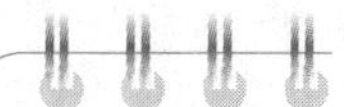

腺可被挤压于脊柱上而断裂。充盈的空腔脏器,如饱餐后的胃和未排空的膀胱,比空虚的脏器更易损伤。

（二）临床表现

1. 全身表现

（1）意识:单纯腹壁损伤患者大多意识清楚;合并颅脑或胸部损伤时可有浅昏迷或昏迷;休克时常常有表情淡漠、精神紧张、惊恐或烦躁不安。

（2）呼吸:腹内脏器损伤时腹式呼吸减弱或消失而以胸式呼吸为主。

（3）血压与脉搏:其变化与有无腹内脏器损伤和损伤类型有关,内出血或腹膜炎时脉搏增快、血压下降。

（4）末梢循环:多有面色苍白、四肢湿冷、出冷汗及口渴等。

（5）休克:实质脏器损伤引起急性大出血后导致血容量急剧下降,发生低血容量性休克;空腔脏器破裂超过12小时后,若处理不及时可能继发感染,引起中毒性休克。

（6）胃肠道症状:腹内脏器损伤时多伴有恶心、呕吐。早期为反射性,呕吐物主要是胃内容物;晚期可由于胃肠麻痹而呈溢出性,呕吐物为粪臭样的肠内容物。

2. 局部表现

（1）主要症状:腹部损伤的主要症状是腹痛。空腔脏器破裂后胃肠内容物或实质脏器破裂后血液进入腹膜腔刺激腹膜,引起腹痛,前者往往较重。腹痛常由于血液、肠液或尿液的扩散而范围逐渐扩大,腹痛最明显处常是病灶所在部位,临床可作为诊断的依据之一。

（2）腹部体征

1）视诊:闭合性损伤者腹壁上偶可见挫伤或瘀斑,腹部可隆起,腹式呼吸常减弱或消失。开放伤则有伤口,甚至可见暴露的腹腔脏器。

2）触诊:腹部压痛、反跳痛、肌紧张,压痛以病灶部位最明显,胃肠道穿孔或肝破裂时胃肠内容物或胆汁对腹膜的刺激较强,腹肌可呈板样强直。

3）叩诊:空腔脏器破裂后肝脏浊音界缩小或消失,腹腔内液体达到一定量时出现移动性浊音。

4）听诊:由于腹膜炎症影响,肠管麻痹,肠鸣音减弱或消失。

（三）诊断

1. 闭合性损伤的诊断要点

（1）明确有无内脏损伤

1）单纯腹壁损伤:闭合伤者,常见表现是受伤部位疼痛、肿胀和压痛,有时可见皮下瘀斑,较严重的腹肌挫伤可发生腹壁血肿;开放伤者,虽可见腹壁伤口及伤口流血,但腹膜完整、腹内脏器无外露,伤情多不严重。

2）腹内脏器损伤:常见受损内脏在闭合性损伤中依次是脾、肾、小肠、肝、肠系膜等。开放性损伤时,是否有腹内脏器损伤,可根据腹壁伤口、伤口流出液的性质或脱出伤口的脏器,容易做出正确的诊断。常见受损内脏在开放性损伤中依次是肝、小肠、胃、结肠、大血管等。胰、十二指肠、膈、直肠等由于解剖位置较深,故损伤机会较少。

凡腹部损伤后有以下表现之一时,均应考虑有腹内脏器损伤的可能:①较早出现休克征象者,尤其是出血性休克;②存在持续性甚至进行性加重的腹部剧痛,伴恶心、呕吐等消化道症状者;③有明显腹膜刺激征者;④腹部有移动性浊音者;⑤有气腹征者;⑥直肠指检前壁有压痛或波动感,或指套上粘有血迹者;⑦有便血、呕血或尿血者。

（2）何种脏器损伤:腹内脏器损伤包括实质脏器、空腔脏器和血管损伤等多种情况。诊断时首先要确定是哪一类脏器受损,然后再考虑具体脏器和损伤程度。

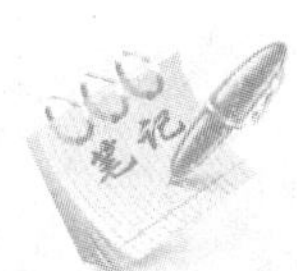

1）区分实质脏器与空腔脏器损伤:①实质脏器损伤:以内出血为主,腹痛一般不严重,病情

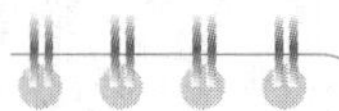

进展较快,可出现低血容量性休克。②空腔脏器损伤:以腹膜炎和腹膜后间隙感染为主,多有腹痛、恶心、呕吐、腹胀等胃肠道症状,体检最突出的表现为腹膜刺激征、肝脏浊音界改变、肠鸣音减弱或消失,严重者可发生感染性休克。③血管损伤:可继发血性腹膜炎、腹膜后血肿或休克,大血管破裂后可立即致命。

2）确定损伤脏器:根据损伤部位和临床特点可提供线索。如有下胸部肋骨骨折提示有肝或脾破裂可能;暴力打击脐周多有小肠损伤可能;有便血、气腹征者多为胃肠道损伤;有膈面腹膜刺激表现(同侧肩部牵涉痛)者,提示上腹部脏器损伤,尤以肝、脾损伤多见;血尿、排尿困难、会阴及外阴牵涉痛提示泌尿器官损伤等。

(3）是否有多发性损伤:严重的腹部损伤,往往有多脏器受伤,多发性腹内脏器损伤或腹外器官联合伤发生率可高达50%。多发性损伤可有以下几种类型:①一个脏器多处破裂;②腹腔内一个以上脏器同时或相继受损;③腹内脏器损伤合并有腹腔以外的脏器或组织受损;④腹部以外的损伤累及腹内脏器。多发性损伤病情复杂,在诊断和治疗过程中需高度重视,全面检查,综合判断,以免顾此失彼,发生漏诊而造成严重后果。

2. 开放性损伤的诊断　腹部开放性损伤诊断的方法和步骤与腹部闭合性损伤大致相同。不同之处是还应考虑是否为穿透伤。如有明显全身症状和腹膜刺激征;或伤口有胃肠内容物等溢出;或腹内脏器、组织等从伤口脱出,显然是穿透伤,大多数有内脏损伤。需要注意的是穿透伤的入口或出口在胸、肩、腰、臀或会阴,还有腹壁的切线伤,均不能排除内脏损伤的可能。

3. 腹部损伤的诊断过程与手段

(1）详细收集病史:了解受伤的时间、暴力的性质和大小、着力部位、受伤时的姿势、伤后急救处理经过等,有利于正确的诊断。对于危重或昏迷患者,可向知情者了解其受伤经过。

(2）严密观察全身情况的变化:包括神志、脉率、呼吸、血压和体温的监测,特别注意有无休克征象。

(3）全面而有重点的体格检查:按照视、触、叩、听的顺序重点进行腹部体征检查,包括是否有腹膜刺激征,其范围和程度;是否有肝浊音界改变或移动性浊音;是否有肠鸣音改变和直肠指诊是否有阳性体征发现等。注意有无腹外部位合并损伤,有些火器伤或利器伤的入口虽不在腹部,但伤道却通向腹腔。

(4）常用检查技术:根据患者病情,选择合适的检查项目,有助于明确有无腹内脏器损伤及何种脏器损伤。

1）诊断性腹腔穿刺术和腹腔灌洗术:对于判断腹内脏器有无损伤和哪类脏器损伤有很大帮助,阳性率可达90%以上。腹腔穿刺术的穿刺点多选择在脐与髂前上棘连线中、外1/3交界处或经脐水平线与腋前线相交处(图28-1)。把有多个侧孔的细塑料管经针管送入腹腔深处,进行抽吸(图28-2)。抽到液体后,根据其性状可作出初步诊断并推断出哪类脏器受损。

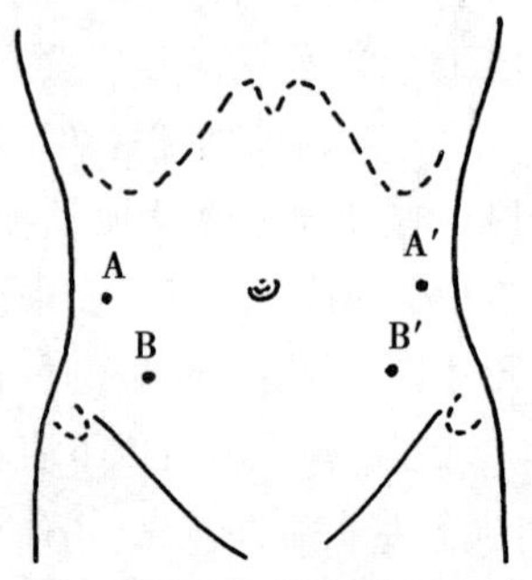

图28-1　诊断性腹腔穿刺术的进针点

A. A′经脐水平线与腋前线交点;B. B′脐与髂前上棘连线中、外1/3交界处

诊断性腹腔灌洗术(图28-3)是经上述诊断性腹腔穿刺置入的塑料管向腹腔内缓慢灌入500～1000ml无菌生理盐水,待液体灌完或患者感到腹胀时即停止,等待约3分钟左右,再将输液瓶翻转并放到床面以下,腹腔内的灌洗液借虹吸原理流回输液瓶内。根据灌洗引流液的性状判断损伤的脏器。

2）X线检查:腹部立位透视或平片可见膈下有游离气体、腹内积液、气液平面、膈肌抬高且活动受限、实质脏器形态和位置的改变。若腹内脏器损伤的患者伤情紧急危重,甚至处于休克状态,X线检查时要尽量减少搬动,以免加重损伤。

3）超声检查:是一种安全、简便、无创且可靠的诊断方法,

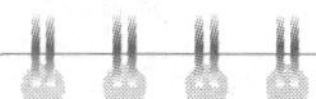

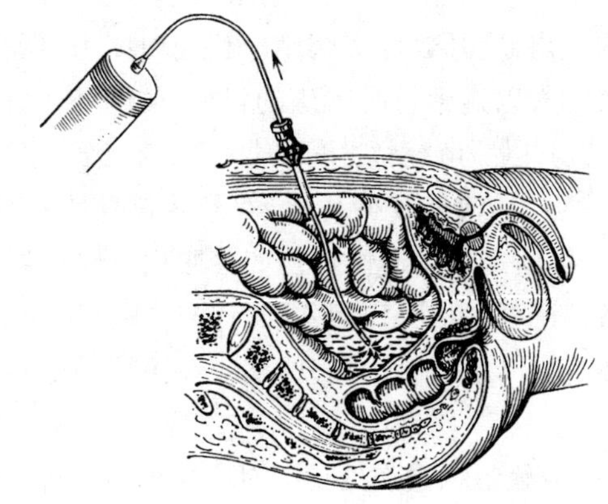

图 28-2　诊断性腹腔穿刺抽液方法

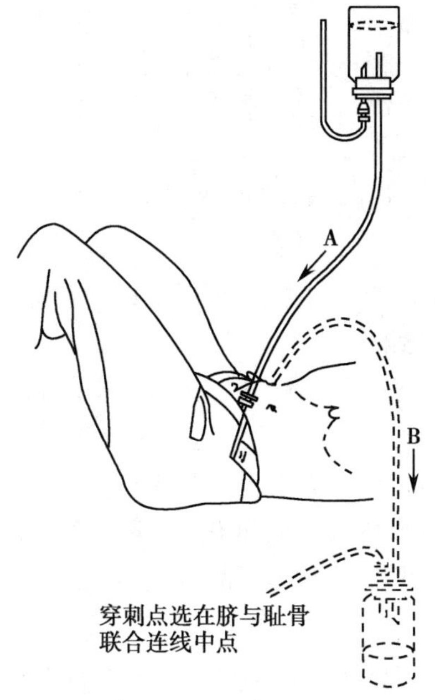

图 28-3　诊断性腹腔灌洗术
A. 向腹腔灌入生理盐水；B. 腹内液借虹吸作用流出

可在病床旁检查，并可重复进行动态观察，准确率高达95%～99%，主要用于诊断肝、脾、胰、肾等实质脏器的损伤，可了解损伤的有无、部位和程度，以及周围积血、积液情况。

4）CT 检查：具有高度的敏感性、特异性和准确性，能清晰地显示病变的部位及范围，尤其对实质脏器损伤有重要的诊断价值，但要求被检查者病情稳定、可搬动。

5）腹腔镜检查：可应用于一般状况良好而又不能明确有无或何种腹内脏器伤患者的早期诊断。有些损伤，可在腹腔镜下进行治疗。施行腹腔镜检查与治疗时，要求患者腹腔内无广泛粘连、血流动力学状况稳定、能耐受全身麻醉及人工气腹等。现有应用无气腹腔镜检查的方法。

6）实验室检查：①血液：如空腔器官破裂，白细胞计数可明显增高。实质器官破裂可有红细胞、血红蛋白、血细胞比容下降；②尿液：常规检查尿中有大量红细胞时考虑为肾损伤；血、尿淀粉酶值升高应警惕胰腺损伤。

（5）严密观察：对于暂时不能明确有无腹内脏器损伤而生命体征尚平稳的患者，严密观察也是诊断的一个重要步骤。观察期间要反复检查伤情，并根据变化，不断综合分析，尽早作出诊断而不致贻误治疗。观察的内容一般应包括：①动态监测生命体征：每 15～30 分钟测定一次血压、脉率和呼吸；②动态监测腹部体征：每 30 分钟检查一次，注意腹膜刺激征程度和范围改变；③动态监测血常规：每 30～60 分钟测定一次红细胞数、血红蛋白和血细胞比容；④必要时可重复进行诊断性腹腔穿刺和腹腔灌洗术、超声检查等。

（6）剖腹探查：对腹部损伤有诊断和治疗的双重意义。对以上方法未能排除腹内脏器损伤或观察期间出现以下征象时，应考虑有内脏损伤，及时手术探查。①腹痛或腹膜刺激征有进行性加重或范围扩大；②肠鸣音逐渐减弱、消失或腹部逐渐膨隆；③全身情况有恶化趋势，出现口渴、烦躁、脉率增快或体温及白细胞计数上升或红细胞计数进行性下降；④积极救治休克而情况不见好转或继续恶化；⑤腹腔穿刺抽出气体、不凝血、胆汁、胃肠内容物或尿液；⑥膈下有游离气体，肝浊音界缩小或消失，或者出现移动性浊音；⑦消化道有出血；⑧直肠指诊有明显触痛。

（四）治疗

1. 急救处理　腹部损伤往往伴有腹部以外的合并伤，在急救时应全面衡量各种损伤的轻重

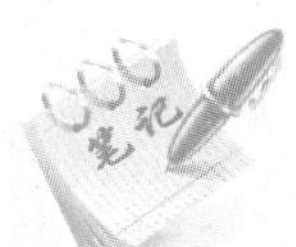

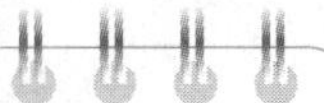

缓急。首先处理对生命威胁最大的损伤，如心跳呼吸骤停应紧急进行心肺复苏、出现窒息应及时解除气道梗阻、大出血者应迅速控制明显的外出血、开放性气胸则应快速封闭患侧胸壁上的伤口，张力性气胸则可利用粗针头穿刺胸膜腔排气以达到暂时减压的目的，颅脑外伤致颅内压急剧增高者则应快速静脉输注高渗降颅内压药物，以缓解病情，争取时间等；对已发生休克者应迅速建立通畅的静脉通路，及时补液，必要时输血，尽快恢复循环血容量、控制休克；对腹部开放性损伤，应妥善处理伤口，及时止血，做好包扎固定。穿透性损伤如伴腹内脏器或组织自腹壁伤口脱出，有扭转血管受压者，应及时解除，避免发生绞窄，切勿强行将外露肠管回纳腹腔，以免加重污染，可用清洁敷料覆盖并用碗、盆等加以保护后包扎，回纳应在医院手术室经麻醉后进行。

2. 非手术治疗 单纯腹壁闭合性损伤按一般软组织损伤处理。对于生命体征等一般情况尚平稳，暂时又不能明确有无腹内脏器损伤的患者或已经明确是轻微内脏损伤者，可在严密观察病情变化的前提下，考虑行非手术治疗，主要措施包括：

(1) 卧床休息：不宜随便搬动伤者，以免加重伤情。

(2) 禁食禁饮：对确定或疑有腹内脏器损伤者，应禁食禁饮，以免有胃肠道穿孔而加重腹腔污染。疑有空腔脏器破裂或有明显腹胀时，应及时进行胃肠减压。

(3) 营养支持：维持水电解质及酸碱平衡，给予营养支持。腹部损伤患者因不能正常进食，还有额外丢失，引起体液失衡和营养不足，应予纠正和补充。

(4) 防治感染和休克：腹内脏器损伤很容易发生休克和感染。因此，应积极采取抗休克措施，合理选用广谱抗生素，以预防或治疗可能存在的腹腔内感染。

(5) 对症处理：诊断明确后，如疼痛剧烈，患者烦躁，可考虑使用镇静、止痛剂；未明确诊断者，禁用或慎用止痛剂，以免掩盖伤情。

3. 手术治疗 腹部穿透性开放损伤和闭合性腹内脏器损伤多需手术。手术方法主要为清创或剖腹探查，剖腹探查包括探查、止血、修补、切除，清理腹腔内残留液和引流。实质性脏器损伤可行修补、部分切除或切除术等手术。空腔脏器损伤可行修补术、肠切除及吻合术、肠造口术等手术。

(1) 清创术：对腹壁非贯通伤应按治疗规范进行清创。腹部穿透性开放损伤合并腹内脏器损伤，腹壁伤口清创后，另作切口行剖腹手术，以免发生切口愈合不良；若有内脏脱出，将内脏清洗后还纳腹腔再清创。

(2) 剖腹探查术：早期剖腹是治疗腹内脏器损伤的关键性措施。

1) 手术指征：①腹部穿透性开放损伤；②任何腹部伤已确诊或高度怀疑有腹内脏器损伤者；③在肩部、腰骶部、下胸部、臀部、会阴部的非贯通伤，有内出血或腹膜炎者；④任何腹部伤观察或非手术治疗期间出现提示腹内脏器损伤征象者。

2) 手术要点：①麻醉选择：镇痛完全、腹肌松弛好、对全身影响较小，能预防误吸。多选用气管内插管麻醉。②切口选择：进腹迅速、创伤小、出血少，便于探查和显露受伤器官、必要时可以延长。③探查重点：可能受伤的脏器、凝血块集中的部位、纤维蛋白沉积最多或网膜包裹处。④探查要求：动作轻柔、有序有重点、不遗漏伤情、不反复翻动腹内组织与器官。⑤探查顺序：损伤部位不能确定时，应进行有步骤的全面探查。进入腹腔后，首先控制活动性出血，继而钳闭胃肠裂口，污染重的下消化道裂口宜先钳闭，待查明伤情后一并处理。一般先检查肝、脾等实质性脏器，同时探查膈肌、胆囊等有无损伤，接着从胃开始，逐段探查十二指肠第一段、空肠、回肠、大肠以及其系膜，然后探查盆腔脏器，之后再切开胃结肠韧带显露网膜囊，检查胃后壁和胰腺。如有必要，最后应切开后腹膜探查十二指肠第二、三、四段。⑥处理顺序：对多脏器损伤，原则上先处理出血性损伤，后处理空腔脏器穿破性损伤；对于后者，则先处理沾染严重的损伤，后处理沾染轻的损伤。⑦关闭腹腔前用大量的温生理盐水冲洗，彻底清除腹内残留的液体，根据情况作

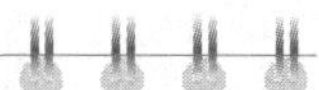

腹腔引流。

3）探查术后处理：①禁食，肛门排气后，开始进食流质；②持续胃肠减压；③积极抗休克治疗，维持水电解质及酸碱平衡，给予营养支持；④防治感染，选用广谱抗生素；⑤密切观察全身情况变化，术后内出血等情况，防治并发症。

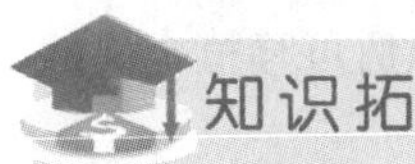

知识拓展

损伤控制性外科在腹部损伤中的应用

损伤控制性外科（damage control surgery，DCS）理念是近年来备受关注的外科治疗原则。临床上大多数腹部损伤患者可按常规外科手术处理治愈，只有对那些生理潜能临近或达到极限的患者才采用DCS处理。严重腹部损伤患者常存在多个脏器损伤，出现严重的生理功能紊乱和机体代谢功能失调，存在“致死三联征”即低体温、代谢性酸中毒及凝血机制功能障碍等，处于生命极限状态。应用DCS治疗严重腹部损伤，其目的就是为防止患者伤势进一步恶化，首先采用各种暂时性措施，减轻患者的二次创伤和应激，以维持患者最基本的生命状态，通过复苏纠正各种代谢紊乱，提高患者耐受确定性手术的能力，最后根据患者病情行确定性手术或分次的确定性手术。DCS的治疗程序通常由首次简短剖腹术、ICU复苏和确定性手术三个部分组成。

第二节 常见腹内脏器损伤的诊断与治疗

一、脾脏损伤

脾脏因结构脆弱、位置固定，是腹部最易受损伤的器官之一，脾损伤（splenic injury）的发生率约占腹部各种损伤的40%～50%，多因钝性外力作用于左下胸或左上腹部引起。脾脏有慢性病理性改变时，易发生破裂。根据损伤的范围，脾破裂（splenic rupture）分为中央型破裂（脾脏实质深部破裂）、被膜下破裂（脾实质周边部分破裂，但被膜完整）和真性破裂（脾实质和被膜均破裂）3种，前2型为不完全性破裂，后者为完全性破裂。不完全性破裂，因被膜完整，出血受到限制，早期可无明显内出血征象，不易被发现，可形成血肿而最终被吸收；但当出血达到一定程度时，可突然转为真性破裂，常发生于伤后1～2周，称为迟发性脾破裂，应予高度警惕。脾脏脏面尤其是邻近脾门的破裂，可引起致死性的大出血，常来不及救治即死亡。

（一）诊断要点

1. 外伤史 左下胸或左上腹部外伤史。

2. 临床表现 左上腹痛，可放射到左侧肩背部；真性脾破裂时因大量失血引起休克；查体：腹部隆起，左上腹压痛，叩诊有移动性浊音。不完全脾破裂表现可不典型，部分患者可于左上腹发现固定而逐渐增大的浊音区。

3. 辅助检查 ①腹腔穿刺或灌洗：于左下腹抽出不凝血有确诊意义，腹腔灌洗液中红细胞计数$>0.1\times10^9/L$，有诊断意义；②X线检查：可见脾影加宽、左膈肌升高和活动受限，胃泡向右前方移位，结肠脾区下降，胃大弯呈锯齿状，有时可见肿大而轮廓模糊的脾脏影；③超声检查和CT：可见脾脏形态不完整、脾包膜破损、脾影增大或腹腔内积液等；④选择性脾动脉造影：可见脾脏与侧腹壁间距增大，脾动脉支受血凝块挤压而分开和造影剂自血管外溢。

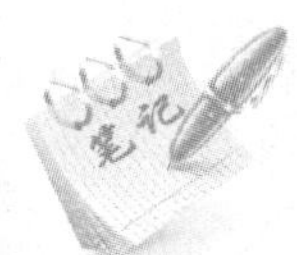

（二）治疗

1. 不完全脾破裂 绝对卧床休息；禁饮食，静脉输血、补液；应用止血剂和抗生素；密切观察

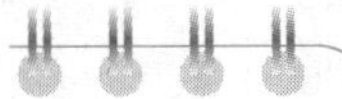

病情变化，尤其是腹部症状和体征。如有大出血征象，及时手术探查。

2. 完全性脾破裂 常为多发性，其对患者最大的威胁是内出血。因此，一经确诊，应紧急手术治疗。传统的手术方式为脾切除，但脾脏是人体最大的免疫器官，切除后机体免疫功能下降，尤其是小儿，易致以肺炎球菌为主的脾切除后凶险感染（overwhelming postsplenectomy infection，OPSI）。目前提倡在抢救生命的前提下，行脾保留手术。常用的手术方法有：脾动脉结扎、脾修补术、脾部分切除术。对于脾脏严重破裂或脾蒂断裂者，则首选脾切除术，切除后可移植小块的脾组织于体内。

二、肝脏损伤

肝脏是腹腔内最大的实质器官，质地脆弱，血运丰富，位置也比较固定。任何作用于右下胸或右上腹部的直接暴力，或作用于腹部的间接暴力均可造成肝损伤（liver injury），其占各种腹部损伤的20%～30%。临床表现主要危险是失血性休克、胆汁性腹膜炎和继发感染。肝破裂（liver rupture）后，血液有时可通过胆管进入十二指肠而出现柏油样便或呕血，诊断中应予注意。肝脏被膜下破裂也有可能发展为真性破裂，而中央型破裂若感染则易发展为继发性肝脓肿。

（一）诊断要点

1. 受伤史 多见于右下胸或右上腹部受到钝性暴力的直接作用，也可由下腹部的暴力向上传导所致，特别是伴有肋骨骨折时。

2. 临床表现 浅表的肝裂伤出血可自行凝结止血，被膜下或中央型破裂形成局部血肿，临床表现常不重，仅有右上腹痛，可向右肩背部放射，肝脏浊音界扩大；较大的肝裂伤出血较多，可有急性失血表现。合并胆管或胆囊损伤时，血液和胆汁进入腹膜腔，腹部压痛、反跳痛、肌紧张明显，移动性浊音阳性，肠鸣音减弱或消失。若有血液经胆道进入十二指肠，可引起呕血或柏油样便，称为外伤性胆血症。

3. 辅助检查 ①诊断性穿刺：抽出不凝或混有胆汁的血液，阳性率可达90%，可反复进行；②X线检查：可见右侧膈肌抬高，活动受限；③超声和CT检查可明确肝破裂尤其是中央型和被膜下肝破裂的诊断。

（二）治疗

1. 非手术治疗 适应于轻度肝实质裂伤，或生命体征稳定或经补充血容量后保持稳定的伤者。方法为绝对卧床休息，酌情输血补液，使用抗生素和止血剂，并严密观察病情变化。

2. 手术治疗

（1）适应证：①肝火器伤和累及空腔器官的非火器伤者；②生命体征经补充血容量后仍不稳定或需大量输血才能维持者。

（2）基本要求：确切止血、彻底清创、清除胆汁溢漏、处理其他脏器损伤和建立通畅的引流。

（3）方法：①暂时控制出血，尽快查明伤情：可用纱布压迫创面暂时止血，同时用手指压迫或用乳胶管阻断肝十二指肠韧带中的肝固有动脉和门静脉，控制出血，每15分钟左右放开一次，预防肝组织缺血性坏死。②根据损伤类型作进一步的处理：可分别采取肝单纯缝合术、间断缝合修补、肝动脉结扎术、肝切除术、纱布块填塞法等。③累及肝静脉或肝后下腔静的处理：对阻断肝十二指肠韧带仍有出血者，应阻断全肝血流对其进行修补。④引流：手术结束后，在创面或肝周围放置多孔硅胶双套管行负压吸引引流。

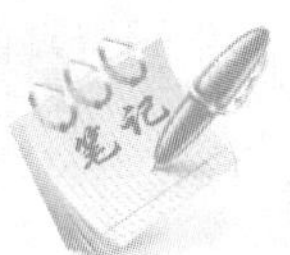

三、十二指肠损伤

十二指肠位于上腹部腹膜后，受伤机会较少，占整个腹部损伤的1.16%。十二指肠损伤

(duodenal injury)多发生于第二、三部。若裂口位于腹腔内部分,破裂后可有胰液和胆汁流入腹腔而早期引起腹膜炎,术前因症状明显,一般不致耽误手术时机;若损伤发生在腹膜后部分,可引起严重的腹膜后感染,明确诊断较困难,但下述情况可为诊断提供线索:①出现持续而进行性加重的右上腹和腰部疼痛;②腹部体征相对轻微而全身情况不断恶化;③有血性呕吐物;④血清淀粉酶含量明显增高;⑤腹部平片可见腰大肌轮廓模糊,胃管内注入水溶性碘剂可见外溢;⑥CT显示右肾前间隙气泡更加清晰;⑦直肠指检骶前触及捻发音。

十二指肠损伤处理的两大关键是抗休克和及时正确的手术。如疑有损伤,应不失时机手术探查。如术中发现十二指肠附近腹膜后有血肿,组织被胆汁染黄或横结肠系膜根部有捻发音,应高度怀疑十二指肠腹膜后破裂的可能。此时,应切开十二指肠外侧后腹膜或横结肠系膜根部后腹膜,探查十二指肠降部和横部,以免漏诊。

十二指肠破裂手术处理方法主要有:①单纯修补术:多数可用此方法治疗;②带蒂肠片修补术:适用于裂口较大,不能直接修补者;③损伤肠段切除吻合术;④十二指肠憩室化手术:适用于十二指肠严重损伤或同时伴有胰腺损伤者。⑤胰头十二指肠切除术:适用于十二指肠严重碎裂殃及胰头者。以上任何处理方法都应附加减压术,以利于十二指肠损伤愈合。

四、小肠损伤

小肠占据腹腔中、下腹的大部分空间,又缺乏坚强的保护,损伤机会较多。致伤原因多为钝性外力的直接或间接打击、锐器伤和火器伤等。轻者可为单一破裂,重者可发生多处破裂,常合并小肠系膜损伤。小肠损伤后可在早期即产生明显的腹膜炎,故诊断一般并不困难。部分患者由于小肠裂口不大,大网膜及邻近肠管粘连,或穿孔后被食物残渣、纤维蛋白素甚至膨出的黏膜堵塞,肠内容物外流少,可能无弥漫性腹膜炎的表现,易导致误诊。但局部仍有触痛及肠鸣音减弱等体征,应密切观察。

小肠破裂(small intestine rupture)一旦明确诊断,不论是何种类型损伤,均需立即施行手术治疗。手术中要特别注意位于肠系膜缘的小穿孔有时难以发现;小肠穿透伤常有多处穿孔,应防止遗漏。手术方式一般以单纯修补为主,采用间断横向缝合。下列情况宜作部分小肠切除吻合术:①伤口大而不规则难以缝合者或肠管大部分断裂;②短距离的肠袢内有多处破裂者;③某段小肠广泛挫伤、血运障碍者;④肠系膜损伤影响肠壁血液循环者。

五、结肠损伤

结肠损伤发病率远比小肠低,且多为单发穿孔。当裂口位于结肠腹腔内部分时,结肠内容物因碱性弱且干结不易流入腹腔,伤后腹痛不及小肠那样剧烈、广泛,易延误诊断,又因进入腹腔的结肠内容物细菌含量多,腹腔污染重,腹膜炎出现较晚且严重。当结肠损伤发生在腹膜后的部分时,因其部位隐蔽,伤后不易察觉而漏诊。结肠损伤虽多不立即致死,但感染常成为致命威胁。结肠破裂(colon rupture)主要表现为腹膜炎,也常为其他脏器合并伤所掩盖。

结肠壁薄、血液供应差、愈合力弱,结肠破裂的处理比小肠破裂复杂,治疗效果取决于能否早期手术。在手术处理上,对裂口小而整齐、腹腔污染轻、全身情况好的右半结肠损伤患者,可行一期修补或一期切除吻合术。除此之外,大部分患者应先采用肠造口术或肠外置术处理,待3~4周后患者情况好转时,再行关闭瘘口。结肠损伤一期修复手术的主要禁忌证为:①腹腔严重污染;②全身严重多发性损伤或腹腔内其他脏器合并伤;③全身情况差或伴有其他严重疾病。结肠损伤手术务必尽量清除腹腔内粪便污染,腹腔内置管引流。术后加强抗感染治疗,并加强营养支持。

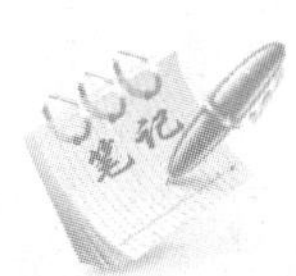

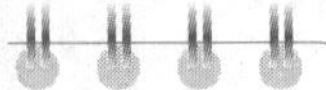

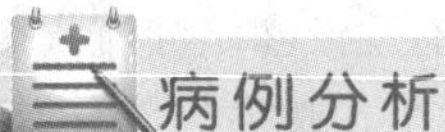
病例分析

患者,男,40岁,左下胸部被撞伤10天。入院前10天,患者骑自行车上班,不慎跌倒,左下胸部被车把撞伤,伤后自觉左上腹疼痛,尚能忍受,经休息后缓解。今晨提重物时腹痛突然加剧,并感头晕、乏力、口渴,烦躁不安,急诊入院。体检:T 36℃,P 110次/分,R 24次/分,BP 80/55mmHg。急性痛苦面容,表情淡漠,贫血貌,颈软,心肺正常。左季肋部见4cm×6cm大小瘀斑、局部压痛明显,腹式呼吸减弱,全腹压痛,以左上腹为甚,轻度肌紧张及反跳痛,肝脾未触及,肝上界在右锁中线第5肋间,移动性浊音(+),腹部听诊肠鸣音减弱。实验室检查:RBC 3×10^{12}/L,Hb 80g/L,WBC 5×10^{9}/L。

问题:1. 诊断是什么?有何诊断依据?

2. 为明确诊断还须进行哪些检查?其中哪一项最有临床意义?

3. 治疗原则什么?

4. 腹部闭合伤出现哪些情况时需剖腹探查?

本章小结

腹部损伤为外科常见病。腹内脏器的损伤因器官多、伤情严重而复杂,致诊断困难、处理棘手,死亡率高。早期准确诊断和及时有效治疗是提高疗效、降低死亡率的关键。B超、CT等检查手段的普及,为腹部损伤的诊断创造了快捷而准确的条件,而腹腔穿刺简便易行,在腹部损伤诊断中具有不可替代的重要作用。尽管如此,仍有部分患者在是否剖腹探查的问题上,让外科医师颇费踌躇。严格掌握手术适应证,以积极的态度决策及时的剖腹探查,尽力挽救患者的生命,是外科医生应具备的能力和职业责任感,即使探查结果阴性,也不应因此而否定剖腹探查手术的必要性。

(杨敬博)

练习题

一、选择题

A1型题

1. 下列关于腹部损伤的叙述正确的是

A. 因多数腹部损伤涉及内脏而伤情较复杂、严重,死亡率一般在20%左右

B. 腹部开放性损伤有腹膜破损者为穿透伤(多伴内脏损伤)

C. 涉及内脏的开放性损伤,诊断常较困难

D. 穿透伤的入、出口与伤道呈一条直线

E. 伤口大小与伤情严重程度成正比

2. 在闭合性腹部创伤中,最易受损的脏器是

A. 小肠　　B. 结肠　　C. 肝

D. 脾　　E. 膀胱

3. 在腹部损伤急救时,以下处理错误的是

A. 保持呼吸道通畅

B. 简要了解受伤史

C. 制止明显外出血

D. 包扎伤口

E. 立即将脱出伤口外的内脏送回腹腔

4. 损伤后,其内容物对腹膜的刺激性小,因此腹膜刺激征可能较轻的脏器为

A. 小肠损伤　B. 结肠损伤　C. 十二指肠损伤

D. 胃损伤　E. 胆管损伤

5. 下列不是单纯性腹壁损伤的表现的是

A. 腹肌紧张　B. 肿胀　C. 疼痛

D. 局部压痛　E. 局部瘀斑

6. 腹部闭合性损伤患者,最有价值的体征是

A. 肠鸣音减弱　B. 腹膜刺激征　C. 肠鸣音增强

B. 腹部压痛　E. 恶心、呕吐

7. 腹部损伤后合并出血性休克,其治疗是

A. 手术止血后治疗休克　B. 应用抗生素预防感染

C. 立即剖腹探查　D. 积极抗休克治疗

E. 抗休克的同时进行手术治疗

8. 关于腹内脏器的解剖特点,下列描述错误的是

A. 胰腺位置深,单独损伤机会少

B. 小肠因其系膜较长,活动度大,不易损伤

C. 膀胱充盈易于损伤

D. 肠粘连时肠袢固定,易于损伤

E. 肝、脾组织结构脆弱,易发生破裂出血

A2 型题

9. 男性,30 岁。由 5m 高处跌下 2 小时,自感腹痛。查体:BP 95/70mmHg,P 120 次/分,腹肌紧张,有压痛和反跳痛,肠鸣音弱。X 线检查:右侧第 9、10 肋骨骨折,右侧膈肌升高。最可能的诊断是

A. 脾破裂　B. 胃破裂　C. 肝破裂

D. 横结肠破裂　E. 胰腺断裂

B1 型题

(10 ~ 11 题共用备选答案)

A. 腹痛,恶心、呕吐

B. 腹痛,放射痛

C. 失血性休克

D. 腹膜刺激征

E. 腹痛,呕血,放射痛

10. 腹腔实质脏器损伤的主要临床表现是

11. 腹腔空腔脏器损伤的主要临床表现是

二、思考题

1. 腹部损伤患者有哪些临床表现时,应考虑有腹内脏器损伤?

2. 对暂时不能明确有无腹部内脏损伤的患者,观察的内容有哪些?

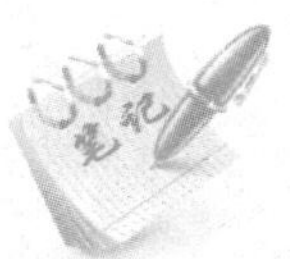

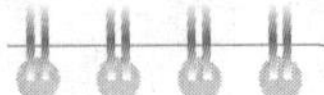

第二十九章

急性化脓性腹膜炎

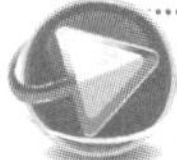

学习目标

1. 掌握：急性弥漫性腹膜炎的诊断方法和治疗原则；急性腹痛的鉴别诊断、剖腹探查指征与适应证。

2. 熟悉：急性弥漫性腹膜炎的病因、病理、临床表现和病程演变；急性腹痛的非手术治疗方法。

3. 了解：腹腔脓肿的临床表现和诊断。

4. 具备对急性弥漫性腹膜炎初步诊断及初步处理的能力。

5. 能够正确的与患者进行沟通交流，让患者了解病情、有可能出现的并发症和治疗方案，以取得患者的理解与配合。

急性化脓性腹膜炎是由细菌、化学或物理性损伤等因素所引起的腹膜和腹膜腔的急性炎症性病变。其主要表现为急性腹痛、腹膜刺激征、恶心呕吐等消化道症状和全身感染症状，是外科最为常见的急腹症。

腹膜炎按病因可分为细菌性和非细菌性；按临床过程可分为急性、亚急性和慢性；按发病机制可分为原发性和继发性；按累及的范围可分为弥漫性和局限性。

第一节　解剖生理概要

腹膜分为相互连续的壁腹膜和脏腹膜两部分。壁腹膜贴附于腹壁、横膈脏面和盆壁的内面，脏腹膜覆盖于腹内脏器的表面，构成内脏的浆膜层，将内脏器官悬垂或固定于膈肌、腹后壁或盆腔壁，形成网膜、肠系膜及韧带等解剖结构。

腹膜腔是壁腹膜和脏腹膜之间的潜在空隙，为人体最大的体腔，在男性是封闭的，女性则经输卵管、子宫、阴道与外界相通。腹膜腔分为大、小腹腔两部分，即腹腔和网膜囊，两者借网膜孔（epiploic foramen，又称 Winslow 孔）相通（图 29-1）。网膜囊是位于胃及小网膜（由连接肝脏和胃十二指肠的腹膜所构成）后的小腔，平卧位时其上部是腹腔的最低部位。

大网膜悬垂于胃和横结肠以下、小肠等脏器之前，活动度较大。有丰富的血液供应和大量的脂肪组织，能够移动到所及的病灶处并将其包裹，使炎症局限，有修复病变和损伤的作用。

壁腹膜主要受体神经（肋间神经和腰神经的分支）的支配，对各种刺激敏感，痛觉定位准确，腹前壁腹膜在炎症时，可引起局部压痛、反跳痛、肌紧张（腹膜刺激征），是诊断腹膜炎的主要临床依据。膈肌中心部分的腹膜受到刺激时，疼痛可牵涉邻近体表，甚至通过膈神经的反射，引起肩部放射痛或呃逆。脏腹膜受自主神经（来自交感神经和迷走神经末梢）支配，对牵拉、压迫，以及空腔器官腔内压或炎症所致的组织内压增高等刺激较为敏感，其性质常为钝痛，且定位性差，多感觉局限于脐周和中腹部，受到强刺激时常可引起心率减慢、血压下降和肠麻痹。

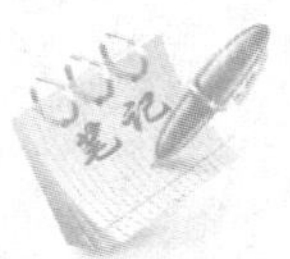

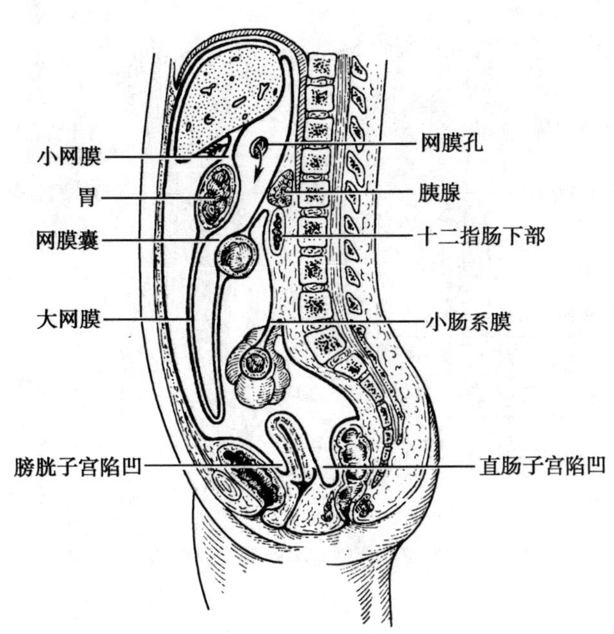

图 29-1　腹膜解剖模式图

腹膜表面是一层排列规则的扁平间皮细胞。深面依次为基底膜、浆膜下层，含有富含血管的结缔组织、脂肪组织、巨噬细胞、胶原和弹力纤维。腹膜有很多皱襞，其面积与体表面积几乎相等，约为 1.7～2m^2。腹膜是双向的半透膜，水、电解质、尿素及一些小分子物质能透过腹膜。腹膜具有分泌功能，在急性炎症时，分泌大量渗出液，可稀释毒素和减少刺激，但也可引起水电解质平衡失调。渗出液中的巨噬细胞能吞噬细菌、异物和破碎的组织；渗出液中的纤维蛋白沉积在病变周围，发生粘连，以防止感染的扩散并修复受损的组织。纤维蛋白沉积所形成纤维粘连可以是局限性的，也可以是广泛的，若造成肠管成角、扭曲或成团块，则可引起肠梗阻。腹膜具有很强的吸收能力，能吸收腹腔内的积液、血液、空气和毒素等。在严重腹膜炎时，可因腹膜吸收大量的毒性物质，导致感染性休克。

第二节　急性弥漫性腹膜炎

腹腔内炎症范围广泛而无明显界限，甚至累及整个腹膜腔者称弥漫性腹膜炎。其临床症状较重，若治疗不及时可造成严重后果。

（一）病因

1. 继发性腹膜炎（secondary peritonitis）　为腹腔内原发病变波及腹膜和腹膜腔所引起的急性炎症性病变（图 29-2），临床最为常见，约占腹膜炎的 98%，多继发于：①腹内脏器急性炎症扩散；②空腔脏器急性穿孔或破裂：由溃疡、炎症或损伤造成，如胃十二指肠溃疡急性穿孔等；③脏器坏死病变：如绞窄性肠梗阻所致肠坏死；④实质脏器或大血管损伤：如肝、脾破裂等；⑤医源性因素：手术或介入性诊疗操作等。致病菌主要是胃肠道内常驻菌群，其中以大肠埃希菌最为多见，其次为厌氧拟杆菌、链球菌、变形杆菌等。一般为混合性感染，故致病力强。常需外科手术处理。

2. 原发性腹膜炎（primary peritonitis）　又称自发性腹膜炎，即腹腔内无原发病灶，临床少见。致病菌多为溶血性链球菌或肺炎双球菌。细菌进入腹腔的途径一般为：①血行播散；②上行性感染；③直接扩散；④透壁性感染。原发性腹膜炎腹腔内炎症弥漫，范围很大，与脓液性质及致病菌种类有关。

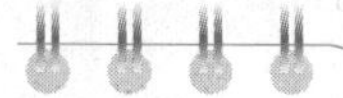

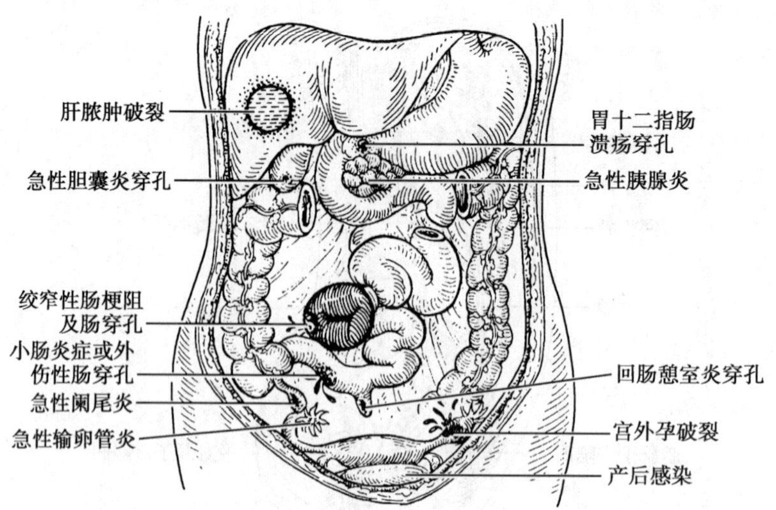

图 29-2 急性腹膜炎的常见病因

（二）病理生理

胃肠内容物和细菌进入腹腔后，腹膜受刺激而充血、水肿并失去光泽，产生大量浆液性渗出液以稀释腹腔内的毒素，巨噬细胞、中性粒细胞也随体液渗出，加上坏死组织、细菌和凝固的纤维蛋白，使渗出液变为混浊而成脓液，并形成脓苔附着在脏器表面。不同致病菌，有不同的脓液：以大肠埃希菌为主的脓液呈黄绿色，常与其他致病菌混合感染而变得稠厚、并有粪臭味；溶血性链球菌的脓液稀薄、呈血性、无臭味；肺炎双球菌的脓液稍稠，呈淡黄绿色或草绿色。

腹膜炎的结局取决于患者全身和局部的防御能力以及污染细菌的毒力、数量和作用时间等。若机体抵抗力差，或细菌毒力强或数量多或治疗不当，则可致感染迅速扩散并加剧。大量的细菌及其产物（内毒素）刺激患者的细胞防御机制，激活许多炎性介质，如 TNF-α、IL-1、IL-6 和弹性蛋白酶等可升高，这些毒性炎性介质不被清除，其终末介质 NO 将阻断三羧酸循环而致细胞缺氧窒息，导致多器官功能障碍和衰竭。由于大量液体渗入腹腔中，肠腔内也大量积液，以及发热、呕吐等，引起严重的水、电解质紊乱，致低血容量性休克发生，加之腹膜吸收细菌毒素入血而引发感染性休克。肠管因麻痹而扩张、胀气，可使膈肌抬高而影响心肺功能，导致休克进一步加重，直至死亡（图 29-3）。

若机体抵抗力强，或细菌数量少、毒力弱，原发病变轻，与邻近肠管、其他脏器及移动过来的大网膜发生粘连，将病灶包裹，使病变局限于腹腔内的一个部位成为局限性腹膜炎。若渗出物

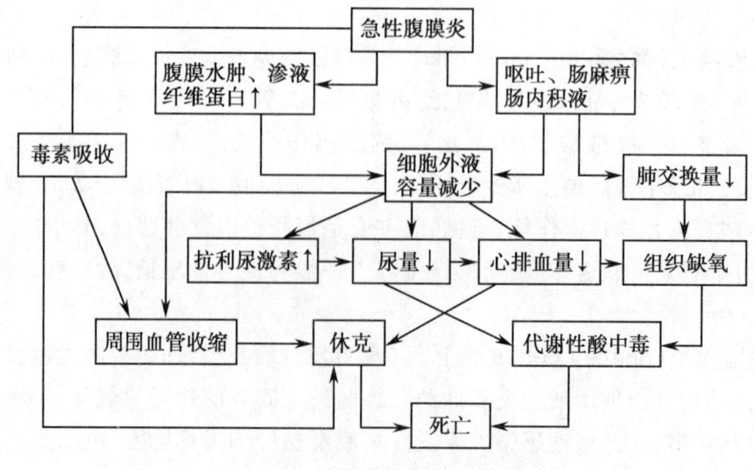

图 29-3 急性腹膜炎的病理生理

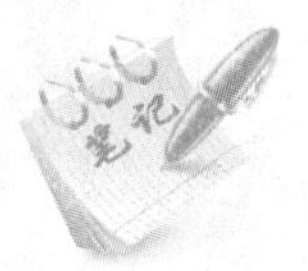

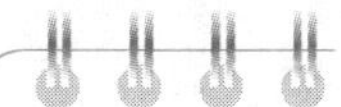

未能完全吸收而积聚，则可形成腹腔局限性脓肿。腹膜炎痊愈后，腹腔可遗留不同程度的纤维性粘连，严重者可形成粘连性肠梗阻。

（三）临床表现

原发性腹膜炎的特征是发病前可能有上呼吸道感染，发病多较突然，开始腹痛部位不确定，常伴有恶心、呕吐和腹泻，腹膜刺激征广泛而明显，但缺乏局限、固定的压痛部位。

继发性腹膜炎多继发于腹内脏器炎症、穿孔或手术污染等，故多先有原发病的病史和临床表现，以后才突然或逐渐出现下列腹膜炎表现。

1. 腹痛　为最主要的症状，呈持续性，程度与发病原因、炎症轻重、年龄及身体素质等有关，一般都很剧烈，难以忍受。深呼吸、咳嗽、转动体位时加重，患者多不愿改变体位。疼痛可局限或扩展至全腹，但仍以原发病灶处疼痛最为显著。

2. 恶心、呕吐　是早期常见症状，开始是由于腹膜受刺激引起的反射性呕吐，后期形成肠麻痹，为溢出性呕吐。

3. 全身状况　体温、脉搏开始时可正常，以后体温逐渐升高、脉搏逐渐增快。年老体弱的患者，体温可不高，但脉搏多加快，如果脉搏快体温反而下降，多提示病情恶化。病情若进一步发展，可出现神志恍惚或不清、面色苍白、眼窝凹陷、口唇发绀、舌干苔厚、皮肤干燥、四肢湿冷、体温骤升或下降、呼吸急促、脉搏细弱、血压下降、尿量减少等，表明已有重度缺水、代谢性酸中毒及休克。

4. 腹部体征

（1）视诊：腹部膨隆、腹式呼吸减弱甚至消失。

（2）触诊：腹部压痛（tenderness）、腹肌紧张（rigidity）和反跳痛（rebound tenderness）即腹膜刺激征，是腹膜炎的标志性体征，尤以原发病灶处为著，有助于定位诊断。

（3）叩诊：胃肠胀气时叩诊呈鼓音；胃十二指肠穿孔时叩诊肝浊音界缩小或消失；腹腔积液较多时叩诊可有移动性浊音。

（4）听诊：肠鸣音减弱或消失。

（四）辅助检查

1. 实验室检查　白细胞计数及中性粒细胞比例增高，病情危重或机体反应能力低下的患者，白细胞计数不增高，仅中性粒细胞比例增高，甚至可见中毒颗粒。此外，还应作血细胞比容、血培养和药物敏感试验、血清淀粉酶、肝肾功能等检查。

2. 影像学检查

（1）腹部立位X线平片：大、小肠积气扩张或出现多个气液平面是肠麻痹征象；膈下游离气体常提示有胃肠道穿孔。

（2）超声检查：可显示出腹腔内有不等量的液体。已婚女性可选择作阴道超声检查。

（3）CT检查：对腹腔内实质性病变（如急性胰腺炎）的诊断帮助较大；此外，对评估腹腔积液的量也有一定的帮助。

（4）MRI检查：可用于腹腔脓肿和腹内实质脏器病变的诊断。

3. 直肠指检　直肠前窝饱满及触痛，可有波动感，提示盆腔有感染或已形成盆腔脓肿。

4. 诊断性腹腔穿刺术　根据抽出液的性质可判断病因病情。若腹腔穿刺抽不出液体，可注入一定量的无菌生理盐水后再进行抽液检查。

5. 腹腔镜　可应用于弥漫性腹膜炎的诊治，尤其是原因不明的腹膜炎，可提高诊断准确率，避免不必要的剖腹探查。

（五）诊断和鉴别诊断

根据病史、典型体征及辅助检查结果，经综合分析，腹膜炎的诊断一般是比较容易的。但进一步明确原发病因是诊断中的重要环节。腹腔穿刺或灌洗检查及应用腹腔镜或细菌培养对鉴

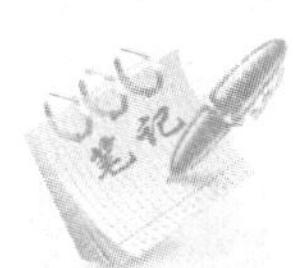

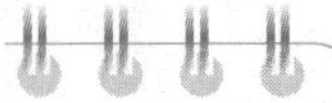

别诊断和抗菌药物的选择具有重要价值。对难以确定病因，而有肯定手术指征者，应尽早行剖腹探查，以便及时发现和处理原发灶。

（六）治疗

原发性腹膜炎主要采用非手术治疗，继发性腹膜炎原则上以手术治疗为主。

1. 非手术治疗

（1）适应证：①继发性腹膜炎早期，病因明确，炎症较轻且病变局限，或发病超过 24 小时，腹部体征有所减轻，并趋于局限者；②原发性腹膜炎或盆腔感染引起的腹膜炎；③腹膜炎病因未明，但病变局限、全身情况良好；④伴有严重心肺等脏器疾患不能耐受手术者。

（2）具体措施：也可作为手术治疗的准备工作。

1）体位：无休克患者取半卧位，以利炎性渗出液流向盆腔，减少吸收和减轻中毒症状，促使感染局限和引流；伴休克者采取头和躯干抬高 15°～30°、下肢抬高 15°～20°体位，以增加回心血量。

2）禁食、胃肠减压：胃肠穿孔患者必须禁食，并留置胃管持续胃肠减压。

3）纠正水、电解质紊乱及营养支持：静脉补液，纠正低血容量、水电解质和酸碱平衡失调，纠正低蛋白血症和贫血。

4）抗感染：合理应用抗生素是控制感染的重要措施，在细菌培养和药物敏感试验结果出来之前，原发性腹膜炎主要选用针对革兰阳性球菌的广谱抗菌药物；继发性腹膜炎注意兼顾革兰阴性菌和厌氧菌。此后视细菌培养和药物敏感试验结果选用敏感抗生素。

5）对症处理：可酌情选用镇静解痉止痛类药物，以减轻患者的痛苦与恐惧心理。但诊断不清或需进行观察的患者，暂不能使用止痛剂，以免掩盖病情。高热时宜首选物理降温，必要时可给予肾上腺皮质激素。

2. 手术治疗

（1）适应证：①经上述非手术治疗 6～8 小时（一般不超过 12 小时），腹膜炎症状、体征不见缓解反而加重者；②腹腔内原发病变严重；③腹腔内炎症较重，尤其是有休克征象者；④腹膜炎病因不明确，无局限趋势者。

（2）手术方法

1）麻醉方法：多选用硬膜外麻醉或全身麻醉，个别休克危重患者可用局部麻醉。

2）切口选择：根据原发病脏器所在的部位而定，如无法确定原发病变源于哪个脏器，则以右旁正中切口为宜。

3）处理原发灶：为手术的主要目的。综合探查所见，根据病变部位及性质选择处理顺序与局部处理方法。首先处理危及患者生命的病变，有出血者先止血，其次为破裂或穿孔的修补，最后处理炎症病灶。原则上应清除原发灶，全身情况不能耐受手术者，只宜行腹腔引流、穿孔修补、肠造口术等。

4）彻底清理腹腔：吸净腹腔内脓液和渗出液，清除脓苔、假膜、纤维蛋白分隔、食物残渣、粪便和异物等。反复冲洗腹腔直至清洁。为避免造成腹腔严重粘连，关腹前一般不在腹腔内应用抗生素。

5）引流：为减轻腹腔感染，防止术后发生腹腔脓肿，应将腹内残留渗出液和继续产生的渗出液经引流物排出体外。引流物一般放在病灶附近和最低位，从腹壁另戳口引出固定。常用引流物有硅胶管、乳胶管或双腔管等。留置腹腔引流管的指征：①坏死病灶已切除或穿孔已修补，预防术后发生渗漏；②坏死灶未能彻底清除或有大量坏死组织无法清除；③手术部位有较多渗液或渗血；④已形成局限性脓肿。

6）术后处理：继续禁食、胃肠减压、补液、应用抗生素和营养支持治疗，保证引流管通畅。待患者全身情况好转，临床感染症状消失后，可停用抗生素。一般待每日引流量<10ml，非脓性，

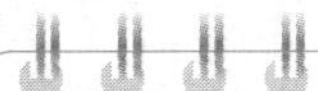

患者无发热、无腹胀等，表示腹膜炎已控制，可拔除引流管。

第三节　腹腔脓肿

化脓性腹膜炎病程中，脓液未吸收完全，积存于原发病灶附近或腹腔其他部位，逐渐为大网膜、肠袢和纤维组织粘连包围，与游离腹腔隔离，形成腹腔脓肿。发生部位以膈下、盆腔及肠间多见（图29-4）。一般均继发于急性腹膜炎或腹腔内手术，原发性感染少见。

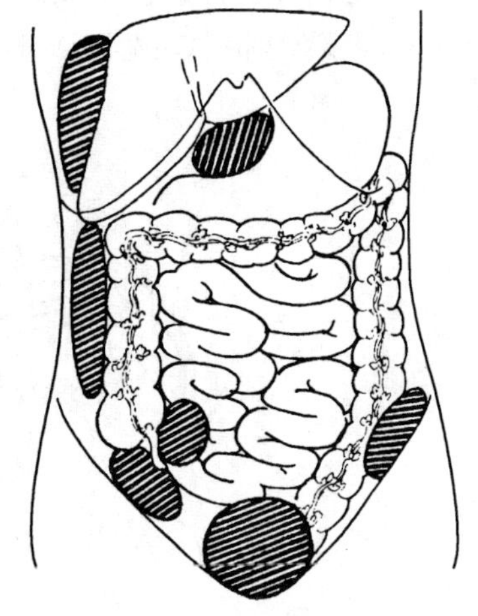

图29-4　腹腔脓肿好发部位

一、膈下脓肿

（一）解剖概要

横结肠及系膜将腹腔分为结肠上区和结肠下区。结肠上区称膈下区，又可分为肝上间隙和肝下间隙，镰状韧带及圆韧带把肝上及肝下间隙再分为左、右两侧共四个间隙。脓液积聚在一侧或两侧的膈下、横结肠及其系膜以上的间隙内，称膈下脓肿（subphrenic abscess）。膈下脓肿可发生在一个或两个以上间隙。

（二）病理

患者平卧时膈下部位最低，急性腹膜炎时腹腔内的脓液常积聚于此。脓肿位置与原发病有关，临床上右膈下脓肿多见。小的膈下脓肿经非手术治疗一般可被吸收，较大的脓肿通常需要手术引流。膈下感染可引起反应性胸腔积液，或经淋巴途径蔓延至胸腔引起胸膜炎，亦可穿入胸腔形成脓胸、肺脓肿等并发症，向腹腔扩散，可引起弥漫性腹膜炎。

（三）临床表现

1. 全身症状　寒战、初为弛张热、后为中等程度以上的持续发热，脉快、乏力、食欲减退、盗汗、消瘦等。

2. 局部症状　可有咳嗽、胸痛，患侧季肋部、腹部或胸部持续性钝痛，深呼吸时加重，并向肩部放射或伴有呃逆。

3. 体征　①视诊：季肋部略显隆起；②触诊：局部有压痛及局部皮肤凹陷性水肿，皮温升高；③叩诊：季肋区有叩痛，右膈下脓肿肝浊音界可有扩大；④听诊：患侧胸部下方呼吸音减弱或消失。

4. 辅助检查　①实验室检查：血白细胞计数及中性粒细胞比例增加。②X线透视及平片：患侧膈肌抬高、呼吸活动受限或消失，肋膈角模糊或右胸腔反应性积液，可有膈下液平面或占位阴影、肺下叶部分不张等。③超声和CT检查：可显示液性平面、脓肿部位和大小。④诊断性穿刺：不仅可帮助诊断，还可同时抽脓、冲洗脓腔，并注入有效的抗生素进行治疗。

（四）诊断

根据腹膜炎或腹腔手术后，全身情况一度好转后又出现全身感染症状和上述体征，结合X线和超声、CT检查，诊断一般不困难。膈下诊断性穿刺可确诊。

（五）治疗

1. 全身支持治疗　包括补液、输血、营养支持及抗生素的应用。

2. 经皮穿刺置管引流术　目前已成为临床治疗膈下脓肿的主要方法。

（1）优点：创伤小，可在局部麻醉下施行，一般不会污染游离腹腔，引流效果较好。

（2）适应证：与体壁贴近的、局限的单房脓肿。

（3）操作步骤：①确定经皮穿刺径路：原则上要求穿刺点距脓肿近，入路无内脏；②常规消

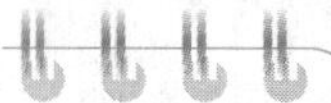

毒铺巾；③套管针穿刺：局麻超声引导下按选定的径路刺入脓腔；④抽取脓液；⑤置管引流：经套管插入导丝，退出套管针，用尖刀扩大进针口，扩张器循扩大针道，循导丝经针道置入导管，拔除导丝，吸尽脓液，固定导管，接袋引流；⑥定期冲洗：可用无菌盐水或抗生素溶液冲洗；⑦拔管：临床症状消失，超声检查显示脓腔缩小甚至消失，每日引流量<10ml，即可拔管。

3. 切开引流术　目前较少应用。

（1）经前腹壁肋缘下切口：适用于肝右叶上、肝右叶下靠前或膈左下靠前脓肿。

（2）经后腰部切口：适用于肝右叶下、膈左下靠后脓肿（图 29-5）。

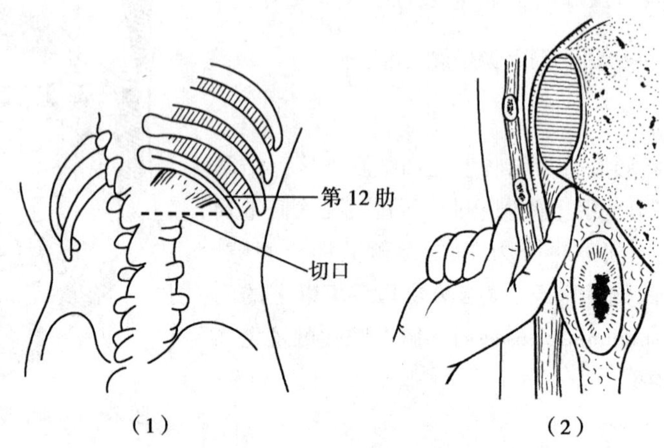

图 29-5　经后腰部切开引流膈下脓肿

（1）示切口位置；（2）示分离后腹膜达脓腔

二、盆腔脓肿

盆腔于人体直立、坐位时，处于腹腔的最低位置，腹腔内的炎性渗出物或脓液易积聚于此而形成脓肿。盆腔脓肿（pelvic abscess）因盆腔腹膜面积小，吸收毒素的能力较低，故全身感染中毒症状较轻，但局部症状常较明显。

（一）临床表现

下腹部钝痛、不适，体温持续不退或下降后又升高，一般为低热或中等度发热。典型的表现是直肠或膀胱刺激症状。腹部检查常无明显阳性体征。直肠指检可发现肛管括约肌松弛，在直肠前壁可触及向直肠腔内膨起、有触痛的包块，有时可触及波动感。

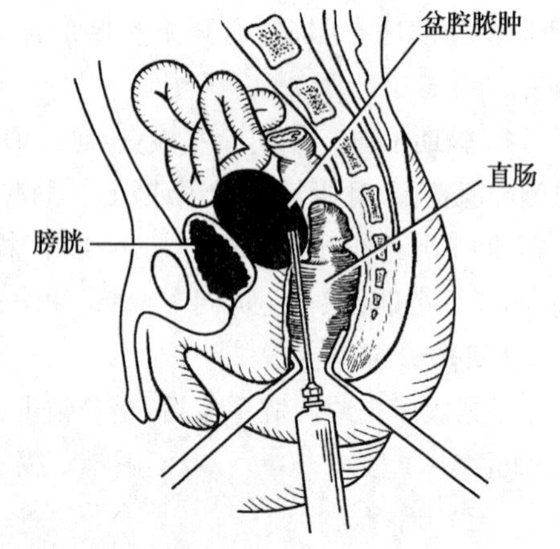

图 29-6　盆腔脓肿的穿刺

（二）诊断

急性腹膜炎治疗过程中出现典型的直肠或膀胱刺激症状，应考虑其诊断。直肠指检、已婚妇女经阴道检查，有助于诊断。下腹部超声及经直肠或阴道超声均有助于明确诊断，必要时可作 CT 检查，有助于确定脓肿位置、大小等。经直肠前壁或阴道后穹隆穿刺抽出脓液可确定诊断（图 29-6）。

（三）治疗

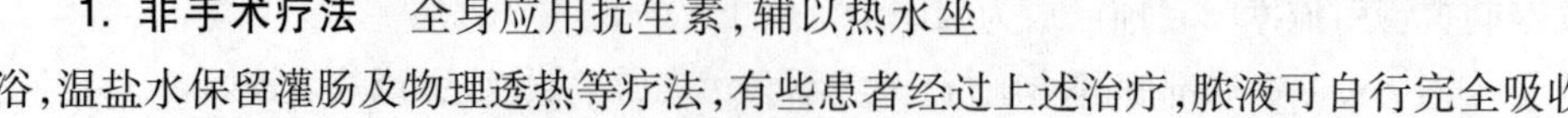

1. 非手术疗法　全身应用抗生素，辅以热水坐浴，温盐水保留灌肠及物理透热等疗法，有些患者经过上述治疗，脓液可自行完全吸收。

2. 手术治疗　脓肿较大者，可在骶管或硬膜外麻醉下，经直肠前壁，已婚女性可经阴道后穹隆，行脓肿切开引流术。

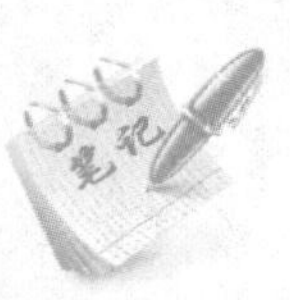

三、肠间脓肿

急性化脓性腹膜炎发展过程中，脓液不能充分吸收或引流，聚积于肠管、肠系膜与网膜之间，形成大小不等的肠间脓肿（interloop abscess）。可单发，也可为多发。

（一）临床表现与诊断

发热，腹痛、腹胀、腹部压痛或触及边界不清有压痛的包块。若脓肿周围粘连广泛，可引起不同程度的机械性肠梗阻。脓肿自行破入肠管或膀胱形成内瘘，脓液随大小便排出。X线检查可发现肠壁间距增宽，局部肠袢积气，有时可见小肠液-气平面。超声、CT检查可显示脓肿的范围和大小。

（二）治疗

1. 非手术治疗　应用抗生素、局部热敷、物理透热及全身支持等治疗。

2. 手术治疗　脓肿较大、非手术治疗无效或发生肠梗阻时，则应考虑剖腹探查解除梗阻，清除脓液并引流。对贴近腹壁的单房脓肿，可在超声或CT引导下采用经皮穿刺置管引流术。

第四节　急性腹痛的鉴别诊断与治疗

一、腹痛的分类与特点

（一）按神经支配、传导途径不同分类

1. 内脏性腹痛（true visceral pain）　由内脏的传入神经末梢受到消化道平滑肌痉挛、强烈收缩、突然扩张、化学物刺激所引起，其特点是：①疼痛范围广泛而弥散，在腹中线附近、深在的腹部弥散性隐痛，定位含糊；②痛阈较高，对针刺、切割、烧灼等不敏感，对内脏的炎症、牵拉、突然膨胀、剧烈收缩，尤其对缺血的疼痛感十分灵敏；③疼痛性变和程度与脏器结构有关；④疼痛部位与脏器胚胎起源有关；⑤常伴有自主神经反射如恶心、呕吐等消化道症状。体格检查的特点是压痛。

2. 躯体性腹痛（somatic pain）　又称体干性腹痛、体位痛，由腹部（腹壁壁腹膜）脊神经受刺激引起，其特点是：①定位明确；②疼痛常伴有腹膜刺激征；③痛阈较低，痛觉敏感；④自主神经反射缺如或少见。体格检查的主要特点是肌紧张、反跳痛。

3. 感应性腹痛（referred pain）　又称牵涉痛、放射痛，内脏发生病变时常在体表的一定区域产生感觉过敏或疼痛现象，其中常有躯体神经参与。如胃十二指肠急性病变牵涉到上腹部痛，胆囊急性病变牵涉到同侧肩胛区痛，胸腔内病变牵涉到上腹部痛及输尿管痉挛牵涉到同侧下腹和会阴部痛等。

（二）按引起急性腹痛的常见病因分类

有炎症性腹痛、脏器穿孔性腹痛、梗阻性腹痛、出血性腹痛、缺血性腹痛、损伤性腹痛及功能紊乱性或其他疾病所致腹痛等（表29-1）。

（三）按学科分类

分为外科急性腹痛、内科急性腹痛及妇科及其他科急性腹痛，不同专科的急性腹痛有各自不同的特点。一般内科急性腹痛的部位多不固定，喜按，无腹膜刺激征，可伴发热、呕吐、腹泻等症状。外科急性腹痛的部位和疼痛的性质多明确，腹痛多为最先出现或最主要症状，以病灶区为著，压痛明显而拒按的部位，多为病灶之所在，可伴发热，但发热多出现在腹痛之后，部分需手术治疗。妇科或其他科的急性腹痛则有其自身专科疾病的特点。

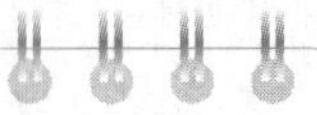

表 29-1　各类急性腹痛的特点及常见病因

分　类	临床基本特点	常见疾病
炎症性腹痛	腹痛+发热+压痛或腹肌紧张	急性阑尾炎、急性胆囊炎、急性胰腺炎、急性坏死性肠炎、急性盆腔炎、急性子宫内膜炎、急性附件炎、急性盆腔腹膜炎
脏器穿孔性腹痛	突发的持续性腹痛+腹膜刺激征+气腹	胃十二指肠溃疡穿孔、伤寒肠穿孔
梗阻性腹痛	阵发性腹痛+呕吐+腹胀+排泄障碍	肠梗阻、肠套叠、小肠扭转、、乙状结肠扭转、嵌顿性腹股沟疝、肝内、外胆管结石、胆道蛔虫病、肾、输尿管结石
出血性腹痛	腹痛+隐性出血或显性出血+失血性休克	异位妊娠破裂、腹主动脉瘤破裂、胆道出血、肝癌的自发性破裂出血
缺血性腹痛	持续腹痛+随缺血坏死而出现的腹膜刺激征	肠系膜血管缺血性疾病、卵巢囊肿蒂扭转、卵巢破裂
损伤性腹痛	外伤+腹痛+腹膜炎或内出血症候群	胃、肠等空腔性脏器破裂，肝、脾等实质性脏器破裂
功能紊乱性或其他疾病所致腹痛	腹痛无明确定位+精神因素+全身性疾病史	肠易激综合征、结肠肝（脾）曲综合征、胆道运行功能障碍、慢性铅中毒、腹型癫痫、急性溶血、糖尿病酮症酸中毒以及腹型紫癜等

二、急性腹痛的鉴别与诊断

（一）病史

1. 性别与年龄　与急性腹痛的关系比较密切。婴幼儿及儿童出现急性腹痛，常见的病因是急性肠套叠、胆道蛔虫、蛔虫性肠梗阻、肠系膜淋巴结炎等。青年人急性腹痛多见于急性阑尾炎。青壮年多见于胃十二指肠溃疡急性穿孔，急性胰腺炎。中老年妇女右上腹痛常见的是胆囊炎、胆石症。肾绞痛较多见于男性，而异位妊娠破裂、卵巢囊肿扭转则是妇女急性腹痛的常见病因。

2. 既往史和起病诱因　如有溃疡病和慢性胃痛史，发病前有暴饮暴食史，或冬春季病情加重，突然发生上腹部刀割样剧痛，则多为胃十二指肠溃疡急性穿孔。既往有胆石症史，并在进食过于油腻食物后发生右上腹绞痛，多为胆囊炎、胆绞痛。过去有排蛔虫、吐蛔虫史者，突发剑下钻顶样疼痛，很可能是胆道蛔虫病。既往体健，饱食后剧烈运动突然腹痛，要想到急性肠扭转。暴饮暴食后突然急性上腹痛，要想到急性胰腺炎、急性胃穿孔、急性胃扩张。有泌尿系结石史者，突发侧腰部绞痛，常要想到输尿管结石。既往有腹部手术史、腹膜炎史，出现急性腹部绞痛，要想到粘连性机械性肠梗阻可能。

3. 月经、生育史　有闭经、腹痛伴休克者要考虑异位妊娠破裂。卵巢滤泡破裂多发生在月经中期，而卵巢黄体破裂出血，则在月经周期后期行经之前。已婚生育期妇女发生急性腹痛，要注意有无卵巢囊肿扭转、急性输卵管炎、宫外孕破裂、卵巢滤泡破裂等。

（二）症状

1. 腹痛

（1）腹痛部位：不同部位的腹痛可反映相应脏器的疾病，有较重要的定位参考意义（表 29-2）。

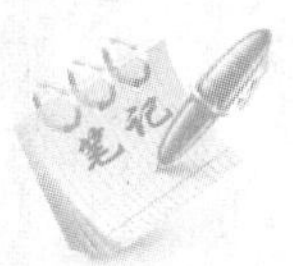

（2）腹痛的性质：腹痛呈阵发性多为空腔脏器梗阻或痉挛所致；呈持续性伴阵发性加剧多表示炎症与梗阻并存；腹痛逐渐加重，且呈持续性钝痛或隐痛，多为腹腔或盆腔炎症性疾病。急

表 29-2　急性腹痛部位与常见疾病的关系

腹痛部位	腹内		腹外	
	病变部位	对应疾病(可能诊断)	病变部位	对应疾病(可能诊断)
右上腹	肝	外伤性肝破裂、肝脓肿、肝癌	右胸腹壁	右胸腹壁带状疱疹
	胆囊与胆管	急性胆囊炎、胆囊结石、胆总管结石、急性梗阻性化脓性胆管炎、胆道蛔虫病、先天性胆管扩张症、胆囊扭转	心脏 右肺	急性心肌梗死 右下叶大叶性肺炎
左上腹	脾	脾破裂、脾脓肿、急性脾蒂扭转	左胸腹壁	左胸腹壁带状疱疹
	胰	急性胰腺炎	左肺	左下叶大叶性肺炎
右下腹	胃、十二指肠	胃、十二指肠溃疡穿孔		
	空肠回肠 结肠 阑尾	急性局限性肠炎 回盲部肠套叠、盲肠扭转 急性阑尾炎		
	肠系膜淋巴结	急性肠系膜淋巴结炎		
	右输尿管	右侧输尿管结石		
	盆腔、右侧附件	急性盆腔炎、右侧卵巢囊肿扭转、右侧卵巢或黄体破裂、宫外孕破裂		
左下腹	结肠	乙状结肠扭转、乙状结肠、直肠癌梗阻		
	左输尿管	左侧输尿管结石		
	盆腔、附件	急性盆腔炎、左侧卵巢囊肿扭转、左侧卵巢或黄体破裂、宫外孕破裂、左侧卵巢囊肿扭转		
弥漫性或部位不定	腹膜	急性原发性或继发性腹膜炎	血液等	重金属中毒、急性血卟啉病、腹型过敏性紫癜、腹型癫痫等
	肠	急性肠穿孔、急性机械性肠梗阻、缺血性结肠炎		

性腹痛患者若出现腹膜炎表现，则表明：①病变较为严重，已经累及壁腹膜；②腹痛是器质性疾病所致；③绝大多数需要采取外科手术治疗。若腹膜刺激征明显，范围较大，呈现出“弥漫性腹膜炎”的基本体征，多考虑为腹内脏器穿孔或破裂。若还伴有腹内大出血表现，多为肝脾破裂或宫外孕破裂。此外阑尾炎还可有转移性腹痛；胆绞痛可向右肩背放射，胰腺炎引起的腹痛可放射至左腰背部，泌尿系结石引起的绞痛可向腰背部或大腿内侧或外阴部放射等。

(3) 腹痛程度：腹痛的轻重多与疾病的严重程度相一致，急性炎症性腹痛时患者多数能忍耐，而出血、扭转或梗阻引起的腹痛剧烈，难以忍受，特别是伴有寒战、高热、黄疸、腹膜炎、肠绞窄、缺血、坏死或休克表现时腹痛及病变程度更为严重，但应注意老年人、儿童或反应迟钝者有时疾病虽重，而腹痛症状却表现不十分严重。根据腹痛轻重，通常将腹痛分为隐痛、钝痛、胀痛、刺痛、刀割样痛、绞痛和“钻顶”痛等几种。

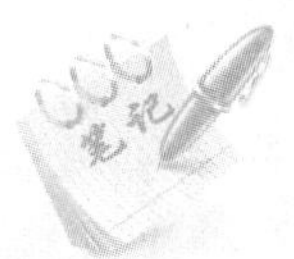

2. 消化道症状　腹痛常伴恶心、呕吐、腹胀、排便与排气不畅、粪便性状异常等胃肠道症状。此外，还应注意呕吐与腹痛发生的先后，呕吐的严重程度，呕吐物的性质，是否伴呕血或便血，有

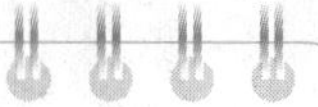

无腹泻或便秘，粪便是否带脓血或黏液，有无排便排气障碍等。

3. 感染症状　重要的是要注意腹痛与发热的先后关系，先腹痛后发热多为外科性腹痛，先发热后腹痛则内科性腹痛的可能性大。

（三）体格检查

1. 一般状态与体位　剧烈腹痛或伴有休克时，患者痛苦难忍，面色苍白，皮肤湿冷，表情淡漠或躁动；一般炎症性腹痛，患者多能忍受，伴腹膜炎者则腹式呼吸受限，常采取侧卧屈曲被动体位；胆道蛔虫症、胆绞痛、绞窄性肠梗阻患者抱腹常辗转反侧。

2. 腹部检查　①视诊：腹式呼吸活动减弱或消失，常表示腹膜炎的存在；舟状腹常为消化性溃疡穿孔的早期体征；肠型或肠蠕动波出现，说明有肠梗阻可能；全腹膨胀明显，提示有低位肠梗阻或肠麻痹；局部不对称的膨隆，可能是闭袢性肠梗阻、局部性脓肿或肿瘤等的表现。②触诊：注意压痛、肌紧张、反跳痛的部位、范围和程度。腹部某一部位呈现固定的、显著的压痛，即是原发病灶所在；有显著的压痛，伴有肌紧张或反跳痛是腹膜炎征象；腹肌呈"木板样"强直，是消化性溃疡穿孔腹膜炎的典型特征。③叩诊：胃肠穿孔出现气腹时，肝浊音界缩小或消失；腹腔内出血、积液，可叩出移动性浊音；麻痹性肠梗阻者，叩诊呈鼓音。④听诊：肠鸣音减少或消失是肠麻痹的表现；肠鸣音亢进、气过水声或金属音，是机械性肠梗阻征象。

3. 其他检查　直肠指检在急性腹痛性疾病的诊断中具有重要意义，应给予足够重视。已婚女性患者必要时可进行腹壁阴道双合诊。

（四）辅助检查

1. 实验室检查　血、尿常规检查是简便而又重要的检查项目。血或尿淀粉酶值，对急性胰腺炎的诊断帮助大。

2. 腹腔穿刺　诊断性腹腔穿刺，如抽吸出不凝血，提示腹腔内出血；如吸出血性液体，提示有绞窄性肠梗阻、急性出血性胰腺炎可能；如吸出液含有胃液、胆汁，或食物残渣，提示胃肠道穿孔或胆囊穿孔可能；如吸出液为脓性液体，提示化脓性腹膜炎；如有尿液吸出，则多为膀胱损伤。已婚妇女可行后穹隆穿刺，若抽出不凝血提示有宫外孕的可能。

3. 内镜检查　不仅可协助解决部分急性腹痛的初步诊断，并能明确病变部位，还可解决其治疗问题。

4. X线检查　X线透视或摄片对急性腹痛的诊断有重要意义。胃肠穿孔患者，有膈下游离气体；肠梗阻患者，见肠管扩张、积气，并有大小不等的液平面；泌尿系结石者，95%左右能在腹部平片上发现结石影。肠套叠、乙状结肠扭转、结肠肿瘤患者，尚可进行钡剂灌肠以明确诊断。此外，经纤维十二指肠镜行胰胆管逆行造影，经皮肝胆管造影对肝、胆、胰疾患进一步诊断很有价值。选择行腹腔内动脉造影对伴有消化道及胆道出血或小肠病变者也有一定辅助诊断作用。

5. 超声检查　对肝、胆、胰、肾疾病诊断意义较大。胆囊炎、胆石症患者常能发现胆囊增大、积液、胆管扩张，以及结石的位置、大小和数目，是胆道疾患的重要诊断手段。

三、急诊处理

首先应尽可能查明病因，针对病因进行治疗。如果暂时不需手术，应该在严密观察过程中把握中转手术的指征，并及时根据病情变化随时调整治疗方案。

（一）非手术治疗

1. 适应证　①暂难肯定诊断需继续观察；②一般状态极差，不能耐受手术探查及手术治疗；③诊断明确，病理损害较轻，炎症较局限，全身状况较好，临床症状不明显。

2. 方法　①饮食：多应禁食，并进行有效的胃肠减压。②体位：一般取半卧位。伴有休克者采取头和躯干抬高15°～30°、下肢抬高15°～20°体位，以增加回心血量。③补液、输血：有休克或休克趋向者，应维持水、电解质与酸碱平衡，恢复血容量，必要时输血。④营养支持：对短时期

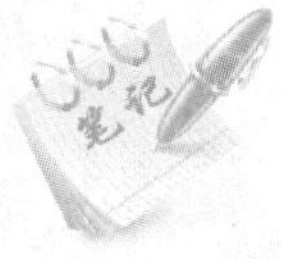

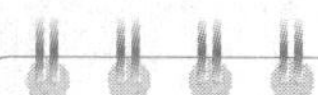

内不能恢复经口进食的患者，应早期给予胃肠道外营养。⑤抗生素应用：伴感染者应用有效抗生素控制感染。⑥对症处理：对一般腹痛者可酌情选用解痉镇痛类药物，腹部有明显压痛及肌紧张者要慎重。对未能明确诊断的急性腹痛应禁用吗啡类麻醉止痛剂，以免掩盖其病情。不能排除肠坏死或肠穿孔时，禁用泻药和灌肠。高热时采用物理降温或解热镇痛剂；急性胰腺炎患者可应用抑制胰腺分泌药物；对肠梗阻患者采取安全通便措施。

知识拓展

新技术在急性腹痛诊治中的应用

利用微创手术治疗急性腹痛可在最大程度上避免常规开腹手术带来的应激伤害。目前内镜应用于急性腹痛性疾病的治疗，主要是十二指肠镜对急性胆胰疾病的治疗。可选择行内镜胆胰管逆行造影加乳头括约肌切开术，并可选用十二指肠镜插管经鼻或经口有效引流胆管淤滞的胆汁。经皮肝胆管引流术，有效地引流胆汁，缓解病情。腹腔镜技术既是病因不明急性腹痛的诊治方法，也是一些诊断明确的急性腹痛的有效治疗手段。腹腔镜一方面可以清理腹腔大量渗出液，另一方面还可以完成一些腹腔脏器的修补、止血、切除、吻合及造瘘等手术，对老年危重患者尤其重要。利用腹腔镜治疗急性腹痛，术后粘连性肠梗阻及女性不孕等并发症少，疼痛轻，住院时间短，住院费用低。

（二）手术治疗

1. 手术指征　①弥漫性腹膜炎而病因不明；②腹膜炎刺激征经观察无好转，反而恶化或加重者；③腹部症状和体征局限，但非手术治疗后范围不断扩大和加重；④腹腔穿刺抽出不凝固血液，伴失血性休克或休克再度出现；⑤疑有空腔脏器穿孔无局限趋势；⑥腹膜刺激征不典型，观察中腹痛、腹胀加重、体温和白细胞计数上升、全身反应严重；⑦疑有脏器绞窄者；⑧腹内病变明确，伴有感染性休克，尤其难以纠正或逐渐加重。

2. 方法　①病灶切除：如阑尾切除、坏死肠段切除等；②修补病变：如胃、肠穿孔修补缝合术；③减压造瘘：如胆囊造瘘、肠造瘘等；④腹腔引流：吸尽腹腔积液，去除异物，放置引流物。术中腹部探查时应遵循全面、有序、仔细的基本原则，以避免反复探查加重损伤，减少漏诊漏治。

总之，在临床工作中，对急性腹痛患者一定要详细询问病史，认真体检，及时做相关的辅助检查，密切观察病情的动态变化，尽快予以确切的对症和病因治疗，才能更好地解除患者的痛苦。

病例分析

患者，男，35岁。6小时前，患者上腹部突然发生刀割样剧痛，并迅速波及全腹部，在当地诊所就诊，给颠茄合剂口服，腹痛不缓解，急诊入院。既往有溃疡病史10年，近3年来反复发生剑突下饥饿性疼痛，伴反酸嗳气。体检：T 38℃，P 90次/分，R 20次/分，BP 85/60mmHg。面色苍白，神志清楚，表情痛苦，平卧不愿翻动体位。头颈、心、肺未见异常，腹平坦，腹式呼吸弱，满腹压痛、反跳痛、肌紧张，以右下腹为甚，肝脾未及，肝浊音界缩小，肠鸣音消失。实验室检查：血 WBC 15.6×10^9/L，N 0.84，其余正常。

问题：1. 最可能的诊断是什么？有何诊断依据？

2. 为进一步明确诊断应做哪些辅助检查？

3. 拟订治疗方案。

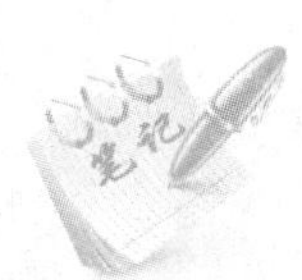

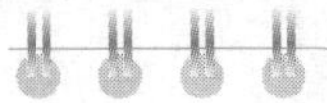

本章小结

急性腹痛病因复杂、临床表现多样，鉴别诊断不易，即使有经验的医生也会发生误诊的情况。因而，这是一项需要长期学习总结、大量临床病例诊疗经验积累的工作，同时对临床思维的培养也具有重要意义。在诊疗过程中常出现过多依赖各种先进的设备，而忽略了基本体格检查的不良现象。用你的手，轻柔细致地触摸患者的腹部，既是诊断疾病的需要，更是传递给患者的人文关怀与爱心，将医患的距离拉近。急性弥漫性腹膜炎是急性腹痛常见原因，早期诊断是提高治愈率减少并发症的关键。一旦形成腹腔脓肿，将会带来病情加重、病程迁延、治疗困难的后果，这是临床工作中应尽力避免的转归。

（杨敬博）

练习题

一、选择题

A1 型题

1. 原发性腹膜炎和继发性腹膜炎的主要区别是
   A. 患者的年龄和性别
   B. 腹腔内有无原发灶
   C. 患者的全身免疫力
   D. 致病菌的种类
   E. 发病的次数
2. 腹膜刺激征是指
   A. 腹痛、腹部压痛、反跳痛
   B. 腹部压痛、反跳痛、腹肌紧张
   C. 发热、腹痛、黄疸
   D. 腹痛、腹部压痛、肌紧张
   E. 发热、寒战、腹痛
3. 急性化脓性腹膜炎最方便、可靠的诊断方法是
   A. 白细胞计数和中性粒细胞计数增高
   B. 畏寒、发热和休克
   C. 腹腔穿刺阳性
   D. B 超检查
   E. X 线平片有液平面
4. 急性腹膜炎最主要的早期体征是
   A. 腹胀
   B. 腹壁压痛和肌紧张
   C. 脱水外貌
   D. 移动性浊音
   E. 肠鸣音减弱或消失
5. 继发性腹膜炎的腹痛特点为
   A. 阵发性全腹绞痛
   B. 逐渐加重的阵发性腹痛
   C. 剧烈、持续性全腹痛，原发部位最显著
   D. 高热后全腹痛
   E. 疼痛与进食有关
6. 继发性腹膜炎有休克表现，应首选的治疗方法是
   A. 积极抗休克，不考虑手术治疗
   B. 积极抗休克，如休克纠正则用非手术治疗

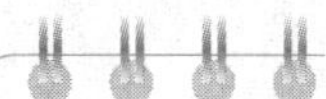

C. 积极抗休克的同时进行手术

D. 立即手术

E. 积极抗休克,如休克不能纠正应延缓手术

7. 对诊断困难的急性化脓性腹膜炎病例,为协助明确诊断应做的检查是

A. 内镜检查　　B. X 线钡餐检查

C. 诊断性腹腔穿刺　　D. 选择性血管造影

E. 肝胆胰 CT 扫描

8. 下列关于急性化脓腹膜炎的体征中,描述错误的是

A. 腹式呼吸减弱　　B. 有腹肌紧张

C. 腹壁肿胀及静脉曲张　　D. 全腹压痛及反跳痛

E. 肠鸣音减弱或消失

B1 型题

(9～11 题共用备选答案)

A. 原发性腹膜炎

B. 胃、十二指肠溃疡穿孔

C. 阑尾炎穿孔

D. 肝脾破裂

E. 出血坏死性胰腺炎

9. 腹腔穿刺液中有大量中性粒细胞,革兰阳性球菌。常见于

10. 腹腔穿刺液中有大量中性粒细胞,细菌少。常见于

11. 腹腔穿刺液中有大量中性粒细胞,革兰阴性杆菌。常见于

二、思考题

1. 继发性腹膜炎常见病因有哪些?如何对腹腔脓肿进行诊断和治疗?

2. 如何运用腹膜炎的相关知识,对外科急腹症进行诊断和鉴别诊断?

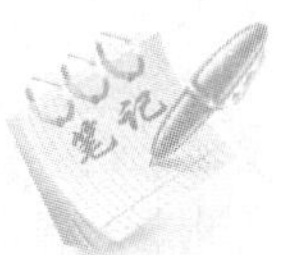

第三十章

胃十二指肠外科疾病

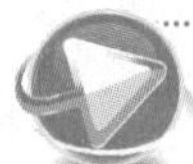

学习目标

1. 掌握：胃十二指肠溃疡并发急性穿孔的诊断、治疗和手术适应证；溃疡并发大出血及瘢痕性幽门梗阻的临床表现、诊断及治疗原则；胃十二指肠溃疡手术治疗的理论基础、手术适应证、方法及术后并发症；胃癌的临床表现、诊断和治疗。

2. 熟悉：胃十二指肠溃疡病因、发病机制和病理；胃十二指肠溃疡常见并发症、胃癌病因病理。

3. 了解：胃的解剖和生理；十二指肠的解剖。

4. 具备对胃十二指肠溃疡常见并发症和胃癌进行初步诊断的能力，能够运用所学知识分析病情，选择适宜的辅助诊断和治疗措施。

5. 树立"尊重生命，关爱患者"的职业精神；能站在患者角度看待胃十二指肠疾病，能与患者及家属进行有效沟通，以赢得理解、信任和配合；能与医护技人员开展专业交流和团队协作。

第一节 解剖生理概要

一、胃

（一）胃的位置与解剖分区

胃大部分位于左季肋区，小部分在上腹部，上端经贲门与食管连接，下端经幽门与十二指肠相连，有前、后壁和上、下缘。上缘偏右、短而凹，称胃小弯，下缘靠左、长而凸，为胃大弯。距幽门5～6cm的小弯最低处有一凹陷，称角切迹。胃分为：①胃底：指贲门左侧高于贲门水平的部分；②胃窦：指角切迹右侧至幽门的部分；③胃体：指胃底与胃窦之间的部分（图30-1）。

（二）胃周围的韧带

胃凭借胃膈韧带、肝胃韧带、脾胃韧带、胃结肠韧带和胃胰韧带固定于上腹部，并与周围脏器相连。

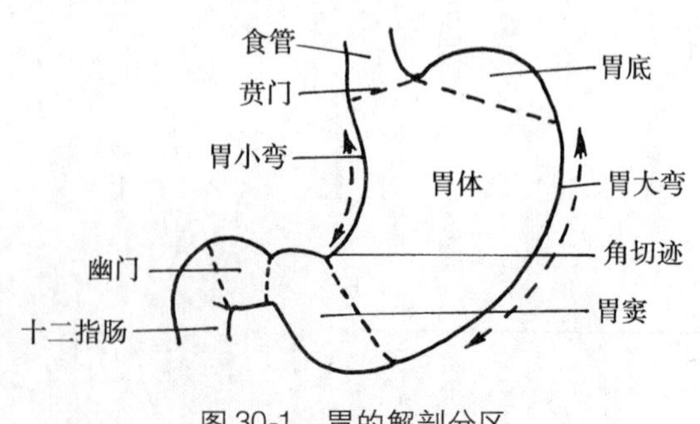

图30-1 胃的解剖分区

（三）胃的血管

胃的血液供应源于腹腔动脉干，由沿胃小弯和胃大弯走行的两条动脉弓组成，血运十分丰富。胃小弯侧由胃左动脉和胃右动脉供血，前者来自腹腔动脉干，后者来自肝固有动脉。胃大弯侧由胃网膜左动脉及胃网膜右动脉供血，前者来自脾动脉，后者来自胃十二指肠动脉。胃底由胃短动脉和胃后动脉供血，两者均来自于脾动脉（图30-2）。静脉与同名

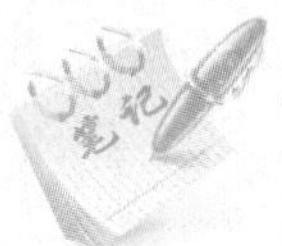

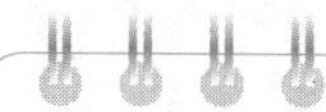

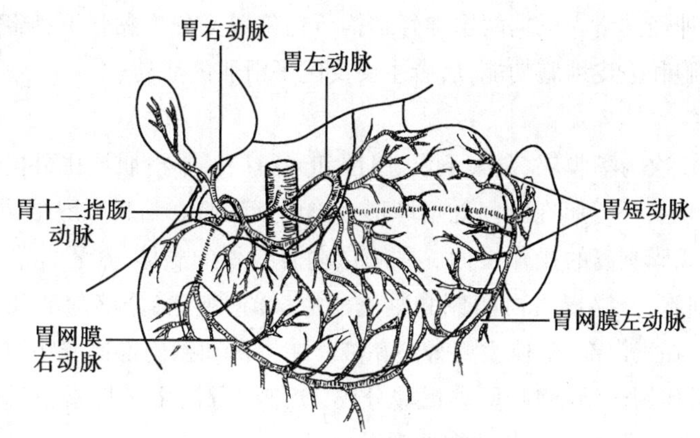

图 30-2　胃的血液供应

动脉伴行，最后汇入门静脉。胃冠状静脉（胃左静脉）的血液可直接或经脾静脉汇入门静脉，并在贲门处与食管下段的静脉形成吻合支，称食管下段胃底静脉丛；胃右静脉的血液直接汇入门静脉。胃短静脉、胃网膜左静脉的血液均汇入脾静脉；胃网膜右静脉的血流则注入肠系膜上静脉。

（四）胃的淋巴引流

胃黏膜下层淋巴管网丰富，在胃近端和远端分别与食管和十二指肠的淋巴管网相连通，淋巴液经毛细淋巴管引流至胃周围的淋巴结。按淋巴液引流方向，胃周围的淋巴结主要分为4群：①胃小弯上部淋巴液注入胃左动脉周围的腹腔淋巴结群；②胃小弯下部淋巴液引流到胃右动脉周围的幽门上淋巴结群；③胃大弯右侧淋巴液汇入到胃网膜右动脉周围的幽门下淋巴结群；④胃大弯上部淋巴液引流至胰脾淋巴结群（图30-3）。

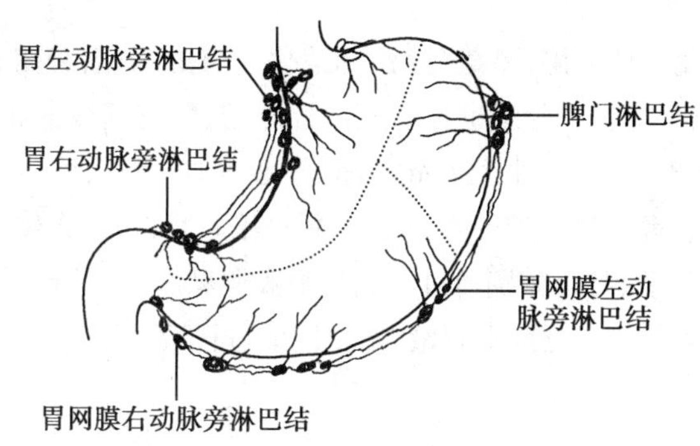

图 30-3　胃的淋巴引流

（五）胃的神经

胃的交感神经来自腹腔神经丛，兴奋时抑制胃的运动与分泌；副交感神经来自迷走神经，作用与交感神经相反。副交感神经的前、后干即为左、右迷走神经。左迷走神经在贲门前面分出肝支和胃前支（Latarjet 前神经）；右迷走神经在贲门后面分成腹腔支和胃后支（Latarjet 后神经）。胃前、后支沿胃小弯发出分支与血管伴行，分别进入胃前、后壁，其终末支在距幽门约5～7cm处，呈鸦爪状进入胃窦，控制胃窦部和幽门的开放（图30-4）。

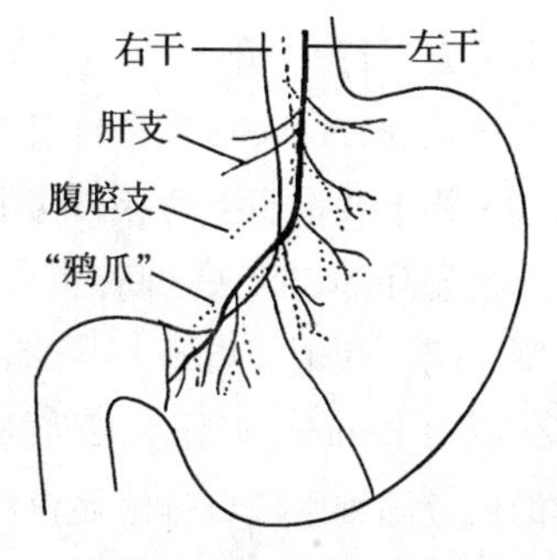

图 30-4　胃的迷走神经

除了受外来神经支配外，胃还受内在神经丛的调控。胃肠道壁内含有两层内在的神经结构，称为肠神经系统（enteric nervous system，ENM）或肠脑（got brain），系由大量神经元和神

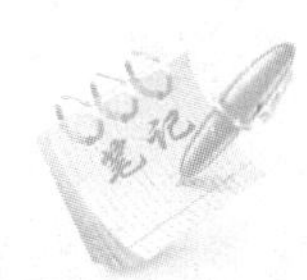

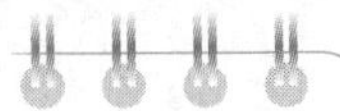

经纤维组成的复杂神经网络。根据两层神经结构所在位置又分为黏膜下神经丛和肌间神经丛，前者主要调节腺细胞和上皮细胞功能，后者主要支配平滑肌的活动。

（六）胃壁结构

胃壁由内向外依次为黏膜层、黏膜下层、肌层和浆膜层。平滑肌层由外向内有三层，分别是纵行、环行和斜行肌层，环行肌在幽门处增厚形成幽门括约肌。黏膜下层结构疏松，因此常作为内镜和手术时进行黏膜剥离的操作层面。黏膜层内含有胃的腺体，在胃体和胃底部，胃腺由三种细胞组成：①主细胞，分泌胃蛋白酶原和凝乳酶原；②壁细胞，分泌盐酸和内因子；③黏液细胞，分泌碱性黏液。在贲门部，腺体主要分泌黏液。在胃窦和幽门部黏膜下，G细胞产生促胃液素，进入血液循环后作用于壁细胞，促进胃酸分泌；D细胞分泌生长抑素；嗜银细胞和其他内分泌细胞还可分泌组胺、5-羟色胺和其他多肽类激素。

（七）胃的运动

胃依靠胃壁平滑肌协调性舒缩，实现容纳、研磨和输送功能，促进对食物化学性消化。空腹状态时，胃的容量约50ml。食物进入胃内，胃底、胃体容纳性扩张，其容量可达1000ml。食物在胃内被搅拌并与胃液充分混合，自近端被推挤进入胃窦，在被研磨成直径约1mm的食糜颗粒时，幽门开放每次约有2～10ml食糜进入十二指肠，周而复始直至胃排空。胃排空的速度受神经-内分泌调节，也与食物的性质和量有关。

（八）胃液分泌

胃液由胃黏膜内腺体的分泌物组成，其主要成分为盐酸、消化酶、黏液、电解质和水。胃液除消化作用外，富含糖蛋白的黏液能保护胃黏膜；盐酸可以杀菌，维持上消化道的无菌状态，其酸性环境有利于钙和铁在小肠内的吸收。胃酸缺乏易致骨质疏松和缺铁性贫血。胃液内含有内因子，不仅保护维生素B_{12}免受肠消化酶的水解，还可促进维生素B_{12}的吸收，缺乏时将导致维生素B_{12}缺乏性巨幼细胞贫血。

胃液分泌可分为消化间期分泌（基础分泌）和消化期分泌（餐后分泌）。基础分泌是指不受食物刺激的自然分泌，量少。餐后分泌也称为刺激性分泌，分三期或三相：①脑相（迷走相）：食物经味、视或嗅觉刺激中枢，使迷走神经兴奋，胃液分泌增加；迷走神经还通过兴奋G细胞和其他内分泌细胞分泌促胃液素、组胺，进一步刺激胃酸分泌。②胃相：食物扩张胃壁的物理刺激，以及与黏膜接触产生的化学刺激，分别通过迷走反射和胆碱反射，导致胃液分泌。③肠相：食糜刺激十二指肠和空肠上段黏膜分泌肠促胃液素，也能促进胃酸分泌，但作用较弱。

二、十二指肠

十二指肠位于幽门与空肠之间，为小肠起始部，长约25cm，呈C形，是小肠中最短、最粗、最为固定的肠段。按其走行分四部分：①球部：周边被腹膜遮盖，较活动，是十二指肠溃疡好发部位；②降部：大部分位于腹膜后，后内侧与胆总管及下腔静脉相邻，内侧包绕胰头，十二指肠乳头开口于其中点上方附近；③水平部：自降部向左平行，完全固定于腹后壁，肠系膜上动、静脉在其末端前方下行；④升部：先向上行，然后急转向下、向前，与空肠相接，形成十二指肠空肠曲，由十二指肠悬韧带（Treitz韧带）固定，该韧带为术中寻找空肠起始部的标志。十二指肠的血液供应来自于胰十二指肠上动脉和胰十二指肠下动脉。胰十二指肠上动脉源于胃十二指肠动脉，位于十二指肠降部与胰头之间；胰十二指肠下动脉源于肠系膜上动脉，位于十二指肠水平部与胰腺下缘之间。胰十二指肠上、下动脉之间相互吻合成环。十二指肠接受胃内食糜以及胆汁、胰液，其黏膜内Brunner腺分泌碱性的十二指肠液，内含肠蛋白酶、乳糖酶、蔗糖酶等多种消化酶，黏膜内的内分泌细胞还可分泌促胃液素、胆囊收缩素和肠抑肽等内分泌激素，对胃液、胆汁和胰液的分泌有调节作用。

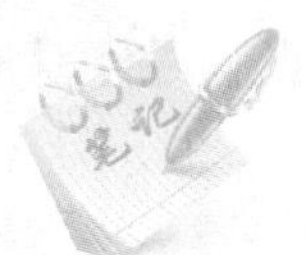

第二节 胃十二指肠溃疡的外科治疗

一、概　　述

在因胃肠黏膜被自身消化而形成的消化性溃疡(peptic ulcer)中,胃十二指肠溃疡(gastroduodenal ulcer)最为常见,好发于男性。十二指肠溃疡(duodenal ulcer)多见于青壮年,发病年龄常在20~40岁;胃溃疡(gastric ulcer)则多见于中老年,发病年龄为40~60岁;两者发病比率约为3:1。

胃十二指肠溃疡发病与多种因素相关,包括遗传易感性、幽门螺杆菌(helicobacter pylori,HP)感染、胃排空障碍,以及长期服用NSAIDs等药物导致胃黏膜损伤。一般认为其发病机制是胃酸、胃蛋白酶的侵袭作用与黏膜的防御能力之间失去平衡,胃酸、胃蛋白酶对黏膜进行自身消化。

胃溃疡多发生在胃小弯,常见于胃角,也可发生在胃窦和胃体,大弯侧溃疡较为少见。十二指肠溃疡好发于球部。十二指肠球部以远部位发生的溃疡,称为十二指肠球后溃疡。活动期溃疡一般为单发,也可为多个,直径多在1cm以内,呈圆形或椭圆形,深达黏膜肌层,边缘光滑整齐,基底肉芽上多附有黄白色渗出物或纤维膜,周围黏膜充血水肿。溃疡反复发作和修复,边缘增厚形成瘢痕,壁较硬,中央部凹陷,呈漏斗状。胃溃疡和十二指肠溃疡同时存在,称为复合性溃疡。十二指肠溃疡很少恶变,而胃溃疡有恶变可能,因此应采取相对积极的外科治疗。

随着H_2受体拮抗剂、质子泵抑制剂和根除幽门螺杆菌等药物的广泛应用,规范的内科治疗已使胃十二指肠溃疡愈合率达到95%左右,外科手术仅适用于胃十二指肠溃疡非手术治疗无效或出现并发症者。

二、胃十二指肠溃疡急性穿孔

急性穿孔是胃十二指肠溃疡的常见并发症,起病急、进展快,病情重,需要紧急处理。

(一)病因病理

溃疡进展向深层侵蚀穿透胃十二指肠壁而形成。常见于近幽门处的胃小弯侧或十二指肠球部前壁,绝大多数为单发,直径在0.5cm左右。急性穿孔时,胃十二指肠内大量酸性或碱性内容物突然流入腹腔,引起化学性腹膜炎,导致腹部剧烈疼痛及腹腔大量渗液。6~8小时后细菌繁殖,形成化脓性腹膜炎,以大肠埃希菌、链球菌和厌氧菌引起混合性感染多见。体液丢失和细菌毒素吸收,可引起感染性休克。后壁溃疡在进展侵蚀到浆膜之前多已与邻近器官粘连,而形成慢性穿透性溃疡。

(二)临床表现

多数患者既往有溃疡病史。穿孔前常有溃疡病症状加重,且多存在暴食、进食刺激性食物、情绪激动、过度疲劳等诱因。临床表现与患者年龄、一般状况及溃疡发生穿孔的情况有关。

1. 腹痛 最主要的症状,多在夜间或饱餐后发生。表现为突发剑突下或上腹部持续性刀割样剧痛,很快扩散至全腹,或因消化液沿升结肠旁沟流注而波及右下腹,常伴有恶心、呕吐。

2. 休克 早期由于强烈化学刺激所引发,常出现面色苍白、出冷汗、脉搏细数、血压下降等,后期多为感染性休克。

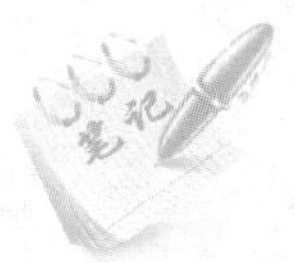

3. 体格检查 多呈屈曲卧位。腹式呼吸减弱或消失,早期可为舟状腹,后期出现腹胀。全

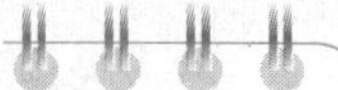

腹压痛、反跳痛和腹肌紧张显著，甚至呈板状腹，以上腹部最为明显。肝浊音界缩小或消失，腹腔积液超过500ml时有移动性浊音，肠鸣音多消失。

4. 辅助检查　外周血白细胞和中性粒细胞均增高。立位腹部X线平片检查约80%患者可见膈下新月形游离气体影。腹腔穿刺液呈黄色、浑浊、无臭味，有食物残渣，或穿出气体。

（三）诊断

根据溃疡病史和穿孔后持续剧烈腹痛及显著的急性弥漫性腹膜炎表现，X线检查有膈下游离气体，即能确诊。腹腔穿刺术有助于肯定诊断。尚需注意与急性腹痛疾病相鉴别。

1. 急性阑尾炎　腹痛一般开始于脐周或上腹部，持续性逐渐加重，数小时后转移至右下腹，伴恶心、呕吐。症状不如溃疡病穿孔严重，进展也较缓慢。腹膜炎体征以右下腹为著，通常不伴有休克，也无气腹征，腹腔穿刺脓液略稠，可有臭味。

2. 急性胆囊炎　反复发作的右上腹绞痛或持续性腹痛伴阵发性加剧，可放射至右肩背部。腹部体征以右上腹为著，墨菲（Murphy）征阳性，有时可触及肿大有压痛的胆囊。超声检查发现结石和炎症征象可确定诊断。

3. 急性胰腺炎　既往有胆道疾病或发病前常有大量饮酒、暴食或高脂餐史。左上腹持续剧痛，可向腰背部放射。早期腹膜刺激征不明显，无气腹征。腹腔穿刺抽出稀薄、淡血性液体。血、尿和腹腔穿刺液淀粉酶测定常增高。超声或CT检查显示胰腺肿胀、周围有积液等。

（四）治疗

1. 非手术治疗　适于症状轻，体征局限，全身状况稳定的单纯空腹穿孔。治疗目的是吸净胃内容物，减少消化液外漏，控制腹腔感染，促进穿孔闭合和胃肠功能恢复。方法：患者取半卧位、禁食禁饮，持续胃肠减压，补液和应用抗生素以及H_2受体拮抗剂或质子泵抑制剂等。治疗期间必须严密观察病情，如非手术治疗6～8小时无效，应中转手术。

2. 手术治疗

（1）适应证：①饱餐后穿孔；②急性穿孔伴有大出血、瘢痕性幽门梗阻、恶变等并发症；③顽固性溃疡穿孔；④非手术治疗无效，或有严重的腹膜炎。

（2）手术方法：手术主要目的是消除腹腔污染。穿孔时间短，估计腹腔污染较轻时可选择腹腔镜方式，否则应选择开腹手术。具体术式有：①单纯穿孔缝合术：为首选术式，尤适用于穿孔时间较长、腹腔感染严重和全身情况或耐受性较差的患者，也可经腹腔镜行大网膜覆盖穿孔修补术，术后加强抑酸剂和抗幽门螺杆菌感染治疗；②彻底性手术：一般适用于既往有幽门梗阻或大出血史，且穿孔在12小时以内，腹腔炎症和胃十二指肠壁水肿较轻，全身情况基本稳定的患者。术式较常采用胃大部切除术。

三、胃十二指肠溃疡大出血

胃十二指肠溃疡是上消化道出血最常见的原因之一，约占所有病因的50%以上。胃十二指肠溃疡大出血是指溃疡出血量大，呕血和黑便症状明显，并引起血流动力学显著变化，甚至发生失血性休克者。

（一）病因病理

多系溃疡基底部的血管受溃疡病变侵蚀破裂所致，常为中等动脉出血，血管侧壁破裂出血更不易自止。出血溃疡通常位于胃小弯或十二指肠球部后壁。

（二）临床表现

2/3以上患者有溃疡病史，出血前症状加重。

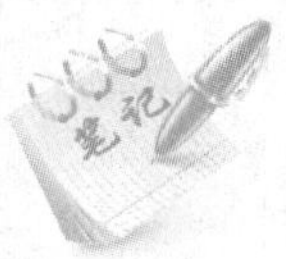

1. 呕血或黑便　为主要症状，其性质、程度与溃疡位置、出血量与速度有直接关系。胃溃疡多有呕血，出血缓慢而量少时呕吐物呈咖啡样，快速而大量出血则为鲜红色；出血量较少也可仅

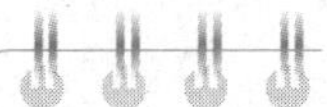

有黑便而无呕血。十二指肠溃疡出血以黑便为主，多为柏油样黑便，短时间内大量出血可呈暗红色或鲜红色血便，且可发生呕血。呕血前常有恶心，便血前多感觉腹部不适，有便意。便时或便后常出现心悸、乏力、眼前发黑，甚至晕厥。

2. 失血性循环障碍　短期内快速失血 400ml，出现面色苍白、脉快而有力、血压正常或略高等循环系统代偿表现；短期失血超过 800ml，则出现四肢湿冷、呼吸急促、脉搏细数、血压下降等休克失代偿期表现。

3. 腹部体征　可有轻度腹胀，溃疡所在处压痛。肠道内积血刺激，使肠鸣音增强。

4. 辅助检查　大量持续出血时，血红蛋白值、红细胞计数和血细胞比容进行性降低。

（三）诊断

根据典型溃疡病史，结合出现大量呕血和黑便，伴有不同程度失血性休克表现，一般诊断不困难。血红蛋白值、红细胞计数和血细胞比容的连续检测有助于判断出血量和速度，以确定治疗方案。胃镜检查可明确出血部位和病因，还可实施止血。出血期选择性动脉造影也有助于发现出血部位，有时可同时进行止血治疗。确定诊断前，应与食管下段胃底曲张静脉破裂大出血、应激性溃疡出血等相鉴别。

（四）治疗

大多数病例经非手术治疗可以止血，仅有 5% ~10% 需要手术治疗。

1. 非手术治疗　主要是纠正失血性休克、应用药物和外科微创治疗技术进行止血。

（1）一般治疗：包括禁食禁饮，迅速输液补充血容量，放置胃管冷盐水冲洗和经胃管胃内灌注含去甲肾上腺素的冷盐水（8mg/200ml），应用止血剂（巴曲酶）、H_2 受体拮抗剂或质子泵抑制剂、生长抑素等。

（2）微创治疗：对严重器质性疾病而不能耐受手术者尤其适用。胃镜下经电凝、激光、局部喷洒止血药物或使用止血夹等，可使大部分溃疡出血停止；无效时还可采取经腹腔动脉或肠系膜上动脉介入作选择性血管栓塞，或采取动脉内注射止血药物等措施。

2. 手术治疗　目的是止血和防止再出血，时机把握是关键。若需手术，最好在出血发生 48 小时之内进行，对年长者更应力争早期手术。

（1）手术适应证：①持续出血，非手术治疗无效；②出血急剧，短期内出现休克；③出血发生在 60 岁以上或有动脉硬化者；④短期内大出血复发或有复发倾向；⑤大出血发生于药物治疗期间；⑥出血同时有溃疡病的其他并发症。

（2）手术方法：①胃大部切除术：主要适于溃疡直径>2cm 或已穿透至胰腺者，原则上应切除出血的溃疡，若因溃疡切除困难而旷置，须贯穿缝扎基底部及周围血管；②溃疡贯穿缝扎止血术：适用于病情危重，不能耐受胃大部切除者。

四、瘢痕性幽门梗阻

胃十二指肠溃疡反复发作所形成的瘢痕收缩，引起幽门狭窄，致使胃内容物通过幽门发生障碍，造成瘢痕性幽门梗阻。

（一）病因病理

溃疡病引起幽门梗阻（pyloric obstruction）的原因有：①幽门痉挛；②幽门水肿；③溃疡瘢痕收缩。前两者常在溃疡活动期出现，多为暂时性；后者则为永久性狭窄导致机械性梗阻，有时多种因素可同时存在。初期胃壁代偿性肥厚，蠕动增加，胃腔轻度扩张；后期胃壁变薄，蠕动减弱，胃内容物潴留和胃腔扩张，导致黏膜慢性炎症。由于不能进食和经常呕吐，引起营养不良及缺水和低钾低氯性代谢性碱中毒。

（二）临床表现

大多数患者有长期溃疡病史。

1. 症状　主要是腹痛和呕吐。早期为上腹部胀闷不适,伴有嗳气、恶心,可有阵发性腹痛。其后出现呕吐,其特点是:常在下午或晚间定时发生,呕吐物多为宿食,带有酸臭味,不含胆汁,量较大。呕吐前上腹饱胀不适,吐后症状明显减轻,因此患者常设法诱发呕吐,以缓解症状。

2. 体格检查　可有皮肤干燥,弹性下降,眼窝凹陷等缺水征象和贫血、消瘦等。上腹部隆起,有时可见胃型及蠕动波,振水音阳性。

3. 辅助检查　可有低蛋白血症,血电解质测定为低钾、低氯和碳酸氢盐升高。上消化道造影检查6小时后胃内有造影剂存留,表明胃潴留;瘢痕性幽门梗阻24小时后胃内仍有造影剂存留。

(三) 诊断

根据溃疡病史、典型的呕吐特点,结合上消化道造影检查结果,即可明确诊断。上消化道造影检查能明确梗阻的部位和性质,具有重要的鉴别诊断价值。

(四) 鉴别诊断

1. 幽门痉挛和水肿　有溃疡活动引起的疼痛,呕吐虽较剧烈,但为间歇性,不含宿食。X线造影检查无胃扩张。一般经药物治疗后,症状明显减轻或缓解。

2. 胃癌　病程较短,常伴进行性消瘦和贫血,晚期可触及上腹部肿块。X线钡餐检查可见胃窦部充盈缺损,而胃扩张程度较轻。胃镜检查可证实诊断。

3. 十二指肠球部以下梗阻性病变　主要包括十二指肠降部或胰头肿瘤压迫等,也有呕吐症状,但呕吐物多含胆汁。上消化道造影检查有胃扩张和潴留,可显示病变及梗阻部位在十二指肠球部以下,内镜、CT或MRI检查有助于鉴别。

(五) 治疗

1. 非手术治疗　放置胃管进行胃肠减压引流,以高渗盐水洗胃,消除胃内潴留,减轻胃壁水肿,同时补充水和电解质,改善营养状况,并纠正贫血等。轻症病例可选用经胃镜气囊扩张方法。

2. 手术治疗　非手术治疗症状无缓解,可考虑手术。手术目的是解除梗阻,恢复胃肠道通畅。术式首选胃大部切除术,术前准备的方法同非手术治疗。

五、胃十二指肠溃疡手术方式与要点

胃十二指肠溃疡的手术方式主要包括穿孔缝合术和胃大部切除术。

(一) 穿孔缝合术

适应证是胃十二指肠溃疡急性穿孔。于穿孔处两侧,沿胃或十二指肠纵轴全层缝合闭合穿孔,必要时以大网膜覆盖。胃溃疡可疑恶变时应做病理学检查。

(二) 胃大部切除术

胃远端大部切除术是治疗胃十二指肠溃疡的主要手术方式,常简称为胃大部切除术。手术适应证为胃十二指肠溃疡非手术治疗无效,或并发急性穿孔、大出血、瘢痕性幽门梗阻、胃溃疡恶变。其能够治愈溃疡病的理论基础是:①切除大部分胃组织,壁细胞和主细胞减少,分泌胃酸和胃蛋白酶可大为减少;②切除胃窦部,减少G细胞分泌促胃液素所引起的胃酸分泌;③切除溃疡及溃疡好发部位。

胃大部切除术的主要内容包括胃组织的切除和胃肠道连续性的重建。

1. 胃的切除范围　胃远端大部2/3～3/4,包括胃体的大部、整个胃窦部、幽门和部分十二指肠球部(图30-5)。胃切断线的解剖标志是胃小弯胃左动脉第一降支与胃大弯胃网膜左动脉最下第一条垂直分支的连线,据此可切除远端60%的胃组织。

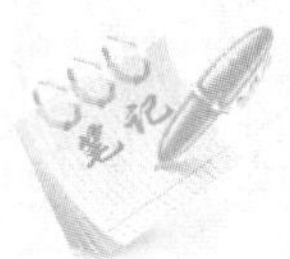

2. 重建胃肠道　胃大部切除后,须将残胃与肠道吻合,恢复胃肠道连续性。

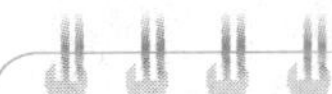

（1）毕Ⅰ（BillrothⅠ）式吻合术：胃远端大部切除后，将残胃与十二指肠吻合（图30-6）。优点是手术操作简单，重建的胃肠道接近正常解剖生理状态，故术后并发症较少。不足之处在于十二指肠溃疡伴有炎症、瘢痕或粘连时，常有吻合的困难，因此多用于胃溃疡的治疗。为避免胃十二指肠吻合口张力过大，宜采用Billroth Ⅱ式或胃肠Roux-en-Y吻合术。

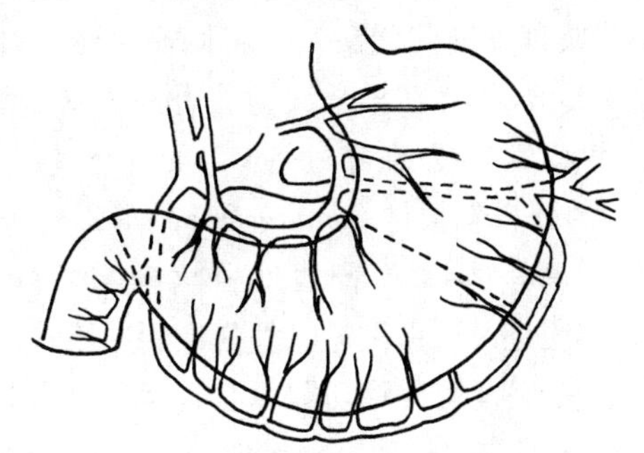

图30-5　胃大部切除范围

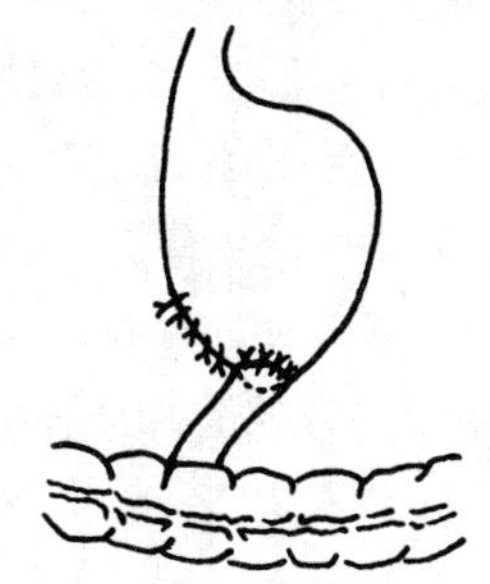

图30-6　Billroth Ⅰ式胃大部切除术

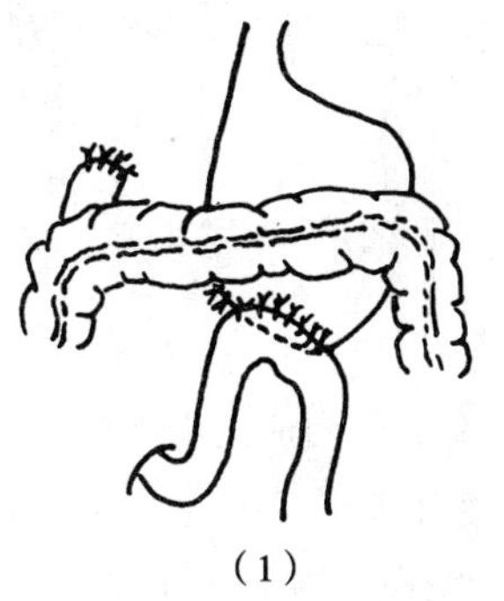

（1）

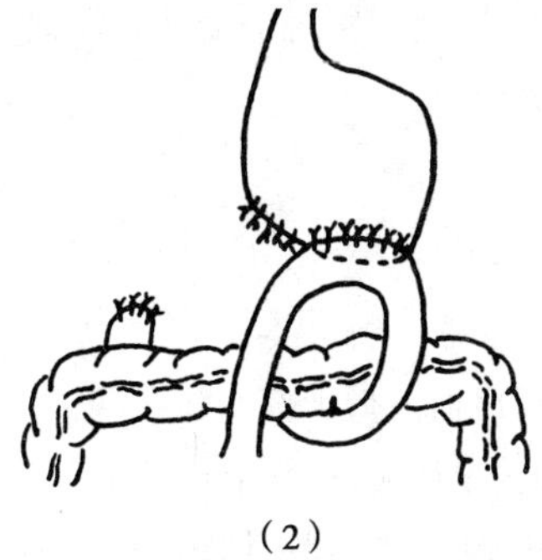

（2）

图30-7　常用的Billroth Ⅱ式胃大部切除术
（1）结肠后胃空肠吻合；（2）结肠前胃空肠吻合

（2）毕Ⅱ（BillrothⅡ）式吻合术：切除胃远端大部后，残胃与上段空肠吻合，而将十二指肠残端缝闭（图30-7）。吻合口可位于结肠后或结肠前。吻合口近端空肠袢到Treitz韧带的长度，结肠后术式6～8cm，结肠前术式为8～10cm。按近端空肠段和大小弯吻合关系分为顺蠕动和逆蠕动两种方式。吻合口大小一般为3～4cm为宜。优点是能切除足够的胃而不致吻合口张力过大，术后溃疡复发率较低；同时食物不再经过十二指肠，即使十二指肠溃疡旷置也能愈合。适用于各种情况的胃十二指肠溃疡，但操作较复杂，胃空肠吻合改变了正常解剖关系，术后并发症较多。

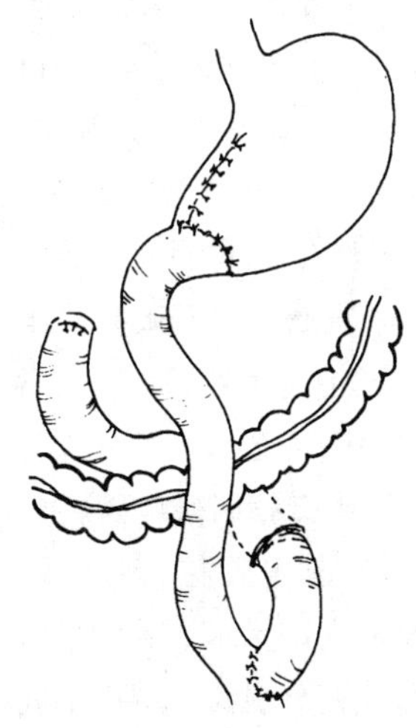

图30-8　胃空肠Roux-en-Y吻合术

（3）胃空肠Roux-en-Y吻合术：胃远端大部切除，缝闭十二指肠残端，在Treitz韧带以远10～15cm处切断空肠，在结肠前或结肠后将空肠长臂与残胃吻合，短臂在Treitz韧带下15cm左右与空肠长臂吻合（图30-8）。两个吻合口之间距离应在40cm以上，防止胆汁反流。

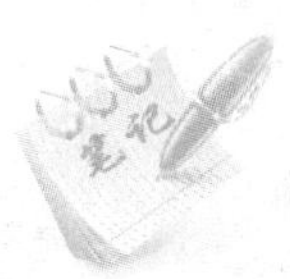

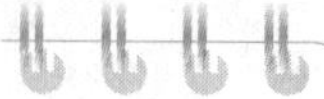

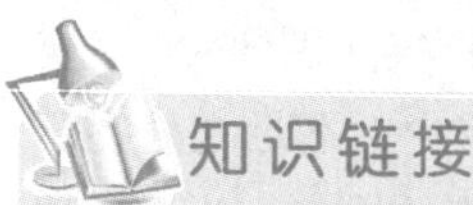

现代腹部外科学之父——西奥多·毕尔罗特

克里斯蒂安·艾尔波特·西奥多·毕尔罗特(Christian Albert Theodor Billroth,1829—1894)普鲁士籍奥地利外科医生,被公认为现代腹部外科学之父。早年他曾在格赖夫斯瓦尔德大学学习医学,之后又随导师进入哥廷根大学,最终在柏林大学获得医学博士学位,1853年开始在柏林行医。从1860年起任苏黎世大学教授,在其后七年多的时间里,还兼任苏黎世外科医院主任,并于1863年出版了著名的外科学教材 *Die allgemeine chirurgische Pathologie und Therapie*(*General Surgical Pathology and Therapy*,普通外科病理与治疗学)。1867年被聘为维也纳大学外科学教授,同时任维也纳综合医院第二外科诊所主任。

1871年和1873年,毕尔罗特分别完成了世界上首例食管切除术与首例喉头切除术。外科手术发展史上最具里程碑意义的是1881年1月29日,他第一次成功地为一名罹患幽门部癌的妇女实施了胃部分切除、胃十二指肠吻合术。这种术式(Billroth Ⅰ式胃大部切除术)一直沿用至今,并以他的名字进行命名。毕尔罗特除了在普外科临床工作中创造出辉煌的业绩之外,他一生对推动外科学教育的发展也做出了极其卓越的贡献。

六、胃十二指肠溃疡手术后并发症

(一)早期并发症

1. 术后胃出血　胃大部切除术后24~48小时,自胃管引流出少量暗红或咖啡色胃液,多为术中残留或创面少量渗血,一般不超过300ml。多量出血主要来自吻合口或缝闭的胃十二指肠残端。发生于术后24小时之内,多因术中止血不彻底所致;发生在术后4~6天,常为黏膜坏死引起;术后10~20天出现,多与缝线处感染腐蚀血管有关。绝大多数经禁食、补液、输血及应用止血药物,或栓塞相关动脉等非手术疗法即可止血。非手术治疗无效的大出血,应再次手术止血。

2. 术后胃瘫　以胃排空障碍为主要表现的胃动力紊乱综合征,属于非机械性梗阻,又称术后胃排空障碍。多见于腹部手术,尤其是胃大部切除术后。通常发生在开始恢复流质或半流饮食时。主要表现为恶心、呕吐,呕吐物可含有胆汁,不伴有腹痛。体检为轻度腹胀,偶有胃型,肠鸣音弱。上消化道造影显示胃无张力,蠕动减弱,吻合口通过欠佳、无狭窄。治疗应禁食禁饮、胃肠减压、补液和营养支持并给予甲氧氯普胺、红霉素及促胃动力药,禁忌再次手术。若治疗后无明显改善,应除外可能合并的机械性梗阻,胃镜检查有助于鉴别诊断。

3. 胃肠吻合口破裂或瘘　手术使大弯侧残胃或十二指肠残端血供不足,导致胃肠壁缺血坏死,多发生于术后5~7日,常引起严重的腹膜炎,须立即手术修补。如已局限形成脓肿或向外穿破成瘘,通过数周的外引流、胃肠减压和支持治疗常能自行愈合,必要时手术。

4. 十二指肠残端破裂　常发生于术后3~6日。多见于十二指肠残端处理不当,或毕Ⅱ式胃大部切除术后发生输入段梗阻。表现为突发右上腹剧痛和明显的腹膜炎体征,酷似溃疡急性穿孔,需立即手术。术中尽量妥善关闭十二指肠残端,经破裂处置入导管持续吸引或十二指肠造瘘,并充分引流残端周围间隙。如有近端空肠段梗阻,应同时予以处理。术后应用抗生素,注意补充水、电解质和给予必要的肠内或肠外营养。

5. 术后梗阻　包括以下三种:

(1)吻合口梗阻:可因吻合口水肿,或吻合口过小及吻合时内翻过多等引起狭窄。前者通常发生在术后7~10日或开始进半流质食物时,呕吐含胆汁的胃内容物、量少,非手术治疗可缓解。后者表现为进食后上腹饱胀,呕吐食物,不含胆汁。X线造影或胃镜检查证实吻合口狭窄

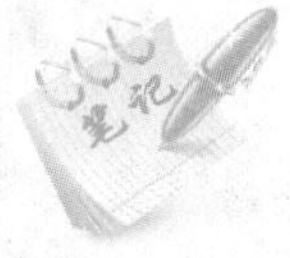

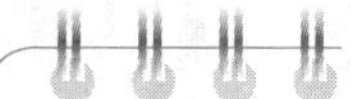

者，需再次手术解除梗阻。

（2）空肠输入段梗阻：有急性完全性和慢性不全性梗阻。

1）急性完全性梗阻：多发生于毕Ⅱ式结肠前输入段对小弯的吻合术后，属于闭袢性梗阻，易导致肠段坏死穿孔。典型症状为突发上腹部剧痛，可放射至肩背部，呕吐频繁，不含胆汁。上腹偏右侧压痛，甚至触及包块，可有烦躁、脉速、血压下降，甚至出现黄疸和血淀粉酶升高。一经确诊，须及早手术。

2）慢性不全性梗阻：多发生于毕Ⅱ式输入段对小弯的术式，表现为进食后15～30分钟左右，上腹突发胀痛或绞痛，呕吐大量胆汁，不含食物。X线检查造影剂可顺利通过吻合口及输出段，而不进入输入段。在毕Ⅱ式输入段对大弯的术式，症状多于餐后随即出现，呕吐物既有胆汁也有食物。应先采取非手术治疗，症状长期不能自行缓解需再次手术。

（3）空肠输出段梗阻：多因术后粘连或结肠后吻合系膜压迫肠管所致。表现为上腹饱胀，呕吐含胆汁的胃内容物。X线造影检查可确诊。如不能自行缓解，应立即手术。

（二）远期并发症

1. 倾倒综合征（dumping syndrome） 胃大部切除术后丧失了幽门括约肌及其功能，导致胃排空过快所产生的一系列综合征。多见于毕Ⅱ式胃大部切除术后。根据进食后症状出现的时间分为早期和晚期倾倒综合征，部分患者可两种类型并存。

（1）早期倾倒综合征：因高渗性食物过快进入空肠，将大量细胞外液吸入到肠腔内，致使有效循环血量骤减引起。表现为进食，尤其食入较甜的流质食物后10～20分钟内，出现心悸、乏力、苍白、出冷汗，并伴有上腹不适或绞痛，恶心、呕吐、肠鸣及腹泻等。平卧10～20分钟后症状缓解。

（2）晚期倾倒综合征：由于胃排空过快，血糖一过性升高，刺激胰岛素分泌增加，反应性引起血糖降低所致，又称为低血糖综合征。常发生于进食后2～4小时，表现头晕、心悸、无力、出汗、手颤、嗜睡甚至虚脱。

主要是食物的调整治疗。术后进食初期，要少量多餐避免过甜或过热流质，也可在食物中加入果胶延缓吸收。出现低血糖综合征时，可进食少量食物或糖类。多数患者可逐渐适应；症状严重者皮下注射生长抑素常可改善；症状不能缓解持续2年以上者，宜手术矫正。

2. 碱性反流性胃炎 常于术后1～2年出现。临床表现三联征为：①上腹部或胸骨后持续性烧灼样疼痛：进食后加重，服用抗酸剂无效；②胆汁性呕吐：呕吐后腹痛不缓解；③体重减轻。胃镜检查显示慢性萎缩性胃炎。可应用保护胃黏膜、调节胃动力等措施治疗，严重者应手术。

3. 溃疡复发 通常在十二指肠溃疡行胃大部切除术后2年内发病，多位于吻合口，症状和原有溃疡病相似，疼痛较为剧烈，无明显节律性，压痛偏左上腹，易发生出血、穿孔等并发症。一般先行规范的药物治疗，无效可考虑再次手术。术前评估时应作血促胃液素测定，以除外促胃液素瘤引起的胰源性溃疡。

4. 营养性并发症 主要因残胃容量过小，消化吸收功能障碍所致，常见的有：

（1）营养不良、体重减轻：应针对病因，加强营养，合理膳食。

（2）贫血：术后胃酸不足或内因子缺乏可致缺铁性贫血或巨幼红细胞性贫血，应补充铁剂或叶酸和维生素B_{12}等，重者需输注红细胞。

（3）腹泻和脂肪泻（粪便中排出量超过脂肪摄入量的7%）：多与术后胃肠蠕动加快，食物不能和消化液充分混合有关。应给予高蛋白、低脂肪、易消化的少渣饮食，酌情应用肠蠕动抑制剂、胆汁酸结合药物和抗生素治疗。

（4）骨病：常发生于术后5～10年，女性较多见。可分为骨质疏松、隐性骨质软化和混合型。需补充钙剂和维生素D。

5. 残胃癌 指因良性病变行胃大部切除术至少5年以上所发生的残胃原发性癌。发生率在2%左右，可能与残胃黏膜发生慢性萎缩性胃炎有关。表现为进食后饱胀、上腹痛，伴贫血和

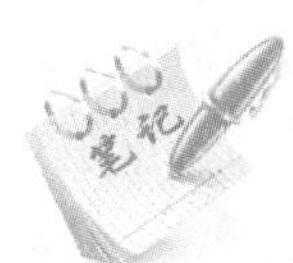

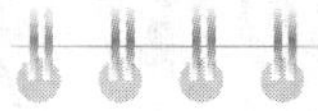

消瘦。一旦确诊应手术治疗。

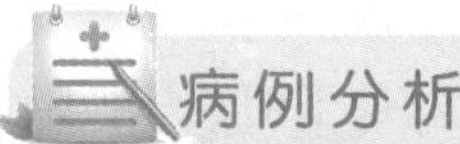

病例分析

患者，男，42岁，司机，反复上腹痛5年余，突发剧烈腹痛2小时。

患者5年来常感上腹痛，寒冷或情绪波动时加重，空腹痛和夜间痛较明显，进食后稍能缓解。2小时前进食并饮少许酒后，突然出现上腹刀割样剧痛，随即波及全腹，呼吸时加重，伴有恶心、呕吐，为胃内容物。家族成员中无类似疾病史。

查体：T 38℃、P 96次/分、BP 120/80mmHg，急性痛苦病容，仰卧屈膝位，心肺未见异常，腹平坦，未见肠型，全腹压痛、反跳痛，肌紧张明显，呈板状腹，肝浊音界叩诊不满意，肠鸣音弱。

辅助检查：WBC 12×10^9/L，Hb 140g/L，K^+ 4mmol/L，Na^+ 135mmol/L，Cl^- 105mmol/L，立位腹部X线平片可见右膈下游离气体。

问题：1. 初步诊断和诊断依据是什么？

2. 有哪些疾病需与之进行鉴别？

3. 主要采取何种治疗，依据是什么？

第三节　胃　　癌

胃癌(gastric carcinoma)占我国消化道恶性肿瘤第二位，发病多在40～60岁之间，男女之比约为2:1。

（一）病因

病因未明，可能与多种因素有关。外因包括地域环境、职业、饮食生活习惯等；内因有种族、血型、遗传等；其中遗传和基因及饮食生活习惯最为重要。幽门螺杆菌感染也是已知重要的发病因素。胃息肉、慢性萎缩性胃炎及胃部分切除后的残胃等更易发生胃癌。

（二）病理

胃癌可以发生在胃的任何部位，最多见于胃窦，其他依次为贲门胃底部、胃小弯、前壁和胃大弯。

1. 大体类型　分为早期胃癌和进展期胃癌。

（1）早期胃癌：指局限于黏膜或黏膜下层的胃癌，无论病灶大小或有无淋巴结转移。根据病灶形态，早期胃癌分为三型(表30-1)。癌灶直径在6～10mm为小胃癌，癌灶直径≤5mm为微小胃癌。

（2）进展期胃癌：按Borrmann分型法分为四型(表30-2)。

2. 组织学类型　按WHO规定，分为腺癌(肠型和弥漫型)、乳头状腺癌、管状腺癌、黏液腺癌、印戒细胞癌、腺鳞癌、鳞状细胞癌、小细胞癌、未分化癌和其他类型。绝大部分胃癌是腺癌。

3. 扩散和转移

（1）直接蔓延：向胃壁深部及四周浸润，直接侵入腹壁、邻近器官和组织，如网膜、横结肠及系膜、肝、脾、胰腺等。贲门胃底癌和胃窦癌可分别向食管下段和十二指肠扩散。

（2）淋巴转移：胃癌最主要的转移方式。癌细胞侵入淋巴管后，形成微小癌栓随淋巴液转移至局部所属淋巴结，最后汇集到腹腔淋巴结。

胃周围区域淋巴结分为16组(图30-9)，依其与胃的距离分为三站。第一站(N_1)为6组胃旁淋巴结，组别分别排序为贲门右、贲门左、胃小弯、胃大弯、幽门上、幽门下淋巴结，第二站(N_2)和第三站(N_3)为胃周围血管分支的其余各组，依序为胃左动脉旁、肝总动脉旁、腹腔动脉旁、脾门、脾动脉旁、肝十二指肠韧带内、胰后、肠系膜上动脉旁、结肠中动脉旁、腹主动脉旁淋巴结。

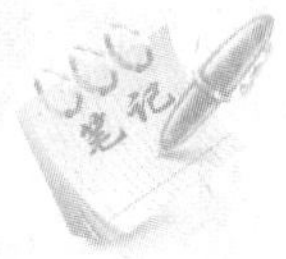

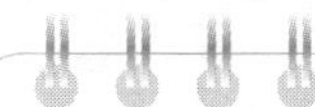

表 30-1　早期胃癌分型

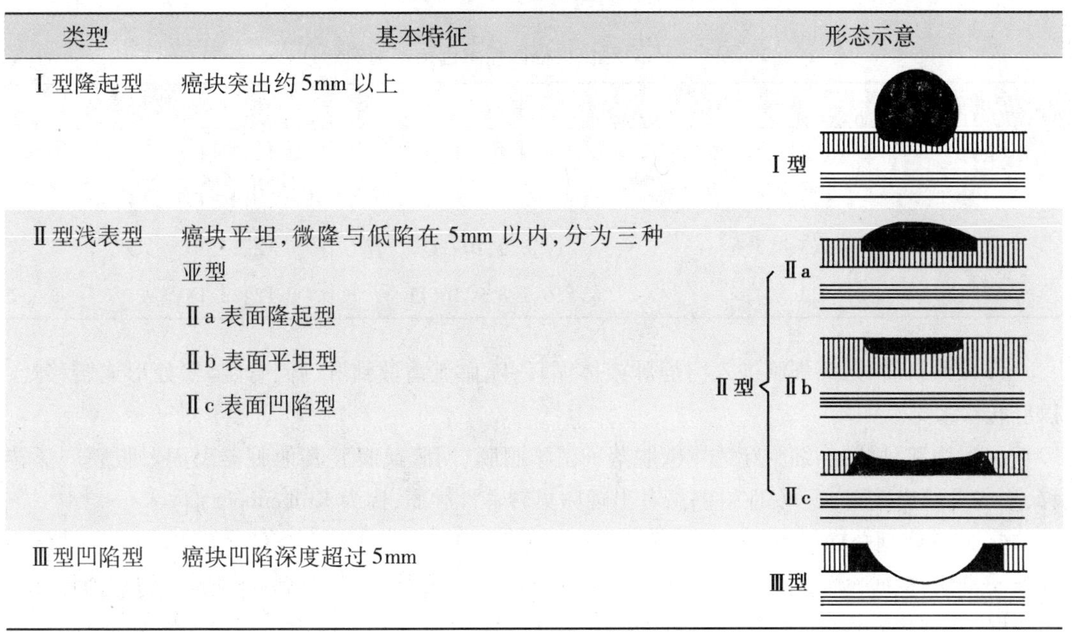

类型	基本特征	形态示意
Ⅰ型隆起型	癌块突出约 5mm 以上	Ⅰ型
Ⅱ型浅表型	癌块平坦，微隆与低陷在 5mm 以内，分为三种亚型 Ⅱa 表面隆起型 Ⅱb 表面平坦型 Ⅱc 表面凹陷型	Ⅱ型 Ⅱa Ⅱb Ⅱc
Ⅲ型凹陷型	癌块凹陷深度超过 5mm	Ⅲ型

表 30-2　进展期胃癌 Borrmann 分型

分型		形态特征
Ⅰ型	息肉型或肿块型	块状癌灶突入胃腔内，边界清楚
Ⅱ型	溃疡局限型	溃疡形癌灶边界清楚，略隆起
Ⅲ型	溃疡浸润型	溃疡形癌灶向周围浸润，边界不清
Ⅳ型	弥漫浸润型	癌灶向胃壁各层及周围浸润，边界不清

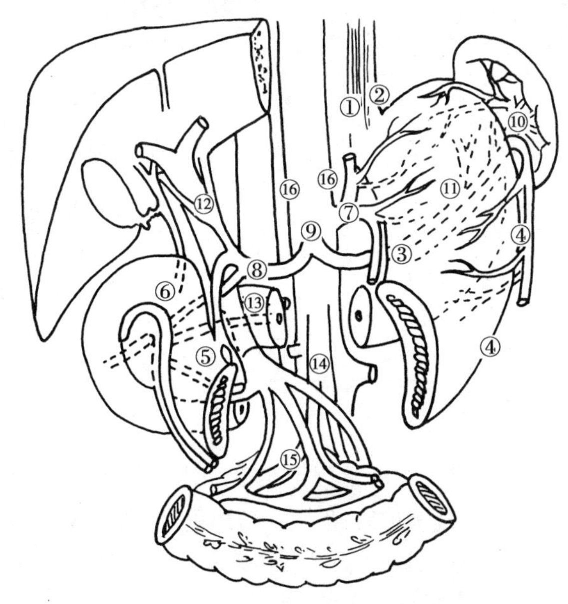

图 30-9　胃周围区域淋巴结分组

胃癌由原发部位经淋巴管转移到第一站(N_1)淋巴结，按淋巴回流方向使胃血管周围的第二站(N_2)和更远的第三站(N_3)淋巴结相继受累。原发癌肿部位不同，各站包含的淋巴结组别不同(表 30-3)。由于各淋巴结间有丰富的淋巴管网沟通，一处癌肿可累及其他各区域淋巴结。恶性度高的癌肿可发生跳跃式转移，或直接转移至远处，最常见的有：①经胸导管转移至左锁骨上

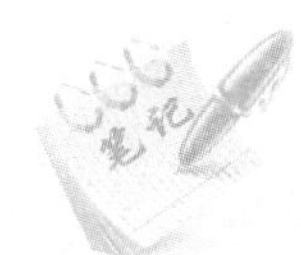

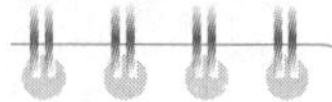

淋巴结,即 Virchow 淋巴结;②经肝圆韧带的淋巴管转移到脐周围。

表 30-3　不同部位胃癌区域淋巴结站别的划分

原发部位	第一站(N_1)	第二站(N_2)	第三站(N_3)
全胃	1、2、3、4、5、6	7、8、9、10、11	12、13、14
胃窦部	3、4、5、6	1、7、8、9	2、10、11、12、13、14
胃体部	1、3、4、5、6	2、7、8、9、10、11	12、13、14
贲门部	1、2、3、4	5、6、7、8、9、10、11	12、13、14

(3) 血行转移:癌细胞进入门静脉或体循环,随血流播散到肝、肺、骨、脑等处形成转移灶,以肝转移多见。

(4) 腹腔种植:癌细胞穿透胃壁脱落种植于腹膜、网膜或腹腔其他脏器表面。腹膜广泛转移,形成大量癌性腹水。女性胃癌患者出现卵巢转移性肿瘤,称为 Krukenberg 瘤。

4. 临床病理分期　2010 年国际抗癌联盟(UICC)和美国癌症联合会(AJCC)共同公布的胃癌 TNM 分期法,根据肿瘤的浸润深度、淋巴结和远处转移的情况进行分期,是合理选择胃癌治疗方案的依据。T 代表癌肿浸润深度,T_1 是癌肿侵及固有层、黏膜肌层或黏膜下层;T_2 为浸润至固有肌层;T_3 为穿透浆膜下结缔组织,未侵及脏腹膜或邻近结构;T_{4a} 为侵及浆膜;T_{4b} 为侵及邻近组织或器官;N 代表淋巴结转移的情况(受检淋巴结不少于 15 个),N_0 为无淋巴结转移,N_1 指有 1～2 个区域淋巴结转移,N_2 指有 3～6 个区域淋巴结转移,N_3 指有 7 个以上区域淋巴结转移;M 代表远处转移,M_0 为无远处转移,M_1 有远处转移。根据不同的 TNM 组合,将胃癌临床病理分期分为Ⅰ～Ⅳ期(表 30-4)。原位癌则指癌肿局限于黏膜层内而未突破基底膜者,以 Tis 表示,为 0 期。

表 30-4　胃癌的临床病理分期

浸润深度	淋巴结转移			
	N_0	N_1	N_2	N_3
T_1	ⅠA	ⅠB	ⅡA	ⅡB
T_2	ⅠB	ⅡA	ⅡB	ⅢA
T_3	ⅡA	ⅡB	ⅢA	ⅢB
T_{4a}	ⅡB	ⅢA	ⅢB	ⅢC
T_{4b}	ⅢB	ⅢB	ⅢC	ⅢC
M_1	Ⅳ	Ⅳ	Ⅳ	Ⅳ

(三) 临床表现

早期症状不明显或不典型,可有餐后上腹饱胀不适,隐痛、嗳气、食欲减退、轻度贫血等,类似胃十二指肠溃疡或慢性胃炎。病情进展,症状日渐加重,出现上腹疼痛、食欲减退、体重减轻,甚至可发生出血和急性穿孔。贲门部癌可有胸骨后疼痛和进食后阻噎感或吞咽困难,胃窦癌则引起幽门梗阻。

体格检查:早期无明显发现。进展期上腹部可触及表面不光滑、质硬肿块,有轻压痛。晚期出现上腹肿块固定、肝大、腹水、锁骨上淋巴结肿大或直肠前凹触及肿块等表现,并有明显贫血、腹水、黄疸、消瘦和恶病质等。

(四) 诊断

根据上腹疼痛、上腹部肿块、进行性贫血、消瘦等表现,结合胃镜和上消化道造影检查,进展

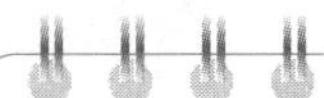

期胃癌的诊断多无困难。

提高胃癌治愈率的关键在于早期诊断。应重视对于以下高危人群的筛查和随诊：①40 岁以上患者，既往无胃病史而出现前述早期消化道症状及有长期溃疡病史，近期症状加重或疼痛节律发生改变者；②有胃癌家族病史，或胃大部切除手术史；③有萎缩性胃炎、胃溃疡、胃息肉等癌前病变；④有原因不明的消化道慢性失血或短期内体重明显减轻者。胃镜和上消化道造影检查是胃癌早期诊断的重要手段。

1. 胃镜检查　诊断胃癌最有效的方法，可直视观察病变的部位和范围，还可进行活组织检查。亚甲蓝染色结合高清晰图像放大技术，有利于及早发现黏膜中断、变形，色泽的显著变化等征象，显著提高细微病变的发现率。

2. X 线造影检查　目前仍为诊断胃癌的常用方法。可采取不同充盈度的投照、黏膜纹显示、加压控制投照和双重对比等方法。早期胃癌的隆起型显示为胃小的充盈缺损；表浅型可见一小片造影剂积聚或在充盈相呈微小的突出；凹陷型可有造影剂积聚形态不规则，邻近黏膜呈杆状中断。进展期胃癌肿块型为突向腔内的不规则充盈缺损；溃疡型则是形态不规整的龛影，局部胃壁僵硬，蠕动波不能通过；弥漫型可见胃黏膜皱襞粗乱，胃壁僵硬，蠕动波消失，胃腔缩窄，造影剂排空较快，全胃受累呈狭窄、僵硬的"革袋胃"。

3. 其他影像学检查　螺旋 CT 检查结合了三维立体影像重建技术，是术前判断胃癌临床分期的首选方法；PET 对患者无创，诊断准确性也较高。两者在评价胃癌病变范围、邻近器官受累、局部淋巴结转移和远处转移方面均具有较高的临床价值。

4. 其他检查　部分患者有大便隐血阳性。CEA、CA19-9 和 CA125 在部分患者升高，仅作为判断预后和评估治疗效果的指标，对其诊断的意义不大。

（五）治疗

1. 手术疗法　外科手术是胃癌主要治疗手段，分为根治性手术和姑息性手术两类。

（1）根治性手术：是目前早期和进展期胃癌最有效的治疗方法，原则是彻底切除胃癌原发灶，按临床分期标准清扫胃周围区域淋巴结，并重建消化道。

除确有远处转移和恶病质外，均应争取及早剖腹探查。术前纠正贫血、低蛋白血症以及缺水和电解质紊乱。术中仔细探查，如发现癌肿已固定、有腹水或广泛转移，应放弃根治手术。若仅与肝左叶或横结肠有较小局限性浸润，并非根治手术禁忌。

1）胃切除范围：胃切断线至少距离肉眼所见癌肿边缘 5cm 以上；远侧部癌应切除十二指肠第一段 3～4cm，近侧部癌应切除食管下段 3～4cm。

2）淋巴结清扫：淋巴结清扫范围以 D(dissection)表示，一般分为：D_0(未完全清扫第一站淋巴结)、D_1(清扫全部第一站淋巴结)、D_2(清扫到全部第二站淋巴结)和 D_3(清扫到全部第三站淋巴结)。

3）手术方式：取决于肿瘤的部位和临床分期。

①早期胃癌：病变局限，大多未发生淋巴结转移，D_1 胃切除术能达到治愈效果，可酌情采用腹腔镜或开腹手术方式。经内镜胃黏膜切除术(EMR)适于直径小于 1cm 的非溃疡凹陷型和直径小于 2cm 的隆起型黏膜癌。

②进展期胃癌：D_2 胃切除术是标准的术式。根据癌肿位置和侵及邻近组织或脏器的情况，可选择近端胃切除术、远端胃切除术、全胃切除术等，以及联合其他脏器切除术等。

4）消化道重建：包括 Billroth Ⅰ式吻合术、Billroth Ⅱ式吻合术和胃空肠 Roux-en-Y 吻合术，或食管胃吻合术、食管空肠 Roux-en-Y 吻合术等。

（2）姑息性手术：癌肿广泛转移不能彻底切除，而原发肿瘤尚能切除，或原发病灶无法切除，胃癌引起梗阻、穿孔、出血等并发症，可酌情行胃空肠吻合术、穿孔修补术、空肠造口术等。

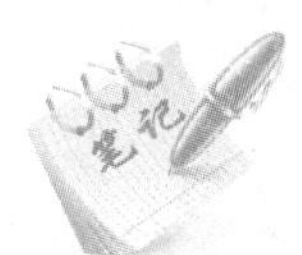

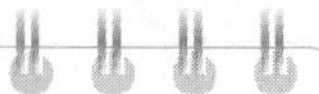

2. 化学疗法

（1）适应证

1）早期胃癌，存在以下情况：①癌灶面积大于5cm^2，或癌灶多发；②细胞分化程度低；③有淋巴结转移；④患者年龄低于40岁。

2）进展期胃癌，以及姑息性手术后、不能手术或术后复发的晚期胃癌。

一般要求是胃癌病理诊断明确，患者一般情况尚好，心、肝、肾与造血功能正常，无严重并发症。

（2）常用药物和方案：常用的静脉化疗药物有氟尿嘧啶（5-FU）、丝裂霉素（MMC）、顺铂（DDP）、多柔比星（ADM）、依托泊苷（VP-16）、亚叶酸钙（CF）等。常用的口服化疗药物有替加氟（喃氟啶，FT-207）、优福啶（复方喃氟啶）、去氧氟尿苷（氟铁龙）等。还有一些新的化疗药物已在临床应用，如氟尿嘧啶类-希罗达、紫杉醇类-多烯紫杉醇、第三代铂类-奥沙利铂、拓扑异构酶抑制剂-伊立替康等。联合用药可提高疗效，并减轻化疗药物的副作用，常用方案有FAM（5-FU+ADM+MMC）、MF（MMC+5-FU）、ELP（CF+5-FU+VP-16）等。

（3）化疗方式与给药途径：根据药物应用目的和使用的时间段，分为辅助化疗及新辅助化疗。辅助化疗通常术中和术后进行，旨在消灭微转移灶，降低发生转移的可能性，提高术后长期生存率。新辅助化疗主要是通过术前化疗减小肿瘤负荷，降低肿瘤细胞活力，提高肿瘤根治手术的切除率，为一些不具备手术条件的患者提供手术的机会。除口服和静脉途径给药以外，还可选择腹膜腔给药、动脉插管区域灌注等疗法。

3. 其他疗法 主要有放射治疗、免疫治疗、靶向治疗和中医药治疗等。胃癌对放疗敏感性差，仅用于缓解肿瘤转移灶引起的局部疼痛。免疫治疗主要有：①非特异性生物反应调节剂，如卡介苗、香菇多糖等；②细胞因子，如白细胞介素-2（IL-2）、肿瘤坏死因子（TNF）、干扰素（IFN）等；③过继性免疫制剂，如淋巴因子激活的杀伤细胞（LAK）、肿瘤浸润淋巴细胞（TIL）等。靶向治疗对晚期胃癌有一定的治疗效果，主要包括抗HER-2抗体-曲妥珠单抗、抗VEGFR抗体-贝伐珠单抗、抗EGFR抗体-西妥昔单抗。

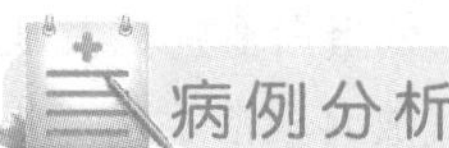

患者，男，55岁，上腹部隐痛不适3个月，伴黑便3日。

3月前开始出现上腹部隐痛不适，进食后明显，伴饱胀感，食欲逐渐减退，无明显恶心、呕吐及呕血，在当地医院按“胃炎”治疗，稍有好转。近半月来，自觉乏力，体重较3个月前降低2.5kg。近3日来大便色黑，成形，曾来院就诊，查大便隐血2次均（+），血Hb 96g/L，为进一步诊治收入院。

既往：吸烟20年，10支/天，其兄死于“消化道肿瘤”。

查体：一般状况尚可，浅表淋巴结未及肿大，皮肤无黄染，结膜、甲床苍白，心肺未见异常。腹平坦，未见胃肠型及蠕动波，腹软，剑突下深压痛，无肌紧张，肝脾未及，未及包块，移动性浊音（-），肠鸣音正常，直肠指检未及异常。

辅助检查：上消化道造影显示胃窦小弯侧可见约2cm大小龛影，位于胃轮廓内，周围黏膜僵硬粗糙。腹部超声检查肝脾未见异常，胃肠部分显示不满意。

问题：1. 本病例有何临床特点？

2. 初步诊断是什么？

3. 为明确诊断，应进行什么辅助检查？

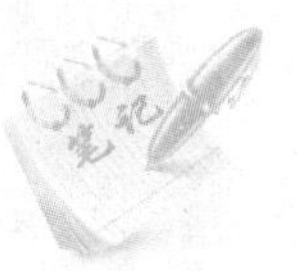

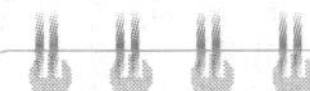

本章小结

胃十二指肠溃疡是临床最为常见的消化性溃疡,手术治疗仅限于胃十二指肠溃疡非手术治疗无效者及其常见并发症。临床处理的关键在于掌握非手术或手术治疗的适应证,以及把握手术时机和选择手术方式。基层医疗服务的主要任务是识别胃十二指肠溃疡的常见并发症,着重做好患者转诊前初期处理。

胃癌临床常见。根据典型临床表现诊断进展期胃癌多无困难,但常失去根治的机会。基层医疗机构工作的重点是发现高危人群并定期检查,及时转诊。早期外科手术并辅以综合性治疗手段,才能显著改善胃癌的生存率。

（赵承梅）

练 习 题

一、选择题

A1 型题

1. 胃小弯侧溃疡大出血时,破损的血管是

A. 胃右动脉　　B. 肝固有动脉　　C. 胃网膜左动脉

D. 胃十二指肠动脉　　E. 胰十二指肠上动脉

2. 胃十二指肠溃疡的手术适应证不包括

A. 瘢痕性幽门梗阻　　B. 复合性溃疡

C. 溃疡恶变或可疑　　D. 大出血内科治疗无效

E. 急性穿孔,腹腔污染严重

3. 不应再次手术的胃大部切除术后并发症是

A. 十二指肠残端破裂　　B. 胃肠吻合口破裂

C. 术后胃瘫　　D. 输出段梗阻

E. 输入段急性完全性梗阻

A2 型题

4. 男性,59 岁。上腹部隐痛 1 年,腹痛加重,伴反复餐后呕吐半个月,呕吐物含有隔夜食物。查体:贫血貌,消瘦,上腹部可及 4cm×5cm 肿块,轻压痛,振水音(+)。可能存在的体液代谢失衡是

A. 低钾血症、代谢性碱中毒　　B. 高钾血症、代谢性酸中毒

C. 低钾血症、代谢性酸中毒　　D. 高钾血症、代谢性碱中毒

E. 低氯血症、代谢性酸中毒

5. 男性,36 岁。既往十二指肠溃疡病史 2 年,2 小时前饮酒及饱餐后发生急性穿孔,术前准备中最为基础的治疗措施是

A. 取半卧位　　B. 静脉输液　　C. 镇静止痛

D. 应用抗生素　　E. 禁食、胃肠减压

6. 女性,46 岁。胃大部切除术后 8 天,出现剧烈腹痛,呕吐频繁,量少,不含胆汁。查体:上腹部偏右有压痛性包块,应首先考虑

A. 胃肠吻合口破裂　　B. 十二指肠残端破裂

C. 胃肠吻合口梗阻　　D. 空肠输入段急性完全性梗阻

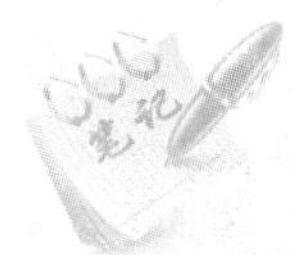

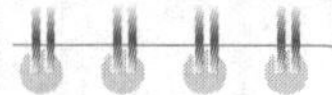

E. 空肠输出段急性完全性梗阻

A3/A4 型题

（7～8 题共用题干）

女性，54 岁。上腹隐痛、胀满不适，伴食欲减退 2 个月，服用一般胃药治疗效果均不明显，既往无胃病史。查体：轻度贫血貌，略消瘦，上腹部剑突下轻压痛，余未见异常。血 Hb 100g/L，大便隐血试验多次（+）。

7. 为进一步确诊，首选的辅助检查是

A. 胃液分析　　B. CT 检查　　C. 血液生化检查

D. 胃镜检查　　E. B 超检查

8. 手术探查时发现肿瘤已转移到盆腔，属于

A. 淋巴转移　　B. 跳跃转移　　C. 种植转移

D. 血行转移　　E. 直接蔓延

B1 型题

（9～10 题共用备选答案）

A. 全胃切除术

B. 胃大部切除术

C. 胃空肠吻合术

D. 胃癌根治术

E. 穿孔修补术

9. 十二指肠溃疡大出血时的术式是

10. 胃十二指肠溃疡急性穿孔首选的术式为

二、思考题

1. 胃十二指肠溃疡外科手术的种类和适应证是什么？

2. 为什么胃大部切除术能够治疗胃十二指肠溃疡？

3. 如何早期诊断胃癌？

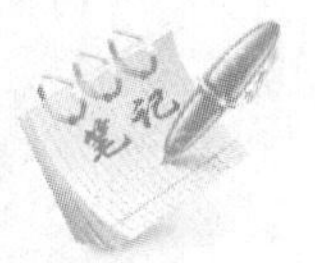

第三十一章

小肠疾病

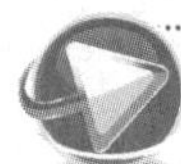

学习目标

1. 掌握:肠梗阻的病因、分类、临床表现、诊断和治疗及手术适应证;克罗恩病临床表现、并发症和治疗。

2. 熟悉:肠梗阻病理和病理生理,肠梗阻常见类型的特点;克罗恩病病因病理、辅助检查和诊断与鉴别。

3. 了解:小肠的解剖和生理;小肠肿瘤、急性出血性肠炎及肠瘘的病因病理、临床表现、诊断和治疗。

4. 具备对常见小肠疾病进行初步诊断的能力,能正确选择小肠疾病的辅助诊断方法,综合分析判断病情,并制定适宜的治疗方案。

5. 贯彻"一切为了患者,为了患者的一切"的职业理念,学会换位思考开展小肠疾病医疗工作的方法和技巧,能通过积极有效沟通,赢得患者和家属的尊重、信赖与合作,获得同行的支持和帮助。

第一节　解剖生理概要

一、小肠的解剖

(一) 小肠的分部

肠道是人体消化系统最重要的组成部分,其中小肠包括十二指肠、空肠和回肠,在消化管中长度最长,成人长约3~5.5m。十二指肠以下小肠的上2/5为空肠,下3/5为回肠,空肠与回肠之间无明显界限。空肠始于十二指肠悬韧带处,回肠末端借回盲瓣与盲肠连接。空肠大致位于上腹部,回肠分布于左下腹、盆腔和右下腹,两者均由肠系膜固定于腹后壁。小肠系膜在腹后壁的附着点为系膜根部,在腹后壁起自第2腰椎左侧斜向右下方走行,止于右骶髂关节的前方,长约15cm。

(二) 小肠的血管

空、回肠的血液供应源于腹主动脉分出的肠系膜上动脉,后者进入系膜根部后分出10~20个小肠动脉支,其分支相互吻合形成动脉弓,最后分支直达肠壁。在近段肠管为初级血管弓,直支较长;延至远段则有二、三级血管弓,直支较短。静脉回流至肠系膜上静脉,然后汇入门静脉。

(三) 小肠的淋巴

小肠的淋巴系统源于小肠绒毛中央的乳糜管,淋巴液汇入肠系膜根部的淋巴结,再经肠系膜上动脉周围的淋巴结,汇集于腹腔淋巴结而至乳糜池。空肠黏膜下淋巴小结散在,且多孤立,回肠黏膜淋巴集结(Peyer集结)则较为丰富。

(四) 小肠的神经

小肠由自主神经系统支配。交感神经兴奋可使小肠蠕动减弱和血管收缩;迷走神经兴奋可

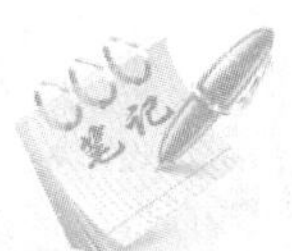

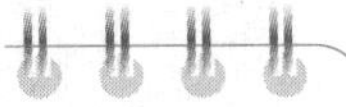

使小肠蠕动增强，肠腺分泌增加。小肠的痛觉由内脏神经的传入纤维传导。

（五）小肠壁结构

小肠壁由黏膜、黏膜下层、肌层和浆膜层构成，肌层有内环肌和外纵肌。空肠的肠腔较为宽大，黏膜形成的环状皱襞高大而密集突向肠腔内；随肠管由近及远延伸，皱襞逐渐变得低平而稀疏，至回肠远端完全消失。

二、小肠的生理

小肠的生理功能有运动、分泌、消化和吸收，食糜在此停留约3～8小时，为机体充分消化和吸收养分预留充裕的时间。小肠黏膜腺体分泌含多种消化酶的碱性肠液，消化食糜并吸收营养物质。正常成人每日分泌消化液约8000ml，其中所含的大部分水、电解质以及被分解为葡萄糖、氨基酸、脂肪酸等的小分子营养物质和维生素等均可经小肠黏膜吸收至绒毛内的毛细血管，直接进入血液运输到肝脏和机体其他各处，为细胞新陈代谢提供营养补给，仅2000ml左右进入大肠。肠梗阻或肠瘘发生时，可引起严重的营养障碍和体液代谢失调。

小肠黏膜吸收面积远大于维持正常营养所必需的吸收面积，因此机体能够耐受部分肠段的切除。切除长度超过小肠总长的50%及以上者，导致吸收不良。结肠完整，小肠保留少于75cm；或无回盲瓣，小肠保留少于100cm，均可引起短肠综合征。

小肠的内分泌细胞能分泌多种胃肠激素，如促胃液素、肠抑胃多肽、胆囊收缩素、生长抑素、血管活性肠肽等，参与消化功能的调节。

肠道是人体最大的细菌库，正常菌群是肠屏障的重要组成部分，可有效阻止致病菌及其毒素的入侵。在抗原物质的刺激下，肠道的淋巴组织可以产生由抗体介导和细胞介导的免疫应答，因而在机体免疫防御方面也具有重要功能。

第二节　肠 梗 阻

一、概　　述

肠梗阻（intestinal obstruction）是任何原因引起肠腔内容物的正常运行和通过发生障碍，为外科常见的急腹症，其危害不仅影响肠管局部，而且涉及全身，病情复杂多变，一旦发生绞窄性肠梗阻病死率显著增加，必须高度重视，并予以及时有效地治疗。

（一）病因与分类

1. 按病因分类

（1）机械性肠梗阻：最为常见。由于各种原因引起肠腔变狭小，使肠内容物通过障碍。主要原因有：①肠腔堵塞：因寄生虫、粪块、结石、异物所致，一般梗阻不重；②肠壁病变：可由先天性肠道闭锁、狭窄、肠管炎症（如克罗恩病）、肠套叠和肠肿瘤等引起；③肠管受压：如肠粘连、索带压迫、肠扭转、腹部疝嵌顿或肠外肿瘤压迫等。

（2）动力性肠梗阻：由于神经反射或毒素刺激，发生肠壁运动功能障碍，致使肠内容物不能正常运行，而无器质性肠腔狭窄。一般包括：①麻痹性肠梗阻：较常见，因肠壁肌肉失去正常蠕动能力造成。如急性弥慢性腹膜炎、腹部大手术、腹膜后血肿或感染及严重低钾血症时均可发生；②痉挛性肠梗阻：甚少见，系肠壁肌肉强烈痉挛，肠蠕动失常引起，见于肠功能紊乱或慢性铅中毒时。

此外，假性肠梗阻（pseudo intestinal obstruction）病因不明，可能与遗传有关。呈慢性经过，症状反复发生，主要是小肠蠕动功能障碍，十二指肠和结肠运动可能正常，有别于麻痹性肠梗阻。

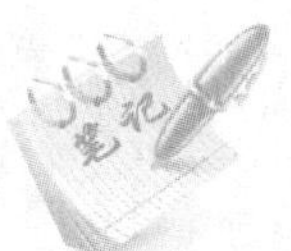

（3）血运性肠梗阻：由于肠系膜血管栓塞或血栓形成，引起肠壁血运障碍使蠕动功能丧失，

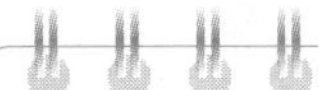

致使肠内容物通过发生障碍。

2. 按肠壁有无血运障碍分类

(1)单纯性肠梗阻:仅肠内容物通过障碍,而无肠壁血运障碍。

(2)绞窄性肠梗阻:肠壁有血运障碍的肠梗阻。可因肠系膜血管及肠壁小血管严重受压或损伤等引起,也包括血运性肠梗阻。

3. 其他分类

(1)依据梗阻部位分为:高位小肠梗阻(空肠)、低位小肠梗阻(回肠)和结肠梗阻。

(2)按梗阻程度分为:完全性肠梗阻(肠内容物完全不能通过)和不完全性肠梗阻(仅部分肠内容物不能通过)。

(3)根据病变进程急缓分为:急性肠梗阻(临床较多见)和慢性肠梗阻(多见于低位结肠)。

肠梗阻在不断发展和变化的过程中,各类型间在一定条件下可相互转化,有时多种类型又同时存在。

(二)病理和病理生理

肠梗阻发生后,既可引起肠管本身解剖与功能上的改变,又可导致一系列复杂的全身性生理紊乱。

1. 局部变化 各类型肠梗阻肠管局部病理变化不完全一致。

(1)机械性肠梗阻:梗阻以上肠管蠕动增加,以克服阻力促使肠内容通过,梗阻以上肠管因积气、积液而膨胀扩张。咽下空气是肠胀气的主要来源,尤其在梗阻早期,随着细菌发酵产气的增多,积气更为明显。积液多为消化液,因水、电解质双向交换平衡被打破,肠黏膜净分泌量增加所致,细菌繁殖、肠黏膜释放炎症介质也发挥一定作用。梗阻部位愈低,持续时间愈长,肠管扩张范围愈广,肠膨胀愈明显。梗阻以下肠管空虚、瘪陷或仅存少量粪便。扩张与瘪陷交界处即为梗阻所在,对术中寻找梗阻部位至为重要。急性起病,肠管迅速膨胀,肠壁变薄,肠腔内压不断升高,很快发生肠壁血运障碍。慢性进展,则梗阻以上肠蠕动明显增强,肠壁代偿性增厚较突出。

(2)动力性肠梗阻:痉挛性肠梗阻常为暂时性,局部改变不明显。麻痹性肠梗阻为全部肠管蠕动减弱或消失,并有肠管积气、积液和扩张。

(3)绞窄性肠梗阻:单纯性肠梗阻发展到一定阶段引起肠壁血运障碍,一般先有静脉回流受阻,继而波及动脉血供,肠腔和腹腔内均可有血性渗液,最终肠壁缺血坏死,甚至穿孔。绞窄、穿孔多发生于梗阻部位,并形成急性腹膜炎。血运性肠梗阻也可首先发生动脉血供阻断。

(4)闭袢性肠梗阻:指一段肠袢两端均不通畅而形成的梗阻,多为急性完全性肠梗阻。肠扭转、腹部疝嵌顿而疝内容物为肠管,以及回盲瓣功能良好的结肠梗阻,均属此类型。因肠腔内压力不断升高,很快影响肠壁血运,常迅速发展为绞窄性肠梗阻。

2. 全身变化 主要由于体液丧失、肠膨胀、毒素吸收和感染所致。

(1)体液代谢失调:由于不能进食及频繁呕吐,加之梗阻发生后肠黏膜再吸收障碍,大量体液丢失或潴留于肠腔内。肠管过度膨胀,肠壁水肿,甚至绞窄,致使血浆或血液渗入肠壁、肠腔或腹腔内,造成水、电解质代谢紊乱及酸碱平衡失调,常出现缺水、低钾血症及代谢性酸中毒。

(2)感染和中毒:梗阻以上肠腔内细菌大量繁殖,肠壁血运障碍或失去活力,细菌、毒素及坏死组织等毒性物质渗入腹腔或吸收入血,引起严重的腹膜炎和全身性感染。

(3)休克:因严重的缺水,血容量减少和血液浓缩,电解质紊乱和酸碱失衡,以及腹腔内感染和中毒等多种因素所引起,严重时为低血容量性休克和感染性休克,甚至出现多器官功能障碍。

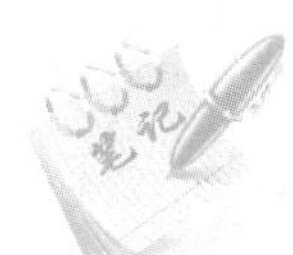

(4)呼吸、循环功能障碍:肠膨胀使腹内压增高,膈肌升高,腹式呼吸受限,影响肺内气体交换,同时妨碍下腔静脉血液回流,加之血容量减少,心排血量降低,最终导致呼吸、循环障碍,甚

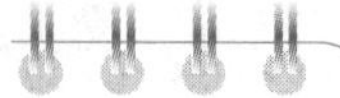

至衰竭。

（三）临床表现

梗阻发生后，具有共同的表现：腹痛、呕吐、腹胀及停止排气排便。但由于肠梗阻病因、部位、程度、发生急缓的不同，表现也有所差异。

1. 症状

（1）腹痛：机械性肠梗阻为阵发性腹部绞痛，多位于梗阻部位附近，有时可见肠型及蠕动波，肠鸣音亢进，呈金属音或气过水音。若腹痛发作间歇期缩短，以至成为持续性腹部剧痛，或持续性腹痛阵发性加重，可能表明已发展为绞窄性肠梗阻。麻痹性肠梗阻多为持续性腹部胀痛。

（2）呕吐：早期呈反射性，吐出物为胃内容物；其后为反流性，随梗阻部位不同各异。高位梗阻呕吐频繁，主要为胃十二指肠内容物；低位梗阻呕吐发生晚而量少，呈粪样肠内容物；结肠梗阻呕吐较少见，多在晚期才出现；麻痹性梗阻多为溢出性呕吐；呕吐物呈血性或棕褐色，提示肠管有血运障碍。

（3）腹胀：与梗阻部位和程度有关。高位肠梗阻有时可见胃型，而腹胀不明显；低位及麻痹性肠梗阻腹胀显著，可遍及全腹；结肠梗阻呈周边性腹胀；肠扭转等闭袢性肠梗阻腹胀常不对称。

（4）停止排气排便：发病后有多次排气排便，可能是不完全性肠梗阻。完全性肠梗阻多无排气排便，但肠梗阻早期，尤其是高位肠梗阻，则仍可有少量排气排便。绞窄性肠梗阻，如肠套叠、肠系膜血管栓塞或血栓形成，可排血性黏液便。

2. 体格检查

（1）全身检查：单纯性肠梗阻早期多无明显全身改变，晚期或绞窄性肠梗阻可有明显缺水、感染中毒和休克征象。

（2）腹部检查：视诊腹部膨胀，机械性肠梗阻可见肠型或蠕动波；触诊时单纯性肠梗阻有轻压痛，无腹膜刺激征；绞窄性肠梗阻腹部压痛固定，腹膜刺激征明显，并可触及痛性包块（发生绞窄的肠袢）。叩诊多呈鼓音，腹腔渗液多时移动性浊音可呈阳性。机械性肠梗阻听诊有肠鸣音亢进，气过水声或金属音；麻痹性梗阻则肠鸣音减弱或消失。

（3）直肠指检：若触及肿块，可能为肠套叠的套头、低位肠外肿瘤或直肠肿瘤。指套染有血迹，常表明存在绞窄性肠梗阻。

3. 实验室检查　早期变化不明显，其后因缺水、血液浓缩可有尿比重增高，血红蛋白及血细胞比容升高。绞窄性肠梗阻还多有白细胞和中性粒细胞数明显增加。呕吐物和粪便检查有大量红细胞或隐血试验阳性，应考虑肠梗阻有血运障碍。了解水电解质紊乱、酸碱失衡和肾功能情况，应测定血电解质及血气分析，并观察血尿素氮和肌酐的变化。

4. X 线检查　立位或侧卧位腹部 X 线平片，对肠梗阻诊断具有重要价值。梗阻 4～6 小时即可显示肠腔内积气。典型征象为多个气液平面，或数个胀气的肠袢。怀疑肠套叠、乙状结肠扭转或结肠梗阻，可行气钡灌肠以助诊断。

（四）诊断

在肠梗阻诊断过程中，必须明确下列问题：

1. 确定是否存在肠梗阻　根据痛、呕、胀、闭等典型表现和腹部体征，结合 X 线检查多可作出诊断。早期临床表现不典型时，应注意与其他急腹症相鉴别。

2. 是机械性还是动力性肠梗阻　机械性肠梗阻急性起病较多，为阵发性腹痛，可见肠型或蠕动波，肠鸣音亢进，早期腹胀不明显，X 线检查肠扩张限于梗阻以上部位。痉挛性肠梗阻有阵发性腹痛，但持续时间短暂，呕吐较突出而腹胀不明显，X 线表现无明显异常。麻痹性肠梗阻多继发于腹膜炎、腹膜后出血或感染、低钾血症及大手术后，为持续性腹部胀痛，显著的均匀性全

腹胀，肠鸣音明显减弱或消失，X线显示全部肠管积气、积液扩张。

3. 是单纯性还是绞窄性肠梗阻　绞窄性肠梗阻必须及早手术，因而区分两者至为重要。出现下列表现，应考虑为绞窄性肠梗阻：

（1）腹痛突发、部位固定，为持续性剧烈腹痛；或腹痛由阵发性变为持续性；或在阵发性加重之间仍有持续性腹痛，有时疼痛牵涉腰背部。

（2）病情发展迅速，早期出现休克，抗休克治疗改善不明显。

（3）有腹膜炎表现，以及发热、脉搏增快、白细胞计数增高等感染中毒征象。

（4）腹胀不对称，腹部局限性隆起，或触及痛性肿块（孤立胀大的肠袢）。

（5）呕吐出现早而频繁，呕吐物、胃肠抽吸液、肛门排出物为血性，或腹腔穿刺抽出血性液体。

（6）X线检查发现孤立胀大的肠袢位置固定，或有假肿瘤状阴影。

（7）经积极非手术治疗，症状体征无显著好转。

4. 是高位还是低位肠梗阻　高位小肠梗阻呕吐早而频繁，腹胀不明显；低位小肠梗阻呕吐迟而量少，可吐粪样物，腹胀明显；结肠梗阻晚期才出现呕吐，腹胀以腹周为著。X线检查有助于鉴别，其征象各有特点：小肠梗阻积气、积液的肠袢多在中腹部，多个气液平面呈“阶梯状”排列（图31-1），而结肠内无积气；空肠黏膜有环状皱襞可呈“鱼肋骨刺”状，回肠黏膜则无此表现。结肠梗阻时扩大的肠袢分布在腹部周边，以盲肠积气最为显著，并显示结肠袋形，胀气的结肠袋阴影在梗阻部位突然中断，而小肠胀气常不明显。

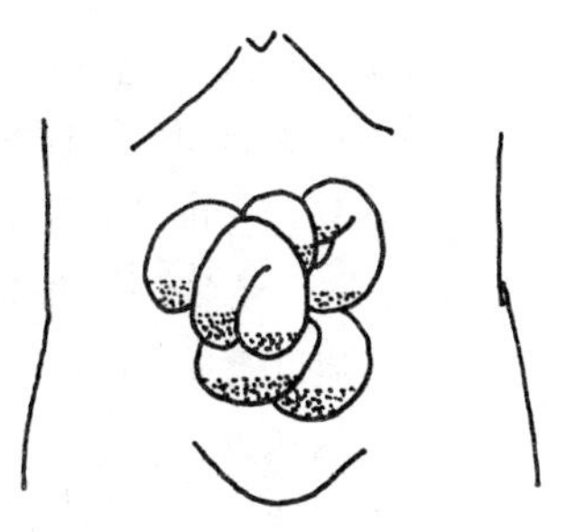

图31-1　小肠梗阻气液平面示意图

5. 是完全性还是不完全性肠梗阻　完全性肠梗阻呕吐频繁，完全停止排气排便，低位肠梗阻还有严重腹胀。X线检查所见梗阻以上肠袢积气扩张明显，梗阻以下结肠内无气体。不完全性肠梗阻呕吐少，腹胀较轻，尚有少量排气排便，X线检查显示肠袢积气扩张均不甚明显，结肠内仍有气体。

6. 是什么原因引起梗阻　应结合年龄、病史、临床表现、X线检查等进行分析。新生儿以先天性肠道畸形为多见，2岁以内小儿多为肠套叠，儿童可由蛔虫团所致。青壮年饱餐剧烈活动后应想到肠扭转，老年人则要考虑粪块堵塞、肿瘤或乙状结肠扭转等。还应注意到临床上最为常见的粘连性肠梗阻多有腹腔感染、腹部损伤或手术史。诊断机械性肠梗阻时，应仔细检查腹外疝的好发部位，以及时发现嵌顿性或绞窄性疝。如有动脉粥样硬化、心脏瓣膜病或近期心肌梗死等，且严重的腹痛与较轻的体征不相吻合，需警惕肠系膜血管缺血性疾病的发生。

（五）治疗

原则是纠正肠梗阻引起的全身性生理紊乱和解除梗阻。方法依据梗阻发生部位、类型和患者具体情况而定。

1. 基础疗法　治疗的首要措施，无论手术与否均需采用。主要包括：

（1）禁食禁饮、持续胃肠减压：最为基础的治疗措施。可减轻腹胀，降低肠内压，减少毒素吸收，改善肠壁血运，有利于呼吸和循环。最好选用长的小肠减压引流管，在内镜引导下使引流管通过幽门，以确切减压。

（2）纠正体液代谢紊乱和营养支持：极为重要的治疗手段。根据患者情况，结合实验室检查结果制定补液计划。早期以补充晶体液为主，最常用平衡盐溶液或等渗盐水，并酌情应用碱性药及补钾，必要时输血浆代用品、血浆或全血等。

（3）防治感染和中毒：肠梗阻时，肠黏膜屏障功能受损导致肠道细菌易位，引起腹腔及远隔器官感染（如肺部感染），或肠内细菌直接累及腹腔产生感染，应联合使用有效抗生素，控制感

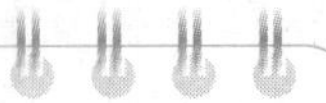

染，减轻全身中毒症状。

(4) 其他治疗：禁食期间予以肠外营养支持，腹胀明显给予吸氧，还可采用解痉、镇静等对症治疗，按急腹症处理原则选用止痛剂。

2. 解除梗阻

(1) 非手术治疗：主要适用于单纯性粘连性肠梗阻、动力性肠梗阻（包括假性肠梗阻）、肠套叠早期、蛔虫或粪块堵塞引起的肠梗阻，以及肠结核等炎症所致不全性肠梗阻。除基础疗法外，包括：①口服或胃肠道灌注生植物油；②按病因采用相应的复位法，如腹部按摩、颠簸、灌肠及经乙状结肠镜插管复位等；③肾周脂肪囊封闭。非手术治疗期间必须严密观察病情，如不见好转或反而加重，即应手术。

(2) 手术治疗：适应证有：①绞窄性肠梗阻；②先天性肠道畸形或肿瘤引起的肠梗阻；③肠梗阻非手术治疗无效。主要目的是解除梗阻和恢复肠道通畅。手术方法视患者情况、梗阻部位与性质及原因而定。

手术方法包括：①祛除梗阻病因的手术：如粘连松解、肠套叠或肠扭转复位、肠切开取异物、肿瘤切除等；②肠切除吻合术：用于治疗肠肿瘤、炎性狭窄、肠管失活坏死等；③肠造口或肠外置术：适于全身情况差不允许做复杂手术，又伴急性结直肠梗阻者，原发病留待二期手术处理；④短路手术：对梗阻原因不能简单切除，或无法切除者，如肿瘤广泛浸润、肠粘连与周围重要组织粘连成团等情况，可旷置梗阻处肠段，行梗阻近、远端肠袢侧侧吻合术。腹腔感染严重，如绞窄性肠梗阻时，手术同时应作腹腔引流。

绞窄性肠梗阻的手术处理，首先是解除梗阻，而后正确判断肠管生机尤为重要。应从肠管色泽、张力和蠕动以及相应系膜终末动脉搏动几方面观察，如肠管瘪陷，呈紫黑色，无光泽和弹性，刺激后无收缩，相应系膜动脉搏动消失，说明肠管已坏死，应予以切除。活力可疑者，经温热等渗盐水纱垫湿敷、1%普鲁卡因或苄胺唑啉系膜根部封闭，观察10～30分钟再行判定。还可借助多普勒超声和静脉注射荧光素判断肠袢有无生命力。如生命力可疑肠段较长，且一时确难判断，做好标记后回纳腹腔，暂时关腹，严密观察24小时再决定处理方式。

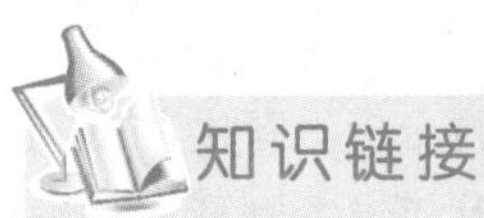

肠梗阻的中西医结合治疗

祖国传统医学称肠梗阻为“关格”、“结胸”、“肠结”、“肠痹”等。为有针对性地选择治疗方法，一般将肠梗阻分为三型：①痞结型：单纯性机械性肠梗阻和麻痹性肠梗阻的早期；②瘀结型：绞窄性肠梗阻早期和轻度血运障碍的其他类型肠梗阻；③疽结型：绞窄性肠梗阻晚期，兼有肠坏死、弥漫性腹膜炎的其他类型肠梗阻。

因疽结型肠梗阻必须手术治疗，中西医结合非手术疗法主要适用于痞结型肠梗阻及轻症瘀结型肠梗阻。在西医基础治疗的同时，中医药治疗分内治法和外治法。重点对痞结型和瘀结型肠梗阻进行辨证论治。一般而言，痞结型肠梗阻的治疗宜通里攻下，行气止痛。实证者用大承气汤；虚证者用增液承气汤、五仁汤加减。对瘀结型肠梗阻，热实者宜通里攻下，行气活血，行水逐饮，用复方大承气汤。虚寒者则温中补气，用大建中汤。再依据病因病机不同，予以适当的药味加减。

二、粘连性肠梗阻

粘连性肠梗阻（adhesive intestinal obstruction）是肠袢间粘连或腹腔内粘连带所致的肠梗阻，约占各种类型肠梗阻的40%～60%，为临床最常见的肠梗阻类型。

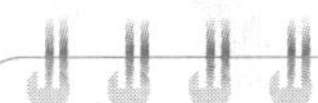

（一）病因病理

粘连形成有先天性和后天性因素，前者由于发育异常或胎粪性腹膜炎引起，较少见；后者常因腹部手术、炎症、损伤、出血、异物等所致，临床上以手术后粘连最为多见（图31-2）。

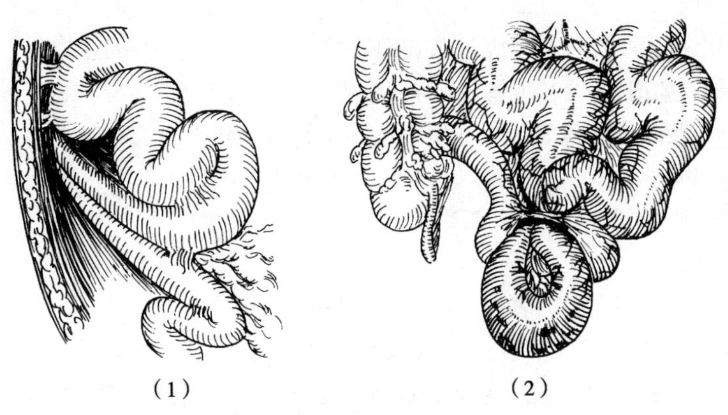

（1）　　（2）

图31-2　粘连性肠梗阻
（1）粘连牵扯肠管成角；（2）粘连带压迫肠管

病理类型与发病背景有关。局限性粘连多为粘连带压迫肠管；肠袢套入由索带构成的环孔而形成内疝；或以固定粘连处为支点发生肠扭转等，常在手术切口下方、原有病灶或异物存留的部位，往往属于完全性闭袢性肠梗阻，甚至是绞窄性肠梗阻。广泛粘连多由胎粪性腹膜炎、腹腔结核、腹腔内出血造成，肠袢粘连固定形成团块，妨碍肠蠕动，引起肠腔受压变窄，或肠管受牵扯折扭成角，多为单纯性不完全性肠梗阻。肠粘连的程度与患者体质也有一定关系，肠粘连造成梗阻多见于小肠，结肠少见。

（二）临床表现

多有腹部手术、腹腔感染、损伤、出血等病史，常有胃肠功能紊乱、暴饮暴食、体位突然改变等促发因素。肠粘连形成后可长期无症状，一般为慢性不完全性肠梗阻表现，急性发作同机械性肠梗阻。

（三）诊断

既往病史有助于提示本病，确诊依赖于剖腹探查。需识别粘连造成绞窄性肠梗阻的情况，并注意区分术后早期发生的梗阻、局部炎性反应所致肠动力障碍以及术后肠麻痹，后两者随病情逐渐好转，症状自行消失，一般无须手术治疗。

（四）治疗

一般采用非手术治疗，术后早期发生（术后5～7天）者更应如此。非手术治疗无效甚至病情加重，出现绞窄性肠梗阻或可疑者须及早手术，反复频繁发作也需考虑手术治疗。手术方式有：①粘连松解术：适于粘连带和局限性小片粘连；②肠切除吻合术：用于处理已坏死或粘连成团无法分离的肠袢；③小肠折叠排列术：适合广泛粘连、屡次梗阻者；④梗阻近远端肠吻合的短路手术：在粘连严重、肠切除困难时选用。

（五）预防

正确处理腹部损伤，及时治疗腹腔内出血以及腹腔和腹壁切口的感染，对防止粘连形成有重要意义。控制围术期医源性粘连促发因素是预防关键。应做到：①手术开始前冲净手套上的滑石粉；②术中彻底止血；③操作轻巧，防止腹膜撕裂和缺损以及大块组织结扎；④避免肠管暴露过久或长时间与敷料接触，以致浆膜受损；⑤合理放置腹腔引流物；⑥鼓励患者术后早期离床活动，促进肠蠕动及早恢复等。

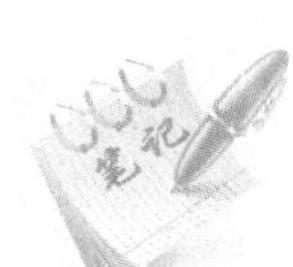

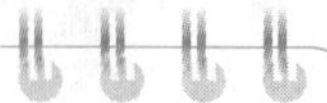

三、肠　扭　转

肠扭转（volvulus）是一段肠袢沿其系膜长轴旋转而形成的闭袢性肠梗阻。

（一）病因病理

发病的解剖因素为肠袢及其系膜过长，相应系膜根部过窄或因粘连收缩而靠拢；物理因素是肠内容质量骤增，如饱餐、便秘或肠管肿瘤等，诱发因素有肠管动力异常（应用重泻剂）以及体位突然改变等。扭转部位最多发生于小肠（部分或全部），其次为乙状结肠，偶见于盲肠、横结肠。旋转方向以顺时针为多，轻者在360°以下，重者可达720°以上。肠扭转形成闭袢性肠梗阻，系膜血管也同时受压，属于绞窄性肠梗阻。

（二）临床表现

主要是急性机械性肠梗阻的表现，因部位不同各有其特点。

1. 小肠扭转　多发生于青壮年，常在饱餐后剧烈活动时发生，偶见儿童因先天性肠旋转不良导致全小肠扭转（图31-3）。表现为突发剧烈腹部绞痛，位于脐周，常呈持续性痛伴阵发性加重，并可牵涉腰背部。呕吐频繁，腹部因局部隆起而多不对称，并可触及胀大压痛的肠袢，扭转肠袢较多时腹胀可不明显，肠鸣音可不亢进，较早期即可发生休克。

2. 乙状结肠扭转　多见于老年男性，常有便秘习惯和多次腹痛发作经排气排便后缓解的既往史。表现为腹部持续胀痛、恶心而呕吐较少，左侧腹部膨胀显著，可触及明显胀大的肠袢（图31-4）。

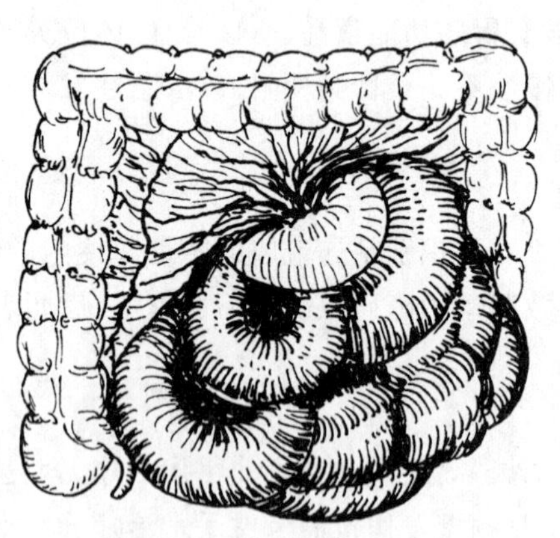

图31-3　全小肠扭转（已坏死）

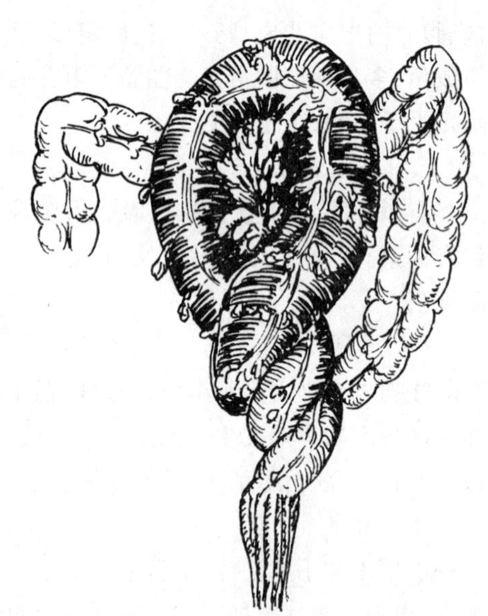

图31-4　乙状结肠扭转

（三）诊断

符合上述临床表现的肠梗阻，应考虑肠扭转。小肠扭转腹部X线检查可具有绞窄性肠梗阻征象，还可见到空、回肠换位或排列成多种形态的小跨度蜷曲肠袢等特有征象。乙状结肠扭转时，腹部X线检查可见巨大的双腔充气肠袢呈马蹄状，圆顶向上，立位有时还可见两个宽大的气液平面。低压灌肠灌入量不足500ml，或钡灌肠显示钡剂在扭转部位受阻，尖端呈“鸟嘴”状，有助于确定诊断。

（四）治疗

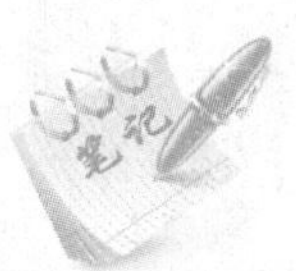

一般应及时手术，方法有：①扭转复位：按扭转相反方向回转复位，并处理病因；②肠切除吻合或肠外置术：用于已发生肠坏死者。乙状结肠坏死先行肠外置术较为安全。

乙状结肠扭转早期，或年老体弱、病程超过2日，尚无血运障碍者，可试行非手术治疗：在结肠镜的直视下，将肛管插入扭转部位以上减压，并保留2～3日，需严密观察病情，疑有肠绞窄者须及时手术。

四、肠 套 叠

一段肠管套入其相连的肠腔内所引起的肠梗阻，称为肠套叠（intestinal intussusception）。

（一）病因病理

肠套叠小儿多见，80%发生于2岁以内；少数见于成年人。肠套叠的发生常与肠管的解剖特点（如盲肠活动过度大）、病理因素（如肠息肉、肿瘤等）以及肠蠕动异常（如食物性质改变，或器质疾患所致）等有关。

以近侧肠管套入远侧肠腔多见（图31-5），按发生部位分为回盲型（回肠套入结肠）、小肠型（小肠套入小肠）、结肠型（结肠套入结肠）等。套叠的结构可分为三层：外层为鞘部，中层是回返层，内层为进入层。套入的肠管不仅因肠腔变窄发生梗阻，而且系膜血管也受压。

（二）临床表现

1. 小儿肠套叠　急性起病，多在断乳前后、突然改变食物性状或腹泻以后发生。三大典型表现是腹痛、血便和腹部肿块。发作时病儿因突然发作的剧烈腹痛而哭闹不安、面色苍白、出汗，伴有呕吐和排果酱样血便。查体时常在脐右上方触及一表面光滑的腊肠形肿块，稍活动，有压痛，而右下腹触诊则有空虚感。随病程进展，腹胀等肠梗阻症状逐渐出现。直肠指检有时可触及套叠肠管的套头。

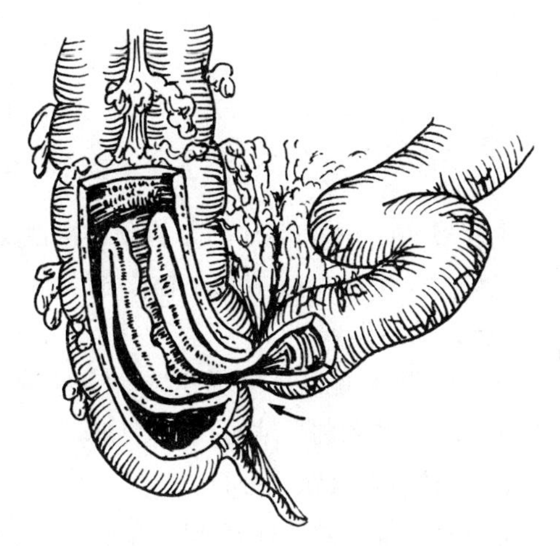

图31-5　肠套叠（回盲型）

2. 成人肠套叠　少见，属于慢性复发性肠套叠，与游动盲肠、肠息肉、憩室或肿瘤等有关，病变处为套叠点。表现为阵发性腹痛，程度较轻，便血较少见。多为不完全性肠梗阻，可自行复位，发作后检查常为阴性。

（三）诊断

具有典型临床表现可提示本病的诊断。X线空气或钡灌肠可见空气或钡剂在套叠部位受阻，其尖端为“杯口”状，甚至呈“弹簧状”阴影，有助于明确诊断。

（四）治疗

1. 小儿肠套叠　治疗可采用：

（1）灌肠复位法：肠套叠早期（一般在24小时以内）可选用空气（或氧气）、钡剂灌肠复位，经X线检查确定诊断后逐渐加压注气或灌注钡剂，直至套叠复位。

（2）手术治疗：适应证为：①灌肠不能复位，发病已超过48小时，或疑有肠坏死；②灌肠复位后出现腹膜炎，全身情况恶化。方法有：①手术复位；②肠切除吻合术：用于手术复位失败，肠管损伤严重或已有坏死者；③肠切除肠外置术：全身情况不良者，肠切除后将断端肠管外置，再择期行二期吻合。

2. 成人肠套叠　一般主张手术处理相应病变。

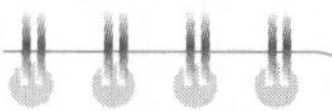

病例分析

患者，男，71岁，间断反复便秘8年，腹痛、停止排便1日。8年来间断反复便秘，经常腹部胀痛，便后缓解，曾服用缓泻剂未见好转。1天前出现腹痛，恶心未吐，伴腹胀，停止排便。

体格检查：T 37.9℃，P 104次/分，R 26次/分，BP 90/60mmHg，一般情况差，表情淡漠，四肢湿冷。胸式呼吸，心律齐。全腹膨隆，左侧为重，全腹压痛、左下为著，伴反跳痛和肌紧张，移动性浊音阳性，肠鸣音弱。

X线检查：立位腹平片显示巨大的双腔充气肠袢呈马蹄状，圆顶向上。

问题：1. 分析本病的临床特点，并提出初步诊断。

2. 为了解患者全身状态应进行哪些基本检查？

3. 如何进行治疗，其原则是什么？

第三节　肠炎性疾病

一、克罗恩病

克罗恩病(Crohn disease)是胃肠道慢性肉芽肿性炎性疾病，又称为节段性肠炎、肉芽肿性肠炎等。好发于年轻人，男性发病略多于女性。

（一）病因病理

病因未明，可能与感染、免疫异常和家族遗传等因素有关。病变可累及胃肠道任何部位，最多见于末段回肠和邻近结肠，可单发亦可多发，也可同时累及小肠和结肠。病变局限于一处或多处，呈节段性或跳跃式分布。

急性期炎症波及肠管壁全层，浆膜充血、水肿，伴纤维素性渗出；病变黏膜增厚，可有较深的纵行溃疡和裂隙溃疡，将突出表面的水肿黏膜分割，呈鹅卵石样外观。慢性期肉芽肿性病变及纤维组织增生使肠壁增厚、短缩，肠腔狭窄，肠系膜增厚。病变肠管常与邻近肠袢或其他组织粘连，甚至成团，可导致不同程度的肠梗阻。肠壁深浅不等的溃疡可发生穿孔而形成腹腔脓肿，甚至造成肠内瘘、肠外瘘。偶可并发急性穿孔或大出血，结直肠黏膜受累者可发生恶变。

（二）临床表现

起病缓慢，病程较长，急性活动期与慢性缓解期交替，并逐步进展。多数患者有腹泻、腹痛和体重下降等表现。少数急性起病，临床经过与急性阑尾炎或急性肠梗阻相似。

腹痛一般位于右下腹或脐周，呈痉挛性，常于进餐时加重，排便后暂时缓解。慢性溃疡穿透、肠内瘘和粘连形成时，可出现腹部肿块或低位不全性小肠梗阻征象。部分患者有肛裂或肛瘘表现。严重者有消瘦、贫血、低蛋白血症和营养不良等全身改变。肠外表现可有口腔黏膜溃疡、皮肤结节性红斑、关节炎、虹膜睫状体炎，或皮肤湿疹、硬化性胆管炎及慢性活动性肝炎等。

（三）诊断

依据反复右下腹痛、腹泻或腹部肿块及体重下降等，结合X线钡餐检查、CT肠道显像显示病变主要在末段回肠与邻近结肠，有肠腔狭窄，管壁僵硬，狭窄部呈线样征(string sign)，黏膜皱襞消失，近端肠管扩张，应考虑克罗恩病诊断。纤维结肠镜检查可见结肠及末段回肠浅表溃疡，黏膜呈鹅卵石样改变，活检证实为非干酪坏死性肉芽肿，有助于确诊。必要时行胶囊内镜、小肠镜等检查。

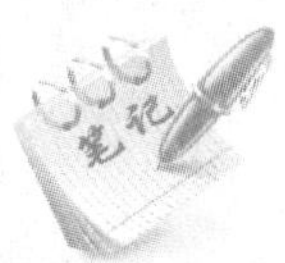

除腹痛、腹泻外，患者也可因瘘管形成、肛周病变或肠梗阻、出血、穿孔等并发症而就诊，应

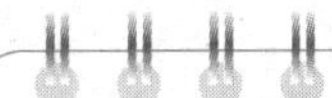

注意与肠结核、溃疡性结肠炎、急性阑尾炎及结肠癌等鉴别。

（四）治疗

以非手术治疗为主，主要是应用药物控制炎症反应、全身支持和对症治疗。手术适应证为因狭窄引发肠梗阻，并发肛周病变，急性穿孔导致弥漫性腹膜炎，慢性穿孔形成腹腔脓肿或肠瘘，肠道出血严重，不能除外癌变或结核，以及非手术治疗无效者。术式一般采用肠切除吻合术，切除范围包括病变部位及肉眼可见病变远近侧 2cm 的正常肠段，以及相应的肠系膜和淋巴结。不主张作病变旷置的短路手术。如有脓肿，应同时切开引流。术后复发率很高，多发生在肠吻合口附近，应注意随诊和加强患者健康教育。

二、急性出血性肠炎

急性出血性肠炎（acute hemorrhagic enteritis）是一种好发于小肠以局限性出血坏死为特征的急性炎性肠病。

（一）病因病理

可能是长期低蛋白饮食，使肠内胰蛋白酶水平低下，肠腔内 C 型魏氏（Welch）杆菌产生的 β 毒素不能被灭活，引起肠道过敏痉挛或变态反应，加之感染导致病变发生。病变主要累及空肠或回肠，甚至整个小肠，一般以空肠下段最为严重，偶有结肠同时受累，或波及胃、十二指肠。病变肠管呈节段性，一般与邻近正常肠管界限清楚，严重时可融合成片。肠壁水肿明显，有广泛出血坏死和溃疡形成，甚至穿孔，扩张的肠腔内充满血性液和坏死物质，腹腔内可有混浊血性渗液。

（二）临床表现

儿童和青少年多见，夏秋季多发。发病前常有不洁饮食史或上呼吸道感染病史。以急性腹痛、腹泻、便血和全身中毒症状为主要表现。急性腹痛多起自脐周或上中腹，呈阵发性绞痛，或持续性腹痛伴阵发性加剧，伴有寒战、发热、恶心、呕吐。腹泻随后出现，多为血水样便或果酱样腥臭便。常有不同程度的腹胀。肠坏死穿孔引起腹膜炎时，则出现腹膜刺激征和肠鸣音减弱或消失。严重病例往往出现高热、谵妄、昏迷和中毒性休克。

诊断上应注意与肠套叠、克罗恩病、中毒性菌痢和绞窄性肠梗阻等鉴别。

（三）治疗

主要采用非手术治疗，方法包括禁食禁饮、胃肠减压，维持水、电解质与酸碱平衡，予以静脉营养，应用广谱抗生素和甲硝唑抑制肠道细菌，防治感染和抗休克治疗。手术适应证有：①有明显的腹膜炎，或腹腔穿刺有脓性或血性渗液，疑有肠穿孔或坏死；②不能控制的肠道大出血；③有肠梗阻，经非手术治疗无缓解，全身中毒症状加重或有休克倾向。术中根据具体病变进行处理，一般需行小肠部分切除术，广泛切除病变肠管应慎重，切除后可行远近两端外置造口，病情稳定后再行二期吻合。术后应继续进行积极的药物与支持治疗。

第四节　小 肠 肿 瘤

小肠肿瘤（small intestinal tumor）较胃肠道其他部位少见，约占胃肠道肿瘤 2%，其中良性者占 1/4，恶性肿瘤占 3/4。

（一）病理类型

良性肿瘤较常见的有腺瘤、平滑肌瘤，其他如脂肪瘤、纤维瘤、血管瘤等；其好发部位自上而下逐渐递增，约半数在回肠。原发恶性肿瘤有恶性淋巴瘤、腺癌、平滑肌肉瘤和类癌等，部位以十二指肠最常见。小肠间质瘤也较常见。

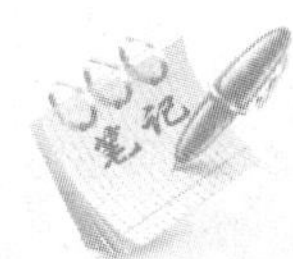

（二）临床表现

不典型，且良、恶性肿瘤在早期难以区别。

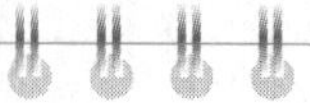

1. 腹痛和腹部肿块　腹痛最为常见。以脐周或下腹部为主，部位常不确切；可为隐痛、胀痛甚至剧烈绞痛，伴食欲减退、恶心、呕吐、腹泻等。并发肠梗阻时，腹痛较为剧烈。良性肿瘤多活动度较大，常有位置不固定的肿块；恶性者腹部肿块质硬、活动度小，或位置固定。

2. 并发症表现　肿瘤侵蚀血管或坏死，造成肠腔狭窄及肠管受压，或溃疡型肿瘤穿透肠壁，引起肠道出血、肠梗阻和肠穿孔。肠道出血多间断发生，量少仅为大便隐血，可因反复发生而表现为慢性贫血；量多则间断出现柏油样便或血便，大量出血者较少见。肠梗阻常为反复发生的慢性不完全性肠梗阻；如诱发肠套叠或肠扭转，则可出现急性肠梗阻。急性穿孔引起腹膜炎；慢性穿孔则有局限性腹腔脓肿，或形成肠瘘。

3. 类癌综合征(carcinoid syndrome)　小肠类癌早期不易发现，晚期常出现肠梗阻和类癌综合征。由于肿瘤细胞分泌大量的5-HT和缓激肽未被肝脏灭活而进入体循环引起一组特征性的临床表现，称为类癌综合征，在类癌发生肝转移后更易出现。

主要表现为皮肤潮红，因进食、饮酒、情绪激动、肿瘤受挤压而诱发。典型发作是皮肤潮红突然出现，初起面部皮肤呈砖红色，很快扩展到颈部和胸部，皮温增高，可延及四肢。结膜也可充血，并出现眼睑及口唇水肿；还可出现水样腹泻、哮喘、低血压甚至休克，以及三尖瓣纤维增生性病变等。

（三）诊断

小肠肿瘤临床症状很不典型，早期缺乏阳性体征，诊断较困难，易造成延误。诊断主要依据临床表现和X线钡餐检查。疑有小肠肿瘤，需通过辅助检查明确诊断。

1. 影像学检查　以小肠气钡双重造影最为常用，可发现溃疡、占位病变、肠腔狭窄、扩张等。腹部CT、PET-CT有助于诊断。选择性动脉造影可显示小肠肿瘤特异性血管征象，对伴有活动性出血的病例具有定性和定位诊断价值。

2. 内镜检查　纤维十二指肠镜、纤维小肠镜和胶囊内镜可显著提高术前诊断正确率。前两者可直接观察小肠黏膜病变和进行组织活检，还可行肿瘤高频电凝切除和止血等治疗性操作。术中小肠镜配合组织活检是诊断小肠肿瘤最有效的方法。

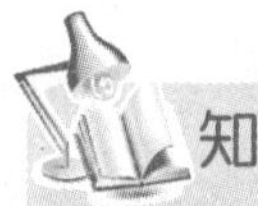

知识链接

胶囊内镜

全称为“智能胶囊消化道内镜系统”，又称“医用无线内镜”。原理是受检者通过口服内置摄像与信号传输装置的智能胶囊，借助消化道蠕动使之在消化道内运动并拍摄图像，医生利用体外的图像记录仪和影像工作站，了解受检者的整个消化道情况，从而对其病情做出诊断。胶囊内镜具有检查方便、无创伤、无导线、无痛苦、无交叉感染、不影响患者的正常工作等优点，扩展了消化道检查的视野，克服了传统的插入式内镜所具有的耐受性差、不适用于年老体弱和病情危重等缺陷，可作为消化道疾病尤其是小肠疾病诊断的首选方法。

3. 24小时尿5-羟吲哚乙酸(5-HIAA)测定　类癌患者常有尿中5-HT降解产物5-羟吲哚乙酸含量增高，测定有助于类癌诊断。

4. 腹腔镜或剖腹探查术　高度怀疑小肠肿瘤，其他方法又难以确诊时应用。

（四）治疗

由于小肠肿瘤术前难以确定其良恶性，且良性也多有恶变可能，故治疗应以手术为宜。小的或带蒂的良性肿瘤，可连同周围肠壁组织一并作局部切除。肿瘤较大或局部多发须作部分肠切除术。恶性肿瘤则需连同肠系膜及其区域淋巴结一并作根治性肠切除术。确属晚期，条件具备也应切除肿瘤及其周围发生转移的肠系膜。肿瘤浸润与周围组织固定而无法切除，并有肠梗

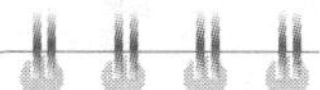

阻者，可作短路手术，以预防或解除梗阻。术后根据肿瘤病理类型及浸润情况，选用化疗等辅助措施。

对小肠类癌的治疗是手术切除原发病灶和转移病灶。应用抗组胺药物和氢化可的松，有助于控制类癌综合征的症状。

第五节　肠　　瘘

肠瘘（intestinal fistula）是指肠壁异常穿破，在肠管之间、肠管与其他脏器、肠管与体表形成通道，致使肠内容物流出体外或穿入腹内其他空腔脏器中。肠瘘分为肠外瘘和肠内瘘，可引起感染、体液丢失、营养不良和器官功能障碍等一系列病理生理改变。

一、肠 外 瘘

肠内容物经通道流出体外者，称为肠外瘘。因瘘口部位不同各有其特征，但肠外瘘也有较多的共性表现。

（一）病因

肠外瘘形成原因很多，以继发于腹腔感染、脓肿形成和手术后肠瘘最为多见。

1. 腹部手术后并发症　由于吻合口缝合欠妥、吻合口感染，或吻合口远端梗阻，致使吻合口裂开；手术误伤肠壁及其血运；引流管压迫肠管等形成肠外瘘，是严重的术后并发症。

2. 其他疾病　腹部创伤、放射性损伤、腹腔感染、腹内肿瘤或肠炎症性病变并发肠壁坏死、破裂等。

3. 医疗需要　为达到治疗目的，通过肠造口术人为制造的肠外瘘。

（二）分类及特点

1. 根据瘘管形态分类

（1）完全瘘：多为治疗需要的人工肠造口，肠管全部或接近全部断裂，肠内容物全部或大部流出瘘口。

（2）唇状瘘：常为创伤所致，肠管紧贴腹壁，部分肠黏膜翻出在瘘口外，与皮肤愈着形成唇状，一般需手术才能治愈。

（3）管状瘘：多见于术后吻合口破裂，或由肠炎性疾病所致。瘘口小而瘘管长，肠内容物多流入瘘口远段肠管，仅有少量由瘘口流出体表，有时只有气体排出，多数可通过非手术疗法治愈。

2. 根据瘘口所在部位分类

（1）高位瘘：发生在十二指肠或距 Treitz 韧带 100cm 以内空肠段的肠瘘。因有消化液的大量丢失，导致严重的体液代谢紊乱和酸碱平衡失调，以及营养吸收障碍。

（2）低位瘘：发生在回肠和结肠的肠瘘。进展缓慢，虽消化液丢失较少，机体内环境紊乱和营养吸收障碍较轻，但引发的感染较为严重。

（三）临床表现

1. 瘘口　肠外瘘最主要的表现是腹壁可见一个或多个瘘口，有脓液、消化液、气体或肠内容物排出。手术后肠外瘘可于术后 3～5 天出现症状，先有腹痛、腹胀及体温升高，继而出现局限性或弥漫性腹膜炎，或腹腔脓肿征象。术后 1 周左右，脓肿向切口或引流口穿破，创口内即可见脓液、消化液和气体排出。较小的肠外瘘仅表现为经久不愈的感染性通道，瘘口处间断有肠内容物或气体排出。唇状瘘可在创面直接观察到破裂的肠管和肠黏膜外翻。由于瘘口流出液对组织的消化和腐蚀，再加上感染的存在，可引起瘘口部位及周围皮肤糜烂或出血。

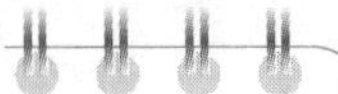

2. 体液代谢失调和营养不良　由于消化液大量丢失，患者可出现明显的体液代谢紊乱及酸碱平衡失调。大量含氮物质从瘘口丢失，营养吸收障碍，继发感染等因素使蛋白质分解代谢加强，可出现负氮平衡和低蛋白血症。病情严重且病程较长者，水肿或消瘦明显。

3. 感染　病情进展，有肠袢间脓肿、膈下脓肿或瘘口周围脓肿形成者，出现发热、血白细胞计数增加等感染表现，严重时可引起脓毒症，甚至发生多器官功能障碍。

（四）诊断

肠外瘘诊断一般不难，但还需明确肠外瘘的病因与类型、瘘口所在部位和大小，了解瘘管的走行情况，确定瘘口远端肠袢有无梗阻或其他病变，以及有无未处理的腹腔脓肿等。

1. X线消化道造影　有效的诊断手段，可明确肠外瘘的部位与数量、瘘口的大小、瘘口与皮肤的距离、瘘口是否伴有脓腔以及瘘口的引流情况，同时还可明确瘘口远、近端肠管是否通畅。通过消化道造影检查诊断肠瘘，应注意造影剂的选择，一般多用60%泛影葡胺，不宜使用钡剂。造影时应动态观察胃肠蠕动和造影剂分布的情况，注意造影剂漏出部位、漏出量与速度、有无其他支管和脓腔等。

2. 口服染料或骨炭粉　适于早期疑有肠瘘，但未见有明确的肠液或气体从伤口溢出时。观察瘘管的分泌物有无染色，阳性结果能确定诊断，阴性结果不能排除诊断。

3. 瘘管造影　适用于晚期肠瘘，有助于明确其位置、大小、长度、走行方向及脓腔范围等。

4. 其他检查　注入造影剂后进行CT检查，可协助术前评估，了解肠道通畅程度和瘘管情况，有助于手术时机的选择，是临床诊断肠瘘及其并发腹腔脓肿的理想方法。超声检查可发现腹腔内深部脓肿、积液或占位病变等。

5. 瘘管内组织活检　为明确有无结核、克罗恩病及肿瘤等，必要时取瘘管内组织做病理检查。

（五）治疗

1. 控制感染　及时有效地将溢出的肠液充分引流至体外是控制感染、促进瘘口愈合的关键。肠瘘早期引流不畅，应扩大腹壁的瘘口以利引流，必要时剖腹探查彻底冲洗腹腔，并作多处引流；肠瘘或腹腔脓肿处多采用双套管持续负压引流，还可在瘘口旁附加置管持续灌注，同时应用有效的抗生素。

2. 瘘口处理　当前肠外瘘的治疗策略是先争取非手术疗法促进瘘口愈合，早期可采用双套管作持续负压引流，同时给予胃肠外营养及生长抑素，以减少肠液分泌。感染控制、瘘管形成后，经造影证实无脓腔、远侧肠袢无梗阻时，可应用医用黏合剂或硅胶片堵塞瘘管。

唇状瘘，或管状瘘经非手术治疗瘘口仍不愈合，应予手术治疗。手术宜选择在感染已控制、患者全身情况良好时进行，一般在瘘管形成后3个月或更长的时间。主要术式包括：①瘘管切除和瘘口单纯缝合术；②受累肠段切除肠吻合术；③瘘口近、远端肠袢间短路吻合术；④肠瘘部外置造口术；⑤带蒂肠浆肌层片或肠袢浆膜覆盖修补术。

二、肠内瘘

肠内容物经通道流入另一肠袢或其他空腔脏器者，称为肠内瘘。形成原因有损伤、感染和肿瘤浸润等，其临床表现与治疗，依瘘管穿入空腔脏器不同而各异。

肠管之间的肠内瘘可以无症状，有时也引起腹泻、急性感染、营养障碍等。肠管与其他空腔脏器间形成内瘘，多因继发严重的感染引起相应症状，如胆肠瘘，可因继发胆管炎而出现反复发作的胆绞痛，寒战、高热，甚至黄疸和感染性休克，此时多需手术治疗。术前确定肠内瘘的位置极为困难，有时需经剖腹探查才能确定诊断。手术治疗的原则是切除瘘管和肠壁病变，缝闭肠腔与其他脏器相通的瘘孔。

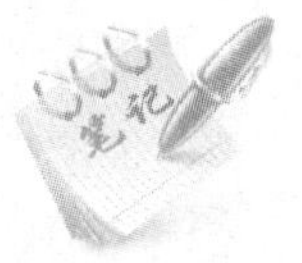

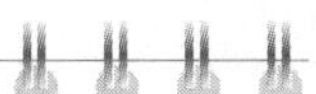

本章小结

小肠疾病种类繁多,表现多样,直接的诊断检查手段欠缺,近年推广使用的胶囊内镜为小肠疾病的诊断带来了突破性的进展。肠梗阻为临床常见病,病变在肠管而影响波及全身,其中绞窄性肠梗阻最为严重。肠梗阻的手术治疗在各级医院均可开展,掌握其手术适应证和常用手术方法是外科医生必须具备的能力。肠炎性疾病以非手术治疗为主,外科治疗仅限于其并发症及非手术治疗无效者。小肠肿瘤较为少见,诊断困难,一旦确诊,应尽早手术治疗。肠瘘的处理重在瘘口的护理及全身情况的改善,适时地采用外科手段封闭瘘口是治疗的目标。

(赵承梅)

练 习 题

一、选择题

A1 型题

1. 急性小肠梗阻的全身变化不包括

A. 血液浓缩　B. 低钾血症　C. 代谢性碱中毒

D. 中毒性休克　E. 等渗性脱水

2. 呕吐物为粪样肠内容物,伴高度腹胀,呕吐物隐血试验(++),应考虑为

A. 低位肠梗阻　B. 高位肠梗阻　C. 痉挛性肠梗阻

D. 绞窄性肠梗阻　E. 麻痹性肠梗阻

3. 高位小肠梗阻的表现是

A. 呕吐早而频繁

B. 呕吐晚而量少

C. 腹胀明显

D. 结肠内无积气

E. 立位腹 X 线平片可见呈"阶梯状"气液平面

A2 型题

4. 男性,45 岁。5 年前因阑尾炎穿孔腹膜炎作过手术。3 日前出现腹痛、腹胀,伴呕吐、肛门停止排气排便,经检查诊断为肠梗阻,最重要的是判断梗阻

A. 原因　B. 部位　C. 程度

D. 进展速度　E. 是否绞窄

5. 女性,55 岁。腹痛、腹胀,伴呕吐、肛门停止排气排便 18 小时来诊。查体:生命体征平稳,急性病容,眼窝凹陷,皮肤弹性差。全腹膨隆,可见肠型、蠕动波,腹中部压痛,未触及反跳痛与肌紧张,肠鸣音活跃,有气过水声。血红蛋白、红细胞计数和血细胞比容增高。2 年前因胃溃疡急性穿孔经手术治愈。目前不予考虑的治疗措施是

A. 禁食水　B. 胃肠减压　C. 应用抗菌药物

D. 手术解除梗阻　E. 纠正体液代谢失调

6. 男孩,1 岁,阵发性哭闹,排血便 36 小时。查体:一般情况好,右上腹可触及腊肠样肿物。经 X 线低压空气灌肠复位后,患儿阵发性哭闹加重,间歇期比入院前缩短,面色苍白,出冷汗,查体:腹胀明显,肠鸣音消失。应选择的治疗方案是

A. X 线检查后再次复位　B. 立即手术探查　C. 改用氧气驱虫治疗

D. 改用生植物油口服　E. 加用镇痛解痉药物后观察

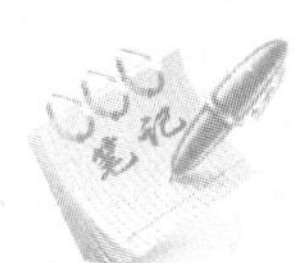

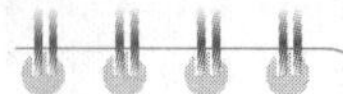

A3/A4 型题

（7～8 题共用题干）

男性，60 岁。阵发性腹痛、腹胀、肛门停止排便排气 1 天余。1 年前急性胆囊炎穿孔做过手术。

7. 首先考虑的诊断是

A. 粘连性肠梗阻　B. 麻痹性肠梗阻　C. 肿瘤所致肠梗阻

D. 粪便堵塞所致肠梗阻　E. 乙状结肠扭转所致肠梗阻

8. 进行 X 线钡灌肠检查时发现：钡剂进入距肛门 20cm 处受阻，钡影尖端呈"鸟嘴"形。其诊断应为

A. 粘连性肠梗阻　B. 乙状结肠癌　C. 急性小肠扭转

D. 乙状结肠扭转　E. 直肠癌并梗阻

B1 型题

（9～10 题共用备选答案）

A. 持续性发热 2～3 周，突发右下腹部疼痛，出现弥漫性腹膜炎

B. 起病急，左下腹痛，腹泻，血便或脓血便

C. 起病缓慢，右下腹痛，腹泻，有低热、贫血和体重下降，可出现肠梗阻

D. 多发生于老年人，腹痛、腹胀，便秘与腹泻交替出现，可出现不全肠梗阻

E. 夏秋季多发，儿童、青少年多见，腥臭血便，中毒症状明显，往往有休克

9. 急性出血性肠炎

10. 克罗恩病

二、思考题

1. 在肠梗阻诊断中应明确哪些问题？

2. 需外科治疗的两种炎性肠病有何特点？

3. 何为管状瘘、唇状瘘，两者有何不同？

第三十二章

阑 尾 炎

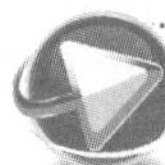

学习目标

1. 掌握：急性阑尾炎的临床表现、诊断、鉴别诊断和治疗。
2. 熟悉：阑尾的解剖，急性阑尾炎的病因和病理。
3. 了解：特殊类型阑尾炎的特点和处理原则，慢性阑尾炎的诊断和治疗。
4. 具备对急、慢性阑尾炎的初步诊断及处理能力；能把握阑尾切除术的适应证。
5. 能与患者进行有效沟通，重点讲解施行阑尾切除术的必要性，以取得配合与理解；关注患者的疾苦，体现出急腹症的急诊处理特点。

阑尾是位于盲肠下端后内侧的一条蚓状盲管，长约 5 ~ 10cm，直径 0.5 ~ 0.7cm。阑尾系膜呈三角形，沿升结肠纵行走行的结肠带在回盲部交汇处即可寻到阑尾根部，其腹壁投影相当于麦氏（McBurney）点，即右髂前上棘至脐连线中外 1/3 交点处，但阑尾尖端可因移动而指向各个方位，以盲肠内侧位、下位、外侧位及后位较多见（图 32-1）；不同的阑尾末端指向的患者，其临床表现轻重不一，手术切除的难易程度不同。

阑尾可退化缺如或过长，少数阑尾可部分或全部位于腹膜外，个别可随同盲肠异位到右肋缘下、左上腹，甚至反位到左下腹。阑尾的血运由阑尾动脉供给，属肠系膜上动脉的回结肠动脉的分支（图 32-2），是一条缺乏侧支的终末动脉，故易因血供障碍发生阑尾坏死。阑尾静脉经回结肠静脉和肠系膜上静脉回流入门静脉，因此阑尾炎症时，可以导致门静脉炎和细菌性肝脓肿。阑尾的感觉冲动，由交感神经纤维经腹腔丛和内脏小神经传入，其传入的脊髓节段在第 10、11 胸节，故阑尾炎症初始时，常有脐周及上腹部痛，属内脏性疼痛。

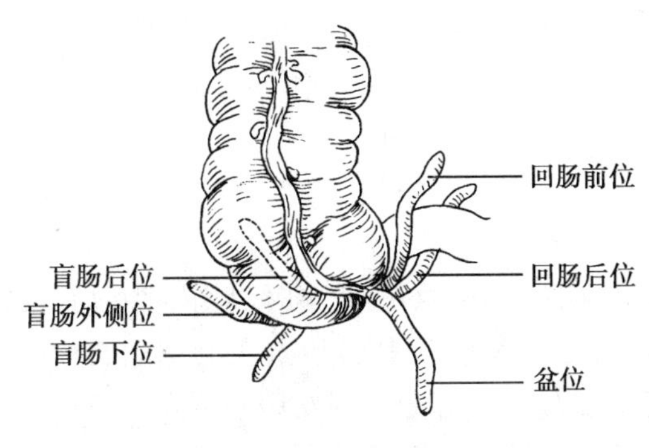

图 32-1 阑尾的解剖位置

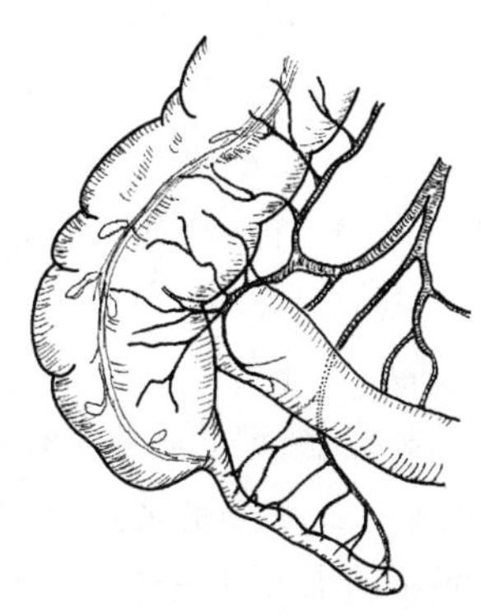

图 32-2 阑尾的动脉

第一节 急性阑尾炎

急性阑尾炎（acute appendicitis）是阑尾的急性化脓性感染，为外科最多见的急腹症。目前由

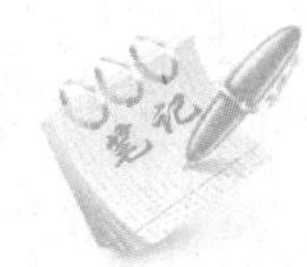

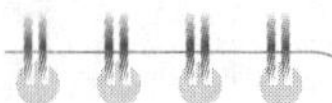

于外科技术、麻醉、抗菌药物治疗和护理的进步，大多数患者得到早诊、早治，收到良好治疗效果，死亡率已明显降低。少数患者因症状不典型，病情复杂，可延误诊治，引起严重并发症。

（一）病因

由多种革兰阴性需氧菌和厌氧菌所致混合性化脓感染。其发病除全身抵抗力下降外，主要与下列因素有关：

1. 阑尾管腔阻塞 是急性阑尾炎最常见的病因。阑尾管腔阻塞的最常见原因是淋巴滤泡的明显增生，约占60%，多见于年轻人。肠石也是阻塞的原因之一，约占35%。由于阑尾管腔细窄、卷曲成弧形，开口狭小，易为食物残渣、粪石、异物、蛔虫、虫卵或肿瘤阻塞，使腔内黏膜分泌液积聚，发生炎症。

2. 细菌入侵 由于阑尾腔阻塞和炎症，细菌繁殖，分泌内毒素和外毒素，损伤黏膜上皮并使黏膜形成溃疡，细菌穿过溃烂的黏膜进入阑尾肌层。阑尾壁间质压力升高，妨碍动脉血流，造成阑尾缺血，最终造成梗死和坏疽。

3. 其他 阑尾先天畸形，如阑尾过长、过度扭曲、管腔细小、血运不佳等都是急性炎症的病因，胃肠道功能障碍引起内脏神经反射，导致肠管肌肉和血管痉挛，黏膜受损，细菌入侵而致急性炎症。胃肠道疾病影响，如急性肠炎、炎性肠病、血吸虫病等，直接延至阑尾，或引起阑尾壁肌肉痉挛，发生血供障碍而致炎症。

（二）临床病理类型

根据急性阑尾炎的临床过程和病理解剖学变化，可分为四种病理类型。

1. 急性单纯性阑尾炎 属轻型阑尾炎或病变早期。感染局限于黏膜及黏膜下层，阑尾轻度肿胀，表面充血，浆膜失去光泽，附有少量纤维素性渗出物，腔内有少量渗液。临床症状和体征均较轻。

2. 急性化脓性阑尾炎 常由单纯性阑尾炎发展而来。病变扩展到肌层和浆膜层，阑尾明显肿胀、充血，表面覆盖脓性分泌物，腔内有大量积脓。阑尾周围的腹腔内可有稀薄脓液，形成局限性腹膜炎。临床症状和体征较重。

3. 坏疽性及穿孔性阑尾炎 属重型阑尾炎。炎症进一步加剧，阑尾管壁坏死或部分坏死，呈紫色或紫黑色。合并穿孔，穿至腹膜腔如无局限，将导致弥漫性腹膜炎。

4. 阑尾周围脓肿 急性阑尾炎化脓坏疽或穿孔，被大网膜和周围肠管包裹粘连，则可形成阑尾周围脓肿。

急性阑尾炎的转归有以下几种：①炎症消退：一部分单纯性阑尾炎经及时药物治疗后炎症消退。大部分将转为慢性阑尾炎，易复发。②炎症局限化：化脓、坏疽或穿孔性阑尾炎被大网膜包裹粘连，炎症局限，形成阑尾周围脓肿。需用大量抗生素或中药治疗，治愈缓慢。③炎症扩散：阑尾炎症重，发展快，未予及时手术切除，又未能被大网膜包裹局限，炎症扩散，发展为弥漫性腹膜炎、化脓性门静脉炎、感染性休克等。

（三）临床表现

1. 症状

（1）腹痛：典型的腹痛发作始于脐周或上腹部，数小时（6～8小时）后转移并局限在右下腹，呈持续性。这是阑尾炎症侵及浆膜，使局部壁腹膜受刺激引起的体神经定位痛。约70%～80%的患者具有这种典型的转移性腹痛的特点。部分病例发病开始即出现右下腹痛。阑尾因其位置变异，其转移的腹痛部位可有不同，如盲肠后位者痛在右腰部；盆腔位者痛在耻骨上区；肝下位者可为右上腹痛；极少数左侧腹阑尾炎呈左下腹痛。腹痛的程度与阑尾炎病理类型有关，单纯性阑尾炎呈轻度隐痛，化脓性、坏疽性阑尾炎呈阵发性绞痛和持续性剧痛；一旦腹痛突然减轻，常为阑尾穿孔后腔内压减轻所致，但出现腹膜炎后，腹痛又会持续加剧并且范围扩大。

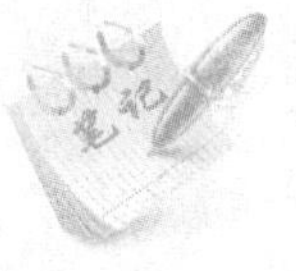

(2) 胃肠道症状:早期可有厌食、恶心、呕吐,程度较轻,有的可能发生腹泻,同时伴有食欲缺乏。盆腔位阑尾炎可因炎症刺激直肠和膀胱,而出现排便里急后重和尿频尿痛症状。继发腹膜炎时则出现腹胀等麻痹性肠梗阻症状。

(3) 全身症状:早期乏力,炎症加重则可出现畏寒、发热等全身感染中毒症状。单纯性阑尾炎体温轻度升高,一般不超过38℃;如发热达39~40℃,常提示阑尾有化脓、坏疽、穿孔;腹膜炎时可有畏寒、高热。如发生门静脉炎还可有寒战、高热和轻度黄疸。

2. 体征

(1) 腹部体征:右下腹固定的压痛点是诊断阑尾炎的重要体征,压痛点通常位于麦氏点,可随阑尾位置的变异而改变,但压痛点始终在一个固定的位置上。当炎症扩散到阑尾周围时,压痛范围也随之扩大,但仍以阑尾部位最为明显。

(2) 腹膜刺激征:单纯性阑尾炎可无腹膜刺激征;当阑尾炎发展到化脓、坏疽或穿孔时,由于炎症刺激壁腹膜而出现压痛、反跳痛及腹肌紧张等腹膜刺激征象,但小儿、老年人、孕妇、肥胖、盲肠后位阑尾炎时,腹膜刺激征可不明显。

(3) 右下腹肿块:如体检发现右下腹饱满,可触及右下腹边界不清、有压痛的固定性包块,结合阑尾炎病史,应考虑为阑尾周围脓肿。

(4) 其他体征

1) 结肠充气试验(Rovsing sign):检查者先用一手压降结肠,再以另一手压近侧结肠,并逐步向近侧结肠移动,将结肠内气体赶向盲肠和阑尾,引起右下腹痛为阳性。

2) 腰大肌试验:左侧卧位将右下肢向后过伸,引起右下腹痛为阳性。表明阑尾位置深,在盲肠后近腰大肌处。

3) 闭孔内肌试验:仰卧位,右髋、右大腿及膝关节前屈90°并内旋,诱发右下腹痛为阳性,表明阑尾位置较低,靠近闭孔内肌。

4) 直肠指检:当发生炎症的阑尾位于盆腔或炎症已波及盆腔时,直肠指检直肠右前壁可有触痛。当形成阑尾周围脓肿时,有时可触及痛性肿块。

3. 实验室检查　多数患者白细胞总数及中性粒细胞比例增高。白细胞总数一般可升高至10×10^9/L以上,化脓或坏疽性阑尾炎则可达到$(18\sim20)\times10^9$/L、中性粒细胞比例达到90%以上。单纯性阑尾炎或老年人急性阑尾炎白细胞总数可无明显升高。尿检查一般无阳性发现,如尿中出现少数红细胞,提示阑尾的炎症刺激右侧输尿管;如出现明显血尿,应注意与泌尿系结石等疾病鉴别。血清淀粉酶检查有助于除外急性胰腺炎。

4. 影像学检查　B超检查有时可发现阑尾肿大征象和阑尾腔脓肿影像;X线检查多用于与消化道穿孔、胰腺炎、肠梗阻等疾病的鉴别;CT和MRI用于诊断阑尾炎的较少;腹腔镜技术可用于诊断急性阑尾炎,且同时可行阑尾切除术。但是必须强调,这些特殊检查在急性阑尾炎的诊断中不是必需的,多用于鉴别诊断,当诊断不肯定时可选择应用。

(四) 诊断和鉴别诊断

1. 诊断　根据转移性右下腹痛、右下腹固定的压痛点、体温及白细胞计数升高、多数急性阑尾炎可得到确诊。诊断特别困难时,可考虑选用B超检查,CT检查有助于阑尾包块性质诊断。必要时可用腹腔镜诊断,并同时作阑尾切除术。

2. 鉴别诊断　少数急性阑尾炎临床表现不典型,需认真鉴别,避免误诊。

(1) 胃十二指肠溃疡急性穿孔:因穿孔后的胃内容物沿右侧结肠旁沟流至右髂窝,出现右下腹疼痛,类似阑尾炎的转移性疼痛。患者多有溃疡史;发病急,先有右上腹疼痛,很快扩散到右下腹和全腹部;腹痛剧烈似刀割样,可有休克;肝浊音界缩小或消失;X线检查膈下有游离气体;腹穿抽出胃肠内容物等均有助于明确诊断。

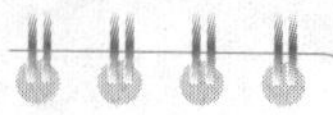

（2）右侧输尿管结石：输尿管结石虽引起右下腹疼痛，但其疼痛呈阵发性绞痛，难以忍受，疼痛沿输尿管向外阴部、大腿内侧放射。右下腹压痛和肌紧张均不明显。尿常规检查有大量红细胞。B超检查或X线平片可见结石阴影影像。

（3）妇产科疾病：在育龄妇女中特别要注意鉴别。

1）右侧输卵管妊娠破裂：近期有停经史和不规则阴道出血史，可突然发生剧烈腹痛，腹痛从下腹部开始，伴腹内出血，甚至失血性休克症状，腹腔穿刺或阴道后穹隆穿刺抽到不凝固血液，妊娠试验阳性有助于诊断。

2）卵巢囊肿蒂扭转：突然发生的急性剧烈阵发性绞痛，双合诊时下腹部可触及包块和触痛，B超检查为囊性包块。

3）卵巢滤泡或黄体囊肿破裂：卵巢滤泡或黄体囊肿破裂的临床表现与异位妊娠相似，但无停经史，病情较轻，多发病于排卵期或月经中期以后。

4）急性输卵管炎和急性盆腔炎：双侧下腹部对称性压痛、脓性白带，阴道后穹隆穿刺有脓性分泌物，盆腔B超有助于诊断。

（4）急性肠系膜淋巴结炎：多发生于儿童。患儿常有上呼吸道感染史，先发热后有右下腹痛，不伴有恶心、呕吐，腹部压痛范围大而不固定，可随体位变动，无明显肌紧张及反跳痛。

（5）其他：急性胃肠炎时，恶心、呕吐和腹泻等消化道症状较重，无右下腹固定压痛和腹膜刺激体征。胆道系统感染性疾病，易与高位阑尾炎相混淆，但有明显绞痛、高热，甚至出现黄疸，常有反复右上腹痛史。右侧肺炎、胸膜炎时可出现反射性右下腹痛，但有呼吸系统的症状和体征。此外，回盲部肿瘤、Crohn病、Meckel憩室炎或穿孔、小儿肠套叠等，亦需进行临床鉴别。

上述疾病有其各自特点，应仔细鉴别。基层医院如遇到患者诊断难度大者，应及时转至上级医院进行进一步诊治。

（五）治疗

阑尾炎一经确诊应尽早行阑尾切除术，因早期手术既安全、简单，又可减少近期或远期并发症的发生。如超过72小时，病变阑尾及盲肠组织脆，加之与大网膜、肠管粘连，手术切除难度较大且并发症多，如阑尾炎症已趋局限最好先行非手术治疗，择期行阑尾切除术。但应注意的是，急性阑尾炎手术治疗不确定因素较多，基层医院手术选择要慎重，对急性化脓性及坏疽穿孔性阑尾炎，估计手术难度较大者，应转到有条件的医院进行治疗。

1. 非手术治疗

（1）适应证

1）急性单纯性阑尾炎，因伴有其他严重器质性疾病而有手术禁忌证者；

2）急性阑尾炎早期患者不接受手术或不具备手术条件；

3）急性阑尾炎发病超过72小时，已形成阑尾周围脓肿并有局限趋势者。

（2）治疗措施：禁食或进流质饮食，静脉补液，全身应用抗生素。

（3）如为急性化脓性阑尾炎，经非手术治疗炎症消退，3个月后可择期行阑尾切除，以防复发。

2. 手术治疗 急性单纯性阑尾炎采用麦氏切口，一期缝合。也可采用腹腔镜阑尾切除术。急性化脓性、坏疽性阑尾炎或阑尾穿孔可采用经麦氏点或经腹直肌切口，注意保护切口，预防切口感染。并发弥漫性腹膜炎者，切除阑尾的同时，还应尽量吸除脓液，去除脓性纤维组织，大量盐水冲洗腹腔，放置引流。如形成脓肿无法切除阑尾，可行阑尾周围脓肿引流术。

3. 中药治疗 原则主要是通里攻下、清热解毒、行气活血等。临床上可选用复方大黄牡丹皮汤为主方，再据气滞、血瘀、热毒等症状辨证加减。

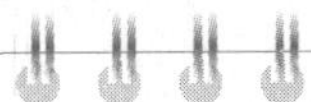

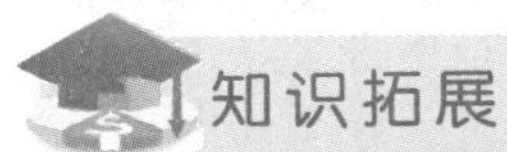

腹腔镜阑尾切除术同传统开腹手术的比较

1983年Semm报告了首例腹腔镜阑尾切除术。早年曾有人认为阑尾切除术已是经典和成熟的手术，本身切口小、损伤轻，似无必要行腹腔镜手术。但随着腹腔镜设备和技术的发展，腹腔镜具有安全、效好，减少术后疼痛，功能恢复快及术后肠粘连少等优越性。同传统开腹手术相比，腹腔镜阑尾切除术具有安全、住院时间短、漏诊率低、较快恢复正常工作的优点。尤其是术中能全面观察腹腔，彻底冲洗腹腔，减少漏诊率和腹腔感染的可能，对于肥胖者、孕妇以及不明原因的腹痛其意义较大。

（六）特殊类型阑尾炎

1. 小儿急性阑尾炎　小儿不能清楚提供病史，大网膜发育不全，对炎症局限能力差，临床症状不典型，一旦发病，进展快而病情重，阑尾穿孔率高、发生早。早期可有高热、呕吐，甚至腹泻等，右下腹体征不明显，压痛和肌紧张需在耐心取得患儿合作下，经左、右下腹对比获得正确判断。一旦确诊应尽早行阑尾切除，并予以输液和应用广谱抗生素。

2. 妊娠期急性阑尾炎　妊娠早期伴发急性阑尾炎，为防止流产及妊娠后期阑尾炎复发造成处理棘手，一般应尽早手术治疗，为防胎儿畸形，使用抗生素应有所选择。妊娠中、晚期伴发急性阑尾炎（约占80%），逐月增大的妊娠子宫将阑尾推向右上腹，使压痛部位随之升高，腹膜刺激征不明显，诊断较困难。大网膜难以包裹炎症阑尾，炎症发展可致流产或早产，故一旦确诊应早行阑尾切除，围术期加用黄体酮，术中尽量减少对子宫的刺激，避免腹腔引流，术后使用广谱抗生素。临产期并发阑尾穿孔，应经腹行剖宫术，同时切除阑尾。妊娠后期及临产期急性阑尾炎处理时最好与产科医师合作，以保证孕妇和胎儿安全。

3. 老年人急性阑尾炎　老年人反应迟钝，腹肌薄弱，免疫力低，同时阑尾壁薄，血管硬化，常无转移性右下腹痛特点。约30%就诊时阑尾已穿孔，穿孔后炎症不易局限，易并发腹膜炎。一旦诊断应及时手术切除阑尾，高龄不是手术禁忌证。围术期注意处理老年人伴发疾病。

第二节　慢性阑尾炎

慢性阑尾炎（chronic appendicitis）多由急性阑尾炎转变而来，部分无急性阑尾炎病史。急性阑尾炎时，阑尾炎症引起阑尾纤维组织增生，管壁变厚，甚至管腔狭窄、弯曲或闭塞，导致急性期后阑尾腔梗阻；也可能因阑尾腔内存在粪石、异物、虫卵等，使阑尾炎症反复发作。

（一）临床表现和诊断

常有典型的急性阑尾炎发作史，剧烈活动或饮食不洁可诱发急性发作，呈现不规则右下腹隐痛或消化不良症状。重要的体征是右下腹固定而局限性压痛，非急性发作时一般无肌紧张和反跳痛。X线吞钡检查既可检查阑尾也可排除小肠憩室，而钡灌肠检查可较直接观察阑尾。慢性阑尾炎可能出现的影像包括：阑尾不显影；阑尾腔充盈缺损或变细、中断；钡剂排出缓慢、阑尾充盈虽然正常但排空时间延迟至48小时以上；充盈的阑尾位置不易移动或有压痛等。纤维结肠镜检可直接观察阑尾开口及周围黏膜的变化和活检，对鉴别诊断有一定意义。

（二）治疗

诊断明确后需行阑尾切除术，并行病理检查。当术中发现病变与诊断不符时，应探查附近脏器有无病变，以明确诊断。

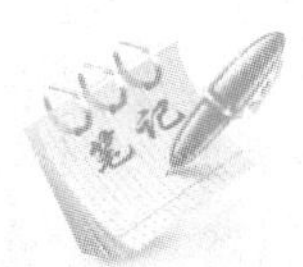

病例分析

患者，女，28岁，已婚。因转移性右下腹痛，伴恶心14小时急症入院。入院前一天晚上9时上腹部不适，恶心未呕。凌晨起右下腹痛，呈持续疼痛阵发性加剧。解稀便两次。查：T 38℃，P 84次/分钟，BP 120/80mmHg。腹部平坦，腹式呼吸存在，右下腹有明显的固定压痛，轻度反跳痛，无肌紧张，未触及包块，肠鸣音稍亢进。结肠充气试验阴性，腰大肌试验阴性。血白细胞 $10.2\times10^9/L$，中性85%。

问题：1. 初步诊断应为什么？

2. 诊断依据是什么？

3. 治疗措施有哪些？

本章小结

急性阑尾炎是外科最多见的急腹症。由于急性阑尾炎有典型的临床表现及目前外科技术、麻醉、抗生素的应用等方面的进步，绝大多数患者能够早期就医、早期确诊、早期手术，治疗效果良好。而少数患者因症状不典型，病情复杂，可延误诊治，引起严重并发症。因此临床医生应重视每一个具体的病例诊治。阑尾切除术是外科医生施行最多的腹部手术操作，应注意学习掌握。急性阑尾炎诊断及手术治疗的不确定因素较多，基层医院如遇诊断难度大、估计手术较困难者，应及时转至上级医院进行进一步诊治。

（蔡雅谷）

练 习 题

一、选择题

A1型题

1. 急性阑尾炎最重要的病因是
   A. 暴饮暴食　B. 阑尾腔梗阻　C. 细菌感染
   D. 精神紧张　E. 饭后剧烈运动
2. 引起急性阑尾炎的常见致病菌是
   A. 金黄色葡萄球菌　B. 铜绿假单胞菌　C. 大肠杆菌、厌氧菌
   D. 沙门菌　E. 痢疾杆菌
3. 急性阑尾炎的早期症状表现为
   A. 腹泻　B. 腹痛　C. 发热
   D. 寒战　E. 恶心、呕吐
4. 典型阑尾炎的最主要体征是
   A. 结肠充气试验(+)　B. 腰大肌试验(+)　C. 右下腹固定而明显的压痛点
   D. 右下腹触及包块　E. 直肠右前方触痛
5. 急性阑尾炎非手术治疗的适应证是
   A. 坏疽性阑尾炎　B. 阑尾穿孔　C. 小儿急性阑尾炎
   D. 阑尾周围脓肿已局限　E. 老年人急性阑尾炎
6. 不是阑尾炎的辅助检查的是

A. X线钡剂灌肠　B. 结肠充气试验　C. 腰大肌试验
D. 直肠指检　E. 抬腿试验

7. 急性阑尾炎右下腹疼痛是由于
A. 内脏神经反射引起　B. 胃肠道痉挛引导
C. 内脏功能紊乱引起　D. 炎症刺激右下腹壁腹膜引起
E. 便秘引起

8. 腰大肌试验是指
A. 患者取左侧卧位、右腿后伸　B. 患者取左侧卧位、右腿前伸
C. 患者取右侧卧位、左腿后伸　D. 患者取右侧卧位、左腿前伸
E. 平卧、右腿前伸

9. 结肠充气试验其气体受挤压走向为
A. 右下腹开始→横结肠→降结肠→盲肠
B. 右下腹开始→降结肠→横结肠→盲肠
C. 左下腹开始→降结肠→横结肠→升结肠→盲肠
D. 左下腹开始→横结肠→降结肠→盲肠
E. 右下腹开始→降结肠→横结肠→升结肠

10. 阑尾炎术后最常见的并发症是
A. 出血　B. 切口感染　C. 粘连性肠梗阻
D. 盲肠瘘　E. 腹腔脓肿

二、思考题

1. 简述急性阑尾炎的临床表现及治疗措施。
2. 急性阑尾炎与其他急腹症如何进行鉴别?

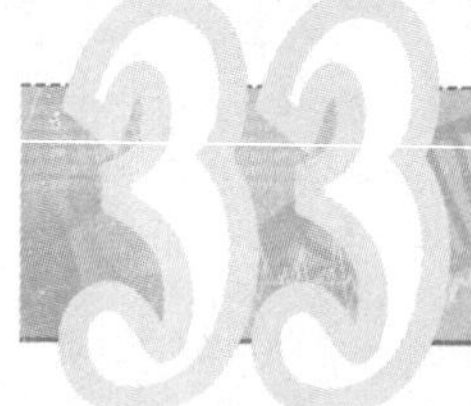

第三十三章

结肠、直肠与肛管疾病

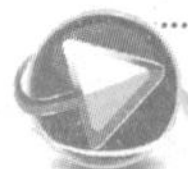

学习目标

1. 掌握:肛裂、痔、结肠癌、直肠癌的临床表现、诊断和治疗。
2. 熟悉:直肠肛管周围脓肿、肛瘘的临床表现、诊断和治疗;肛裂及痔的预防措施。
3. 了解:直肠和肛管疾病的检查方法;先天性巨结肠的临床表现和治疗;不同类型先天性直肠肛管畸形的临床表现。
4. 具有对结直肠和肛管疾病的患者通过病史询问、肛门指诊、借助肛门镜等辅助检查手段进行诊断及鉴别诊断并制定治疗计划的能力。
5. 具有良好的医患沟通技能,能以积极善良的心态和高度的责任感去帮助和救治患者;提供健康指导,帮助患者树立战胜疾病的信心。

第一节　结肠、直肠及肛管的解剖生理

一、结肠解剖

结肠分为盲肠、升结肠、横结肠、降结肠和乙状结肠。成人结肠全长120～200cm(平均约150cm)。升结肠和降结肠前面和两侧有腹膜覆盖为腹膜间位器官,横结肠和乙状结肠全部由腹膜包裹为腹膜内位器官。升结肠与横结肠交界处称肝曲;横结肠与降结肠交界处称脾曲。在回肠进入盲肠处,黏膜和环肌折叠形成回盲瓣,回盲瓣具有括约功能,它可防止结肠内容物反流及控制小肠食糜残渣过快进入结肠,由于它的存在,结肠梗阻时易发展为闭袢性肠梗阻。乙状结肠在成人平均长约40cm,在第三骶椎水平处与直肠连接,盲肠和乙状结肠为腹膜内位器官,故有一定的活动度,其长度过长时,易发生扭转。结肠壁由外向内分为浆膜层、肌层、黏膜下层和黏膜层。结肠带、结肠袋和脂肪垂是结肠的三个解剖标志。

结肠的血液供应来自两部分:右半结肠由肠系膜上动脉所供应,分出回结肠动脉、右结肠动脉和中结肠动脉;左半结肠由肠系膜下动脉所供应,分出左结肠动脉和数支乙状结肠动脉。静脉与同名动脉伴行,其血液分别经肠系膜上静脉和肠系膜下静脉汇入门静脉。结肠的淋巴回盲部最多,乙状结肠次之,降结肠最少,分为闭内丛、中间丛和闭外丛,其中闭外丛淋巴结沿结肠动脉排列,又可分为结肠上淋巴结、结肠旁淋巴结、中间淋巴结和中央淋巴结,中央淋巴结位于结肠系膜根部及肠系膜上、下动脉的周围,最后淋巴液引流至腹主动脉周围腹腔淋巴结。结肠的淋巴液不仅流向结肠动脉根部的淋巴结,且与邻近动脉弓附近的淋巴结相沟通,故行结肠癌根治术时,应将该部位结肠动脉所供应的整段肠管及其系膜一并切除。

二、直肠肛管解剖

直肠是大肠的末端,上起于第三骶椎平面接乙状结肠,沿骶前向下至尾骨平面连接肛管,向

前形成约90°的弯曲，直肠长12～15cm，分为上段直肠和下段直肠，两者以腹膜返折为界，前面的腹膜返折成直肠膀胱陷凹或直肠子宫陷凹。直肠下端黏膜形成8～10个隆起的纵形皱襞，称肛柱。相邻两柱基底间的半月形皱襞，称肛瓣。肛瓣与肛柱之间的直肠黏膜形成的袋状小窝，称肛窦。其窦口向上，深3～5mm，窦底有肛腺开口。窦内容易积存粪屑，常易引发肛窦炎。

肛管上起自齿状线，下至肛门缘，长约1.5～2cm。其上部为移行上皮，下部为鳞状上皮。平时环绕肛管周围的肛管内、外括约肌呈环状收缩状态封闭肛门。

齿状线为直肠与肛管的交界线，由肛瓣和肛柱下端组成，该线呈齿状，肛管与肛柱连接的部位，有三角形的乳头状隆起，称为肛乳头（图33-1）。肛垫位于直肠、肛管结合处，亦称直肠肛管移行区（痔区）。该区为一环状、约1.5cm宽的海绵状组织带，富含血管、结缔组织及与平滑肌纤维相混合的纤维肌性组织（Treitz肌）。Treitz肌呈网络状结构缠绕直肠静脉丛，构成一个支持性框架，将肛垫固定于内括约肌上。肛垫似一胶垫协助括约肌封闭肛门。

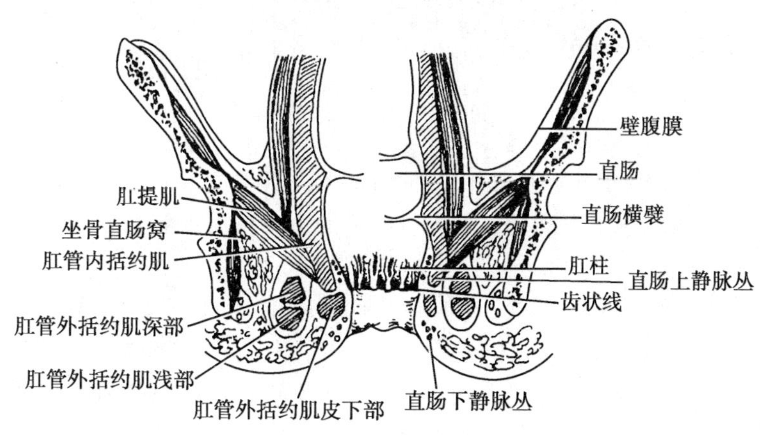

图33-1　直肠肛管纵剖面

齿状线在解剖和临床上均有重要意义，其上下的血液供应、淋巴引流、神经支配都不相同：①齿状线以上为直肠黏膜，血液由直肠上、下动脉供应；直肠上静脉丛血液经肠系膜下静脉回流入门静脉；淋巴引流主要入腹主动脉周围或髂内淋巴结；受自主神经支配，无痛觉，而有温度觉和触觉。②齿状线以下为肛管皮肤，血液由肛管动脉供应；直肠下静脉丛的血液经髂内静脉流入下腔静脉；淋巴引流主要入腹股沟淋巴结及髂外淋巴结；受脊神经系统的阴部内神经支配，其痛觉异常敏感。两个静脉丛壁薄而无瓣膜，易扩张形成痔。

直肠内层环肌延伸至直肠下端增厚，构成肛管内括约肌，属不随意肌。肛管直肠外括约肌分皮下部、浅部和深部，为随意肌，对控制大便排泄起主要作用。皮下部围绕肛管下端，切断不致引起肛门失禁。这样在肛管内括约肌与外括约肌皮下部之间，直肠指诊时可触及有环行浅沟，称白线。由外括约肌深部、耻骨直肠肌、肛管内括约肌和直肠外层纵肌纤维组成一个肌环，称肛管直肠环（图33-2）。

肛管直肠环是由肛管内括约肌、直肠壁纵肌的下部、肛管外括约肌的深部和邻近的部分肛提肌（耻骨直肠肌）纤维共同组成的肌环，绕过肛管和直肠分界处，在直肠指诊时可清楚扪到。此环是括约肛管的重要结构，如手术时不慎完全切断，可引起大便失禁。

直肠肛管周围有数个间隙，是感染的常见部位。在肛提肌以上的间隙有：①骨盆直肠间隙，在直肠两侧，左右各一；②直肠后间隙，在骶骨与直肠之间。在肛提肌以下的间隙有：①坐骨肛管间隙，在肛管两侧，左右各一；②肛门周围间

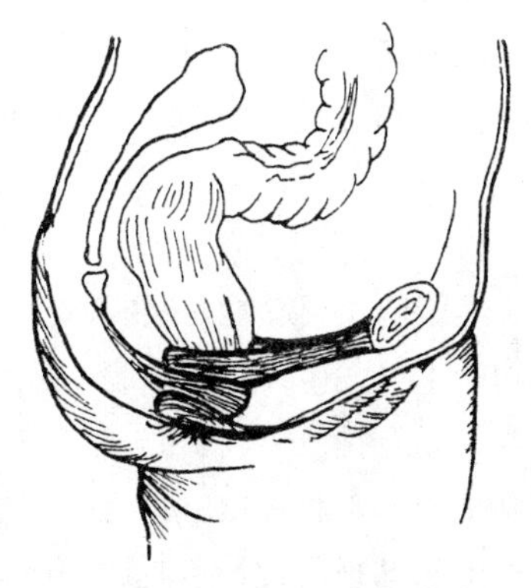

图33-2　肛门括约肌

隙，位于坐骨肛管横膈与肛门周围皮肤之间。这些间隙内充满脂肪和疏松结缔组织，是感染的常见部位（图33-3）。

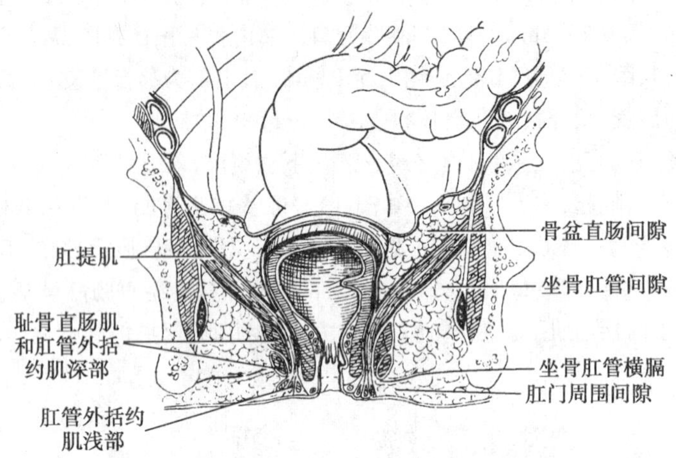

图33-3　直肠肛管周围间隙

齿状线以上的供应动脉主要来自肠系膜下动脉的终末支——直肠上动脉，其次为来自髂内动脉的直肠下动脉和骶正中动脉。齿状线以下的血液供应为肛管动脉。它们之间有丰富的吻合。

直肠肛管有两个静脉丛。直肠上静脉丛，位于齿线以上的直肠黏膜下层内，汇成分支后穿过直肠壁，集成直肠上静脉，经肠系膜下静脉注入门静脉。直肠下静脉丛位于齿状线下方，在直肠、肛管的外侧汇集成直肠下静脉和肛管静脉，分别通过髂内静脉和阴部内静脉回流到下腔静脉。

直肠肛管的淋巴引流亦是以齿状线为界分上、下两组。上组在齿状线以上，有三个引流方向：向上沿直肠上动脉到肠系膜下动脉旁淋巴结，这是直肠最主要的淋巴引流途径；向两侧经直肠下动脉旁淋巴结引流到盆腔侧壁的髂内淋巴结；向下穿过肛提肌至坐骨肛管间隙，沿肛管动脉、阴部内动脉旁淋巴结到达髂内淋巴结。下组在齿状线以下，有两个引流方向：向下外经会阴及大腿内侧皮下注入腹股沟淋巴结，然后到髂外淋巴结；向周围穿过坐骨直肠间隙沿闭孔动脉旁引流到髂内淋巴结。上、下组淋巴网有吻合支，因此，直肠癌有时可转移到腹股沟淋巴结。

以齿状线为界，齿状线以上由交感神经和副交感神经支配，交感神经纤维来自T_{11}～L_2脊髓神经，经腹下神经丛与副交感神经（S_2、S_3、S_4）相连，分布至直肠止于齿状线，骶前神经损伤可以使精囊、前列腺失去收缩力，不能射精。交感神经能抑制直肠蠕动，并使肛门内括约肌收缩，副交感神经能加强直肠蠕动、促进分泌和内括约肌松弛。第2～4骶神经的副交感神经形成盆神经后分布在直肠、膀胱和阴茎海绵体，支配排尿和阴茎勃起，也叫勃起神经，在盆腔手术时要注意避免损伤。齿状线以下主要由阴部内神经支配，主要的分支有肛直肠下神经、前括约肌神经、会阴神经和肛管神经，肛直肠下神经的感觉纤维异常敏感，故肛管的皮肤非常敏感。

三、结、直肠的生理功能

结肠的主要功能是吸收水分，储存和转运粪便，也能吸收葡萄糖、电解质和部分胆汁酸。吸收功能主要发生于右侧结肠。

直肠有排便、吸收和分泌功能。可吸收少量的水、盐、葡萄糖和一部分药物，也能分泌黏液以利排便。直肠和肛管均有排便的功能，粪便储存于乙状结肠内，当粪便积累到一定数量后，结肠产生蠕动把粪便推进直肠，直肠内压力增高，骨盆神经丛发出冲动，完成排便。直肠下端是排便反射的主要发生部位，是排便功能中的重要环节，在直肠手术时应予以足够的重视。

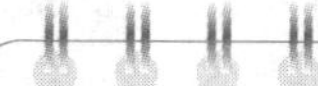

第二节　结肠、直肠及肛管检查方法

一、常见检查体位

患者的体位对直肠、肛管疾病的检查很重要，体位不当可能引起疼痛或遗漏疾病，选择检查体位的原则是患者易于接受及可耐受检查，检查部位光线充足，视野显露良好（图 33-4）。

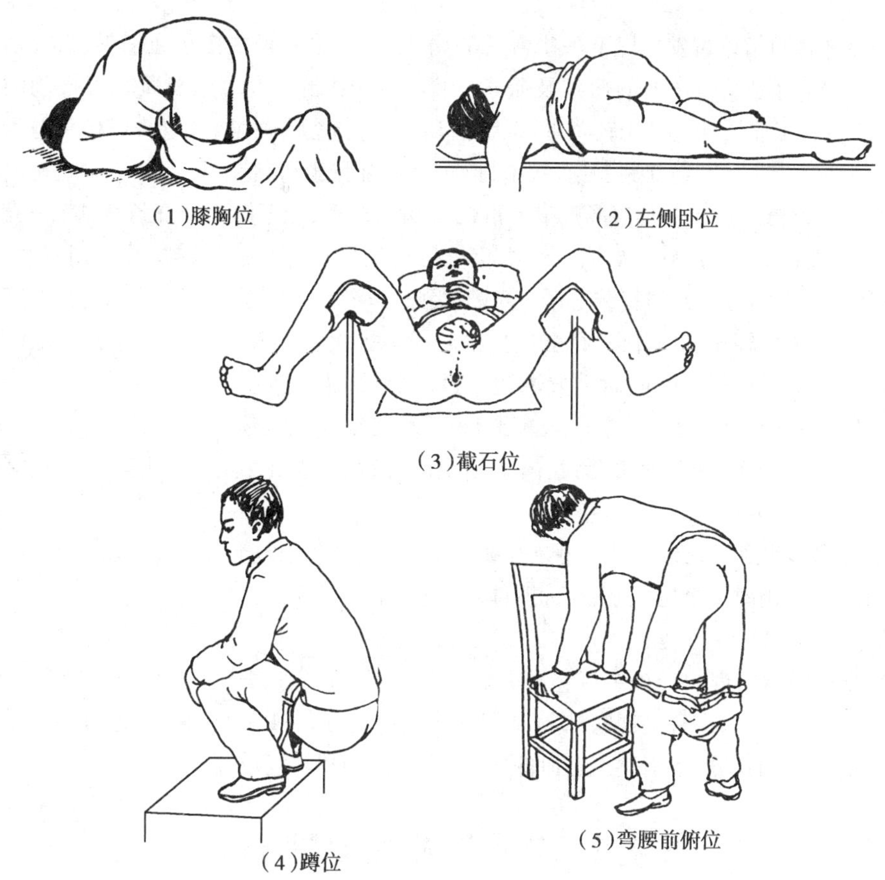

(1)膝胸位　(2)左侧卧位　(3)截石位　(4)蹲位　(5)弯腰前俯位

图 33-4　直肠肛管检查体位

1. 膝胸位　此检查体位最常用。患者双膝跪于检查床上，头胸部紧贴床面，臀部抬高，两膝略分开。是检查直肠肛管的常用体位，肛门部显露清楚，肛镜、直肠镜易于插入。

2. 左侧卧位　多用于老年、体弱者。患者左侧卧位，左下肢略屈，右下肢屈曲贴近腹部。

3. 截石位　直肠肛管手术常用此体位。仰卧屈起下肢并抬高外展，同时髋膝关节屈曲。此体位患者舒适，但要求有特殊检查床。

4. 蹲位　排大便姿势，用于检查内痔、脱肛和直肠息肉等。蹲位时直肠肛管承受压力最大，可使直肠下降 1～2cm，尤其用于内痔或脱肛。

5. 弯腰前俯位　双下肢略分开站立，身体前倾，双手扶于支撑物上，该方法是肛门视诊最常见体位。

二、检查方法

1. 肛门视诊　用两手分开臀沟，嘱患者用力屏气或取蹲位，观察肛门及周围有无脱出物、瘘口、脓肿、脓性便迹、外痔、疣、肛裂等。肛瘘可见瘘管外口或肛周沾有粪便或脓性分泌物；血栓

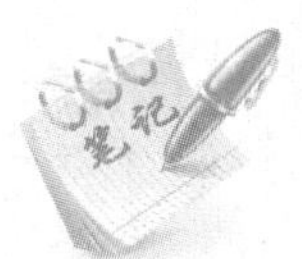

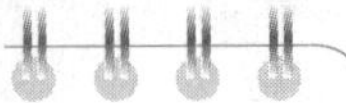

性外痔可见紫蓝色的肿块；肛裂在肛管后正中处可见条形溃疡；肛周脓肿可见到炎性肿块。

2. 肛管直肠指诊　是肛管直肠疾病重要的检查法，对及早发现肛管、直肠癌意义重大，如有肛裂、肛管周围感染应暂缓检查。

（1）指诊的方法：先戴好手套或指套，并涂上润滑剂，首先进行肛门周围检查，将示指指腹接触肛管，然后将示指缓缓伸入。检查肛管直肠壁有无触痛、波动、肿块及狭窄，触及肿块时要确定大小、形状、位置、硬度及能否推动。女性患者应注意直肠前壁的子宫颈，男性患者在前壁距肛缘4～5cm处可以触及前列腺。退指观察指套有无血迹、黏液、脓液，若有脓血，应行纤维结肠镜检查。

（2）经肛直肠指诊可发现以下一些常见的病变：内痔柔软触之变小或消失，血栓后有时有触痛、出血；肛瘘可触及内口处的瘢痕及条索状的瘘管；直肠息肉可触及质软可推动的圆形肿块，可呈分叶状；腺瘤质地稍硬，有蒂、乳头状、活动，有时指套有血液；肛管直肠癌可触及高低不平的硬结、溃疡、菜花状肿物，肠腔可有狭窄，指套上常有脓血和黏液。

3. 肛门镜检查　用于低位直肠病变和肛门疾病的检查，能了解低位直肠癌、痔、肛瘘等疾病的情况，还可进行简单的治疗，如取活组织检查等。如果局部炎症、肛裂、月经期应暂缓检查。多取膝胸卧位，右手持肛镜，拇指顶芯子，肛镜头涂擦润滑剂。左手分开臀沟，用肛镜头轻压肛门片刻，待肛门括约肌松弛再缓慢推入。先朝脐孔方向，通过肛门后改向后上方进镜，将肛镜全部推进后拔出芯子。然后调好灯光，边退边看。观察黏膜有无充血、出血、溃疡、糜烂、松弛等，有无息肉、肿块，肠腔内有无积血，齿线处有无乳头肥大、内痔、肛瘘内口。

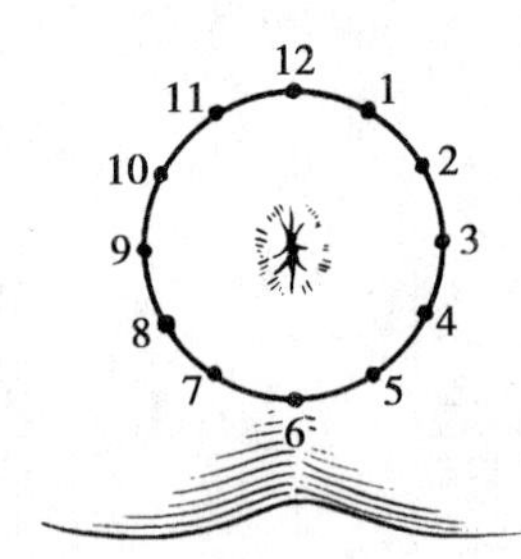

图33-5　肛门检查的时钟定位（截石位）

4. 肛门周围病变的记录方法　视诊、直肠指诊和肛门镜检查的病变部位，一般用时钟定位记录，并标明体位，比如截石位7点或者膝胸位1点（图33-5）。

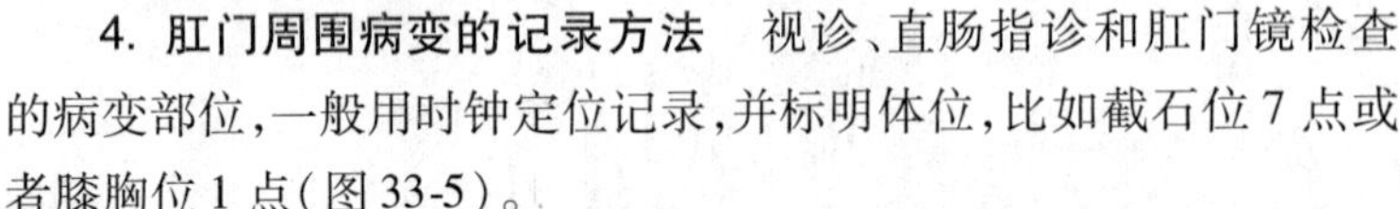

5. 纤维结肠镜检查　纤维结肠镜可以行结肠和直肠检查，具有极高的诊断价值。肉眼直接观察结肠腔内黏膜表面情况，可以病理取材，也可用于治疗结直肠病变，如肠内息肉切除、下消化道出血的止血、乙状结肠扭转复位等。

第三节　先天性巨结肠

先天性巨结肠（congenital megacolon）是结肠远端及直肠壁神经节细胞缺如的肠道先天性发育畸形，其发病率仅次于先天性直肠肛管畸形，约1/5000～1/2000，以男性多见，男女比例为4∶1。研究认为先天性巨结肠的发生与多基因遗传缺陷有关，系胚胎时因病毒感染或代谢紊乱、中毒等产生运动神经元发育障碍，使远端肠道肠壁肌间神经丛中神经节细胞缺如，导致远端肠管持续性痉挛、狭窄，近端肠管继发性扩张、肥厚。根据无神经节细胞肠段长短不同，先天性巨结肠可分为长段型和短段型（图33-6）。

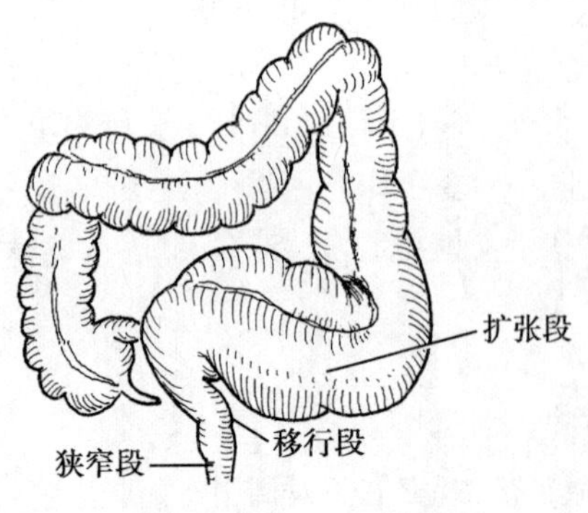

图33-6　先天性巨结肠

（一）临床表现

本病临床特点是顽固性便秘和逐渐加重的腹胀，表现为慢性不完全性结肠梗阻。

1. 便秘　多数病例生后胎便排出延迟，顽固性便秘腹胀，痉挛段越长，出现便秘症状越早越严重，痉挛段不太长者，经直肠指检扩肛或温盐水灌肠后可排出大量胎粪及气体而症状缓解。痉挛段较长者，梗阻症

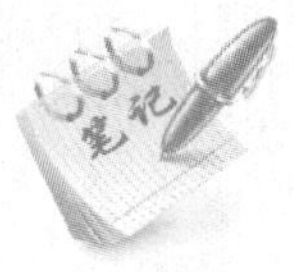

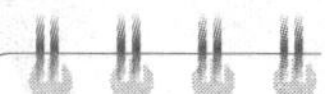

状多不易缓解，有时需急症手术治疗。

2. 腹胀、呕吐　粪便淤积使结肠肥厚扩张，腹部有时可见巨大的肠型和蠕动波。

3. 包块　体检时可在左下腹触及粪性包块；直肠指诊可见直肠壶腹部空虚，退出手指时扩张结肠内粪便和气体大量排出。

4. 营养不良及发育迟缓　随着患儿年龄增长，可出现全身营养不良等症状，患儿生长发育明显落后于同龄正常儿。

出生后最初2个月是并发症的多发阶段，患儿可出现水电解质代谢紊乱、急性小肠结肠炎、肠穿孔等并发症而危及生命。

（二）诊断

根据病史和临床表现多可作出诊断。在诊断时还须了解病变部位和程度，故应作如下检查。

1. X线检查　①腹部平片：可见充气扩张结肠影显示结肠梗阻；②钡剂灌肠造影：可见到典型的痉挛肠段和扩张肠段，排钡功能差，若24小时后仍有钡残留是先天性巨结肠的有力证据。

2. 直肠测压检查　可了解肛管是否有正常松弛反射（正常直肠内压为12cmH_2O左右），可诊断先天性巨结肠和鉴别其他原因引起的便秘。

3. 直肠黏膜下层组织化学检查　采用此法对其进行染色，可见乙酸胆碱酶阳性的神经纤维。

4. 病理组织学检查　病变肠段黏膜下及肌层组织活检见不到神经节细胞。

（三）治疗

先天性巨结肠多以手术治疗为主。

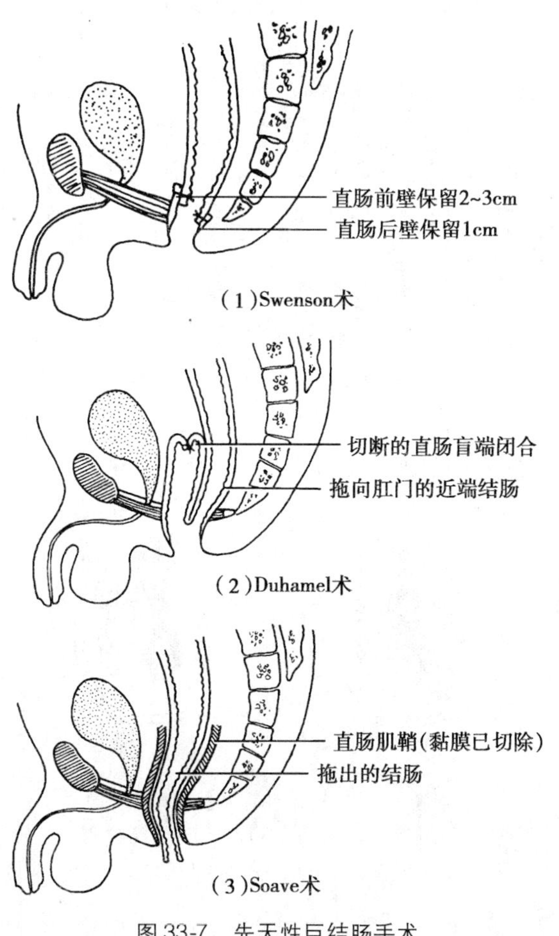

图33-7　先天性巨结肠手术

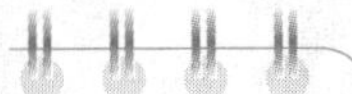

1. 非手术治疗　包括扩肛、甘油栓、盐水灌肠、缓泻药。适用于全身情况不良患儿、超短段型病例及出生不足半年的新生儿等。

2. 手术治疗　原则是切除神经节细胞缺如的肠段及继发扩张、肥厚、神经节细胞变性的肠段，解除功能性肠梗阻，行正常结肠与直肠肛管吻合。常用手术有三种（图 33-7）：

（1）Swenson 术：切除病变肠段，直肠远端保留前壁 2cm 和后壁 1cm，自肛门翻出，结肠由翻出的直肠内拉出，行结肠直肠斜形吻合术。

（2）Duhamel 术：切除病变结肠，保留直肠，远切端闭锁。正常结肠自直肠后拖出，将直肠后壁与结肠前壁行侧侧吻合。也可以用钳夹的方法使肠壁坏死脱落，结、直肠自然愈合。

（3）Soave 术：切除病变结肠，剥除直肠黏膜。结肠经直肠肌鞘内拖出，断端黏膜与肛管黏膜吻合术。

第四节　先天性直肠肛管畸形

先天性直肠肛管畸形（congenital anorectal malformation）是胚胎发育后期肠发育障碍的结果，占消化道畸形的首位，是小儿肛肠外科常见病、多发病，国内的调查资料表明发病率约为 1∶4000，男女发病无差异。临床约有 50% 先天性直肠肛管畸形伴有直肠与泌尿生殖系之间的瘘管形成。因直肠闭锁盲端或狭窄与瘘管位置各异，形成不同的畸形。

（一）分类

分类方法很多，仅介绍两种分类法。

1. 按直肠盲端与肛提肌的相对位置分类（1984 年世界小儿外科医师会议制定 Wingspread 分类法）　直肠盲端位于肛提肌以上者为高位畸形；直肠盲端位于肛提肌中间或稍下者为中间位畸形；直肠盲端位于肛提肌以下者为低位畸形。

（1）高位畸形：①肛管直肠发育不全（包括闭锁或合并直肠尿道、前列腺、阴道或子宫瘘）；②直肠闭锁、肛管存在。

（2）中间位畸形：①无瘘的肛管发育不全；②合并直肠前庭、阴道、尿道球部瘘。

（3）低位畸形：①肛管狭窄（包括肛膜闭锁）；②合并肛管前庭瘘、皮肤瘘。

2. 四型分类法（图 33-8）

第一型（肛门直肠狭窄）：肛门、肛管或直肠末端管状或环状狭窄。

第二型（肛门膜样闭锁）：胚胎期肛门膜未破裂或仅有一个小孔。

第三型（肛门闭锁）：肛门、肛管、直肠下段闭锁。这种类型多合并有直肠与膀胱、尿道、子宫、阴道瘘管相通。

第四型（直肠闭锁）：直肠下段闭锁，肛管与肛门正常。

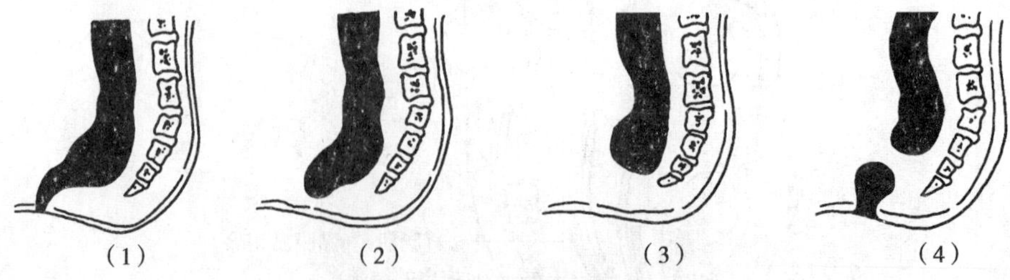

图 33-8　先天性直肠肛管畸形

（1）肛管直肠狭窄；（2）肛管膜样闭锁；（3）肛门闭锁；（4）直肠闭锁（肛门正常）

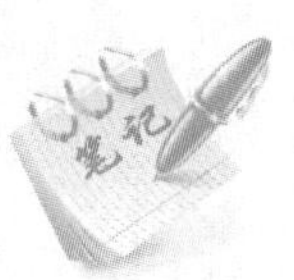

（二）临床表现

1. 新生儿出生后检查正常位置无肛门，易于发现。

2. 不伴有瘘或伴有狭小瘘管的病例，出生不久即表现为无胎粪排出，腹胀，呕吐等肠梗阻的表现。

3. 有肛门直肠狭窄或伴有瘘管的病例，可在几周、几个月甚至更长时间后才出现排便困难、便秘、粪石形成，继发巨结肠等慢性肠梗阻症状。

（三）诊断

根据以下几方面进行诊断：

1. 生后无胎粪，检查肛门即可证实。

2. 若肛管正常，直肠闭锁，指诊多可确诊。

3. 合并瘘管病例，详细检查会阴部，阴道口有无粪便，或尿液混浊、排尿含气等。必要时可作瘘管造影予以证实。

4. 为确定畸形类型，明确直肠盲端的位置，可在出生 12 小时后行倒立侧位 X 线平片（摄片前倒悬患儿 2～3 分钟）。

（四）治疗

目的是重建具有正常控制排便功能的肛门，方法和时间的选择根据畸形类型和合并瘘管情况而定。

1. 肛管直肠闭锁或合并细小瘘管，早期出现排便困难，应在生后立即手术。

2. 低位畸形的治疗，如肛门或直肠下段轻度狭窄，采用扩张术多能恢复正常功能。肛门膜样闭锁，仅需切除肛膜。肛管闭锁可经会阴游离直肠盲端，行肛管成形术。

3. 高位畸形可采用经腹、会阴肛门或后矢状切口入路行肛门直肠成形术。手术原则：①游离盲端与皮肤缝合；②合并瘘管须切除修复；③肛门直肠成形。如因患儿条件暂不宜做成形术，可先行暂时性结肠造瘘术，待 6～12 个月时施行肛门直肠成形术，术后 3 个月关闭造瘘口。

第五节 直肠息肉

直肠息肉（rectal polyp）是泛指从直肠黏膜突出肠腔的隆起性病变。直肠是息肉的多发部位，常合并有结肠息肉。除幼年型息肉外，其他直肠息肉多发生于 40 岁以上，年龄越大，发生率越高。

（一）病理

大体分为：①腺瘤性息肉，最为常见，包括管状、绒毛状及管状绒毛状腺瘤；②幼年型息肉（又称先天性息肉），多发生于 5～10 岁儿童，多数小于 1cm，单个；③炎性息肉（又称继发性息肉），是继发于各种肠道炎症的黏膜增生，最多见于溃疡性结肠炎，常为多发，较小，无蒂，癌变机会少；④绒毛状腺瘤（又称乳头状腺瘤），表面呈绒毛状，触之有海绵状感觉，较少见，常发生于成年人，腺瘤直径大于 2cm 者，约半数癌变；⑤家族性腺瘤性息肉病（又称遗传性多发性息肉），是一种常染色体显性遗传性疾病，结、直肠内常满布大小不等的息肉，广基或带蒂，癌变倾向很大。

（二）临床表现

小息肉一般无症状，息肉增大可出现以下症状：

1. **肠道刺激症状** 腹泻或排便次数增多，继发感染者可出现黏液脓血便。

2. **便血** 间断性便血，血染于粪便之外，高位者粪便中混有血，直肠下段者粪便外附有血，出血量多者为鲜血或血块。

3. **息肉脱出** 若息肉位置低，排便时可脱出肛门外，呈鲜红色，樱桃状，便后多能自行回缩。

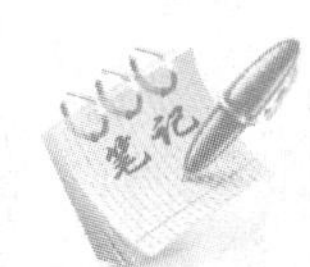

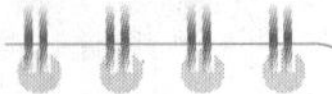

4. 肠梗阻及肠套叠　以盲肠息肉多见。

（三）诊断

直肠息肉患者常因排便有鲜血、黏液便或便后有肿物脱出肛门外而就诊；大肠息肉发生在直肠中下段，直肠指检可以触及；发生在乙状结肠的纤维结肠镜检查即可确认。必要时取活组织检查以确诊其病理性质，决定治疗方案。

（四）治疗

直肠息肉的治疗主要是外科手术，切除标本送病理检查。

1. 内镜下电灼或冷冻切除　对带蒂良性息肉，可经内镜放圈套器套住蒂部予以电灼切除；对儿童型低位直肠息肉可采用冷冻、电灼基部切除或采用掐断摘除。

2. 手术切除

（1）经肛门切除：位置较低的息肉，用肛门镜或扩肛器扩开肛门，在蒂部切断取出，残端贯穿缝扎。广基息肉应切除包括息肉周围的黏膜，缝合创面。绒毛状腺瘤，切线距腺瘤缘不少于1cm。

（2）肛门镜下显微手术切除：适用于直肠上段的腺瘤。经肛插入显微手术用肛门镜，通过电视屏幕，镜下切除息肉。

（3）开腹手术：适用于内镜下难以切除、位置较高的癌变息肉或直径大于2cm的广基息肉。

第六节　肛　　裂

肛裂（anal fissure）是齿状线以下的肛管皮肤全层裂伤后所形成的慢性溃疡。与肛管纵轴平行，呈梭形或椭圆形，大小0.5～1.0cm。好发于青壮年男性，多在截石位6时和12时处。

（一）病因和病理

病因尚不清楚，与多种因素有关。在解剖上肛门外括约肌浅部在肛管后部形成的肛尾韧带较坚硬、固定、弹性差，且排便时肛管后壁承受的压力最大，因此长期便秘，大便干燥，排便用力过猛是造成肛管皮肤撕裂的直接原因。肛窦炎可向肛管皮下蔓延，使肛管皮肤更易裂伤或形成脓肿破溃。这样，肛管皮肤反复损伤而达全层，继发感染，形成溃疡。

急性肛裂可见裂口边缘整齐，底浅，呈红色。慢性肛裂因反复发作，底深不整齐，质硬，边缘增厚纤维化、肉芽灰白；肛裂基底灰白，裂口上端齿线上有乳头肥大，下端为一突出肛门外的袋状皮垂，又称“前哨痔”（图33-9）。肛裂、“前哨痔”、乳头肥大常同时存在，称为肛裂“三联症”，为慢性肛裂的典型表现。

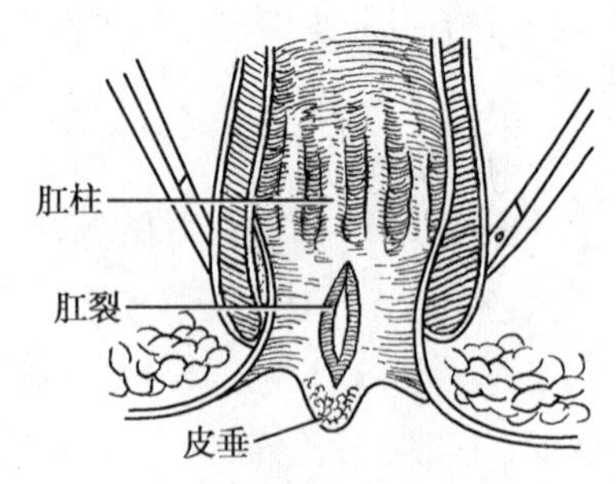

图33-9　肛裂

（二）临床表现

疼痛、便秘和出血为肛裂典型临床表现。

1. 疼痛　是肛裂的主要症状，排便时粪块冲击溃疡面的神经末梢而剧烈疼痛，大便排出后缓解。然后肛门内括约肌痉挛，出现痉挛性疼痛，甚至可持续数小时，直至括约肌疲劳松弛而疼痛缓解，这种疼痛特点称为肛裂疼痛周期。

2. 出血　是肛裂的常见症状，可时有时无，量一般不多。往往是粪便干结滴鲜血，软便带鲜血，稀便手纸染鲜血。

3. 便秘　形成肛裂后又因疼痛恐惧排便，粪便更加干结，形成疼痛和便秘的恶性循环。

（三）诊断

肛裂具有典型的疼痛、便秘及出血的表现，肛门检查可以见到裂口、肛乳头肥大和“前哨痔”即可以确诊。但须与肛管上皮癌、结核性溃疡、克罗恩病、梅毒、软下疳等鉴别，宜取活组织做病

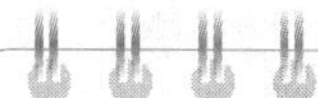

理检查予以证实。

（四）治疗

原则是软化大便，清洁创面，制止疼痛，解除括约肌痉挛，促使局部愈合。

1. 急性肛裂　主要采用非手术治疗：①指导患者饮食，多吃水果蔬菜等，纠正便秘；②口服缓泻剂，如液状石蜡、麻仁滋脾丸等，以软化大便；③1∶5000 高锰酸钾温水坐浴，创面可用 20% 硝酸银涂抹，以利肉芽生长；④可用 0.5% 利多卡因 10～15ml 局麻，患者侧卧位，先用示指扩肛后，逐渐再伸入中指，维持扩张 5 分钟，扩张后可解除括约肌痉挛，扩大创面，促进裂口愈合。

2. 慢性肛裂　主要采用手术治疗，行肛裂切除、内括约肌切断术。

（1）肛裂切除术：包括溃疡、肥大的肛乳头及"前哨痔"一并切除，还可切断外括约肌的皮下环肌纤维。创面不予缝合，术后保持排便通畅，热水坐浴和伤口换药。该法的优点是病变全部切除、创面宽大、便于肉芽组织从基底生长。但其缺点是创面较大、创口愈合缓慢。

（2）内括约肌切断术：肛裂疼痛的根源是内括约肌的痉挛性收缩。用 0.5% 的利多卡因局部浸润麻醉，在距离肛缘 1～1.5cm 做一切口，剪刀分离皮肤与内括约肌到齿状线，切断内括约肌，将肥大的肛乳头及"前哨痔"一并切除。该术式治愈率高，但处理不当可以造成肛门失禁。

第七节　肛管直肠周围脓肿

肛管直肠周围脓肿（Perianorectal abscess）是指直肠肛管周围软组织或周围间隙的急性化脓性感染，并形成脓肿，是多种病菌的混合感染，常见致病菌是大肠杆菌、链球菌、结核杆菌及厌氧菌。脓肿处理不当，易转为慢性感染，并发肛瘘。脓肿是直肠肛管周围炎症急性期的表现，肛瘘是慢性期表现。

（一）病因和病理

肛管直肠周围脓肿多来自于肛窦感染，肛窦底部是肛腺的开口，肛窦感染很易延及肛腺；肛腺形成脓肿后可向上下蔓延至直肠肛管周围组织和间隙；少数继发于外伤或感染直接发生于间隙内并形成脓肿。脓肿向体表穿破后可形成肛瘘。肛管直肠周围脓肿按其部位分为肛门周围脓肿、坐骨肛管间隙脓肿、骨盆直肠间隙脓肿。

（二）临床表现

其共同症状为肛周持续性疼痛和全身中毒症状。由于脓肿部位不同，又各有不同特点。

1. 肛门周围脓肿　最常见类型，局部具有浅部软组织化脓性感染的典型表现，以肛周持续性跳痛为主要症状。由于脓肿表浅，全身症状不明显。脓肿形成后有波动感，可穿刺确诊。

2. 坐骨肛管间隙脓肿　又称坐骨直肠陷窝脓肿。因坐骨肛管间隙位于肛提肌以下，范围较大，故形成脓肿大而深。局部红肿、压痛、双臀不对称，有时出现排尿困难。有发热，畏寒等全身症状。局部触诊或直肠指诊患侧肛管上方局部隆起，触痛，脓肿形成后有波动感，穿刺可抽出脓液。

3. 骨盆直肠间隙脓肿　较前两者少见。该间隙位置深，范围大，因而全身感染中毒症状重而局部症状不明显。肛门坠痛，里急后重，排尿不畅。直肠指诊可在直肠壁上触及有压痛和波动感的肿块。

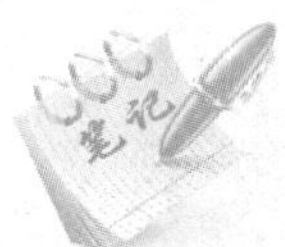

（三）治疗

1. 非手术治疗　适用于初期脓肿尚未形成。①抗生素治疗：选用对革兰阴性杆菌有效的抗

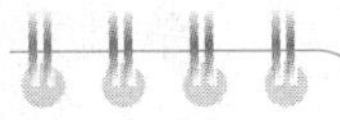

生素；②温水或1∶5000的高锰酸钾坐浴；③局部理疗；④调节饮食、防止便秘、保持肛周皮肤清洁，口服缓泻剂或液状石蜡以减轻排便时疼痛。

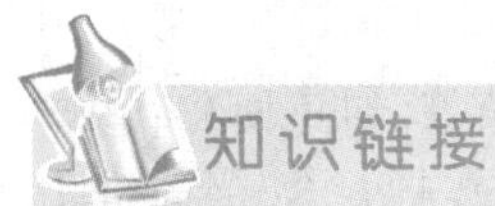

坐　　浴

坐浴是肛管直肠疾病治疗和康复的重要手段，是利用水的热效应使局部血管扩张，促进血液及淋巴液循环，改善周围组织营养。通常使用浓度为1∶5000的高锰酸钾溶液，浴液中可以加入甲硝唑或中草药以起到温经通络、行气活血、祛湿散寒、消炎止痛等效果。所以坐浴广泛用于肛门直肠部位的术后、痔疮、局部炎症、慢性前列腺炎等疾病。

水温以38～42℃为宜，坐浴时间在15～20分钟，每天1～2次；缝合性伤口一般清洗即可，不宜长时间坐浴。患有股癣、湿疹、肛门瘙痒症者忌用热水坐浴。

2. 手术治疗　脓肿形成需及早手术切开引流，手术的关键是保证引流畅通，其方法因脓肿部位不同而异。

（1）肛门周围脓肿：在波动最明显处作肛管口放射状切开引流，不需要填塞，以保证引流通畅。

（2）坐骨肛管间隙脓肿：在腰麻或骶管麻醉下进行，在距肛缘3～5cm处作弧形切口，用手指进入脓腔内分开间隔，应置管或放置油纱布条引流。

（3）骨盆直肠间隙脓肿：在腰麻或全麻下进行，先行脓肿穿刺定位，在距肛缘2～5cm处作切口，在穿刺针引导下作切开，通过坐骨肛管间隙，穿破肛提肌，用止血钳穿入脓腔或用手指分开脓肿间隔，置管引流；或经直肠壁切开，置入软胶管引流。

第八节　肛　　瘘

肛瘘(anal fistula)是肛管或直肠下部与肛周皮肤相通的肉芽肿性管道，由内口、瘘管和外口组成。多数肛瘘起源于肛管直肠周围化脓性感染，少数为结核性，也可由肛管创伤感染所致。内口位于齿状线附近，外口位于肛周皮肤上，经久不愈。为肛管直肠常见病之一，多见于青壮年。

（一）分类

分类方法很多，介绍三种分类方法（图33-10）。

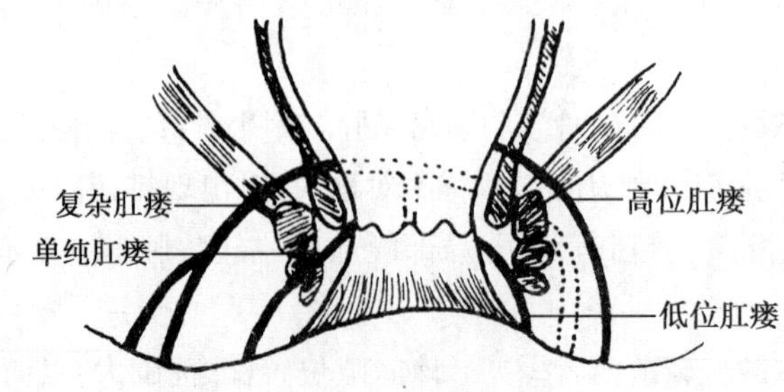

图33-10　肛瘘分类

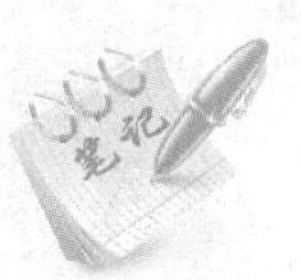

1. 根据瘘管数目分类　①单纯肛瘘：一个外口和一个内口，一个管道；②复杂肛瘘：一个内口，一个以上外口，管道有多个分支。

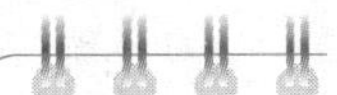

2. 根据瘘管位置的高低分类 ①低位肛瘘:瘘管位于外括约肌深部以下;②高位肛瘘:瘘管位于外括约肌深部以上。

3. 根据瘘管与括约肌关系分类 ①括约肌间瘘:约占70%,多为低位肛瘘,瘘管穿过内括约肌,外口常只有一个,距肛缘3~5cm;②经括约肌瘘:可为低位或高位肛瘘,约占25%,瘘管穿过内括约肌、外括约肌浅部和深部之间,外口常有多个,距肛缘约5cm;③括约肌上瘘:为高位肛瘘,占4%,瘘管向上穿过肛提肌,再向下穿过坐骨肛门陷窝在肛周远处皮肤穿出;④括约肌外瘘:最少见,仅占1%,瘘管穿过肛提肌与直肠相通,外口在肛周远处皮肤上(图33-11)。

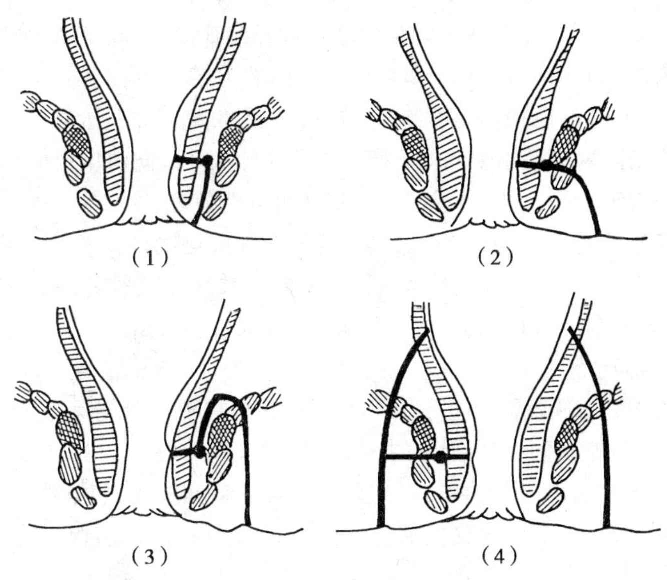

图33-11 肛瘘的四种解剖类型

(1)括约肌间瘘;(2)经括约肌瘘;(3)括约肌上瘘;(4)括约肌外瘘

(二)临床表现

主要症状是外口流出少量脓性、血性、黏液性分泌物为主要症状。局部皮肤受到刺激有瘙痒或形成湿疹。高位较大的瘘管还可有粪便及气体从外口排出,因瘘管位于肛管直肠环以上,不受括约肌限制。当外口愈合,瘘管中有脓肿形成时,可感到明显疼痛,同时可伴有发热、寒战、乏力等全身感染症状,脓肿穿破或切开引流后,症状缓解。上述表现反复发作,是肛瘘的临床特点。

(三)诊断

根据典型的临床表现,肛瘘的诊断并不困难,观察到外口和寻找到内口是诊断关键。

1. 肛门检查 检查时在肛周皮肤上可找到外口,呈乳头状突起或肉芽组织隆起,挤压时有少量脓性分泌物排出。

2. 直肠指检 可触及较硬的条索状瘘管,沿瘘管触摸可发现齿状线附近的内口。

肛瘘内口是病灶的原发部位,手术切除或切开内口是治愈肛瘘的关键。在直肠指检不能找到内口时可采用以下几种方法:①肛镜检查:直视下观察齿状线附近有分泌物的红肿的内口;②探针检查:先在肛门内插入手指,另一只手持探针以圆头由外口向管腔内轻轻探入,直到手指能摸到探针,切忌盲目用力,以造成假道;③染色检查:可用白干纱布填入肛管至直肠下端,由外口注入亚甲蓝溶液1~2ml,然后抽出纱布,观察纱布条染色部位,以判断内口位置。必要时碘油造影检查,显示瘘管部位及走向。

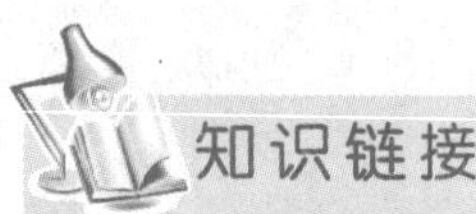

Goodsall 规律

肛瘘外口的数目及形状与肛门的位置有一定的关系，在肛门中间（冠状面）划一横线，若外口在横线后方，瘘管常是弯型，且内口常在肛管后正中处；若外口在线前方，瘘管常是直型，内口常在附近的肛窦上。外口数目越多，距离肛缘越远，肛瘘越复杂。

（四）治疗

肛瘘不能自愈，必须采取手术方法切除病灶或敞开瘘管，暴露创面使其愈合，这是肛瘘处理的原则。手术前确定内口的位置和瘘管与肛门括约肌的关系，是手术成功的关键。手术时完全切除，防止复发，避免因括约肌损伤而引起的肛门失禁，是肛瘘手术的要点。

1. 肛瘘切开或切除术　适用于低位肛瘘。先用探针从外口向内口穿出，沿探针切开或切除瘘管，敞开创面，坐浴换药至愈合。低位复杂性肛瘘可分期处理。

2. 肛瘘挂线疗法　适用高位单纯性肛瘘或者复杂性肛瘘的辅助治疗。此部位的肛瘘如果采用切开术就会引起肛门失禁。挂线疗法是挂线将瘘管敞开的过程中，被扎断的括约肌与周围组织不断产生粘连，肛周括约肌不会产生回缩失禁。该法具有操作简单、出血少、不用换药，不会造成肛门失禁的优点。

手术在骶管麻醉或局部麻醉下进行，用银质探针由外口沿瘘管缓缓探入，至内口伸出，将探针尖端用手指钩出肛门外，缚上一个消毒的橡皮筋或粗丝线（或药线）。再缓慢将探针由内口经瘘管退出外口，线也随之引出（图 33-12）。切开外口至内口间皮肤，将挂线嵌入皮肤切口之中，然后扎紧挂线，术后每日温水坐浴，更换敷料，使局部清洁，保持大便通畅，适当使用抗生素防治感染，隔日紧线 1 次，并注意松紧度适当。一般术后 10～14 日被扎组织割裂，挂线脱落而自愈。

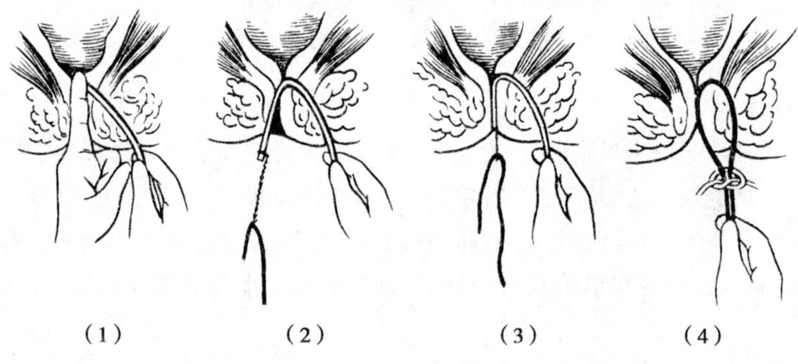

图 33-12　肛管挂线疗法

(1)用探针由瘘管外口探入内口，同时手指插入直肠或肛管内；(2)弯曲探针前端，把它拉至肛外，探针前端缚一丝线，并接上橡皮筋；(3)逐渐退出探针；(4)全部退出探针，使橡皮筋通过瘘管，提起拉紧，以线结扎之

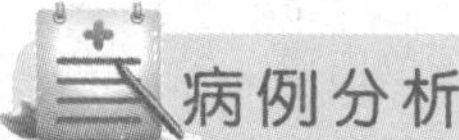

患者，男，52 岁，教师，因肛门周围皮肤瘙痒，内裤间断出现脓性分泌物 12 年就诊。平时无明显症状，但劳累、感冒时出现肛周皮下胀痛，数日后自破溃口有脓血流出，此次再次发作而就诊。查体：肛诊可见肛周有瘘口，有脓血流出。

问题：1. 该患者最可能的诊断是什么？

2. 其治疗方法是什么？

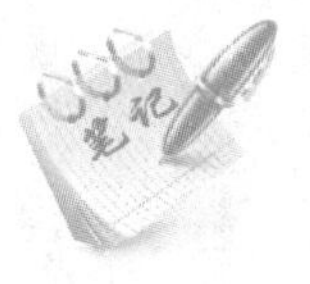

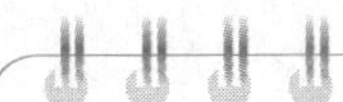

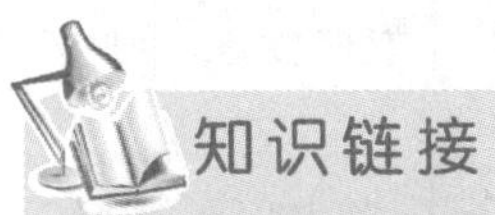

肛周瘙痒

肛周瘙痒可能是接触了某些过敏的物品或食用一些刺激性的食物，如海鲜、辛辣食物等；痔疮、肛瘘等肛门部位的疾病；蛲虫等一些寄生虫；长时间的穿紧身衣裤或吸汗功能不强的内衣，都是导致肛门周围瘙痒的常见原因。

肛门瘙痒症是一种常见的局限性神经功能障碍性皮肤病，一般只限于肛门周围，有的可蔓延到会阴，外阴或阴囊后方。倘若长期搔抓、迁延不愈，造成皮肤粗糙增厚，形成肛门皲裂，甚至合并感染。

预防和治疗肛门瘙痒症，首先要治疗肛门部位的相关疾病；清淡饮食，不吃辛辣刺激食物、海鲜类食物、禁烟酒。不抓挠、刺激患处，忌用碱性洗剂，穿棉质内裤，减少摩擦。保持肛门局部清洁，便后或临睡前宜用温开水清洗肛门，可适量使用痱子粉等，保持肛门皮肤清爽干燥。

第九节　痔

痔(hemorrhoid)是最常见的肛管直肠疾病，是指直肠下段黏膜下和肛管皮下静脉丛淤血、扩大、曲张而形成的静脉团。任何年龄皆可发生，但随年龄增长而发病增多、病变加重。

内痔(internal hemorrhoid)是肛垫的支持结构、静脉丛及动静脉吻合支发生病理性改变或移位。外痔(external hemorrhoid)是齿状线远侧皮下静脉丛的病理性扩张或血栓形成。内痔通过丰富的静脉丛吻合支和相应部位的外痔相互融合为混合痔(mixed hemorrhoid)。

(一) 病因

痔的形成可能与多因素有关，尚未完全清楚。目前公认的主要有以下因素：

1. 解剖因素　齿状线上直肠上静脉丛属门静脉系统，无静脉瓣；直肠上、下静脉丛相互汇合，且静脉丛管壁薄、位置浅；末端直肠黏膜下组织松弛，上述因素都容易使静脉丛血液淤积和扩张。

2. 肛垫增生和下移　肛垫是肛管上部黏膜下层的纤维肌性组织，位于肛管的右前、右后及左侧，即截石位的3、7、11时处，三个区域凸向肛管内，起到闭锁肛管、控制排便的作用。由于局部组织慢性损伤或感染变性，腹内压增高等，肌纤维和结缔组织弹性下降使肛垫滑脱，向内下移位形成痔。

3. 诱发因素　任何导致腹内压长期增高的因素(如长期的坐立、便秘、妊娠、腹水、前列腺肥大等)或门静脉高压，也可使静脉丛内压力升高，回流受阻，使静脉淤血扩张成痔。另外，年老体弱或慢性疾病引起营养不良使局部组织萎缩；长期饮酒及食大量辛辣刺激性食物可使局部充血加重而发生痔。

(二) 分类和病理

按解剖部位痔可分为三类。

1. 内痔　是直肠上静脉丛曲张形成的静脉团，位于齿状线以上，表面覆盖直肠黏膜，好发部位为截石位3、7、11时处。内痔分为四度：①Ⅰ度，无明显自觉症状，排便时带血，无痔脱出；②Ⅱ度，常有便血，排便时痔块脱出肛门外，便后可自行回纳；③Ⅲ度，痔块脱出肛门后不能自行回纳，需用手还纳；④Ⅳ度，痔块长期脱出，不能回纳或还纳后又脱出。

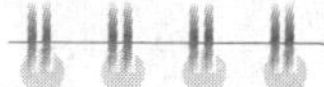

2. 外痔　位于齿状线以下，是由肛管皮肤覆盖曲张的浅表静脉团块。分为血栓性、静脉曲张性、结缔组织性、炎性，其中血栓性外痔会出现明显的疼痛。

3. 混合痔　内痔通过丰富的静脉丛吻合支和相应部位的外痔相互融合或者内痔在黏膜下滑脱成为混合痔。位于齿状线上下，表面覆盖直肠黏膜和肛管皮肤，具有内、外痔共同特点。内痔发展到Ⅲ度以上多形成混合痔。当痔块脱出肛门外被痉挛的括约肌嵌顿而形成嵌顿性痔或绞窄性痔（图33-13）。

（三）临床表现

主要为出血和痔块脱出。

1. 便血　是内痔或混合痔的早期症状，常在便时或便后出现间歇性无痛性鲜血便，量不多，可自行停止。偶有较大量出血，甚至喷射状。长期便血，可致贫血。

2. 痔核脱出　见于第Ⅱ、Ⅲ、Ⅳ度内痔或混合痔。若脱出的痔块未能及时复位，引起炎性水肿，刺激肛门括约肌痉挛，形成内痔嵌顿和血栓形成或绞窄。

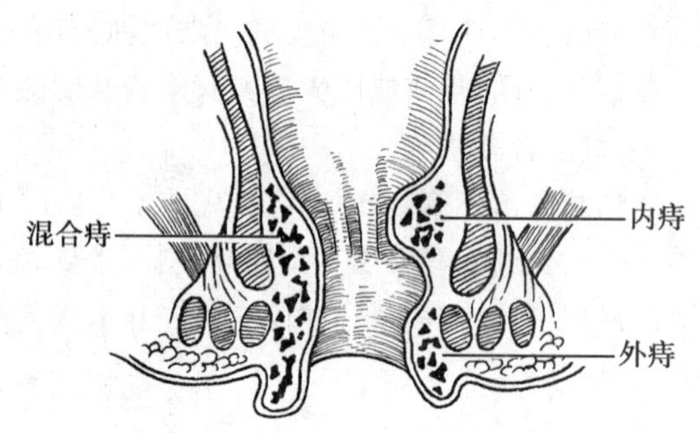

图33-13　痔的分类

3. 疼痛　单纯内痔无疼痛，当内痔黏膜继发感染或发生嵌顿绞窄时出现。

4. 瘙痒　Ⅱ度以上内痔，由于内痔脱出，肛门括约肌松弛，直肠分泌的黏液流出而刺激肛周皮肤，引起瘙痒，有的发生皮肤湿疹。

（四）诊断

根据病史、临床表现和痔的检查，诊断并不困难，但应与直肠癌、直肠息肉、溃疡性结肠炎等鉴别。

痔的检查应按视诊、直肠指诊和肛门镜检查等顺序进行。如血栓性外痔位于齿状线以下肛管，呈暗紫色长圆形肿块，质硬，触痛明显。内痔或混合痔脱出时痔块常呈暗紫色，有时可见出血点，柔软。Ⅰ度痔核肛门视诊不能看到，Ⅱ、Ⅲ、Ⅳ度痔核可见，不能脱出的痔核则需肛镜才能看到，可见齿状线上黏膜呈结节状隆起，截石位3、7、11时处最明显，为红色或暗红色，易出血，柔软，无触痛。

（五）治疗

治疗应遵循三个原则：①无症状的痔无须治疗；②有症状的痔重在减轻或消除症状，而非根治；③以保守治疗为主。

1. 一般治疗　早期痔宜多饮水，调理饮食，多吃蔬菜；便秘者服用缓泻剂以软化大便，便后热水坐浴。局部可用消炎止痛类油膏或栓剂，兼润滑和消炎作用。内痔脱出应立即手法复位；发生嵌顿应立即先行高锰酸钾温水坐浴，当括约肌松弛后将其回纳；若水肿明显或有部分坏死，可用50%硫酸镁溶液或抗生素液持续湿热敷，待水肿、炎症消退后复位。

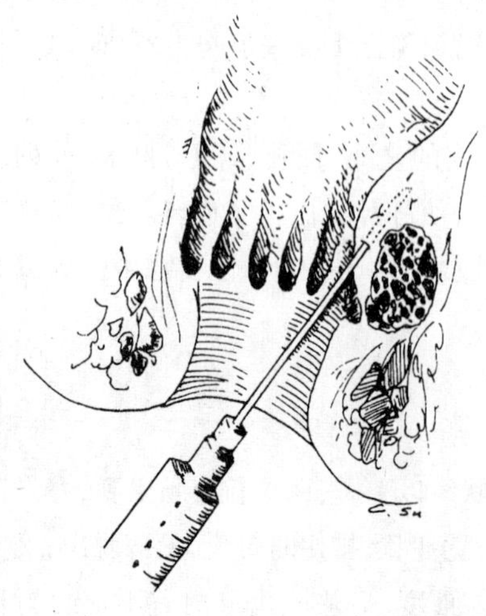

图33-14　痔核注射法

2. 内痔栓塞疗法　适用于Ⅰ、Ⅱ度内痔并出血。

（1）注射疗法（图33-14）：将药液注入黏膜下痔静脉丛周围组织内，使其周围产生无菌性炎症反应，致局部血管闭塞，痔块纤维性硬化萎缩。常用的硬化剂有5%苯酚植物油、5%鱼肝油酸钠、5%盐酸奎宁尿素水溶液、4%明矾水溶液等，忌用腐蚀性药物。每次注射1～2个痔块，每个痔块注射1～2ml，可在1周后重复。

（2）物理性疗法：①冷冻疗法，是用液态氮

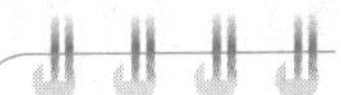

(-196℃)通过探头与痔块接触2~3分钟,使冻结的痔块坏死脱落;②激光光凝治疗,痔块经激光点射后,整个痔块立即变苍白、萎缩、上覆痂皮,7~10天脱落,黏膜愈合。

3. 胶圈套扎法 适用于Ⅰ、Ⅱ、Ⅲ度内痔。借助器械将小乳胶圈套入痔核根部,利用胶圈的紧缩力,阻断痔核的血液供应,使之缺血坏死脱落。

将乳胶圈套在一把止血钳的根部,用此钳夹住痔核基底部,用另一把止血钳夹住乳胶圈的一侧,将乳胶圈拉长绕过痔核上端套扎在痔核基底部即可。Ⅰ度痔核可以一次套扎,Ⅱ、Ⅲ度痔核应分2~3次套扎,间隔3周(图33-15)。

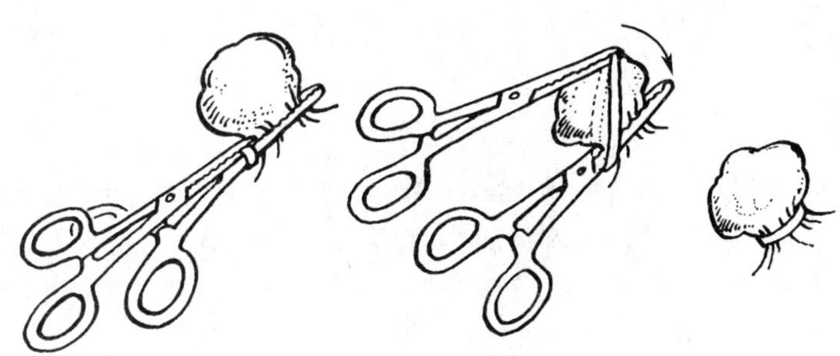

图33-15 痔核结扎

4. 手术治疗 适用于经非手术治疗无效,痔块脱出较重的病例。手术的目的是摘除痔块和曲张的静脉、切除感染的肛窦。术后均须注意坐浴,保持大便通畅,预防感染等。

(1)痔单纯切除术:适用于Ⅱ、Ⅲ度内痔和混合痔。可在骶麻或局麻下进行。显露痔块后作与肛缘垂直的梭形切口,切开皮肤及黏膜将痔核分离,直至显露肛管括约肌。肠线缝合黏膜,肛管皮肤切口不缝合,创面用凡士林纱布填塞。嵌顿痔也可用同样方法急诊切除

(2)吻合器痔上黏膜环切术(procedure for prolapse and hemorrhoids,PPH):该方法主要适用于Ⅲ、Ⅳ度内痔,环形痔和部分非手术治疗失败的Ⅱ度内痔。主要方法是通过管状吻合器环行切除距离齿状线2cm以上的直肠黏膜2~4cm,使下移的肛垫上移固定(图33-16)。该方法具有疼痛轻、恢复快、手术时间短的优点。

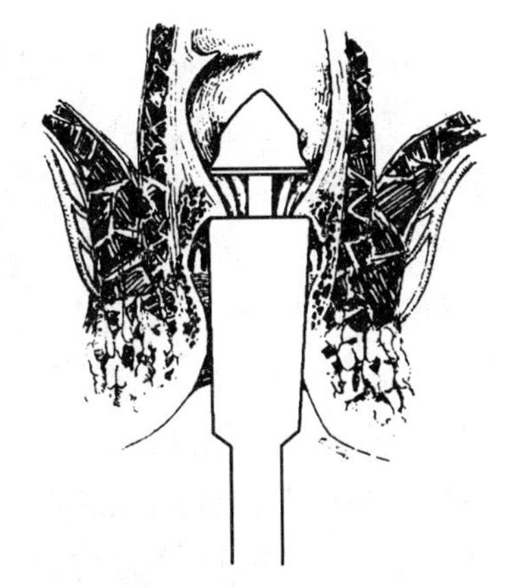

图33-16 吻合器痔上黏膜环切术

(3)外痔血栓取出术:适用于血栓性外痔引起剧痛者。在局麻下作放射状切口,取出血栓后伤口开放,经常换药至伤口愈合。

知识拓展

痔上黏膜环形切除钉合术(PPH)

1. PPH适应证 环状脱垂的Ⅲ、Ⅳ度内痔,反复出血的Ⅱ度内痔。

2. 操作方法

(1)采用椎管内麻醉或全麻。取膝胸卧位或截石位。

(2)在扩肛器引导下置入透明肛镜并固定,充分显露痔上黏膜。

(3)根据病变情况,在肛镜缝扎器的显露下,于齿状线上2.5~4.5cm作荷包缝合,一般以3~7针。

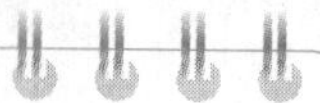

(4) 旋开圆形吻合器至最大位置，将钉钻头导入并使之置于荷包线之上，将荷包线收紧并打结。

(5) 适度牵拉荷包线，同时旋紧吻合器，将圆形吻合器送入肛门直至4cm刻度处。

(6) 击发吻合器，松开手柄，静待30秒。将吻合器旋开1/2～3/4圈后移出，检查切除黏膜的完整性。

(7) 仔细检查吻合口，遇有活动性出血的部位用可吸收线缝扎止血。

(8) 术后应注意防治出血、坠胀、肛门狭窄、感染等并发症。

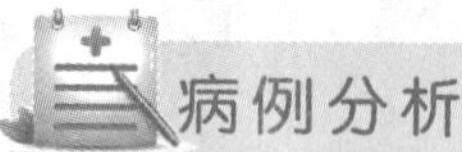

病例分析

患者，男，48岁，主因间断便血9年，此次便血后肿块不能还纳而入院。患者9年来常于饮酒或食用辛辣食物后出现大便带血，数日后消失，一年前开始大便时肛内有肿块脱出，有时需要用手推回。

问题：1. 该患者检查方法及诊断是什么？

2. 治疗方法是什么？

第十节 结肠癌

结肠癌（colon cancer）是胃肠道常见的恶性肿瘤。近年来，我国的结肠癌发病率呈明显上升且有高于直肠癌的趋势，发病年龄逐渐老龄化，以41～65岁发病率高。好发部位依次为乙状结肠、回盲部、升结肠、降结肠和横结肠。

（一）病因

近年来，随着分子生物学技术的发展，同时存在的分子事件基因表达亦渐被认识，明确癌的发生发展是一个多步骤、多阶段及多基因参与的细胞遗传性疾病。

1. 癌前疾病 ①腺瘤：目前国内外研究认为结肠癌约半数来自腺瘤的癌变；②溃疡性结肠炎：特别是长期慢性溃疡性结肠炎，由于肠黏膜反复破坏和修复，因而癌变率随病史的延长而增高，其病变程度及范围也与癌变相关。

2. 膳食和运动 如过多的动物脂肪及动物蛋白饮食，缺少新鲜蔬菜水果及纤维素食品，缺乏适度的体力活动，使肠的蠕动功能下降，肠道菌群发生变化，肠道中胆酸和胆盐含量增多等，其结果都会引起或加重肠黏膜的损害。

3. 遗传 如遗传性非息肉性结肠癌的错配修复基因突变携带者的家族成员，应视为结肠癌的一组高危人群；家族性肠息肉病，已被公认为癌前期疾病；结肠腺瘤、溃疡性结肠炎以及结肠血吸虫病肉芽肿，与结肠癌也有较密切的关系。

（二）病理与分期

1. 大体形态分型

(1) 肿块型：肿瘤向肠腔内生长，易发生溃疡、出血、继发感染和坏死，恶性程度低，转移较晚。好发于右侧结肠，特别是盲肠。

(2) 浸润型：沿肠壁浸润，容易引起肠腔狭窄和肠梗阻，多发生于左侧结肠。

(3) 溃疡型：其特点是向肠壁深层生长并向周围浸润，易发生出血、感染和穿孔，转移早，恶性程度高，是结肠癌常见类型（图33-17）。

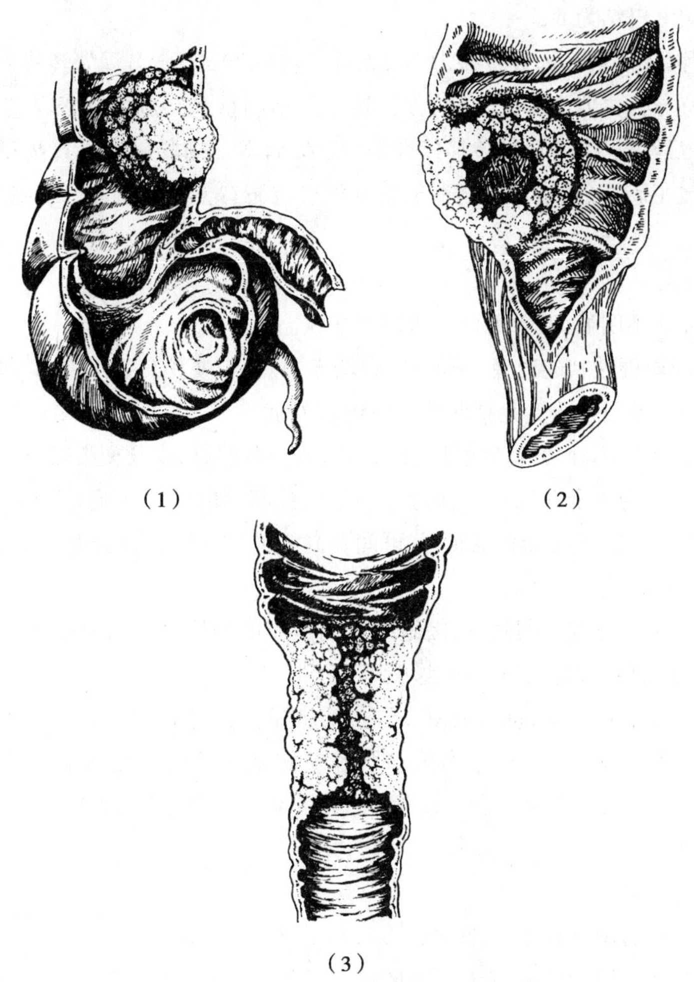

图 33-17　结肠癌大体形态分型

（1）肿块型；（2）溃疡型；（3）浸润型

2. 组织学分型

（1）腺癌：约 3/4 的结肠癌是腺癌，腺癌细胞排列成腺管状或腺泡状。

（2）黏液癌：又称作印戒细胞癌，癌细胞分泌黏液，在细胞内可将细胞核挤到一边，分化程度低，预后较腺癌差。

（3）未分化癌：癌细胞体积小，形状与排列不规则，浸润明显。分化程度很低，预后最差。

3. 病理分期　目前多采用改良的 Dukes 法。

（1）A 期：癌仅局限于肠壁内。又分为三个亚期，即 A_0 期，癌局限于黏膜内；A_1 期，穿透黏膜达黏膜下层；A_2 期，累及黏膜肌层但未穿透浆膜。

（2）B 期：癌穿透肠壁侵及浆膜或（和）浆膜外，但无淋巴结转移。

（3）C 期：癌穿透肠壁且有淋巴结转移。又分为两个亚期，即 C_1 期，淋巴结转移仅限于癌肿附近如结肠壁及结肠旁淋巴结；C_2 期，肠系膜淋巴结转移，包括系膜根部淋巴结转移。

（4）D 期：已有远处转移或腹腔转移，或广泛侵及邻近脏器无法切除者。

4. TNM 分期法

T 代表原发肿瘤，T_x 为无法估计原发肿瘤。无原发肿瘤为 T_0；原位癌为 Tis；肿瘤侵及黏膜肌层与黏膜下层为 T_1；侵及固有肌层为 T_2；穿透肌层至浆膜下为 T_3；穿透脏腹膜或侵及其他脏器或组织为 T_4。

N 为区域淋巴结，N_X 无法估计淋巴结；无淋巴结转移为 N_0；转移区域淋巴结 1～3 个为 N_1；4

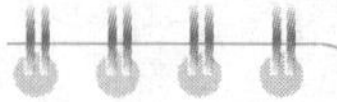

个及4个以上区域淋巴结为N_2。

M为远处转移，无法估计远处转移为M_x；无远处转移为M_0；凡有远处转移为M_1。

结肠癌的转移方式主要为淋巴转移，首先转移到结肠壁和结肠旁淋巴结，然后到肠系膜血管周围和肠系膜根部淋巴结。血行转移依次是肝、肺、骨等。结肠癌也可直接浸润到邻近器官，如乙状结肠癌常侵犯膀胱、子宫、输尿管，横结肠癌可侵犯胃壁。脱落的癌细胞也可于腹膜种植转移。

（三）临床表现

结肠癌早期症状不明显，发展后可出现以下症状。

1. 排便习惯和粪便性状的改变　排便次数增多、腹泻与便秘交替出现、粪便不成形、黏液便或黏液脓血便等。排便习惯改变是结肠癌患者的首发症状。

2. 腹痛　多为定位不确切的持续性隐痛、不适或腹胀感，出现肠梗阻时可以表现为绞痛。

3. 肠梗阻表现　为不全性或完全性低位肠梗阻症状，如腹胀，腹痛（胀痛或绞痛），便秘或便闭。体检可见腹隆、肠型、局部有压痛，并可闻及高亢的肠鸣音。部分左侧结肠癌患者以急性完全性结肠梗阻为首发症状。

4. 腹部包块　为瘤体或与网膜、周围组织浸润粘连的肿块，质硬、形状不规则，可随肠管有一定的活动度，晚期时肿瘤浸润较深，肿块可固定。

5. 全身症状　患者可出现贫血、消瘦、乏力、低热等。晚期还可出现肝大、黄疸、水肿、腹水、锁骨上淋巴结肿大及恶病质等。由于右侧结肠和左侧结肠癌病理类型不同，临床表现也有区别。一般右侧结肠癌的临床表现以全身症状、贫血和腹部肿块为主，而左侧结肠癌则以排便习惯改变、肠梗阻、便血为主。

（四）诊断

结肠癌早期诊断的难点在于早期症状多较轻或不明显，易被忽视。为了做到早期诊断，应重视对高危人群和怀疑为结肠癌患者的监测。凡40岁以上有以下任何一种表现者应视为高危人群：①直系亲属有结直肠癌病史；②有癌症史或肠道有癌前病变；③大便隐血试验持续阳性；④具有以下五项中的两项以上者：黏液血便、慢性腹泻、慢性便秘、慢性阑尾炎史及精神创伤史。

辅助检查方法：①钡剂灌肠或气钡双重对比造影及乙状结肠镜或纤维结肠镜检查，有助于明确诊断；②腹部B超、CT对了解腹内肿块和肿大淋巴结、肝内转移灶均有帮助；③血清癌胚抗原（CEA）值约60%患者高于正常，对检测诊断结肠癌无特异性，结肠肿瘤彻底切除后可恢复到正常值，复发前数周可以升高，因此对了解肿瘤的预后、疗效的观察和复发有一定帮助；④大便隐血试验。

（五）治疗

治疗原则是以手术切除为主的综合治疗。

1. 手术治疗

（1）术前准备：术前肠道准备十分重要，主要方法是：术前2日进流质饮食，并发肠梗阻时，应禁食、禁饮、补液、胃肠减压；口服肠道抗菌药物（如新霉素、甲硝唑等）和缓泻剂（如蓖麻油、硫酸镁或番泻叶等）；术前晚及手术日晨作清洁灌肠。近年来采用甘露醇作肠道准备，口服后可吸收肠道内水分，促使肠道蠕动，使患者腹泻而达到清洁肠道的目的，但肠梗阻、年老、体弱及心、肾功能不全者禁用。

（2）结肠癌根治性手术：切除范围包括肿瘤所在肠袢及其系膜和区域淋巴结（图33-18）。适用于Dukes A、B、C期患者。

1）右半结肠切除术：适用于盲肠、升结肠、结肠肝曲的癌肿。切除范围包括右半横结肠、升

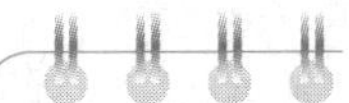

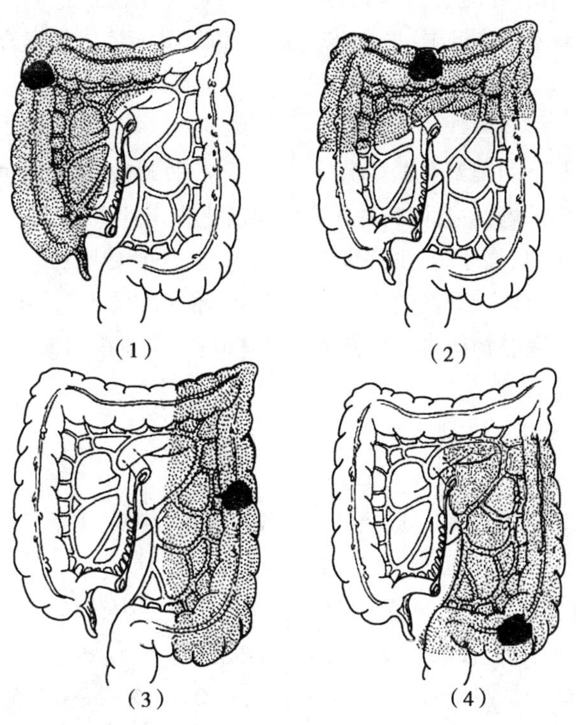

图 33-18　各部位结肠癌的根治切除范围
(1)右侧结肠癌切除范围;(2)横结肠癌切除范围;
(3)左侧结肠癌切除范围;(4)乙状结肠癌切除范围

结肠、盲肠和末端回肠 15～20cm。对结肠肝曲癌应加切整个横结肠和胃网膜右动脉组淋巴结。

2) 横结肠切除术:适用于横结肠癌,切除范围包括结肠肝曲和脾曲的全部横结肠及胃结肠韧带的淋巴结组。

3) 左半结肠切除术:适用于结肠脾曲、降结肠癌。切除范围包括横结肠左半、降结肠及部分或全部乙状结肠。

4) 乙状结肠癌根治术:切除范围包括全部乙状结肠和全部降结肠或部分降结肠及部分直肠。

(3) 结肠癌合并急性肠梗阻的手术:结肠癌合并急性肠梗阻时应在进行胃肠减压、补液纠正电解质紊乱和酸碱失衡等适当准备后,尽早行手术治疗。右半结肠癌可行右半结肠癌切除一期回结肠吻合术。若患者情况不允许可先行盲肠造瘘术解除梗阻,二期癌肿根治术。若癌肿不能切除,可切断末段回肠,行近切端回肠横结肠端侧吻合,远切端回肠断端造口术。左半结肠癌并发急性肠梗阻时,应在梗阻近侧作横结肠造瘘,在肠道条件允许时做二期癌肿根治术。对于不能切除者,则行姑息结肠造瘘。

2. 化学药物治疗　辅助化疗用于根治术后,Dukes B、C 期结肠癌的综合治疗。化学治疗配合根治性手术,可提高 5 年生存率。目前,常用的化疗方案均以氟尿嘧啶为基础用药。最常用静脉化疗,也可经肛门用氟尿嘧啶栓剂或乳剂用药的方法,以减轻化疗的全身毒性。还有经口服、动脉局部灌注及腔内给药等方法。

第十一节　直　肠　癌

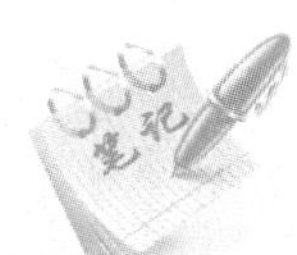

直肠癌(carcinoma of rectum)是消化道最常见的恶性肿瘤之一。在我国直肠癌有以下流

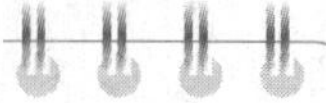

行病学特点:直肠癌比结肠癌的发病率高,约1.5∶1;近年来有些地区结肠癌的发病率增高,结肠癌与直肠癌发病率比已接近1∶1;青年人直肠癌发病年龄逐渐增高,低位直肠癌占直肠癌的60%～75%。

(一) 病因

病因不明,但已知与下列因素有关:①直肠慢性炎症的刺激:如血吸虫病、慢性溃疡性结肠炎患者发病率较高;②癌前病变:息肉病的恶变倾向已是肯定的事实,如家族性息肉病和绒毛状腺瘤癌变率最高;③高蛋白、高脂肪、少纤维素膳食:脂肪、肉食使胆汁分泌增加和肠道内细菌组成的改变,胆酸、胆盐生成增多,被肠道厌氧菌分解为不饱和的多环烃、甲基胆蒽,少纤维素食物在肠道停留时间长,所含致癌物质与肠黏膜接触时间也长;④遗传因素:抑癌基因突变和遗传不稳定性导致大肠癌的易感人群。

(二) 病理

1. 大体分型

(1) 溃疡型:多见,占50%以上,形状呈圆形或卵圆形,中央凹陷,深入肌层并向四周浸润。早期可形成溃疡,易出血,分化程度低,转移较早。

(2) 肿块型(菜花型):肿块向肠腔突出生长,向周围浸润少,预后较好。

(3) 浸润型:沿肠壁浸润,使肠管周径缩小而形成狭窄,转移早而预后差。

2. 组织学分类　腺癌占75%～85%;黏液腺癌占10%～20%;未分化癌易侵入小血管和淋巴管而预后最差;其他有印戒细胞癌、鳞状细胞癌等。

3. 扩散和转移

(1) 直接浸润:癌肿在肠壁内扩展多环绕肠腔蔓延,沿肠管长轴扩展者少;晚期可穿透肠壁向盆腔浸润,累及盆腔内脏器,如膀胱、内生殖器等。

(2) 淋巴转移:为主要扩散途径。向上沿直肠上动脉、肠系膜下动脉及腹主动脉周围淋巴管转移,一般不向下转移;当正常的淋巴流向受阻时,可逆向转移至较原发部位更低的淋巴结。直肠下端癌肿可向两侧转移至髂内淋巴结或腹股沟淋巴结。

(3) 血行转移:肿瘤可经门静脉转移至肝,也可由髂静脉转移至肺、骨和脑等。手术时应注意无瘤操作,以防术中血性转移。

4. 分期

(1) 按1991年《中国常见恶性肿瘤诊治规范》建议采用Dukes分期法:A期:癌肿局限于直肠壁,未超出浆肌层。B期:癌肿穿透直肠全层,无淋巴结转移。C期:癌肿累及直肠周围组织,伴有淋巴结转移,其中C_1期伴有肠旁及肠系膜淋巴结转移,C_2期伴有肠系膜根部淋巴结转移,尚能根治术切除。D期:癌肿已远处转移,或局部广泛浸润或淋巴结广泛转移,不能根治性切除。

(2) 我国大肠癌协作组分期(1984年):A_1期:癌肿局限于黏膜层;A_2期:癌肿侵及黏膜下层;A_3期:癌肿侵犯肠壁肌层。将Dukes C_1、C_2期合并为C期。其他与Dukes分期法相同。

(三) 临床表现

早期直肠癌的临床特征主要为排便习惯改变和便血,但往往不被人重视。至癌肿增大,发生溃疡或感染时,可出现较明显症状。

1. 排便异常　直肠刺激症状,如排便次数增多,肛门下坠感,里急后重等;大便变细、变扁。待癌肿表面破溃继发感染时,大便表面带血、黏液或脓血便。切勿误认为肠炎或痢疾。

2. 肠梗阻征象　癌肿可使肠腔狭窄,出现腹胀、阵发性腹痛、肠鸣音亢进、排便困难。晚期可发生完全梗阻。

3. 其他　癌肿侵犯周围组织器官,可出现相应症状,如排尿困难,尿频、尿痛等;女性

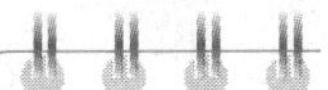

如侵犯阴道后壁可出现阴道流血；肝转移者可出现肝大，腹水、黄疸、贫血、消瘦，甚至恶病质等表现。

（四）诊断

结合病史、体检、影像学及内镜检查，直肠癌诊断准确率达95%。为了早期诊断直肠癌，必须重视对有大便习惯改变和便血等高危人群的筛查工作，初步筛查性检查为大便潜血检查，阳性者再作进一步的直肠指诊、肛门镜或乙状结肠镜检查。

1. 直肠指诊　是诊断直肠癌最重要的方法，具有简便、易行、较准确的优点。在我国由于低位直肠癌所占的比例高，癌肿靠指诊即可发现。指诊可检查出癌肿部位、大小、距肛缘的距离、固定程度、与周围组织的关系等。

2. 内镜检查　包括直肠镜、乙状结肠镜及纤维结肠镜检查。直肠指诊后应在直视下协助诊断，并取活组织做病理检查，以确定肿块性质。位于直肠中上段癌肿，当手指无法触到时宜采用乙状结肠镜或纤维结肠镜检查，并取活组织送病理检查。

3. 影像学检查　钡灌肠造影对直肠癌诊断价值不大，是结肠癌的重要检查方法；由于手术时有10%～15%的结、直肠癌同时存在肝转移，腹部B超或CT检查应作为常规，两者同时可发现有无腹腔淋巴结的肿大；腔内超声、超声内镜检查及MRI检查可显示癌肿在直肠壁内的浸润程度，对手术前的诊断和分期有重要价值。

4. 癌胚抗原（CEA）　目前公认CEA对结、直肠癌有诊断价值，但缺乏特异性。其水平高低与肿瘤进展程度有关，对监测预后和复发有重要意义。

（五）治疗

根治性手术乃是目前直肠癌主要治疗方法，同时给予化疗、放疗等辅助治疗，以加强手术治疗效果。

1. 手术治疗

（1）根治性手术：对无远处淋巴结转移或脏器转移的患者，又无其他禁忌者，应尽早施行直肠癌根治术。具体手术方式有：

1）腹会阴直肠癌根治术（Miles手术）：适用于腹膜返折以下的直肠下段癌。切除范围包括乙状结肠下部及其系膜、直肠全部、肠系膜下动脉和旁淋巴结、肛提肌、坐骨肛门陷窝内组织、肛管和肛周皮肤直径约5cm（图33-19）。乙状结肠近端拉出左下腹做永久性乙状结肠单腔造口。目前，也有利用股薄肌或臀大肌代替括约肌行原位肛门成形术，但疗效待肯定。

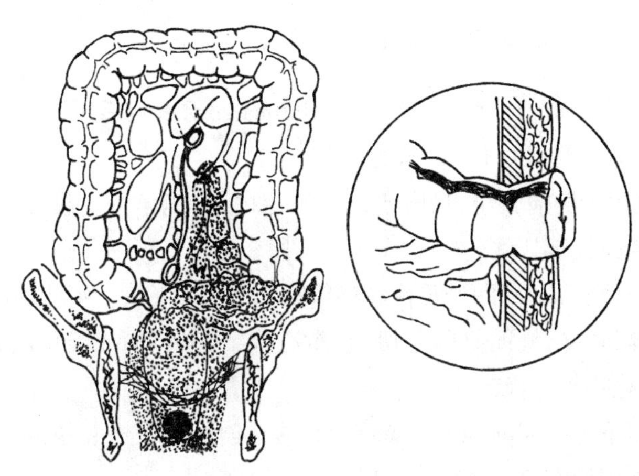

图33-19　Miles手术切除术范围

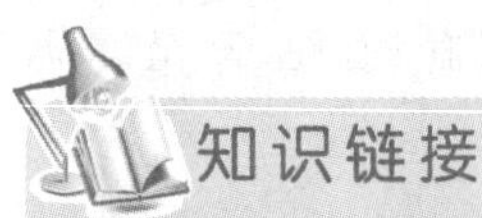

直肠癌永久性结肠造瘘

Miles 根治术最大优点是手术切除广泛，根治性高，但需行永久性结肠造瘘，给患者带来心理压力及生活的不便，做好肠造瘘的护理尤为重要。

选择适宜的造口袋覆盖造瘘口，到术后 48 ~72 小时才会有气体排出，这说明肠功能已恢复。当肛门袋内充满 1/3 的排泄物时，要及时更换清洗。

为了防止术后瘢痕挛缩引起的造口狭窄，在造口开放后予以开始扩肛，用戴手套的示指及中指涂液状石蜡缓慢插入造口，至腹壁肌层即可，于造口内停留 3 ~5 分钟，开始每天一次，一周后改为隔天一次，如果排便比较通畅则 3 ~4 天扩一次即可，持续半年以上。

饮食有规律，注意饮食卫生，防止消化不良和腹泻，养成定时排便习惯。少吃番薯、土豆、啤酒、汽水、洋葱、蒜、冷冻容易产气的食品。

2）经腹直肠前切除术（Dixon 手术）：适用于距齿状线 5cm 以上的直肠上段癌。此术式保留足够的直肠，行直肠与乙状结肠对端吻合。该术式是目前应用最多的直肠癌根治术。临床有更近距离直肠癌行 Dixon 手术报道，但原则要以根治性切除为前提，要求远端切缘距癌肿 2cm 以上。由于吻合器能完成直肠、肛管任何位置的吻合，随着吻合器技术发展和吻合器吻合法的广泛应用，使许多中、低位直肠癌患者避免了人工肛门（图 33-20）。

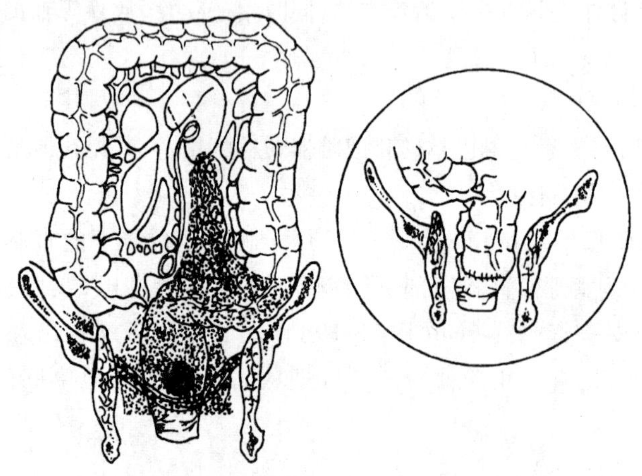

图 33-20　直肠癌切除（Dixon 手术）

3）经腹直肠癌切除、人工肛门、远端封闭手术（Hartmann 手术）：适用于年老、体弱等原因不能行 Miles 手术或急性梗阻不宜行 Dixon 手术的患者。

（2）局部切除术：适用于肿瘤较小，局限于黏膜下层内，组织学分化程度高的早期直肠癌。可经肛局部切除或骶后径路局部切除。

（3）姑息性手术：如癌肿局部浸润严重或转移广泛而无法根治时，为了缓解症状，减轻患者痛苦，可将癌肿肠段做局限切除，缝闭直肠远切端，作乙状结肠造口，或仅作乙状结肠造口。术后辅以放疗、介入治疗及化疗等综合治疗。

近年来兴起的腹腔镜下施行 Miles 和 Dixon 手术，具有创伤小、恢复快的优点，但对淋巴结清扫及周围被侵犯脏器处理尚有争议。

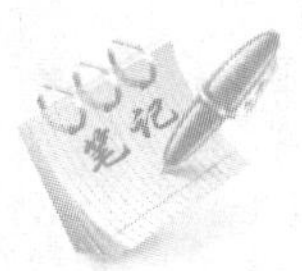

2. 化学治疗　目前方法较多，可选择应用。

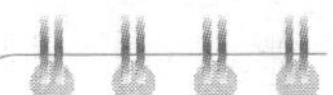

（1）给药途径：①经肛门灌注；②术中静脉分支置管；③静脉用药，是最普遍的化疗途径；④动脉灌注化疗等。

（2）药物：一般认为以选择氟尿嘧啶为主，配合其他药物联合化疗，如羟喜树碱、丝裂霉素、表柔比星、亚叶酸钙、铂类等。

3. 放射治疗　术前放疗可控制原发病灶，提高切除率。病理证实有淋巴转移，癌肿已明显浸润至直肠周围组织时，可用术后放疗以降低复发率。

4. 其他治疗　可采用生物治疗、免疫治疗、基因治疗及中药治疗等。还可采用电灼、温热、冷冻、激光等治疗方法。

病例分析

患者，女性，49岁，大便次数增加、带血3个月入院。3个月前无明显诱因，排便次数增多，3～6次/天，不成形，间断带暗红色血迹。有中、下腹痛，无明显腹胀及恶心呕吐。近来明显乏力，体重下降约4kg。为进一步诊治收入院。查体：体温37.2℃，脉搏78次/分，呼吸18次/分，血压120/80mmHg。右下腹似可及约4cm×8cm质韧包块，可推动，边界不清。辅助检查：大便潜血（+），血白细胞4.6×10^9/L，血红蛋白86g/L。

问题：1. 最可能的诊断、鉴别诊断及依据？

2. 进一步还需要检查哪些项目？治疗原则？

本章小结

本章介绍的疾病较多，均为临床常见病。掌握结、直肠及肛管疾病的常用检查方法是学习的重点，特别是肛管直肠指诊，应克服怕脏的思想，多加练习熟练操作。直肠癌、结肠癌是发病率较高的消化道肿瘤，早期诊断是获取良好治疗效果的关键，手术一般较大而复杂，基层医院开展不易，重在了解其术前准备及手术治疗原则。痔、瘘、肛裂、肛周脓肿等是常见外科病，许多基层医院已经开设有肛肠专科，对此类疾病的治疗也达到了较高水平，因而，应认真学好相关内容，如病因、临床表现及手术治疗方法等，为以后的工作打下良好的基础。

（芮炳峰）

练习题

一、选择题

A1型题

1. 肛裂最突出的表现是

A. 排便时粪便表面带血　　B. 里急后重

C. 排便时和排便后肛门剧烈疼痛　　D. 脓血便、疼痛、肛门痉挛

E. 经常便秘

2. 患者有脓血便及肛门下坠感近1个月，应先做

A. 乙状结肠镜检查　　B. 粪便培养加药物敏感试验

C. X线钡剂灌肠检查　　D. 纤维结肠镜检查

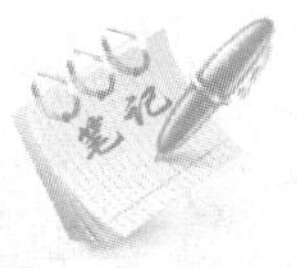

E. 直肠指检

3. 结肠癌的癌前疾病多见的是

A. 家族性结肠息肉病　B. 克罗恩病　C. 回盲部结核

D. 炎症性息肉　E. 慢性结肠炎

4. 直肠指检,扪到质软可推动的圆形肿块,指套染有新鲜血迹者应考虑

A. 内痔　B. 肛瘘　C. 外痔

D. 直肠息肉　E. 直肠癌

5. 下列疾病不宜做肛门指检的是

A. 内痔　B. 肛瘘　C. 肛裂

D. 外痔　E. 直肠息肉

6. 手术后肛门失禁的主要原因是由于损伤了

A. 外括约肌　B. 内括约肌　C. 耻骨直肠肌

D. 联合纵肌　E. 肛管直肠环

A2 型题

7. 男性,70 岁。粪便中带血两年,逐渐消瘦。查体:面色苍白,腹软,右侧腹部可触及一个约 5cm×4cm 大小的肿块,较硬、触之痛,则该患者可能为

A. 右侧结肠癌　B. 克罗恩病　C. 肠结核

D. 阿米巴肠病　E. 溃疡性结肠炎

8. 女性,30 岁。近半年来排便次数增多,下腹部隐痛,有里急后重,大便检查有脓细胞及少量吞噬细胞,经内科按慢性痢疾治疗无效,确诊应做

A. 纤维结肠镜检查　B. 直肠镜　C. 直肠指检

D. 钡灌肠检查　E. CEA 检查

A3/A4 型题

(9 ~ 10 题共用题干)

女性,65 岁。腹胀满,腹泻便秘交替月余伴里急后重感,无鲜血便。查体:腹平软,未触及包块,左锁骨上、腹股沟淋巴结未触及。

9. 该患者可能的诊断是

A. 盲肠癌　B. 乙状结肠癌　C. 降结肠癌

D. 升结肠癌　E. 直肠癌

10. 进一步检查应首先采用

A. 肛门指检、直肠镜检　B. 大便常规加涂片　C. 腹部 B 超

D. 腹部 X 线平片　E. 钡剂灌肠

B1 型题

(11 ~ 13 题共用备选答案)

A. 注射疗法

B. 痔单纯切除术

C. 内痔环切术

D. 一般不需特殊治疗

E. 挂线治疗

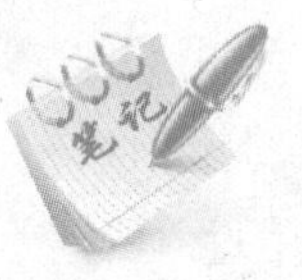

11. Ⅱ期内痔出血应选择

12. 较大且孤立内痔应选择

13. 严重的环形痔应选择

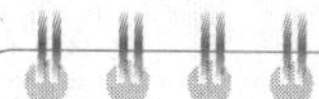

二、思考题

1. 简述内痔的主要临床特征。
2. 简述不同部位直肠癌手术选择方法。
3. 简述直肠肛门周围脓肿的类型及手术切开的方式。

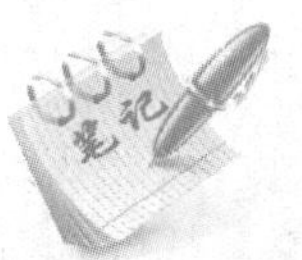

第三十四章

肝 脏 疾 病

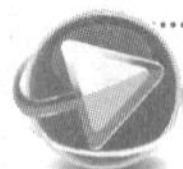

学习目标

1. 掌握:原发性肝癌的病因、病理类型、诊断、鉴别诊断和治疗。
2. 熟悉:肝脓肿的病因、临床表现、鉴别诊断和治疗。
3. 了解:肝脏的分叶、分段和生理功能。肝包虫病的病因、病理、诊断和治疗。
4. 具有对肝脏疾病诊断的思路,能够结合临床资料对肝脏疾病作出正确诊断,制定合理治疗方案。
5. 能够与患者及家属进行有效沟通,使其理解该类疾病的性质、诊治方法、特别是肝癌的治疗原则和不同情况下采取的治疗措施。为晚期肝病患者提供人文关怀。

第一节 概 述

肝脏是人体最大的实质性消化器官,成人重1200~1500g。肝脏的血液供应非常丰富,占心排血量的1/4,其中肝动脉供血25%~30%,门静脉供血70%~75%,肝动脉含氧丰富,占所需氧量的40%~60%,而营养物质则主要来自门静脉。肝动脉和门静脉分别进入肝脏,流经肝窦再进入肝中央静脉,经肝静脉回流入下腔静脉。门静脉、肝动脉和肝总管在肝脏脏面横沟各自分出左、右干进入肝实质内,称为第一肝门;肝静脉是肝血液的流出管道,三条主要的肝静脉在肝后上方的静脉窝进入下腔静脉,称为第二肝门;肝脏还有小部分血液经过数支肝短静脉流入肝后方的下腔静脉,又称为第三肝门。

在肝内,肝动脉、门静脉、肝胆管均被包裹在Glisson纤维鞘内,与肝静脉方向不同。肝静脉自成系统从肝上方进入下腔静脉。根据肝内血管、胆管的分布规律,将肝脏分为左半肝、右半肝,分别进一步划分为左外叶、左内叶和右前叶、右后叶、尾状叶,结合肝静脉的位置,目前一般把肝脏分为8段(Couinaud分段法):Ⅰ段(尾状叶),Ⅱ、Ⅲ段(左外叶),Ⅳ段(左内叶),Ⅴ、Ⅷ段(右前叶),Ⅵ、Ⅶ段(右后叶)(图34-1)。

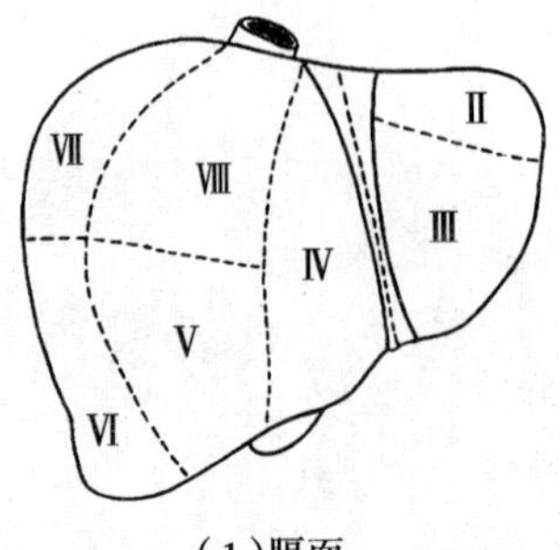

(1)膈面

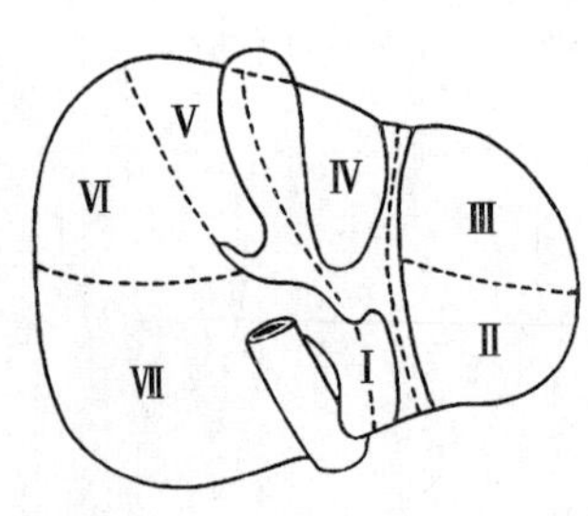

(2)脏面

图34-1 肝脏的Couinaud分段法

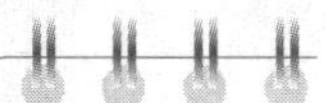

肝脏有重要的生理功能和再生能力，肝部分切除后能再生长到接近原来的容积，因此当肝脏发生局限性病变时，可以施行肝部分切除术。目前较明确的生理功能包括：①分泌胆汁，每天分泌600～1000ml，帮助脂肪消化以及促进脂溶性维生素A、D、E、K的吸收；②代谢功能，肝脏是合成蛋白质的最重要部位，主要在蛋白质代谢过程中起合成、脱氨和转氨作用。还参与脂肪、维生素、激素的代谢；③凝血功能，产生凝血因子Ⅴ、Ⅶ、Ⅷ、Ⅸ、Ⅹ、Ⅺ和Ⅻ；④解毒作用，排出代谢过程中产生的毒物或外来的毒物；⑤吞噬和免疫作用，主要是单核-吞噬细胞系统的吞噬作用。

第二节　肝　脓　肿

一、细菌性肝脓肿

当患者出现全身细菌感染，特别是腹腔内感染时，细菌循各种途径侵入肝脏，可在肝内形成一个或多个脓肿。细菌性肝脓肿的致病菌常见为大肠杆菌、金黄色葡萄球菌、厌氧链球菌、类杆菌属等。

（一）病因与病理

肝脓肿(liver abscess)的病因可分为：

1. 胆源性　是最常见的病因，多由胆道感染引起，细菌沿胆管上行，可以形成多个小的脓肿。

2. 血源性　全身各个部位的化脓性感染，如中耳炎、痈、全身的脓毒症等，细菌均可以经肝动脉进入肝脏，也可因腹腔内的感染如坏疽性阑尾炎、菌痢、痔核感染等经门静脉进入。

3. 外伤性　开放性肝损伤时，细菌经肝损伤处直接进入肝脏。

4. 邻近组织、器官感染　细菌经淋巴系统侵入。

（二）临床表现

本病起病急，可表现为高热，伴或不伴有寒战，多为弛张热。肝区疼痛，感觉为肝区持续性胀痛或钝痛，当存在靠近肝膈面的脓肿时，疼痛可向右上牵涉到右肩部。肝肿大，脓肿巨大时可见右季肋部呈饱满状态或局部隆起，或有皮肤凹陷性水肿。可出现非特异性的消化道症状如恶心、呕吐、食欲缺乏等。体检发现有肝大、压痛和肝区叩击痛。严重时或者并发胆道梗阻者，可出现黄疸。

肝脓肿如不及时治疗，可能穿破进入腹腔、胸腔、心包，造成膈下脓肿或急性腹膜炎、胸腔或心包积脓，偶有穿破血管致胆道出血。

（三）辅助检查

血液常规可见白细胞计数升高、左移；病程长者可有贫血。B超检查能确定病变的性质、部位和有无液化，并可导引穿刺抽出脓液而确诊，诊断率高，为首选检查方法。X线检查可能发现右侧膈肌抬高、活动受限。CT和MRI也对诊断和鉴别诊断有重要的作用。

（四）诊断与鉴别诊断

根据病史、临床表现、辅助检查结果，即可诊断本病。诊断性穿刺抽出脓液可证实本病。主要需鉴别的疾病有：

1. 阿米巴肝脓肿　此病起病较缓慢，常继发于阿米巴痢疾后，大便或乙状结肠镜检查可发现阿米巴滋养体或包囊，多在右叶、为单发性，在B超导引下穿刺为棕褐色无臭脓液。抗阿米巴药物治疗有好转。如合并感染，鉴别较难，可先按细菌性肝脓肿治疗。

2. 原发性肝癌　当肝癌合并组织坏死、液化，可类似肝脓肿表现，但肝癌患者有乙肝病史、甲胎蛋白(AFP)升高，B超、CT检查肝肿物有丰富血供可做出鉴别。

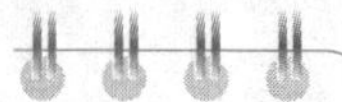

（五）治疗

肝脓肿应早期诊断、积极治疗。过去较强调手术，目前更多采用非剖腹手术的引流治疗。

1. 全身支持治疗　主要给予充分营养支持，纠正水电解质紊乱和酸碱平衡失调。可采用肠内或肠外营养支持，给予维生素、血浆清蛋白、血浆或人体免疫球蛋白增强营养和免疫能力。贫血者可少量多次输血。

2. 抗生素治疗　早期应大剂量使用广谱抗生素。及早做血液或脓液的细菌培养，然后根据结果选择敏感抗生素。在未获得细菌培养结果以前，选用针对大肠杆菌、金黄色葡萄球菌、厌氧菌的抗生素，如青霉素类、头孢菌素类、甲硝唑等。此外，选用抗生素还应考虑该药物最好在肝脏能达到较高浓度。

3. 引流治疗　下列情况应及时给予手术引流：①全身症状明显，脓肿为单发且有脓液时；②非手术治疗无效的胆源性肝脓肿；③脓肿穿破进入胸腔、心包或腹腔；④慢性肝脓肿。

（1）B超导引下穿刺引流：适用于单个脓肿，随着超声介入治疗技术的发展，大多数的肝脓肿均可经此方法置管引流，并经引流管冲洗脓腔而逐渐获得痊愈。随着消化内镜技术的发展，部分胆源性肝脓肿也可在穿刺引流的同时配合内镜做胰胆管引流（ENBD）、Oddi括约肌切开（EST）取石，或经皮肝胆管穿刺引流（PTCD）。

（2）经腹腔镜脓肿切开引流：适用于较大的脓肿或穿破入腹腔者。还可同时行胆囊或胆管的引流。

（3）经腹腔手术切开引流：当肝脓肿经穿刺引流失败或治疗无效，或因经过重要脏器超声导引无法施行，或严重胆道感染合并单发或多发性胆源性肝脓肿，脓肿穿破入胸腔、心包，脓肿导致胆道大出血等情况时，才适宜行经腹腔的手术切开引流。

（4）经腹膜外手术切开引流：经穿刺治疗无效的位于右后叶的脓肿，可经右侧第12肋骨床切开，在腹膜外到达脓腔，置管引流。

4. 中医中药治疗　应根据病情早晚及严重程度辨证论治，以清热解毒为主，常用方剂有五味消毒饮和柴胡解毒汤加减。

二、阿米巴性肝脓肿

阿米巴性肝脓肿常继发于肠道阿米巴感染之后，其原虫从结肠溃疡进入肠系膜静脉，后经门静脉进入肝脏。阿米巴性肝脓肿多为单发，常见于右半肝。若合并感染则与细菌性肝脓肿处理大致相同。

首先选用非手术治疗，应用抗阿米巴药物如甲硝唑、氯喹、依米丁等，慢性患者需加强全身支持治疗。大多数患者可获得良好疗效。外科手术治疗措施包括：

1. B超引导下穿刺置管引流术　适用于脓肿较大、病情较重、有穿破可能或继发细菌感染者。

2. 切开引流　适用于经穿刺置管引流治疗无效，或脓肿位于不能穿刺的部位而又有穿破危险者。除无细菌感染者采用闭式引流外，处理与细菌性肝脓肿相同。

表34-1　细菌性肝脓肿与阿米巴肝脓肿的鉴别

	细菌性肝脓肿	阿米巴肝脓肿
病史	继发于胆道感染或者其他化脓性疾病后	继发于阿米巴痢疾后
临床症状	起病急，全身中毒症状明显，有寒战、高热	起病较缓慢，病程长，可有高热或者不规则发热
血液化验	白细胞计数及中性粒细胞可明显升高，血液细菌培养阳性	白细胞计数可升高，如无继发细菌感染，血液细菌培养阴性，血清学阿米巴抗体检测阳性
粪便检查	无特殊表现	部分患者可找到阿米巴滋养体或者包囊

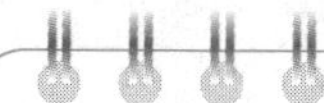

续表

	细菌性肝脓肿	阿米巴肝脓肿
脓液	多为黄白色脓液，涂片和培养可发现细菌	大多为棕褐色脓液，无臭味，镜检有时可找到阿米巴滋养体。若无混合感染，涂片和培养无细菌
诊断性治疗	抗阿米巴药物治疗无效	抗阿米巴药物治疗有好转
脓肿	较小，常为多发性	较大，多为单发，多见于肝右叶

第三节　肝 包 虫 病

肝包虫病又称肝棘球蚴病，系绦虫的蚴或者包囊感染所致。主要发生在我国西北和西南畜牧地区，在我国流行主要有两型：囊型包虫病，由细粒棘球绦虫（犬绦虫）的蚴感染引起，绝大多数是单房型；泡型包虫病，由泡球蚴引起，为多房型。

（一）病因和病理

犬绦虫寄生在狗小肠内，虫卵随粪便排出后常黏附于狗、羊的毛上。人被动物污染，误吞食虫卵，经肠内孵化为蚴虫后，蚴虫穿过肠黏膜进入门静脉系统，再进入肝、肺、肾等。蚴在体内发育为包虫囊。包虫囊肿（内囊）分为外层和内层。外层为纤维包膜，内层分为角质层和生发层，角质层容易与纤维包膜分离，生发层为包虫虫体，可长出无数小的子代或孙代个体，为子囊、孙囊。棘球蚴囊不断发育，可因外力造成破裂，大量含有异源蛋白的囊液流入体腔可引起过敏反应，可导致过敏性休克甚至死亡。

（二）临床表现

发病年龄跨度大，以20～40岁最多。多数患者无症状，主要表现为上腹肿物，边缘清楚、表面光滑、囊性感，但泡球蚴病肿块较硬、表面有结节感。肿物可压迫胃肠道引起上腹胀痛、食欲减退、恶心、呕吐等；位于肝上部的囊肿可抬高膈肌，影响呼吸；压迫门静脉可出现脾大、腹水等。有时也可因对棘球蚴囊液过敏出现荨麻疹、哮喘、腹痛等。如囊肿并发感染，酷似肝脓肿，有发热、肝区疼痛、白细胞增多、核左移等。如囊肿破裂，可因破入部位不同而出现相应症状，破入胆管可引起黄疸、胆绞痛等胆道梗阻症状；破入腹腔可出现较轻的腹膜刺激征和过敏症状；破入胸腔可形成液气胸，出现呼吸困难。

（三）诊断

在询问病史时，应了解患者有无畜牧区生活和工作史，是否有狗、羊等接触史。腹部发现肿物的患者应及时作B超检查以明确诊断。对怀疑此病的患者应做包虫囊液皮内过敏试验（Casoni试验）或血清免疫试验，可出现阳性反应。X线检查可见肝影增大、右侧膈肌升高，偶见钙化影。CT、MRI能明确诊断和准确定位。禁用穿刺抽吸囊液作为诊断方法。

（四）治疗

肝包虫病的治疗包括：药物治疗、穿刺与刮吸治疗、手术治疗等。外科手术为首选，包括腹腔镜手术和剖腹手术治疗。方法有：全囊肿摘除，内囊摘除加外囊缝合、或外引流、或大网膜填塞、或外囊空肠吻合术，肝切除，肝移植术等。

第四节　原发性肝癌

原发性肝癌在我国是一种常见的恶性肿瘤，由于发展快，容易转移和复发，因此死亡率高。近年来其发病率有上升趋势，已经升至恶性肿瘤死亡率的第二位。本病多见于40～60岁，在我国以40～49岁的发病率最高

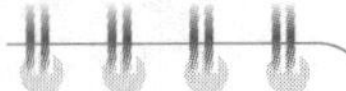

（一）病因病理

病因和发病机制尚未明确，目前已经证明有关的因素包括：①肝炎病毒：其中乙型肝炎病毒在我国为主要因素，目前也已经证明与丙型肝炎感染有关。②黄曲霉素：由于玉米、花生等粮食被黄曲霉菌污染而霉变，产生的黄曲霉素 B_1 是一种强烈的致癌物质。③水土因素：部分地区以饮用沟塘水的危险性最大，可能与化学品污染（如亚硝胺、农药等）、某些微量元素（如硒）含量低有关。

大体病理类型可分为三型：①肿块型：直径 5～10cm，有包膜，如直径超过 10cm 为巨块型；②结节型：直径 3～5cm，无完整包膜，可为单个结节、多结节或多个结节融合；③弥漫型：癌肿很小，弥散分布在左、右肝的各个部位。肝癌组织细胞学类型分为肝细胞癌、胆管细胞癌和混合型癌，其中绝大多数为肝细胞癌。

原发性肝癌主要通过血运转移，最常见通过门静脉形成癌栓向肝内扩散，甚至阻塞门静脉主干引起门静脉高压的临床表现；也可通过肝静脉进入下腔静脉形成癌栓或向全身播散，转移至肺、脑、骨等；还可直接侵入胆管形成胆管癌栓，造成胆道梗阻。淋巴转移为通过肝门淋巴结向腹腔淋巴结转移。肝癌生长过快导致包膜破溃、腹腔内出血并腹膜种植转移。

（二）临床表现

原发性肝癌早期缺乏典型症状，可分为亚临床期和临床期。亚临床期即存在肿瘤但无临床症状体征，检查可发现肿瘤影像、甲胎蛋白（AFP）升高；有症状的临床期肝癌主要表现有上腹疼痛，较多在右季肋部，多为持续性钝痛、刺痛或者胀痛，可类似溃疡病、胆囊炎，有半数以上的患者以此为首发症状，尚可出现食欲下降、不明原因体重减轻、低热等。如出现肝肿大、黄疸、腹水则多为晚期。肝癌破裂时可有腹膜炎征、腹水征、血红蛋白下降等表现。远处转移可有咳嗽、咯血、胸痛等肺转移表现；骨转移可有骨痛；脑转移有头痛、视力下降甚至昏迷等。

（三）诊断

肝癌诊断包括定性诊断和定位诊断。如有明显的临床症状、体征，诊断时多为晚期肝癌。

1. 肝癌血清标志物监测　血清甲胎蛋白（AFP）检测是诊断肝细胞癌最常用和最有价值的指标。AFP≥400μg/L，并能排除妊娠、活动性肝炎、生殖系胚胎源性肿瘤，应首先考虑诊断为肝癌。如有影像学肝脏肿物的证据，则可诊断为肝癌。如 AFP 持续 2 个月超过正常值，应密切检测 AFP 变化并积极作多种影像学检查，注意发现或排除肝癌。

2. 影像学检查　包括 B 超、CT、MRI、血管造影等。B 超是无损伤的筛选性检查，是发现细小病变、监测病变的变化、引导穿刺活检和治疗的主要方法。CT 检查具有较高的分辨率，对肝癌的诊断符合率可达到 90% 以上，目前多使用螺旋 CT，能在短时间内获得肝脏动脉和门静脉期图像，可检测出直径 1.0cm 左右的微小癌灶。肝癌在 CT 平扫主要表现为低密度、动脉期为不均匀强化、静脉期显示为低密度。CT 延迟扫描对鉴别肝癌和肝血管瘤有重要意义。MRI 检查肝癌与 CT 相仿，但对血管瘤的鉴别优于 CT，而且可进行肝静脉、门静脉、下腔静脉和胆道重建成像。由于 CT 和 MRI 的发展，现在较少应用动脉造影诊断肝癌，但对于未能确诊或者拟行血管放射介入治疗的患者，动脉造影仍是常用检查方法。

3. 鉴别诊断　原发性肝癌需与下列疾病鉴别：

（1）继发性肝癌：常有原发病灶如胃癌、结肠癌、乳腺癌、妇科肿瘤、鼻咽癌等。患者有原发肿瘤的病史，AFP 不增高，肠道肿瘤有 CA19-9、CEA 升高。B 超、CT 检查有典型的影像可作鉴别。

（2）肝血管瘤：AFP 阴性，B 超能做出鉴别，CT 延迟扫描可见门静脉期逐渐强化为等密度，MRI 在 T_1 加权像呈均匀低信号，T_2 加权像为明显高信号，成为特征的“灯泡征”。

（3）肝脓肿：典型病例有寒战、发热、肝痛、白细胞升高并核左移等表现。B 超及 CT 增强都可发现血供不丰富或无血供。

肝癌还需要与肝包虫病，右肾上腺、结肠肝曲、胃等处的肿瘤相鉴别。

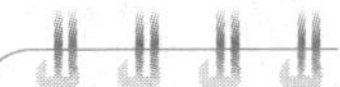

（四）治疗与预后

早期诊断、早期治疗是提高疗效的关键。外科治疗以手术切除的效果最好，目前仍是治疗肝癌首选和最有效的方法。综合治疗是防止术后复发、提高生活质量、延长生存期的主要措施。

1. 手术切除 术后5年生存率可达40%以上，如为小肝癌可达60%甚至80%以上。由于肝癌合并肝硬化占60%～80%，因此肝癌切除受到肝脏代偿功能的限制，目前肝癌切除主张局部切除，切除的范围包括肿瘤及周围1cm以上的肝组织，或者作肿瘤所在的肝段或肝叶切除。根治切除需要达到：肿瘤彻底切除、余肝无残癌、门静脉无癌栓、术后2个月AFP在正常值以下且不增高、影像学检查未见肿瘤残存及再发。

对于超过10cm的大肝癌或明显肝硬化者，可根据情况作其他治疗，然后争取作二期切除，二期切除的5年生存率可达60%。合并门静脉或胆管癌栓的肝癌，仍主张手术切除治疗，术后给予综合治疗。

2. 其他外科治疗 当手术中因肿瘤大小、位置、肝脏硬化程度等判断肿瘤不能切除时，宜施行术中肝动脉栓塞、微波固化、射频、液氮冷冻等治疗，或行肝动脉结扎加插管、皮下埋藏药盒等，留待术后给予栓塞、灌注放射性核素微球或化疗药物治疗。

3. 介入治疗 是除手术切除外的有效的治疗方法。对于不能切除的肝癌、切除后复发肝癌，可作X线下经导管肝动脉化疗栓塞治疗；此外，B超导引下的射频、瘤内无水酒精注射、微波固化均有良好的疗效。

4. 其他治疗包括 ①免疫治疗，如免疫多糖类药物、白细胞介素-2（IL-2）、干扰素、肿瘤坏死因子（TNF）、淋巴细胞激活杀伤细胞（LAK细胞）、肿瘤细胞疫苗等；②基因治疗，可导入杀伤或抑制肿瘤细胞生长的基因如p53基因、增强肝癌细胞免疫源性或肿瘤对化疗敏感性的基因等，但基因治疗应用于临床仍需继续研究；③化学治疗，是肝癌非手术治疗的主要方法，可通过肝动脉灌注及全身治疗，有效率多在10%～20%之间，常用药物有烷化剂顺铂（DDP）、吉西他滨（健择），抗生素类多柔比星（ADM）、丝裂霉素（MMC），抗代谢药氟尿嘧啶（5-FU）等，化学治疗的效果是肯定的，但肿瘤的耐药性和严重的不良反应常常妨碍了化疗的实施；④放射治疗，对不能手术的肝癌有作用，多主张作经血管的内放射治疗，也可外放射治疗；⑤中医中药治疗，根据不同阶段进行辨证施治，早期多为肝气郁结，宜疏肝理气、消结化瘀，合并肝硬化者多为气滞血瘀，宜活血化瘀、行气消结，晚期多为脾虚湿阻或肝肾阴虚，宜益气健脾利湿或滋补肝肾、利水解毒等治疗。此外，临床上已有使用中药介入治疗，取得可喜的疗效。

肝癌手术后有较高的复发率，2年内复发率约为60%。术后定期做AFP、超声检查对早期发现复发有重要意义，复发肿瘤应给予积极的治疗。

病例分析

患者，男，66岁，因右上腹隐痛间断发作伴消瘦3个月入院，患者近3个月来无明显诱因出现右上腹隐痛，呈持续性钝痛，经口服索米痛后好转，但是反复发作，无发热，无腹泻、便秘，无恶心、呕吐等情况。自称体重减轻4kg左右，既往有25年乙肝病史。查体：体型消瘦，轻度贫血貌，全身皮肤巩膜无黄染，腹平软，肝肋缘下3cm，肝脏质地硬，有触痛，移动性浊音（-）。血红蛋白93g/L，白细胞6.6×10^9/L，丙氨酸氨基转移酶112U/L，天冬氨酸氨基转移酶75U/L，乙肝五项：HbsAg（+）、HbeAb（+）和HbcAb（+），肝脏彩超示肝右后叶可见一6cm×7cm的低回声区，回声不均，边界欠清，内有少量血流。

问题：1. 初步诊断为什么疾病？如何完善检查、明确诊断？

2. 需要与哪些疾病鉴别？

3. 该病的治疗要点是什么？

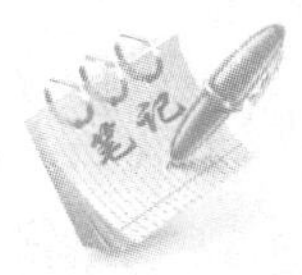

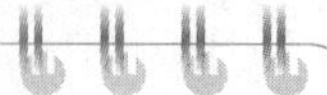

本章小结

原发性肝癌是临床常见恶性肿瘤，其发病多经历肝炎、肝硬化、肝癌三部曲，出现临床症状的肝癌多属晚期，预后极差，早期诊断、及时治疗是提高治愈率、生存率的关键。临床多采用以外科手术为主的综合治疗措施，对改善疗效有一定的帮助。对失去手术治疗机会的患者如何保护肝脏功能、减轻痛苦、延缓病情的发展是临床医师应该掌握和思考的问题。肝脓肿的外科治疗多在腹腔镜下完成，免除了开腹手术带来的创伤，实为一大进步。肝包虫病现已很少见。

（黄　强）

练习题

一、选择题

A1 型题

1. Couinaud 分段法将肝脏分为 8 段，其中尾状叶在
   A. Ⅰ段　　B. Ⅱ段　　C. Ⅲ段
   D. Ⅴ段　　E. Ⅷ段
2. 原发性肝癌早期转移途径为
   A. 肺内转移　　B. 淋巴转移　　C. 直接浸润转移
   D. 肝内进行转移　　E. 骨转移
3. 包在肝脏格利森纤维鞘内的管道有
   A. 门静脉、肝静脉、肝胆管　　B. 肝动脉、门静脉、胆总管
   C. 肝动脉、门静脉、肝静脉　　D. 肝动脉、肝胆管、门静脉
   E. 肝动脉，肝胆管，肝静脉
4. 阿米巴原虫是沿何途径进入肝内形成阿米巴肝脓肿的
   A. 肝静脉　　B. 肝动脉　　C. 胆道
   D. 淋巴道　　E. 门静脉属支
5. 肝癌血行肝外转移最多见于
   A. 肾　　B. 胰　　C. 脑
   D. 肺　　E. 胃
6. 左右半肝划分的标志为
   A. 镰状韧带　　B. 门静脉　　C. 肝总管
   D. 下腔静脉右缘至胆囊中部　　E. 下腔静脉左缘至胆囊中部
7. 细菌性肝脓肿最常见的原因为
   A. 坏疽性阑尾炎　　B. 溃疡性结肠炎　　C. 细菌性心内膜炎
   D. 胃十二指肠溃疡穿孔　　E. 胆道感染
8. 细菌性肝脓肿中等大小，主要治疗措施为
   A. 全身应用抗生素　　B. 输血，应用抗生素
   C. 穿刺抽脓，应用抗生素　　D. 全身支持疗法，应用抗生素
   E. 手术切开引流
9. 原发性肝癌主要应鉴别的疾病是

A. 肝硬化　　B. 慢性肝炎　　C. 肝内胆管结石
D. 多囊肝　　E. 肝肉瘤

10. 目前肝癌早期主要采用的治疗方法为
A. 放射疗法　　B. 化学疗法　　C. 手术切除
D. 中医中药　　E. 免疫疗法

二、思考题

1. 简述原发性肝癌的临床表现、诊断和治疗方法。
2. 如何鉴别细菌性肝脓肿与阿米巴性肝脓肿,列表说明。

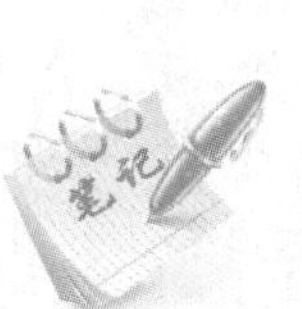

第三十五章

门静脉高压与上消化道出血

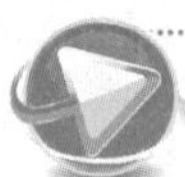

学习目标

1. 掌握:门静脉高压症的临床表现、诊断和治疗原则。

2. 熟悉:上消化道出血的常见原因及处理原则和脾脏切除的适应证。

3. 了解:门静脉的组成及结构特点,门静脉高压症的病理概述和三腔二囊管的应用方法及脾切除后的并发症。

4. 具备对门静脉高压和上消化道出血初步诊断和急救处理的能力,能结合病史、临床表现和相应的辅助检查对上消化道出血的原因做出正确的判断。

5. 通过与患者及家属交流,了解其诉求、意愿,争取得到他们的理解和配合;提供健康指导等人文关怀,特别是对病毒性肝炎的认知,并加以预防。

第一节 门静脉高压症

门静脉高压症是门静脉血回流受阻导致门静脉压力增高所引起的病症,临床表现为脾大、脾功能亢进、腹水、食管胃底静脉曲张破裂出血等。

(一)解剖特点

门静脉由肠系膜上、下静脉和脾静脉汇合而成,经肝静脉流入下腔静脉,位于两个毛细血管网之间,一端是腹部内脏的毛细血管网,另一端是肝小叶内的肝窦,门静脉内无静脉瓣膜。门静脉与腔静脉之间存在四个交通支(图35-1):胃底-食管下段交通支、直肠下端-肛管交通支、前腹壁交通支、腹膜后交通支,当门静脉血入肝血流受阻时,可通过这些交通支分流到腔静脉。其中胃底-食管下段交通支是门静脉高压症引起上消化道出血的主要血管。

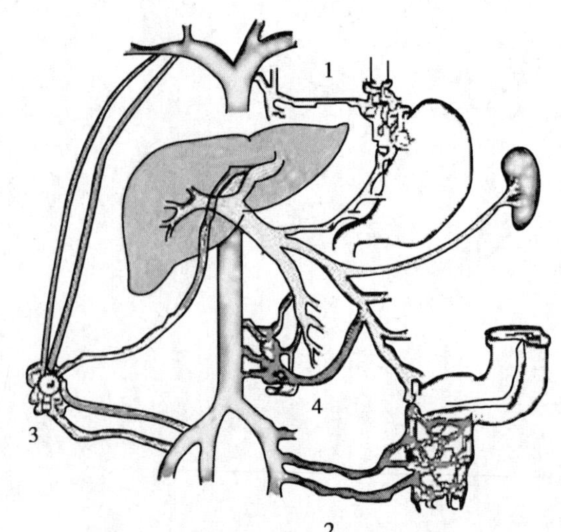

图35-1 门静脉与腔静脉之间的交通支
1. 胃底-食管下段交通支;2. 直肠下端-肛管交通支;3. 前腹壁交通支;4. 腹膜后交通支

(二)病因

分为肝外型和肝内型:①肝外型中,肝前门静脉高压症的常见病因是肝外门静脉血栓形成(如脐炎、腹腔内感染、创伤等)、先天性病变(闭锁、狭窄或海绵样变等)和外在压迫

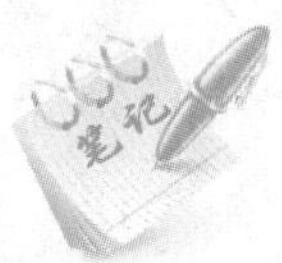

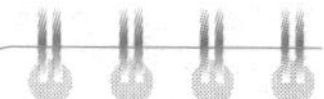

(转移癌、胰腺炎等)。肝后门静脉高压症的原因有巴德-吉亚利综合征(Budd-Chiari syndrome)、缩窄性心包炎等;②肝内型是常见的病因,分为肝窦型、窦前型和窦后型。在我国,最常见的是肝炎后肝硬化引起肝窦变窄或闭塞,形成肝窦和窦后阻塞性门静脉高压症;窦前型常见病因是肝血吸虫病。

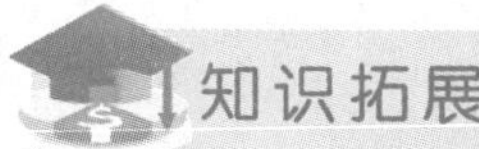

知识拓展

巴德-吉亚利综合征

巴德-吉亚利综合征(Budd-Chiari syndrome):是指由肝静脉或其开口以上的下腔静脉阻塞引起的以门静脉高压和下腔静脉高压为特征的一组疾病,是肝后型门静脉高压症,最常见者为肝静脉开口以上的下腔静脉隔膜和肝内静脉血栓形成。1845 年和 1899 年 Budd 和 Chiari 分别描述了本病,故称 Budd-Chiari 综合征,也称为布-加综合征。

(三) 病理生理

门静脉压力为 13~24cmH_2O,高于此压力则为门静脉高压,压力增高形成后可导致:

1. 脾大、脾功能亢进　门静脉血流受阻后,首先出现充血性脾大,脾窦扩张,脾内纤维组织增生,吞噬细胞增生和作用增强,导致周围血细胞减少,最常见的是白细胞和血小板减少,称为脾功能亢进。

2. 腹水　主要由于:①门静脉压增高致门静脉毛细血管滤过压增加;②肝硬化肝脏合成白蛋白能力下降,引起低蛋白血症;③血浆胶体渗透压下降和淋巴液生成增加,导致从肝表面、肠浆膜面漏出液体;④继发醛固酮分泌增加,导致钠水潴留。

3. 交通支扩张　食管下段-胃底静脉交通支离门静脉主干和腔静脉最近,压力差最大,容易破裂引起上消化道出血。前腹壁交通支扩张可出现腹壁静脉曲张,容易发现。直肠下端-肛管交通支扩张可形成痔,可有大便带血。

(四) 临床表现

本病多有血吸虫病或肝炎病史。主要表现为脾肿大、脾功能亢进、腹水、呕血或黑便或非特异性全身症状(如疲乏、嗜睡、厌食)。曲张的食管、胃底静脉一旦破裂,立刻出现消化道大出血,患者可因血小板减少、肝功能不良导致凝血功能障碍而不容易止血。出血后肝脏灌注不良、缺氧可发展为肝性脑病。

体检可发现腹壁静脉曲张,可能触及脾脏和质硬而不规整的肝脏,但有时肝硬化缩小而难以触及,腹部可叩出转移性浊音。如有肝炎病史,可有蜘蛛痣、肝掌等慢性肝病的表现。

实验室检查:血常规呈现血细胞计数减少,其中常见白细胞和血小板减少。肝功能检查常出现在血浆白蛋白降低而球蛋白增高,白、球蛋白比例倒置,凝血酶原时间延长。乙型肝炎病原学检查有助于了解有无合并肝炎。AFP 检测有助于排除肝癌。

影像学检查:①B 超检查或加作彩色多普勒超声检查可显示:肝脏病变,有无腹水,测量门静脉内径,甚至可测定门静脉血流量;②食管吞钡 X 线检查可显示食管下段静脉曲张;③腹腔静脉造影的静脉相或直接肝静脉造影,可以使门静脉系统和肝静脉显影,确定静脉受阻部位及侧支回流情况,还可为手术方式提供参考资料。

内镜检查:可直接观察食管胃底静脉曲张程度,并施行内镜下的注射硬化剂、曲张静脉套扎等治疗。

(五) 诊断

主要根据肝炎和血吸虫等肝病病史和脾大、脾功能亢进、呕血或黑便、腹水等临床表现,一般诊断不困难;当出现消化道大出血时,应与其他原因引起的出血鉴别。

（六）鉴别诊断

上消化道出血时应与其他病因的出血鉴别，如胃癌、溃疡病、胆道出血等。但是，门静脉高压症的肝硬化表现、脾大、血细胞计数减少，较为容易同其他疾病引起的上消化道出血鉴别。必要时可行内镜检查，以便确诊。

（七）治疗

外科主要治疗门静脉高压症的并发症。

1. 食管胃底静脉曲张破裂出血的治疗

出血时的紧急处理

1）维持血容量：建立有效的输液通道，可作锁骨下静脉或颈静脉穿刺，输液、输血或血浆、血浆增量剂。监测呼吸、脉搏、血压、尿量和中心静脉压，测定血红蛋白、血细胞比容，以便调整输液速度和输液量。

2）药物止血：①血管加压素可促进内脏小动脉收缩、血流量减少，从而减少门静脉血流。常用20U加入5%葡萄糖200ml于20～30分钟内滴入，必要时4小时后可重复使用；或者行选择性肠系膜上动脉插管，滴注血管加压素，每分钟0.2～0.4U，疗效则较好；②生长抑素收缩内脏血管减少门静脉血流，能有效控制出血，是目前认为对食管胃底静脉破裂出血的首选药物，常用首次剂量250μg静脉推注，以后每小时250μg静滴维持至出血停止；③其他止血药物如氨甲苯酸、维生素K、云南白药等均可以应用。

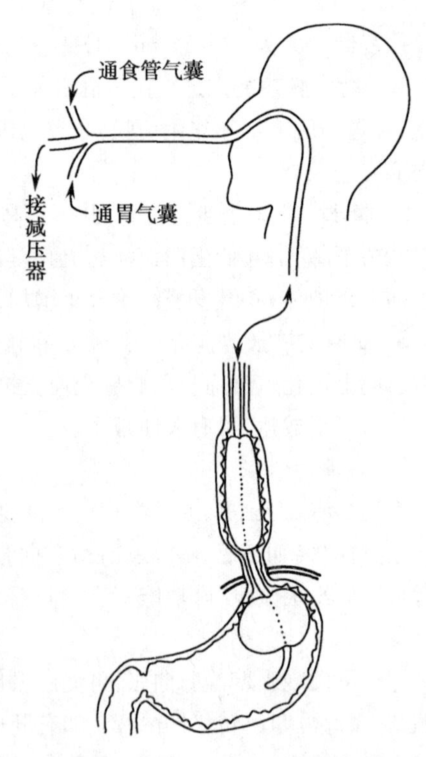

图35-2　三腔二囊管应用

3）应用三腔二囊管止血（图35-2）：该管有三腔，分别与用以压迫胃底的圆形气囊、压迫食管下段的椭圆形气囊及胃腔相通。其原理是利用充气的气囊分别压迫胃底和食管下段的曲张静脉以达到止血目的。使用时按插入胃管方法插入该管，抽出胃液证实进入胃腔后，先往胃囊注气150～200ml，将管向外拖出至感觉受阻时（约40cm），用250g的重力牵引。如果经胃腔管冲洗胃腔，胃液逐渐变清，说明已经压迫胃底出血，达到止血目的；如果患者仍有呕血，则再向食管气囊注气100～150ml，以压迫食管下段的曲张静脉。每压迫12小时应放空气囊10～20分钟，以免受压的黏膜坏死。一般压迫24小时，放气时先放食管气囊、后放胃气囊，如再无出血，可继续留置12～24小时才拔除。如先后压迫胃气囊、食管气囊后胃管仍有出血，需考虑有无其他原因引起的出血。

4）内镜治疗：在准备手术的情况下，可行紧急纤维内镜检查，能明确出血的部位并直接注射硬化剂至曲张静脉或行食管曲张静脉套扎术等止血措施，但由于受内镜的视角限制，胃底曲张静脉出血可能较难止血。

5）经颈静脉肝内门体分流术（transjugular intrahepatic portosystemic shunt，TIPS）：是采用介入放射方法，经颈静脉途径在肝内从肝静脉穿刺门静脉并放置支架支撑建立通路，使压力高的门静脉血流向肝静脉进入腔静脉，从而达到降低压力的目的。此方法适用于出血经非手术治疗无效而肝功能失代偿不能紧急手术者，但支架的狭窄和闭塞率较高。

6）紧急手术：当非手术方法治疗无效时，无明显黄疸、无明显肝性脑病、腹水基本控制在中度以下，应行紧急手术，紧急手术应以贲门周围血管离断术为首选，该术式对患者打击较轻，对

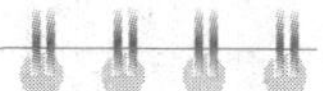

肝功能影响较小，手术死亡率及并发症发生率低，术后生存质量高，而且操作简单，易于在基层医院推广。

2. 择期手术

（1）肝功能的判定：行门静脉高压症手术前，必须评估患者的肝功能，才能避免可能出现的肝脏衰竭。目前常用的是 Child-Pugh 肝功能分级（表 35-1），按照分值相加，5～6 分为 A 级，7～9 分为 B 级，10～15 分为 C 级，C 级肝功能不宜行择期手术。

表 35-1　肝功能的 Child-Pugh 分级标准

计分项目	1分	2分	3分
血浆清蛋白（g/L）	>35	28～35	<28
血清胆红素（μmol/L）	<34.2	34.2～51.3	>51.3
凝血酶原时间（延长秒）	<4	4～6	>6
腹水	无	轻度	中度
肝性脑病（度）	无	Ⅰ～Ⅱ	Ⅲ～Ⅳ

（2）门-体静脉分流术：有非选择性分流和选择性分流两类。目前极少应用非选择性分流术如门静脉-下腔静脉端侧分流术。选择性分流手术有中心性或远端的脾静脉-肾静脉分流术，门静脉-腔静脉限制性分流或人造血管“桥式”（H 形）分流术（图 35-3）。

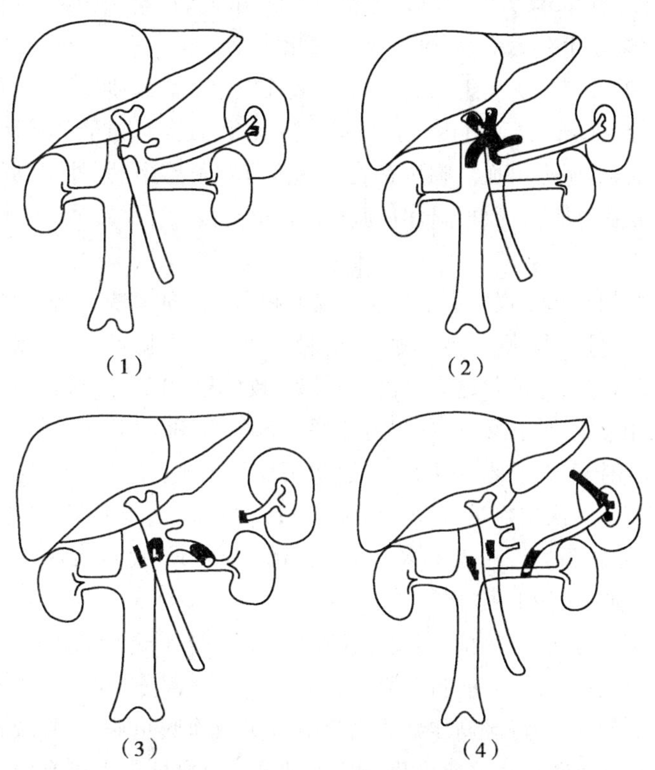

图 35-3　选择性门-体静脉分流术

（1）限制性门-腔静脉分流；（2）人造血管“桥式”分流；（3）脾-肾静脉分流；（4）远端脾-肾静脉分流

（3）断流手术：即手术阻断门奇静脉间的反常血流，达到止血目的。如贲门周围血管离断术，手术包括切除脾脏减少门静脉血流、结扎切断从胃角切迹到贲门以上 6～8cm 范围的胃和食管周围的血管，包括高位食管支或同时存在的异位高位食管支。这种手术相对简单、能达到有效止血。目前已发现，断流术后胃黏膜下仍有反常血流，还可合并门静脉高压性胃黏膜病变，导

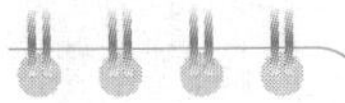

致术后再出血。

3. 脾大、脾功能亢进的治疗　如晚期血吸虫病或脾静脉栓塞，可行单纯脾切除手术，效果良好。

4. 顽固性腹水的治疗　可应用带有单向阀门的转流管行腹腔静脉转流术，但该管容易堵塞。门-体分流术（TIPS）也有一定疗效。彻底的治疗方法是肝移植，能有效解决门静脉高压和腹水，是治疗良性终末期肝病的理想方法。

第二节　上消化道大出血的鉴别诊断和治疗原则

上消化道包括食管、胃、十二指肠、空肠上段和胆道。上消化道大出血在临床上很常见，成年人如果急性出血一次在800ml以上，或占总循环血量的20%，即可出现休克体征。

（一）病因

上消化道出血的病因多达几十种，常见病因有五种：

1. 胃十二指肠溃疡　最常见，约占一半。大出血的溃疡一般位于十二指肠球部后壁或胃小弯，由溃疡基底动脉被侵蚀破裂所致。

2. 门静脉高压症　约占25%。是危及生命的上消化道大出血最常见的病因。食管胃底曲张的静脉破裂出血多是肝硬化门静脉高压症的并发症，出血常很突然，多表现为大量呕吐鲜血。

3. 出血性胃炎　约占5%。其中糜烂性胃炎与服用非甾体抗炎药物、肾上腺皮质激素药物有关；而应激性溃疡多发生在大手术、休克、烧伤等损伤后。

4. 胃癌　约占2%～4%。癌组织缺血坏死，表面发生糜烂或溃疡，侵蚀血管引起大出血。

5. 胆道出血　各种原因导致肝内血管与胆管沟通，以致大量血液涌入胆道，再进入十二指肠而出现呕血和便血，称胆道出血。临床常见的病因有胆道感染、肝外伤、肝胆肿瘤、医源性损伤等。胆道出血三联症是胆绞痛、梗阻性黄疸和消化道出血。

（二）临床分析

上消化道大出血的临床表现取决于出血的速度和出血量的多少，而出血的部位高低则是次要的。如果出血很急、量很多，则既有呕血，也有便血；反之，出血量不大，则常表现为便血。不同部位出血有不同的特点，上消化道大出血的部位大致可分为以下三区：①食管或胃底出血（曲张静脉破裂），一般很急，来势很猛，一次出血量常达500～1000ml以上，常引起休克。临床上主要表现是呕血，采用积极的非手术疗法止血后，仍可反复呕血；②胃或十二指肠球部的出血（溃疡、糜烂性胃炎、胃癌），一次出血量一般不超过500ml。临床上可以呕血为主，也可以便血为主；③球部以下出血（胆道出血），量一般不多，一次为200～300ml。临床表现以便血为主，临床特征是周期性出血，间隔期一般为1～2周。

正确的诊断必须结合病史、体检、实验室检查和辅助检查等进行分析。胃、十二指肠溃疡患者，多有溃疡病史，典型的上腹疼痛，抗酸解痉药物有效。胃部分切除术后的患者，应考虑有吻合口溃疡的可能。肝硬化、门静脉高压症患者常有肝炎或血吸虫病史，X线或内镜检查有食管静脉曲张。进行性体重下降和厌食应考虑消化道肿瘤。出血性胃炎可有服用阿司匹林等非甾体类抗炎药和类固醇类抗炎药病史，或发生在严重创伤、大手术、重度感染和休克等应激状态后。体检时发现有蜘蛛痣、肝掌、腹壁皮下静脉曲张、肝脾大、腹水、巩膜黄染等表现，多可诊断为食管或胃底曲张静脉破裂的出血。胆道出血多有胆绞痛，寒战、高热和黄疸。

实验室检查：出血早期，血红蛋白、红细胞计数和血细胞比容等并无变化。一般需经3～4小时以上才能反映出失血的程度。肝功能试验、血氨测定、磺溴酞钠（BSP）试验、凝血功能检查等都有助于胃十二指肠溃疡与门静脉高压症引起大出血的鉴别。前者肝功能正常，血氨不高，磺溴酞钠试验无潴留；后者肝功能明显异常，血氨升高，磺溴酞钠明显潴留，凝血功能异常。

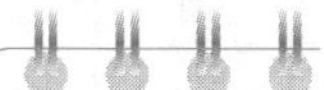

临床分析应多从上述五种常见的主要病因中探讨。尤其注意以下四种情况：①临床上无症状的溃疡病，多见于十二指肠溃疡；②门静脉高压症出血后食管静脉曲张不明显、无明显肝硬化体征；③出血性胃炎；④无症状的早期胃癌，多为胃角附近的溃疡型癌。此外，仍需注意一些少见或罕见的疾病如食管裂孔疝、胃息肉、胃和十二指肠良性肿瘤、剧烈呕吐所形成的贲门黏膜撕裂综合征（Mallory-Weiss 综合征）以及血友病或其他血液疾病。

（三）辅助检查

1. 三腔二囊管检查　将三腔管放入胃内后，将胃气囊和食管气囊充气压迫胃底和食管下段，用等渗盐水经第三腔将胃内存血冲洗干净。如果无再出血，则可认为是食管、胃底曲张静脉破裂出血；如果吸出的胃液仍含血液，则以胃十二指肠溃疡或出血性胃炎出血可能较大。需要指出，肝硬化患者并发胃十二指肠溃疡较一般人为多，为 10% ~15%。因此，肝硬化患者即使已有食管或胃底静脉曲张，也不能排除溃疡出血的可能。

2. 内镜检查　出血早期内镜检查是上消化道出血诊断的首选方法，可明确出血的部位和性质，并可同时进行止血治疗（双极电凝、激光、套扎和注射硬化剂等）。

3. X 线钡餐检查　对于没有内镜检查条件、内镜检查未发现或不能确定出血病变时，应在出血停止后 36 ~48 小时进行 X 线钡餐检查。可采用不按压技术作双重对比造影，明确出血的部位。

4. 选择性腹腔动脉或肠系膜上动脉造影　如胃内有大量积血和血块影响内镜检查，行选择性腹腔动脉或肠系膜上动脉造影可帮助明确出血部位，并可同时行栓塞止血，对急诊手术前定位诊断亦很有意义。

5. 核素检查　常用静脉注射 ^{99m}Tc 标记的红细胞，行腹部扫描，只要出血速度每分钟达 0.05 ~0.1ml，核素就能聚积在血管溢出部位显像，对确定胃肠道出血相当敏感。

（四）治疗

1. 初步处理　应迅速建立两条静脉通道，先滴注平衡盐溶液，同时进行血型鉴定、交叉配血，备足量的全血或红细胞。如果收缩压降至 70 ~90mmHg，脉率增速至每分钟 130 次，表示失血量约达全身总血量的 25%，患者黏膜苍白，皮肤湿冷，表浅静脉塌陷。此时即应大量补液、输血，将收缩压维持在 90mmHg 以上，脉率在每分钟 100 次以下。每 15 ~30 分钟测定血压、脉率，同时结合尿量观察和中心静脉压监测，可作为补液、输血速度和输血量的监测指标。

2. 病因治疗

（1）胃十二指肠溃疡大出血：30 岁以下的患者，常是急性溃疡，出血经过初步处理后，出血多可自止。中等量的消化性溃疡出血，可经内镜用电凝、激光和微波治疗。如果患者年龄在 50 岁以上或病史较长的慢性溃疡，可行胃大部切除术。年老体弱或有重要器官功能不全的患者，可行出血点缝扎、迷走神经切断加幽门成形术。如果十二指肠溃疡位置很低，靠近胆总管或已穿透胰头，则可切开十二指肠前壁，用粗丝线缝合溃疡面，同时结扎胃十二指肠动脉和胰十二指肠动脉，旷置溃疡，再施行胃部分切除术。吻合口溃疡的出血多难自止，应早期施行手术，切除胃空肠吻合口，再次行胃空肠吻合，并同时行迷走神经切断术；重要的是，如果发现原十二指肠残端太长，有胃窦黏膜残留的可能，应再次切除原残端，才能获得持久的疗效。

（2）门静脉高压症引起的食管胃底曲张静脉破裂出血：应视肝功能的情况决定处理方法。对肝功能差的患者（有黄疸、严重腹水或处于肝性脑病前期者），应积极采用三腔管压迫止血，或在纤维内镜下注射硬化剂或套扎止血，必要时可急诊作经颈静脉肝内门-体分流术。对肝功能好的患者，保守治疗无效时，应积极采取紧急手术止血，不但可以防止再出血，而且是预防发生肝性脑病的有效措施。手术方式有断流术和分流术两类。常用的手术方法是贲门周围血管离断术。

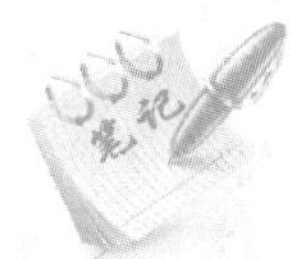

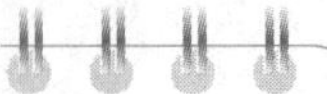

（3）出血性胃炎：可采用非手术治疗。药物治疗与消化性溃疡大致相同。可静脉注射 H_2 受体拮抗剂或质子泵阻滞剂，以抑制胃酸分泌。天然或人工合成生长抑素不但能减少内脏血流量，抑制促胃液素的分泌，且能有效地抑制胃酸分泌，止血效果显著。如果仍然不能止血，则可采用胃大部切除术，或选择性胃迷走神经切断术加行幽门成形术。

（4）胃癌引起大出血：根据局部情况行根治性胃大部或全胃切除术。

（5）胆道出血：多采用非手术疗法，包括抗感染和止血药物。如果出血不能停止，可先进行超选择性肝动脉造影，明确出血灶后，同时进行栓塞（常用明胶海绵）止血。如仍不能止血，则应积极采用手术治疗，结扎病变侧的肝动脉分支或肝固有动脉，术中行胆道镜检查或术中胆道造影，都有助于确定出血病灶的部位。肝叶切除既能控制出血，又可清除病灶，适用于其他方法难以止血、而明确病灶局限于一侧肝内者。

3. 对部位不明的上消化道大出血，经过积极的初步处理后，血压、脉率仍不稳定，应考虑早期行剖腹探查，以期找到病因，进行止血。急诊手术的主要目标是止血，若条件允许，可对原发病作治愈性手术。术中应按顺序全面仔细检查。首先检查常见出血部位胃和十二指肠；第二步检查有无肝硬化和脾大。同时注意胆囊和胆总管情况；第三步检查空肠上段。经过上述检查仍未发现病变，而胃或十二指肠内确有积血，应纵行切开胃窦前壁，进行探查。胃壁切口不宜太小，需要时可长达10cm或更长，以便在直视下检查胃内壁的所有部位。如果仔细检查胃内壁后仍不能发现任何病变，必要时纵行切开幽门，检查十二指肠球部后壁靠近胰头的部分有否溃疡存在。术中还可以配合内镜和血管造影检查，以求确切找到出血部位。

第三节　脾切除的适应证

正常脾的大小为长12～14cm、宽7～10cm、厚3～4cm，重100～250g。脾是一个重要的免疫器官，有极丰富的血液循环。脾切除术是治疗脾脏原发性和继发性疾病的常用手术方法，包括治疗脾功能亢进、脾破裂、游走脾、脾囊肿、脾肿瘤、脾动脉瘤和脾脓肿等。适应证主要有：

1. 脾破裂　脾脏是腹腔内最易因外伤而发生破裂的脏器。可分为外伤性和自发性两类。外伤性脾破裂常见，又分闭合性和开放性两种。常用的手术方法有全脾切除、部分脾切除。

2. 门静脉高压症　脾切除术适合于门静脉高压症所致充血性脾大和脾功能亢进，西方国家多为酒精性肝硬化，而我国多为肝炎后肝硬化和血吸虫病性肝硬化。

3. 血液系统疾病

（1）先天性溶血性贫血：主要包括遗传性球形红细胞增多症、遗传性椭圆形红细胞增多症、丙酮酸激酶缺乏、珠蛋白生成障碍性贫血（原称地中海贫血）、自体免疫性溶血性贫血等，主要临床表现是贫血、黄疸和脾大。脾切除是遗传性球形红细胞增多症最有效的治疗方法。自体免疫性溶血性贫血按血清学特点可分为温抗体型和冷抗体型，脾切除对温抗体型有效。由于幼儿脾切除后易发生感染，故一般对4岁以下的儿童不宜施行脾切除。

（2）血小板减少性紫癜

1）免疫性血小板减少性紫癜：本病的发生与自体免疫有关，血小板上吸附有一抗种体，使血小板在脾及肝内被巨噬细胞提前破坏。脾切除适用于下述情况：①严重出血不能控制，危及生命，特别是有发生颅内出血可能者；②经肾上腺皮质激素治疗6个月以上无效；或治疗后缓解期较短，仍多次反复发作者；③大剂量激素治疗虽能暂时缓解症状，但鉴于激素治疗的副作用，而剂量又不能减少者；④激素应用禁忌者。脾切除后约80%患者获得满意效果，出血迅速停止，血小板计数在几天内即迅速上升。

2）血栓性血小板减少性紫癜：可能是由于自身免疫引起，临床表现为皮肤、黏膜出血，溶血

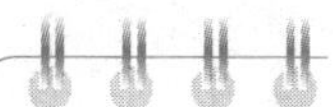

性贫血、发热，并可出现神经症状和肾功能不良。单纯应用糖皮质激素或单纯行脾切除，均可使少数患者获得缓解；而联合应用糖皮质激素和脾切除术治疗，可提高疗效。

（3）白血病

1）慢性粒细胞白血病：脾切除不能延缓其急变时间和延长患者的生存时间。但如伴脾功能亢进、血小板明显减少，巨脾引起的明显症状或因脾梗死引起脾区剧痛，若全身情况允许，可考虑脾切除术。

2）慢性淋巴细胞白血病：脾切除主要适用于并发自身免疫溶血性贫血或血小板减少，脾脏肿大较显著，而采用糖皮质激素治疗效果不明显者。脾切除后血红蛋白和血小板计数常能上升，能在一定程度上缓解病情。

3）多毛细胞白血病：是一种少见的慢性白血病。脾切除可使血象迅速改善，生存期明显延长。

（4）恶性淋巴瘤：是起源于淋巴结或其他淋巴组织的恶性肿瘤，分为霍奇金病（Hodgkin disease）和非霍奇金淋巴瘤（non Hodgkin lymphoma），对临床Ⅰ期及Ⅱ期患者行诊断性剖腹探查和脾切除分期，以制订针对性的治疗方案。此外，脾切除还可使患者全身症状如发热、乏力等获得缓解，并可解决脾功能亢进、提高血象、增强对放疗或化疗的耐受性。

（5）骨髓纤维化：是一种原始间叶组织增殖性病变，与真性红细胞增多症和慢性粒细胞性白血病有密切关系，三者可以相互转化。脾切除的指征为：①巨脾或脾梗死引起的压迫或疼痛症状；②可能由于脾功能亢进而引起的显著贫血或血小板减少，使用糖皮质激素等治疗和增加输血量及输血次数，不能收效；③无法控制的溶血现象；④并发食管曲张静脉破裂出血。切脾后有使肝脏迅速增大或血小板急骤增多，以及导致血栓形成的可能，故应审慎。

4. 感染性疾病　急性感染性疾病，如败血症、伤寒、传染性单核细胞增多症、亚急性细菌性心内膜炎等可伴有血液循环中红细胞破坏增多，引起脾大和脾功能亢进。原发病控制后，继发性脾功能亢进可获解除。如并发脾破裂、脾脓肿，可选择脾切除。慢性感染如反复发病的疟疾、结核病、黑热病等，如伴有不同程度脾大和脾功能亢进，可考虑行脾切除。

5. 类脂沉积病　本病是一类遗传性代谢疾病，均为脂类代谢障碍。与外科有关的疾病是戈谢病（Gaucher disease），是由于缺乏β-葡萄糖脑苷脂酶导致单核巨噬细胞系统积蓄大量大分子的脑苷脂和神经磷脂，引起脾大和脾功能亢进。行脾切除，对症状改善有帮助。

6. 脾本身疾病

（1）游走脾：脾脱离正常解剖位置游移活动于腹腔其他部位者称为游走脾。主要表现为腹部可推动肿块和压迫邻近脏器所引起的症状。游走脾治疗以脾切除为佳。

（2）脾囊肿：分真性与假性两类。前者包括寄生虫性囊肿。真性非寄生虫性囊肿又称原发性囊肿，其内壁具有衬里细胞，即有内皮或上皮覆盖。假性继发性囊肿内壁无衬里细胞。小的非寄生虫性、非肿瘤性脾囊肿不需治疗。大的脾囊肿可根据情况施行囊肿摘除术、脾节段切除术或脾切除术治疗。

（3）脾动脉瘤：是最常见的内脏动脉瘤。手术方式可依情况选择单纯脾动脉瘤切除、瘤体结扎、瘤体切除加脾动脉吻合或重建、瘤体和脾一并切除等。

（4）脾肿瘤：脾肿瘤少见，分良性与恶性两种。良性肿瘤如血管瘤、淋巴管瘤、错构瘤、纤维瘤、脂肪瘤等，多为单个。脾良性肿瘤应行脾切除治疗，效果良好。原发性脾恶性肿瘤少见，均为肉瘤，如淋巴肉瘤、网织细胞肉瘤、纤维肉瘤、血管肉瘤，如未扩散转移，首选脾切除加化疗或放疗。转移性脾恶性肿瘤不适应外科治疗。

（5）脾脓肿：多来自血行感染，为全身感染疾病的并发症。单发脓肿可在B超或CT监视引导下行穿刺抽脓或置管引流术，或行切开引流术。多发脓肿或结核性脾脓肿，应行脾切除术。

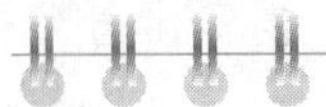

病例分析

患者，男，62岁，以“呕血3天、黑便1天”为主诉入院。3天前无明显诱因呕血，量约150ml，1天前解黑便2次，量约1000g，便后无明显不适，曾在当地给与对症治疗后转入院。既往自述“乙肝”病史15年。

体格检查：轻度贫血貌，全身皮肤黏膜无黄染，浅表淋巴结无肿大，未见肝掌和蜘蛛痣，心肺听诊无异常。腹平坦，无腹壁静脉曲张，未见肠型及胃肠蠕动波，腹软，全腹无明显压痛及反跳痛，Murphy征阴性，肝肋缘下未触及，脾锁骨中线肋缘下5cm，移动性浊音(-)，肠鸣音5次/分。

化验检查：血常规：WBC 3.2×10^9/L，RBC 3.5×10^{12}/L，PLT 91×10^9/L；B超：脾大，肝脏回声均匀，门脉内径1.8cm；胃镜：食管胃底静脉曲张2级；CT：肝脏大小正常，脾大，胰体尾部稍大。

问题：1. 请结合病史分析该患者初步诊断有哪些？

2. 对该患者最合理的治疗措施是什么？

本章小结

门脉高压症多由肝炎后肝硬化引起，其主要恶果之一是导致上消化道大出血，同时伴有肝功能的严重损害，处理起来较为困难。上消化道大出血是临床常见急症，病情凶险且死亡率较高，准确判断出血的来源，并采取有效的急救措施，是临床医生应具备的能力。目前我国病毒性肝炎的发病率仍然较高，部分患者会发展成为肝硬化门脉高压，因而加强病毒性肝炎的科普宣传，提高公众对病毒性肝炎的认知和防范意识，是基层医疗机构开展公共卫生服务的重要内容。

（王立义）

练习题

一、选择题

A1型题

1. 门静脉高压症行外科治疗主要目的是

A. 预防和控制食管胃底曲张静脉破裂大出血　B. 改善肝功能
C. 治疗脾功能亢进　D. 治疗肝性脑病
E. 治疗腹水

2. 门静脉高压症大出血的特点为

A. 发生急，来势猛，一般不引起休克　B. 发生急，出血量大
C. 右上腹绞痛后黑便　D. 剧烈呕吐，呕血及黑便
E. 只有便血，无呕血

3. 门静脉高压症时受影响最早的侧支血管为

A. 脐静脉　B. 胃冠状静脉　C. 直肠上静脉
D. 腹膜后静脉　E. 腹壁上静脉

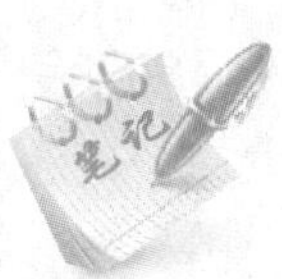

4. 门静脉高压症的主要外科并发症不包括

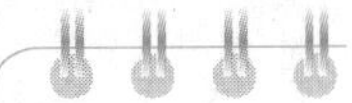

A. 消化道出血　　B. 腹水　　C. 肺感染
D. 脾功能亢进　　E. 血细胞减少

A2 型题

5. 患者,37 岁,以“车祸伤及左侧腹 3 小时,腹痛 1 小时”急诊入院,入院时查体:神志清楚,精神一般,心肺听诊未及明显异常。腹部稍膨隆,左上腹压痛明显,无肌紧张及反跳痛,移动性浊音阳性,肠鸣音减弱。其可能诊断为

A. 急性腹膜炎　　B. 脾脏破裂　　C. 急性化脓性阑尾炎
D. 消化道穿孔　　E. 肠梗阻

A3/A4 型题

(6 ~7 题共用题干)

男性,55 岁,因“呕血 3 次,解黑便 1 次”急诊入院,入院前 2 小时患者呕血 3 次,每次约 300ml,半个小时前解黑便 1 次,量不多,入院时检查:神志清,精神萎靡,意识淡漠,烦躁,T 37.2℃,P 95 次/分,R 24 次/分,BP 85/50mmHg。入院急查床边腹部彩超未见明显异常。

6. 下列急救处置不恰当的是

A. 血压、脉搏、呼吸监测　　B. 注意观察意识状态
C. 积极补液,输血,纠正休克　　D. 给予镇静剂
E. 积极术前准备

7. 下列急救措施中不恰当的是

A. 应用止血药　　B. 留置胃管　　C. 快速建立静脉通路
D. 急查血常规　　E. 输液后 1 小时静推呋塞米

B1 型题

(8 ~10 题共用备选答案)

A. 脾肿大
B. 脾脏破裂
C. 胃十二指肠溃疡
D. 胃癌
E. 脾功能亢进

8. 门静脉高压症的常见临床表现为
9. 上消化道大出血的常见原因为
10. 脾脏切除的主要原因为

二、思考题

1. 简述脾脏切除的手术适应证。
2. 简述门静脉的解剖特点。

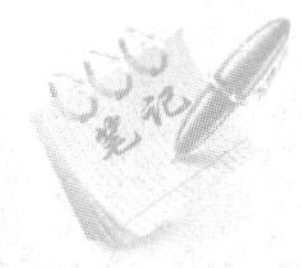

第三十六章

胆 道 疾 病

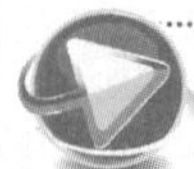

学习目标

1. 掌握：急性胆囊炎、胆囊结石、肝内外胆管结石、急性梗阻性化脓性胆管炎、胆囊癌、胆管癌的临床表现、诊断和治疗原则。

2. 熟悉：胆石症、胆囊炎和胆管炎的病因、病理。

3. 了解：慢性胆囊炎、胆囊息肉、胆囊腺瘤的临床表现、诊断和处理原则。

4. 具备对常见胆道疾病诊断的能力，能结合病史、临床表现和相应的辅助检查对胆道疾病做出正确的判断，同时给予正确的处理。

5. 通过医患沟通，了解患者的诉求和意愿，为患者提供合理的治疗方案；通过健康教育，提高对胆道疾病的认知与防范意识。

第一节 概 述

肝内胆管、肝外胆管组成胆道系统。肝外胆管是指左、右肝管及肝总管、胆囊和胆囊管、胆总管。

1. 胆管 分为肝内胆管和肝外胆管。肝内胆管的行程是：起自毛细胆管→小叶间胆管→肝段、肝叶胆管→肝内部分的左右肝管。从出肝左右肝管开始为肝外胆管，汇合成肝总管，再与胆囊管汇合成胆总管。胆管的影像如同一棵树。左右肝管位于肝门横沟内，左肝管细长，约2.5～4cm，右肝管粗短，长约1～3cm。肝总管长约3cm、直径0.4～0.6cm。胆总管长约7～9cm、直径0.6～0.8cm。胆总管分为四段：在十二指肠上缘部分为十二指肠上段，其左侧为肝动脉，门静脉位于两者后方，此段是胆道外科手术常切开的部位；十二指肠后方为十二指肠后段；继续下行至胰头后方为胰腺段；穿过十二指肠壁至乳头部分为十二指肠壁内段，此段有Oddi括约肌围绕，以控制胆汁和胰液的排出和防止十二指肠液反流。80%～90%的人胆总管与主胰管汇合形成膨大的壶腹（Vater壶腹）。肝胆管解剖常有变异，包括存在副肝管（6%～10%），肝叶胆管汇合异常，不汇合成左肝管或右肝管而直接汇合进入肝

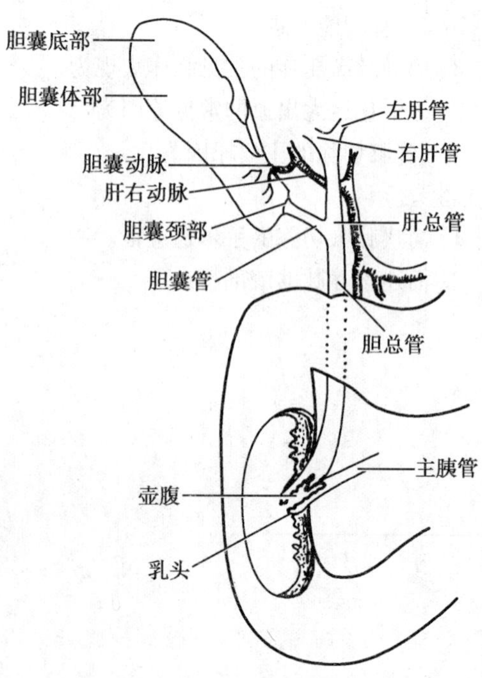

图36-1 肝外胆道系统解剖

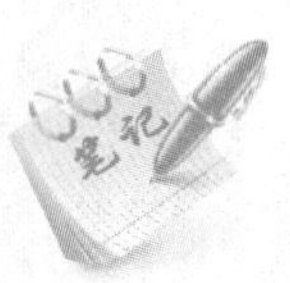

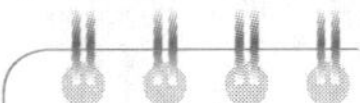

总管，胆胰管过早汇合或者分别注入十二指肠等（图 36-1）。

2. 胆囊　呈梨形，位于肝脏脏面的胆囊窝内。长 5～8cm，宽 3～5cm，容量 40～60ml。胆囊分为胆囊底、胆囊体和胆囊颈三部分，但无明显界限。胆囊底为盲端，向左上方延伸为体部，胆囊体借疏松组织及其壁上的腹膜返折附于肝脏脏面的胆囊窝上，胆囊窝内有小血管、淋巴管或迷走小胆管，手术中应妥善处理，以免术后出血或形成胆汁漏。胆囊颈为胆囊体向上弯曲变窄部分，颈上部呈囊性扩大，称 Hartmann 袋，结石常滞留于此处。胆囊颈延伸成胆囊管，长 2～3cm，直径 0.2～0.4cm，汇入胆总管。胆囊管汇入胆总管有很多变异，如汇入右肝管、与肝总管较长的并行段、从不同角度和位置汇入胆总管等，手术中需加以注意。

3. 胆囊三角（Calot 三角）　由胆囊管、肝总管、肝下缘构成的三角区域。胆囊动脉发自肝右动脉，也有发自其他动脉如肝固有动脉、肝左动脉等，无论发自何处的胆囊动脉，90% 以上均由此区通过。通过此区的还有肝右动脉、副右肝管。胆囊淋巴结位于胆囊管和肝总管相汇处夹角的上方，可作为手术寻找胆囊动脉和胆管的重要标志。胆总管由胃十二指肠动脉、肝总动脉等相互吻合成丛状的血管网供血。胆囊和肝外胆道的静脉直接汇入门静脉。胆囊淋巴流入胆囊淋巴结和胆总管周围淋巴结，肝外胆管淋巴引流到肝总管和胆总管后方淋巴结。

4. 生理功能　胆道系统具有分泌、储存、浓缩与输送胆汁的功能。

（1）胆管有输送胆汁、分泌黏液的功能：成人肝细胞和胆管每天分泌胆汁 800～1200ml，受神经内分泌调节。当进食时，刺激十二指肠黏膜分泌促胰液素和胆囊收缩素（CCK），引起胆囊平滑肌收缩、Oddi 括约肌松弛，使胆汁流入十二指肠。胆管还分泌少量的黏液保护胆管黏膜不受胆汁的侵蚀。

（2）胆囊有浓缩、储存和排出胆汁的作用：胆囊黏膜吸收水和电解质的功能很强，可将胆汁浓缩 5～10 倍后储存。根据食物的种类和数量由体液和神经调节排出胆道。胆囊黏膜能分泌少量黏液（每天约 20ml）以保护和润滑黏膜。当胆囊管梗阻时，胆汁中胆红素吸收，胆囊内仅存胆囊黏膜分泌的无色透明的黏液，故为“白胆汁”，这时的胆囊又称为胆囊积水。

（3）胆囊切除后，胆总管能代偿性扩大，管壁增厚，黏膜腺体肥厚增多，代偿胆囊的浓缩功能。

（4）肝脏分泌胆汁的分泌压最大为 $39cmH_2O$，当胆道梗阻时，胆管内压力如超过胆汁分泌压，即可发生胆-血反流，且胆汁停止分泌。

一、特殊检查方法

胆道疾病大多数可根据病史、临床表现和实验室检查做出诊断。但是，如果为明确疾病的位置、性质及鉴别诊断的需要，还需要选择一些特殊检查。

1. 超声检查　B 型超声已经成为胆道疾病的筛选性检查方法。由于其具备无创、经济、准确的优点，是胆道疾病首选的检查方法。对胆囊结石的诊断准确率达 95% 以上，胆道结石一般显示强光团伴声影，如梗阻胆管，可见胆石以上的胆管扩张。对阻塞性黄疸的判断，根据胆管扩张部位、程度，以及是否强光团或回声增强、有无声影等，诊断准确率可达 90% 以上。此外，超声检查可使用特殊探头，直接在手术中检查；还可以通过十二指肠镜置入超声探头，避免肠气和腹壁脂肪的干扰，作内镜超声检查，对鉴别十二指肠乳头、胆总管下段的病变有特殊的意义。

2. 经皮肝穿刺胆道造影（percutaneous transhepatic cholangiography，PTC）　是一种有创性检查，在 X 线监控或 B 超导引下用细长的穿刺针经皮肤穿刺肝内胆管，然后注入造影剂使肝内外胆管迅速显影，能得到清楚的胆管树的直接影像，对诊断胆道结石、判断胆道阻塞的原因和部位有很大的帮助。如果胆道梗阻引起黄疸，还可以同时置管引流（PTCD），使胆道减压、缓解黄疸。此检查的必要条件是：无出血、凝血功能障碍。检查后可能出现的并发症有胆汁漏出、出血、胆道感染等，应注意避免，一旦出现应作相应的处理，必要时紧急行胆道引流手术。

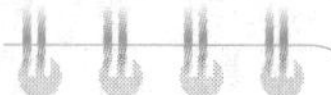

3. 内镜逆行胆胰管造影(endoscopic retrograde cholangiopancreatography,ERCP)　也是一种有创性检查,使用纤维十二指肠镜,直视下从十二指肠乳头开口插入导管,注入造影剂照片,获得肝内外胆管和胰管的影像,也可取材活检。如合并有胆管开口狭窄或胆总管结石,可同时作 Oddi 括约肌切开或使用网篮套出结石。此检查可同时观察十二指肠乳头病变,其危险性在于可以诱发急性胰腺炎和胆道感染。

4. CT、MRI 或磁共振胆胰管造影(MRCP)　具有成像无重叠,对比分辨力高的特点。能清楚显示肝内外胆管扩张的范围和程度,对结石的分布,肿瘤的大小、部位和胆管梗阻的水平都非常清楚,但费用稍高。CT 及 MRI 检查安全、准确且无损伤。

5. 术中和术后胆道造影　胆道手术中经胆囊管或胆总管置管行胆道造影,当时就能了解胆道病变的情况,为手术方式的选择提供有意义的影像资料。手术后经术中放置的 T 管或胆道引流管造影,有助于确定结石残留和胆总管下端通畅的情况、确定能否拔除 T 管或引流管。

6. 胆道镜检查　胆道镜是适用于胆道检查和治疗的纤维内镜或电子内镜,外径一般在 0.5cm 以下。胆道镜能直接观察胆管内有无病变、病变的性质、部位,且能作为手术的补充治疗,如取出结石、扩张狭窄、活体组织检查、局部止血等。术中胆道镜可从胆总管切开处插入胆管内检查,术后胆道镜可经 T 管瘘管或皮下空肠袢插入。

7. 其他的放射学检查　包括腹部 X 线平片、口服法胆囊造影、静脉法胆道造影、低张十二指肠造影等。这些方法由于阳性率低、对疾病判断作用有限、影像不够清晰等原因,逐步被更现代化的检查手段代替,临床上已较少应用。

二、常见胆道疾病

胆石症是全球性疾病,按结石部位分为胆囊结石、肝外胆管结石和肝内胆管结石(图 36-2)。西方国家、我国西北地区及大城市中胆囊结石的发病率较高,东方国家、我国西南部、沿海地区及广大农村人口中肝内胆管结石的发病率较高。

胆石按其组成成分,分为三类(图 36-3):

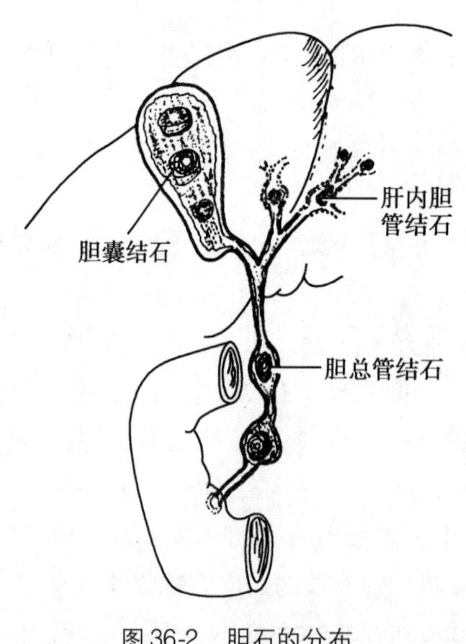

图 36-2　胆石的分布

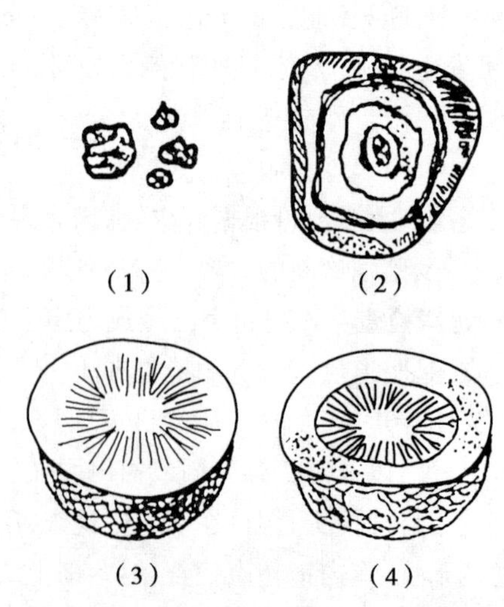

图 36-3　胆石的分类

(1)胆色素结石;(3)胆固醇结石;(2)(4)混合结石

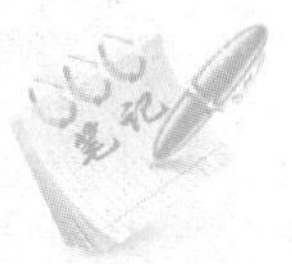

(1) 胆固醇结石:成分以胆固醇为主,含量超过 70%,淡黄色,圆形或多面体形,表面光滑或呈草莓状、质硬、切面放射状;X 线多不显影,主要位于胆囊内。

(2) 胆色素结石:主要含胆色素,黑色或褐色,大小不一、形状不定,一种呈泥沙样,也可呈

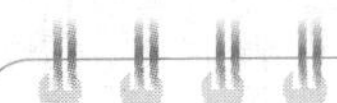

铸管形,质软、易碎,X线不显影,主要存在于肝内和肝外胆管;另一种黑色的胆色素结石,质硬,常见于胆囊内。

(3) 混合结石:由胆红素、胆固醇、钙盐等多种成分组成,60%在胆囊内,40%在胆管内。剖面中心呈放射状、外周为层状,含钙多的X线可显影。

胆石症最主要的危险是引起胆道感染,根据胆石症产生和存在部位的不同,可并发胆囊炎、胆管炎,如化脓性细菌感染可并发急性化脓性胆管炎甚至全身的脓毒症、继发多器官功能障碍综合征。

胆道寄生虫以胆道蛔虫最常见,华支睾吸虫也寄生于胆道。胆道肿瘤包括良性和恶性肿瘤,如胆囊息肉、胆道腺瘤、癌肿,随着检查技术的进步,胆管癌的诊断治疗已有较多的报道。

第二节　胆囊结石与胆囊炎

一、急性结石性胆囊炎

(一) 病因和病理

胆囊结石主要是胆固醇结石,也有胆固醇为主的混合结石或黑色素结石。中年女性常见,与男性比例约为3∶1。随着饮食习惯改为动物性食物和肥腻食品增多,我国胆囊结石的发生率有增高的趋势。

胆汁的主要成分胆固醇、胆酸盐和卵磷脂呈比较恒定的比例,维持着胆汁的稳定,如胆汁的成分和理化性质发生改变,胆固醇易于呈过饱和并以晶体形式析出形成结石。结石的形成往往从成核开始,细菌、寄生虫残体、细胞碎片、钙盐都可能是成石因子,胆汁中存在的黏液糖蛋白为结石的黏合物,促使结石形成;胆囊收缩力的下降、胆囊胆汁淤滞有利于结石的形成。胆囊结石可引起一系列的病理改变:①胆囊管梗阻引起急性胆囊炎,如合并坏疽性胆囊炎可导致胆囊穿孔,出现急性腹膜炎;②引起慢性胆囊炎;③胆囊结石排入胆管,引起胆总管梗阻、胆管炎、胆源性胰腺炎;④在解剖上胆囊管和肝总管并行较长时,胆囊管结石慢性压迫、反复炎症导致Mirizzi综合征,引起胆管狭窄和梗阻性黄疸;⑤结石压迫可致胆囊十二指肠瘘、胆囊结肠瘘,大的结石排入小肠引起肠梗阻;⑥长期的刺激和胆囊炎症,可诱发胆囊癌。

胆囊炎主要原因是结石引起胆囊管梗阻。最常见致病菌为大肠埃希菌,其他有肠球菌、铜绿假单胞菌、厌氧菌等。病理改变分为单纯型、化脓型和坏疽型。坏疽型是胆囊穿孔的主要原因。当胆囊炎痊愈后,可能遗留组织增生、瘢痕,呈慢性胆囊炎改变。

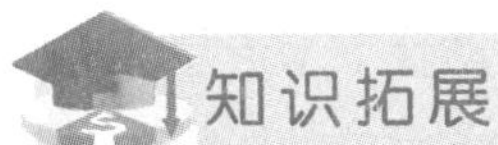

知识拓展

Mirizzi综合征

Mirizzi综合征是指胆囊管或胆囊颈结石嵌顿引起胆总管狭窄,临床上出现胆管炎、梗阻性黄疸和肝功能损害为特征的综合征。1948年由阿根廷医生Mirizzi首次描述该病,是一种较少见疾病。

(二) 临床表现

约1/3的患者终生无症状,为"静止性胆囊结石"。大多数胆囊结石的症状与胆囊炎同时出现,难以区分。胆囊结石的临床表现有:

1. 没有阻塞胆囊管时主要表现为上腹不适、饱胀感、隐痛、胀痛,进食肥腻食物后可诱发,有时难以与溃疡病、胃炎等胃病区分。

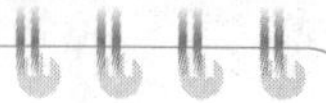

2. 当胆囊管被结石堵塞，可出现胆囊胀大，长期慢性的阻塞可导致“胆囊积水”。

3. 因进食油腻食物、体位改变引起结石嵌顿于胆囊管时，患者出现剧烈的上腹绞痛，痛时脸色苍白、出汗，呈阵发性，可向右侧肩胛部和背部放射，常伴有恶心、呕吐。

4. 合并胆囊炎除上述表现外，同时可有胆囊炎表现，主要为上腹疼痛，呈胀痛或钝痛，畏寒、发热，但极少寒战。少数患者可出现黄疸，但均较轻。如出现寒战、较深黄疸，表明病情较重或病变累及胆总管。体检可触及肿大的胆囊且有压痛，右上腹局限肌紧张、压痛和反跳痛，Murphy征阳性。如胆囊穿孔则主要表现为腹膜炎体征。

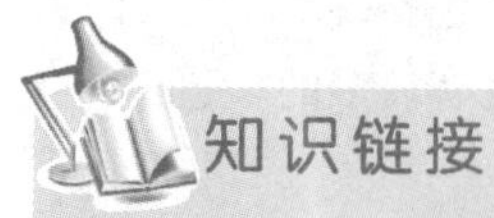

知识链接

墨非征

墨非征(Murphy sign)是由美国医生 Murphy William Parry 发现并命名的。操作方法为：患者平卧，医生站立于患者右侧，左手拇指放置于胆囊部位，即右侧腹直肌外缘与肋弓交接处(第9肋软骨尖)，其余四指放于右胸前下方，嘱患者做深呼吸动作，借肝脏下移之时，使发炎的胆囊与拇指接触后，患者如感觉疼痛加剧而突然屏气，即可诊断为墨非征阳性，说明胆囊有急性炎症。

5. 胆囊炎时白细胞升高、核左移。少数患者肝功能检查有血清转氨酶升高。

(三) 诊断

病史中典型胆绞痛发作是诊断的主要依据，如经 B 超检查发现胆囊结石可确诊，胆囊炎症则见胆囊肿大、壁增厚。由于 B 超对本病的诊断准确性高，故对 B 超诊断有困难而又高度怀疑本病者才考虑选择 CT 或 MRI 检查。

(四) 鉴别诊断

需要鉴别的疾病包括：急性阑尾炎、胃十二指肠溃疡穿孔、急性胰腺炎、急性肝炎、右侧胸膜炎等。

(五) 治疗

1. 急性期非手术治疗　包括患者取半坐卧位，禁食，胃肠减压，纠正水、电解质平衡紊乱和酸碱失衡；应用抗生素，解痉止痛等。

2. 胆囊切除术　急性胆囊炎发病在 72 小时内，或者诊断为胆囊穿孔，可行急诊胆囊切除。如术中发现胆囊切除有较大危险如出血、解剖不清易误伤其他脏器时，可改行胆囊造瘘术。有症状的胆囊结石，应行胆囊切除手术治疗。无症状的胆囊结石一般不需预防性手术治疗，存在下列情况应考虑手术治疗：①结石数目多及结石直径≥2～3cm；②胆囊壁钙化或瓷性胆囊；③胆囊壁增厚；④伴有胆囊息肉超过 1cm；⑤合并有糖尿病和心肺功能不全的；⑥边远或交通不发达地区、野外工作人员；⑦发现胆囊结石 10 年以上。腹腔镜胆囊切除术是近年发展较快的手术方法，有创伤小、痛苦轻、恢复快等优点，大多数胆囊切除均可选择腹腔镜手术。

3. 胆囊造瘘　患者情况差不能耐受急诊手术，或炎症粘连严重，宜选择胆囊造瘘术，待炎症消退后再择期胆囊切除。

4. 溶石治疗　对胆固醇结石，如患者年纪大、身体情况差，可采用溶石治疗。目前较好的药物为熊去氧胆酸，也可用鹅去氧胆酸。服药应半年以上，胆囊管无阻塞，结石小且少，溶石治疗才能期望良好的效果，但在停药后结石易复发。

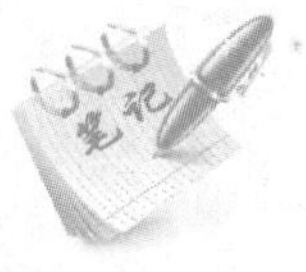

5. 排石治疗　不少中药可增加胆汁排出、松弛 Oddi 括约肌，有消炎利胆和排石作用。中药排石汤能利胆、缓解疼痛、促使炎症恢复和排出结石，但对彻底治疗胆囊结石的效果不够肯定。

二、急性非结石性胆囊炎

（一）病因及病理

病因仍不清楚，通常在严重创伤、烧伤、感染或手术等应激状态下发生，长期的全胃肠外营养也易发生。可能与低血压致胆囊灌注不良，缩胆囊素缺乏、胆囊内胆汁淤滞，胆盐刺激，加上炎症介质作用造成胆囊黏膜炎症有关。本病病理变化与急性结石性胆囊炎相似，但更容易出现胆囊坏疽、穿孔。

（二）临床表现和诊断

本病多见于男性、老年患者。临床表现与急性结石性胆囊炎相似，但腹痛症状常因患者伴有其他严重的疾病而被掩盖，易误诊和延误治疗。注意诱发胆囊炎的病史可以做出早期诊断，如外伤病史、长期肠外营养、严重感染后出现右上腹疼痛、胆囊肿大，或 Murphy 征阳性、右上腹肌紧张、压痛和反跳痛等。B 超检查有助于确诊。

（三）治疗

一经诊断应尽早手术治疗，可采用胆囊切除或胆囊造瘘术。

三、慢性胆囊炎

（一）病因与病理

慢性胆囊炎合并胆囊结石占 85% ~95%，无胆囊结石的病例极少。不少病例有急性发作病史。胆囊管可因结石嵌顿或炎症闭锁，胆汁中的胆红素被胆囊吸收，变成无色黏液，为胆囊积液，是慢性胆囊炎的特殊类型。胆囊壁慢性炎症致胆囊壁增厚，反复发作后形成瘢痕，胆囊萎缩，完全失去功能。

（二）临床表现

右上腹或剑突下隐痛或饱胀不适，也可牵涉到肩背部，可有类似胃病表现如反酸、嗳气等症状。在进食油腻食物时可诱发或加重症状。有些患者有急性发作病史，但极少有畏寒、高热和黄疸。体检可无体征，或仅有右上腹压痛，急性期 Murphy 征可阳性。

（三）诊断

因为症状体征没有特异性，诊断有时困难。有右上腹疼痛，过去有急性胆囊炎病史，或 B 超发现胆囊结石，可以作出诊断。此外，B 超还可发现胆囊壁增厚、胆囊缩小、排空障碍等而作出诊断。胆囊造影胆囊不显影，也是诊断依据之一。对不典型病例，即使超声诊断慢性胆囊炎，临床上也需要做适当的检查排除慢性胃炎、溃疡病、慢性肝炎等疾病。

（四）治疗

伴有胆囊结石或胆囊萎缩无功能者应行胆囊切除术。其他病例手术要慎重，可先作非手术治疗，包括：低脂饮食、服消炎利胆药物、中医中药等。如积极治疗无效，又确切排除其他引起同样症状的疾病，仍可以考虑胆囊切除。

第三节　肝外胆管结石与急性胆管炎

肝外胆管结石分为原发性和继发性胆管结石。原发性结石是指在胆管内形成的结石，形成诱因有：胆道感染、胆道梗阻、胆管阶段性扩张、胆道异物、缝线线结等，多为胆色素结石或混合性结石，继发性结石是胆囊结石排至胆总管的结石，多为胆固醇结石或黑色素结石，也有混合性结石。胆管结石多见于胆总管下方，肝内结石多发生在肝左外叶和右后叶胆管。胆管结石多数会引起胆管炎，极少数单纯肝外胆管结石也可以无症状。

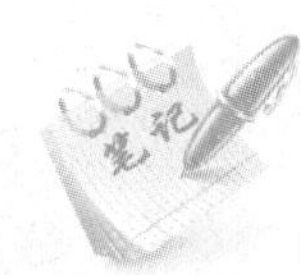

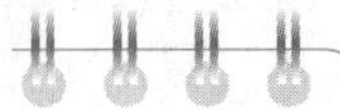

（一）病理

肝外胆管结石的病理改变主要为结石导致胆管梗阻引起胆汁淤滞，伴随细菌的滞留继发感染，胆管黏膜的炎症水肿、管壁瘢痕增厚加重梗阻，使不完全梗阻逐渐变为完全性梗阻。当感染继续，胆管内压进一步增加，含有细菌和毒素的脓性胆汁可经毛细胆管逆流入血，发生全身脓毒症，局部胆管糜烂可腐蚀周围血管，导致胆道出血。较长时间的胆道梗阻、肝细胞不能分泌胆汁，可发展到胆汁性肝硬化。感染细菌以大肠埃希菌、金黄色葡萄球菌及厌氧菌较多见。

（二）临床表现

肝外胆管结石可以无症状。如结石嵌顿在胆总管下端，可因 Oddi 括约肌痉挛引起腹部绞痛，位于剑突下和右上腹，可放射至右肩背部。也有胆管结石嵌顿在胆总管下端而不引起腹痛，仅出现尿黄，身目黄染，大便颜色变浅。单纯胆管结石如无合并胆管炎不会出现寒战高热。

当胆管结石合并急性胆管炎时，主要表现为 Charcot 三联症：腹痛、寒战发热、黄疸。腹部体检有胆囊肿大，右上腹压痛、肌紧张和反跳痛等腹膜炎体征。

无症状者实验室检查正常。胆管炎患者白细胞升高、分类左移，肝功能检查丙氨酸氨基转移酶（ALT）、天门冬氨酸氨基转移酶（AST）、γ-谷氨酰转肽酶（γ-GT）、碱性磷酸酶（ALP）等均可升高。影像学检查首选 B 超检查，可发现胆管内结石及胆管扩张影像；CT 能客观显示结石的位置、梗阻的部位以及发现有无肝脓肿存在；PTC、ERCP、MRCP 均可提供结石的部位、数量、大小、胆管有无解剖变异、梗阻的部位和程度等。

（三）治疗

肝外胆管结石的主要治疗方法为手术治疗。

1. 急性胆管炎的治疗原则

（1）一般治疗：①禁食，如有呕吐、明显腹胀等可放置胃管；②纠正水电解质平衡紊乱和酸碱平衡失调；③解痉止痛；④可同时使用利胆药物；⑤使用敏感抗生素；⑥护肝及纠正凝血功能异常。

（2）胆管引流：是最主要的治疗，通过胆管引流以缓解胆管内高压，减少细菌毒素吸收。分为非手术引流和手术引流。

1）非手术引流：是简单有效的方法，包括：超声导引下的经皮胆管穿刺引流（PTCD），经内镜从十二指肠乳头插管的鼻胆管引流（ENBD）。由于引流管容易脱落，只能短期引流作为过渡治疗，如治疗后好转，可行彻底的手术治疗；如引流效果不好，可行急诊手术。

2）手术引流：急性胆管炎患者，如血压稳定，体液和酸碱平衡已纠正，可行手术治疗。手术方法是胆总管探查、取石、T 管引流术。

2. 胆管结石的手术治疗原则和方法　手术治疗应达到：取尽结石、去除结石和感染的病灶、解除胆道狭窄并保持胆汁引流通畅，防止结石复发。具体方法有：

（1）胆总管切开探查、取石，T 管引流：有下列情况可行胆总管探查：①术前检查证实胆管有扩张；②过去有过梗阻性黄疸的病史或手术前有黄疸存在；③过去有过典型胆绞痛、反复发作胆管炎或胆源性胰腺炎；④手术中发现胆总管病变，如触及结石、蛔虫、肿物、胰头肿物，胆总管直径 1cm 以上，胆汁为脓性、血性或有泥沙样胆汁。T 管引流后还可以通过 T 管造影检查有无结石残留。术后结石残留可通过 T 管行胆道镜取石。

（2）胆肠吻合术：如结石很多致不能取尽而胆管上端又无狭窄时，可选择胆肠吻合手术。吻合方式有：胆总管十二指肠吻合，间置空肠胆总管十二指肠吻合，胆总管空肠（Roux-en-Y）吻合等。

（3）Oddi 括约肌成形术：经十二指肠切开 Oddi 括约肌，避免胆肠吻合，适用于胆管远端出口狭窄病例。

3. 内镜治疗 如胆囊已切除或仅有胆总管结石时,可行内镜下 Oddi 括约肌切开取石。将十二指肠镜插至十二指肠,从十二指肠乳头置入取石网篮,将结石取出。在开腹手术中、手术后,也可以使用胆道镜取石。

第四节 急性梗阻性化脓性胆管炎

急性梗阻性化脓性胆管炎(acute obstructive suppurative cholangitis,AOSC)是急性胆管炎发展至完全性梗阻并发化脓性细菌感染,是急性胆管炎的严重阶段,又称为急性重症胆管炎(acute cholangitis of severe type,ACST)。

(一)病因病理

胆管结石是最常见的病因,还有各种原因引起的胆管梗阻,如胆道肿瘤、硬化性胆管炎等。感染的细菌主要是大肠埃希菌及其他的革兰阴性细菌,也有肠球菌、粪链球菌和厌氧菌。AOSC 最重要的损害是胆管内压增加,胆管黏膜炎症、水肿、糜烂,胆小管破溃至门静脉系统,大量细菌和毒素进入体循环,引起全身化脓性感染和多器官功能障碍。

(二)临床表现

患者常有反复胆道疾病发作和胆道手术史。除急性胆管炎发作的典型腹痛、寒战发热、黄疸 Charcot 三联症外,还可出现休克、神经中枢受抑制的表现,称为 Reynolds 五联症。腹部体检除急性胆管炎的体征外,可触及肿大肝脏、有压痛或叩痛。神经系统症状主要表现为精神淡漠、嗜睡、神志不清甚至昏迷。全身反应有脉搏快、弱,血压下降、脉压小;发热高达 39℃ 以上。脓毒症时皮肤可有出血点、瘀斑以及出现发绀等缺氧表现。常合并缺水和代谢性酸中毒。实验室检查白细胞升高超过 $2.0\times10^9/L$。中性粒细胞升高,胞质内可出现中毒颗粒。肝功能受损害,凝血酶原时间延长,肾功能也可能受损。

(三)诊断

胆道疾病出现 Reynolds 五联症,即可诊断急性梗阻性化脓性胆管炎。如实验室检查白细胞明显增高,B 超发现胆道有结石、胆管扩张,应能确诊。

(四)治疗

治疗原则是立即解除胆道梗阻并引流胆道。

1. 非手术治疗 密切监测患者生命体征及神志、尿量、中心静脉压变化,宜禁食,胃肠减压,其他措施包括:①补充足够的以平衡盐溶液为主的液体,必要时补充胶体,以恢复和维持血容量;②纠正水电解质平衡紊乱和酸碱平衡失调;③应联合应用广谱的、足量有效的抗生素;④加强支持和对症治疗,必要时使用肾上腺皮质激素、血管活性药物、强心药物;⑤吸氧,降温,营养支持;⑥注意保护重要器官功能,如心肺肝肾等脏器以及凝血功能。

2. 手术治疗 应积极采取手术治疗,如经过短时间的非手术治疗患者仍无好转,应果断边抗休克边进行手术治疗。手术应以挽救患者生命为主,尽量作简单的胆道引流如胆总管切开探查、T 管引流手术。

3. 其他方法 胆管引流同急性胆管炎的非手术引流治疗。

第五节 肝内胆管结石

肝内胆管结石为胆色素结石,原发于肝内胆管,在我国南方较多见。可能与胆道蛔虫、华支睾吸虫感染有关。由于肝左外叶胆管汇入左肝管的角度和左肝管汇入肝总管的方向以及右后叶肝管弯曲度大,均不利于胆汁的引流,因此左外叶结石最常见,左肝管结石明显多于右肝管,右肝结石又以右后叶胆管为多。

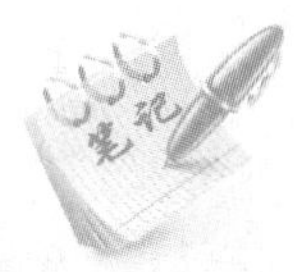

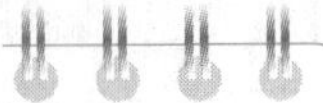

（一）病因病理

肝内胆管结石引起肝内胆管炎症，反复炎症导致狭窄，狭窄部位以上的胆管扩张、成囊状。结石长时间堵塞肝段、肝叶胆管，使该区域细胞坏死、纤维增生、肝组织萎缩。长期的胆管结石或炎症可发生胆管癌。

（二）临床表现

肝内胆管结石如无阻塞胆管，可长期无症状。如胆汁引流受阻，则可出现腹胀痛、隐痛，并牵涉到背部。如合并细菌感染，可表现为胆管炎症状，主要为寒战、发热，如不合并肝外胆管结石，可以不出现黄疸。体检有上腹压痛、肝大、肝区压痛、叩痛等。

肝内胆管结石合并胆管炎容易引起肝脓肿，脓肿穿破膈肌可发生胆管支气管瘘。广泛的肝内胆管结石、反复胆管炎易发生胆汁性肝硬化，继发门静脉高压症。结石的慢性刺激、胆管扩张和炎症，易导致胆管癌的发生。

影像学检查如B超、CT、PTC、MRCP均有助于诊断肝内胆管结石，并能准确定位，指导治疗。

（三）治疗

手术治疗是最主要的方法。治疗原则同胆管结石。

1. 取石治疗　切开胆管至左右肝管，直视下取出结石，或者在手术中行B超检查协助定位、按照位置取出结石，术中胆道镜检查取石是达到取净胆管内结石目的的最有效方法。

2. 胆肠吻合　对于合并胆管狭窄，切开狭窄后必须要防止术后再狭窄、重建胆汁引流的通道，因此需作各种胆管空肠（Roux-en-Y）吻合手术。但是，取净结石是肝内结石手术的基础要求，胆肠吻合手术应在取净结石的基础上施行，不能用以代替取石手术。

3. 肝切除　对局限于肝段、肝叶的结石，在确定没有其他部位结石的基础上，可考虑肝段、肝叶切除手术。尤其是存在结石的肝段、肝叶合并纤维化、萎缩时，更应积极考虑作肝切除手术。

第六节　胆道肿瘤

一、胆囊良性肿瘤

随着影像学检查的发展，越来越多的患者体检中查出胆囊内有从胆囊壁突向胆囊腔内的病变，由于影像学检查的局限性，诊断和病因均难以完全弄清，因此，统称为胆囊隆起性病变或胆囊息肉样病变。这些病变实际包括胆囊各类型息肉、腺瘤样增生、胆囊腺瘤、腺肌瘤和胆囊腺癌。

（一）胆囊息肉

胆囊息肉（gallbladder polyps）是形态学的名称，泛指向胆囊腔内突出或隆起的病变，可以是球形或半球形、有蒂或无蒂，多为良性。

1. 病理　可分为：①肿瘤性息肉，包括腺瘤和腺癌，其他少见的还有血管瘤、脂肪瘤、平滑肌瘤、神经纤维瘤等；②非肿瘤性息肉，如胆固醇息肉、炎性息肉、腺肌增生等，尚有很少见的如腺瘤样增生、黄色肉芽肿、异位胃黏膜或胰腺组织等。胆固醇息肉是胆囊黏膜面的胆固醇结晶沉积；炎性息肉是胆囊黏膜的增生，呈多发，直径常小于1cm，多同时合并胆囊结石和胆囊炎；胆囊腺肌增生是胆囊的增生性改变，如为局限型则类似肿瘤，但呈良性经过。

2. 临床表现　本病大部分是体检时由B超检查发现，无症状。少数患者可有右上腹疼痛，恶心呕吐，食欲减退；极个别病例可引起阻塞性黄疸、无结石性胆囊炎、胆道出血、诱发胰腺炎等。体检可能有右上腹压痛。对此病的诊断主要依靠B超，但仍然难以区分是肿瘤性还是非肿瘤性息肉，是良性还是恶性病变。鉴于少数胆囊息肉可能为早期胆囊癌或可发生癌变，因此对

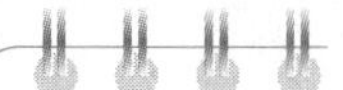

本病以下情况视为恶性病变的危险因素：直径超过 1cm；年龄超过 50 岁；单发病变；息肉逐渐增大；合并胆囊结石等。

实验室检查肿瘤标志物如癌胚抗原（CEA）、CA19-9 有助于早期发现恶性病变。帮助确诊的方法有：①常规超声加彩色多普勒超声或声学血管造影检查；②内镜超声（endoscopic ultrasonography，EUS）检查；③CT 增强扫描；④超声引导下经皮细针穿刺活检。

3. 治疗　对有明显症状的患者，首先应排除胃十二指肠和其他胆道疾病，如肯定症状是由胆囊息肉引起，宜行手术治疗。对无症状患者，有以下情况仍考虑手术：直径超过 1cm 的单个病变，年龄超过 50 岁，连续 B 超检查发现增大，腺瘤样息肉或基底宽大，合并胆囊结石或胆囊壁增厚。患者如无以上情况，不宜急于手术，应每 6 个月 B 超复查一次。直径小于 2cm 的胆囊息肉，可行腹腔镜胆囊切除；超过 2cm 或高度怀疑恶变，应剖腹手术，以便于行根治切除。

（二）胆囊腺瘤

胆囊腺瘤是胆囊常见的良性肿瘤，约占胆囊切除标本的 1.1%，多见于中、老年女性。可单发或多发，直径 0.5～2.0cm，甚至可充满胆囊。腺瘤表面可破溃出血、坏死、感染。由于没有特殊的征象，手术前检查难以确诊。如诊断为胆囊腺瘤，因为其恶变率约为 1.5%，且一直被认为是胆囊癌的癌前病变，因此应手术切除。如胆囊肿物合并出血、坏死、感染，也宜尽早手术治疗。手术切除标本应作冷冻病理检查，如发现有恶变，应行根治性手术治疗。

二、胆 囊 癌

胆囊癌（carcinoma of gallbladder）是胆道最常见的恶性病变，女性发病约为男性的 3～4 倍，90% 的患者发病年龄超过 50 岁，平均 59.6 岁，国内统计约占肝外胆道癌的 25%。

1. 病因病理　目前病因尚未明确，70% 的患者同时存在胆囊结石，胆囊癌合并胆囊结石是无结石的 13.7 倍，直径 3cm 的结石合并胆囊癌是 1cm 结石的 10 倍。胆囊结石存在较长时间才发生胆囊癌，一般认为达 10～15 年；胆囊癌的发生是胆囊结石长期的物理刺激，加上黏膜的慢性炎症、感染细菌的产物中有致癌物质等因素综合作用的结果。可能的致癌因素还有：多年以前的胆囊空肠吻合，含有胰液的肠内容物慢性刺激；完全钙化的“瓷化”胆囊，胆囊腺瘤，胆胰管结合部异常致胰液反流，溃疡性结肠炎等。

胆囊癌多发生在胆囊体部和底部。腺癌占 82%，包括硬癌、乳头状癌、黏液癌，其他包括未分化癌、鳞状细胞癌、混合性癌等；还有其他少见的各种类型的肉瘤、类癌等。胆囊癌转移主要是淋巴转移，包括转移至胆囊淋巴结、胆总管周围淋巴结、胰上淋巴结、胰后淋巴结、肠系膜上动脉淋巴结、肝动脉周围淋巴结、腹主动脉旁淋巴结等。也可经静脉、神经、胆管腔内转移、腹腔内种植和直接侵犯。靠近胆囊床的体部肿瘤，常直接侵犯或经淋巴管转移至肝脏。

胆囊癌的预后与分期有关，有多种分期方法。其中 Nevin 分期较为易记及常用：Ⅰ期：黏膜内原位癌；Ⅱ期：侵犯黏膜和肌层；Ⅲ期：侵犯胆囊壁全层；Ⅳ期：侵犯胆囊壁全层及周围淋巴结；Ⅴ期：侵犯或转移至肝及其他脏器。此种分期方法对临床治疗有一定的指导作用。另外，还有根据肿瘤大小、有无淋巴结转移和远处转移的 TNM 分期。

2. 临床表现　早期可无特异性症状，一些患者行胆囊切除手术后经病理检查意外发现胆囊癌。如合并有胆囊结石或慢性胆囊炎，可因原来存在的病变引起右上腹痛并放射至肩背部、食欲下降、恶心呕吐、腹部压痛等。随着肿瘤的增大或者胆囊管受阻，可触及右上腹肿物。晚期肿瘤常伴有腹胀、体重减轻或消瘦、贫血、肝大，甚至出现黄疸、腹水、全身衰竭。少数病例肿瘤穿透浆膜发生胆囊急性穿孔、腹膜炎，或慢性穿破至其他脏器形成胆囊小肠或结肠内瘘。还可引起胆道出血，肝脏弥漫性转移引起肝衰竭等。

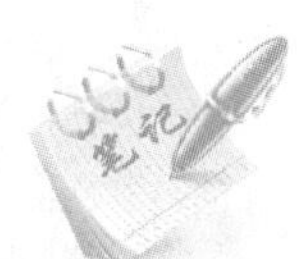

实验室检查可能 CEA、CA19-9、CA125 等升高，但无特异性。细针穿刺胆囊胆汁行肿瘤标志物检查可能更有诊断意义。影像学检查如 B 超、CT 检查均可显示胆囊壁增厚不均匀，腔内有位

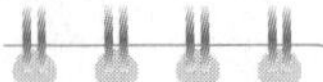

置及形态固定的肿物;或能看到肝转移或淋巴结肿大。CT 或 MRI 还能显示胆囊肿块有较丰富血供。

3. 诊断与鉴别诊断　根据病史、腹部触及肿物、影像学发现胆囊肿物等可诊断胆囊癌。如胆囊癌合并坏死、感染需要与胆囊炎或胆囊坏疽形成的脓肿鉴别,但胆囊癌血供丰富、CA19-9 升高。B 超导引下的细针抽吸活检,有助于获得病理学诊断。手术中如发现胆囊肿物,需要与胆囊腺肌增生、胆囊息肉等鉴别,当不能确定诊断时,应及时作冷冻病理切片检查。

4. 治疗　治疗胆囊癌首选手术切除。化学治疗或放射治疗效果均不理想。根据病变的程度选择手术方法。包括:①与胆囊癌有关的良性病变行预防性胆囊切除手术,包括胆囊结石直径>3cm,胆囊息肉单发且直径>1cm 或临床诊断为腺瘤样息肉,或“瓷化”胆囊;②单纯胆囊切除术,适用于 Nevin Ⅰ期病变。如病变切除后病理检查发现局限于胆囊黏膜层的胆囊癌,不必再行手术。如病理检查切缘浆膜阳性,应行再次手术切除浆膜和清除局部淋巴结;③根治性切除手术,适用于 NevinⅡ、Ⅲ、Ⅳ期病变。切除范围除胆囊外还包括距胆囊床 2cm 以远的肝楔形切除及胆囊引流区域的淋巴结清扫术;④胆囊癌扩大根治术,对 NevinⅢ、Ⅳ期病变,切除范围还包括右半肝或右三叶肝切除、胰十二指肠切除、肝动脉或(和)门静脉重建术;⑤姑息性手术,如肝管空肠吻合、胆管 U 形管引流等,适用于晚期胆囊癌(NevinⅤ期)引起其他并发症如梗阻性黄疸、十二指肠梗阻等,以缓解症状。消化道梗阻可行胃空肠吻合恢复通畅。不能手术的患者可经皮肝穿刺或经内镜在狭窄部位放置内支撑管引流。

三、胆 管 癌

胆管癌(carcinoma of bile duct)是指发生在肝外胆管,即左、右肝管至胆总管下端的恶性肿瘤。随着诊断水平的提高,本病已相当常见。

1. 病因　尚未明确,多发于 50～70 岁,男、女比例约 1.4∶1,可能与下列因素有关:肝胆管结石;原发性硬化性胆管炎;先天性胆管囊性扩张症,胆管囊肿空肠吻合术后;肝吸虫感染,慢性伤寒带菌者,溃疡性结肠炎等。近来的研究发现,乙型肝炎、丙型肝炎感染与胆管癌的发生可能有关。

2. 病理　大体形态分为乳头状癌、结节状癌、弥漫性癌。组织学类型为腺癌、鳞状上皮癌、腺鳞癌、类癌等,其中腺癌占 95% 以上,其他均较少见。癌肿生长缓慢,极少发生远处转移。其扩散方式有局部浸润以及淋巴转移、腹腔种植等。

根据肿瘤生长的部位,胆管癌分为上段、中段、下段胆管癌,上段胆管癌又称肝门部胆管癌,位于左右肝管至胆囊管开口以上部位;中段胆管癌位于胆囊管开口至十二指肠上缘;下段胆管癌位于十二指肠上缘至十二指肠乳头。不同部位的胆管癌,治疗方法有较大的差异。

3. 临床表现和诊断　90%～98% 患者出现黄疸,梗阻完全时大便呈灰白色,多数伴皮肤瘙痒和体重减轻。偶有上腹部疼痛。位于中、下段的肿瘤可触及肿大的胆囊,肋缘下可触及肝脏,晚期患者可触及腹部肿块、出现腹水或双下肢水肿。并发肝肾综合征时出现尿少、无尿。合并细菌感染可出现典型的右上腹疼痛,寒战高热、黄疸等胆管炎表现。

实验室检查血清总胆红素、结合胆红素、ALP 和 γ-GT 均显著升高,而 ALT 和 AST 可轻度异常。

影像学检查首选 B 超检查,可见肝内胆管扩张或可见胆管肿物;ERCP 仅对下段胆管癌诊断有帮助,并可术前放置内支架引流用。CT、MRI 能显示胆道梗阻的部位、病变性质等,磁共振胆胰管成像(MRCP)将逐渐代替 PTC 及 ERCP 等有创性检查。核素显影扫描、血管造影有助于了解癌肿与血管的关系。

4. 治疗　胆管癌化学治疗和放射治疗效果不肯定,主要采取手术治疗。根据不同部位的胆管癌采用不同的手术方法,如上段胆管癌可行胆管癌切除或合并肝切除、胆管空肠吻合手术;中

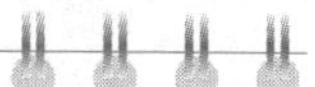

段胆管癌可行切除肿瘤、肝总管空肠吻合术；下段胆管癌需行胰十二指肠切除术。如局部有转移的肿瘤还可行扩大根治术。

一些患者癌肿不能切除，为解除胆道梗阻，可行各种减黄手术如肝管空肠吻合术、U 形管引流术，下段癌可行胆囊空肠吻合术等。如胆管癌侵犯或压迫十二指肠造成消化道梗阻，可行胃空肠吻合术恢复消化道通畅。不能接受手术的患者可经皮肝穿刺胆道造影并引流（PTCD）或放置内支架、经内镜鼻胆管引流或放置内支架，以达到引流胆道的目的。

第七节　先天性胆道疾病

一、先天性胆道闭锁

先天性胆道闭锁是新生儿出生后胆管无内腔而呈完全闭塞。病变可发生于胆道的任何部位，或肝内、肝外胆管均闭锁，女性多于男性。

1. 临床表现　患儿出生后 1～2 周，生理性黄疸不但不消退，而且更明显并逐渐加重。大便呈灰白色、尿如浓茶样。随着黄疸加深，患儿出现呕吐、腹泻、体重减轻，半年内病情恶化，易合并感染。体检可发现巩膜皮肤明显黄染，肝大、质硬，脾脏也可肿大。晚期出现腹水和门静脉高压。实验室检查肝功能受损，总胆红素和结合胆红素明显升高。

2. 诊断　新生儿黄疸持续 2 周以上，且逐渐加重，应考虑胆道闭锁。早期应与生理性黄疸鉴别，后期应与先天性胆管囊性扩张症、新生儿肝炎及新生儿胆汁淤积鉴别。通过 B 超检查可发现患儿胆管无腔隙，CT、MRCP 可显示胆管病变部位。

3. 治疗　此病主要采用手术治疗，宜在出生后 2 个月内进行。手术方法有扩张胆管与空肠吻合手术、肝门空肠吻合术。对肝内胆道闭锁者可行部分肝移植，已取得良好的疗效。

二、先天性胆管扩张

先天性胆管扩张是胆道系统发育不良形成囊肿和胆道狭窄，病变可分布在肝内和肝外胆管。

1. 病因　过去曾认为此病是先天性胆总管壁发育不良引起。目前认为，先天性胆管扩张是胎儿期就发生的胆胰管汇合畸形引起，由于胰管在胆总管下端括约肌以上就与胆管汇合，使压力较高的胰液逆流入胆总管内，引起胆管软弱化，加上胆总管末端的相对梗阻，胆道内压增加，最终形成胆管囊性扩张。

2. 临床类型　分型方法较多，较为简单和明确的是 Flanigan 分类（图 36-4）。Ⅰ型为胆总管囊状扩张，Ⅱ型为胆总管憩室，Ⅲ型是末端膨出，Ⅳ型为肝内外胆管囊状扩张，Ⅴ型为肝内胆管囊状扩张。其中Ⅳ型和Ⅴ型也称为 Caroli 病。

3. 临床表现　出现临床症状可能在新生儿、儿童甚至成年人。女性多见。典型表现为腹痛、黄疸、右上腹部肿物，但不一定合并出现。如囊肿较大可压迫胃致腹胀、呕吐。合并感染时主要为胆管炎的表现：腹痛、寒战发热、黄疸。成年患者容易产生结石和发生癌变。晚期可出现

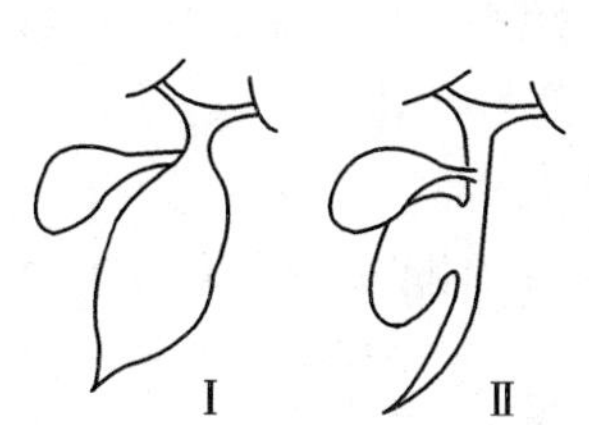
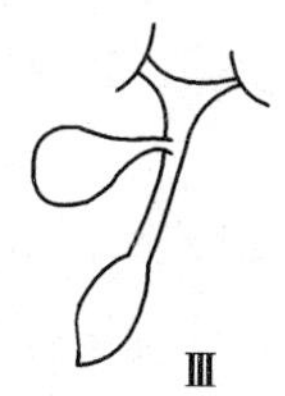
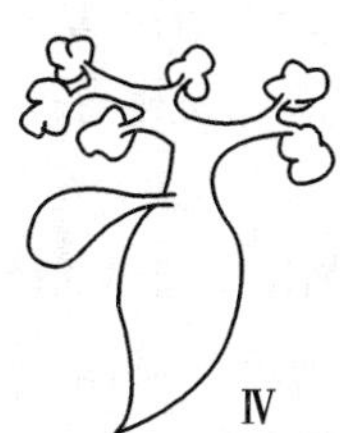
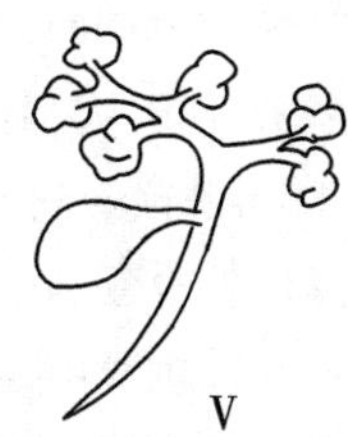

图 36-4　先天性胆管囊性扩张的 Flanigan 分型

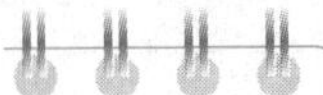

胆汁性肝硬化和门静脉高压症的临床表现。

4. 诊断　典型的腹痛、黄疸、右上腹肿物的新生儿和儿童容易诊断。B 超检查可获得较准确诊断。CT、PTC、ERCP、MRCP 均能做出定位诊断。Ⅴ型患者需要与肝囊肿鉴别，穿刺囊肿有胆汁可确诊。

5. 治疗　一经确诊应尽早手术。鉴于囊肿容易产生结石和发生癌变，不宜单纯作囊肿空肠吻合术，应手术切除囊肿、胆肠吻合。肝内局限性病变应作包括囊肿的肝切除术。如全肝弥漫性病变，可考虑行肝移植手术。

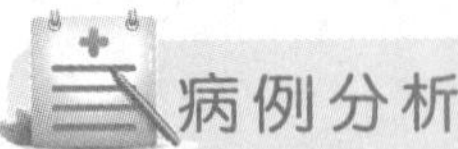

病例分析

患者，男，40 岁，因为上腹疼痛伴寒战、发热、眼巩膜黄染、尿黄 3 天入院。过去曾经做过胆囊切除手术，术后常常有类似腹痛发生。体检：T39℃，HR 110 次/分，BP 90/70mmHg，急性重病面容，神志淡漠，巩膜中度黄染，四肢凉，上腹肌紧张、压痛及反跳痛，肝于肋下 2cm 触及，质中度硬、有压痛，未叩出转移性浊音。肠鸣音减弱。血常规 WBC 2.0×10^9/L，中性 0.90。

问题：1. 本病初步诊断是什么？

2. 有哪些诊断依据？

3. 当前如何治疗？

【附】合理应用胆道疾病的诊断方法

胆道疾病是腹部外科的常见疾病，对胆道疾病的诊断方法较多，如何做出合理的选择以缩短诊断的时间和更简捷地获得正确的诊断非常重要，尤其对胆道急腹症患者。

（一）胆道疾病的一般诊断方法

1. 病史　任何疾病的诊断均应重视患者的诉述。胆道疾病主要的症状是腹痛、黄疸。没有明显原因的寒战高热，也需要注意胆道疾病的可能。这些症状可能是患者就诊的主要原因，也可能是患者过去病史的重要部分。

2. 体格检查　准确的体格检查是诊断胆道疾病的基础，如 Murphy 征的正确检查方法以及判断阳性的标准，尽管很简单，但仍有可能遗忘。对于胆道急症患者，需要说服患者配合检查。一般生命体征的检查是不能忽略的。

3. 实验室检查　实验室检查必不可少，从常规的大小便到肝脏功能的检查，对判别疾病的性质有重要的作用。

（1）常规检查：血常规能反映出胆道是否患感染性疾病，如果胆道疾病合并门静脉高压症，白细胞或血小板计数可能出现变化。大便的性状也是疾病的反映，陶土色大便常常说明胆道有梗阻，浓茶样小便也反映出可能存在胆道疾病。

（2）血清学检查：胆道疾病容易导致水电解质平衡紊乱和酸碱平衡失调，血浆电解质浓度测定是必要的。肝功能的损害常常通过各种酶学检查来证实，检查丙氨酸氨基转移酶（ALT）、碱性磷酸酶（ALP）尤其重要。凝血功能的检查也间接反映肝功能的情况。

（二）特殊检查的选择

1. 筛选性检查　超声检查是胆道疾病的首选检查方法。由于胆道结石在 B 超下的特殊影像，使 95% 以上的胆道结石均可经 B 超检查确定。其次，超声检查可准确判断肝内胆管是否扩张，间接反映出胆道是否有梗阻存在。由于 B 超的方便、较准确和无创性，已成为胆道疾病的首选超声检查。

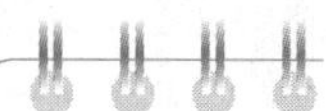

2. 无损伤检查　除B超外,MRCP、胆道核素扫描成像都是无创性检查,由于PTC的损伤性,有被MRCP逐渐取代的趋势。

3. 侵入性检查　PTC和ERCP能较好地获得胆道的影像,对诊断胆道疾病有很大的作用,但是两者均有潜在的并发症,因此选择此两项检查应有明确的目的和符合检查的条件。对于能使用CT、MRI等无创检查的,应尽量选择这些检查。除了需要获得影像学图像作为诊断疾病的主要依据以外,还需要作胆管穿刺或鼻胆管胆道引流的仍应选择PTC或ERCP。

4. 手术中检查　手术中为确定诊断或明确病变部位,需要在手术台上检查时应选择术中B超(用特殊探头),有条件的可选用术中胆道镜,能直接获得准确诊断。手术中切开胆管放置引流管或经过胆囊管插入导管、注入造影剂作术中胆道造影也能协助诊断。

5. 手术后检查　经T管或胆道引流管造影、胆道镜检查,有助于术后了解胆道通畅情况及是否遗留手术未处理的病变。

(三)各种检查的合理应用

首先,需要判别患者是否可能患有胆道疾病,经过详细询问病史、细致的体格检查,应能做出初步的判断。此时,应选择一般的常规检查和针对性强的特殊检查,血常规、肝功能检查是必不可少的。特殊检查首先选择超声检查,对于超声检查的结果应作客观的分析,结合临床情况做出合理的诊断。如果B超的结果难以解释临床表现(如有时B超可将肝内钙化点诊断为肝内结石)或不能做出诊断时,可考虑选择进一步的检查。作为手术前的诊断,应为尽可能准确诊断出病变的部位选择影像学检查,MRCP无损伤性,应首先选择,如胆管扩张也可选用PTC,胆管不扩张应选择ERCP检查。除诊断目的外,需要作胆道引流的应用PTCD或内镜下的鼻胆管引流(ENBD)。凡是手术后胆道有引流管的均应常规进行造影检查。

本章小结

胆道疾病是外科常见病患,其中以胆道结石和炎性疾病多见,为外科常见的急腹症。由于生活习惯及饮食结构的改变,胆道疾病的发病率呈上升趋势。B超在胆道疾病的诊断中具有快捷、准确、无创、经济的优点,已成为其检查的首选。胆囊结石行单纯胆囊切除术,多数基层医院已能常规开展。胆道肿瘤早期症状隐匿,多数发现较晚,恶性程度高,预后不良。近年来,腹腔镜技术在胆道外科得到了广泛应用,多数胆道疾病已能通过腔镜手术解决,为患者的治疗与康复提供了更优的方案选择。

(王立义)

练 习 题

一、选择题

A1型题

1. 大多数胆囊动脉起源于

A. 肝左动脉　　B. 肝固有动脉　　C. 肝右动脉
D. 胃十二指肠动脉　　E. 胰十二指肠动脉

2. 关于胆囊的解剖,下列描述正确的是

A. 约8cm×3cm大小,可容胆汁50ml　　B. 约5cm×3cm大小,可容胆汁30ml
C. 约10cm×5cm大小,可容胆汁80ml　　D. 约10cm×6cm大小,可容胆汁100ml
E. 约6cm×6cm大小,可容胆汁60ml

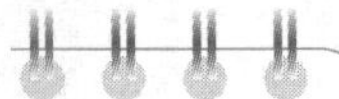

3. 施行胆囊切除术时最重要的解剖部位是

A. Hantmann 袋　B. Vater 壶腹　C. Oddi 括约肌

D. Calot 三角　E. Heister 瓣

4. 女,45 岁,因右上腹隐痛 5 年就诊,B 超示胆囊多发结石,最佳治疗措施为

A. 胆囊切除术　B. 胆囊切开取石术　C. 胆囊造瘘术

D. 口服鹅脱氧胆酸溶石　E. 耳压疗法+体外碎石

5. T 管拔除指征是

A. 引流管通畅,胆汁颜色正常　B. 引流胆汁量逐日减少

C. 大便颜色正常,食欲好转　D. 黄疸逐日消退,无发热、腹痛

E. 造影无残余结石,夹管后机体无异常变化

A2 型题

6. 男性,70 岁。健康体检时,B 超发现胆囊内有一直径约 0. 8cm 结石,胆囊造影示胆囊显影,充盈缺损不明显。既往体健,目前的治疗建议是

A. 观察,随诊　B. 溶石疗法　C. 中药排石

D. 择期行胆囊切除术　E. 择期行腹腔镜胆囊切除术

7. 男性,65 岁。皮肤巩膜黄染进行性加重 1 个月来诊,自述尿色深黄,粪便呈灰白色。查体:胆囊无肿大,Murphy 征阴性,腹部未触及肿块,诊断首先考虑为

A. 胰头癌　B. 胆总管下端癌　C. 肝癌

D. 肝门部胆管癌　E. 十二指肠胰癌

A3/A4 型题

(8～11 题共用题干)

女性,48 岁,发作性剑突下及右上腹绞痛 3 天,伴有寒战,半年前也有类似发作史。查体:T 39°C,P 110 次/分,BP 140/85mmHg,血常规检查:WBC 12×10^9/L,N 80%,神志清楚,皮肤、巩膜轻度黄染,右肋缘下触及肿大的胆囊,触痛。

8. 该患者最可能的诊断是

A. 细菌性肝脓肿　B. 肝外胆管结石并胆管炎　C. 急性化脓性胆囊炎

D. 肝内胆管结石并胆管炎　E. 急性梗阻性化脓性胆管炎

9. 首选的检查方法是

A. 腹部 B 超　B. MRCP　C. ERCP

D. PTC　E. 腹部 CT

10. 该患者皮肤,巩膜黄染加重,T 40°C,P 130 次/分,BP 90/60mmHg,神志不清,此时最可能的诊断为

A. 细菌性肝脓肿破裂　B. 肝外胆管结石并发胆管炎

C. 急性化脓性胆囊炎　D. 肝内胆管结石并发胆管炎

E. 急性梗阻性化脓性胆管炎

11. 该患者此时最有效的治疗是

A. 胆总管切开减压,T 管引流　B. 联合应用大剂量抗生素

C. 补液、恢复血容量　D. 给予糖皮质激素

E. 物理降温,支持治疗

B1 型题

(12～14 题共用备选答案)

A. 彩超

B. MRCP

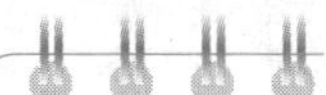

C. CT

D. X 线

E. 内镜检查

12. 胆石症首选检查

13. 肝内胆管结石术前明确病变部位首选检查

14. 胃溃疡最直观的检查

二、问答题

1. 胆道疾病的特殊检查方法有哪些?
2. 简述胆囊结石手术适应证。
3. 试述急性梗阻性化脓性胆管炎临床表现和处理原则。

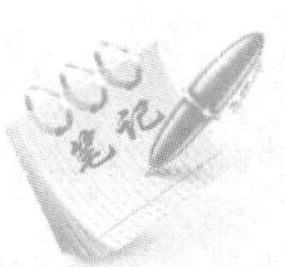

第三十七章

胰腺疾病

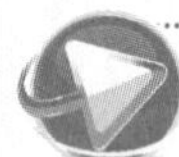

学习目标

1. 掌握：急性胰腺炎的病理、临床表现、诊断和治疗；壶腹周围恶性肿瘤的临床表现和诊断。

2. 熟悉：慢性胰腺炎的病理、临床表现、诊断和治疗。

3. 了解：胰腺囊肿的病理、临床表现、诊断和治疗。

4. 对上腹部疼痛患者具有考虑胰腺病变的思路，能够对胰腺疾病作出初步诊断，并制定合理治疗方案。

5. 能够与患者及家属进行有效沟通，使其了解相关知识及需要和医务人员进行配合的治疗措施，特别是对胰腺癌的治疗原则和不同情况下采取的治疗方式。

第一节 概　　述

胰腺位于上腹中部腹膜后位，斜向左上方紧贴第一、二腰椎体前方，位于胃及小网膜后方，十二指肠降部与脾之间。正常成人胰腺长 15～20cm，宽 3～4cm，厚 1～3cm，重 75～125g。分为头、颈、体、尾四部分。胰头被十二指肠 C 形环包绕，后方有胆总管下段和下腔静脉。胰头下部向后、向左突出，包绕肠系膜上动、静脉，称为胰腺钩突。胰腺的血供丰富。胰头部血供来源于胃十二指肠动脉和肠系膜上动脉的胰十二指肠前、后动脉弓。胰体尾部血供来自于脾动脉的胰背动脉和胰大动脉及胃网膜左动脉的短支，过胰横动脉构成胰腺内动脉网。胰腺的静脉回流与同名动脉伴行，胰头部血液经胰十二指肠静脉、体尾部血液经脾静脉汇入门静脉(图 37-1)。

胰腺的淋巴也十分丰富，有多组淋巴结群引流。胰头部淋巴结、胰十二指肠沟淋巴结与幽门上下、肝门、横结肠系膜、小肠系膜及腹主动脉等处淋巴结相连通；颈部的淋巴结直接引流到

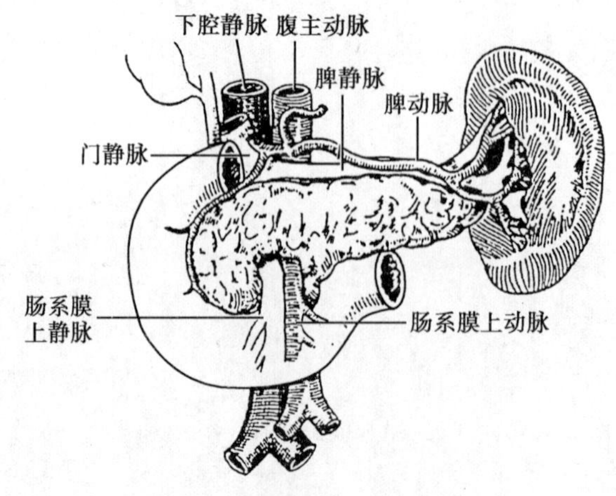

图 37-1　胰腺与周围血管的关系

肠系膜上动脉附近淋巴结；体尾部的淋巴结大部分汇入胰体上、下缘和脾门淋巴结。

胰腺受交感和副交感神经双重支配。交感神经横穿后腹膜支配胰腺，是胰腺疼痛的主要通路。副交感神经传出纤维对胰岛、腺泡和导管起调节作用。

胰管分主胰管和副胰管。主胰管（Wirsung 管）由胰尾行至胰头部，横贯胰腺全长，直径 2～3mm。约 85% 的人主胰管与胆总管在肠壁内汇合形成一"共同通道"，末端膨大形成胆胰壶腹，亦称 Vater 壶腹。壶腹周围有括约肌（Oddi 括约肌），通常开口于十二指肠大乳头。Oddi 括约肌主要包括胆管括约肌、胰管括约肌和壶腹括约肌，它具有控制和调节胆总管和胰管的排放，以及防止十二指肠内容物反流的重要作用。一部分患者虽有共同开口，但两者之间有分隔，少数患者两者分别开口于十二指肠（图 37-2）。副胰管（Santorini 管）在胰颈部由主胰管分出，在十二指肠大乳头上方开口于十二指肠副乳头。

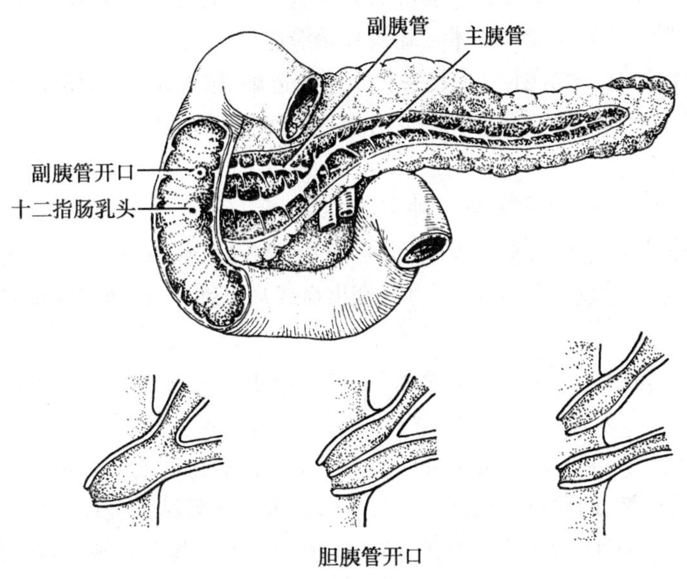

图 37-2 胰管的解剖关系

胰腺具有外分泌和内分泌两种功能。胰腺的外分泌物为胰液，是一种透明的等渗碱性液体，pH 为 7.4～8.4，每日分泌量为 750～1500ml，其主要成分为水、碳酸氢钠和胰腺细胞分泌的各种胰酶。胰酶主要有胰淀粉酶、胰蛋白酶、糜蛋白酶、弹性蛋白酶、胶原酶、羧基肽酶、氨基肽酶、胰脂肪酶、胰磷脂酶、胰麦芽糖酶、核糖核酸酶和脱氧核糖核酸酶等。胰液的分泌受迷走神经和体液调节的双重支配，以体液调节为主。胰腺的内分泌来源于胰岛，胰岛是大小不一、散布在腺泡之间的细胞团，胰体尾部较多。人体胰岛主要由 A、B、D 三种细胞组成，其中 β（B）细胞分泌胰岛素，约占胰岛细胞的 80%；α（A）细胞分泌胰高血糖素，约占胰岛细胞的 10%；δ（D）细胞分泌生长抑素，约占胰岛细胞的 8%。另外还有其他少数胰岛细胞：PP 细胞分泌胰多肽，D1 细胞分泌血管活性肠肽，G 细胞分泌促胃液素（胃泌素）等。

第二节 胰 腺 炎

一、急性胰腺炎

急性胰腺炎（acute pancreatitis）是一种常见的急腹症，临床上按病理分类可分为水肿性和出血坏死性。前者多见，病情轻，具有自限性，预后良好；后者较少见，病情险恶，炎症多波及邻近组织，可并发多种脏器损害，病死率高。

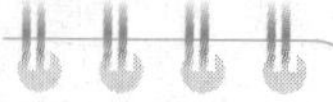

（一）病因与发病机制

急性胰腺炎的病因和发病机制目前尚未完全阐明。在我国，胆道疾病为常见病因，占50%以上，称为胆源性胰腺炎。在西方国家，主要与过量饮酒有关。常见病因如下：

1. 胆道疾病　胆道因结石、炎症阻塞胆总管末端，此时肝脏分泌的胆汁可经过“共同通道”反流入胰管引起急性胰腺炎。此外造成胆总管末端阻塞的原因还有胆道蛔虫以及内镜下手术操作引起十二指肠乳头水肿、Oddi括约肌痉挛等。

2. 过量饮酒　是引起急性胰腺炎的常见原因，其机制可归纳为：①酒精的刺激作用，大量饮酒能刺激胰腺分泌，引起Oddi括约肌痉挛和胰管梗阻，使胰管压力增高；②酒精对胰腺小管和腺泡有直接损伤作用。

3. 十二指肠液反流　当十二指肠内压力升高时，十二指肠液可反流入胰管引起胰腺炎。常见病变有穿透性十二指肠溃疡，十二指肠乳头旁憩室、先天性十二指肠环状胰腺，十二指肠炎性狭窄、胰腺钩突部肿瘤和胃次全切除术后输入袢淤滞症等。

4. 其他　暴饮暴食、手术创伤、内镜逆行胰胆管造影、脓毒症、病毒感染、妊娠、高脂血症、高钙血症和某些药物如雌激素、避孕药等均可引起急性胰腺炎。

（二）病理

基本病理改变是胰腺呈不同程度水肿、充血、出血和坏死。

1. 急性水肿性胰腺炎　病变轻、胰腺呈局限性或弥漫性水肿、充血。镜下可见腺泡及间质性水肿，中性粒细胞及单核细胞浸润，可有轻度出血或局灶性坏死，胰腺周围可有积液。此型多见，预后良好。

2. 急性坏死性胰腺炎　病变重、以胰腺实质广泛的出血、坏死为特征。胰腺肿胀、肥厚、出血呈深红色，坏死灶呈散在或块状分布。病灶大小不等，呈灰黑色，后期坏疽时为黑色。腹腔及腹膜后间隙有血性渗液，胰腺周围组织可见散在的黄白色皂化斑或小块状坏死灶。镜下可见脂肪坏死和腺泡严重破坏，间质壁坏死，大片状出血，腺泡及小叶结构破坏，胰腺导管扩张，动脉血栓形成。坏死灶外有炎性细胞围绕。晚期坏死胰腺组织合并感染，形成胰腺或胰周脓肿。

（三）临床症状

1. 腹痛　是主要临床症状。常于饱餐和饮酒后突然发生，呈持续性，剧烈腹痛，起始于上腹正中，胆源性者腹痛起始于右上腹，累及全胰呈束带状腰背部疼痛。

2. 腹胀　与腹痛同时存在，腹胀程度通常反映病情的严重程度，早期为反射性肠麻痹所致，严重时由腹膜后炎性刺激所致。腹腔积液时腹胀更为明显，患者排气、排便停止。

3. 恶心呕吐　发作早，呕吐剧烈而频繁。其特点是呕吐后症状不能缓解。呕吐物为胃十二指肠内容物，饮酒后常可见咖啡色物。

4. 其他　早期常有中度发热，约38℃。胆源性胰腺炎伴胆道梗阻者可伴寒战、高热。胰腺坏死有感染时，高热为主要症状之一。黄疸为结石嵌顿在胆总管远端引起，亦可由胰头部水肿压迫胆总管所致。

（四）体格检查

1. 轻型　上腹正中、偏左有压痛，无腹膜炎体征。

2. 重症　有不同程度的休克症状，上腹部或全腹部出现腹膜炎体征，压痛、反跳痛及肌紧张。伴有急性肺功能衰竭者有呼吸急促、呼吸困难和发绀。严重病例两侧胁腹部皮肤可见片状灰紫色斑（Grey-Turner征），脐周皮肤也可见青紫色斑（Cullen征），是由于胰液外溢至皮下组织间隙，溶解皮下脂肪，毛细血管破裂出血所致。

（五）实验室检查

1. 胰酶测定　血、尿淀粉酶测定是诊断急性胰腺炎的主要手段之一。血清淀粉酶一般在发病1～2小时后开始升高，24小时达高峰，可持续4～5天。淀粉酶>500U/L（正常值40～180U/L，

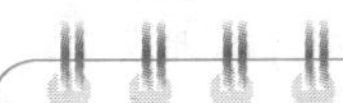

Somogyi 法）应考虑诊断急性胰腺炎。尿淀粉酶在起病 12 ~ 24 小时后开始升高，其下降缓慢，可持续 1 ~ 2 周。尿淀粉酶明显升高（正常值 80 ~ 300U/L，Somogyi 法）具有诊断意义。淀粉酶升高的程度并不完全反映疾病的严重程度。血清脂肪酶明显升高（正常值 23 ~ 300U/L）是诊断急性胰腺炎较客观的指标。

2. 血清钙　血钙降低与脂肪组织坏死和组织内钙的形成有关，其下降程度与预后明显相关。若血钙低于 2.0mmol/L，常预示病情严重。

3. 血糖　较长时间禁食后血糖仍超过 11.0mmol/L，同时伴有血钙明显降低，预示预后不佳。

4. 其他　白细胞升高，血气分析及 DIC 指标异常。

（六）影像学诊断

1. B 超检查　常可显示胰腺弥漫性肿大和胰周液体积聚。水肿病变胰腺呈均匀的低回声分布；出血坏死时可出现粗大的强回声。缺点是易受腹部胃肠气体干扰。

2. CT 检查　是诊断胰腺炎及判断其程度的首选检查方法。急性水肿性胰腺炎时，胰腺弥漫增大，密度不均匀，边界模糊，胰腺周围有渗出液；出血坏死型可在肿大的胰腺内出现泡状密度减低区，增强时更为明显。动态 CT 扫描可作为了解病情进展及治疗效果的重要依据。

3. MRI 检查　可提供与 CT 相类似的诊断信息。

4. ERC 术　由于消化内镜的发展，目前可于十二指肠大乳头逆行造影显示胆总管和胰管情况，了解梗阻部位及胰管扩张程度。并可于内镜下行十二指肠大乳头切开、取石等相关操作，对胆源性胰腺炎的效果明显，但手术风险性较大，可根据临床情况考虑施行。

（七）临床诊断及分型标准

1. 轻型急性胰腺炎　也称急性水肿性胰腺炎。主要表现为腹痛、恶心呕吐；血、尿淀粉酶增高，一般全身状态良好，腹膜炎局限于上腹部。经及时液体治疗短期内可好转，死亡率低。

2. 重症急性胰腺炎　也称出血坏死性胰腺炎。除轻型急性胰腺炎的症状外，腹痛范围可波及全腹，呈弥漫性腹膜炎，腹胀明显，肠鸣音减弱，出现全身中毒症状，休克，脏器功能障碍和严重的代谢障碍，腹腔穿刺液为血性。实验室检查：白细胞增多（$\geq 16\times10^9/L$），血糖升高（>11.1mmol/L），血钙降低（<1.87mmol/L），血尿素氮和肌酐增高，酸中毒，PaO_2 下降（<60mmHg），出现肾衰竭、ARDS、DIC，死亡率高。

（1）严重程度评估：针对重症急性胰腺炎，国际上有许多评定标准，急性生理和慢性健康评分标准 APACHE Ⅱ（Acute Physiology and Chronic Health Evaluation Ⅱ）对急性胰腺炎病情评估及预后估计有帮助，但是较为烦琐。

（2）临床分期：①急性反应期：起病至 2 周左右，可出现休克，不同脏器功能衰竭，中枢神经系统功能障碍等。②全身感染期：起病 2 周至 2 个月不等。主要表现为全身细菌感染甚至二重感染为主的相关并发症。③残余感染期：时间为 2 ~ 3 个月后。其特点表现为腹腔及腹膜后腔隙的残余脓肿，常常合并全身营养不良，消化道瘘等。

（八）局部并发症

1. 胰腺及胰周组织坏死　指胰腺实质的弥漫性或局灶性坏死，伴有胰周脂肪坏死。胰腺坏死根据感染与否又分为感染性胰腺坏死和无菌性胰腺坏死，增强 CT 是目前诊断胰腺坏死的最佳方法。

2. 急性液体积聚　发生于胰腺炎病程的后期，位于胰腺内或胰周，无囊壁包裹的液体积聚。通常靠影像学检查发现，表现为无明显囊壁包裹的急性液体积聚，多自行吸收，少数可发展为急性假性囊肿或胰腺脓肿。

3. 胰腺及胰周脓肿　胰腺和（或）胰腺周围的包裹性积脓，由胰腺组织和（或）胰周组织坏死液化继发感染所致。脓液培养有细菌或真菌生长。感染征象是其最常见的临床表现。

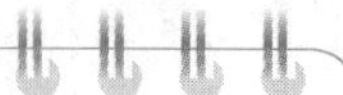

4. 急性胰腺假性囊肿 指急性胰腺炎后形成的有纤维组织或肉芽囊壁包裹的胰液积聚。急性胰腺炎患者的假性囊肿少数可通过触诊发现,多数通过影像学检查确诊,常呈圆形或椭圆形,囊壁清晰。

（九）治疗

1. 轻型急性胰腺炎 均采用非手术疗法。

(1) 禁食和胃肠减压:持续有效的胃肠减压是治疗胰腺炎的有效方法,其能间接减少胰腺分泌,同时减轻呕吐和腹胀。

(2) 补液、维持水电解质酸碱平衡:根据液体出入量及热量需求,静脉补充液体、电解质和热量,纠正水与电解质酸碱平衡紊乱。

(3) 镇痛和解痉:吗啡、哌替啶可引起 Oddi 括约肌痉挛,因此宜同时应用解痉药(山莨菪碱、阿托品)。

(4) 抑制胰腺分泌及胰酶抑制剂:抗胆碱能药(如山莨菪碱、阿托品)、H_2受体拮抗剂可抑制胃肠分泌从而减少胰腺分泌。生长抑素能有效地抑制胰腺外分泌及胃酸分泌。胰蛋白酶抑制剂如抑肽酶,具有一定的抑制胰蛋白酶的作用。

(5) 营养支持:早期禁食,完全胃肠外营养(PN)。腹痛、腹膜炎和肠梗阻症状减轻后应尽早恢复肠内营养。

(6) 预防和治疗感染:早期给予抗生素治疗,选择针对肠源性革兰阴性杆菌的抗生素,如喹诺酮类、头孢他啶、亚胺培南、甲硝唑等。预防真菌感染,可用氟康唑等。

2. 重症急性胰腺炎 病因不同,病期不同,治疗方法亦不完全相同。

(1) 胆源性胰腺炎的治疗原则:凡伴有胆道下端梗阻或胆道感染的患者,应早期或急诊手术(72 小时以内),手术目的以解除梗阻、通畅胆道引流为主,术中可根据情况行胰腺周边坏死组织清除和小网膜囊及胰腺区引流术。手术方法可选择经纤维十二指肠镜下 Oddi 括约肌切开取石及胰胆管引流,或实施开腹手术。胆源性急性胰腺炎以胰腺病变为主的治疗原则与非胆源性重症急性胰腺炎相同。

(2) 非胆源性重症急性胰腺炎治疗原则:先行非手术治疗,治疗措施与轻型急性胰腺炎的相同。重点是加强监护治疗,纠正血流动力学异常,营养支持,防治休克、肺水肿、急性呼吸窘迫综合征(ARDS)、急性肾功能障碍及脑病等严重并发症。

手术适应证:①对治疗中出现感染者应及时手术。②若患者过去的非手术治疗不够合理和全面,则应加强治疗 24 小时,病情继续恶化者也应行手术治疗。③胰腺脓肿形成。④急性胰腺假性囊肿形成。当囊肿>6cm,经 B 超、CT 等检查证实确实无感染坏死组织者,可作经皮穿刺引流术。囊肿经过 3 个月仍不吸收者,作囊肿空肠内引流术。

手术方法主要是胰腺感染坏死组织清除术及小网膜囊引流加灌洗,有胰外后腹膜腔侵犯者,应作相应腹膜后坏死组织清除及引流,或经腰侧作腹膜后腔引流。有胆道感染者,加作胆总管引流。如坏死感染范围广泛且感染严重者,需作胃造瘘及空肠造瘘(肠内营养通道)。必要时创口敞开灌洗引流。

二、慢性胰腺炎

慢性胰腺炎是由多种原因所致的胰腺弥漫性或局限性炎症。其临床特征是反复发作性上腹部疼痛伴不同程度的胰腺内外分泌功能减退或丧失。

（一）病因

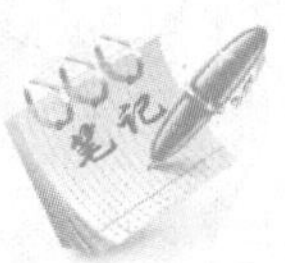

慢性胰腺炎是一个多因素的疾病,在我国以胆道疾病为主要原因,其次是长期酗酒。急性胰腺炎发生坏死感染后,可以引起胰管狭窄,导致慢性阻塞性胰腺炎。甲状旁腺功能亢进的高血钙可刺激腺体外分泌,胰管内蛋白凝聚形成胰腺结石也可导致慢性胰腺炎。病理改变为胰腺

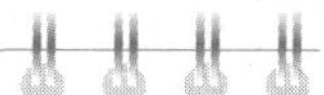

组织的不可逆性破坏,包括腺泡减少、腺体萎缩、纤维增生、钙化和瘢痕狭窄。

（二）临床表现

1. 腹痛　是慢性胰腺炎的主要症状,通常位于上腹剑突下或偏左,向腰背部呈束腰带状放射。平时为隐痛,发作时呈持续性剧痛。

2. 消瘦　消瘦程度与发作次数及持续时间有明显联系。

3. 脂肪泻　为疾病发展到胰腺外分泌减少所致。腹泻的特征是排便次数增多,粪不成形,恶臭,粪便有油光。镜下可见脂肪球。

4. 糖尿病　为疾病晚期表现,由于内分泌腺遭受破坏,胰岛素分泌减少所致。

5. 恶心呕吐　多为腹痛发作时的伴随症状。呕吐严重者应警惕是否合并十二指肠或结肠梗阻。

（三）诊断

主要诊断依据是:反复发作性腹痛,体重减轻,胰腺内、外分泌功能逐渐衰竭。腹部平片显示胰腺钙化或结石影。B 超显示胰腺肿大或萎缩,边缘不整,胰管扩张,胰腺内钙化和结石影。CT 检查显示胰腺腺体形态改变,胰管扩张和钙化。ERCP 显示胰管不规则串珠状扩张,结石影。

（四）治疗

1. 非手术治疗　主要目的是控制腹痛,治疗胰腺内分泌及外分泌功能不全。

（1）病因治疗:包括饮食控制,戒酒,高蛋白、高纤维素、低脂饮食。消化不良,特别对脂肪泻患者,口服胰酶制剂。

（2）治疗糖尿病:控制饮食,胰岛素替代治疗。

（3）缓解疼痛:可应用一般止痛药或长效抗胆碱能药物。

（4）营养支持:采用有计划的肠外和(或)肠内营养。

2. 手术治疗

（1）手术治疗原则:解除胰管梗阻,解除或缓解疼痛和处理胆道疾病。

（2）手术方式:①胰管空肠侧侧吻合术:适合于胰管扩张>1cm,要求胰腺空肠吻合口>6cm。②胰腺切除术:适合于胰腺纤维化严重而无胰管扩张者,行胰腺局部切除或全胰切除。③保留十二指肠的胰头切除术:适合于胰头部炎性肿大,局限性严重纤维化而胰体尾胰管不扩张者。④胰头切除及胰管引流术:适用于胰头部纤维增生同时伴有胰体尾部胰管扩张者。⑤内脏神经破坏手术:仅适合于其他方法对疼痛缓解无效者,可采用内脏神经切断术或无水酒精注射神经节,破坏神经功能。

第三节　胰腺假性囊肿

胰腺假性囊肿(pancreatic pseudocyst)是最常见的胰腺囊肿病变,多继发于急慢性胰腺炎或胰腺损伤后,也可由外伤引起。其形成原因是胰管破裂和损伤,胰液外溢积聚在网膜囊内,刺激周围组织及器官的浆膜形成纤维包膜,但因内壁无上皮细胞覆盖,故称其为假性囊肿。囊肿多位于胰体尾部。

（一）临床表现

1. 假性囊肿本身所引起的症状　囊肿占位引起上腹胀满或囊内炎症可引起上腹部持续性疼痛,常可涉及季肋部、腰部和背部。

2. 囊肿压迫周围脏器所引起的症状　压迫消化道可引起上腹不适、恶心、呕吐;压迫胆总管下端可引起黄疸。

3. 消耗性症状　急慢性炎症所致的消耗可使患者明显消瘦,体重下降。胰腺内外分泌功能不足引起消化吸收不良。

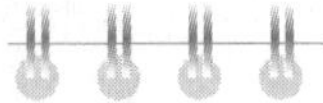

（二）诊断

有急慢性胰腺炎或上腹部外伤史，上腹部逐渐膨隆腹胀，可触及囊性肿物。血常规检查往往有白细胞数增高，部分患者血、尿淀粉酶升高；X 线钡餐造影可见胃、十二指肠、横结肠受压移位；B 超检查可确定囊肿部位、大小；CT 检查不但可显示囊肿，还能显示囊肿与胰腺的关系以及鉴别是否为肿瘤性囊肿。

（三）治疗

胰腺假性囊肿可无症状，囊肿形成的早期（<6 周），其囊壁较薄，如无严重感染，全身无中毒症状以及囊肿较小，可采取保守治疗。手术治疗指征为：持续腹痛不能忍受；囊肿增大（≥6cm），出现压迫症状；合并囊内出血、感染等并发症者，应及时手术治疗。手术治疗的方式：

1. 囊肿切除术　常限于胰体尾部囊肿，行保留（或不保留）脾脏的胰体尾切除术。

2. 外引流术　适用于囊肿继发性感染、胰腺脓肿、囊壁薄不能完成内引流者，以及患者全身情况差，不能耐受内引流手术者。亦可经皮穿刺置管行外引流术。外引流的缺点是易形成胰腺瘘。

3. 内引流术　囊壁成熟者采用内引流术。适用于大的假性胰腺囊肿，壁厚、无囊内感染和出血者。

（1）囊肿空肠吻合术：是假性胰腺囊肿的首选手术方法。

（2）胃囊肿吻合术：适用于假性囊肿位置较高、与胃后壁粘连紧密者。

第四节　胰腺癌和壶腹部癌

一、胰　腺　癌

胰腺癌（pancreatic carcinoma）是一种较常见的恶性肿瘤，其发病率有明显增高的趋势。男性比女性多见，癌肿好发于胰头部。恶性程度高，不易早期发现，切除率低，预后差。

（一）病理

胰腺癌包括胰头癌、胰体尾部癌，临床上以胰头部最多见，其次是体尾部，全胰癌较少。组织分类依次为导管细胞腺癌、腺泡细胞癌、黏液性囊腺癌。胰腺癌具有早期向周围神经和血管浸润并易经血运和淋巴系统发生转移的生物学行为特点。胰腺癌转移和扩散途径最多见的是淋巴结转移和局部浸润：①直接浸润，早期即可穿破胰管壁向周围组织浸润、转移。胰体尾部癌较胰头癌更易发生胰外浸润。沿神经末梢扩散是胰腺癌特有的转移方式，癌细胞可直接破坏神经束膜，或经神经束膜的脉管周围侵入神经束膜间隙，并沿此间隙扩散。②淋巴转移早，多见于胰头前后、幽门上下、肝十二指肠韧带内、肝总动脉、肠系膜上动脉和腹主动脉旁淋巴结，晚期可转移至锁骨上淋巴结。③血行转移和腹腔种植是晚期胰腺癌的主要转移方式。

（二）临床表现

最常见的临床表现为腹痛、黄疸和消瘦。胰头癌以腹痛、黄疸、上腹胀满不适为最常见；胰体尾癌则以腹痛、上腹胀满不适、腰背痛为多见。

1. 上腹痛和上腹胀满不适　是常见的首发症状。早期因肿块压迫胰管，使胰管不同程度的梗阻、扩张、扭曲及压力增高，可出现上腹部不适或者隐痛、钝痛、胀痛等。腹痛位于中上腹深处，胰头癌偏右，体尾癌偏左，常为持续性疼痛，饭后 1～2 小时加剧。中晚期肿瘤浸润腹腔神经丛时，使腹痛症状加剧，常有腰背痛，直至昼夜腹痛不止。

2. 黄疸　是胰头癌的最主要症状和体征。由癌肿浸润和压迫胆总管下段所致。黄疸呈进行性加重，伴皮肤瘙痒。胆道完全梗阻，黄疸加深，大便呈陶土色。

3. 消瘦乏力　患病初期即有消瘦乏力，这与腹痛、饮食减少、睡眠不足和癌肿消耗有关。

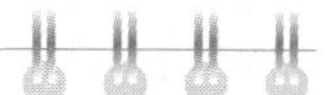

4. **消化道症状** 如食欲缺乏、腹胀、消化不良、腹泻或便秘、恶心呕吐等，晚期癌肿侵犯十二指肠可出现消化道出血或者梗阻。

5. **其他** 胰头癌致胆道梗阻合并胆道感染，可出现寒战、高热。晚期患者可触及腹部肿块，出现腹水和恶病质。少数患者有轻度糖尿病表现。

（三）诊断

胰腺癌早期无特异症状。原因不明的上腹及腰背部疼痛、消瘦、乏力，凡中年以上，近期体重明显下降，难以解释的消化道症状，或用胰腺炎不能解释的胰腺酶类变化者，需作进一步检查。

1. **实验室检查**

（1）血清生化检查：早期可有血、尿淀粉酶增高，血糖增高，尿糖阳性。黄疸时，血清总胆红素和结合胆红素升高，碱性磷酸酶升高。

（2）肿瘤标志物检查：癌胚抗原（CEA）、胰胚抗原（POA）、糖链抗原（CA19-9）、胰腺癌相关抗原（PCAA）和胰腺癌特异抗原（PaA）可有升高，但缺乏特异性。肿瘤标志物联合检测可提高诊断的敏感性。相对而言，CA19-9 对胰腺癌的诊断较为敏感，特异性较好。

2. **B 超检查** 为诊断胰腺癌的首选方法。胰腺癌的声像图为：①胰腺呈局限性肿大或弥漫性肿大；②癌肿轮廓不规则，局部呈高回声、低回声或斑状回声；③间接现象：癌肿压迫阻塞胆管和胰管，可见胆囊肿大，肝内外胆管扩张，胰管扩张。

3. **CT 检查** 诊断准确性高于 B 超。可显示胰胆管扩张和直径>0.5～1cm 的胰腺病变，还可发现腹膜后淋巴结转移和肝内转移。通过静脉注射造影剂后，高性能 CT 血管成像（CTA）检查能够显示肿瘤与邻近血管的关系，对判断胰腺癌能否行根治性切除有较大帮助。

4. **MRI 或磁共振胆胰管造影（MRCP）** 单纯 MRI 诊断并不优于增强 CT，MRCP 可显示肝内外胆管扩张，胰管扩张。

5. **经皮肝胆管穿刺造影（PTC）** 适用于胰腺癌引起胆管扩张或伴有黄疸者。可显示肝内外胆管扩张、胆囊肿大、胆管狭窄、充盈缺损、管壁僵硬。

6. **内镜逆行胰胆管造影（ERCP）** 可直接观察十二指肠乳头区并能进行活检，收集胰液行细胞学、生化和酶学检查。造影可显示主胰管不规则狭窄、管壁僵硬、中断、移位、其末端呈鼠尾状截断。胆管、胰管均有扩张呈“双管状”表现。

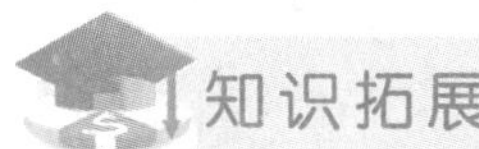

内镜逆行胰胆管造影

内镜逆行胰胆管造影（endoscopic retrograde cholangiopancreatography，ERCP）是将内镜插至十二指肠降段，找到十二指肠乳头以后，由内镜活检孔插入造影管至乳头开口部，注入造影剂，作胆胰管 X 线造影、胆汁细菌学和细胞学、胆道压力及乳头括约肌功能测定等检查，此外，可作乳头括约肌切开术、胆胰管碎石取石术、胆胰管内支架安置引流术、鼻胆管引流术及胆道蛔虫取出术等治疗。主要用于胆总管下端结石、胰管结石、胆道肿瘤、急性胆源性胰腺炎及胆道蛔虫症等疾病，与传统外科手术相比，具有创伤小、恢复快、费用低等优点，已成为胆胰疾病治疗的重要手段。

7. **超声内镜（LEUS）** 不受腹壁和胃肠道气体的影响，具有定位准确和充分显示病变的优点。

8. **胃肠钡餐** 可显示胰腺癌压迫引起胃和十二指肠形态改变的间接征象，胃十二指肠球部出现阴影缺损，降段有肿瘤压迫。

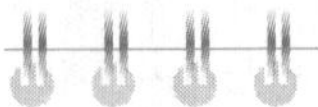

9. 细针穿刺细胞学 对难以确定诊断,但又高度怀疑的病例,可在B超或CT引导下采用细针穿刺胰腺肿块做细胞学检查。

(四)治疗

胰腺癌的治疗原则是早期手术治疗。手术切除是其有效的治疗方法。尚无远处转移的胰腺癌均应争取手术切除以延长生存时间和改善生存质量。

1. 根治性手术

(1)胰十二指肠切除术:是胰头癌的标准术式,切除范围包括肝总管以下胆管(包括胆囊)、胰头(包括钩突部)、远端胃、十二指肠和部分空肠上段,同时清除肝十二指肠韧带内、腹腔动脉旁、胰头周围以及肠系膜血管根部的淋巴结。切除后重建胰管、胆管和胃肠道通路。

(2)保留幽门的胰十二指肠切除术:适用于幽门上下淋巴结无转移,术中十二指肠切缘肿瘤细胞病理检查阴性者。

(3)胰体尾切除术:适用于胰体尾部癌。

2. 姑息性手术 适用于高龄、肿瘤不能切除、已有肝转移或合并明显心肺功能障碍不能耐受较大手术者。

(1)解除胆道梗阻:可行胆囊空肠吻合术或胆管空肠吻合术,也可行内镜下放置胆道支架以解除梗阻。

(2)解除或预防十二指肠梗阻:可行胃空肠吻合术。

(3)解除晚期胰腺癌的顽固性疼痛:术中双侧腹膜后内脏神经节周围注射95%乙醇行化学性内脏神经切断术或腹腔神经节切除术,以减轻疼痛。

(4)区域性介入治疗:经肝总动脉、脾动脉及肠系膜上动脉等插管局部灌注化疗药物,同时作放射治疗,争取使原不能切除的胰腺癌获得再次手术切除的机会。

二、壶腹部癌

壶腹部癌(periampullary adenocarcinoma)是指胆总管末端、壶腹部和十二指肠乳头附近的癌肿。其恶性程度明显低于胰头癌,手术切除率高于胰头癌,术后5年生存率可达40%~60%。

(一)病理

壶腹部癌的组织类型以腺癌多见,其次为乳头状癌和黏液癌。肿瘤生长阻塞胆管开口,引起黄疸。十二指肠乳头癌可致十二指肠梗阻和上消化道出血。壶腹部癌的转移方式以淋巴转移为主,出现比胰头癌晚,远处转移多转移到肝脏。

(二)诊断

1. 临床表现 壶腹部癌与胰头癌的临床表现很相似。常见的临床症状为黄疸、消瘦和腹痛。

(1)黄疸:是壶腹部癌最主要症状。黄疸出现早,黄疸深浅呈波动性是本病的特点,主要由于肿瘤组织坏死、脱落,可使胆道暂时再通。随着肿瘤生长,黄疸呈进行性加深,可出现皮肤瘙痒,大便呈陶土色。

(2)腹痛:胰胆管梗阻,内压升高,可引起患者上腹饱胀不适、腹痛;合并急性胰腺炎,出现持续疼痛,当并发胆道感染时,可出现腹痛、畏寒、发热、黄疸加深。

(3)其他:可有消化道出血、消瘦、乏力等症状。

2. 实验室检查

(1)血清生化检查:黄疸患者,血清总胆红素和结合胆红素升高,血清碱性磷酸酶(ALP)、谷氨酰转肽酶(γ-GT)升高可出现于血清总胆红素升高之前。

(2)肿瘤标志物检查:CEA、CA19-9可升高,但缺乏特异性。CA19-9可作为随访观察项目。

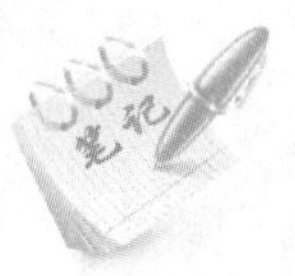

3. 影像学检查 同胰腺癌检查,ERCP是确诊壶腹部癌的主要手段,内镜可直接观察乳头

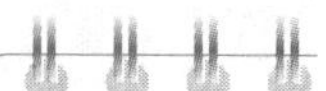

病变，并可行组织活检。MRCP为无创伤性胆道及胰管影像检查方法。

（三）治疗

壶腹部癌的根治性术式为胰十二指肠切除。对难以耐受胰十二指肠切除的高危患者、病变仅局限于十二指肠乳头者可行乳头局部切除术。肿瘤不能切除者，可行胆肠吻合术以解除胆道梗阻。

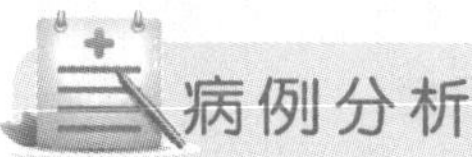

病例分析

患者，男，65岁，因无明显诱因出现反复上腹部疼痛半年，伴有全身及巩膜黄染，皮肤瘙痒及尿黄2周入院。查体：全身皮肤、巩膜重度黄染，腹肌软，上腹正中偏右有深压痛，无反跳痛，肝脏胆囊肋下均可触及肿大，腹水征(-)。实验室检查：尿胆红素(+++)，尿胆原(-)，血红蛋白96g/L，总胆红素266μmol/L，直接胆红素130μmol/L，白蛋白28g/L，碱性磷酸酶750U/L，转肽酶1230U/L，血糖4.5mmol/L，CEA(+)，CA19-9(+)。影像学检查：①X线胸片：未见异常；②B超及CT检查：肝脏增大，胆囊明显肿大，肝内外胆管扩张，胰头区可见一约2.0cm×3.0cm肿物。

问题：1. 初步诊断是什么？

2. 诊断依据及治疗措施是什么？

本章小结

由于胰腺解剖位置深在的特殊关系，临床上常易导致漏诊、误诊。急性胰腺炎的轻重型判断，对治疗及预后影响重大。出血坏死型胰腺炎既往的死亡率高达50%以上，随着医学的进步，其治愈率已大为提高，而早期诊断并积极采取外科手段治疗，是抢救成功的关键。对胰腺癌与壶腹部癌，目前具备早期诊断的手段，治疗原则仍以手术为主，随着内镜技术的发展，目前在手术方式上有很多改变，但尚无统一标准，有待临床医师进一步思考和研究。

（黄　强）

练习题

一、选择题

A1型题

1. 在我国，急性胰腺炎发病诱因中最常见的是

A. 上腹外伤　　B. 胆道蛔虫症　　C. 胆道结石

D. 饮酒　　E. 暴饮暴食

2. 胰腺疾病与胆道疾病互相关系的解剖基础是

A. 胆总管与胰管有共同通道及出口　　B. 胆总管与胰腺紧贴，并位于其后方

C. 胰腺炎胰腺肿大时常能压迫胆总管　　D. 均属肝门部器官

E. 均受肝内胆汁分泌压的影响

3. 胰腺癌最好发的部位是

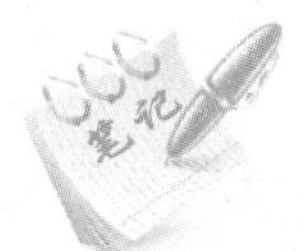

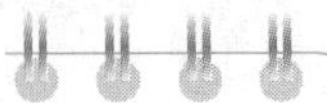

A. 胰腺头部　B. 胰腺体部　C. 胰腺尾部
D. 全胰腺　E. 异位胰腺

4. 急性胰腺炎发病之初3～4小时，最有诊断价值的是
A. 尿淀粉酶增高　B. 血淀粉酶增高　C. 血尿素氮、肌酐增高
D. 血白细胞计数增高　E. 血脂肪酶增高

5. 急性胰腺炎出现下列哪种情况时应考虑为出血、坏死型
A. 血淀粉酶明显增高　B. 低血钙　C. 高血糖
D. 低血磷　E. 血白细胞计数增高

6. 胰腺癌与胆总管结石的主要鉴别点是
A. 腹痛的性质和程度　B. 肝功能改变　C. 血、尿淀粉酶改变
D. 胆囊肿大　E. 进行性加重的黄疸

7. 胰腺癌手术切除率低的主要原因是
A. 并发糖尿病　B. 癌直接浸润和转移早　C. 合并胆道感染
D. 手术复杂　E. 年老、体弱

8. 慢性胰腺炎最常见的症状是
A. 腹痛　B. 脂肪泻　C. 腹泻
D. 饱胀、嗳气　E. 呕吐

9. 早期出现无痛性黄疸的疾病是
A. 胆总管下端结石　B. 急性胰腺炎　C. 胰腺假性囊肿
D. 壶腹部癌　E. 胆囊癌

10. 对壶腹部癌的诊断和鉴别诊断有重要价值的检查是
A. PTC检查　B. B超检查　C. CT检查
D. ERCP检查　E. 肿瘤标志物检查

二、思考题

1. 如何早期诊断急性重症胰腺炎？
2. 简述急性胰腺炎的非手术治疗方法。

第三十八章

周围血管疾病

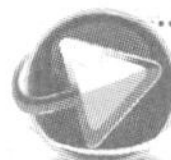

学习目标

1. 掌握:单纯性下肢静脉曲张的临床表现、诊断和治疗。

2. 熟悉:血栓闭塞性脉管炎的临床表现、诊断和治疗。

3. 了解:急性深静脉血栓形成的诊断和治疗原则;雷诺综合征的临床表现和治疗原则;下肢淋巴水肿诊断要点和治疗原则。

4. 能够运用常用检测方法对周围血管疾病作出初步诊断,具备处理下肢静脉曲张、血栓闭塞性脉管炎等外科常见病的知识和能力。

5. 给予患者健康保健指导,提醒患者注意肢体的防寒、保暖,并戒烟,以促进肢体血供得到改善,保护肢体功能。

第一节　概　　述

周围血管和淋巴疾病种类繁多,但其主要的病理改变是狭窄、闭塞、扩张、破裂以及静脉瓣膜关闭不全等。临床表现各有异同,常见的症状体征如下:

(一) 疼痛

是常见的症状,通常分为间歇性和持续性两类。

1. 间歇性疼痛　与下列3种因素有关:

(1) 肢体活动:在慢性动脉阻塞或静脉功能不全时,步行时可以出现疼痛,患者被迫止步休息后疼痛缓解,称“间歇性跛行”。疼痛可表现为沉重、乏力、胀痛、钝痛、痉挛痛或锐痛。从开始行走到出现疼痛的时间,称为跛行时间,其行程称为跛行距离。在行走速度恒定的情况下,跛行时间和距离愈短,提示血管阻塞的程度愈严重。

(2) 肢体体位:动脉阻塞性疾病时,疼痛因患肢抬高后供血减少而加重;因患肢下垂后血供增加而缓解。相反,静脉病变时,疼痛因患肢抬高后静脉回流改善而减轻;因患肢下垂后淤血而诱发或加重。

(3) 温度变化:动脉阻塞性疾病时,热环境能舒张血管并促进组织代谢,如果需要量超过了所能供应的血液量,则疼痛加剧。血管痉挛性疾病,在热环境下疼痛减轻,寒冷刺激则使之加重;血管扩张性疾病则在热环境下症状加重。

2. 持续性疼痛　严重的血管病变,在静息状态下仍有持续疼痛,又称为静息痛。

(1) 动脉性静息痛:动脉闭塞时,可因组织缺血及缺血性神经炎引起持续性疼痛。急性病变,如动脉栓塞可引起突发而严重的持续性疼痛。由慢性动脉阻塞引起者,症状常于夜间加重,患者常取抱膝端坐体位以求减轻症状而影响睡眠。

(2) 静脉性静息痛:急性主干静脉阻塞时,肢体远侧因严重淤血而有持续性胀痛。伴有静脉回流障碍的其他表现,如肢体肿胀及静脉曲张等,抬高患肢可有一定程度减轻。

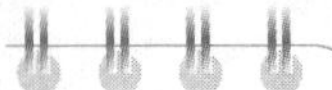

（3）炎症及缺血坏死性静息痛：动、静脉或淋巴管的急性炎症，局部表现为持续性疼痛。由动脉阻塞造成组织缺血坏死，或静脉性溃疡周围炎，可激惹邻近的感觉神经引起持续性疼痛；由缺血性神经炎引起的疼痛，为持续性，并伴有间歇性剧痛及感觉异常。

（二）肿胀

静脉或淋巴回流障碍时，组织液积聚于组织间隙致肢体肿胀。

1. 静脉性肿胀　下肢深静脉回流障碍或有逆流病变时出现，肿胀呈凹陷性，以足、踝部最明显，伴浅静脉曲张、色素沉着或足靴区溃疡等表现。动静脉瘘造成局限性静脉性肿胀，程度较轻，局部温度升高，伴有震颤及血管杂音等症状。

2. 淋巴性肿胀　淋巴管阻塞时，肿胀一般硬实，多起自足趾，伴皮肤粗糙增厚，后期形成典型的象皮肿。

（三）感觉异常

主要有肢体沉重，浅感觉异常或感觉丧失等表现。

1. 沉重　行走不久，肢体出现沉重、疲倦，休息后可消失，提示早期动脉供血不足。静脉病变时，常于久站、久走后出现倦怠，平卧或抬高患肢后消失。

2. 异样感觉　动脉缺血影响神经干时，可有麻木、麻痹、针刺或蚁行等异样感觉。小动脉栓塞时，麻木成为主要症状。慢性静脉功能不全而肿胀时间较久者，皮肤感觉往往减退。

3. 感觉丧失　严重的动脉缺血病变，可出现缺血肢体远侧浅感觉减退或丧失；深感觉随病情进展而丧失，常伴有足（腕）下垂及主动活动不能。

（四）皮肤温度改变

动脉阻塞性病变时血流量减少，皮温降低；静脉阻塞性病变时血液淤积，皮温高于正常；动静脉瘘时，局部血流量增多，皮温升高。皮肤温度的改变除患者能自我察觉外，可作皮肤测温检查。在恒温环境下，比较肢体两侧对称部位或同一肢体的不同部位，可查出皮温的差别或皮温改变的平面，如相差2℃以上有临床意义。

（五）色泽改变

皮肤色泽能反映肢体的循环状况。

1. 正常和异常色泽　正常皮肤温暖，呈淡红色。动脉供血不足时皮色呈苍白色或发绀，伴有皮温降低。皮色暗红，伴有皮温轻度升高，是静脉淤血的征象。

2. 指压性色泽改变　如以手指重压皮肤数秒钟后骤然放开，正常者皮肤受压时呈苍白色，放开后1～2秒即恢复。有动脉血流减少或静脉回流障碍疾病时，恢复时间延长。在发绀区，若指压后不出现暂时的苍白色，提示局部组织已发生不可逆性坏死。

3. 运动性色泽改变　静息时正常，而在运动后肢端皮肤呈苍白者，提示动脉供血不足。

4. 体位性色泽改变　又称Buerger试验：抬高下肢70°～80°，或上肢高举过头持续60秒，正常者趾（指）、跖（掌）皮肤保持淡红色或稍微发白，如呈苍白或蜡白色，提示动脉供血不足；再将下肢下垂于床沿或上肢下垂于身旁，正常人皮肤色泽可在10秒内恢复，如恢复时间超过45秒，且色泽不均匀者，进一步提示动脉供血障碍。肢体持续下垂，正常人至多仅有轻度潮红，凡出现明显潮红或发绀者，提示为静脉逆流或回流障碍性疾病。

（六）形态改变

动脉和静脉都可以出现扩张或狭窄性形态改变，并引起临床症状。

1. 动脉形态改变　可有下列3方面征象：①动脉搏动减弱或消失，见于管腔狭窄或闭塞性改变。②杂音，动脉管腔狭窄或局限性扩张，或在动静脉之间存在异常交通，可在体表位置听到杂音，触到震颤。③形态和质地，正常动脉富于弹性，当动脉有粥样硬化或炎症病变后，扪触动脉时，可出现呈屈曲状、增硬和结节等变化。

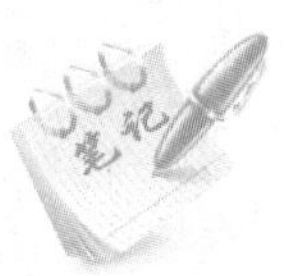

2. 静脉形态改变　主要表现为静脉曲张。肢体出现浅静脉曲张时，往往是静脉瓣膜破坏或

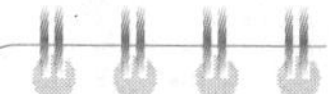

回流障碍。如果曲张的原因为动静脉瘘，常常伴有皮肤温度升高，伴有杂音及震颤。曲张静脉感染后，可在局部出现硬结并与皮肤粘连。

（七）肿块

由血管病变引起的肿块，可以分为搏动性和无搏动性两类。

1. 搏动性肿块　单个、边界清楚、表面光滑的膨胀性搏动性肿块，提示动脉瘤或假性动脉瘤，可伴有震颤和血管杂音。肿块边界不甚清楚，或范围较大，可能为蔓状血管瘤。与动脉走向一致，范围较大的管状搏动性肿块，多由动脉扩张所致，最常见于颈动脉。

2. 无搏动性肿块　静脉性肿块具有质地柔软，受压可缩小的特点。浅表静脉的局限性扩张，透过皮肤可见蓝色肿块，常见于颈外静脉、肢体浅静脉及浅表的海绵状血管瘤。深部海绵状血管瘤及颈内静脉扩张，肿块部位深在，边界不清。淋巴管瘤呈囊性、色白透亮。

（八）营养性改变

主要有皮肤营养障碍性变化、溃疡或坏疽、增生性改变等3类。

1. 皮肤营养障碍性改变　由动脉缺血引起的营养障碍性变化表现为皮肤松弛，汗毛脱落，趾（指）甲生长缓慢、变形发脆。慢性动脉缺血可引起肌萎缩。静脉淤血性改变表现为皮肤光薄、色素沉着，伴有皮炎、湿疹，好发于小腿足靴区。淋巴回流障碍时，因皮肤、皮下组织纤维化，汗腺、皮脂腺破坏，皮肤出现干燥、粗糙，有疣状增生物。

2. 溃疡或坏疽　动脉性溃疡好发于肢体远端、趾（指）端或足跟。溃疡边缘常呈锯齿状，底部为不易出血的灰白色肉芽组织，有剧烈疼痛。静脉性溃疡好发于足靴区，尤以内侧多见；初期为类圆形浅溃疡，以后可为不规则较大溃疡，底部为易出血的湿润肉芽组织，其周有皮炎、水肿和色素沉着等，愈合缓慢且易复发。坏疽性病灶提示动脉供血已不能满足静息时组织代谢的需要，初为干性坏疽，继发感染后转为湿性坏疽。

3. 肢体增长变粗　在先天性动静脉瘘的患者，肢体出现增长、软组织肥厚的改变，并伴有骨骼增长肥大。

第二节　血栓闭塞性脉管炎

血栓闭塞性脉管炎又称为Burger病（Burger disease），主要累及四肢小动、静脉，以慢性进展性血管闭塞为特点。以北方多见。好发于男性青壮年。

（一）病因

病因尚未完全明确。吸烟、寒冷、潮湿、营养不良和性激素异常是本病的主要发病因素，吸烟与发病的关系尤为密切。曾提出过血管神经调节功能障碍、血液高凝状态和肾上腺功能亢进等发病机制学说。近年来免疫因素受到重视，有人认为本病是自身免疫性疾病。

（二）病理生理

病变常呈节段性，主要侵犯中、小动脉，伴行静脉亦多受累，病变血管之间可有比较正常的血管。病变动脉缩窄变硬，血管全层呈非化脓性炎症，血管壁的一般结构仍存在，管腔内血栓形成使血管闭塞。后期血栓机化，可使血管腔再通，但不能代偿正常的血流。静脉受累时的病理变化与动脉相似，尚有神经、肌肉、骨骼等组织的缺血性病理改变。

（三）临床表现

绝大多数患者是青壮年男性，尤其有长期吸烟嗜好者。起病隐匿，初发时多为单侧下肢，常呈周期性发作，以后累及其他肢体。根据肢体缺血的程度，可分为3期。

1. 局部缺血期　为病变的初级阶段。主要表现为患肢麻木、发凉、怕冷、酸胀、易疲劳、沉重和轻度间歇性跛行。当患者行走500～1000m路程后，小腿或足部肌肉出现胀痛；休息后疼痛立即缓解，间歇性跛行为本期典型征象。检查患肢皮温降低，皮色较苍白，足背动脉或（和）胫后动

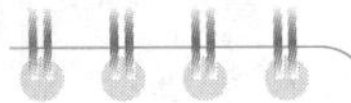

脉搏动减弱。40%患者伴有下肢游走性静脉炎，约2周逐渐消失。

2. 营养障碍期　患肢上述症状加重，间歇性跛行行走距离缩短，休息时间延长，疼痛转为持续性静息痛，以夜间更为明显。患肢皮温明显降低，皮色更加苍白，或出现紫斑、潮红，皮肤干燥，汗毛脱落，趾（指）甲增厚变形，小腿肌肉萎缩，足背动脉、胫后动脉搏动消失，腘动脉、股动脉搏动亦可减弱。

3. 组织坏死期　除上述症状继续加重外，静息痛更为严重，患者日夜屈膝抱足而坐，疼痛剧烈，经久不息。肢端组织缺血产生溃疡或坏疽，多为干性坏疽，继发感染后呈湿性坏疽，并可伴全身脓毒症表现。坏死组织脱落后，形成经久不愈的溃疡。

（四）诊断

40岁以下有吸烟史男性，肢体远端因缺血出现皮色苍白、皮温下降、感觉异常、乏力、营养障碍及局部溃疡、间歇性跛行及静息痛、远端动脉搏动减弱或消失，应考虑血栓闭塞性脉管炎。

为了确定动脉闭塞的部位、范围、程度及侧支循环形成状况，除一般检查外，还可行下列检查：

1. 肢体抬高试验（Buerger试验）　患者平卧，患肢抬高45°，3分钟后，观察足部皮肤色泽变化；然后让患者坐起，下肢垂于床旁，观察肤色变化。若抬高后足趾和足底皮肤呈苍白或蜡黄色，下垂后足部皮肤为潮红或出现斑块状发绀，为阳性结果。

2. 其他检查

（1）皮肤温度测定：患肢皮温较健侧低2℃时，即表示血液供应不足。

（2）电阻抗血流图测定：通过测定组织的电阻抗，了解血液供应状况和血管弹性。

（3）多普勒超声血管测定和血流测定：多普勒超声诊断仪可直接探查受累动脉，并显示病变动脉的形态、血管的直径和血液的流速等。

（4）动脉造影：可清楚显示动脉病变的部位、程度和范围，以及侧支循环情况。一般在作血管重建性手术前才考虑。

（五）鉴别诊断

血栓闭塞性脉管炎应与其他动脉缺血性疾病相鉴别：

1. 下肢动脉硬化闭塞症　发病年龄较大，多数在45岁以上；常伴有冠状动脉粥样硬化、高血压、高脂血症或糖尿病；病变常位于大、中动脉，血管造影检查可显示动脉壁有钙化斑块，动脉狭窄、闭塞，伴扭曲、成角或虫蚀样改变。

2. 多发性大动脉炎　多见于青年女性。活动期常有红细胞沉降率增速，免疫球蛋白升高；很少出现肢端坏死；动脉造影可见主动脉及其主要分支开口处狭窄或阻塞。

3. 糖尿病足　由糖尿病造成的肢体坏疽，多为湿性坏疽。有糖尿病史及其临床表现，且有尿糖阳性、血糖升高等实验室阳性结果。

4. 急性动脉栓塞　突然起病，多有房颤病史，病情发展迅速，短期内远端肢体即可出现疼痛、麻木、运动障碍、苍白、动脉搏动减弱或消失等"5P"表现。

5. 雷诺综合征　多见于各年龄段的女性，患肢远端动脉搏动正常，发生坏疽者少见。

（六）治疗

血栓闭塞性脉管炎的治疗原则是促进侧支循环，重建血流，改进肢体血供，减轻或消除疼痛，促进溃疡愈合及防止感染，保存肢体，以恢复劳动力。重点是改善患肢的血液循环。

1. 非手术疗法

（1）一般疗法：患肢适当保暖，但不宜热敷或热疗，以免组织需氧量增加而加重组织缺氧、坏死。鼓励患者适当活动及患肢作Buerger运动，以促进动脉血液循环和增加新陈代谢，并促进侧支循环建立，防止肌肉萎缩和恢复肢体生理功能。严禁吸烟，防止受冷、受潮和外伤，勿穿硬质鞋袜，以免影响足部血液循环。疼痛较重者可用镇痛药。应给予高蛋白质、低脂和富含维生素的补充饮食，禁食生冷、辛辣等刺激性食物；保证水分摄入，可改善循环，促进废物排泄，降低

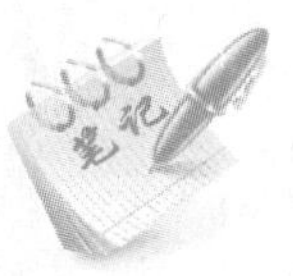

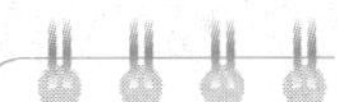

血液黏滞性，防止血栓形成。

（2）中医中药：根据中医辨证和西医辨病相结合的方法，采用中药治疗。

（3）药物治疗：应用血管扩张药物，可缓解血管痉挛和促进侧支循环。常用的血管扩张药有妥拉唑啉、罂粟碱、烟酸、硫酸镁、酚妥拉明、酚苄明、布酚宁和丁酚胺等。低分子右旋糖酐能降低血液稠度和抗血小板集聚；去纤维蛋白治疗可降低纤维蛋白原和血液黏度；前列腺素E_1（PGE_1）可扩张血管、抗血小板和预防动脉粥样硬化，均有一定的治疗作用。

（4）物理疗法：用超声波治疗仪，采用直接和间接接触法，对患肢进行治疗。肢体负压与正负压交替疗法，有改善血流和增加侧支循环形成的作用。

（5）高压氧疗法：高压氧可提高血氧量，增加肢体的供氧量，对减轻疼痛和促进伤口愈合有一定疗效。

（6）创面处理：加强创面换药，促进愈合，预防继发感染。已出现坏疽者，可予70%乙醇消毒包扎，已有感染者选用抗生素溶液湿敷并酌情全身应用抗生素。

2. 手术疗法　目的是增加肢体血供和重建动脉血流管道，改善缺血引起的不良后果。根据病情可采取腰交感神经节切除术、动脉血栓内膜剥除术、动脉旁路移植术、大网膜移植术、肢体静脉动脉化和截肢术等方法。

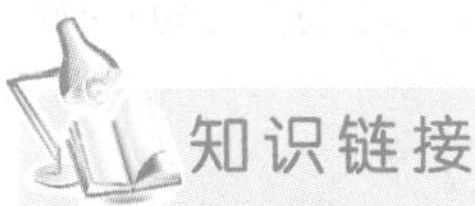

Buerger运动

患者平卧，同时将双脚抬高45°~60°，可架在棉被或倒置在椅背上，直到脚部皮肤发白、有刺痛感为止，持续2~3分钟。然后，患者坐于床缘或椅子，双腿自然下垂，脚跟踏于地面，踝部施行背屈、跖屈及左右摆动动作；其次，脚趾上翘并尽量伸开，再向下收拢，每一组动作持续3分钟，此时脚部应变为完全粉红色。如果此时肤色变蓝或疼痛时，应立刻平躺，高举脚部，直到感觉舒服为止；最后，患者恢复平卧姿势，双脚放平，并覆盖保暖，卧床休息5分钟后，抬高脚趾、脚跟运动10次。如此每日3次，每次操作5~10次。

第三节　下肢静脉曲张

下肢静脉曲张系指下肢浅静脉系统内静脉血逆流，远端静脉淤滞，相应静脉扩张迂曲和不规则膨出。单纯性下肢静脉曲张，亦称原发性下肢静脉曲张，系指深静脉通畅情况下的下肢浅静脉曲张。大多发生在大隐静脉，少数合并小隐静脉曲张或单独发生在小隐静脉。

（一）解剖生理

下肢静脉分为深静脉与浅静脉两组。深静脉与同名动脉伴行于肌肉之间。浅静脉在筋膜浅面，分大隐静脉与小隐静脉。在深、浅静脉之间，以及大、小隐静脉之间，有静脉交通支相互沟通（图38-1）。

在下肢深、浅静脉和交通支静脉内，都有瓣膜存在。静脉瓣膜呈单向开放，保持血流从远端向近端或由浅向深部流动。若瓣膜发生功能不全，则血液逆流而出现静脉曲张。

静脉壁由外膜、中膜和内膜构成。下肢远侧深静脉及小腿浅静脉分支的管壁比近侧薄，而静脉压力比近侧静脉高，因而易出现静脉曲张。当胶原纤维减少、断裂等静脉壁结构异常致强度下降时，也易致血管扩张。

（二）病因

单纯性下肢静脉曲张的病因为静脉瓣膜功能不全、静脉壁薄弱和静脉内压力持久增高。静

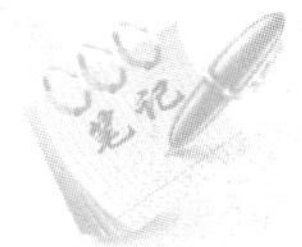

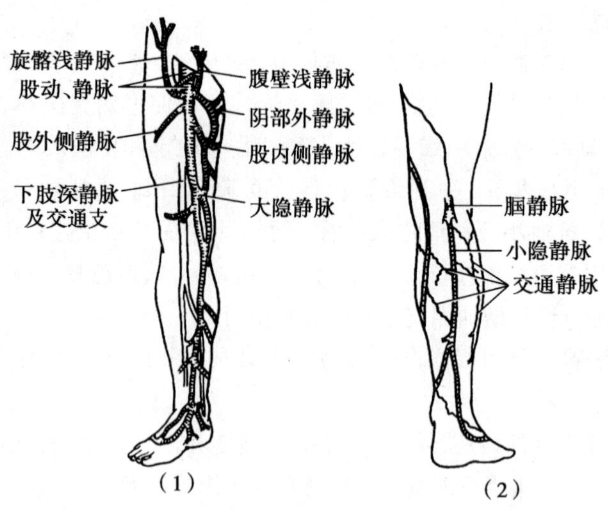

图 38-1　下肢浅静脉

脉瓣膜缺陷与静脉壁薄弱,为单纯性下肢静脉曲张的先天因素,与遗传因素有关;下肢血柱重力增加和循环血量超负荷是造成下肢静脉压力持久增高的重要原因,导致静脉瓣膜相对关闭不全,是单纯性下肢静脉曲张的后天因素,如长久站立和腹腔内压增高。

(三) 病理生理

静脉瓣膜和静脉壁离心脏愈远,强度愈低,静脉压力则是离心脏愈远则愈高。因此,下肢静脉曲张的远期进展要比开始阶段迅速,而小腿部扩张迂曲的浅静脉远比大腿部位明显。在单纯性下肢静脉曲张中,只有在大隐静脉曲张进展到相当程度后,才会通过分支影响小隐静脉,并在其分布区域出现浅静脉曲张。

因血流淤滞和毛细血管壁的通透性增高,血管内液体、蛋白质、红细胞和代谢产物渗出至皮下组织,引起纤维增生和色素沉着。局部组织缺氧、营养不良,使抵抗力降低,易并发皮炎、湿疹、溃疡和感染。上述病理改变,多发生在足靴区皮肤,一般在病变进入后期才出现。

(四) 临床表现

单纯性下肢静脉曲张的发生,多见于纺织工、理发员、售货员、交通警察及警卫员等经常从事站立工作者。早期可无明显症状。静脉曲张较重时,患者在站立稍久后,患肢有酸胀、麻木、困乏、沉重感,容易疲劳,平卧休息或抬高患肢后,上述症状可消失。患肢浅静脉在站立位时隆起、扩张、迂曲成团,以小腿和足踝部明显,常无肿胀。若并发血栓性浅静脉炎,局部出现红、肿、痛,局部压痛明显,静脉呈硬条索状。血栓机化及钙化后可形成静脉结石。病程长、静脉曲张较重者,足靴区皮肤可出现萎缩、脱屑、色素沉着、湿疹及慢性溃疡等。静脉曲张因溃疡侵蚀或外伤致破裂可发生急性出血。

(五) 诊断

下肢静脉曲张有明显的形态特征,诊断较容易。但常需进行以下检查和试验以明确浅静脉瓣膜功能、下肢深静脉回流情况和交通支瓣膜功能情况。

1. 下肢静脉功能检查

(1) 大隐静脉瓣膜功能及大隐静脉与深静脉之间交通支瓣膜功能试验:患者仰卧抬高患肢使曲张静脉空虚,在大腿根部扎止血带阻止大隐静脉血液倒流。然后让患者站立,松解止血带后 10 秒内,大隐静脉立即自上而下充盈,提示大隐静脉瓣膜功能不全;若在松解止血带前 30 秒内大隐静脉已部分充盈曲张,松解止血带后,充盈曲张更为明显,说明大隐静脉瓣膜及其与深静脉间交通支瓣膜功能不全;若松解止血带前 30 秒内大隐静脉即有充盈曲张,而松解止血带后,曲张静脉充盈并未加重,说明大隐静脉与深静脉间交通支瓣膜功能不全,而大隐静脉瓣膜功能正常(图 38-2)。

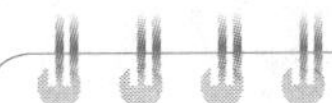

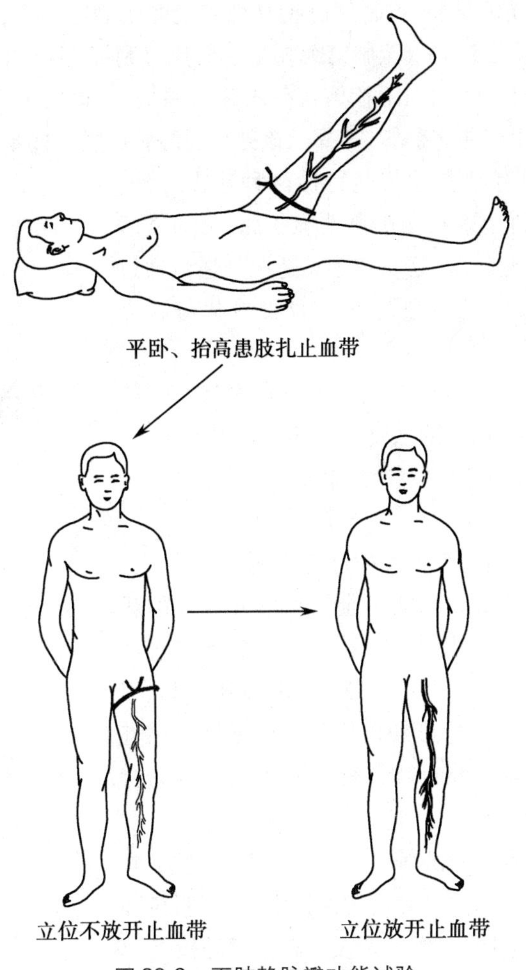

图 38-2　下肢静脉瓣功能试验

（2）小隐静脉瓣膜及小隐静脉与深静脉之间交通支瓣膜功能试验：除止血带扎于腘窝外，试验方法与上述试验相同，结果及意义相似。

（3）深静脉通畅试验：站立时在患肢大腿根部扎止血带以阻断大隐静脉回流，然后嘱患者交替伸屈膝关节 10～20 次。若静脉曲张不减轻，甚至加重，说明深静脉阻塞（图 38-3）。

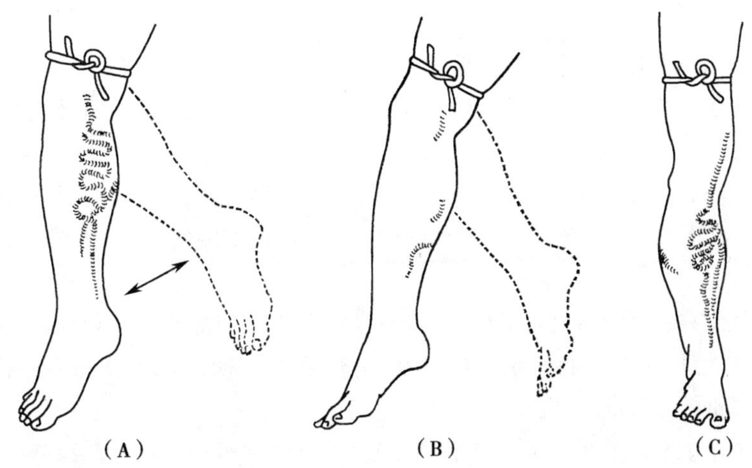

图 38-3　深静脉通畅试验

（A）患者站立，大腿上 1/3 扎上止血带；（B）交替伸屈膝关节 10 余次或行走；（C）浅静脉曲张明显，小腿胀痛，即为深静脉阻塞阳性

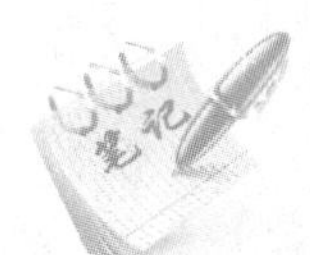

（4）交通静脉瓣膜功能试验：患者仰卧抬高患肢使曲张静脉空虚，在大腿根部扎止血带阻止大隐静脉血液倒流。从足趾向上至腘窝缚扎第一根弹力绷带，再自止血带处向下缚扎第二根弹力绷带；让患者改站立位，一边向下松解第一根弹力绷带，一边向下缚扎第二根弹力绷带，如果在两根绷带的间隙内出现曲张静脉，即提示该处交通静脉瓣膜功能不全（图 38-4）。

2. 下肢静脉造影　有顺行性与逆行性两种造影方法。单纯性下肢静脉曲张顺行造影见浅静脉明显扩张，交通支静脉可有扩张及逆流，深静脉正常；逆行造影见造影剂逆流通过隐股静脉瓣，大隐静脉近端呈囊状扩张，而股静脉瓣膜无逆流。

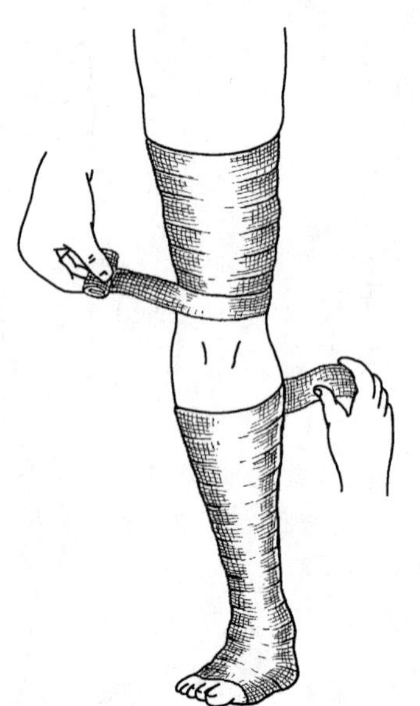

图 38-4　下肢静脉交通支瓣膜功能试验

3. 血管超声检查　多普勒超声检查可以观察瓣膜关闭活动及有无血液逆流，也能观察静脉反流的部位和程度。

4. 其他检查　如容积描记等对诊断也有一定帮助。

（六）鉴别诊断

单纯性下肢静脉曲张须与下列疾病进行鉴别。

1. 原发性下肢深静脉瓣膜功能不全　可继发较轻的浅静脉曲张，但下肢水肿、色素沉着、局部酸胀疼痛症状则较严重，早期即有较严重的溃疡。可通过下肢浅静脉测压试验、容积描记、血管超声检查和静脉造影加以区别。最可靠的检查方法是下肢静脉造影，能够观察到深静脉瓣膜关闭不全的特殊征象。

2. 下肢深静脉血栓形成后遗综合征　起病前多有患肢深静脉回流障碍表现，如早期浅静脉代偿性扩张，肢体明显肿胀。如鉴别诊断仍有困难，应作深静脉通畅试验、下肢静脉造影、血管超声及容积描记等检查。

3. 动静脉瘘　动静脉瘘的患肢皮温升高，局部可触及震颤或闻及连续的血管杂音。浅静脉压力明显上升，抬高患肢静脉不易排空。

4. Klippel-Trenaunay 综合征　本病由先天性血管畸形所致。可见“三联征”：广泛静脉曲张，常累及大腿外侧和后侧；瘘者患肢常比健肢粗长；皮肤大片“葡萄酒色”血管痣。

（七）治疗

1. 非手术治疗　适用于范围小、程度轻且无症状者；妊娠期妇女；全身情况差，重要生命器官病变，手术耐受力差者。

（1）穿用弹力袜套保护，适用于长期从事站立工作或强体力劳动者。

（2）强调做工间操，或经常走动、踝关节伸屈活动，使腓肠肌能发挥有效的泵作用，以减轻浅静脉内的压力。

（3）注射疗法：将硬化剂注入曲张的静脉内，静脉内膜发生无菌性炎症反应，使曲张静脉血管腔粘连闭塞。常用的硬化剂有 5% 鱼肝油酸钠、3% 十四羟基硫酸钠、酚甘油溶液及 5% 油酸乙醇胺溶液等。

（4）处理并发症：有血栓性浅静脉炎者给予外用药物及局部热敷治疗；有湿疹和局部溃疡者可抬高患肢并行创面湿敷，加强局部换药并酌情给予抗生素治疗；有出血者行抬高患肢和局部加压包扎，必要时予以缝合止血。

2. 手术疗法　目的是去除曲张静脉和防止复发，为最常用的方法。凡深静脉通畅，无明显手术禁忌者，均宜施行手术治疗。手术方法有：

（1）大（小）隐静脉高位结扎术：适用于大（小）隐静脉瓣膜功能不全，而大（小）隐静脉与深静脉间交通支瓣膜功能正常者。

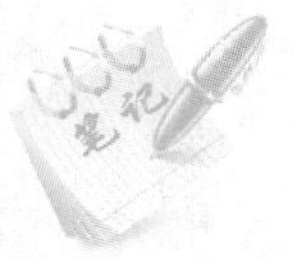

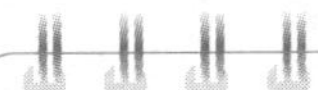

（2）交通支结扎术：适用于大小隐静脉与深静脉间交通支瓣膜功能不全，而大小隐静脉瓣膜功能正常者。

（3）大小隐静脉剥脱术：临床最为常用，适用于大小隐静脉瓣膜功能不全，以及大小隐静脉与深静脉间交通支瓣膜功能不全者。

3. 微创治疗　近年出现了静脉腔内激光治疗（EVLT）、内镜筋膜下交通静脉结扎术（SEPS）、旋切刀治疗以及静脉内超声消融治疗等微创方法，有替代传统治疗方式的趋势。

第四节　深静脉血栓形成

深静脉血栓形成可发生于全身主干静脉，多见于产后、盆腔术后、外伤、晚期癌肿、昏迷或长期卧床的患者。临床以下肢深静脉血栓形成较常见，但治疗效果不够理想，常遗留下肢深静脉阻塞或静脉瓣膜功能不全，影响工作生活，甚至致残。

（一）病因

深静脉血栓形成的3大因素为静脉血流滞缓、静脉壁损伤和血液高凝状态，其中血液高凝状态是最重要的因素。但任何一个单一因素往往都不足以致病，必须是各种因素的组合，尤其是血流缓慢和高凝状态，才可能引起血栓形成。

（二）病理生理

静脉血栓有3种类型：①红血栓，最为常见。②白血栓。③混合血栓。

静脉血栓形成引起静脉回流障碍、阻塞，远端静脉压升高，毛细血管淤血和渗透性增加，内皮细胞缺氧，阻塞远端肢体出现肿胀和浅静脉扩张。血栓可以机化、再管化和再内膜化，使静脉管腔能恢复一定程度的通畅。血栓可沿静脉血流方向向近心端蔓延，甚至累及对侧；血栓还可逆行向远端伸延。血栓与管壁一般仅有轻度粘连，容易脱落，可引起肺栓塞。激发炎症反应后，血栓与血管壁粘连也可较紧密。因管腔受纤维组织收缩作用影响，以及瓣膜本身的破坏，可致静脉瓣膜功能不全。

（三）临床表现

主要表现为血栓静脉远端回流障碍的表现，起病较急，患肢肿胀发硬、疼痛，活动后加重，常伴有发热、脉快。

1. 下肢深静脉血栓形成

（1）小腿肌肉静脉丛血栓形成（周围型）：为手术后深静脉血栓形成的好发部位。小腿部疼痛或胀痛，腓肠肌压痛，足踝部轻度肿胀。血栓若继续向近侧发展，可有小腿肿胀，浅静脉扩张，腘窝部沿腘静脉走行区域压痛。

（2）髂股静脉血栓形成（中央型）：左侧多见。起病骤急，局部疼痛、压痛；腹股沟韧带以下患肢肿胀明显；浅静脉扩张，尤腹股沟部和下腹壁明显；在股三角区，可触及股静脉充满血栓所形成的条索状物；伴有体温升高，但一般不超过38.5℃。

（3）整个下肢深静脉系统血栓形成：疼痛剧烈，整个下肢广泛性明显肿胀，皮肤紧张、发亮、呈发绀色，称为股青肿。有的可发生水疱，皮温明显降低，足背、胫后动脉搏动消失。全身反应明显，体温常达39℃以上，可出现休克及肢体静脉性坏疽。

2. 上肢深静脉血栓形成

（1）腋静脉血栓形成：前臂和手部肿胀和胀痛，手指活动受限。

（2）腋-锁骨下静脉血栓形成：整个上肢肿胀和疼痛，伴有上臂、肩部、锁骨上和患侧前胸部等部位的浅静脉扩张。上肢下垂时，上述表现加重。

3. 腔静脉血栓形成

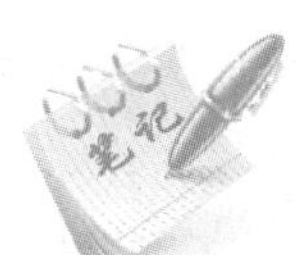

（1）上腔静脉血栓形成：在上肢静脉血栓形成的基础上，出现面颈部和眼睑肿胀，球结膜充

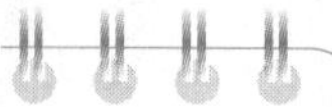

血水肿；相应区域浅静脉扩张；伴头痛、神经系统和原发病表现。

（2）下腔静脉血栓形成：双下肢深静脉回流障碍和躯干的浅静脉扩张，相应区域伴疼痛。

4. 血栓脱落　可形成肺栓塞，出现咳嗽、胸痛、呼吸困难，严重时发生发绀、休克、甚至猝死。后期血栓吸收机化，常遗留静脉功能不全，出现浅静脉曲张、色素沉着、溃疡、肿胀等，称为深静脉血栓形成后综合征。

（四）诊断

深静脉血栓形成结合病史、临床表现和体征，一般不难作出诊断。下列检查有利于确诊和了解病变的范围：

1. 放射性同位素检查　该法操作简便，无创伤，正确率高，可以发现较小静脉隐匿型血栓。

2. 多普勒超声检查　可闻及或描记静脉血流音，还可直接观察静脉直径及腔内情况，可了解栓塞的大小及其所在部位。

3. 电阻抗体积描记检查　可判断下肢静脉通畅度，以确定有无静脉血栓形成。

4. 静脉测压　用于病变早期侧支血管建立之前，才有诊断价值。

5. 静脉造影　为最准确的检查方法，能使静脉直接显像，可有效地判断有无血栓，能确定血栓的大小、位置、形态及侧支循环情况。后期行逆行造影，还可了解静脉瓣膜功能情况。

6. 实验室检查　了解血液黏滞程度；出血时间与凝血时间；出血倾向等。

（五）治疗

1. 非手术疗法

（1）卧床休息和抬高患肢卧床休息1～2周，避免活动和用力排便，以免引起血栓脱落。垫高床脚20～25cm，改善静脉回流，减轻水肿和疼痛。开始下床活动时，需穿弹力袜或用弹力绷带。

（2）溶栓治疗：常用药物有尿激酶、重组链激酶和重组纤溶酶原激活物，静脉滴注7～10天。

（3）抗凝疗法：常作为溶栓治疗与手术取栓的后续治疗。常用的抗凝药物有肝素和香豆素类衍生物。

（4）祛聚疗法：临床常用的有低分子右旋糖酐、阿司匹林和双嘧达莫等，扩充血容量、稀释血液、降低血黏度，防止血小板凝聚。

（5）中药：可用消栓通脉汤。

2. 手术疗法

（1）静脉血栓取除术：可切开静脉壁直接取栓，现多用Fogarty带囊导管取栓，手术简便。

（2）经导管直接溶栓术：近年开展的血管腔内治疗技术，适用于中央型和混合型血栓形成。

（3）血管移植术：各种手术的目的均是加强侧支循环，克服血液回流障碍。手术方式有：原位大隐静脉移植术、大隐静脉转流移植术、带蒂大网膜移植术。

第五节　雷诺综合征

雷诺综合征（Raynaud syndrome）是指由于寒冷刺激或情绪波动等引起小动脉阵发性痉挛，受累部位序贯出现苍白、发冷、青紫及疼痛、潮红后复原的典型症状。

（一）病因与病理

病因尚未完全明确，但与下列因素有关：寒冷刺激、情绪波动、精神紧张是主要诱发因素，其他诱发因素为感染、疲劳等。本病多见于女性，且病情常在月经期加重，因而亦可能与性腺功能有关。患者常呈交感神经功能亢奋状态，应用交感神经阻滞剂可以缓解症状，因此本病与交感神经功能紊乱有关。患者家族中可有类似发病，提示与遗传因素相关。血清免疫检测多有阳性发现，提示与免疫功能异常有关。

早期病理改变为动脉痉挛造成远端组织暂时性缺血。后期出现动脉内膜增厚，弹性纤维断裂以及管腔狭窄和血流量减少。如有继发血栓形成致管腔闭塞时，出现营养障碍性改变，指（趾）端溃疡甚至坏死。

（二）临床表现

多见于青壮年女性，初发年龄多见于20岁左右，很少超过40岁；好发于手指，常为双侧性，偶可累及趾、面颊及外耳。常于寒冷季节发病。上肢比下肢多见。典型的临床表现是肢端皮肤顺序出现苍白、青紫和潮红，常从指尖开始逐渐扩展至整个手指，甚至掌部，呈双手对称性出现。发作时感局部发凉、麻木、针刺感和感觉减退，但很少剧痛；热饮或饮酒以及暖和肢体后，常可缓解。

疾病早期发作的延续时间为数分钟至几十分钟，15～30分钟恢复正常。随着病情进展，发作频繁，症状持续时间延长。伴指端营养性改变，指甲畸形脆弱、指垫萎缩、皮肤光薄、皱纹消失，但指尖溃疡很少见。发作间歇期，除手指皮温稍低外，无其他症状。桡动脉（或足背动脉）搏动正常。

（三）诊断

根据发作时的典型症状即可作出诊断。手浸泡于冰水20秒后测定手指皮温，显示复温时间延长（正常约15分钟）。此外，尚应根据病史提供的相关疾病，进行相应的临床和实验室检查，以指导临床正确治疗。

（四）治疗

疾病初期，症状轻而发作不频繁者，采用保暖措施，往往能达到治疗要求。应戒烟，避免寒冷刺激、情绪激动、长期应用麦角胺、β-受体阻滞剂和避孕药。

药物治疗方面，一般以交感神经阻滞剂和直接扩张血管药物为主。继发于结缔组织疾病者，治疗以类固醇激素和免疫抑制剂为主。大多数患者经药物治疗后症状缓解或停止发展。长期内科治疗无效的患者，可以考虑手术治疗。交感神经末梢切除术，即将指动脉周围的交感神经纤维连同外膜一并去除一小段，近期效果较好。

第六节　下肢淋巴水肿

由于淋巴液回流障碍致淋巴液在皮下组织积聚，称为淋巴水肿。肢体肿胀，皮肤增厚、粗糙、坚如象皮，故又称“象皮肿”。可发生于外生殖器和四肢，而以下肢为最多见。

（一）病因与病理

发病的原因可分为两大类：

1. 原发性淋巴水肿　由淋巴管发育异常所致，大多数是淋巴管发育不良，少数为淋巴管异常增生扩大。根据发病时间分：①先天性淋巴水肿，出生时即发病，有家族史者称为Milroy病。②获得性早发性淋巴水肿，35岁前发病，有家族史者称Meige病。③获得性迟发性淋巴水肿，35岁后发病。

2. 继发性淋巴水肿　如感染（链球菌感染，丝虫感染）、肿瘤压迫、癌肿施行放射治疗和淋巴结清扫术后等引起的淋巴水肿。

（二）临床表现

主要表现为一侧肢体肿胀，开始于足踝部，逐渐涉及整个下肢。早期形成柔软凹陷性水肿，皮肤尚正常。晚期因组织间隙中积聚的蛋白浓缩、皮下组织的炎症和纤维化等原因，水肿呈非

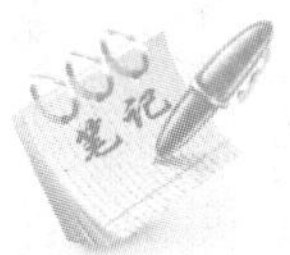

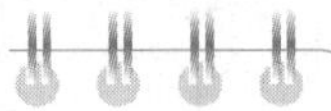

凹陷性，皮肤增厚、干燥、粗糙、色素沉着，出现疣或棘状物。淋巴水肿的程度可分为：①轻度，肢体水肿呈凹陷性，抬高肢体后，可减退或消失，皮肤无纤维化样损害。②中度，水肿压之不凹陷，抬高肢体水肿消退不明显、皮肤有中度纤维化。③重度，出现象皮肿样皮肤变化。继发性淋巴水肿常有复发性淋巴管炎和逐渐加重的淋巴水肿。淋巴管炎发作时，局部红肿、疼痛，淋巴结肿大压痛，常伴有突发性寒战和高热。

（三）诊断

晚期下肢淋巴水肿具有典型的象皮腿特征，诊断并不困难。能引起下肢肿胀的疾病较多，如深静脉血栓形成、血管神经性水肿、动静脉瘘等，但上述疾病都有各自的病史和表现，鉴别诊断一般较易。对下肢肿胀原因不明者，可以作放射性核素淋巴管造影和淋巴管造影检查。前者为目前诊断淋巴水肿最有价值的方法。

（四）预防与治疗

灭蚊和丝虫病的防治，是预防丝虫感染引起淋巴水肿的主要措施。对于溶血性链球菌感染所造成的淋巴管炎，初次发作时就要彻底处理，抗生素的用量要足够，疗程适当延长。足癣是致病菌侵入的一个常见因素，应予积极处理。

1. 非手术疗法　包括抬高患肢、穿弹力袜、限制水盐摄入、使用利尿剂、预防感染以及烘绑疗法。烘绑疗法有电辐射热治疗器和烘炉法两种。温度一般调节在60～80℃，每日1次，每次1小时，20次为1疗程。同时使用弹力绷带将患肢加压包扎，每个疗程相隔1～2个月。通过反复热效应刺激，使局部组织代谢活动加强，促进淋巴管的再生与淋巴回流的恢复。

2. 手术疗法　目前应用的手术疗法有如下3种：①促进淋巴回流的手术：如带蒂皮瓣移植术、大隐静脉移植术和大网膜移植术等。②重建淋巴循环的手术：如淋巴静脉系统吻合术和原有淋巴系统桥接术等。③切除病变组织的手术：如皮下淋巴脂肪抽吸术等。

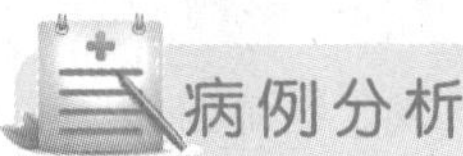

病例分析

患者，女，29岁。右下肢内侧静脉迂曲8个月。下午症状明显，伴酸痛。平卧位下肢曲张静脉消失后，症状缓解。查体：站立时可见右大、小腿内侧静脉迂曲，无色素沉着及皮肤溃疡。

问题：1. 最有可能的诊断是什么？

2. 平卧位下肢曲张静脉消失后，于腹股沟下方扎橡胶带阻断大隐静脉。然后站立，未释放止血带曲张静脉即迅速充盈，其临床意义是什么？

本章小结

周围血管疾病包含了周围动脉、静脉和淋巴管的常见疾病，病种繁多、表现多样，其主要病理改变为狭窄、闭塞、扩张、破裂和静脉瓣膜关闭不全等。此类疾病既有相互的内在联系，又有其独特的临床表现和检查方法，熟练掌握并正确运用相关的检查方法，是诊断周围血管疾病的基础。下肢曲张静脉是此类疾病的典型代表，临床常见，其诊断及治疗在各级医院均能开展，应予掌握。

（杨更新）

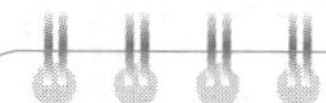

练 习 题

一、选择题

A1 型题

1. 下肢静脉曲张的临床表现是
   A. 大腿内侧及小腿外侧静脉曲张
   B. 大腿内外侧静脉曲张
   C. 全下肢内后侧静脉曲张
   D. 下肢内侧和小腿后侧静脉曲张
   E. 大腿内、外侧静脉曲张并向腹壁延伸

2. 间隙性跛行可发生于
   A. Raynaud 病　　B. Takayasu 病　　C. Raynaud 综合征
   D. Buerger 病　　E. 大隐静脉曲张

3. 血栓闭塞性脉管炎的特征是
   A. 没有间歇性跛行　　B. 游走性血栓性浅静脉炎　　C. 累及内脏
   D. 肢体皮肤正常　　E. 与酒精中毒有关

A2 型题

4. 男性,35 岁。稍长距离步行后感右小腿疼痛,肌肉抽搐而跛行,稍休息后症状消失,平时感右足发凉,怕冷,有麻木感。查体:右足背动脉搏动减弱。应考虑
   A. 血栓性静脉炎
   B. 深静脉血栓形成
   C. 血栓闭塞性脉管炎(营养障碍期)
   D. 血栓闭塞性脉管炎(局部缺血期)
   E. 动脉粥样硬化症

5. 女性,40 岁。右下肢静脉迂曲扩张 15 年,长期站立有酸胀感,近 2 年右足靴区颜色加深,肿胀,大隐静脉瓣膜功能试验(+),深静脉通畅试验(-),诊断可能是
   A. 单纯性下肢静脉曲张
   B. 原发性下肢深静脉瓣膜功能不全
   C. 下肢深静脉血栓形成
   D. 动静脉瘘
   E. 血栓性浅静脉炎

A3/A4 型题

(6～7 题共用题干)

男性,50 岁。突发右下肢剧痛、麻木 10 小时。既往有冠心病、房颤史。查体:心律不齐,右大腿中段以下发凉,色苍白,皮温较对侧为低,右股动脉可触及,右腘及足背动脉搏动消失。

6. 诊断首先应考虑
   A. 动脉栓塞　　B. 动脉硬化闭塞症　　C. 急性动脉血栓形成
   D. 糖尿病足　　E. 下肢深静脉血栓形成

7. 目前应采取的治疗措施是
   A. 卧床抬高下肢　　B. 股动脉切开取栓　　C. 溶栓治疗
   D. 高压氧疗法　　E. 祛聚治疗

B1 型题

(8～10 题共用备选答案)

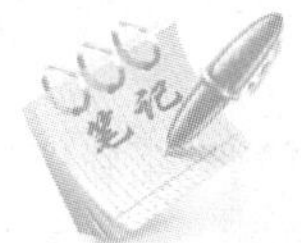

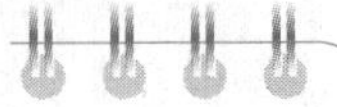

A. PSA

B. 游走性血栓性浅静脉炎

C. 小腿溃疡

D. 检查时有震颤并可听到连续性杂音

E. 深静脉血栓形成

8. 假性动脉瘤为

9. 血栓闭塞性脉管炎的特征是

10. 下肢静脉曲张的主要并发症是

二、思考题

1. 下肢静脉曲张患者行大隐静脉高位结扎及分段剥除术后，如何指导患者活动？

2. 血栓闭塞性脉管炎的治疗原则是什么？

3. 雷诺综合征的典型表现及治疗原则是什么？

第三十九章

泌尿、男性生殖系统外科疾病的临床表现及检查

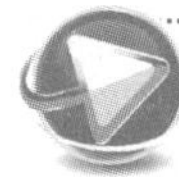

学习目标

1. 掌握:泌尿、生殖系统疾病的主要症状与特征。
2. 熟悉:泌尿、生殖系统疾病的体检和实验室检查。
3. 了解:泌尿、生殖系统疾病的器械和影像学检查。
4. 具有对泌尿外科疾病患者进行系统检查的能力,根据患者临床表现,能正确选用适宜的主要检查方法,并做出初步诊断的能力。
5. 能利用所学知识进行医患沟通,减轻患者精神紧张情绪,以取得理解和配合;帮助患者选择个体化的诊疗方案,促进患者生理与心理的尽快康复。

泌尿外科是研究、诊断、处理男性泌尿生殖系统和女性泌尿系统及肾上腺外科疾病的学科。全面系统地收集病史、掌握症状与体征,运用各种的检查手段和诊断方法,对诊断、治疗和预防泌尿外科疾病有重要意义。

第一节　泌尿、男性生殖系统外科疾病的主要临床表现

一、排尿异常

(一) 尿频

尿频(urinary frequency)指患者排尿次数明显增多,严重时几分钟排尿一次,每次尿量仅几毫升。正常成人排尿白天4~6次,夜间0~1次,每次尿量约300ml。尿频常由泌尿、生殖系统炎症和各种原因所致的膀胱容量减少或残余尿量增多引起;若排尿次数增加而每次尿量并不减少,甚至增多,可由精神因素引起,但需与饮水多、服利尿剂和由糖尿病、尿崩症或肾浓缩功能障碍所致的排尿次数增多鉴别。

(二) 尿急

尿急(urgency)指有尿意,即有排尿迫不及待而难以自控,每次尿量少。多伴尿频、尿痛。常见于膀胱、后尿道炎症及膀胱容量过小者。

(三) 尿痛

尿痛(dysuria)指排尿过程中出现膀胱区疼痛与不适,或尿道有程度不等的烧灼样痛、刺痛。多与膀胱、尿道炎症或结石有关。尿频、尿急、尿痛称为膀胱刺激征。

(四) 排尿困难

排尿困难(difficulty of urination)指排尿延迟、费力,尿不尽、尿线细、射程短,尿流缓而不畅或呈滴沥状等。多由下尿路梗阻所致,常见于良性前列腺增生症。

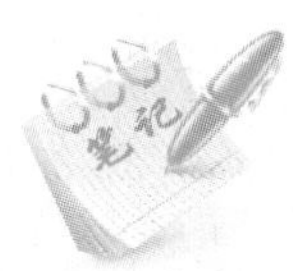

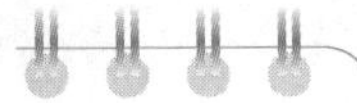

(五) 尿潴留

尿潴留(urinary retention)指膀胱充满尿液而不能排出。分急、慢性两类。急性尿潴留为突然不能自行排尿,尿液潴留在膀胱内,伴膀胱区胀痛难忍;常见于膀胱出口以下尿路梗阻如急性前列腺炎、脊髓麻醉、尿道损伤,结石、会阴部手术等。慢性尿潴留常由膀胱颈部以下尿路不全性梗阻或神经源性膀胱,主要表现为有排尿困难史。

(六) 尿流中断

尿流中断(interruption of urinary stream)指排尿过程中尿流突然中断,改变体位后又可继续排尿,常伴远端尿道疼痛。多见于膀胱结石,在膀胱颈部形成活塞所致。

(七) 遗尿

遗尿(enuresis)指睡眠时尿液不自主地经尿道流出而尿湿床者。2~3 岁前多为功能性;3 岁以上常为病理性,由感染、尿道瓣膜病、神经源性膀胱等引起。

(八) 漏尿

漏尿(leakage of urine)指尿液不经尿道口而由泌尿系其他部位或身体其他器官排出体外。漏尿应与尿失禁鉴别。漏尿常见于外伤、产伤、手术、感染、肿瘤等所致的尿道瘘、尿道-阴道瘘、膀胱-阴道瘘、尿道-直肠瘘、输尿管-阴道瘘以及先天性输尿管开口异位、膀胱外翻、脐尿管瘘等。

(九) 尿失禁

尿失禁(incontinence)指尿液不自主地经尿道流出。分为四类:

1. 真性尿失禁　又称持续性尿失禁,指控制排尿能力丧失,尿液不分昼夜不断流出,使膀胱空虚。常见于尿道括约肌损伤、先天性或获得性的神经源性疾病引起的尿失禁。

2. 急迫性尿失禁　因严重尿频、尿急,膀胱不受控制排出尿液而出现的尿失禁。常见于急性膀胱炎和不稳定膀胱。

3. 压力性尿失禁　当腹压突然增高时,如喷嚏、大笑、咳嗽等,出现尿液不自主流出。多见于经产妇和年老体弱者,与盆底肌肉及膀胱支持组织松弛有关。

4. 充盈性尿失禁　又称假性尿失禁,因膀胱过度充盈使膀胱内压大于尿道阻力,导致尿液不断溢出。多见于良性前列腺增生、尿道狭窄等引起慢性尿潴留的患者。

二、尿液异常

(一) 血尿

血尿(hematuria)指尿中有较多红细胞。分镜下血尿(microscopic hematuria)和肉眼血尿(gross hematuria)两种。前者显微镜下每高倍视野见红细胞 3 个以上;后者肉眼可见尿呈血色。根据血尿在排尿过程中出现的先后又可分为初始血尿(initial hematuria)见于排尿初期,提示病变位于尿道;终末血尿(terminal hematuria)见于排尿终末,提示病变位于膀胱颈部或后尿道;和全程血尿(total hematuria)见于排尿全程,提示病变位于膀胱以上尿路。

(二) 脓尿

脓尿(pyuria)指离心尿每高倍视野白细胞超过 3 个者。提示泌尿生殖系感染。

(三) 晶体尿

晶体尿(crystalluria)指尿中有机或无机物呈过饱和状态,或因 pH 改变而沉淀形成结晶。以草酸盐、磷酸盐多见。

(四) 乳糜尿

乳糜尿(chyluria)指尿呈乳白色,含乳糜或淋巴液,放置后结成凝块。若含血液呈粉红色为乳糜血尿。常因丝虫病、炎症等造成腹膜后淋巴管或胸导管梗阻,淋巴液淤积致淋巴管扩张破裂后与尿路相通所致。乙醚可使尿液变清确诊乳糜尿,称为乳糜实验。

(五) 少尿与无尿

少尿与无尿(oliguria or anuria)指 24 小时尿量<400ml 为少尿,<100ml 为无尿。常由急性肾

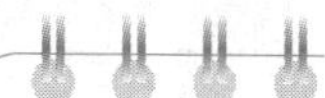

衰竭所致。

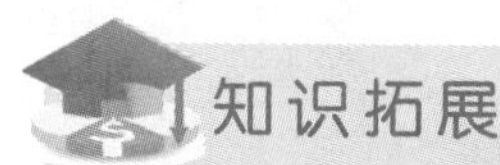

知识拓展

血尿的鉴别

分析血尿的病因，年龄和性别可提供帮助，年轻患者多由泌尿系结石、感染、畸形或外伤所致；老年患者则提示膀胱肿瘤或良性前列腺增生；女性血尿一般与尿路感染、妇科疾病或月经污染有关；男性患者血尿一般发生较少，一旦出现血尿，往往提示有潜在病变，应详细检查。肾实质疾病多为镜下血尿；肾血管畸形血尿的特点为反复发作的镜下或肉眼血尿；运动型血尿可能与肾静脉淤血、肾膀胱黏膜血管损伤出血有关；全身性疾病如血友病、白血病等，可发生血尿，有时为首发症状，应引起重视；后腹腔或盆腔的恶性肿瘤、炎症肿块等压迫、刺激浸润泌尿道时也可出现镜下或肉眼血尿，此时多伴有患侧肾积水。

三、尿道分泌物

尿道分泌物(urethral discharge)是泌尿、男性生殖系统疾病常见症状。清晨排尿前或便后尿道口有少许黏稠分泌物，常见于慢性前列腺炎；黄色脓性分泌物常为淋菌性尿道炎；少量无色或白色稀薄分泌物多为非淋菌性尿道炎；血性分泌物见于尿道肿瘤、损伤和精囊炎。

四、疼　痛

泌尿、男性生殖系统疾病常出现疼痛，多由炎症和梗阻引起，可向他处放射。

（一）肾和输尿管疼痛

脊肋角、腰部和上腹部的钝痛或酸胀痛，多由肾脏感染、结石、积水等引起；肾绞痛表现为腰部或上腹部突然发生剧烈疼痛、呈阵发性，可向同侧下腹部、睾丸、外阴或大腿内侧放射，伴辗转不安、大汗淋漓、恶心、呕吐等，间歇期可无症状，常见于肾、输尿管结石所致的上尿路急性梗阻。

（二）膀胱区疼痛

耻骨上区疼痛或不适，多由膀胱炎症、结石、肿瘤和急、慢性尿潴留引起。

（三）阴茎痛

在非勃起状态时，由膀胱或尿道炎症引起，还可由包皮嵌顿引起阴茎远端组织水肿、淤血所致。勃起时疼痛多见阴茎勃起异常。

（四）睾丸痛

睾丸不适或坠胀痛，并向下腹部放射者，常由睾丸或附睾疾病引起；亦可由前列腺炎、肾绞痛放射所致。睾丸剧痛多见于睾丸扭转和急性附睾炎。

（五）前列腺痛

会阴部、耻骨上区、腹股沟部、腰骶部及睾丸的疼痛和不适，常由急、慢性前列腺炎引起。

五、肿　块

肾区肿块常见于肾的肿瘤、积水、积脓、囊肿或多囊肾、重度肾损伤等。膀胱区肿块多为尿潴留；阴囊肿块见于附睾与睾丸炎症、肿瘤，鞘膜积液，精索静脉曲张等；阴茎头部肿块常为阴茎癌；前列腺肿块见于良性前列腺增生和肿瘤。

六、性功能障碍

包括性欲低下、阴茎勃起功能障碍(erectile dysfunction，ED)、早泄(premature ejaculation)、遗

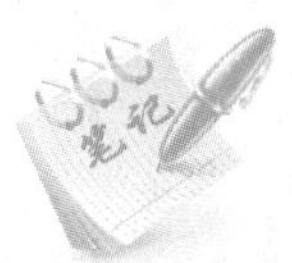

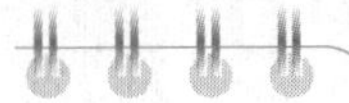

精(emission)、血精(hematospermia)、逆向射精(retrograde ejaculation)或不射精症(anejaculation)等,可由精神心理性因素或病理性因素引起,有的与药物有关。

第二节　泌尿、男性生殖系统外科检查

一、体格检查

在全面系统检查的同时,对泌尿生殖系统器官所在部位应作重点检查。

(一)一般检查

接诊患者时应注意其气味,如尿失禁者常有尿臭味,阴茎癌合并感染者可闻到恶臭味。

(二)肾区检查

注意观察上腹部、腰部或脊肋角处有无肿胀、隆起;触诊时患者取仰卧下肢屈曲位,检查者站在患者右侧,左手向上托起患者脊肋角处,右手在同侧上腹部作双手触诊(图39-1)。正常肾一般不能触及,深吸气时右肾下极有时可触及。肾积水、肾肿瘤常可触及囊性或质硬肿块。肾下垂者坐位或立位时可触及肾脏的一部分或全部。上尿路炎症或急性梗阻者肾区常有压痛和叩击痛。肾动脉狭窄、肾动脉瘤或动静脉瘘时,在上腹部或腰部可听到血管杂音。

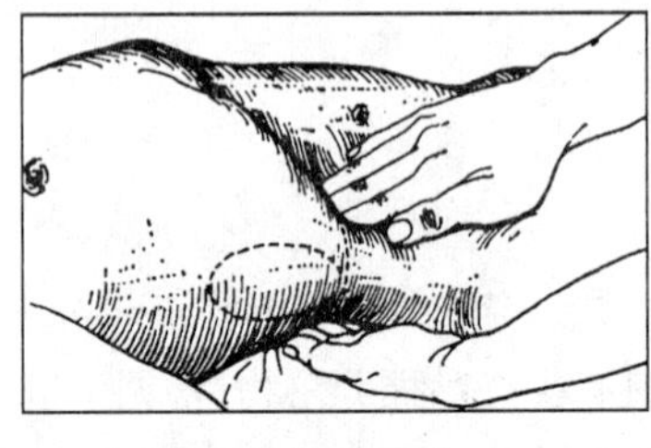

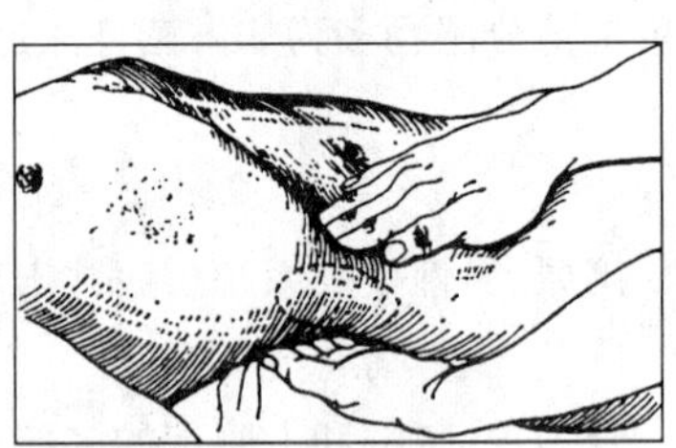

图39-1　肾双合诊

(三)输尿管检查

输尿管结石或炎症时,其走行径路可有压痛。输尿管下端较大的肿瘤、结石,经直肠或阴道有时可触及。

(四)膀胱区检查

排尿后膀胱区仍隆起、触及囊性肿块、叩之浊音,提示尿潴留;较大的膀胱肿瘤或结石,与下腹部其他肿瘤鉴别时,先应排空膀胱,再作下腹、直肠双合诊。

(五)男性生殖系统检查

1. 注意阴毛多少与分布状况。

2. 阴茎与尿道外口　有无阴茎弯曲和尿道口位置异常,包皮过长或包茎;尿道口有无红肿和分泌物;阴茎和冠状沟处有无肿物或溃疡;阴茎海绵体和尿道有无硬结或压痛。

3. 阴囊及其内容物　取站立位,观察阴囊大小,皮肤有无红肿和流脓窦道;触摸睾丸、附睾时注意大小、形状、质地,有无触痛、硬结或肿块;精索有无增粗、输精管有无僵硬和结节;阴囊内摸不到睾丸者,应对同侧腹股沟部作详细检查;阴囊肿物应作透光试验,阳性者为睾丸鞘膜积液。

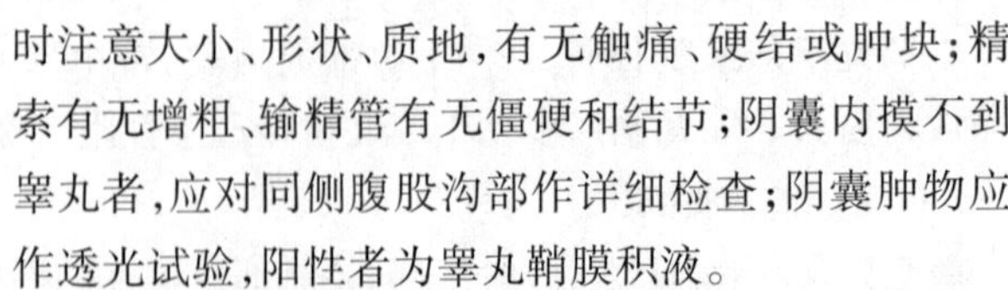

4. 前列腺和精囊　排空膀胱,取胸膝位或站立弯腰位作直肠指检(digital rectal examination,DRE),正常成人精囊不易触及,前列腺似栗子大小,质地中等,富弹性,表面光滑,中央沟存在;疑有病变时应注意其大小、质地、有无结节和压痛,中央沟是否变浅或消失。前列腺按摩方法:示指伸入直肠,由外侧向中间、自上而下按压前列腺2~3次,再轻按中央沟一次,收集前列腺液送检(图39-2),但急性前列腺炎时

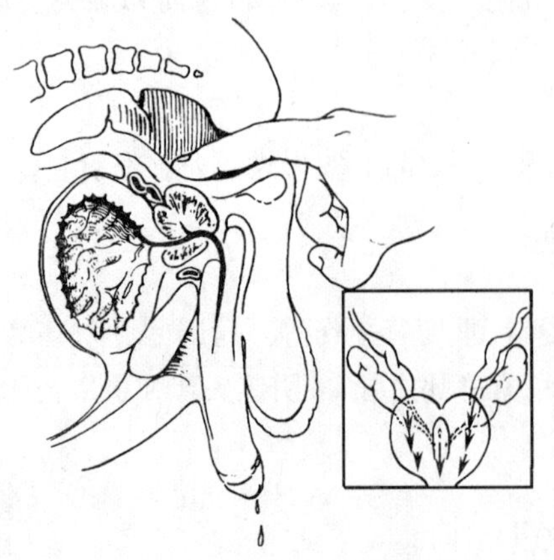

图39-2　前列腺按摩

禁忌按摩。

（六）女性尿道、阴道检查

取截石位，注意尿道口识别，观察其大小、位置以及有无肉阜（caruncle）或肿瘤、有无阴道膨出等。通过咳嗽增加腹内压，可以诱发压力性尿失禁患者的溢尿。触诊阴道前壁时，可同时检查尿道、膀胱颈和膀胱三角区。双合诊检查可以了解浸润性膀胱癌侵犯周围组织的程度。

二、辅助检查

（一）实验室检查

1. 尿液检查

（1）标本收集：尿常规宜用新鲜尿，男性翻转包皮后排尿，女性应留非月经期中段尿。尿培养标本，男性先清洁阴茎头、女性清洗外阴部后再取中段尿，亦可由导尿或耻骨上膀胱穿刺采集。各种24小时尿标本需根据项目要求留取。

（2）尿三杯试验：应在一次连续排尿过程中收集，分别取初始、中段和末段尿各10～20ml。离心后镜检可初步判断脓尿或血尿来源与病变部位：第一杯异常，提示病变在前尿道；第三杯异常，提示病变在膀胱三角区、颈部或后尿道；三杯均异常，提示病变在膀胱三角区以上尿路。

（3）尿细菌学检查：尿沉渣直接涂片染色镜检，可初步鉴定细菌种类；尿培养菌落数 $>10^5$/ml者，提示尿路感染，同时作药敏试验可供用药参考；动物接种和聚合酶链反应（PCR）检测可帮助诊断泌尿系结核。

（4）尿细胞学（urinary cytology）检查：取新鲜尿做细胞学检查，可作为尿路上皮性肿瘤早期诊断、术后随访和普查的方法，阳性者提示尿路有上皮性肿瘤存在。

（5）肿瘤标志物测定：膀胱肿瘤抗原（bladder tumor antigen，BTA）测定，达70%的膀胱癌诊断正确率。其他如癌胚抗原（CEA）、核基质蛋白（NMP22）、尿纤维蛋白降解产物（FDP）、荧光原位杂交（FISH）及端粒酶活性等，对膀胱移行细胞癌筛选和术后随访有一定意义。

2. 前列腺液检查　正常前列腺液稀薄，呈乳白色，含较多卵磷脂颗粒，白细胞数<10个/HP，不含红细胞。镜检白细胞>10个/HP，提示炎症；若前列腺液呈血性，可能为前列腺精囊炎、结核或肿瘤。前列腺液培养和PCR检测对查明病原体有帮助。前列腺按摩前宜作尿常规检查，当取前列腺液失败时，留按摩后初段尿10～15ml送检，若白细胞数较按摩前明显增多，可间接提示前列腺炎。

3. 精液检查　检查前需5天无排精，用手淫或性交体外排精收集精液。正常精液乳白色、不透明，量2～6ml，黏稠度适中，30分钟内液化，pH 7～8，精子数>2000万/ml，精子活动度>60%，正常形态>60%。对判断男性生育力有重要意义。

4. 前列腺特异性抗原测定（prostate specific antigen，PSA）　正常男性血清PSA<4ng/ml，若>10ng/ml，应高度怀疑前列腺癌。但PSA水平受年龄增长、前列腺炎症、前列腺穿刺活检与按摩、药物非那雄胺（finasteride）等影响。结合测定PSA复合物（cPSA）、PSA密度（PSAD）及游离PSA（fPSA）与总PSA（tPSA）的比值，对鉴别良性前列腺增生与前列腺癌有帮助。

5. 流式细胞仪（flow cytometry，FCM）　检查可快速而精确地定量分析细胞大小、形态、DNA含量、细胞表面标志、细胞内抗原、激素受体和酶活性等。对泌尿、男性生殖系统肿瘤的早期诊断与预后判断，肾移植急性排斥反应及男性生育力的判断，可提供敏感和可靠的信息。

6. 肾功能检查

（1）尿比重测定：反应肾浓缩功能和排泄废物功能，尿比重固定或接近1.010，提示肾浓缩功能严重受损。

（2）内生肌酐清除率：主要反映肾小球滤过率。（90±10）ml/min为正常；50～80ml/min为肾功能轻度损害；20～50ml/min为中度损害；<10ml/min为重度受损。

（3）血肌酐和尿素氮：正常人血肌酐为42～133μmol/L，尿素氮为2.5～5.0mmol/L；两者均

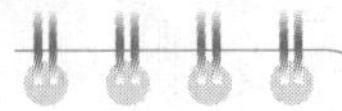

升高提示肾功能受损。

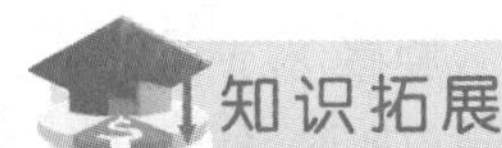

泌尿系内镜发展史

起源在1804年，膀胱镜由德国医师Philip Bozzini首创，并于1805年，借助蜡烛光源通过细铁管窥视尿道，开辟了内镜的起源。1876年Max Nitze在他的膀胱镜中引入了操作管道，通过该管道可以插入输尿管探针进行操作。1880年著名科学家爱迪生发明了白炽灯，三年后格拉斯哥的Newman用小型白炽灯替换了原膀胱镜中照明所用的电热丝，1887年Dittell将灯泡置于膀胱镜的最前端，这种照明系统成为那一时期内镜所采用的标准方式。1901年，德国医师Georg Kelling在活狗腹腔内充入气体后，用膀胱镜对狗的腹腔内进行检查，开始了腹腔镜起源。1910年，Jacobacus第一次将腹腔镜用于临床检查。1980年，美国Nezhat进行电视腹腔镜手术，电视腹腔镜的发明为现代腹腔镜泌尿外科手术揭开了辉煌的一页，不但可以供多人观看，而且可录像，制成录像带，使更多的人观看，有利于交流。

（二）器械检查

1. **导尿检查**　插入导尿管可了解尿道有无狭窄或梗阻；测定膀胱内压、容量与残余尿量；作尿液引流或解除尿潴留及注入造影剂作膀胱尿道造影等。

2. **残余尿（residual urine）测定**　正常时膀胱内尿液<10ml，排尽后用B超检测膀胱内残留尿液>50ml时，提示残余尿量增多，多见于良性前列腺增生。

3. **尿道金属探条**　用于探查尿道有无狭窄，并作狭窄尿道的扩张。用法制（F）作计量单位，以21F为例，其直径为7mm、周径是21mm。尿道扩张时，以18～20F为首选，依次由细到粗；金属探条不能插入时，可改用丝状探子引导与其配套的金属探条通过狭窄部位达到治疗目的。

4. **膀胱尿道镜（cystourethroscope）**　可直接窥视膀胱、尿道内的各种病变并做活检、治疗等；通过逆行插入输尿管导管，取分侧肾盂尿标本和作逆行造影，了解上尿路情况；在膀胱镜下向输尿管、肾盂内置入双"J"管，作尿液内引流等。

5. **输尿管镜（ureteropyeloscopy）**　通过硬性或软性输尿管镜，可直接观察输尿管和肾盂内病变。亦可直视下进行碎石或套石，切除或电灼表浅肿瘤、取活组织检查及输尿管狭窄部扩张等腔内手术。

6. **前列腺细针穿刺活检（needle biopsy of the prostate）**　在DRE发现前列腺结节或PSA异常升高时，可在直肠超声定位引导下，经直肠或会阴两种途径行前列腺穿刺活检，是目前诊断前列腺癌最可靠的检查方法。

7. **尿流动力学（urodynamics）**　通过测定膀胱、尿道的压力和尿流率，以及肌电图、尿路动态放射学检查，可了解下尿路的输送、储存和排出尿液的功能，为下尿路的梗阻及排尿功能障碍的诊断、治疗和疗效判定提供重要依据。

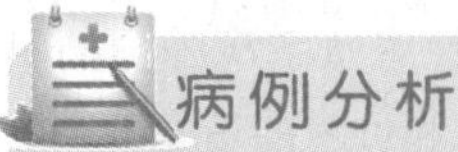

患者，男性，56岁，因间歇性全程血尿1年余入院。排尿时伴有不规则小血块及轻度膀胱刺激症状。体查：体温、脉搏、血压正常，体重下降4kg。B超提示膀胱左侧壁上有一0.8cm大小乳头状肿瘤，膀胱黏膜受侵，考虑膀胱癌。

问题：哪些检查有助于该患者的确诊？

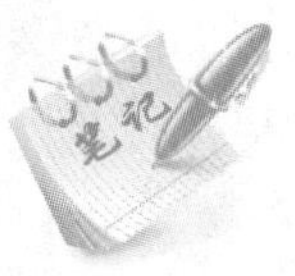

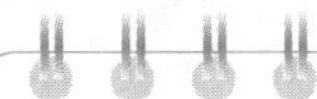

（三）影像学检查

1. X线检查

（1）尿路平片（plain film of kidney ureter bladder，KUB）：范围包括双肾、输尿管、膀胱和后尿道。能显示双肾位置、轮廓、大小，腰大肌阴影，不透光结石或钙化影。侧位片可鉴别不透光阴影来源。

（2）排泄性尿路造影（excretory urography）：即静脉尿路造影（intravenous urogram，IVU），造影剂从尿路排泄时可显示肾功能和尿路形态，了解有无扩张、狭窄、受压、移位和充盈缺损。肾损伤时可观察有无造影剂外渗。造影前需作碘过敏试验和肠道准备。静注20ml有机碘造影剂后5分钟、15分钟、30分钟和45分钟分别摄片；肾功能不良者需作延迟摄片。一般剂量显影不良可用双倍或大剂量（2ml/kg）造影剂静脉滴注或快速注射。碘过敏、妊娠和肝肾功能严重受损者为禁忌证。

（3）逆行肾盂造影（retrograde pyelography）：在膀胱镜下把输尿管导管插至肾盂，注入12.5%碘化钠或10%～15%有机碘10ml，可清晰显示肾盂和输尿管。适用于不宜行排泄性尿路造影或造影显示不清晰者。注入气体作对比，有助于了解有无肿瘤或阴性结石。

（4）膀胱和尿道造影：由导尿管注入6%碘化钠或12.5%有机碘150～200ml后摄片，可观察膀胱形态，有无憩室或充盈缺损。膀胱损伤时观察有无造影剂外渗；排尿期摄片可显示尿道有无狭窄、憩室、充盈缺损及膀胱输尿管反流等。

（5）经皮肾穿刺造影：在B超引导下经皮穿刺成功后，抽出适量尿液再注入等量造影剂后摄片，可显示肾盂、肾盏、输尿管形态。适用于疑有上尿路梗阻性病变，行排泄性及逆行性造影失败或有禁忌证者。

（6）选择性肾动脉造影：经一侧股动脉穿刺插入导管至肾动脉适当部位，快速注入造影剂并摄片，可显示肾动脉及其分支的分布情况。适用于肾肿瘤、肾血管性疾病的诊断。

（7）淋巴造影：经足背淋巴管注入碘苯酯，显示腹股沟、盆腔、腹膜后淋巴结和淋巴管。了解乳糜尿患者的淋巴系统通畅性，亦能为膀胱癌、生殖系统肿瘤患者的淋巴结转移和淋巴管梗阻提供依据。

（8）精道造影：经输精管穿刺注入造影剂，以显示输精管、精囊和射精管。适用于血精症和疑有精道梗阻的诊断。

（9）CT检查：通过横断面观察，能分辨0.5～1.0cm的占位性病变，对肾上腺肿瘤、肾癌、膀胱癌、前列腺癌等诊断和分期，显示腹膜后淋巴结转移情况、肾损伤的范围与程度、鉴别肾肿瘤属实质性还是囊性可提供可靠依据。

病例分析

患者，男性，35岁，因右腰部撞击伤后伴剧烈疼痛、全程血尿2小时入院。体查：T 38℃，P 110次/分，R 28次/分，BP 100/60mmHg。面色苍白，痛苦表情，神志清楚。心肺未闻及异常，右上腹压痛及叩击痛明显，右侧腰部饱满，右肾区叩痛，左侧腰腹部无异常。

问题：1. 该患者首先考虑哪种器官损伤？

2. 为尽快明确诊断应选择哪项检查？

2. **B超检查**　为一种无创性检查。广泛用于泌尿、男性生殖系统疾病的诊断、治疗与随访，肾移植术后并发症的鉴别。

3. **MRI检查**　能多方向、多层面成像，组织分辨力高。对泌尿、男性生殖系统肿瘤的诊断和分期；肾上腺疾病、肾移植排斥反应的诊断；肾囊性病变的鉴别可提供比CT更可靠的依据。

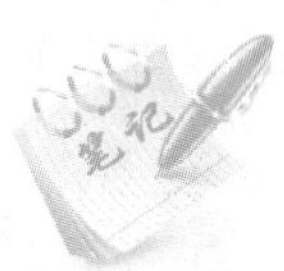

4. 放射性核素肾图　能测定肾小管分泌功能与显示有无上尿路梗阻。通过动态和静态显像可了解肾吸收、浓集和排泄的全过程及核素在肾内的分布情况，用于肾占位性、血管性和尿路梗阻性病变的诊断及肾移植术后监护。肾上腺皮质髓质显像对肾上腺疾病的诊断有价值；骨显像可显示全身骨骼有无转移癌。

本章小结

泌尿、生殖系统外科疾病临床极为常见。因其解剖、生理的特殊性，本系统疾病从发病机制、病理生理变化到临床表现、诊断方式、治疗和预防均有其自身的特点。高度重视泌尿、生殖系统外科疾病的临床表现并选择恰当的检查方法，是诊断泌尿、生殖系统外科疾病的关键。能够正确制订治疗方案并针对性的实施，是每个外科医师必须掌握的技能。

（朱雪峰）

练习题

一、选择题

A1 型题

1. 血尿伴膀胱刺激症状最常见于
   A. 膀胱肿瘤　B. 急性前列腺炎　C. 急性膀胱炎
   D. 急性肾盂肾炎　E. 肾癌
2. 下列疾病中不会引起尿流中断的是
   A. 膀胱结石　B. 膀胱憩室　C. 膀胱肿瘤
   D. 膀胱异物　E. 输尿管囊肿
3. 肾结核早期唯一重要的阳性发现为
   A. 大量血尿和脓尿
   B. 尿常规检查中有较多的红细胞、白细胞
   C. 全身慢性消耗症状
   D. 肾区疼痛
   E. 发热
4. 对收治一位排不出尿的患者行临床导尿的目的是
   A. 收集 24 小时尿标本　B. 解除尿潴留　C. 了解尿道有无梗阻
   D. 测定膀胱容量　E. 尿道造影检查
5. 诊断膀胱癌最可靠的方法为
   A. B 超　B. IVU　C. 膀胱镜检及活检
   D. 膀胱双合诊　E. CT
6. 诊断肾肿块最可靠的检查方法是
   A. B 超　B. 肾图　C. IVU
   D. 腹部 X 线平片　E. CT

A2 型题

7. 女性，40 岁。近日出现尿频、尿急伴腰痛。曾服索米痛 2 片。查体：BP 150/90mmHg，双肾区无叩击痛，无水肿。应首选的检查为
   A. 腹部 X 线平片　B. 泌尿系 B 超　C. 中段尿培养

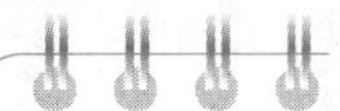

D. 尿常规及尿沉渣镜检　　E. CT

8. 男性,42 岁。B 超发现左肾内有 1cm×0.5cm 大小的光团,平时无明显症状,偶尔有腰部酸胀不适感,既往体健,无排石史。为明确诊断还应做

A. 膀胱镜检查　　B. 尿培养　　C. CT

D. KUB+IVU　　E. MRI

9. 女,47 岁。腹部 X 线平片见右上腹有一不透 X 线的圆形阴影,可采用下列哪一种简单的检查方法来区别是肾结石还是胆囊结石

A. 腹部 X 线侧位片　　B. B 超　　C. IVU

D. 逆行肾盂造影　　E. CT

A3/A4 型题

(10～11 题共用题干)

男性,10 岁。查体:右侧阴囊内肿块,大小约 4cm×5cm×5cm,平卧后消失。

10. 为明确诊断,首先采取的检查方法为

A. 透光试验　　B. Valsalva 试验　　C. 穿刺

D. B 超　　E. CT

11. 若检查为阳性,可诊断

A. 睾丸鞘膜积液　　B. 精索鞘膜积液　　C. 交通性鞘膜积液

D. 右腹股沟斜疝　　E. 右腹股沟滑动性疝

B1 型题

(12～14 题共用备选答案)

A. 肾结核　　B. 肾肿瘤　　C. 肾结石

D. 肾盂肾炎　　E. 慢性肾炎

12. 无痛性肉眼血尿常见于

13. 终末血尿伴尿频、尿急、尿痛常见于

14. 肉眼血尿伴肾绞痛常见于

(15～16 题共用备选答案)

A. 静脉肾盂造影显示肾盂内充盈缺损　　B. 血尿

C. 两者都有　　D. 两者都无

E. 可有任意一种

15. 肾盂内尿酸结石表现为

16. 肾盂肿瘤表现为

二、思考题

1. 尿三杯试验在临床上有何意义?

2. 排泄性尿路造影有什么优缺点?

第四十章

泌尿系统损伤

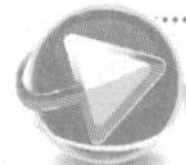

学习目标

1. 掌握:肾和尿道损伤的病因、病理类型、诊断、鉴别诊断和治疗。

2. 熟悉:膀胱损伤的病因、临床表现、鉴别诊断和治疗。

3. 了解:输尿管损伤的病因、临床表现、鉴别诊断和治疗。

4. 具有对泌尿系统损伤的患者进行紧急处理的能力,并能对伤情进行初步判断与评估,选择重点的检查方法,早期诊断并及时处理。

5. 能利用所学知识进行医患沟通,重点向患者或家属讲解泌尿系统损伤特点及预后,以取得理解与配合;了解患者诉求、意愿,提供健康指导,促进患者生理与心理的尽快康复。

泌尿系统损伤以男性尿道损伤最多见,肾、膀胱次之,输尿管损伤最少见,多为医源性损伤。泌尿系统损伤的主要表现为出血和尿外渗,继而发生感染,严重时导致尿瘘、尿道狭窄或脓毒症,早期诊断并正确处理对预后极为重要。

第一节 肾 损 伤

肾位置隐蔽,不易受损伤。但肾质地脆,受到暴力打击时也可造成损伤。肾损伤在泌尿系损伤中很多见,常是多发性损伤的一部分。

(一)病因与分类

肾损伤(renal trauma)分为:

1. 开放性损伤 由锐器、枪弹等直接贯穿所致,损伤部位与外界相通,常合并胸、腹部脏器损伤。

2. 闭合性损伤

(1)直接暴力:由腰、腹部直接受到撞击或挤压所致。

(2)间接暴力:由高处坠落产生对冲力或突发暴力使肾急剧扭转所致。

3. 医源性损伤 体外冲击波碎石、经皮肾穿刺活检、经皮肾镜碎石术等医疗操作可造成不同程度的肾损伤。

此外,肾本身病变,如积水、肿瘤、囊性变等时更易受损,轻微受损也可导致“自发性”肾破裂。

(二)病理

闭合性损伤为临床最多见,由于损伤的病因和程度不同,可与多种类型的损伤混合存在。其病理类型(图40-1)分为:

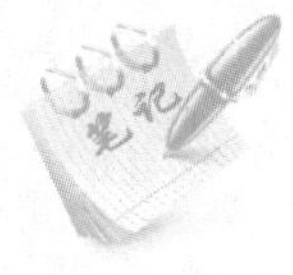

1. 肾挫伤 肾实质局部形成瘀斑或包膜下血肿,包膜及肾盂黏膜完整,血尿轻微,可自行愈合。

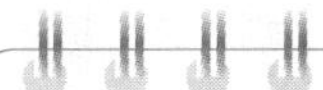

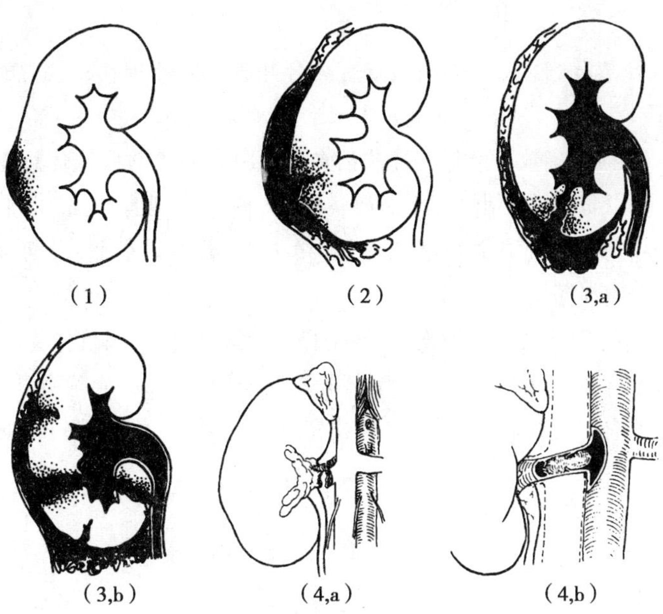

图40-1　肾损伤的类型

(1)肾挫伤:肾瘀斑及包膜下血肿。(2)肾部分裂伤:表浅肾皮质裂伤及肾周围血肿。(3)肾实质全层裂伤:(3,a)肾周血肿、血尿和尿外渗;(3,b)肾横断、肾碎裂。(4)肾蒂血管损伤:(4,a)肾蒂血管断裂;(4,b)肾动脉内膜断裂及血栓形成

2. 肾部分裂伤　肾实质部分裂伤,伴肾盏肾盂黏膜破裂,常有明显血尿;伴肾包膜破裂,则形成肾周围血肿和尿外渗。多能自行愈合,不需手术。

3. 肾全层裂伤　包括肾盏肾盂黏膜和肾包膜在内的肾实质深度裂伤,可有明显血尿和肾周围血肿与尿外渗;肾碎裂或横断伤常导致肾组织缺血,伤情严重,多需手术治疗。

4. 肾蒂血管损伤　肾蒂或肾段血管部分或全部撕裂,可发生大出血和休克,导致迅速死亡;血管内膜损伤形成血栓可使肾丧失功能。此类损伤应作抢救手术。

(三)临床表现

1. 休克　重度肾裂伤、肾蒂伤及合并胸、腹部脏器损伤者,因出血和创伤可出现严重休克,甚至危及生命。

2. 血尿　可出现轻微血尿或大量肉眼血尿。但血尿与伤情常不一致,如肾蒂断裂、肾横断伤,肾盂、输尿管断裂或被血块堵塞时血尿不明显或无血尿。血尿停止后再度出血或血尿延续时间长者,常与继发感染有关。

3. 疼痛　包膜下血肿、腰部软组织损伤、血与尿渗至肾周围,均可引起腰、腹部疼痛;血块阻塞输尿管时可引起肾绞痛。

4. 腰腹部肿块　肾周围血肿和尿外渗时上腹部、腰部可出现肿块。

5. 其他　若血肿和尿外渗继发感染可出现发热等全身症状。

(四)诊断

1. 病史与体检　有典型的腹部、腰背或下胸部外伤史和临床表现,但要特别注意肾损伤的严重程度有时与症状轻重并不一致及常有合并其他脏器损伤的特点。

2. 实验室检查　尿中含较多红细胞;血红蛋白、血细胞比容持续下降示有活动性出血。

3. 特殊检查　排泄性尿路造影可了解双肾功能,显示肾裂伤时造影剂外渗和损伤程度;B超和CT能提供肾实质裂伤部位、程度及血、尿外渗范围的依据;动脉造影能显示肾动脉和肾实质损伤情况,并可作肾动脉栓塞控制出血;必要时可行胸、腹腔穿刺了解有无其他脏器损伤。

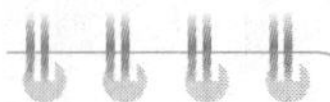

（五）治疗

1. 紧急处理　补液、输血防治休克；检查有无合并其他脏器损伤；观察病情变化，做好手术探查的准备。

2. 保守治疗　肾损伤多数可经保守疗法治愈，主要措施：绝对卧床休息 2～4 周，伤后 2～3 个月内避免剧烈活动以防止再度出血；严密观察血压、脉搏、呼吸、体温，尿颜色、腰部肿块及血红蛋白、血细胞比容的变化；补充血容量和热量，纠正水、电解质紊乱；早期应用抗生素预防感染；使用止血、镇静止痛剂等。

3. 手术治疗　适用于开放性肾损伤；重度闭合性肾损伤，经积极抗休克治疗病情无好转，血红蛋白和血细胞比容持续下降，血尿加重，腰部肿块逐渐增大，局部症状明显者；合并胸、腹腔脏器损伤者。手术方式依伤情而定，可行肾修补或肾部分切除术，伤情严重而对侧肾功能良好者可作肾切除术。

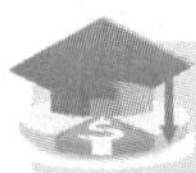

知识拓展

肾损伤的并发症

尿外渗、尿性囊肿、肾周脓肿、延时性出血、肾性高血压是肾脏损伤后常见的几种并发症，可单独存在也可相互关联；多见于闭合性肾损伤，发生率高达 18%，尿外渗未行处理一般于伤后 2～5 天在腹膜后蓄积形成尿性囊肿，置入输尿管支架常可解决问题，如引流尿液不能减少或消失，长期刺激可使肾周组织纤维化，形成肾周脓肿，此时需穿刺或切开引流；尿囊肿压迫肾实质使部分肾缺血而受刺激，进而引起肾性高血压，影响损伤处创面愈合，诱发迟发性肾脏出血，量大时常危及患者生命，需急诊手术或介入栓塞治疗。

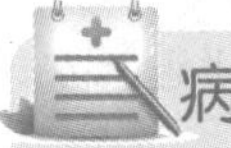

病例分析

患者，男性，46 岁，高空坠落左腰部着地 1 小时入院。伤后腰痛并有肉眼血尿，尿中带有小血块，体查：BP 110/70mmHg，P 100 次/分，左腰部青紫压痛，腹部无压痛及反跳痛。

问题：1. 患者初步诊断及诊断依据是什么？

2. 患者目前有哪些治疗方案？

第二节　输尿管损伤

（一）病因与病理

输尿管损伤（ureteral trauma）以医源性多见。多为盆腔或腹膜后手术中分离粘连组织和处理术中出血时误伤或误扎所致。亦可由输尿管内进行器械检查和操作（如活检、碎石、套石、插入输尿管导管等）引起。盆腔、腹膜后放疗常可造成放射性损伤。偶尔由枪弹、锐器伤所致，常合并腹部脏器损伤。

损伤分为钳夹伤、结扎、切断、撕裂伤、外膜剥脱后缺血坏死等，可引起缺血性坏死、尿外渗、尿性腹膜炎、漏尿、感染、肾积水等一系列病理变化。

（二）临床表现

损伤类型不同，临床表现各异。腔内器械损伤黏膜时可出现明显血尿。输尿管被切断或撕裂时，术中可见损伤部位术野渗尿；尿外渗可引起腰痛、腹痛、腹胀、肌紧张和压痛，出现腹部尿性囊肿、腹壁伤口渗尿、阴道漏尿甚至形成经久不愈的尿瘘；一旦尿液流入腹腔则出现尿性腹膜炎；尿外渗继发感染可有寒战、高热。输尿管单侧被结扎数日后引起伤侧腰部胀痛、肾区叩击痛、发热和肌紧张，最终可导致肾积水和肾萎缩；孤立肾或双侧输尿管被结扎则可出现无尿和尿毒症。

（三）诊断

疑有输尿管损伤时，静脉注射靛胭脂，术中能看到损伤处有蓝色尿液流出；术后通过膀胱镜观察，可见健侧输尿管口喷蓝色尿，而伤侧则常无；在窥阴器下观察阴道内可有蓝色液体溢出。术后 B 超、CT、排泄性造影可显示损伤部位、尿外渗范围、肾积水；逆行造影显示梗阻和造影剂外渗；肾图可了解有无梗阻。

（四）治疗

1. 紧急处理　积极抗休克，应用抗生素预防感染、处理其他合并损伤。术中发现应立即修复，术后发现者应立即彻底引流尿外渗，争取早期手术修复。

2. 手术治疗　术中发现输尿管钳夹伤或小穿孔，可置入双 J 管作支架和引流尿液，留置 7～10 天后经膀胱镜拔除；输尿管被结扎应立即拆除线结，必要时可切除缺血坏死段作对端吻合术，留支架管 3～4 周；输尿管被切断或部分缺损可作对端吻合术或输尿管膀胱再植术，若缺损过长可作膀胱肌瓣输尿管成形术、回肠代输尿管术或自体肾移植术。晚期输尿管狭窄、尿漏、肾积水应择期作相应处理。

第三节　膀 胱 损 伤

膀胱充盈时顶部高于耻骨联合，其壁紧张而薄，失去骨盆保护，易受暴力导致膀胱损伤（bladder injuries）。

（一）病因及病理

1. 开放性损伤　多由枪弹、锐器等贯穿引起，常合并直肠或阴道等损伤。

2. 闭合性损伤　膀胱充盈时，下腹部受到暴力打击或挤压，易发生膀胱壁破裂；骨盆骨折骨片可刺破膀胱壁。膀胱镜检查或经尿道前列腺、膀胱肿瘤电切术亦可引起医源性膀胱穿孔。膀胱闭合性损伤病理类型分为：①膀胱挫伤：仅有膀胱黏膜或肌层损伤。②膀胱破裂：腹膜内型破裂位于有腹膜覆盖的顶部或后壁，伴腹膜破裂，尿液流入腹腔引起腹膜炎；腹膜外型破裂位于无腹膜覆盖的膀胱壁，尿外渗至耻骨后间隙及膀胱周围（图 40-2）。

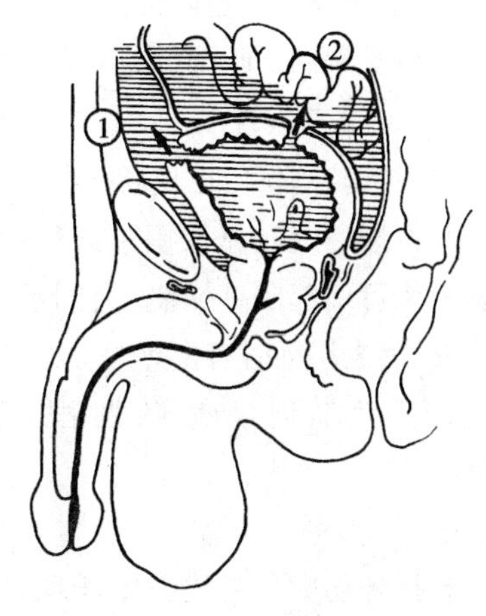

图 40-2　膀胱损伤（破裂）
①腹膜外型；②腹膜内型

（二）临床表现

膀胱挫伤仅有下腹部不适和轻微血尿，膀胱全层破裂则有下列明显症状。

1. 休克　骨盆骨折、出血、尿外渗、腹膜炎和合并其他损伤，常发生休克。

2. 血尿与排尿困难　有尿意但不能排尿或仅排出少量血尿。

3. 腹痛　腹膜外破裂时，血肿和尿外渗引起下腹部疼痛、肌紧张和压痛，直肠指诊触及有压痛肿物；腹膜内破裂时，尿流入腹腔可出现腹膜炎和移动性浊音。

4. 尿瘘　开放性损伤可出现体表伤口漏尿；合并直

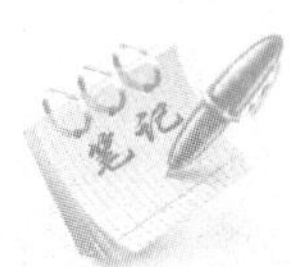

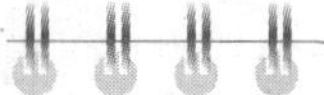

肠、阴道损伤时常有直肠或阴道漏尿。闭合性损伤尿外渗继发感染后破溃可形成尿瘘。

（三）诊断

根据外伤史和临床表现，结合以下两项检查有助于明确诊断。

1. 导尿注水试验　导尿管能顺利插入膀胱，但仅流出少量血尿。经导尿管注入灭菌生理盐水200ml，停留片刻后回抽，吸出量明显减少或明显增加，即液体进出量差异很大，均提示膀胱破裂。

2. 膀胱造影　自导尿管注入造影剂300ml后摄X线前后位和斜位片，放出造影剂后再摄片，可见造影剂渗至膀胱周围或腹腔内，显示膀胱破裂部位。亦可注入空气造影，若膈下同时出现游离气体，提示为腹膜内膀胱破裂。

（四）治疗

1. 紧急处理　应尽早采取补液、输血、止痛和镇静等措施防治休克。

2. 保守治疗　仅有膀胱挫伤或破裂口较小的腹膜外损伤，经持续导尿7～10天，应用广谱抗生素预防感染，多可自行愈合。

3. 手术治疗　膀胱破裂伴出血、尿外渗或合并其他脏器损伤，病情严重应尽早施行急诊手术，清除血肿和尿外渗，修补破裂口，并作耻骨上膀胱造瘘或留置导尿管引流尿液。合并其他脏器损伤者应同时给予相应处理。

第四节　尿 道 损 伤

男性尿道以尿生殖膈为界分前、后两段。前尿道包括阴茎部和球部，后尿道包括前列腺部和膜部。损伤以球部和膜部为多见。

尿道损伤（urethral trauma）分为开放性、闭合性和医源性。开放性由锐器、弹片伤所致，闭合性包括尿道内器械操作所致的医源性损伤和骑跨伤、骨盆骨折等引起的尿道球部或膜部损伤。

一、前尿道损伤

（一）病因与病理

男性尿道球部损伤多为会阴部骑跨伤所致。当硬物把会阴部挤压在耻骨联合下方时，可造成球部尿道挫伤、裂伤或完全断裂。挫伤时仅局部水肿、出血，愈合后不发生狭窄；全层裂伤时，血肿和尿外渗愈合后可引起尿道狭窄。尿道完全断裂时因两断端退缩、分离，形成血肿与尿外渗，愈合后常发生尿道闭锁。若阴茎筋膜破裂，血和尿渗入会阴浅袋内，使阴茎、阴囊、会阴淤血肿胀并可扩展到下腹壁（图40-3）；若处理不当，继发感染可形成脓肿和尿瘘。

（二）临床表现

会阴部骑跨伤后出现局部疼痛、尿道口流血或初血尿、尿痛、排尿困难或尿潴留。血肿和尿外渗可引起阴茎阴囊、会阴部、下腹壁淤血肿胀，继发感染时有发热等。开放性损伤常有会阴部皮肤创口漏尿，处理不当可形成尿瘘。

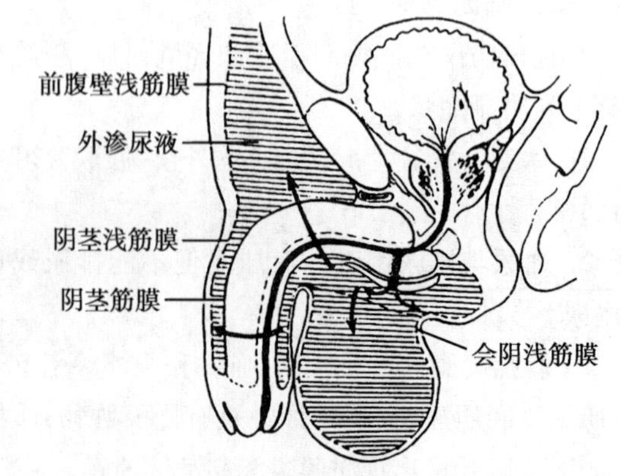

图40-3　尿道球部破裂的尿外渗范围

（三）诊断

根据外伤史和上述临床表现可做出初步诊断。在无菌条件下试插导尿管，能顺利进入膀胱，提示尿道挫伤或部分裂伤；若插入受阻

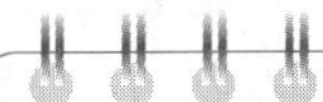

且流出血液，提示尿道断裂。尿道造影能显示造影剂外渗，了解尿道损伤部位和程度。

（四）治疗

1. 紧急处理 球部尿道损伤大出血，应立即作会阴部压迫止血和抗休克治疗。

2. 尿道挫伤和轻度裂伤 应用抗生素预防感染，多饮水，持续导尿1～2周。

3. 尿道重度裂伤或完全断裂 早期行血肿清除、尿道修补或端端吻合术，术后留置导尿管2～3周，排尿不畅者定期作尿道扩张。晚期严重狭窄者，可经尿道内狭窄部冷刀切开或电切术，亦可经会阴部切口作瘢痕切除和尿道吻合术。

4. 尿瘘 可行瘘管搔刮术或瘘管切除修补术。

知识拓展

外伤性尿道狭窄

尿道狭窄是由于尿道器质病变造成尿道管腔狭小，阻力增加，发生排尿困难；分为外伤性、炎症性和先天性。以往淋菌性尿道炎引起的尿道狭窄最多见，现在外伤性尿道狭窄多于炎症性。狭窄的部位以球部尿道最多见，占50%以上，后尿道次之。是因损伤时尿道黏膜连续性破坏，局部出血、尿外渗等引发炎症反应，导致结缔组织增生和纤维化形成瘢痕，瘢痕的增生与收缩都可引起尿道管腔变小产生尿道狭窄，若尿道损伤程度轻，早期处理适当，伤后无感染，愈合后局部瘢痕组织少，不影响排尿；反之，即使是轻度损伤，亦可发生狭窄。

二、后尿道损伤

（一）病因和病理

骨盆骨折时附着于耻骨下支的尿生殖膈突然移位，产生剪切样暴力，可使穿过于此的膜部尿道撕裂或前列腺尖部尿道断裂。后尿道损伤亦可由骨盆骨折端刺伤和尿道内器械检查或手术引起。后尿道断裂时，常因骨折和血管丛损伤发生严重出血，形成膀胱和前列腺周围血肿和尿外渗（图40-4）。

（二）临床表现

后尿道损伤，常因大出血引起创伤性、失血性休克；伤后发生排尿困难和尿潴留；尿道口可无或仅有少量流血；血肿和尿外渗可引起下腹部疼痛、肌紧张和压痛。伴尿生殖膈撕裂时可有会阴、阴囊血肿和尿外渗。

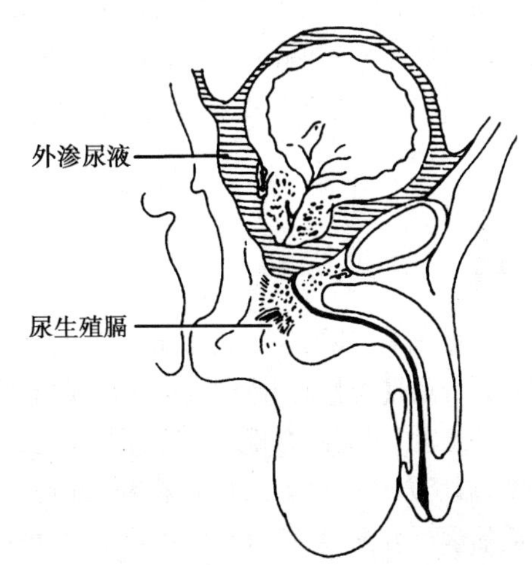

图40-4 后尿道损伤尿外渗范围

（三）诊断

根据外伤史和临床表现，可做出初步诊断。直肠指诊时直肠前方可触及柔软、有压痛的血肿，有时可触及浮动的前列腺尖部。若指套有血迹提示合并直肠损伤。X线检查，骨盆前后位片可见骨盆骨折；尿道造影能显示造影剂外渗，或尿道狭窄、梗阻、中断的影像特点。

（四）治疗

1. 紧急处理 骨盆骨折致后尿道损伤时，患者应平卧勿随意搬动，以免加重损伤；休克者应予补液、输血抗休克；应用抗生素预防感染；尿潴留者，不宜插导尿管以免加重损伤和招致感染，可行耻骨上膀胱穿刺抽出尿液。

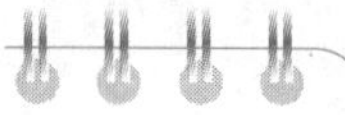

2. 手术治疗　尿道吻合术是早期恢复尿道连续性最理想的方法，但常因伤情严重而难以施行。近年来多主张伤情稳定后，在局麻下行耻骨上膀胱造瘘(suprapubic cystostomy)，3周后夹管试排尿，若排尿通畅可拔除膀胱造瘘管；若不能排尿则提示尿道狭窄或闭锁，需待3个月后再行二期尿道瘢痕切除和尿道端端吻合术。对伤情较轻者，仍有人采用早期尿道会师复位术治疗。方法为作下腹部切口，清除血肿后切开膀胱，用尿道会师用的尿道探条，将导尿管自膀胱颈口向尿道外口引出，再由此导尿管把另一根多孔导尿管引入膀胱；然后将一根粗尼龙线的两端分别在尿道前方穿过前列腺尖和会阴部，固定于股内侧做皮肤牵引(图40-5)；术后留置导尿管3~4周，若拔管后排尿通畅，可免二期手术。

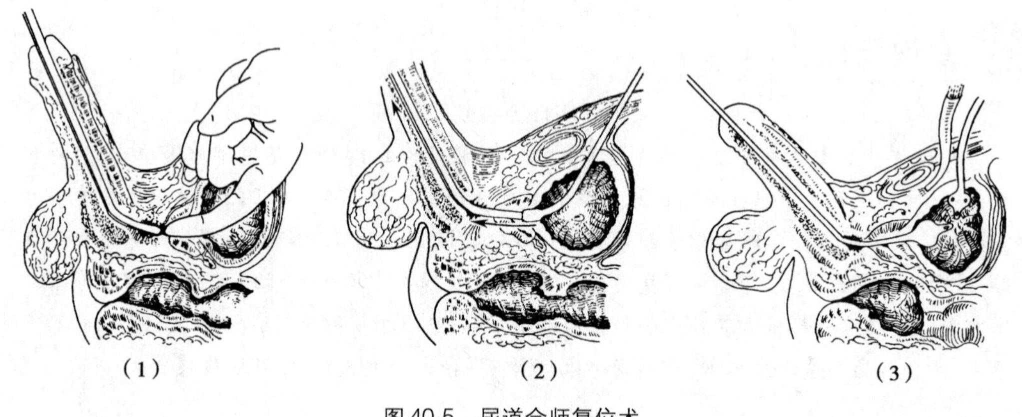

图40-5　尿道会师复位术

术后并发尿道狭窄者，需行定期尿道扩张；若狭窄严重可经尿道内冷刀切开或电切术治疗。合并直肠损伤宜早期立即修补并作暂时性结肠造瘘；尿道直肠瘘，则待3~6个月后再行修补术。

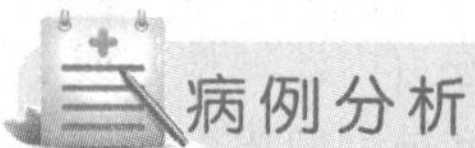

病例分析

患者，男性，41岁，因会阴部骑跨伤1小时入院，伤后即出现尿道口滴血，不能排尿，发生尿潴留，专科体检：会阴部、阴茎和阴囊明显肿胀。行尿道逆行造影提示球部尿道断裂。

问题：1. 该患者未出现尿外渗，应做哪项处理？

2. 术后1个月出现排尿困难，应首先做哪项处理？

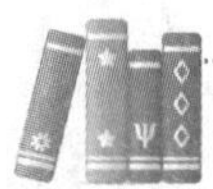

本章小结

泌尿系统因解剖位置隐匿，其损伤常合并有其他器官组织损伤，当胸、腹、腰部或骨盆受到严重暴力打击、挤压或穿通性损伤时，应特别注意有无泌尿系统损伤；而已确诊尿路损伤的患者，则应注意排除是否合并其他器官损伤。泌尿系统损伤预后与损伤类型、部位、程度、治疗方法等有关。对泌尿系统损伤患者及时的紧急处理、准确的伤情判定、继而制定合适的治疗方案，是获得好疗效的关键，也是每个外科医师应该具备的能力。

(朱雪峰)

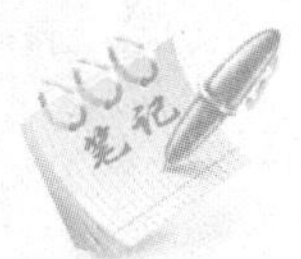

练 习 题

一、选择题

A1 型题

1. 泌尿系统损伤最常见的器官是
   A. 阴茎　B. 尿道　C. 膀胱
   D. 输尿管　E. 肾
2. 闭合性肾损伤的病理分型不包括
   A. 肾挫伤　B. 肾部分裂伤　C. 肾全层裂伤
   D. 肾盂撕裂尿外渗　E. 肾蒂损伤
3. 肾损伤的主要临床表现不包括
   A. 休克　B. 尿痛　C. 血尿
   D. 腰腹部肿块　E. 疼痛
4. 肾损伤非手术治疗应除外
   A. 抗休克治疗　B. 密切观察
   C. 应用止血剂,止痛和镇静剂　D. 抗感染治疗
   E. 血尿消失后应积极早期下床活动
5. 闭合性肾损伤应考虑手术治疗的情况为
   A. 肾实质裂伤　B. 保守治疗观察过程中出现血尿
   C. 血尿加重伴血压下降　D. 血尿仍存在,但血压上升
   E. 伤后出现腰部或腹部包块
6. 下列关于输尿管损伤的说法,不正确的是
   A. 输尿管损伤多为医源性损伤
   B. 交通事故导致输尿管损伤伴有其他脏器的损伤
   C. 逆行肾盂造影可用于输尿管损伤的检查
   D. 术中发现输尿管损伤,可视情况立即进行修复
   E. 输尿管损伤后血尿轻重与损伤程度一致
7. 前尿道损伤尿外渗部位是
   A. 膀胱周围　B. 会阴浅袋　C. 会阴深袋
   D. 阴茎部　E. 阴囊部

A2 型题

8. 男性,28 岁。骑跨伤 8 小时,排尿困难,尿道口流血,排尿时会阴部疼痛加重。查体:阴囊明显肿大,有血尿外渗,尿管不能插入,其最佳的处理方法为
   A. 以金属导尿管导尿
   B. 立即施行阴囊血肿清除术
   C. 行尿道会师
   D. 耻骨上膀胱造瘘
   E. 施行尿道修补和引流尿外渗

B1 型题

（9 ~ 10 题共用备选答案）
   A. 阴茎悬垂部
   B. 球部尿道

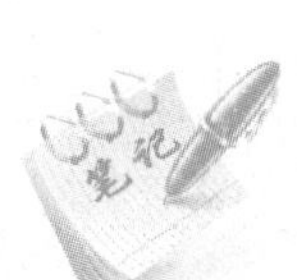

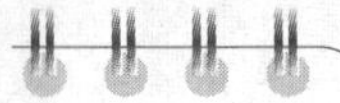

C. 膜部尿道

D. 前列腺部尿道

E. 膀胱颈部

9. 骑跨式外伤最易损伤的尿道是

10. 骨盆挤压伤最易损伤的尿道是

二、思考题

1. 肾损伤行肾切除术的适应证是什么？

2. 简述膀胱损伤的治疗原则。

3. 如何鉴别前、后尿道损伤？治疗方法各有何特点？

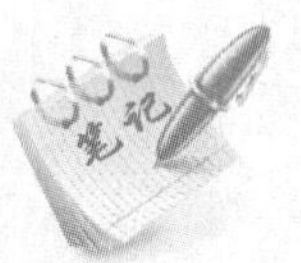

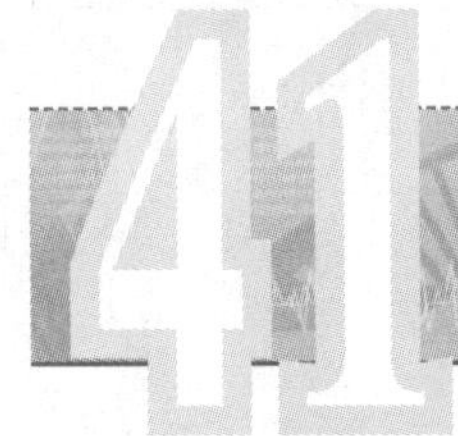

第四十一章

泌尿、男性生殖系统感染与结核

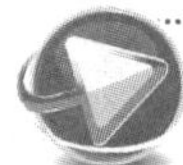

学习目标

1. 掌握：泌尿、男性生殖系统结核的病因、病理、诊断和治疗。
2. 熟悉：肾积脓、急性细菌性膀胱炎、男性生殖系统感染的病因、临床表现和治疗。
3. 了解：肾皮质多发性脓肿的病因、表现和治疗。
4. 具有对泌尿、男性生殖系统感染与结核患者做出初步诊断及治疗的能力；能正确理解相关辅助检查的临床意义。
5. 能进行有效的医患沟通，以取得患方理解与配合；保护患者隐私，提供健康指导，促进患者生理与心理的尽快康复。

第一节 概　述

病原微生物在泌尿、男性生殖系统生长繁殖引起的炎症，称为泌尿生殖系统感染(genitourinary infection)，多为革兰阴性杆菌所致，如肾积脓、肾皮质多发性脓肿、急性细菌性膀胱炎、前列腺炎、精囊炎、睾丸炎、附睾炎；感染通过上行、血行、淋巴和直接四种途径。

泌尿生殖系统结核(genitourinary tuberculosis)多来自肺或骨关节结核，随着生活水平的提高和卡介苗接种预防的普及，发病率有所下降。

第二节 肾 积 脓

肾化脓性感染导致肾组织广泛破坏或尿路梗阻后肾盂、肾盏积水继发感染而形成的脓性囊腔称为肾积脓(pyonephrosis)。

(一) 病因

多由肾结石、肾积水、肾盂肾炎、肾结核等并发化脓性感染所致。病原菌多为革兰阳性球菌和阴性杆菌，亦可为结核分枝杆菌。

(二) 临床表现与诊断

表现为全身感染性症状，畏寒、高热、腰痛和肾区肿块。血白细胞增多。病程长者贫血、消瘦、盗汗；若尿路无梗阻，常有脓尿、尿频、尿急，膀胱镜检查可见患侧输尿管口流脓。B超和CT可显示患肾积脓；排泄性造影提示患肾功能减退或无功能。

(三) 治疗

补充营养，应用抗生素，纠正水、电解质紊乱等全身治疗。施行脓肾造瘘引流术。全身状况改善后，若患肾丧失功能而对侧肾功能正常，可作患肾切除术。

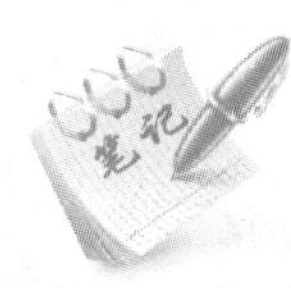

第三节　肾皮质多发性脓肿

（一）病因

多为疖、痈、扁桃体炎等体内病灶的细菌，经血行播散至肾皮质内形成多发性小脓肿。多个小脓肿互相融合形成较大的脓肿，称肾脓肿。肾脓肿穿破肾包膜可引起肾周围炎（perinephritis）或肾周围脓肿。致病菌多为金黄色葡萄球菌，亦有大肠埃希菌等。

（二）临床表现与诊断

表现为起病突然，畏寒、高热和腰部胀痛，肾区有明显的压痛、叩击痛和肌紧张；血白细胞增多，当脓肿与集合系统相通后，尿检可有脓细胞或菌尿。血培养致病菌生长。B 超和 CT 可显示脓肿；尿路造影见肾盂肾盏受压、变形和患肾功能减退。

（三）治疗

早期应用有效的抗生素，若肾脓肿形成或并发肾周围脓肿可作切开引流术。

第四节　急性细菌性膀胱炎

（一）病因与病理

女性发病率高于男性，因女性尿道短而直，且尿道外口常有处女膜伞、尿道口处女膜融合等解剖异常；会阴部常存在大量致病菌，性交、导尿、个人不卫生或抵抗力下降时均可导致上行感染（图 41-1）。男性常继发于急性前列腺炎、良性前列腺增生、肾感染、尿路结石、尿道狭窄等。亦可继发于邻近器官感染，如附件炎和阑尾脓肿。致病菌多数为大肠埃希菌。炎症以尿道内口及膀胱三角为显著，表现为黏膜充血水肿、点状出血、浅表溃疡和有脓苔覆盖。

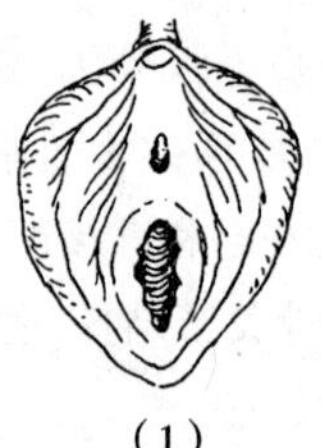
（1）

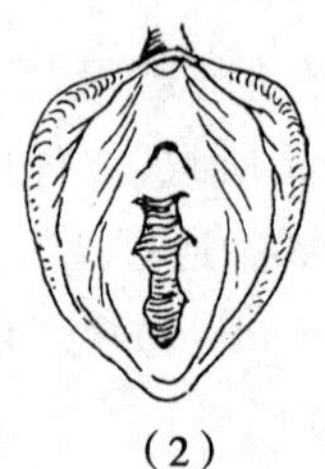
（2）

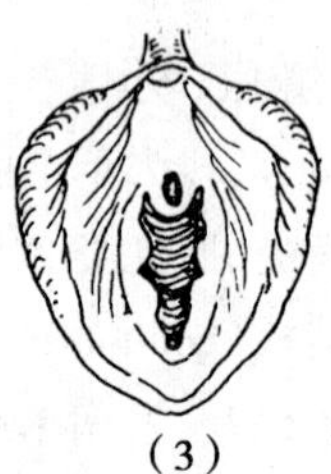
（3）

图 41-1　女性尿道外口正常解剖及畸形
（1）正常解剖；（2）处女膜伞；（3）尿道口处女膜融合

（二）临床表现与诊断

起病突然，可出现严重的尿频、尿急、尿痛、尿不尽感和急迫性尿失禁，常伴终末血尿或全程血尿。膀胱区常有压痛。一般无全身症状或仅有低热。继发于急性肾盂肾炎或急性前列腺炎者可有高热。诊断时应了解男性有无前列腺炎或良性前列腺增生，女性有无阴道炎、尿道炎、尿道旁腺炎；若尿道口有脓性分泌物，应作涂片找淋病奈瑟菌。尿检白细胞增多，可有红细胞；尿培养有致病菌生长。

（三）治疗

多饮水、口服碳酸氢钠碱化尿液，可减少膀胱、尿道刺激症状。使用颠茄、阿托品等药物，配合热敷、热水坐浴可解除膀胱痉挛。应用复方磺胺甲噁唑、喹诺酮类、头孢菌素类药物控制感染。绝经后妇女适当用雌激素治疗，可减少膀胱感染复发。

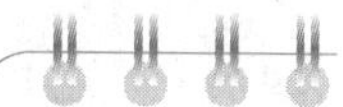

第五节　男性生殖系统感染

一、前 列 腺 炎

按新分类法前列腺炎(prostatitis)分为四型。

（一）急性细菌性前列腺炎(Ⅰ型)

1. 病因　多由尿道上行感染所致。致病菌多为大肠埃希菌,少数为葡萄球菌、淋病奈瑟菌等。感染后前列腺腺泡中有大量白细胞浸润,严重者可发展为前列腺脓肿。

2. 临床表现与诊断　起病突然,寒战高热、全身不适、尿频、尿急、尿痛,会阴部坠胀痛,可伴终末血尿、排尿困难和急性尿潴留。直肠指诊:前列腺发热肿胀、触痛明显;脓肿形成时前列腺饱胀,有波动感。B超和CT对诊断有帮助。

3. 治疗　卧床休息,补充营养和水分;应用抗生素和解痉、止痛、退热等药物治疗。急性尿潴留时忌导尿,可作耻骨上膀胱穿刺造瘘引流尿液。脓肿形成者可经会阴切开引流。急性期禁作前列腺按摩和穿刺,以免感染扩散。

（二）慢性细菌性前列腺炎(Ⅱ型)

1. 病因　由尿路逆行感染或后尿道排空时感染尿液逆流入前列腺管所致,亦可由直肠内细菌侵袭(直接侵入或淋巴扩散)和血行感染引起。感染尿液在前列腺组织内形成微结石及药物不易弥散入前列腺组织内,可能是感染难以控制的重要原因。致病菌以大肠埃希菌为主,少数为变形杆菌、克雷伯菌属、淋病奈瑟菌等。

2. 临床表现与诊断　常有尿路感染史。多数患者有程度不等的尿路刺激征、尿道不适和“滴白”,可有膀胱区、会阴部、腰骶部、腹股沟、睾丸等疼痛或不适。少数出现血精或性功能障碍。直肠指诊:前列腺饱满、有压痛或体积小、质地不均。尿液白细胞可增高;前列腺液白细胞>10个/HP,卵磷脂小体减少,培养可有细菌生长。B超示前列腺组织结构混乱、界限不清;膀胱镜检查见后尿道和精阜充血水肿。

3. 治疗　选用喹诺酮类、头孢菌素类、复方磺胺甲噁唑、红霉素等,长疗程、联合或轮回用药,以防产生耐药性。配合前列腺按摩、热水坐浴、超短波、射频或微波、中医中药等综合治疗,劝导患者戒酒、忌辛辣食物、有规律的性生活和养成良好的卫生习惯有助于康复。

（三）慢性非细菌性前列腺炎/慢性骨盆疼痛综合征(Ⅲ型)

慢性非细菌性前列腺炎/慢性骨盆疼痛综合征(chronic pelvic pains syndrome,CPPS)又分为ⅢA型(炎症性)和ⅢB型(非炎症性)。

1. 病因　慢性前列腺炎多数属此型。病因尚未肯定。前列腺内和射精管尿液反流、膀胱颈和后尿道神经肌肉功能失调等可能是重要原因。酗酒、食辛辣、夫妻长期分居或性交中断、盆腔充血和会阴部受压(如长途骑车)等常为诱因。

2. 临床表现与诊断　无反复尿路感染史。临床症状与Ⅱ型前列腺炎类似,部分患者有排尿踌躇、尿线变细、尿后滴沥、射精疼痛及神经症。前列腺液细菌培养阴性;镜检白细胞数>10个/HP(ⅢA型)或正常(ⅢB型)。肛门指诊前列腺较饱满、轻压痛。膀胱镜检查可有轻中度膀胱颈部梗阻。尿动力学检查常有异常。

3. 治疗　适当应用抗生素,如喹诺酮类、复方磺胺甲噁唑、米诺环素或阿奇霉素等。采用α受体阻滞剂、前列腺按摩、布洛芬和镇静剂综合治疗,常可收到较好的效果。但ⅢB型不必常规使用抗生素。

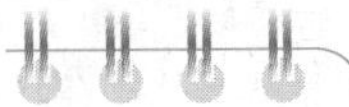

（四）无症状性炎症性前列腺炎（Ⅳ型）

无症状性炎症性前列腺炎（asymptomatic inflammatory prostatitis，AIP）患者无主观症状，常在不育原因检查或前列腺活检时发现。一般不需治疗。

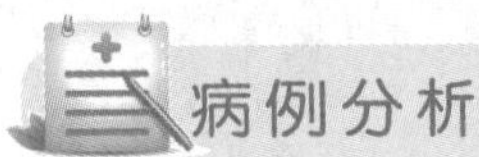

病例分析

患者，男性，30 岁，因尿频、尿不尽、尿道滴白及肛周隐痛不适 1 年就诊，多次检查尿常规白细胞 1～3 个/HP，前列腺液常规：白细胞>10 个/HP，卵磷脂小体减少，前列腺液培养阴性，血常规无异常。

问题：1. 该患者诊断是什么？

2. 患者明确诊断后治疗措施有哪些？

二、精囊炎

1. 病因　精囊炎多继发于后尿道、前列腺炎。致病菌与前列腺炎基本相同。

2. 临床表现与诊断　会阴部胀痛，可放射到腰部、腹股沟和下腹部，伴尿频、尿痛、血精、射精疼痛等。肛门指检前列腺区有触痛。精液暗红色，镜检有红细胞。急性期精液培养有细菌生长；B 超示精囊增大、内部回声不均，边缘欠清晰。

3. 治疗　急性期适当休息，忌房事。应用抗菌药物，配合物理治疗。忌食辛辣和饮酒。

三、附睾炎

1. 病因　急性附睾炎（acute epididymitis）常继发于尿道炎、前列腺精囊炎、前列腺手术或长期留置导尿管者。感染沿射精管、输精管逆行至附睾。致病菌以大肠埃希菌和葡萄球菌多见。慢性附睾炎（chronic epididymitis）多由急性附睾炎治疗不彻底所致。部分与慢性前列腺炎、精囊炎有关。

2. 临床表现与诊断　急性附睾炎起病突然、高热、寒战，阴囊疼痛，并沿精索向腹股沟放射。患侧阴囊红肿、附睾肿大、触痛明显，精索增粗。慢性附睾炎常感阴囊坠胀痛，附睾可摸到硬结并有压痛。B 超检查急性期附睾肿大、回声不均、血流增加。

3. 治疗　急性期卧床休息，托高阴囊，局部热敷；应用抗生素和退热止痛剂；脓肿形成时可切开引流；慢性附睾炎反复发作、疼痛剧烈、久治不愈，可考虑手术切除。

四、睾丸炎

（一）急性非特异性睾丸炎

1. 病因　感染的原因和致病菌与急性附睾炎类似。感染多由输精管逆行至附睾，再蔓延到睾丸。亦可由血行播散引起。

2. 临床表现与诊断　起病急，寒战高热，伴恶心、呕吐。睾丸钝痛或剧痛，向腹股沟放射；阴囊皮肤红肿，睾丸肿大，触痛明显。血白细胞增多。急性睾丸炎需与睾丸扭转相鉴别，后者无泌尿系感染史，早期表现为睾丸向上收缩、移位或呈横位，附睾可在睾丸前触及，精索呈麻绳状扭曲，托起阴囊睾丸疼痛加重。多普勒超声检查，前者血流增加，后者血流减少甚至消失。

3. 治疗　全身应用抗生素；卧床休息、托高阴囊、局部冷敷或热敷；亦可用 0.5% 利多卡因封闭精索，以减轻症状和改善局部血液循环。

护理论与实践

睾丸扭转

睾丸扭转是由于精索顺其纵轴旋转导致睾丸的血液供应突然受阻而造成的睾丸急性缺血、坏死的病变；发病多位于左侧，可能与左侧精索较长有关；以20岁以内者多见，12～18岁者占65%，是青少年急性阴囊疼痛的主要原因，而急性睾丸、附睾炎多发生在成年人。睾丸扭转大多起病突然，局部症状较重，全身症状较轻。而急性睾丸、附睾炎起病相对较缓，常伴有发热畏寒等全身症状且较重；睾丸扭转患者阴囊疼痛超过24小时后疼痛可逐渐缓解，而睾丸、附睾炎患者疼痛持续时间较长；睾丸、附睾炎时能比较清楚地触及肿大的附睾轮廓，而睾丸扭转时附睾的轮廓往往触摸不清；将阴囊抬高后睾丸扭转患者患侧阴囊疼痛加剧，而睾丸、附睾炎患者患侧阴囊疼痛缓解。

（二）急性腮腺炎睾丸炎

1. 病因　流行性腮腺炎是睾丸炎的常见病因。由腮腺炎病毒经血行侵入睾丸所致。多见青春后期男性，严重者可导致睾丸萎缩和不育。

2. 临床表现与诊断　多在流行性腮腺炎发病后3～4天，出现阴囊红肿、睾丸肿大、触痛明显，伴高热甚至虚脱。血白细胞可增高。尿中可查到病毒。

3. 治疗　全身使用抗病毒药物，一般不用抗生素。其他治疗同急性非特异性睾丸炎。

第六节　泌尿、男性生殖系统结核

一、泌尿系统结核

（一）病因与病理

绝大多数源于肺结核，少数来源于骨、关节结核或消化道结核。首先发生肾结核，进而波及输尿管、膀胱、尿道和男性生殖系统。

原发病灶结核分枝杆菌，经血行播散到双肾肾小球毛细血管丛中，在肾皮质内形成多发性微结核灶。若免疫力强，可自行愈合，不出现症状；若免疫力差，肾皮质内未愈合的病灶穿过肾小球基底膜，侵入邻近肾小管发展为不易愈合的肾髓质结核，进而发生肾乳头溃疡，干酪样坏死，蔓延至肾盏、肾盂或波及全肾，并累及尿路其他部位，以及生殖系统而出现临床症状（图41-2）。

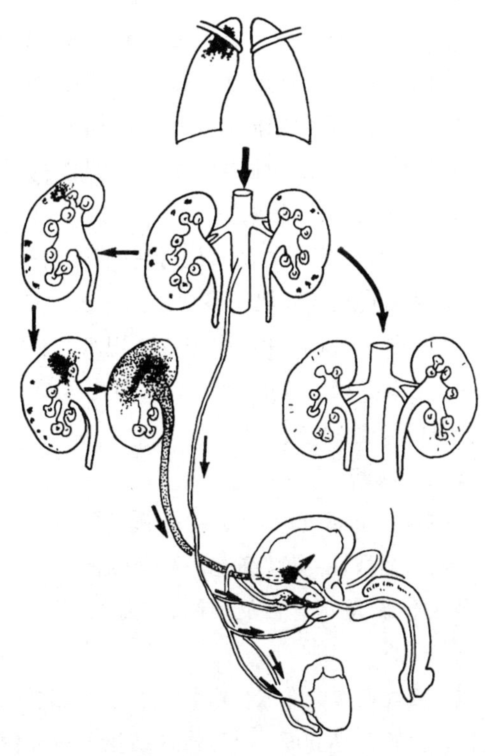
图41-2　泌尿、男性生殖系统结核的发病原理

肾结核病灶逐渐扩大、相互融合并坏死形成干酪性脓肿，破溃后成为结核性空洞。纤维化和钙化为肾结核的病理特点，病灶愈合时因纤维化可发生尿路狭窄。

肾盏颈狭窄可形成闭合性脓肿；肾盂出口狭窄或输尿管壁增厚、钙化、僵硬与管腔狭窄，可加速肾组织破坏，形成结核性脓肾；若肾脏广

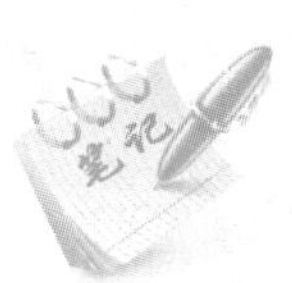

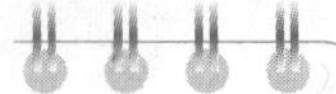

泛钙化，输尿管完全闭合，无含菌尿进入膀胱，症状缓解，尿液恢复正常，这种情况称为"肾自截"。

膀胱结核初期为黏膜充血、水肿，然后形成结核结节和结核性溃疡并侵及肌层引起纤维化。这种病变，若引起对侧输尿管口狭窄或呈"洞穴状"，失去抗反流作用，可造成对侧肾积水或输尿管反流。膀胱发生广泛纤维化，可使容量显著减少，形成挛缩膀胱。结核性溃疡穿透膀胱壁，可形成膀胱阴道瘘或膀胱直肠瘘。

尿道结核纤维化可发生尿道狭窄。后尿道结核经逆行感染可引起前列腺、精囊、输精管和附睾结核（图 41-3）。

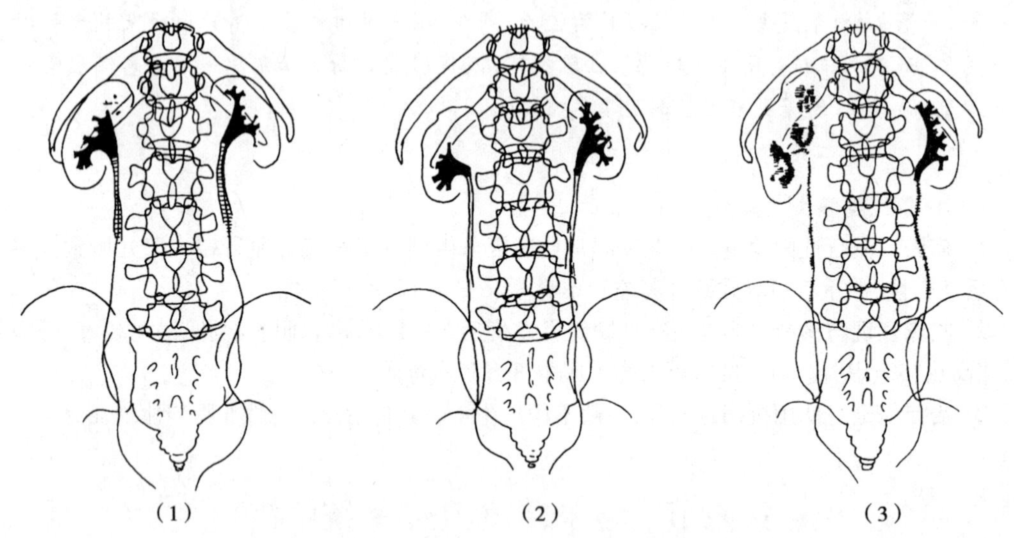

图 41-3　肾结核（逆行肾盂造影示意图）

（1）右侧上肾盏破坏；（2）右侧上肾盏未充盈；（3）右侧肾和输尿管严重破坏

（二）临床表现

肾结核病程较长，早期多无明显症状，仅尿中可发现结核分枝杆菌。当病变发展到肾髓质和累及膀胱时，即出现进行性加重的膀胱刺激症状。

1. 尿频、尿急和尿痛　呈进行性加重，每日排尿可达数十次，甚至类似尿失禁。与含结核菌的尿液刺激膀胱、结核性膀胱炎、结核性溃疡、膀胱挛缩有关。

2. 脓尿、血尿　脓尿呈米汤样，含碎屑和大量脓细胞。血尿以终末血尿为主，多与结核性膀胱炎或结核性溃疡有关，少数由肾脏病变引起。

3. 肾区疼痛和肿块　不常见。一般为腰部钝痛或肾区叩击痛，偶有因血块、脓块通过输尿管时引起的绞痛。合并肾积脓或肾积水时，肾区有时可触及肿块。

4. 全身症状　严重的肾结核，可出现消瘦、贫血、低热、盗汗、高血压等。伴对侧重度肾积水者可出现肾功能不全症状。

（三）诊断

肾结核（renal tuberculosis）是慢性膀胱炎的常见原因。凡遇慢性膀胱炎用一般抗感染治疗无好转；尿呈酸性、有脓细胞，培养无细菌生长；肺结核或骨关节结核患者，尿检含蛋白和红细胞；男性附睾、输精管触及硬结，阴囊有慢性窦道者，应考虑肾结核，作下列进一步检查有助于诊断。

1. 实验室检查　尿呈酸性、含蛋白，镜检有脓细胞和红细胞；连续 3 次 24 小时尿沉渣找抗酸杆菌，阳性率达 50% ~70%；尿结核分枝杆菌培养阳性率为 80% ~90%；应用酶联免疫吸附试验或放免测定法检测尿或血清中结核的抗原抗体，以及 PCR 检测，对泌尿系结核的诊断均有参

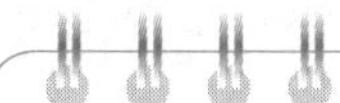

考意义。

2. 影像学检查　X线检查,腹部平片可见肾区或输尿管钙化影;静脉尿路造影早期可显示肾盏边缘呈虫蚀样改变,亦可显示肾盏颈狭窄或肾盏消失、空洞形成等;破坏严重者肾显影不清或不显影。输尿管结核表现为僵硬、管腔不规则或狭窄;还可了解对侧肾功能和有无肾积水。对少数碘过敏者可作逆行尿路造影。B超可了解肾的大小、轮廓,有无空洞、钙化和肾积水。CT对晚期破坏严重的无功能肾能清楚地显示扩大的肾盏、肾盂、空洞、钙化等改变。MRI水成像对诊断肾结核对侧肾积水有特殊优越性。

3. 膀胱镜检查　早期见膀胱黏膜充血水肿和结核结节,以患侧输尿管口附近及三角区为显著。后期出现结核性溃疡和瘢痕,患侧输尿管口呈"洞穴状",有时可见喷脓尿。若病变严重形成容量小于50ml的挛缩膀胱,则忌行膀胱镜检查。

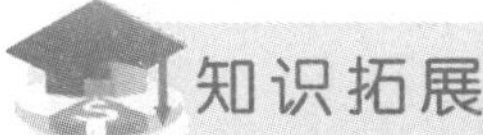

知识拓展

肾结核血尿的鉴别

肾结核早期症状与尿路感染极为相似,导致延误诊断的原因有两种情况,其一是满足于膀胱炎的诊治,长时间使用一般抗感染药物而疗效不佳时,未进一步追查引起膀胱炎的原因;其二是发现男性生殖系统结核,尤其附睾结核,而不了解男性生殖系统结核常与肾结核同时存在,未作尿检查和尿找抗酸杆菌检查。在尿检中常发现镜下血尿,需与其他泌尿系疾病所致的血尿相鉴别,肾结核血尿的特点是常在膀胱刺激征存在一段时间后才出现,以终末血尿多见,泌尿系肿瘤引起的血尿常为全程无痛性肉眼血尿,肾输尿管结石引起的血尿常伴有肾绞痛;膀胱结石引起的血尿常伴尿道内疼痛及排尿突然中断,非特异性膀胱炎的血尿常与膀胱刺激征同时发生。

（四）治疗

应根据肾结核病变程度和患者全身状况,选择最适当的治疗方案。

1. 药物治疗　适用于早期肾结核和术后继续治疗。常用药物和方案:异烟肼0.3g,利福平0.6g,吡嗪酰胺1.0～1.5g,维生素C 1.0g,均每日1次,顿服;2个月后吡嗪酰胺改为乙胺丁醇0.75g/天,以避免肝毒性。一般需服药半年以上。

2. 手术治疗　术前抗结核治疗至少2周,术后需继续用药6个月以上。

（1）肾切除术:适用于一侧肾结核破坏严重,对侧肾功能正常,或双侧肾结核,一侧无功能,对侧病变较轻,功能尚好者。一侧结核肾无功能,对侧肾积水,若功能代偿不良者,应先行积水肾造瘘,待功能改善后,再考虑切除无功能肾。

（2）保留肾组织的肾结核手术:局限在一极并与肾盂相通的空洞或与肾盂不相通的结核性脓肿,可行肾部分切除或病灶清除术,但保留的肾组织应健康。

（3）输尿管狭窄及挛缩膀胱的治疗:肾结核病情稳定、肾功能良好、输尿管狭窄局限,可作狭窄段切除再吻合或作输尿管膀胱再植术。膀胱病情稳定、容量小于50ml,可做胃肠扩大膀胱术;若膀胱挛缩并尿道狭窄,应考虑尿流改道术。

（4）挛缩膀胱的手术治疗:肾结核并发挛缩膀胱,在患肾切除及抗结核治疗3～6个月,待膀胱结核完全愈合后,对侧肾正常、无结核性尿道狭窄的患者,可行肠膀胱扩大术。挛缩膀胱的男性患者往往有前列腺、精囊结核引起后尿道狭窄,不宜行肠膀胱扩大术,尤其并发对侧输尿管扩张肾积水明显者,为了改善和保护积水肾仅有的功能,应施行输尿管皮肤造口或回肠膀胱或肾造口这类尿流改道术(图41-4)。

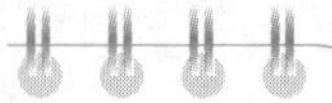

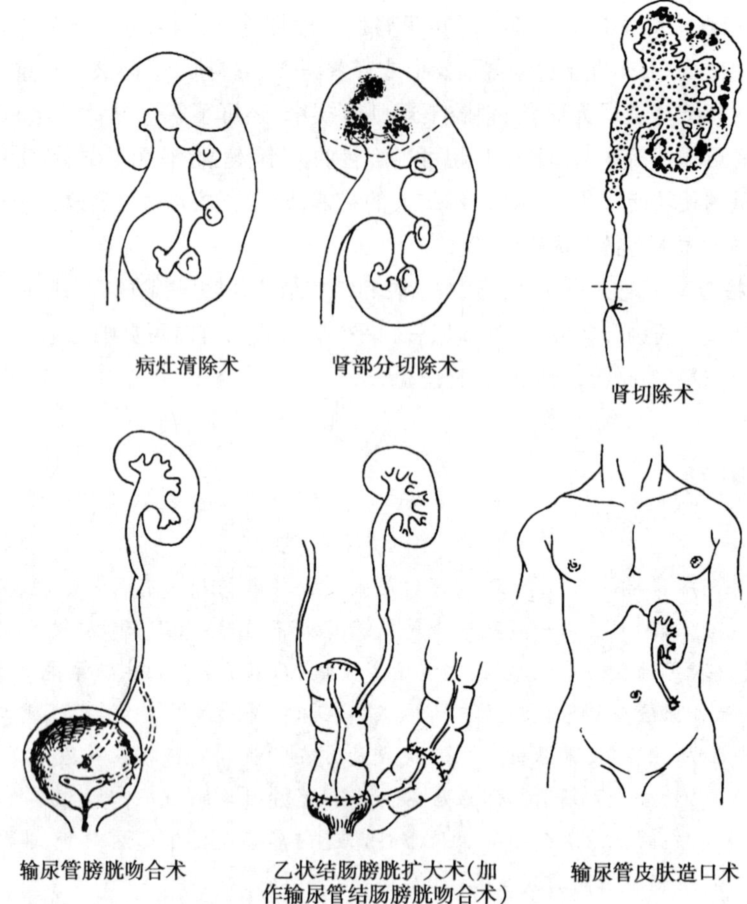

图 41-4　肾结核及其并发症的手术方法

二、男性生殖系统结核

男性生殖系统结核(genital tuberculosis)多数继发于肾结核,先累及前列腺、精囊,再经输精管蔓延至附睾。部分由血行感染。

(一) 临床表现

早期多无症状。重者出现会阴或直肠不适、血精、精液减少和不育。附睾肿大,可触及结节、轻压痛;若形成寒性脓肿并累及阴囊皮肤,破溃后出现经久不愈的窦道。输精管呈串珠样增粗、变硬。直肠指诊前列腺、精囊可触及硬结。

(二) 诊断与鉴别诊断

有上述表现者,应考虑男性生殖系统结核。进一步检查精液和前列腺液可查到结核分枝杆菌。需与男性生殖系统结核鉴别的疾病包括:

1. 慢性前列腺炎　前列腺结节较局限,用一般抗菌药物治疗可缩小或消失。

2. 前列腺癌　前列腺增大、质地变硬,测定血清前列腺特异性抗原明显增高,CT、B 超、穿刺活检有助于确诊。

3. 慢性附睾炎　附睾增大,压痛,输精管正常,无阴囊皮肤窦道。

(三) 治疗

药物治疗同肾结核。附睾结核(tuberculosis of epididymis)若经抗结核治疗无效或寒性脓肿破溃形成慢性窦道,可行附睾和窦道切除术。

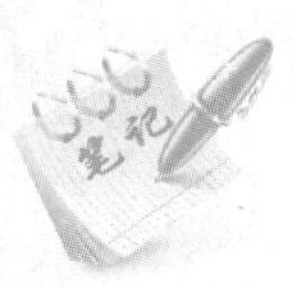

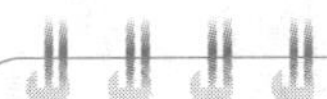

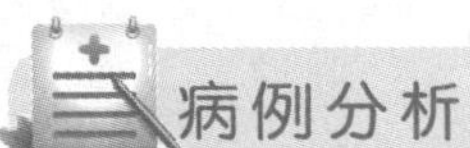

病例分析

患者，男性，36 岁，反复尿频、尿急、尿痛 1 年余。症状逐渐加重，常规抗感染治疗效果不明显，近 2 个月反复出现尿液浑浊及终末肉眼血尿，膀胱刺激症状加重，伴有恶心，低热，左侧腰部胀痛，尿培养未见细菌生长，尿沉渣查到抗酸杆菌，静脉肾盂造影提示右肾功能正常，左肾功能严重受损，左输尿管多处狭窄、扩张，膀胱容量正常。确诊为左肾结核。

问题：1. 该患者首要的治疗是？

2. 该患者的下一步治疗措施是？

本章小结

组成泌尿、男性生殖系统的器官多，且相互间有管道相通，通过尿液的流动，带动致病菌由原发感染灶向全系统播散，可致多个器官受累。据此特点，早期诊断并及时治疗泌尿、男性生殖系统感染，严控感染蔓延，是处理的关键所在。泌尿系统结核早期很难与感染鉴别，易导致误诊误治；结核晚期则易出现器官毁损性的改变，治疗极为棘手。因此强调对泌尿系统结核的早期诊断与治疗，而对肺结核等患者进行严格、正规的抗结核治疗，是预防泌尿系统结核的重要措施。

（朱雪峰）

练 习 题

一、选择题

A1 型题

1. 不是急性肾盂肾炎的感染途径的是

A. 血行性感染　　B. 直接蔓延　　C. 淋巴性感染

D. 上行性感染　　E. 密切接触性感染

2. 急性膀胱炎期间不应作

A. 热水坐浴　　B. 膀胱镜检查　　C. 多饮水

D. 卧床休息　　E. 使用抗菌药物

3. 急性前列腺炎患者直肠指诊的特点为

A. 前列腺增大，无压痛

B. 前列腺增大，压痛明显

C. 前列腺质地变硬

D. 前列腺表面触及结节

E. 前列腺按摩后尿道可见血性液体

4. 不是女性尿道炎发病率高于男性的原因的是

A. 女性对细菌抵抗力低于男性

B. 女性尿道短，直而宽，尿道括约肌薄弱

C. 妇科炎症可直接蔓延导致尿道炎

D. 尿道口与阴道口和肛门接近

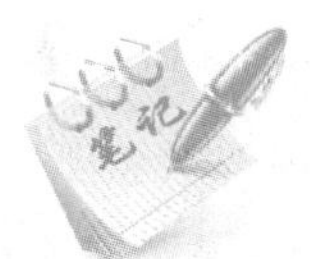

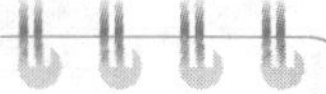

E. 老年女性常发生尿道肉阜导致尿流不畅

5. 泌尿系感染最常见的致病微生物为

A. 葡萄球菌　B. 大肠杆菌　C. 衣原体和支原体

D. 肠球菌　E. 变形杆菌

6. 肾结核的原发灶多存在于

A. 骨关节　B. 淋巴结　C. 肠道

D. 肺　E. 腹腔

7. 肾结核早期最常见的临床表现是

A. 肉眼血尿或镜下血尿　B. 肾区疼痛　C. 结核中毒症状

D. 尿路感染症状　E. 肾盂造影有破坏病灶

8. 诊断肾结核下列表现最可靠的是

A. 尿常规检查发现白细胞和红细胞

B. 附睾及精索有硬结

C. 发现肺结核同时存在膀胱刺激症状

D. 膀胱镜检查可见膀胱内充血水肿，黏膜有干酪样病灶

E. 静脉肾盂造影发现肾盏虫蚀样破坏

A2 型题

9. 男性，35 岁。近半年来出现尿频、排尿不尽，肛周隐痛不适，拟诊为慢性前列腺炎，下面检查结果哪一项有诊断意义

A. 尿常规，WBC 2～4 个/HP

B. B 超：前列腺被膜增厚

C. 前列腺液常规：WBC 20～30 个/HP，卵磷脂小体减少

D. 前列腺液培养：阴性

E. 直肠指诊可触及前列腺增大

A3/A4 型题

（10～12 题共用题干）

女性，38 岁。尿频、尿急、下腹痛伴终末血尿 1 天，尿常规见大量红、白细胞

10. 下列诊断正确的是

A. 泌尿系结石　B. 泌尿系结核　C. 膀胱肿瘤

D. 急性肾盂肾炎　E. 急性膀胱炎

11. 进一步检查中禁忌的是

A. 静脉肾盂造影　B. 泌尿系 B 超　C. 膀胱镜检查

D. 尿培养　E. 血常规

12. 该病例最主要的治疗原则是

A. 抗感染治疗　B. 口服解痉药物

C. 多饮水，注意休息　D. 经常口服抗菌药物以预防感染

E. 不宜使用中药治疗

二、思考题

1. 慢性细菌性前列腺炎不易根治的原因是什么？

2. 临床上遇到哪些问题应想到肾结核的可能？

3. 试述肾结核误诊的原因？

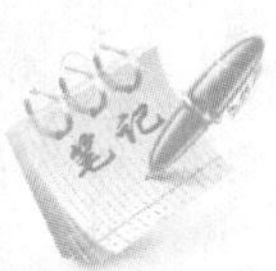

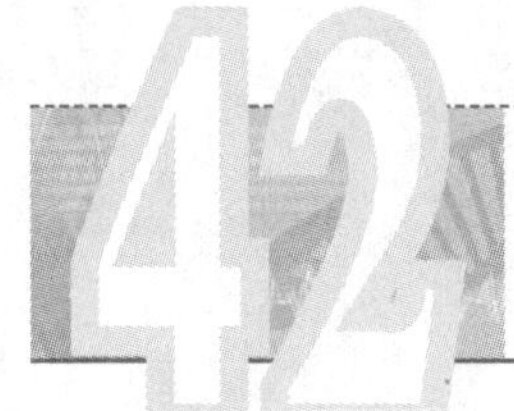

第四十二章

尿　石　症

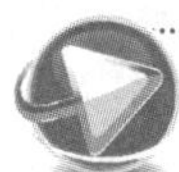

学习目标

1. 掌握：肾及输尿管结石的临床表现、诊断和治疗。
2. 熟悉：膀胱及尿道结石的临床表现、诊断和治疗。
3. 了解：结石的成因、类型及继发性的病理改变。
4. 具有对尿石症患者初步诊断和治疗的能力；能熟练处理肾绞痛患者。
5. 能利用所学知识进行医患沟通，根据病程及结石的特点，帮助患者选择个体化的诊疗方案，以取得满意的疗效。

第一节　概　　述

尿石症（urolithiasis）是最常见的泌尿外科疾病之一，包括上尿路结石（肾结石、输尿管结石）和下尿路结石（膀胱结石、尿道结石）。目前形成尿路结石的机制尚未完全阐明，对尿路结石无理想预防措施，结石治疗后的复发率也较高。我国尿路结石多见于长江以南，北方少见。近年来，上尿路结石发病率明显升高，下尿路结石日趋少见。近10年尿路结石的治疗方法发展迅速，90%以上尿路结石不需传统开放手术治疗，可以非手术或微创手术达到治疗目的。

一、尿结石形成因素

（一）环境因素

生活环境可直接或间接影响机体代谢。我国南方发病明显高于北方，可能因气温高、活动少、饮水少，使尿液浓缩，晶体形成，易产生结石。

（二）尿液因素

1. 形成尿路结石物质排出过多　甲状旁腺功能亢进、长期卧床、特发性高尿钙症、肾小管酸中毒等，均可引起钙磷代谢异常。尿酸盐排出增加，易形成尿酸盐结石。

2. 尿 pH 改变　在酸性尿液中易形成尿酸盐结石和胱氨酸结石。在碱性尿中容易形成磷酸镁铵及磷酸钙结石。

3. 尿中抑制晶体物质形成和聚集的物质含量减少　如枸橼酸、焦磷酸盐、酸性黏多糖、镁、肾钙素、微量元素等。

（三）尿路梗阻

各种原因引起的尿路梗阻或管腔狭窄，均可导致尿流不畅，晶体或基质沉积，形成结石的核心，不易排出。在此基础上继发尿路感染，促使结石形成。

（四）尿路感染

感染尿液中的菌落、脓块、坏死组织等可形成结石的核心。

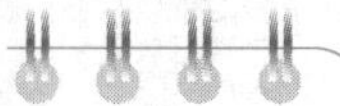

（五）尿路异物

尿路内存留的各种异物，均可使尿液中晶体物质附着形成结石。

二、尿结石成分及性质

尿路结石成分多为草酸盐、磷酸盐、尿酸盐，其次是碳酸盐、胱氨酸、黄嘌呤等。草酸盐结石表面粗糙呈颗粒状或毛刺状，质硬，棕褐色，如桑葚样，X线平片易显影。磷酸钙、磷酸镁铵结石表面粗糙，灰白色，易碎，呈分层结构，形成鹿角形结石，X线平片易显影。尿酸盐结石表面光滑，黄棕色，质硬，不规则形，常为多发性结石，X线平片不显影。胱氨酸结石表面光滑，呈蜡样外观，淡黄棕色。

三、病 理 生 理

尿路结石可引起泌尿系的一系列病理改变。结石直接损伤黏膜形成溃疡，长久慢性刺激易导致癌变；结石造成梗阻则发生积水，易导致肾功能受损；而尿路梗阻又易并发感染，重者可引起肾积脓或肾周围炎。结石、梗阻和感染三者互为因果关系（图42-1）。

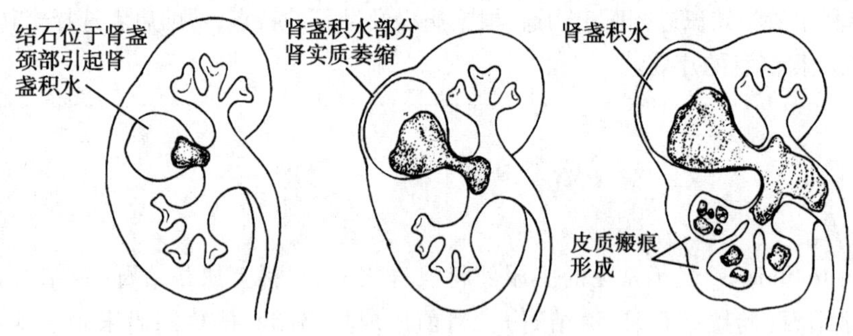

图42-1 肾盏结石的发展

知识拓展

尿路结石形成梗阻的机制

尿路结石在肾和膀胱内形成，沿尿路通道行径向下移动，常容易停留或嵌顿于输尿管和尿道的三个生理狭窄处，并以输尿管下1/3处最多见。绝大多数输尿管结石和尿道结石是肾结石或膀胱结石排出过程中停留在输尿管狭窄部位的肾盂输尿管连接处、输尿管跨过髂血管处及输尿管膀胱壁段，以及尿道狭窄处的尿道内口、膜部和尿道外口的生理性狭窄段，停留在狭窄部位的微小结石可以引起草酸盐、磷酸盐和尿酸结晶进一步沉淀，促进结石体积进一步增大，加重尿路通道中的尿液滞留，导致反复出现继发性尿路慢性感染，更有利于结石形成。

第二节 肾及输尿管结石

肾及输尿管结石（renal and ureteral calculi）主要在肾盂内形成，亦称上尿路结石。输尿管结石大多数来源于肾结石，多为单侧，双侧约占10%。

（一）临床表现

主要表现为疼痛和血尿，程度与结石的大小、部位以及伴发的损伤、梗阻、感染等有关。

1. 疼痛 肾结石一般无明显症状，并发肾积水或感染时，出现上腹部或腰部隐痛或钝痛。

输尿管结石梗阻时,出现肾绞痛,并沿输尿管走行放射至腰背部、下腹部、外阴部和大腿内侧。输尿管口结石嵌顿时,除肾绞痛外,有膀胱刺激症状和里急后重。

2. 血尿　较大的肾结石,多在剧烈运动后出现镜下血尿。输尿管结石多数为肾绞痛后引起镜下血尿或肉眼血尿。

3. 感染　症状结石合并感染时,可有尿频、尿急、尿痛和尿液混浊等。肾结石继发感染则可出现发热、寒战等全身症状,尿中有较多的白细胞或脓细胞。

4. 其他　上尿路结石急性发作时,可有胃肠道症状,疼痛难忍,辗转不安,面色苍白,大汗淋漓等。梗阻严重则导致肾积水,肾功能受损,可触及增大的肾脏。双侧输尿管结石或孤立肾输尿管结石完全梗阻时,可导致无尿。

(二) 诊断和鉴别诊断

1. 病史　凡是与活动有关的腰腹部疼痛和血尿,应首先考虑为上尿路结石。有典型的肾绞痛时,可能性更大。

2. 实验室检查

(1) 尿常规检查:可见镜下血尿、晶体尿,合并感染时有大量白细胞或脓细胞。

(2) 血生化检验:血钙、磷、尿酸、肌酐、尿素氮等。必要时作钙负荷试验。

3. 影像学检查　肾、输尿管结石约95%以上在腹部平片中显影。同时拍摄正侧位片,以除外胆囊结石、肠系膜淋巴结钙化、粪石、静脉石等。侧位片中上尿路结石一般位于椎体前缘之后,并与椎体重叠(图42-2)。腹腔内钙化阴影在侧位片中位于椎体之前。输尿管插管平片双曝光侧位摄片有助于鉴别。排泄性尿路造影可显示肾盂肾盏结构和结石部位。逆行输尿管肾盂造影、B超、CT检查用于肾功能不全、对造影剂过敏、慢性肾衰竭或无尿者,可作为诊断和治疗方法的选择手段。

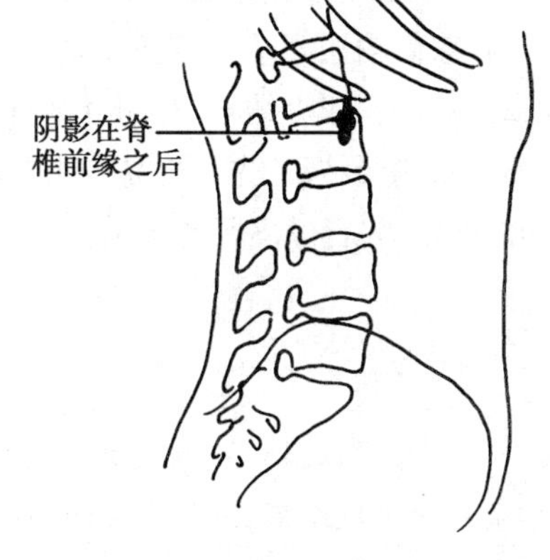

图42-2　肾结石X线侧位片

4. 输尿管肾镜检查　经输尿管肾镜检查能明确诊断,并可进行碎石或取石治疗。

根据病史及临床表现和辅助检查可明确诊断。应与急性阑尾炎、胆囊炎、胆石症、卵巢囊肿蒂扭转等鉴别。

(三) 治疗

目的是解除梗阻,去除病因,保护肾功能,防止复发。根据结石部位、大小、数目,有无梗阻及感染,肾功能及全身情况确定治疗方案。有肾绞痛时应先缓解。

1. 肾绞痛的处理　解痉镇痛为主,可应用阿托品、哌替啶、吲哚美辛、黄体酮,也可应用钙通道阻滞剂,针刺肾俞、膀胱俞、三阴交等穴位,均能缓解肾绞痛。

2. 保守治疗　适用于结石直径小于0.8cm,表面光滑,无尿路梗阻和感染者。

(1) 大量饮水:增加尿量,保持每日尿量2500ml以上,减少晶体物质聚合沉淀。

(2) 控制感染:根据细菌培养及药物敏感试验选用有效抗生素。

(3) 饮食调节:少食含钙及草酸成分较高的食物,增加含纤维素丰富的食物。

(4) 调节尿液pH:对尿酸和胱氨酸结石服碱化尿液的药物。口服氯化铵使尿液酸化,有利于防止感染性结石的生长。

(5) 中西医结合治疗:中药清热解毒,疏中理气,利尿排石原则。西药解痉镇痛,利尿,针刺,跳跃活动均能促进结石排出。中药可用于体外冲击波碎石后排石治疗。

3. 体外冲击波碎石(extracorporeal shock wave lithotripsy, ESWL)　指经X线或(和)B超对结石定位,将冲击波聚焦后作用于结石,使其粉碎随尿液排出。可反复碎石,但间隔时间不少

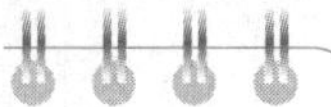

于7天。大多数上尿路结石均适用ESWL治疗。但严重心脑血管疾病、安置心脏起搏器者及下尿路梗阻、急性尿路感染、出血性疾病、妊娠、过于肥胖影响定位者均不适宜。

4. 手术治疗　手术治疗目的是取净结石。目前腔内泌尿外科及体外冲击波碎石的快速发展，多数上尿路结石不再行开放手术，但少数仍需开放手术治疗，可同时纠正原发梗阻因素。

（1）非开放手术治疗

1）输尿管镜取石术（ureteroscope lithotripsy，URL）：用于中、下段输尿管结石，X线平片不显影结石或因肥胖、结石停留时间长不宜ESWL或ESWL形成“石街”。使用输尿管肾镜直视下取石或套出结石；较大结石，可在超声、激光或弹道气压等碎石后取出，或自行排出。

2）经皮肾镜碎石取石术（percutaneous nephrolithotomy，PCNL）：适应于体积较大的结石，其他治疗方法失败后均可采用。一般用于直径大于2cm的肾盂或肾盏结石，且远端尿路梗阻者。质硬的残余结石，需再手术者尤为适宜。也可与体外冲击波碎石术联合应用治疗复杂性肾结石。

3）腹腔镜输尿管取石（laparoscopic ureterolithotomy，LUL）：适用于输尿管结石>2cm，原本考虑开放手术；或经ESWL、URL手术治疗失败者。一般不作为首选方案。手术途径有经腹腔和经后腹腔两种，后者只适用于输尿管上段结石。

（2）开放性手术治疗：适用于肾结石直径在2cm或输尿管结石直径在1.5cm以上，有梗阻和感染、肾积水、癌变者。手术方式有输尿管切开取石、肾盂切开取石、肾实质切开取石、肾窦肾盂切开取石、凝块法肾盂切开取石、无萎缩性肾切开取石、肾部分切除术、肾切除术等。

（3）双侧上尿路结石的手术治疗原则

1）双侧输尿管结石：先处理梗阻严重的一侧。条件许可，同时取出双侧结石。

2）一侧输尿管结石、对侧肾结石：先处理输尿管结石，后处理肾结石。

3）双侧肾结石：先处理易取出及较安全的一侧结石，待功能恢复后再处理对侧肾结石。若肾功能极差，先行经皮肾造瘘引流，全身及肾功能改善后分别处理双侧结石。

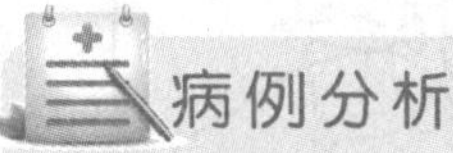

患者，男性，36岁，反复右腰部疼痛伴镜下血尿2个月。KUB及IVU示左肾多发结石，右输尿管上段结石，直径1.2cm，右肾轻度积水，双肾功能良好。

问题：1. 该患者诊断有哪些？

2. 双上尿路结石治疗原则有哪些？

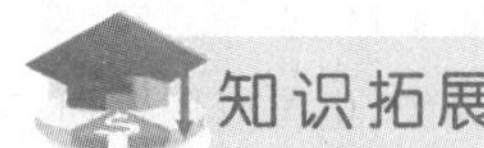

尿路结石的预防

形成尿路结石的影响因素很多，结石发病率和复发率高，经治疗后1/3的患者在5年内会复发，因而科学的预防措施有重要意义。如大量饮水以增加尿量，稀释尿中形成结石物质的浓度，减少晶体沉积，并有利于结石排出，这对任何类型的结石患者都是一项很重要的预防措施。亦可根据结石成分、代谢状态等调节食物构成，如高钙摄入者应减少含钙食物的摄入量，少用奶制品、豆制品、坚果类食品。草酸盐结石的患者应限制浓茶、花生等摄入，并口服维生素B_6，减少草酸盐排出，服用氧化镁增加尿中草酸溶解度。高尿酸的患者应避免高嘌呤食物如动物内脏；保持在尿pH 6.5，口服别嘌呤醇和碳酸氢钠，以抑制结石形成。伴甲状旁腺功能亢进者，必须摘除腺瘤或增生组织。有尿路梗阻、尿路异物、尿路感染或长期卧床等，应及时得到治疗，以避免结石发生。

第三节　膀胱及尿道结石

一、膀胱结石

膀胱结石(vesical calculi)有原发性和继发性两类,原发性膀胱结石主要与营养不良和缺乏蛋白饮食、代谢性疾病等有关。继发性膀胱结石多见于下尿路梗阻,如前列腺增生、膀胱憩室、神经源性膀胱、膀胱异物、感染及长期留置导尿管等。

(一) 临床表现

排尿过程中尿流突然中断,疼痛并放射至阴茎头和会阴部。改变体位可继续排尿,疼痛减轻,伴有排尿困难、排尿终末痛及终末血尿。继发感染时出现膀胱刺激症状及脓尿。小儿患者常用手牵拉搓揉阴茎或手抓会阴部。

(二) 诊断

根据病史、典型症状,可做出初步诊断。B 超、X 线平片、膀胱镜可辅助诊断。

(三) 治疗

采用俯卧位体外冲击波碎石有很好的疗效,适用于:①膀胱单发结石或多发结石,排尿畅通;②前列腺增生近期不予手术;③膀胱憩室结石,憩室颈部不狭窄者。也可采用经尿道超声碎石、液电碎石、弹道气压碎石。直视下用机械力量将结石钳碎,适用于 3cm 以下膀胱结石;耻骨上膀胱切开取石术,适应于儿童、结石过大过硬、前列腺增生或尿道梗阻、膀胱憩室结石、膀胱异物结石、并发严重感染、肿瘤或输尿管反流等。

二、尿道结石

尿道结石(urethral calculi)多来自肾和膀胱结石,经尿道排出中嵌于尿道所致。

(一) 临床表现

主要表现为尿流中断及尿潴留,剧烈疼痛并放射至阴茎头部、阴囊及会阴部。也可为排尿不畅、点滴状排尿及排尿痛。继发感染则尿道有脓性分泌物流出。

(二) 诊断

前尿道结石沿前尿道可触及硬的肿物。后尿道结石经直肠指诊、B 超、X 线摄片可示结石阴影。尿道镜能直接窥视结石。

(三) 治疗

前尿道结石在近端压迫尿道,经尿道口注入液状石蜡,向尿道口挤出。用钳夹或细长镊子夹出,也可用细金属弯钩将结石钩出。尿道狭窄应先切开狭窄处再取石。较大结石嵌顿者行尿道外切开取石。舟状窝结石经尿道外口取石。后尿道结石可推入膀胱内再按膀胱结石处理。尿道结石应尽量避免作尿道切开取石,以防止尿道狭窄。

本章小结

泌尿系统结石是临床最常见的疾病之一。结石导致梗阻,而梗阻易继发感染,三者互为因果,是本病发生发展的重要环节,治疗的思路应是采取各种措施,打破这一循环。随着结石治疗技术的迅速发展,90% 以上的尿石症患者已不再采用传统的开放性手术治疗而获得满意疗效。目前部分基层医院已能开展体外冲击波碎石,掌握其适应证及其并发症的处理,是临床工作中应具备的能力。肾绞痛是临床常见急症,必须能正确处理。

(朱雪峰)

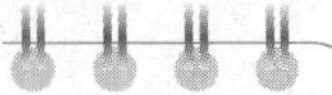

练习题

一、选择题

A1 型题

1. 易在碱性尿中形成的结石为
   A. 尿酸结石　B. 磷酸盐结石　C. 草酸盐结石
   D. 胱氨酸结石　E. 黄嘌呤结石
2. 在腹部 X 线平片不易显影的结石是
   A. 磷酸盐结石　B. 草酸盐结石　C. 尿酸结石
   D. 碳酸盐结石　E. 混合结石
3. 应考虑为上尿路结石的是
   A. 无痛性血尿　B. 活动性血尿　C. 终末血尿
   D. 初期血尿　E. 血尿伴血块
4. 关于泌尿系结石对泌尿系的损害,下列描述错误的是
   A. 直接损害　B. 泌尿系梗阻　C. 泌尿系感染
   D. 恶性变　E. 诱发憩室
5. 上尿路结石的典型症状是
   A. 血尿、尿痛　B. 腰痛、血尿　C. 腰痛、脓尿
   D. 尿频、血尿　E. 腰痛、尿痛
6. 膀胱结石最佳确诊方法为
   A. 依据典型症状尿流中断　B. 双合诊检查　C. 金属尿道探子检查
   D. 腹部平片检查　E. 膀胱镜检查
7. 关于尿路结石预防机制,以下描述正确的是
   A. 服用维生素 B 以增加尿中草酸盐溶解
   B. 服氧化镁以减少尿中草酸盐排出
   C. 碱化尿液以利于磷酸盐的溶解
   D. 草酸盐结石患者应多吃菠菜、西红柿,多吃高蛋白、高糖饮食
   E. 别嘌醇可使尿酸形成减少
8. 伴有膀胱刺激症状及尿道和阴茎头部放射性疼痛者,最可能是
   A. 输尿管上段结石　B. 肾盏结石　C. 肾盂结石
   D. 输尿管末端结石　E. 输尿管中段结石
9. 膀胱结石的典型临床症状是
   A. 尿频、尿急　B. 排尿困难　C. 血尿
   D. 排尿突然中断　E. 尿痛

A2 型题

10. 男性,37 岁。左肾绞痛 3 天,应用解痉药物后好转。排泄性尿路造影示双肾显影好,左肾轻度积水,左输尿管上段结石 1.0cm×0.8cm,非手术治疗两周,结石下移 1cm。该患者现最佳治疗应是
    A. 继续非手术治疗　B. 肾镜取石　C. 体外冲击波碎石
    D. 输尿管镜取石　E. 输尿管切开取石

二、思考题

1. 体外冲击波碎石术的禁忌证有哪些?
2. 输尿管结石手术适应证是什么?

第四十三章

尿路梗阻

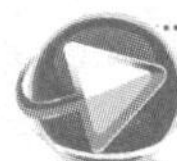

学习目标

1. 掌握：上、下尿路梗阻的临床表现及诊断。
2. 熟悉：上、下尿路梗阻的病因及病理。
3. 了解：诊断尿路梗阻常用的检查方法。
4. 能对上、下尿路梗阻的患者进行基本的分类诊断和正确的简单处理，掌握导尿术。
5. 运用人文关怀的理念对下尿路梗阻的患者进行心理治疗和疏导。

第一节 概 述

泌尿系统从肾小管经过肾盏、肾盂、输尿管、膀胱及尿道，终止于尿道口。泌尿系统管腔的通畅无阻方能保持尿路的正常功能，管腔梗阻可影响尿液的分泌和排出。泌尿系统本身或以外的一些病变都能引起泌尿系管腔的梗阻，如管腔狭窄、阻塞、管外压迫及神经肌肉功能障碍等。病因和部位虽有不同，但持续梗阻终将会导致肾积水、肾功能损害、甚至肾功能衰竭。尿路梗阻分为上尿路梗阻和下尿路梗阻。膀胱以上梗阻称上尿路梗阻，可直接影响肾，肾积水发生较快，多为一侧肾受影响。膀胱以下梗阻称下尿路梗阻，初期膀胱可作为缓冲，对肾脏影响较慢，但最终双侧肾脏均可发生积水。

（一）病因和分类

泌尿系统梗阻原因很多，有机械性、动力性和医源性。机械性梗阻占多数，如尿路结石、肿瘤、狭窄等；动力性梗阻如神经肌肉发育不全所致部分尿路功能障碍，但尿路并无阻塞；医源性梗阻如手术、器械检查或放射治疗损伤等。尿路梗阻常见原因如（图 43-1）所示。尿路梗阻原因在不同年龄和性别有一定的区别。小儿多见于先天性畸形，成人常见原因是结石、损伤、肿瘤、结核等，在老年男性患者常见为良性前列腺增生，妇女可能与盆腔内疾病有关。

（二）病理生理

尿路梗阻的基本病理改变是梗阻以上尿路扩张。初期梗阻以上管壁肌肉增厚，收缩力增强以克服梗阻。后期管壁肌肉失代偿、壁变薄、萎缩和张力减退，导致尿液滞留。

上尿路梗阻时，肾盂内压力升高，肾小球滤过率减少，肾的泌尿功能仍能维持一段时间，部分尿液通过肾实质静脉、淋巴管，经肾窦渗至肾盂及肾周围，称为“安全阀”开放，起到保护肾组织作用，使短时间梗阻不至严重危害肾组织（图 43-2）。如果梗阻不解除，肾小管压力逐渐升高压迫血管，导致肾组织缺氧和萎缩。急性完全性梗阻，肾实质可较快转入萎缩，肾脏增大不明显。部分或间歇性梗阻时，肾实质萎缩变薄，肾盂扩大，成为无功能的巨大水囊。下尿路长期严重梗阻，使输尿管口活瓣作用丧失，尿液逆流至一侧或双侧输尿管，导致肾积水。尿路梗阻最危险的是并发感染发展为菌血症。

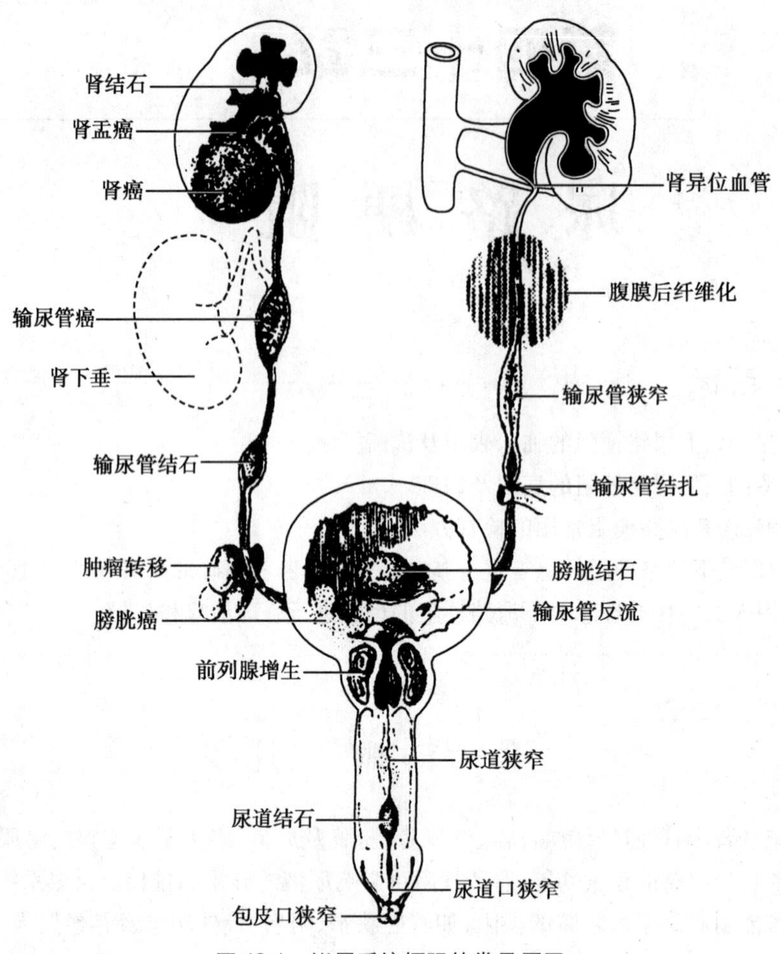

图 43-1　泌尿系统梗阻的常见原因

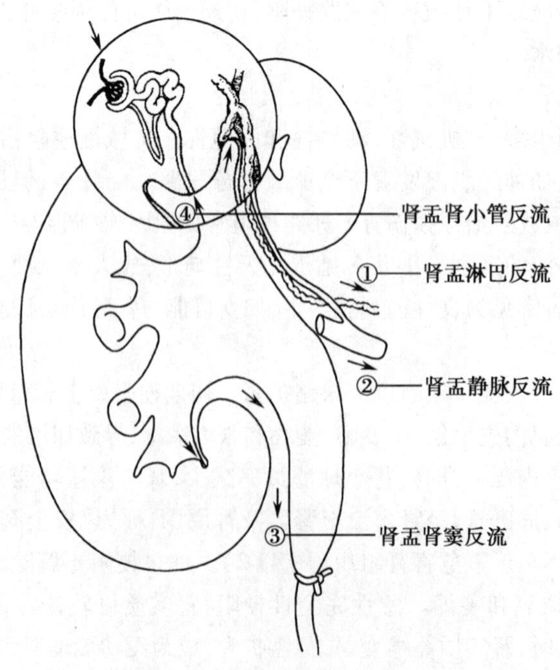

图 43-2　输尿管梗阻后尿液的反流

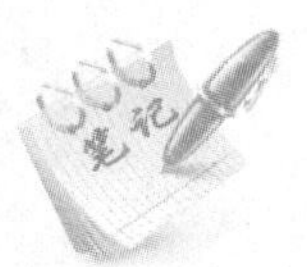

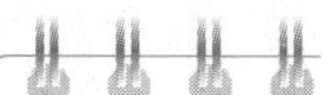

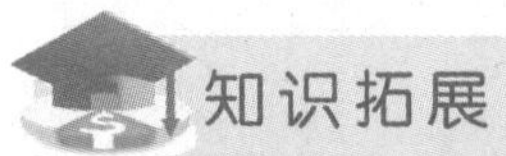

梗阻的病理变化

泌尿系统梗阻的部位不同，梗阻发生的急、慢性不同，梗阻的程度不同，病理变化及转归不同，故以膀胱输尿管开口为界，以上为上尿路，以下为下尿路。上尿路的梗阻早期即可引起肾盂及输尿管扩张、积水及肾功能的损伤。急性完全性梗阻临床表现明显，所以临床表现以上腹部肿块、疼痛不适、肾功能损伤为主。梗阻解除后，肾功能恢复良好。慢性不完全性梗阻一般发现较晚，梗阻解除后，肾功能恢复差。下尿路的梗阻因为有膀胱的缓冲作用，肾功能的损伤发生较晚。属于肾后性肾脏损伤。临床表现以排尿不畅、尿淋漓、尿痛、排尿困难等梗阻症状为主。

（三）治疗原则

解除梗阻，预防感染，保护肾功能。如果患者不能耐受大的手术，应行梗阻近端尿流改道（肾造瘘、膀胱造瘘、输尿管皮肤造口术），将尿液引流出体外，逐渐恢复肾功能。待全身情况及肾功能改善后，再解除病因，恢复尿路通畅。梗阻病因无法解除，可作永久性尿路改道术。

第二节 肾 积 水

肾积水（hydronephrosis）是指尿液从肾盂排出受阻，导致肾内压力升高，肾盂肾盏扩张，肾实质萎缩。

（一）临床表现

梗阻的病因、部位和程度不同，临床表现亦不同。先天性病变，如肾盂输尿管连接部位狭窄、异位血管或纤维束压迫输尿管等引起的肾积水，无明显症状，当积水肾达到一定体积时，腹部出现肿块、胀痛不适。结石、肿瘤、炎症和结核所致的肾积水，临床表现主要为原发病的症状和体征。完全梗阻发病急骤时，可有肾绞痛。继发性肾积水合并感染出现高热、寒战、头痛等。

肾积水呈间歇性发作，称间歇性肾积水。发作时腹部肿块增大，剧烈绞痛，恶心呕吐，尿量减少，数小时或更长时间后尿液排出，随之肿块缩小，疼痛消失。长时间持续梗阻，将使肾功能逐步减退。双肾或孤立肾完全梗阻时可无尿，出现尿毒症的表现。

（二）诊断

首先应确定有无肾积水，再查明病因、部位、程度、是否感染以及肾功能损害情况。应注意腹部肿块的鉴别诊断，肾积水为位于肋缘下侧腹部、表面光滑的囊性肿物，边缘齐，有囊性感，压痛不明显，较大时越过腹中线。

1. 实验室检查 应了解血尿素氮、肌酐、二氧化碳结合力、电解质情况。尿液方面除作尿常规及细菌培养外，必要时需行结核杆菌及脱落细胞的检查。

2. X线检查 尿路造影在诊断中有重要价值，可了解肾积水、梗阻部位和肾功能状况。可采用排泄性、大剂量或逆行性造影。

3. 超声波、CT、MRI、核素肾扫描 可区分增大的肾脏是肾积水还是实质性肿块，亦可了解是否为肾外压迫等。

（三）治疗

根据病因、发病缓急、有无感染、肾功能受损程度及全身情况综合分析确定治疗方案。梗阻轻者去除病因后肾功能可恢复。若病情危急或病因暂不能去除时，采用梗阻以上部位作引流，待肾功能改善后，再施行病因治疗。梗阻原因不能解除，则作永久性肾造口术或输尿管皮肤造口术。肾积水严重或无功能，严重感染肾积脓，对侧肾功能良好，可切除病肾。

第三节　良性前列腺增生

良性前列腺增生(benign prostatic hyperplasia)简称前列腺增生,亦称良性前列腺肥大。是老年男性常见病,40 岁以上前列腺有不同程度的增生,50 岁以后出现临床症状。

(一) 病因

病因尚不完全清楚,但目前认为老龄和有功能的睾丸是发病的基础。前列腺上皮和基质的相互影响,各种生长因子的作用,随年龄增长,睾酮、双氢睾酮、雌激素的改变等都与本病发生有关。

(二) 病理

前列腺由移行带(占 5%)、中央带(占 20%)和外周带(占 75%)组成,移行带为围绕尿道精阜的部分,中央带为射精管通过的部分,其余外周为外周带,前列腺增生起始于移行区,主要是平滑肌增生或腺体扩大和增生(图 43-3)。增生的前列腺可将外周区和腺体压扁成膜状,称为假包膜。前列腺增生的程度并不一致,与尿流梗阻的程度亦并不成比例。增大的腺体向膀胱内突入,可造成排尿困难及梗阻,前列腺尿道部延长、弯曲、受压,形成裂隙状,导致尿潴留。

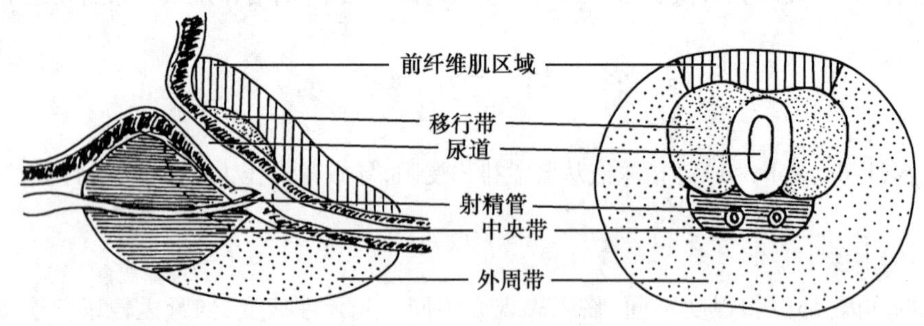

图 43-3　前列腺正常解剖图

前列腺增生引起梗阻时,逼尿肌活性亢进,无抑制性收缩,平滑肌纤维增粗和收缩力增加,但不能快速传播至整个逼尿肌,使小范围逼尿肌收缩、增厚,形成小梁和小房,严重时小房向膀胱外突起形成假性憩室(图 43-4)。由于逼尿肌代偿性收缩,膀胱内高压,出现尿失禁。若梗阻不能解除,使膀胱内残余尿量逐渐增多,膀胱张力降低出现充溢性尿失禁。长期的排尿困难使膀胱扩张,输尿管末端丧失活瓣作用,引起输尿管反流现象,导致肾积水、肾功能受损及并发感染和结石。

(三) 临床表现

1. 尿频　为早期症状,夜间更为显著。是因膀胱颈部充血刺激所致,以后膀胱残余尿量增多,有效容量减少,尿频逐渐加重。

2. 排尿困难　进行性排尿困难是前列腺增生的重要症状。排尿迟缓,尿流缓慢,尿后滴沥,尿线变细,排尿费力,射程缩短,甚至呈点滴排尿。

3. 尿潴留　前列腺增生的过程中随时可发生急性尿潴留,常因气候变化、饮酒、劳累等使前列腺突然充血、水肿所致。由于膀胱颈部梗阻,膀胱过度充盈而导致间断或不断的少量尿液从尿道口溢出,称充溢性尿失禁。

4. 其他症状　合并感染时,出现膀胱炎及血尿。

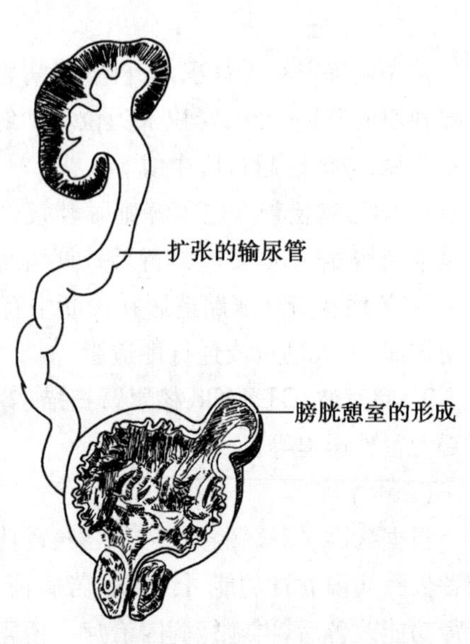

图 43-4　前列腺增生引起的病理改变

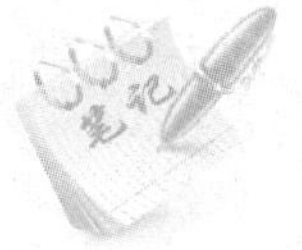

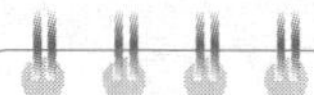

晚期可有肾积水和慢性尿毒症。长期排尿困难可并发腹股沟疝、痔、脱肛等。

（四）诊断

1. 病史 凡50岁以上男性有排尿困难，尤其是进行性排尿困难者，应考虑前列腺增生。

2. 直肠指诊 可触及前列腺，表面光滑，质地坚韧，有弹性，中间沟消失或隆起。

3. 超声检查 可准确测量前列腺大小，内部结构，进行临床分度。尤其是腔内超声扫描更为精确。亦可测定膀胱残余尿量。

4. 尿流动力学检查 测定排尿时膀胱内压的改变，了解逼尿肌功能有无失常。测定最大尿流率及后尿道阻力。

5. 膀胱镜检 直接窥视前列腺突入膀胱的程度、小梁小房、假性憩室及有无结石等。

6. 血清前列腺特异性抗原（PSA）测定 前列腺增大有结节或较硬时，以排除合并前列腺癌的可能。

（五）鉴别诊断

1. 膀胱颈纤维化增生（膀胱颈挛缩） 慢性炎症所致，年龄较轻，男女均可发生，症状类似前列腺增生，但前列腺并不增大。

2. 前列腺癌 直肠指诊前列腺坚硬如石，呈结节状，血清PSA升高，可行活组织病检或针吸细胞学检查。

3. 膀胱癌 膀胱颈附近的癌肿临床亦表现为尿道口内梗阻，有血尿，膀胱镜检易于鉴别。

4. 尿道狭窄 多有尿道损伤或感染等病史。

5. 神经源性膀胱功能障碍 有排尿困难和尿潴留，亦可继发感染、结石、肾积水和肾功能损害。尿流动力学检查可明确诊断。

（六）治疗

多数患者年老体弱，在治疗时要考虑梗阻程度和全身状况，尤其是心、肺、肾功能是否能耐受手术。症状轻者可选择药物治疗，甚至等待及观察。较重者选择非手术介入治疗，严重者可选择手术治疗。

1. 药物治疗 有α受体阻滞剂、激素、降胆固醇药物和植物药等。α_1受体阻滞剂如特拉唑嗪或哌唑嗪，口服，每日1～5mg，可降低平滑肌张力，减少尿道阻力，改善排尿功能。激素类药物5α还原酶抑制剂如非那雄胺，可降低前列腺内双氢睾酮含量，用药3个月可使前列腺缩小，改善排尿功能。

2. 手术治疗 下列情况应考虑手术治疗：①症状严重影响工作和生活，非手术治疗无效。②反复出现急性尿潴留或肉眼血尿及感染。③继发性膀胱结石。④慢性尿潴留、上尿路积水和肾功能损害。对不能耐受手术治疗者可采用姑息性治疗，先作导尿或膀胱造瘘，待全身状况改善后再行手术。前列腺切除术是切除增生的部分，并非切除整个前列腺。可在镜下作经尿道前列腺电切除术（TURP）。开放手术可分耻骨上经膀胱前列腺切除术或耻骨后前列腺切除术。

3. 其他疗法 ①经尿道激光治疗。②经尿道气囊高压扩张术。③经尿道高温治疗。④微波及射频治疗。⑤前列腺尿道部支架网置入。

第四节 急性尿潴留

急性尿潴留（acute retention of urine）是指由于膀胱颈部以下严重梗阻，突然不能排出尿液，尿液潴留于膀胱内。原因很多，情况紧急，需及时诊断和处理。

（一）病因

1. 机械性梗阻 膀胱颈部至尿道口之间的任何梗阻性病变，都可引起急性尿潴留，常见的有前列腺增生、尿道损伤及尿道狭窄。膀胱、尿道的局部炎症、水肿、结石、肿瘤、异物及大量的

凝血块，盆腔肿瘤，妊娠的子宫，处女膜闭锁阴道积血，都可能是急性尿潴留的原因。

2. 动力性梗阻　膀胱、尿道并无器质性梗阻病变，是由于排尿功能障碍所致，如麻醉、手术后尿潴留，尤其是腰麻和会阴部手术后。中枢或周围神经系统损伤、炎症、肿瘤等引发急性尿潴留。使用松弛平滑肌的抗胆碱类药物，如阿托品、山莨菪碱、丙胺太林或使用尿道括约肌收缩药物等，偶有发生急性尿潴留。抗高血压、抗心律失常的药物，高热、昏迷以及各种低钾血症，亦可有急性尿潴留发生。

（二）临床表现与诊断

有尿意急迫感，尿潴留，可呈假性尿失禁。小儿或意识有障碍者，出现烦躁不安或牵拉阴茎动作。下腹部半球形隆起，光滑有弹性，叩诊呈浊音。应与无尿鉴别。

（三）治疗

治疗原则是解除病因，恢复排尿。若病因不能立即去除者，应先解除尿潴留。紧急解除尿潴留的方法有导尿、耻骨上膀胱穿刺引流及膀胱造瘘术引流。导尿是急性尿潴留时最常用的方法。在任何情况下发生的尿潴留均应立即导尿。导尿时成人选用16～18F导尿管，使尿液缓慢排出，防止膀胱内压突然下降而导致膀胱内出血。导尿应遵守无菌操作原则，以免造成逆行感染。前列腺增生患者导尿时采用弯头导尿管或硅橡胶导尿管。若留置导尿管，要妥善固定，留置期间应每日清洁尿道口及更换引流器具，保持引流畅通，定期消毒。

不能插入导尿管时，可在无菌操作下行耻骨上膀胱穿刺抽出尿液。如需长期引流，可行暂时或永久性尿流改道手术，如施行耻骨上膀胱穿刺造瘘术和耻骨上膀胱造瘘术（图43-5）。麻醉及手术后出现的尿潴留，可采用药物治疗及针灸和穴位注射治疗。

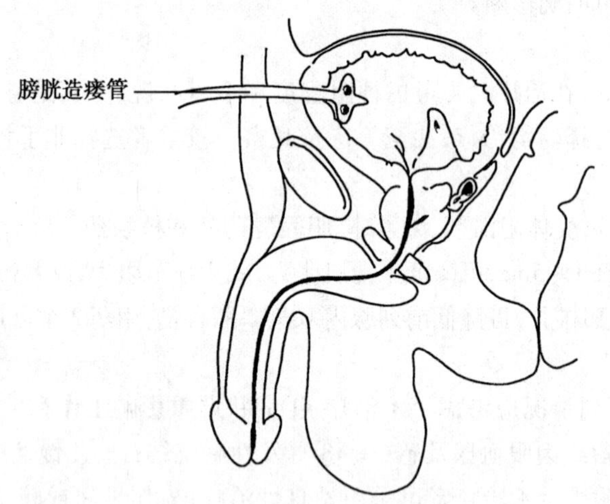

图43-5　耻骨上膀胱造瘘术

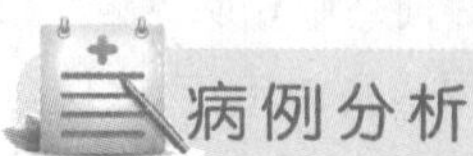

病例分析

患者，男，65岁，以“突然不能排尿12小时”为主诉入院，12小时前，突然出现不能排尿，当时无疼痛、发热等症状，在附近卫生室诊治，局部热敷仍未排尿。既往史，3年前，有类似发作史，局部热敷治疗缓解。

问题：1. 分析该患者的排尿异常属于哪一种？

2. 需进一步做哪些检查？

3. 做哪些紧急处理？

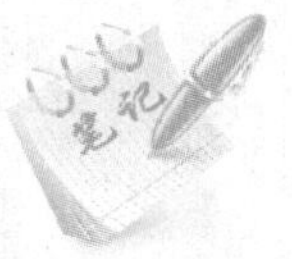

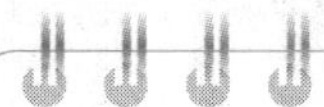

泌尿系统梗阻导致尿潴留，继而并发感染，是诸多泌尿系统疾病的共同病理过程，其最终结果是肾功能损害、尿毒症。利用各种手段解除梗阻，是治疗的关键所在。尿道结石的内容已在相关章节介绍；良性前列腺增生是老年男性的常见病，多数病程长、精神负担重，具备手术适应证者尽早施以手术治疗，对解除患者的生理与心理疾患均有超出预期的效果；经尿道前列腺电切除术日趋成熟，创伤小，疗效好；急性尿潴留是临床常见急诊，必须掌握导尿术、耻骨上膀胱穿刺引流术，用以对该类患者的应急处理。

（娄　庆）

练 习 题

一、选择题

A1 型题

1. 关于泌尿系梗阻，下列描述错误的是
   A. 泌尿系任何部位都可发生梗阻，梗阻持续加重，可导致肾功能损害
   B. 膀胱以下梗阻一般累及双侧肾脏，但对肾的影响较慢
   C. 膀胱以上梗阻肾积水进展快，但一般仅一侧肾脏受影响
   D. 急性完全性梗阻可形成巨大肾积水
   E. 泌尿系梗阻最危险的是细菌可以直接进入血液循环

2. 尿路急性梗阻早期，由于肾盂内压增高，肾内“安全阀”开放，可起到保护肾组织的作用。下列没有保护肾组织的作用的是
   A. 肾盂淋巴反流　B. 肾盂静脉反流　C. 肾盂肾窦反流
   D. 膀胱输尿管反流　E. 肾盂肾小管反流

3. 关于泌尿系梗阻以后肾脏功能变化的早期表现，下列描述错误的是
   A. 肾小球滤过率降低　B. 肾血流量减少　C. 尿浓缩能力下降
   D. 尿稀释能力受到影响　E. 尿的酸化功能受到损害

4. 良性前列腺增生病患者最初出现的症状是
   A. 排尿困难　B. 尿潴留　C. 尿频
   D. 尿失禁　E. 血尿

A2 型题

5. 男性，72 岁。尿频，进行性排尿困难 2 年，无尿痛及血尿，无外伤史，无糖尿病史，查体：肛诊前列腺增大，质韧，有弹性，表面光滑，残余尿为 120ml，膀胱造影发现膀胱颈有一弧形充盈缺损，颈口抬高，该病的诊断最大可能为
   A. 膀胱颈口纤维化　B. 尿道狭窄　C. 神经性膀胱功能障碍
   D. 良性前列腺增生　E. 膀胱癌

A3 型题

（6～8 题共用题干）

女性，12 岁。腹部被其弟踢伤后出现血尿，在当地医院诊断为先天性右侧肾盂输尿管交界处狭窄，右肾巨大积水。查体：右腰腹部肿块，有波动感，轻压痛明显。肾图示右肾呈梗阻曲线，功能重度受损，左肾正常。

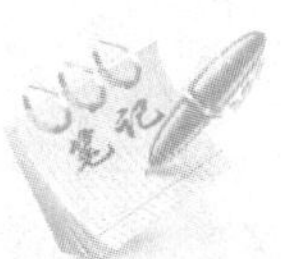

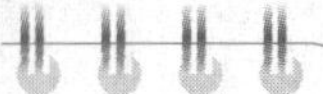

6. 先天性肾盂输尿管交界处狭窄的病因应除外

A. 肾下极异位血管压迫　　B. 纤维束状带压迫　　C. 输尿管管腔狭窄

D. 输尿管肾盂高位连接　　E. 巨输尿管症

7. 对先天性肾盂输尿管交界处狭窄最具确诊意义的常用检查是

A. 同位素肾图　　B. 肾动脉造影　　C. IVP 或逆行造影

D. B 超　　E. 经皮肾穿刺造影

8. 根据临床表现及检查,应采取的治疗措施为

A. 肾部分切除　　B. 肾切除　　C. 肾造瘘

D. 肾盂输尿管成形　　E. 输尿管皮肤造口

B1 型题

（9~10 题共用备选答案）

A. 外周带

B. 中央带

C. 移行带

D. 外周带和中央带

E. 外周带和移行带

9. 前列腺癌最常发生的区域是

10. 良性前列腺增生发生的起始部位是

二、思考题

1. 上、下尿路完全性或不完全性梗阻的病理变化有何区别?

2. 良性前列腺增生的治疗方法有哪些?

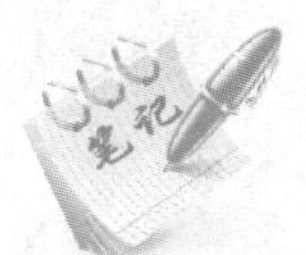

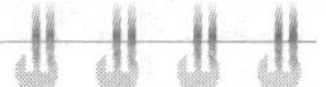

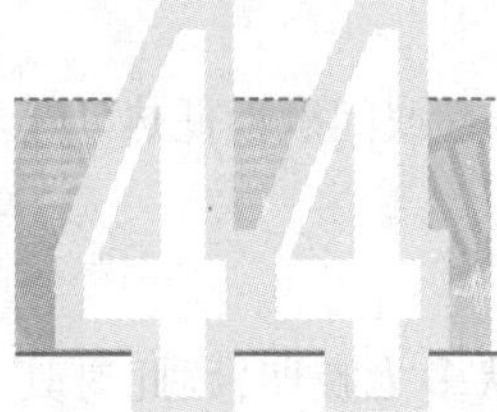

第四十四章

泌尿、男生殖系统肿瘤

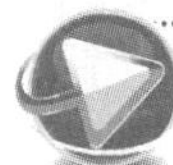

学习目标

1. 掌握：肾癌、膀胱癌、前列腺癌的病理分期、临床表现、诊断和治疗原则。

2. 熟悉：阴茎癌的病因、病理、临床表现和治疗原则。

3. 了解：肾母细胞瘤、肾盂肿瘤，睾丸肿瘤的临床表现、诊断和治疗。

4. 能运用临床资料对血尿患者进行综合分析，作出疾病的基本诊断，并制订合理的治疗方案；正确运用使用膀胱镜、尿道镜对患者进行检查的适应证。

5. 运用人文关怀对患者进行精神关怀和心理疏导，指导其配合治疗。

泌尿、男性生殖系统肿瘤是泌尿外科常见疾病之一，其发病率和死亡率有增长趋势。大多数为恶性肿瘤。泌尿及男性生殖系各部均可发生肿瘤，最常见的是膀胱癌，其次为肾癌、肾盂癌。膀胱癌、前列腺癌在我国发病率有明显增长，而阴茎癌随着卫生状况改善已日趋减少。

第一节　肾　肿　瘤

肾肿瘤（tumor of kidney）绝大多数为恶性，临床上较常见的肾肿瘤为来自肾实质的肾癌、肾母细胞瘤和肾盂的乳头状肿瘤。成人的恶性肿瘤较常见的是肾癌，肾盂癌较少。在小儿恶性肿瘤中肾母细胞瘤占20%，是小儿最常见的腹部恶性肿瘤。

一、肾　　癌

肾癌（renal carcinoma）亦称肾腺癌、肾细胞癌，是最常见的肾实质恶性肿瘤。

（一）病理

肾癌源自肾小管上皮细胞，呈圆形，外有假包膜，切面呈黄色，有时呈多囊性。肿瘤内可有出血、坏死和钙化。镜检多为透明细胞、颗粒细胞、梭形细胞等。半数肾癌同时有两种细胞，梭形细胞为主的恶性肿瘤，其恶性程度高。肿瘤穿透假包膜后可转移至肺、脑、肝、骨等，淋巴转移最先到肾蒂淋巴结。

（二）临床表现

肾癌多发生于50～60岁，男性多于女性，男∶女为2∶1。早期无明显症状，常见症状为血尿、肿块、疼痛三大症状。

1. 血尿　为无痛性间歇性全程肉眼血尿，随病变的进展间歇期缩短，表明肿瘤已穿入肾盏或肾盂，并非早期症状。

2. 肾区肿块　肿瘤较大时上腹部或腰部可触及质地较硬的肿块，无压痛。

3. 肾区疼痛　初期多为腰部钝痛或隐痛，血块引起输尿管梗阻时可发生肾绞痛。

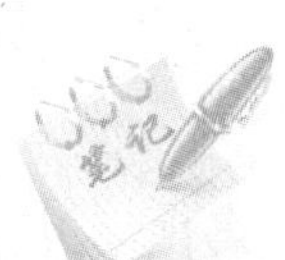

4. 肾外表现　肿瘤坏死、出血、毒性物质吸收可成为致热原，引起持续性或间歇性低热。还可见血沉快、贫血、红细胞增多症、高血钙症等。

（三）诊断

肾癌早期多无明显症状，易误诊。出现血尿、疼痛、肿块三大典型症状多为晚期，因此对其中任何一个症状都应重视。尿液脱落细胞学，血液生化检查，B 超检查对肾肿瘤的敏感性较高，应首先选用。X 线平片可见肾外形轮廓局限性突出，点状或不完整壳状钙化。排泄性或逆行尿路造影，可显示肾盂、肾盏受压不规则变形，侵入肾盂、肾盏则有充盈缺损（图 44-1）。肾动脉造影、CT、MRI 有助于鉴别（图 44-2）。必要时同位素扫描、经皮肾穿活检及针吸细胞学检查。肾癌应与肾错构瘤、肾嗜酸细胞瘤、肾球旁细胞瘤鉴别。

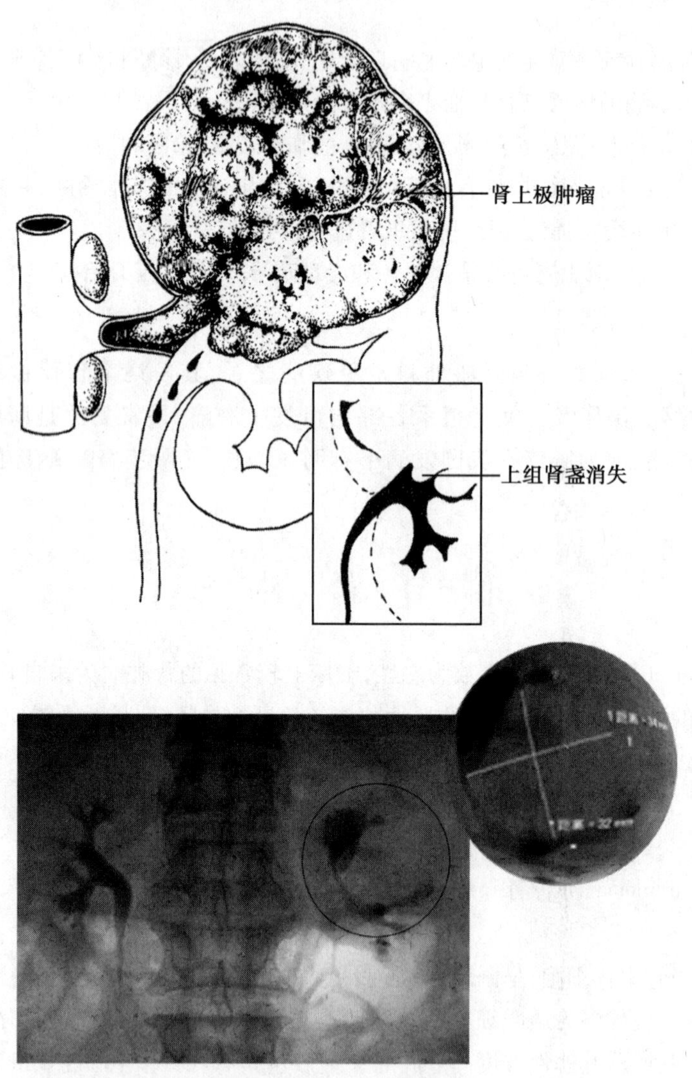

图 44-1　肾癌及其肾盂造影示意图及 X 线片

（四）治疗

可行根治性肾切除术，同时切除肾周围筋膜和脂肪、肾门淋巴、肾上腺。较大肾癌术前肾动脉栓塞治疗可减少术中出血。肾癌对放疗、化疗不敏感。若同时结合免疫治疗有一定的疗效。免疫治疗能扩大 T 细胞数量，激活 T 细胞增长，增强患者的免疫反应。

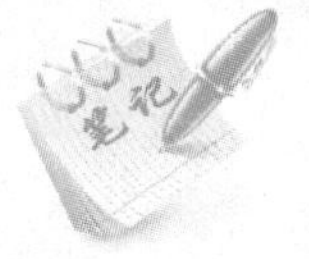

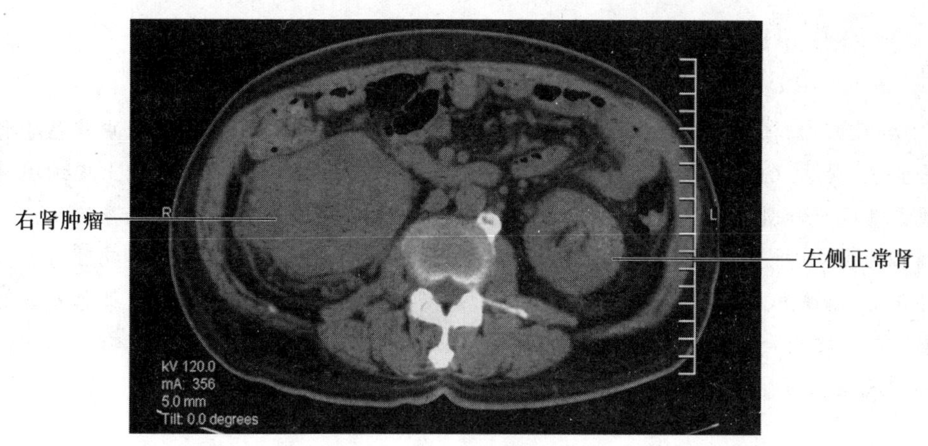

图 44-2　右肾癌 CT

二、肾母细胞瘤

肾母细胞瘤(nephroblastoma)又称肾胚胎瘤或 Wilms 瘤,是婴幼儿最常见的腹部肿瘤。

(一) 病理

肿瘤发生于胚胎性肾组织,是由上皮和间质组成的恶性混合瘤,内含腺体、肌肉、神经、软骨、脂肪等。切面呈灰黄色,有囊性变,瘤体组织与正常肾组织无明显界限。肿瘤生长极快,柔软。早期即侵入肾组织,肿瘤穿破肾被膜后,侵入肾周围组织并可转移到肺等脏器。

(二) 临床表现

多在 5 岁以前发病,偶见于成人及新生儿。男女、左右无明显差别,双侧可同时发病。早期无症状。婴幼儿腹部巨大包块是本病的特点,大多数在小儿洗澡、穿衣时发现腹部包块。肿块增长迅速,多位于上腹部一侧,表面光滑,中等硬度,无压痛,一般不超过中线。常有发热及高血压。肿瘤很少侵入肾盂肾盏,故血尿不明显。

(三) 诊断

婴幼儿腰部或腹部发现进行性增大的肿块,首先应考虑到肾母细胞瘤的可能。首选 B 超检查。X 线检查、造影检查可见肾区有大片软组织阴影。CT、MRI 对诊断有决定意义。肾母细胞瘤应与肾上腺神经母细胞瘤、肾积水、畸胎瘤等鉴别。

(四) 治疗

早期行肾切除术。配合放射和化学治疗提高手术存活率。配合药物治疗如长春新碱、放线菌素 D 等,有效率达 60% ~94%。2 ~3 年无复发可认为已治愈。

三、肾 盂 肿 瘤

泌尿系统的肾盂、输尿管、膀胱及尿道均被覆移行上皮,肿瘤可发生在任何部位。其病因、病理及临床特点等相似,可同时或先后在不同部位出现肿瘤。

(一) 病理

多数为移行细胞乳头状瘤。可单发或多发,肿瘤细胞分化和基底浸润程度差别很大,恶性与良性之间无明显界限,故视为恶性。肿瘤血运丰富,生长快,表面易破溃出血引起血尿。瘤细胞脱落可种植于同侧输尿管及膀胱。早期可经淋巴转移。肾盂鳞状细胞癌少见,多与长期结石、感染等刺激有关。

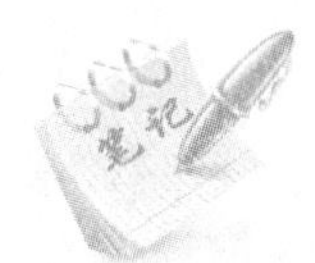

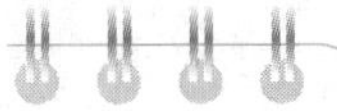

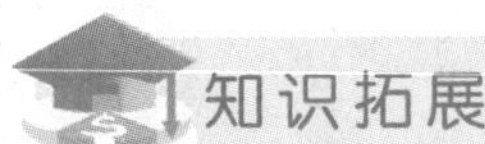

泌尿系上皮肿瘤

泌尿系肿瘤根据发生组织起源分为上皮性肿瘤和非上皮性肿瘤，移行上皮覆盖于肾脏集合系统、肾盂、输尿管、膀胱、尿道的大部分。故泌尿系上皮性肿瘤以移行上皮细胞癌最常见。其临床命名以病灶所在部位而来，分别是肾盂癌，输尿管癌，膀胱癌和尿道癌。其病理特征为多中心发生，种植转移，易复发。在制定临床治疗方案时要注意其病理特点。故在输尿管，膀胱和尿道移性细胞癌的诊断中，一定要注意发病侧病灶以上的泌尿器官有无病灶。在手术前一定要注意其发病特点，输尿管癌切除范围要包括同侧肾，输尿管和同侧部分膀胱壁。同时坚持术后的治疗。

（二）临床表现和诊断

多发于40～70岁男性，肾盂肿瘤早期多为无痛性间歇性全程肉眼血尿或镜下血尿。偶因血块堵塞输尿管引起肾绞痛。尿液细胞学检查容易找到癌细胞。膀胱镜检可见输尿管口喷出血性尿液或血块。排泄性尿路造影可见肾盂内充盈缺损、变形（图44-3）。输尿管肾镜及B超、CT、MRI检查对肾盂癌的诊断及确定范围有重要价值。

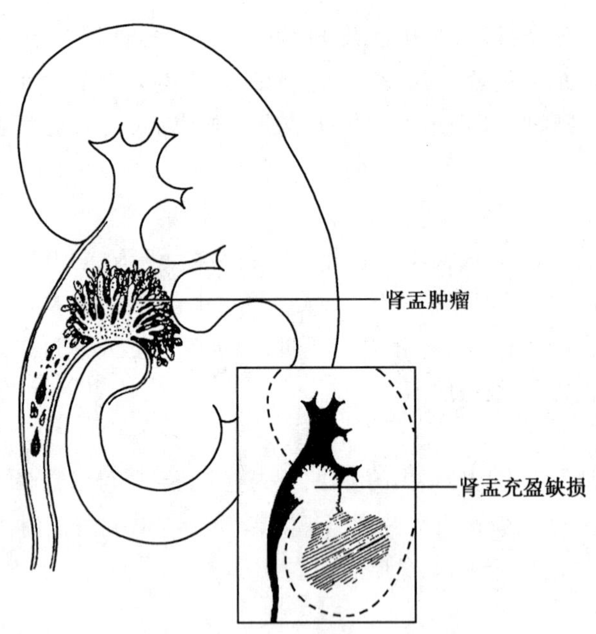

图44-3　肾盂肿瘤及其肾盂造影

（三）治疗

手术原则是切除肾、全程输尿管及输尿管管口周围膀胱壁。经活检细胞分化良好，无浸润的小肿瘤可局部切除。术后1年内膀胱灌注抗肿瘤药物，可防治种植性膀胱癌的发生。术后5年生存率30%～50%，应注意其他尿路器官发生肿瘤。由于病理差异较大，预后也有很大差别。

第二节　膀胱肿瘤

膀胱肿瘤（tumor of urinary bladder）是泌尿系最常见的肿瘤，占泌尿系肿瘤首位。多见于50～70岁。病因仍不完全清楚。现已肯定β-萘胺、联苯胺、α-萘胺、4-氨基双联苯是膀胱癌致癌物，但个体差异大，潜伏期达15～40年。吸烟，接触染料、橡胶塑料制品、油漆、洗涤剂等也可能

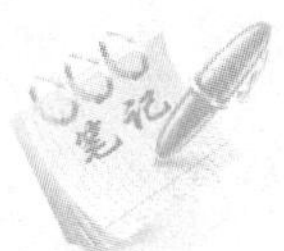

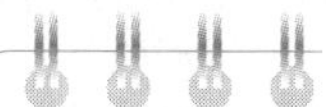

是膀胱癌的诱因。近年来,重视癌基因、抗癌基因以及遗传基因和免疫状态改变在膀胱肿瘤中所起的作用。此外,菸酸、色氨酸代谢异常,膀胱内埃及血吸虫病,膀胱白斑、腺性膀胱炎、尿潴留及尿结石等也是诱发膀胱癌的因素。

(一)病理

与肿瘤的组织类型、细胞的分化程度、生长方式和浸润深度有关。其中,浸润深度最为重要。膀胱肿瘤中上皮性肿瘤占95%以上,多数为移行细胞乳头状瘤和乳头状癌,鳞癌和腺癌各占2%~3%。非上皮性肿瘤较少见,由间质组织发生,多为肉瘤,好发于婴幼儿。上皮性肿瘤按瘤细胞大小、形态、核改变及分裂相等分为三级:Ⅰ级分化良好;Ⅱ级中等分化;Ⅲ级分化不良。分化越差恶性程度越高。鳞癌和腺癌多为浸润癌。浸润程度是临床(T)和病理(P)分期的依据:原位癌(Tis);乳头状无浸润(T_a);局限于固有层以内(T_1);浸润浅肌层(T_2);浸润深肌层或穿透膀胱壁(T_3);浸润前列腺或膀胱邻近组织(T_4)。病理分期(P)和临床分期相同(图44-4)。

膀胱肿瘤多发生于膀胱侧壁及后壁,其次为膀胱三角区和顶部。可单发或多发。或同时伴有肾盂、输尿管、尿道肿瘤。

肿瘤主要向膀胱壁深部浸润至膀胱外组织及邻近器官。淋巴转移常见,血行转移多发生在膀胱癌晚期,可转移至肝、肺、骨和皮肤等。鳞癌和腺癌高度恶性,可早期发生浸润和转移。

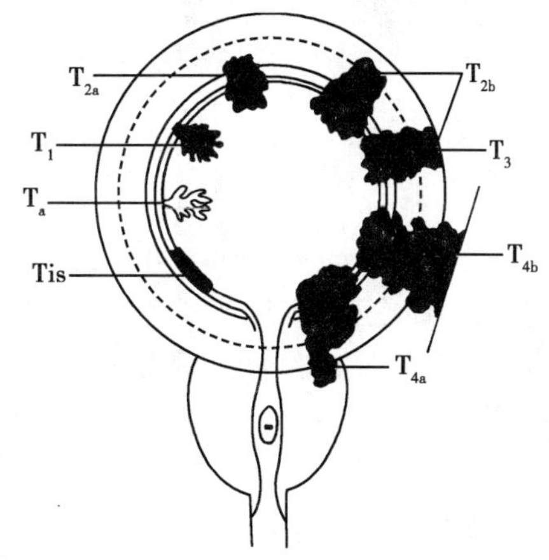

图44-4　膀胱肿瘤TNM分期

(二)临床表现

1. **血尿**　几乎90%以上患者为间歇性无痛性全程血尿,终末加重,伴有血块。出血量与肿瘤大小、数目、恶性程度不一致。

2. **膀胱刺激症**　约70%左右患者合并感染,并出现尿频、尿急、尿痛等症状。膀胱癌晚期还可出现膀胱刺激症状及排尿后痛,盆腔广泛浸润时腰骶部疼痛、下肢水肿。

3. **排尿困难**　肿瘤增大、坏死脱落的瘤体组织及血块阻塞尿道内口,可引起排尿困难、尿潴留。肿瘤浸润膀胱壁会影响膀胱收缩功能。小儿横纹肌肉瘤常以排尿困难为主要症状。

4. **其他**　肿瘤坏死脱落的瘤体组织随尿液排出,易被发现。输尿管口被肿瘤浸润易导致肾积水,双侧则导致肾功能不全,出现尿毒症死亡。膀胱癌晚期可有膀胱区疼痛及浸润性肿块、贫血、水肿等。

(三)诊断

任何成年人,特别是40岁以上者,出现无痛性血尿,都应想到有泌尿系肿瘤的可能。

1. **尿液脱落细胞学检查**　阳性率达80%。近年应用尿检查端粒酶、BTA、NMP22、BLCA-4等可提高膀胱癌的检出率。

2. **膀胱镜检查**　是诊断膀胱肿瘤主要方法,可行肿瘤组织活检及膀胱黏膜随机活检。

3. **X线检查**　排泄性尿路造影可以了解肾盂、输尿管有无肿瘤以及肾功能。CT、MRI检查可显示肿瘤浸润深度及转移病灶。

4. **B型超声检查**　可发现0.5cm以上的膀胱肿瘤。经尿道超声扫描可准确显示肿瘤浸润膀胱壁的深度及范围和分期。

5. **生物学特征**　膀胱癌的ABO(H)抗原、流式细胞计、肿瘤染色体、DNA含量、二倍体及癌基因和抗癌基因的测定,可了解肿瘤恶性程度、浸润趋势及预后。

(四)治疗

手术治疗为主,有经尿道膀胱肿瘤切除手术、膀胱切开肿瘤切除术、膀胱部分切除术及全膀

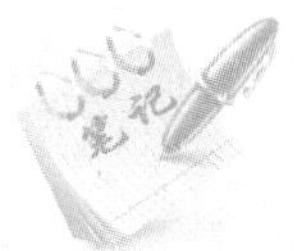

胱切除术等。化学治疗、放射治疗、免疫治疗或其他新技术治疗等为辅助治疗。制订治疗方案应注意肿瘤的分期，肿瘤的部位、大小、形态，肿瘤的分级，肿瘤组织类型，年龄及全身情况等。

治疗原则：Tis、T_a、T_1及局限性的T_2期肿瘤可选用保留膀胱的手术；较大、多发、复发、位于膀胱颈部及T_2、T_3期肿瘤应行全膀胱切除及尿流改道手术辅以放射和化学治疗。

1. 表浅膀胱肿瘤（Tis、T_a、T_1）　经尿道电切或电烙肿瘤，亦可切开膀胱单纯肿瘤切除或电烙。术后采用卡介苗、噻替哌、阿霉素、羟喜树碱等膀胱内灌注。方法是先排空膀胱内尿液，用等渗盐水或蒸馏水稀释的药物溶液50ml经导尿管灌注入膀胱，每15分钟变换体位一次，保留2小时以上，每周一次，共六周为一疗程。现认为BCG效果最好，同时应用白细胞介素-2效果更好。

2. 浸润性膀胱肿瘤（T_2、T_3、T_4）　T_2、T_3期选择膀胱部分切除或全膀胱切除及尿流改道术治疗仍为重要手段，加以化学和放射治疗、免疫治疗及生物治疗等，疗效明显提高。晚期膀胱癌或转移者（T_4）仅采用姑息性放射及化学治疗减轻症状。生物治疗是一种很有发展前景的治疗方式。

第三节　阴　茎　癌

阴茎癌（carcinoma of penis）曾是我国常见的恶性肿瘤。随着生活和卫生保健水平的不断提高，发病率日趋下降。阴茎癌绝大多数发生于包茎或包皮过长和包皮龟头炎等。包皮内细菌产物及包皮垢长期刺激包皮和阴茎头是主要原因。人乳头状病毒是阴茎癌致癌物。此外，阴茎头白斑，增殖性红斑症等为阴茎癌诱发的因素。

（一）病理

阴茎癌好发于龟头、包皮内板、系带及冠状沟等处。大多数为鳞状细胞癌，基底细胞癌和腺癌少见。鳞癌分为乳头型和结节型（浸润型），常见为乳头型，以外生长性为主，穿破包皮或包皮口，呈菜花状肿物。结节型向深部浸润生长，扁平，有溃疡、坏死，可早期发生转移。阴茎筋膜和白膜坚韧，有一定防御作用。常经淋巴转移到腹股沟、股部、髂淋巴结等，血行转移可到肺、肝、脑、骨等。

（二）临床表现

多见于40～60岁有包茎或包皮过长者，初期表现为红斑或硬块、乳头状肿物及慢性溃疡，无疼痛不易发现，有血性分泌物自包皮口流出，肿瘤穿破包皮呈菜花状（图44-5），表面坏死，渗出物恶臭。可侵犯全阴茎和尿道海绵体。有区域淋巴结肿大及远处转移。

（三）诊断

有包茎或包皮过长病史、阴茎头部出现菜花样肿物，包皮口流出血性分泌物，恶臭，溃疡经久不愈，即可考虑为阴茎癌。注意与包皮龟头炎、慢性溃疡、湿疹、尖锐湿疣、梅毒相鉴别。主要依据病理确诊。腹股沟淋巴结肿大，可取活检。

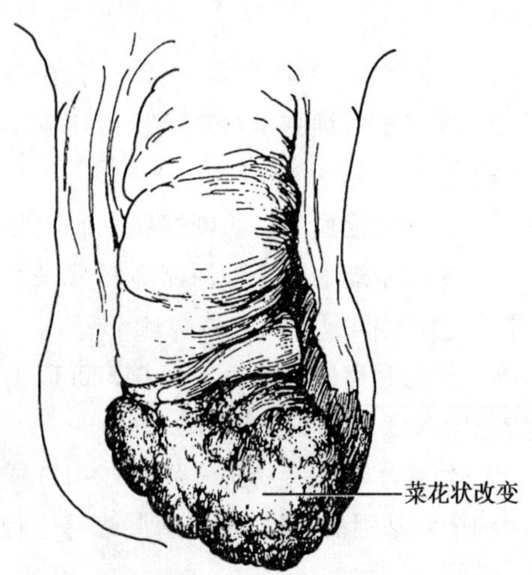

图44-5　阴茎癌

（四）治疗

1. 手术治疗　肿瘤小、浸润不深的早期癌肿，采用局部切除或激光治疗。肿瘤局限于阴茎头，未累及海绵体，距肿瘤2cm处阴茎部分切除。肿瘤累及海绵体、残留阴茎过短小或溃烂范围过大行阴茎全切除加尿道会阴部移植术。有淋巴结转移应在抗生素准备下与原发病灶行一期手术，或在术后

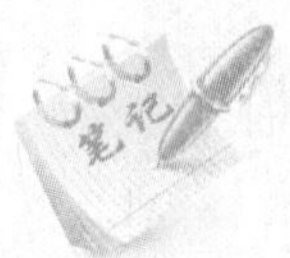

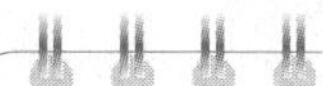

2～6周控制感染后再行淋巴结清除术。

2. 放射和化学治疗　早期病变和青壮年可试行放射治疗,菜花型较敏感。大剂量时可引起尿道瘘、尿道狭窄。化疗可单独应用,也可配合手术或放射治疗,常用博来霉素、顺铂、阿霉素等有良好效果。

第四节　睾丸肿瘤

睾丸肿瘤(tumor of testis)比较少见,多为恶性,多见于20～30岁青壮年。病因尚不清楚,可能与隐睾、睾丸发育不全、种族、遗传、萎缩睾丸、化学致癌物质、内分泌异常非生殖细胞瘤等有关。睾丸肿瘤分为生殖细胞瘤和非生殖细胞瘤两类,生殖细胞瘤占90%～95%,非生殖细胞肿瘤占5%～10%。生殖细胞瘤按细胞分化可分为精原细胞瘤和非精原细胞瘤两类,精原细胞瘤多见于30～50岁。非精原细胞瘤有胚胎癌、畸胎癌、畸胎瘤、绒毛膜上皮细胞癌、卵黄囊肿瘤等。多数早期淋巴结转移。绒毛膜上皮细胞癌早期有血运转移。

(一) 临床表现

多见于20～50岁,精原细胞瘤多见于30～50岁,胚胎瘤、畸胎癌常见于20～35岁,绒毛膜癌青壮年多见,卵黄囊肿瘤是婴幼儿肿瘤。症状不明显,少数有疼痛。睾丸肿大,表面光滑,质硬有沉重感。隐睾发生肿瘤时则下腹部、腹股沟出现肿物。

(二) 诊断

睾丸进行性肿大、质硬而疼痛轻者应考虑睾丸肿瘤。与睾丸附睾炎、鞘膜积液等鉴别。绒毛膜促性腺激素(β-HCG)、甲胎蛋白(AFP)等具有重要监测价值。

(三) 治疗

早期治疗以根治性睾丸切除术为主。精原细胞瘤对放射治疗敏感,可同时配合苯丙酸氮芥或美法仑等烷化剂治疗。胚胎癌、畸胎癌还应施行淋巴结清除术,配合化学治疗,如顺铂、长春碱、博来霉素、放线菌素D等。

第五节　前列腺癌

前列腺癌(carcinoma of prostate)的病因尚未清楚,可能与年龄因素及食物、遗传、环境、职业、性激素及肿瘤基因调控失衡有关,近年来发病率有所增加。前列腺癌好发于腺体外周带。多数呈多病灶、分化良好的腺癌。前列腺癌可局部浸润、淋巴转移,晚期可转移至骨盆、脊柱等。前列腺癌多为激素依赖型,其发生、发展与雄激素有着密切关系。但激素依赖型前列腺癌的后期则可发展为非依赖型。前列腺癌分为四期:Ⅰ期为前列腺增生手术标本中偶然发现的小病灶,分化良好;Ⅱ期为局限在前列腺包膜内;Ⅲ期为穿破包膜,侵犯周围脂肪、精囊、膀胱颈部和尿道;Ⅳ期可转移至局部淋巴结或远处转移灶。

(一) 临床表现

早期前列腺癌常无症状。肿瘤增大时可压迫膀胱颈部出现梗阻、排尿困难、尿失禁、尿潴留、血尿等症状。晚期转移则可有腰腿痛、贫血、下肢水肿、骨痛、截瘫、病理骨折等。

(二) 诊断

直肠指诊可触及前列腺结节,大小不一,直肠前壁固定肿块,表面不规则,质地坚硬如石。经直肠B超、或外周血中前列腺特异抗原(PSA)、前列腺特异膜抗原(PSM)检查有助于诊断。前列腺癌经直肠针吸细胞学或经会阴部穿刺活检可确诊。也可行CT、MRI检查。

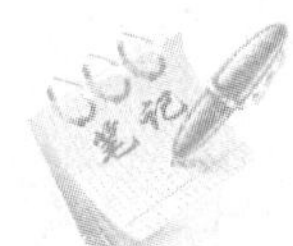

(三) 治疗

前列腺癌治疗可分为根治性手术治疗和姑息性治疗。前列腺癌Ⅰ期,因多为前列腺手术后

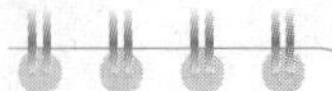

切除标本中发现，可进行激素治疗严密观察。Ⅱ期行根治性前列腺切除术。Ⅲ、Ⅳ期前列腺癌内分泌治疗为主，可作睾丸切除或经尿道前列腺癌姑息性切除。配合抗雄激素治疗可提高生存率。促黄体释放激素类似物（LHRH-A）缓释剂每月或3月注射一次可达到药物去睾作用。雌二醇激素和抗癌药物合用可控制晚期前列腺癌。放射治疗对局部控制效果良好。前列腺癌系老年疾病，在内分泌治疗和放射治疗的基础上，可望发展出有效的免疫治疗来延缓肿瘤的进展。

病例分析

患者，男性，45岁，间歇性全程无痛性肉眼血尿3月余，体格检查：生命体征平稳，慢性贫血面容，心肺无异常，腹部体检未触及肿块。

问题：1. 引起患者血尿的疾病有哪些？

2. 需要做哪些检查来帮助诊断或鉴别诊断？

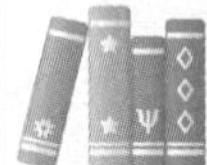

本章小结

泌尿系肿瘤可发生于泌尿系统的各个器官，以膀胱肿瘤最为多见。血尿是其临床表现的共同特点，鉴别不同类型的血尿，对泌尿系肿瘤的诊断意义重大。腔道泌尿外科，如膀胱腔、尿道镜、经皮肾镜、腹腔镜等，在泌尿系肿瘤的诊断与治疗中起着越来越重要的作用，临床上也已广泛开展，掌握其适应证是基层医生应具备的能力。泌尿系肿瘤的治疗原则是，在根治的前提下，尽可能保存器官的功能。前列腺癌、睾丸肿瘤的内分泌治疗，是其有别于其他系统肿瘤治疗的特殊之处。

（娄　庆）

练习题

一、选择题

A1型题

1. 肾癌出现血尿时，表明肿瘤已发展到
   A. 穿破肾包膜　B. 穿入肾盂肾盏　C. 血行转移
   D. 淋巴转移　E. 已有癌细胞种植于膀胱
2. 肾盂肿瘤的主要诊断依据是
   A. 无痛性血尿　B. 肾脏阴影增大
   C. 尿液脱落细胞找到肿瘤细胞　D. 梗阻型肾图像
   E. 造影片上肾盂充盈缺损
3. 关于肾母细胞瘤，下列描述错误的是
   A. 是婴幼儿最常见的腹部肿瘤
   B. 肿瘤生长极快，很早即侵入肾盂肾盏内
   C. 虚弱婴幼儿腹部巨大包块是本病的特点
   D. 血尿一般不甚明显
   E. 经行肾切除术+放疗+化疗可显著提高手术生存率
4. 关于睾丸肿瘤，下列描述错误的是

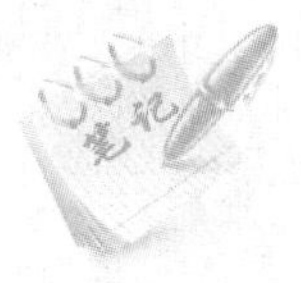

A. 睾丸肿瘤中生殖细胞肿瘤占绝大多数
B. 生殖细胞肿瘤又分为精原细胞和非精原细胞瘤
C. 多数睾丸肿瘤早期发生淋巴转移
D. 睾丸肿瘤多发生于青壮年
E. 睾丸卵黄囊肿瘤多见于老年

5. 关于前列腺癌，下列描述错误的是
A. 绝大部分属腺癌
B. 多发生于老年人
C. 肿瘤常起源于尿道周围增生的腺体
D. 限于包膜内的肿瘤行前列腺根治切除术
E. 超出包膜的肿瘤则行放疗和内分泌治疗

A2 型题

6. 男性，50 岁。以突发性肉眼血尿就诊。查体：可触及左腹部肿块，有轻压痛。肾盂造影可见左肾盏、肾盂拉长、狭窄、受压变形。首先考虑
A. 肾癌　　B. 肾囊肿　　C. 肾盂癌
D. 肾积水　　E. 肾结石

7. 男孩，4 岁。其母给患儿洗澡时发现腹部形状异常。经检查，诊断为肾母细胞瘤，关于其临床表现下列描述错误的是
A. 发热　　B. 体质虚弱　　C. 高血压
D. 腹部包块　　E. 严重血尿

A3/A4 型题

（8～9 题共用题干）

男性，56 岁。间歇无痛肉眼血尿 1 年余，有不规则血块及轻度膀胱刺激症状。患病以来体重下降约 5kg。B 超提示膀胱左侧壁有一直径 5cm 大小包块，侵犯膀胱壁几乎达全层，左输尿管下段扩张。入院后一般检查：T 36.5℃，P 68 次/分，R 18 次/分，BP 150/90mmHg。

8. 最有助于膀胱癌确诊的检查项目是
A. 尿细胞学检查　　B. 膀胱镜　　C. 排泄性尿路造影
D. 尿培养　　E. 放射他；核素肾图

9. 最适宜的治疗方法是
A. 经尿道膀胱肿瘤电切术
B. 膀胱部分切除术
C. 经尿道激光切除术
D. 膀胱全切，尿流改道术
E. 单纯膀胱内化疗药物灌注治疗

（10～11 题共用题干）

患者，男性，50 岁。以突发性肉眼血尿就诊。查体：左腹可触及肿块，有轻压痛。肾脏造影可见左肾盏肾盂拉长，受压变形。右肾未显影。

10. 如膀胱镜检查见左侧输尿管开口部直径 2.5cm 大小菜花样肿块，膀胱三角区亦见直径 1cm 大小菜花样肿块。左侧逆行造影提示左肾充盈缺损。最确切的诊断应是
A. 肾癌　　B. 膀胱癌　　C. 肾盂癌
D. 肾盂癌+膀胱癌　　E. 肾盂癌膀胱转移

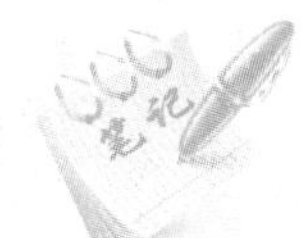

11. 如 B 超检查为左侧孤立肾，对此患者的处理原则最合适的是

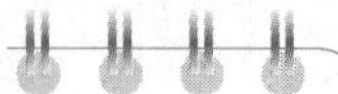

A. 切除左肾、输尿管、输尿管口及输尿管开口处肿瘤和膀胱肿瘤

B. 先做肾移植，再切除左肾、输尿管及输尿管口处肿瘤和膀胱肿瘤

C. 先做内瘘，再切除左肾、输尿管及输尿管口处肿瘤和膀胱肿瘤

D. 先在颈部外置血透管，再切除左肾、输尿管肿瘤和膀胱肿瘤

E. 将左肾盂内占位局部切除，并切除膀胱内肿瘤

B1 型题

（12～14 题共用备选答案）

A. 肾母细胞瘤

B. 肾癌

C. 肾盂癌

D. 前列腺癌

E. 睾丸肿瘤

12. 组织学类型 98% 为腺癌的是

13. 常伴发精索静脉曲张的是

14. 伴绒毛膜促性腺激素升高的是

二、思考题

1. 简述前列腺癌的临床分期。

2. 简述膀胱肿瘤的诊断要点。

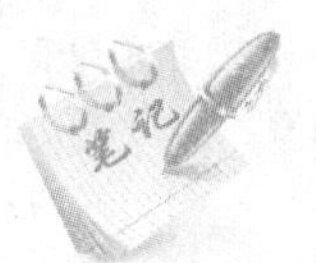

第四十五章

泌尿、男性生殖系统其他常见病

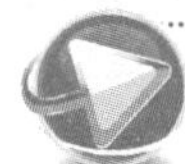

学习目标

1. 掌握：包茎、包皮过长的临床表现、诊断和治疗。

2. 熟悉：精索静脉曲张、隐睾的临床表现、诊断和治疗原则。

3. 了解：尿道下裂、鞘膜积液的分型或分类、临床表现和治疗原则。

4. 对影响男性生殖系统功能的疾病能提供预防、保健方法，给予患者及家属正确的治疗指导。

5. 运用人文关怀的精神正确认识和对待疾病，疏导患者及家属的心理压力。

第一节　尿道下裂

尿道下裂(hypospadias)是男性最常见的先天性尿道和外生殖器畸形。属常染色体显性遗传。胚胎发育过程中受到药物、病毒、感染等因素影响，使阴茎腹侧纵行的尿生殖沟自后向前闭合过程停止所致。尿道开口可位于阴茎腹侧任何部位，形成不同程度的尿道下裂。其特点是尿道外口异位、阴茎及龟头向阴茎腹侧弯曲畸形，包皮系带缺如。

（一）分型和临床表现

根据尿道开口位置分为四型：阴茎头型、阴茎型、阴茎阴囊型、会阴型(图 45-1)。

1. 阴茎头型　此型较多见，尿道开口相当于包皮系带处，系带缺如。阴茎头较扁平，包皮腹侧裂开，似头巾状折叠于阴茎背侧。阴茎头向腹侧弯曲，可站立排尿。有时尿道口狭窄。

2. 阴茎型　尿道外口位于阴茎腹侧冠状沟至阴茎阴囊之间。尿道口远端尿道海绵体不发育，阴茎腹侧纤维索带及筋膜挛缩，阴茎向腹侧弯曲，成年后影响排尿和生育功能。

3. 阴茎阴囊型　尿道外口位于阴囊处，阴茎短小、扁平、极度弯曲畸形，甚至与阴囊缝相连。阴囊自中间分裂为两半，似如阴唇。常伴隐睾畸形。

4. 会阴型　尿道在会阴部开口，呈漏斗状，阴茎短小似阴蒂，阴囊分裂瓣酷似女性外阴，形成男性假两性畸形。易误认为女性。必要时可作性染色体检查、性激素测定帮助确定性别，B 超检查可发现有无男、女性内生殖器官。

（二）治疗

手术矫形是唯一的治疗方法。目的是矫正阴茎弯曲畸形，恢复正常排尿和勃起功能。矫形标准为有功能的阴茎，能性交，能站立位排尿，外观满意。手术一般分二期进行，第一期矫正阴茎弯曲畸形，彻底切除阴茎腹侧的纤维索带组织，使阴茎伸直，应在 2 岁内进行，有利于阴茎发育。第二期为尿道成形术，利用游离皮肤、带血管蒂皮瓣及膀胱黏膜等形成新的尿道。近年来多采用一期手术，在矫正阴茎弯曲的同时作尿道成形术，取得良好效果。手术宜在学龄前施行。

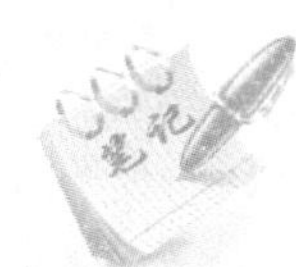

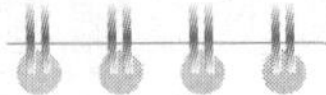

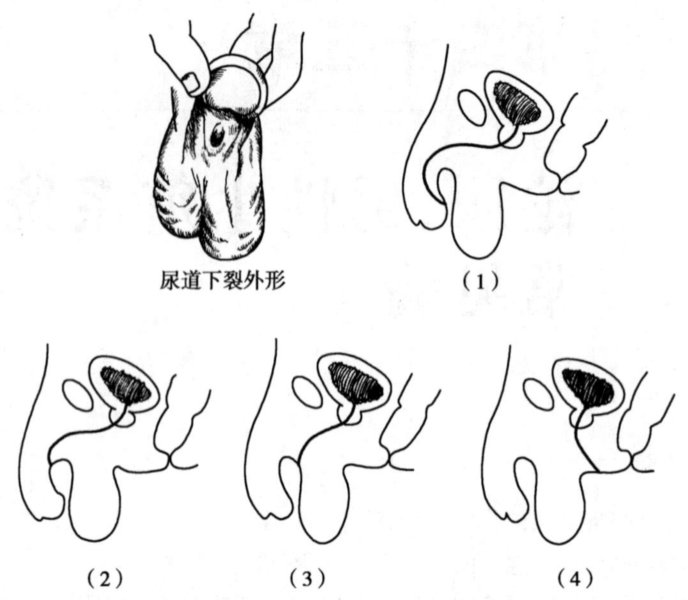

图 45-1　尿道下裂及其分型
(1)阴茎头型；(2)阴茎型；(3)阴茎阴囊型；(4)会阴型

理论与实践

尿道下裂治疗的现状

尿道下裂是先天性疾病。目前临床倾向于术前以轻、中、重分型，标准分类以手术中拉直阴茎后，尿道外口的位置进行分类。目前的治疗主张一期完成阴茎伸直，缺损尿道修补术，重置尿道外口于龟头顶端，达到外形的近似完美，消除患者的心理压力。修补尿道的组织一般多采用阴茎包皮，阴囊皮肤和游离的膀胱黏膜。过去一期手术成功率较低，大部分患者需行尿瘘修补或尿道狭窄治疗术。随着现代医疗技术的发展，一期手术成功率已大幅提高。

第二节　包皮过长与包茎

一、包皮过长

包皮覆盖阴茎头和尿道外口，但能翻转显露阴茎头称为包皮过长。包皮过长只要能保持干燥清洁，不形成包皮垢积聚，一般不影响健康，不需手术。若继发感染长期反复发作，包皮与阴茎头粘连，或形成包茎和尿道外口狭窄，待炎症消退后行包皮环切术。

二、包　茎

包茎(phimosis)是指包皮口狭窄或包皮与阴茎头粘连，使包皮不能上翻，阴茎头不能外露。

(一) 临床表现

新生儿和婴幼儿的包皮与阴茎头粘连，1 岁以内上皮粘连逐渐被吸收，包皮与阴茎头分开。包茎可致包皮口极度狭小，影响排尿，排尿时包皮被积聚的尿液冲起如球。若广泛粘连，则不形成球形，可造成排尿困难。另外，包皮内可积垢，或形成包皮垢结石，并发慢性炎症刺激，易引起阴茎头炎及包皮口和尿道外口炎症，导致尿道外口狭窄。长期慢性炎症反复刺激

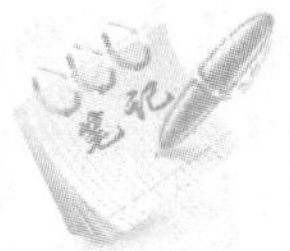

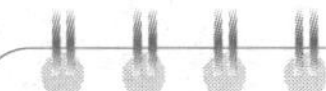

可致阴茎癌。

包皮口较紧,勉强翻转包皮后未及时复位,使包皮紧勒于冠状沟,远端包皮和阴茎头静脉回流障碍,引起阴茎头及包皮水肿称为嵌顿包茎。若不及时处理,包皮和阴茎头可发生溃烂,甚至坏死。

严重的包茎,包皮开口如针孔样狭窄,可能出现排尿困难,引起尿道扩张,感染和顽固性的下尿路感染。

(二) 治疗

包皮环切术是治疗包茎和包皮过长的最佳手术方法。近年多采用激光切除包皮。

1. 包茎　反复感染或伴有尿道外口狭窄者,应及早行手术治疗。

2. 嵌顿包茎　可采用手法复位和手术复位。

(1) 手法复位:适应于嵌顿时间较短者,局部涂润滑油,先用一手紧握阴茎头冠状沟包皮水肿部位 1 ~ 2 分钟,使水肿逐渐消退,再用双手示指和中指拖住包皮向下拉,同时两拇指挤压阴茎头,向上推挤,嵌顿包茎即可复位(图 45-2)。水肿及炎症消退后可作包皮环切术。

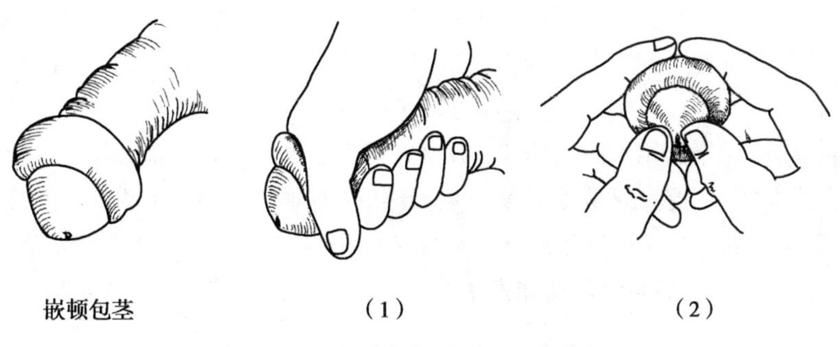

图 45-2　嵌顿包茎的手法复位

(2) 手术复位:用于手法复位失败者。可作包皮背侧纵行切开狭窄环,复位后横行缝合(图 45-3)。若有感染者不宜缝合,待感染及伤口愈合后再行包皮环切术。

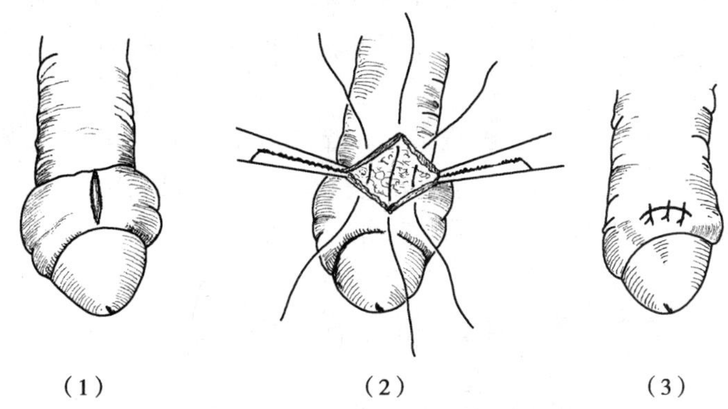

图 45-3　嵌顿包茎手术复位方法

(1)纵行切开嵌顿的包皮;(2)将纵向切口横向缝合;(3)缝合结扎完毕

第三节　隐　　睾

胎儿生长过程中,睾丸自腹膜后腰部下降,于 7 ~ 9 个月时降入阴囊。出生时未降入者,多在出生后短期内降入阴囊。

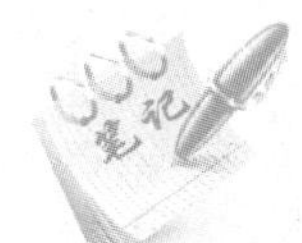

隐睾(cryptorchidism)是内分泌腺异常中最常见的一种。凡是一侧或双侧睾丸未降入阴囊,

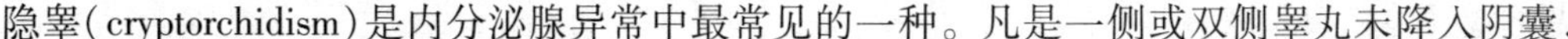

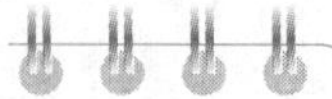

而滞留于下降途中任何部位即称为隐睾，也称睾丸下降不全。一般停留于腹膜后、腹股沟管或阴囊入口处。隐睾约70%在腹股沟管内，20%在阴囊入口处，10%在腹膜后。隐睾在未成熟儿中约占9.2%～30%，成熟儿中约占3.4%～5.8%。睾丸下降不全，可能与下列因素有关：①胚胎时睾丸引带异常或缺如。②睾丸发育不全，睾丸对性激素不敏感，失去了激素对睾丸下降的动力。③母体妊娠期缺乏足量的促性腺激素。④精索血管或输精管过短，妨碍睾丸下降。内分泌因素所致多为双侧性，局部或机械性因素所致多为单侧性。鞘状突在睾丸之前进入阴囊，睾丸下降不全者常合并腹股沟斜疝。

（一）临床表现

右侧隐睾多见，约占70%，左侧约占30%。双侧隐睾约占1/3。阴囊一侧或双侧发育不全，阴囊内空虚而无睾丸，有时可在腹股沟管内触及到大小正常或小于正常的睾丸，并局部隆起，易并发腹股沟斜疝。若睾丸停留在腹膜后或其他部位，采用B超、MRI或CT检查，也可应用腹腔镜来帮助确诊及确定睾丸的位置。

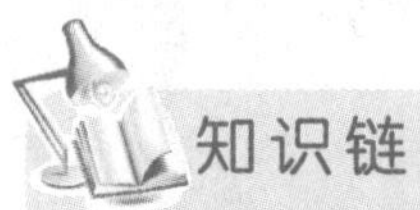

知识链接

隐睾的病理生理

阴囊能调节局部温度使略低于体温，以维持睾丸正常的生理功能。睾丸生精组织对温度较敏感。若未降入阴囊，则易受温度影响，导致生育能力下降，且易发生恶变。青春期后，大多数隐睾发生萎缩，如双侧隐睾可能失去生育能力。尤其是位于腹膜后者，恶变机会增多。隐睾位于腹股沟部易受创伤和发生扭转，应注意与滑行性睾丸、异位睾丸、腹股沟斜疝的区别。

（二）治疗

睾丸下降不全应尽早治疗，必须先排除先天性睾丸缺如。如果到6个月时睾丸仍未降入阴囊，采用激素治疗。1岁以内可应用绒毛膜促性腺激素（HCG）500～1000U肌内注射，每周一次，共5周。必要时可重复。亦可应用促性腺释放激素（GnRH）或GnRH鼻喷剂。若1岁以后仍未降入阴囊，应尽快手术治疗。

手术一般采用睾丸固定术。手术要点是充分游离、松解精索后，将睾丸固定于阴囊内。若过短无法置入阴囊内时，可作睾丸切除或显微外科技术自体睾丸阴囊内移植术。隐睾萎缩或疑有恶变者，应行切除术。合并腹股沟斜疝者同时作疝修补术。

第四节　鞘膜积液

鞘膜积液（hydrocele）是由于鞘膜囊内液体积留超过正常量而形成。

（一）病因与分类

正常鞘膜囊内有少量液体，若其分泌与吸收功能失去平衡，则发生鞘膜积液。后天性分泌增多、吸收减少而形成的鞘膜积液，多为继发于睾丸及附睾病变如炎症、损伤、肿瘤、丝虫病等引起。先天性者，根据精索腹膜鞘状突是否闭锁及闭锁部位的不同，形成多种类型的鞘膜积液（图45-4）。

1. 睾丸鞘膜积液　是最常见的一种，鞘状突闭合正常，睾丸鞘膜囊内形成大量积液，呈球形或卵圆形肿物，称原发性鞘膜积液。继发于睾丸及附睾病变如炎症、损伤、肿瘤、丝虫病等引起者称继发性鞘膜积液。

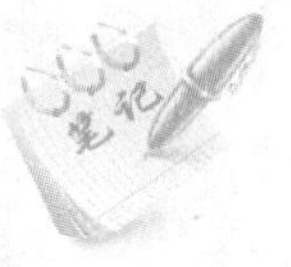

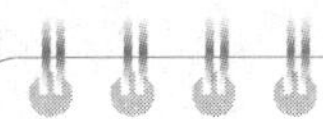

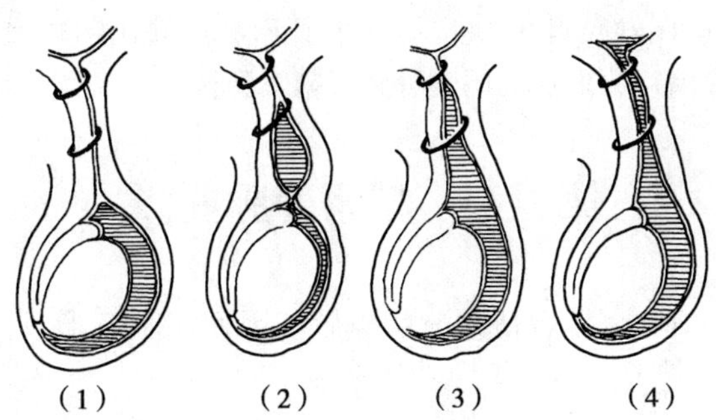

图 45-4　各类鞘膜积液

(1)睾丸鞘膜积液;(2)精索鞘膜积液;(3)睾丸精索鞘膜积液(婴儿型);(4)交通性鞘膜积液(先天性)

2. 睾丸、精索鞘膜积液(婴儿型)　鞘状突在内环处闭合而远端其他部分未闭合,精索部分鞘膜与睾丸鞘膜囊相通形成的积液,呈梨形肿物,与腹腔不相通。

3. 交通性鞘膜积液(先天性)　鞘状突未完全闭合,鞘膜囊内积液由此与腹腔相通,液体量随体位改变而变化,又称先天性鞘膜积液。可诱发斜疝。

4. 精索鞘膜积液　由于精索部位鞘状突的两端闭合而中间未闭合并有积液,又称精索囊肿。肿物位于阴囊上方或腹股沟管内,呈椭圆形或梭形,也可有多囊形。与腹腔和睾丸鞘膜腔不相通。

(二) 临床表现

主要是阴囊内逐渐增大的囊性肿物。少量积液时无不适,积液量增多站立或行走时下坠、胀痛不适感。巨大鞘膜积液阴茎缩入包皮内,劳动、行走和排尿均受影响。

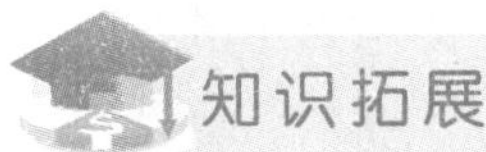

知识拓展

鞘膜积液的形成机制

胚胎发育期睾丸在其下降过程中,连带部分腹膜下降到阴囊,形成腹膜鞘状突,出生后腹膜鞘状突粘连闭合成为精索内筋膜。如没有闭合积有液体即称为鞘膜积液。以右侧多见。根据积液的情况分为交通性鞘膜积液和非交通性鞘膜积液。交通性鞘膜积液由于鞘膜与腹腔相通,故鞘膜积液的大小根据体位的改变而变化,非交通性鞘膜积液的大小不因体位的改变而变化。而按照积液所在的位置临床上称为精索鞘膜积液、精索睾丸鞘膜积液、睾丸鞘膜积液。婴幼儿多为先天性因素引起,成人多为后天因素疾病引起。

(三) 诊断及鉴别诊断

鞘膜积液诊断较容易。睾丸鞘膜积液多数呈卵圆形或球形,表面光滑,有弹性或囊性感,触及不到睾丸和附睾,无压痛,透光试验阳性。精索睾丸鞘膜积液时阴囊呈梨形肿物,睾丸触摸不清。精索鞘膜积液位于睾丸上方或腹股沟管内,呈卵圆形或梭形肿物,牵拉睾丸时肿物随之上下移动。交通性鞘膜积液,站立位阴囊肿物逐渐增大,平卧位时积液回流到腹腔,肿物缩小或消失,可触及睾丸。鞘膜积液应与腹股沟斜疝,阴囊血肿,睾丸肿瘤,鞘膜积血和精索静脉曲张鉴别。

(四) 治疗

婴儿的鞘膜积液和急性炎症引起的反应性积液常能自行吸收,成人积液量少或无任何症状也可不必手术。积液量多,体积较大,有明显症状者,应作鞘膜翻转术。精索鞘膜积液需行鞘膜

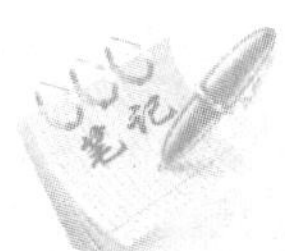

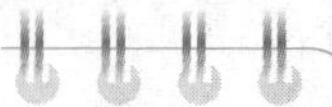

囊切除。交通性鞘膜积液应分离腹膜鞘状突，同时在内环口处作鞘状突高位结扎，防止斜疝发生。继发性鞘膜积液，在治疗原发病的同时可施行鞘膜翻转术。

第五节　精索静脉曲张

精索静脉曲张（varicocele）是指精索蔓状静脉丛因回流不畅形成局部静脉扩张、变长和迂曲。

（一）病因

精索静脉曲张与其解剖特点和后天性因素有关。左侧精索内静脉沿腹膜后上行呈直角汇入左肾静脉，左侧精索内静脉下段受乙状结肠的压迫，肠系膜上动脉和主动脉搏动时易压迫左肾静脉，以上因素均可使左侧精索内静脉受压，增加血液回流阻力。左侧精索内静脉进入左肾静脉入口处的静脉瓣发育不全及静脉丛平滑肌或弹力纤维不健全，精索内静脉压力增高，也可导致精索静脉曲张（图 45-5）。腹膜后肿物，左肾肿瘤压迫精索内静脉，癌栓阻塞肾静脉均可使精索内静脉血液回流受阻，称继发精索静脉曲张。

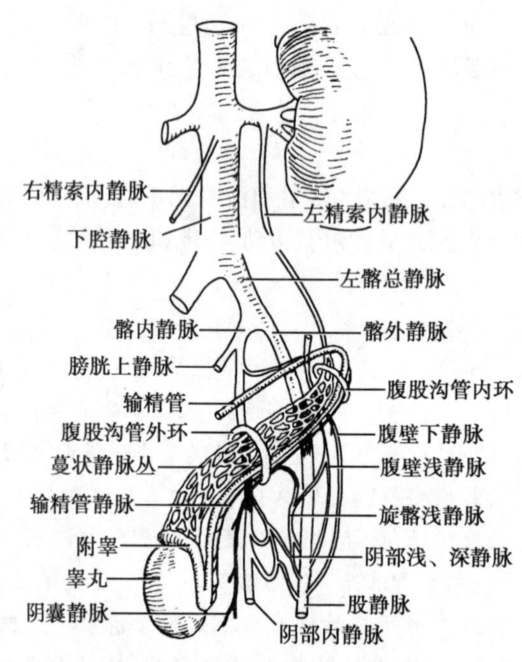

图 45-5　精索静脉回流示意图

（二）临床表现

多见于 20～30 岁青壮年，绝大多数发生在左侧，一般无任何症状，有症状时为阴囊胀痛和下坠感，腹股沟区疼痛，行走或站立过久症状加重，平卧休息后症状可减轻或消失。如平卧位时曲张的精索静脉不消失，可能为继发性，应查明原因。

精索静脉曲张可影响精子产生和精液质量，由于血管扩张淤血，局部温度升高，睾丸组织内 CO_2 蓄积，儿茶酚胺、皮质醇、前列腺素的浓度增加而影响睾丸的生精功能。双侧精索内静脉间有丰富的吻合支，均可相互影响引起男性不育。

（三）诊断

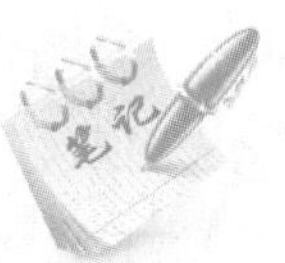

站立位检查，患侧阴囊松弛，睾丸及阴囊下垂，触诊时睾丸上方曲张的静脉似蚯蚓状团块，平卧位时，曲张静脉团缩小或消失。检查局部体征不明显时用力屏气，可呈现曲张静脉。近年

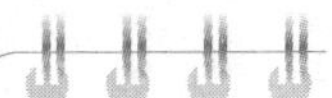

对亚临床型精索静脉曲张采用多普勒、核素扫描帮助明确诊断。若平卧位曲张的静脉不能消失，应想到继发性病变，可采用B超、排泄性尿路造影、CT、MRI检查，明确原因。

（四）治疗

无症状或症状较轻者，可穿弹力紧身内裤或用阴囊托带。症状较重，并有精子异常，影响生育功能者应行精索内静脉高位结扎术：原则是在腹股沟管内环处高位结扎和切断精索内静脉，并切除阴囊内部分扩张静脉。近年来，经腹腔镜下行一侧或双侧精索内静脉高位结扎术，创伤小疗效好，恢复快。

病例分析

患者，男，5岁，发现右侧阴囊包块四年，肿物开始较小，无疼痛。肿物随年龄逐渐增大，右睾丸未触及。

问题：1. 初步诊断是什么？

2. 进一步做哪些检查？

3. 合理的治疗方法是什么？

本章小结

本章介绍的疾病中以先天性疾病居多，且多位于体表，容易诊断。多数可影响男性生殖系统功能。在患儿的不同年龄阶段，其治疗方法也各有其不同。尿道下裂的治疗，重在阴茎畸形的矫正与尿道的重建；睾丸是重要的性器官，一旦诊断有隐睾，应尽早处理，激素药物治疗无效者，行手术复位，以保证睾丸的正常发育与功能，同时也消除了异位睾丸恶变的隐患；包皮过长与包茎行包皮环切术，是可在门诊完成的治疗，应予掌握；诊断明确的精索静脉曲张与鞘膜积液，均应尽早手术治疗，以利于睾丸的发育。

（娄　庆）

练习题

一、选择题

A1型题

1. 精索静脉曲张可致精子减少、活力减低，其主要原因为

A. 阴囊温度增高

B. 睾丸温度增高

C. 睾丸组织缺氧

D. 附睾组织缺氧

E. 血内儿茶酚胺、皮质醇、前列腺素浓度增加

2. 精索静脉曲张多见于左侧的原因应除外

A. 左精索内静脉呈直角进入左肾静脉，血流阻力较大

B. 左侧精索静脉受到前方乙状结肠压迫

C. 左肾静脉位于肠系膜上动脉与主动脉之间，容易受压迫

D. 左精索内静脉进入左肾静脉入口处瓣膜功能不全

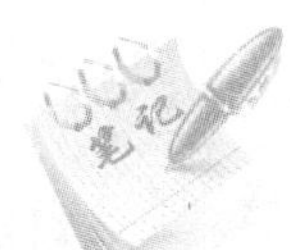

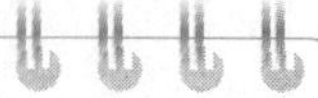

E. 下尿路梗阻时可因腹压增大发生左侧精索静脉曲张

3. 关于精索静脉曲张的治疗方法，下列描述错误的是

A. 无症状或症状轻者，可用阴囊托带或穿紧身内裤

B. 症状较重者，应手术治疗

C. 手术原则是高位结扎和切断精索内静脉

D. 手术一般采用腹股沟切口

E. 单纯切除阴囊内扩张静脉也可取得良好效果

4. 关于鞘膜积液的治疗，下列治疗措施不恰当的是

A. 婴儿鞘膜积液及成人较小的鞘膜积液无须手术治疗

B. 积液量多时穿刺抽液治疗

C. 积液量多、体积大时作鞘膜翻转术

D. 交通性鞘膜积液在内环处高位结扎鞘状突

E. 精索鞘膜积液应将鞘膜囊全部切除

5. 透光试验阳性常见于

A. 精索静脉曲张　B. 睾丸肿瘤　C. 睾丸鞘膜积血

D. 睾丸鞘膜积液　E. 附睾炎

6. 腹股沟或睾丸上方的囊肿，透光试验阳性，囊肿与睾丸分界明显，应是

A. 睾丸鞘膜积液　B. 精索鞘膜积液　C. 交通性鞘膜积液

D. 睾丸肿瘤　E. 腹股沟斜疝

A2 型题

7. 男孩，3 岁。发现右阴囊内无痛性包块一月。检查：左侧睾丸存在，右侧阴囊为囊性包块所占据，质软，挤压无变化，该包块的诊断首先的检查方法是

A. 包块穿刺检查　B. 活检术　C. CT 检查

D. 透光试验　E. B 型超声检查

8. 患者，60 岁。查体：左精索静脉曲张，平卧时不消失，应考虑的诊断是

A. 膀胱癌　B. 输尿管癌　C. 肾盂癌

D. 肾癌　E. 丝虫病

9. 男孩，2 岁。阴囊囊性肿块，站立时明显增大，透光试验阳性，卧床时肿块缩小或消失，睾丸不能触及。应首先想到

A. 睾丸鞘膜积液　B. 精索鞘膜积液　C. 交通性鞘膜积液

D. 睾丸肿瘤　E. 腹股沟斜疝

B1 型题

（10～12 题共用备选答案）

A. 睾丸鞘膜积液

B. 精索鞘膜积液

C. 交通性鞘膜积液

D. 睾丸肿瘤

E. 腹股沟斜疝

10. 阴囊肿块，呈卵圆形，质软，无压痛，表面光滑，有弹性和囊样感，触不到睾丸和附睾，透光试验阳性

11. 阴囊囊性肿块，站立时肿块明显增大，透光试验阳性，卧位时肿块缩小或消失，睾丸不能触及

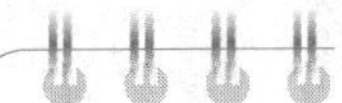

12. 位于睾丸上方的囊肿，透光试验阳性，囊肿与睾丸有明显分界

二、思考题

1. 如何对腹股沟区及阴囊内包块进行诊断及鉴别诊断？
2. 简述精索静脉曲张的发病机制。

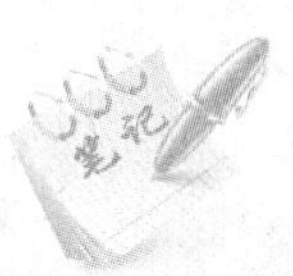

46

第四十六章

男　科　学

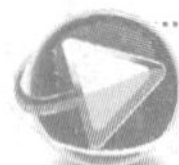

学习目标

1. 掌握:男性节育的措施;男性性功能障碍的诊断及治疗方法。

2. 熟悉:男性射精功能障碍的临床表现及治疗原则。

3. 了解:男性不育症的常见原因及诊断、治疗方法。

4. 具有采集病史的技巧,力争找到疾病的原因,并进行对应的保健康复治疗指导;能选择适宜的检查方法以明确诊断。

5. 对患者提供心理咨询等人文关怀,帮助患者克服心理阴影,建立良好的医患关系,共同应对疾病给患者带来的身心困扰。注意尊重患者的隐私权利。

第一节　男性节育

一、男性生殖生理特点

男性生殖系统包括生殖腺(睾丸)、生殖管道(附睾、输精管和尿道)、附属性腺(精囊、前列腺及尿道球腺等)及阴茎和阴囊。睾丸具有两种主要功能:①曲细精管产生精子。②间质细胞分泌雄性激素。睾丸功能受下丘脑-垂体-性腺轴控制,并受垂体促性腺激素的调节。青春期后睾丸每日产生精子约7千万只,每次射精可达2亿只以上精子。男性精子产生没有明确的生育终止,70岁以上仍可有生育能力。

二、男性节育的环节

根据男性生殖生理,阻断男性生殖过程中某个环节,达到男性节育的目的。

1. 干扰男性生殖活动的激素调节　应用睾酮和黄体酮制剂,可抑制垂体分泌FSH和LH,使生精管的睾丸间质细胞停止分泌睾酮,阻碍曲细精管产生精子。

2. 干扰睾丸内精子生成　应用物理热能,口服棉酚、烷化剂等,干扰精子生成中的糖代谢和核酸代谢,抑制睾丸生精功能。

3. 干扰附睾内精子成熟和运动　雷公藤、氯内脂醇、α氯代甘油和避孕疫苗,5%鱼肝油酸钠输精管注射等,可改变正常精子成熟过程中的内环境,影响精子的成熟和运动能力。

4. 阻止精子与卵子相遇　采用体外排精、避孕套、输精管结扎等。

5. 直接杀死精子　壬苯醇醚、药膜、非离子型表面活性杀精剂等,能有效地杀死精子,但不影响阴道正常生理功能。

6. 其他　应用干扰射精过程的α受体阻滞剂影响附属性腺的正常功能和产生抗精子抗体等。

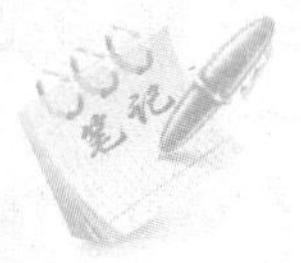

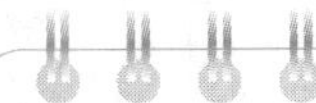

三、男性节育措施

1. 输精管结扎术 是男性节育的主要方法。可阻断精子输出通道，精子不能排出，以达到永久性节育的目的。

（1）适应证和禁忌证：适用于已有子女要求永久性绝育者。若有出血性疾病、严重神经症、生殖系感染或内脏器官急、慢性疾病者暂缓或禁忌手术，可改用其他节育措施。

（2）术前准备：术前须向受术者介绍结扎术的有关知识，解除思想顾虑，以增强手术信心。询问有无药物过敏史，皮肤准备剃去阴毛及清洗外阴。

（3）输精管结扎术：输精管结扎（图 46-1），常用钳穿固定结扎法。局麻下用输精管分离钳直达输精管表面进行分离。用输精管固定圈钳夹输精管，分离输精管外膜后用输精管提钩提起，从中分离出 1.5cm 的输精管，远端注射杀精药物 0.01% 醋酸苯或普鲁卡因 2～3ml，切除长约 1cm 输精管，用 0 号丝线结扎断端。近附睾侧输精管断端包埋在筋膜内。检查有无出血，切口小不需缝合。同样方法结扎对侧输精管。

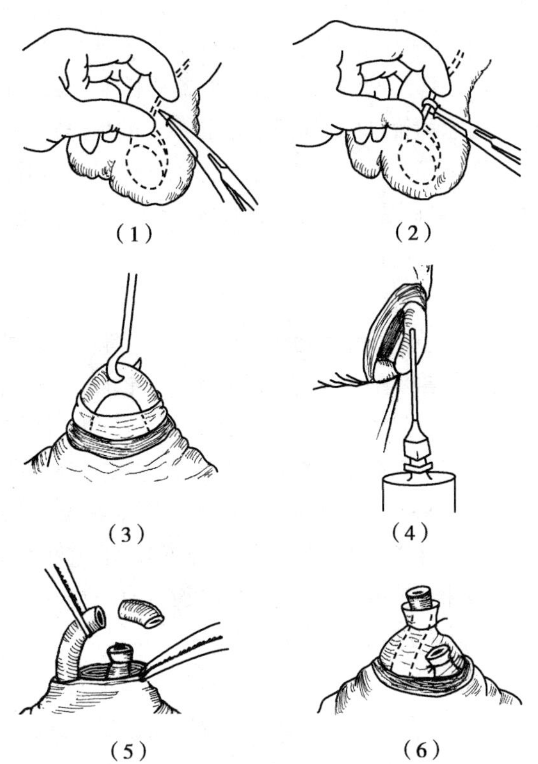

图 46-1 输精管结扎术

（1）穿刺分离皮肤裂口；（2）输精管固定圈钳提取输精管；（3）钩出输精管；（4）注射杀精子药；（5）输精管两端结扎；（6）包埋近睾端

（4）术后处理：术后观察 1～2 小时无出血和血肿可离院。休息 1 周，少活动，避免洗澡和性交。术中未用杀精药者，术后仍需避孕 2 个月，查无精子后，可停止避孕。

（5）术后并发症及处理：①出血和血肿：多发生在 24 小时内，常因损伤血管，止血不彻底，结扎不牢所致。轻者局部冷敷，加压包扎，应用止血药和抗生素。血肿较大者需手术探查，清除血肿，彻底止血及引流，并应用抗生素。②感染：多由术前阴囊清洁不够或无菌操作不严所致，部分患者与精囊炎、前列腺炎、附睾炎等有关。应用抗生素，阴囊托起，局部热敷。脓肿形成尽早切开引流。③痛性结节：术后 3 个月以上在结扎处疼痛，有硬性结节，多为结扎线头反应、精子肉芽肿、残端周围炎所致，可采用局部封闭或手术切除结节。④附睾瘀积：术后附睾增大，质软，坠胀不适，无明显压痛。一般采用局部封闭、托起阴囊、局部理疗。症状严重者可考虑作附睾切除术或输精管再通术。⑤输精管再通：极少数术后由于结扎线松动滑脱或过紧使输精管壁撕裂，局部形成肉芽肿后再通。须重复施行输精管结扎术。⑥性功能障碍：输精管结扎阻止精子排出，不影响精子的形成和男性激素的分泌，故不会影响性功能。但少数术后出现性功能低下，可能是精神心理作用导致大脑皮层功能紊乱。亦有思想顾虑，认识不足，勉强手术及术后痛性结节，附睾瘀积，性生活时疼痛而影响勃起功能。术前生殖道潜在感染亦可引起性功能障碍。

2. 输精管注射绝育 注入快速凝固药液，阻塞精子排出，简便有效。

3. 避孕套及避孕药膜 避孕套是男性常用的避孕工具，正确使用效果可靠，并可预防性传播疾病。避孕药膜是贴在阴茎头，推入阴道深部，含有强力杀灭精子作用的非离子表面活性剂，

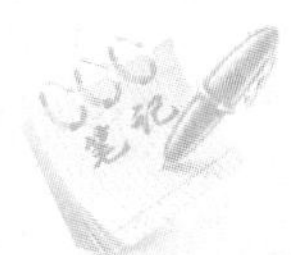

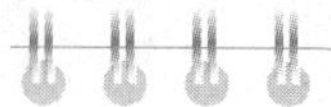

杀精效果较可靠。

第二节　男性性功能障碍

阴茎解剖和功能的某些异常会导致男性性功能障碍，包括勃起障碍、射精功能障碍、早泄、性高潮障碍、性欲减退及阴茎异常勃起等。

一、勃起功能障碍

勃起功能障碍是指持续性不能达到或不能充分勃起以获得满意的性生活，至少在半年以上者。

（一）病因

基本可分为三大类：心理性、器质性和药物性因素。心理性因素常因心理创伤、夫妻间关系不和、焦虑和忧郁、性知识缺乏和不良的性经历等引起。器质性因素如生殖器官先天性畸形、心血管及内分泌疾病、阴茎血流动力学异常及勃起神经损伤引起部分或完全性勃起功能障碍。药物性因素主要是影响勃起中枢神经和内分泌功能或局部神经血管调控药物诱发勃起功能障碍，如降压药、抗精神病药、激素、酗酒、吸烟及吸毒等。

（二）诊断

1. 病史　了解性功能，判断性功能障碍是功能性还是器质性及其致病因素等。

2. 体格检查　全面的体格检查是诊断勃起功能障碍的重要措施，了解全身性疾病，检查有无神经、血管系统疾病。检查生殖器及第二性征有无异常。

3. 实验室和特殊检查　血尿常规、空腹血糖与血脂、肝肾功能、睾酮、泌乳素等。夜间阴茎胀大实验（NPT）：阴茎海绵体内注射罂粟碱 30～60mg、酚妥拉明 0.25～0.5mg、地诺前列酮 10～20μg，勃起可维持 30 分钟，提示为正常，反之则有动脉供血不足或有静脉瘘（静脉性）。彩色多普勒超声检查可直接了解阴茎海绵体血流变化。海绵体造影对静脉性阳痿诊断有帮助。还可采用神经诱发电位测定法检查。

（三）治疗

精神心理性患者采用心理治疗，消除心理因素，增强信心，解除思想顾虑。

1. 药物治疗　口服育亨宾、中药及雄性激素有一定疗效。也可用海绵体血管活性药物注射或配制成外用药，涂于阴茎、尿道内或会阴部。

2. 真空负压装置治疗　利用负压使阴茎充血勃起，适用于所有阳痿的治疗。

3. 血管手术治疗　阴茎静脉结扎术，适用于静脉性阳痿。动脉重建术，适用于动脉性阳痿的治疗。

4. 阴茎假体植入术　有四种基本类型的现代假体，适用于任何器质性阳痿，经多方治疗无效者采用，但只能作为最后的治疗手段。

二、射精功能障碍

射精生理过程是复杂的神经反射过程。性兴奋后阴茎勃起和性行为的刺激，使附睾、精囊、输精管平滑肌收缩精液排入后尿道。同时膀胱颈部收缩关闭，防止精液逆入膀胱内，球海绵体肌和坐骨海绵体肌的强力收缩，前列腺节律性收缩，使精液经尿道排出体外。射精功能障碍时可影响男性正常性活动的完成，也可造成不育。射精功能异常可分为早泄、不射精、射精迟缓、逆行射精、射精痛等。

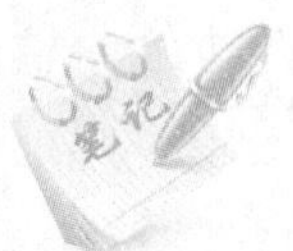

（一）早泄

指阴茎勃起，性交时阴茎插入阴道前或刚进入阴道立即射精称为早泄。大多数为精神心理

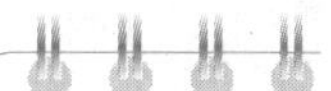

因素，其次为神经病理性病变，如阴茎感觉过敏或感觉神经兴奋性增高，射精中枢功能异常等引起。包皮龟头炎、尿道炎、前列腺炎、慢性酒精中毒等，均可引起早泄。通过精神心理治疗、手法训练提高射精阈值，龟头表面涂抹药物降低敏感性，也可应用镇静类药物使兴奋性降低，达到射精时间延长。

（二）不射精

指性交过程中不发生射精活动和性高潮，称不射精，常导致男性不育症。不射精可有功能性和器质性两类，功能性常见于性知识缺乏和自我克制不射精等。器质性多发于手术、外伤、内分泌紊乱、药物及毒素影响和神经系统病变等。应与逆行性射精鉴别。逆行性射精尿道内有精子，而不射精尿道内无精子。功能性不射精可采用药物如麻黄碱、左旋多巴。器质性可采用电震动按摩和刺激诱导射精或物理超短波治疗。

（三）逆行性射精

是性生活时精液未经尿道射出体外，而经尿道进入膀胱内，称为逆行性射精。多数由于手术创伤或支配神经损伤所致膀胱颈关闭不全。如膀胱颈部手术、脊髓损伤等，尤其经尿道前列腺切除术发生逆行射精的几率较高。另外，先天性尿道瓣膜、脊柱裂、尿道狭窄或炎症、糖尿病导致的膀胱神经功能障碍亦可导致本病。可采用抗组织胺及抗胆碱能药物治疗。也可进行膀胱颈重建术及尿道扩张术。对要求生育者，可采集尿内精液进行人工授精治疗。

第三节　男性不育症

婚后夫妇性生活正常，均未采取避孕措施一年以上未能怀孕者，称为不育症。不育症的病因复杂，男性因素造成的约占1/2。

（一）病因

1. **生精功能障碍**　常见于下丘脑及垂体功能异常、隐睾、精索内静脉曲张、染色体异常、睾丸发育不全、睾丸炎、睾丸萎缩等使精子生成障碍。抑制生精药物及放射性物质、酒精、金属元素等也可影响精子的产生和成熟。

2. **精液异常**　精液量少和不液化、精子活力降低及畸形率增加可影响生育。

3. **输精管道梗阻**　附睾、输精管及射精管道发生阻塞，精子无法通过造成不育。如输精管缺如或闭锁，结核、淋病、支原体、衣原体引起生殖道炎症等造成阻塞。

4. **附属性腺功能异常**　前列腺炎、睾丸附睾炎、前列腺酶及精囊功能异常，均可引起不育。

5. **免疫因素**　男性体内产生抗精子抗体，将男生殖道内的精子杀灭，或抗精子抗体与精子膜表面结合干扰精子的运动方向，影响精子穿透卵子的能力，引起不能受精，属免疫性不育。睾丸损伤、感染、梗阻、局部温度变化及遗传等因素也可产生抗精子抗体，而影响生育。

6. **性功能障碍与射精障碍**　如勃起功能障碍、早泄、阳痿、不射精、逆行射精、尿道下裂精液不能射入阴道内等。

（二）诊断

详细询问病史，了解与不育有关的因素。如勃起功能、早泄及不射精或逆行性射精、精液液化情况等，分析不育在男方而不在女方或双方都存在不育。检查包括全身及第二性征相关的腋毛、阴毛、乳房等。着重生殖器官的检查，有无隐睾及睾丸和阴茎发育不良情况。有无精索内静脉曲张、尿道下裂、附睾及输精管异常。直肠指诊检查前列腺和精囊是否正常。

精液检查是男性不育的主要诊断方法。采集精液前5日内无排精。精子数减少、无精子症、精子活动力降低及死精子症、畸形精子过多、精液不液化均可导致男性不育。尿液白细胞增多提示尿路感染或前列腺炎。排精后尿液检查有大量精子为逆行性射精。其他还应进行内分泌功能测定、睾丸活检、前列腺液检测、输精管造影、细胞遗传学及免疫学检查。

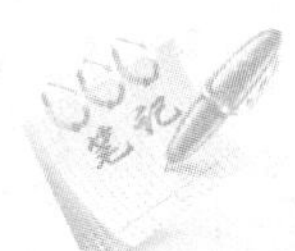

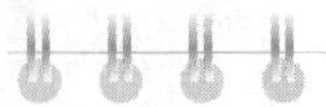

（三）治疗

1. 药物治疗 适用于生精功能异常、精液黏稠度高或精液不液化及阳痿。可采用氯米芬、他莫昔芬、绒毛膜促性腺激素、丙酸睾酮等。皮质类固醇药物降低抗精子抗体滴度，使精液中的精子凝集滴度降低，精子活动度增加。黏液溶解栓剂如糜蛋白酶栓剂性交前塞入阴道，能较好地溶解黏度过高的不液化精液。核苷酸、精氨酸、单磷酸环腺苷等可增加精子细胞代谢的能量，提高精子的活力。育亨宾、地诺前列酮，均为血管扩张剂，可用于勃起功能障碍的治疗。生殖道有炎症者应用抗生素治疗。

2. 手术治疗 根据病因不同采用不同手术方法。隐睾者1岁时行松解固定术。尿道下裂行下裂矫正术。精索静脉曲张行精索内静脉高位结扎术、栓塞或硬化术。输精管阻塞行输精管吻合术或输精管附睾吻合术。近年来有施行同种睾丸移植术，但未获得生育能力。

3. 辅助生殖技术 丈夫精液人工授精和宫内人工授精术。主要用于男性免疫性不育，女性用于宫颈因素引起的不育。近年来采用卵子胞浆内精子注射，在显微技术下将单个精子注入成熟卵子胞浆内使其受孕。或附睾、睾丸精子抽吸及人工精子库技术应用。适用于少精症、弱精症、无精症的不育。

本章小结

随着现代社会的快速发展，人民群众对生活质量的要求日渐提高。男科学越来越受到重视，男性性功能障碍、男性不育症的诊断及治疗得到了迅速的发展。男性性功能障碍依据其主要病理机制分为性欲的异常，勃起功能的异常，射精的异常。依据病因则功能性的疾病多见，所以男科疾病的保健、康复及预防尤显重要。针对不同的发病环节分别采取药物治疗、手术治疗及辅助生殖技术治疗，以提高男性性功能障碍治疗的成功率。普及优生优育知识，是开展公共卫生服务的重要内容。

（娄 庆）

练 习 题

一、选择题

A1 型题

1. 下列不属于男性性功能障碍的是
   A. 阴茎勃起功能障碍　B. 早泄　C. 不射精
   D. 逆行射精　E. 肾功能减退
2. 关于生殖生理，下列描述正确的是
   A. 男性生殖系统包括睾丸、前列腺、输精管、阴茎
   B. 精子在女性生殖道内可生存3～5天
   C. 睾丸的主要功能为产生精子和分泌睾酮
   D. 精子在睾丸内完全发育成熟
   E. 男性生殖道中的精子全部储存于睾丸内
3. 治疗男性不育的辅助生殖技术，不正确的是
   A. 丈夫精液人工授精　B. 供者精液人工授精　C. 体外受精胚胎移植
   D. 卵胞质内精子注射　E. 输精管附睾吻合术
4. 造成男性不育的原因不包括

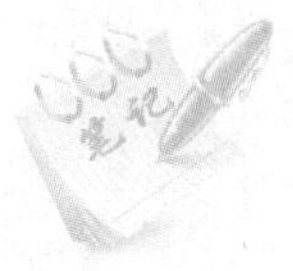

A. 隐睾　　B. 精索静脉曲张　　C. 输精管梗阻
D. 膀胱结石　　E. 前列腺炎

B1 型题

（5～6 题共用备选答案）

A. 口服避孕药
B. α 受体阻滞剂
C. 避孕套
D. 体外排精法
E. 输精管结扎术

5. 以上最可靠的避孕方法是
6. 以上最不可靠的避孕方法是

二、思考题

1. 何为男性不育症？
2. 试述男性节育的主要措施。

第四十七章

骨科检查法

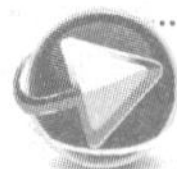

学习目标

1. 掌握:骨科理学检查的原则及方法;各部位专科的一般检查方法。

2. 熟悉:各关节的正常活动范围;各部位专科的特殊检查。

3. 了解:各种检查的适应证及关节活动度。

4. 具备对骨科患者进行常规的理学检查的能力,并能结合特殊检查,作出对疾病的初步诊断。

5. 检查过程中注意与患者及家属的沟通,取得理解及配合,尽量减少检查中带来的不适与疼痛;注重人文关怀,指导患者进行康复训练。

骨科检查包括躯干、四肢的骨关节、肌肉、肌腱、韧带、筋膜、神经、血管、皮肤及皮下组织,这些组织的损伤和疾病,往往需要系统体检、局部检查及某些特殊辅助检查,综合分析方能得出正确诊断。

第一节　骨科理学检查的原则

1. **高度的爱伤观念**　检查动作轻柔,切忌粗暴,以免增加患者痛苦或使病情加重。

2. **系统全面**　要处理好全身和局部的关系,注意有无休克、重要脏器合并伤及重要全身性疾病。关节部位的检查,需包括引起该关节运动的肌肉和神经。

3. **认真细致**　要仔细地检查,有时需反复检查,如实地反映客观情况,并做好记录。

4. **检查有序**　按照视诊、触诊、叩诊、动诊、测量和其他特殊检查的顺序进行。先健侧后患侧,先健处后患处,先主动后被动。

5. **充分显露**　检查上肢或腰背部时应脱去上衣,检查下肢时应脱去长裤,以免因衣服的遮盖而遗漏重要体征。

6. **两侧对比**　许多体征只有在两侧对比之下才能显示出来,如肢体的长短、肌肉萎缩、关节动度等。如两侧均有伤病,可与正常人对比。

第二节　一般检查内容

(一) 视诊

皮肤有无擦伤、发绀、瘀斑、水肿、浅静脉怒张、瘢痕、溃疡、窦道等。有无肌萎缩。骨关节有无畸形、短缩,两侧是否对称。观察四肢躯干的姿势、活动度及步态。

(二) 触诊

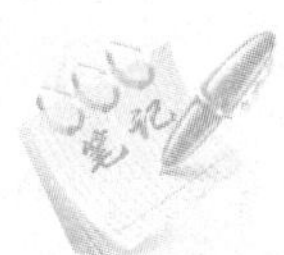

皮肤温度、张力、弹性、毛细血管充盈反应、压痛点及有无凹陷性水肿。有无肌肉痉挛和萎

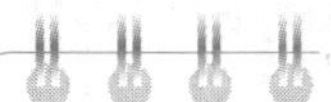

缩。有无皮下捻发音及关节积液。骨性标志是否正常，有无骨擦音及异常活动度。包块的大小、质地、活动度、压痛否，与周围组织的关系，有无波动，所属淋巴结是否肿大。

（三）叩诊

是否有局部叩击痛、放射痛及轴向叩击痛。

（四）动诊

检查关节的活动度及肌力大小，观察有无主动活动及活动范围，然后进行被动检查。

（五）测量

肢体长度、周径、轴线及关节主动、被动活动度（关节动度见关节检查部分）。

1. 肢体长度

（1）上肢：全长自肩峰至桡骨茎突或中指尖。上臂由肩峰至肱骨外上髁。前臂自尺骨鹰嘴至尺骨茎突，或自肱骨外上髁至桡骨茎突。

（2）下肢：全长自髂前上棘至内踝下端。大腿长度自髂前上棘至内收肌结节或膝关节间隙，或大转子顶点至膝关节外侧间隙。小腿自膝关节外侧间隙至外踝下端，或膝关节内侧间隙至内踝下端。

2. 肢体周径　选择肌肉萎缩或肿胀明显之平面，两侧对称平面测量对比。如髌上10cm处测量大腿周径。测量时使用软尺。

3. 肢体轴线测量

（1）上肢轴线：上肢伸直、前臂旋后位，肱骨头、肱骨小头、桡骨头和尺骨小头4点连成一条直线。上臂与前臂之轴线相交形成一向外偏的角度（5°～15°）称提携角。如该角度增大或减少称肘外翻（cubitus valgus）或肘内翻（cubitus varus）。

（2）下肢轴线：患者仰卧或立位，两腿伸直并拢，正常时两膝内侧和两内踝可同时接触，髂前上棘、髌骨中点与第1、2趾之间连成一条直线。膝内翻（genu varum），两踝并拢时两膝之间有距离；膝外翻（genu valgum），两膝并拢时两侧内踝间有距离（图47-1）。

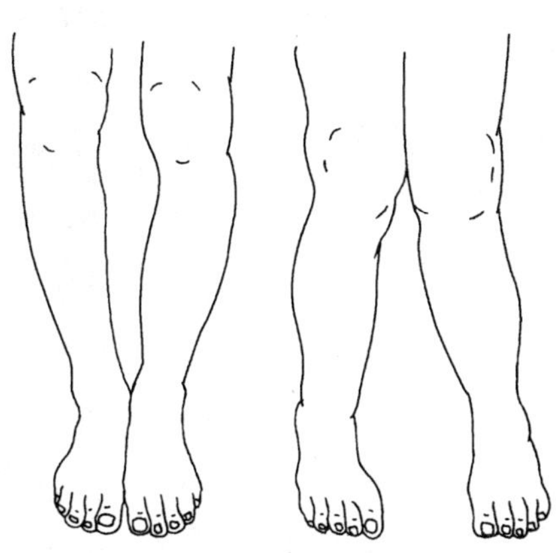

图47-1　膝内、外翻

第三节　神经系统检查

（一）感觉

一般检查痛觉和触觉即可，必要者进一步检查温觉、两点辨别觉和实体觉。常用棉花签测触觉，用注射针头测痛觉；记录障碍边界，了解病损部位及程度，观察疾病进展状况及治疗效果。

（二）运动

检查步态、肌力及肌张力。肌力用6级分类法记录。0级，无肌肉收缩。1级，肌肉稍有收

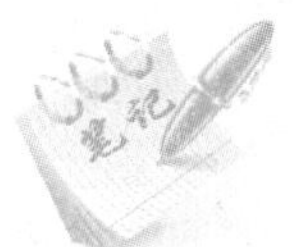

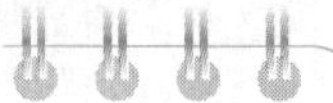

缩。2 级,不能对抗重力,能达到关节完全动度。3 级,能对抗重力,达到关节完全动度,但不能对抗阻力。4 级,对抗重力并加一定阻力,能达到关节完全动度。5 级,正常。

（三）反射

检查各种深、浅反射,两侧对比,观察有无减弱、消失或亢进。并检查有无病理反射。

（四）神经营养和括约肌功能检查

检查皮肤有无出汗、萎缩,毛发和指甲情况。大小便有无失禁,肛门括约肌收缩力。

第四节　关节检查

一、四肢主要关节的活动度和肌肉神经支配

了解正常关节的活动范围,以识别关节活动的异常。了解肌肉的神经支配,根据肌肉运动功能来判断某一神经是否损伤及损伤程度(表 47-1)。

表 47-1　四肢主要关节活动度和肌肉神经支配

关节	动作	活动度	肌肉	神经
肩	前屈	0°～135	三角肌(前份)	腋神经
			胸大肌	胸前神经
			喙肱肌	肌皮神经
	后伸	0°～45°	背阔肌	胸背神经
			大圆肌	肩胛下神经
			三角肌(后份)	腋神经
			肱三头肌长头	桡神经
	外展	0°～90°	三角肌(外份)	腋神经
			冈上肌	肩胛上神经
	内收	0°～40°	胸大肌	胸前神经
			背阔肌	胸背神经
			大圆肌	肩胛下神经
	内旋	0°～80°	肩胛下肌	肩胛下神经
			胸大肌	胸前神经
			背阔肌	胸背神经
			大圆肌	肩胛下神经
	外旋	0°～45°	冈下肌	肩胛上神经
			小圆肌	腋神经
肘	屈～伸	140°～+10°(过伸)		
	屈	0°～140°	肱二头肌	肌皮神经
			肱肌	肌皮神经
			肱桡肌	桡神经
	伸	0°～+10°(过伸)	肱三头肌	桡神经

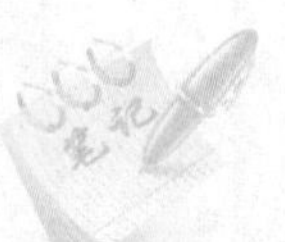

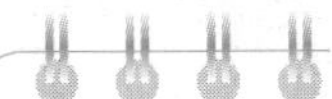

续表

关节	动作	活动度	肌肉	神经
前臂(上下尺桡关节)	旋后	0°~90°	肱二头肌	肌皮神经
			旋后肌	桡神经
	旋前	0°~90°	旋前圆肌	正中神经
			旋前方肌	正中神经
腕	掌屈	0°~70°	桡侧腕屈肌	正中神经
			掌长肌	正中神经
			尺侧腕屈肌	尺神经
	背伸	0°~70°	桡侧腕长、短伸肌	桡神经
			尺侧腕伸肌	桡神经
	桡侧屈(外展)	0°~30°	拇长展肌	桡神经
			桡侧腕长伸肌	桡神经
			拇长短伸肌	桡神经
	尺侧屈(内收)	0°~30°	尺侧腕屈肌	尺神经
			尺侧腕伸肌	桡神经
髋	屈	0°~140°	髂腰肌	腰2~3
	伸	0°~+20°(过伸)	臀大肌	臀下神经
	外展	0°~45°	臀中肌	臀上神经
			阔筋膜张肌	臂上神经
髋	内收	0°~30°	内收大肌	闭孔神经
			内收长肌	闭孔神经
	内旋	0°~40°	臀小肌	臀上神经
			阔筋膜张肌	臀上神经
	外旋	0°~40°	臀大肌	臀下神经
膝	屈曲	0°~140°	股二头肌	坐骨神经
	伸直	0°~+10°(过伸)	股四头肌	股神经
踝	背屈	0°~30°	胫骨前肌	腓总神经
			踇长、趾长伸肌	腓总神经
	跖屈	0°~40°	腓肠肌	胫神经
			比目鱼肌	胫神经
	内翻	30°	胫后肌	胫神经
	外翻	30°	腓骨长短肌	腓总神经

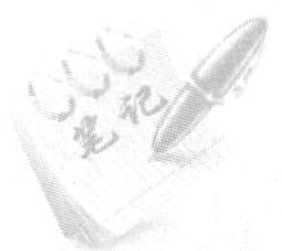

二、各关节的检查

（一）肩关节

1. 视诊　肩部是否浑圆，两肩胛是否等高、对称，有无畸形、肿胀等。方肩畸形提示肩关节脱位、三角肌瘫痪。副神经损伤表现斜方肌萎缩，表现为垂肩。高肩胛症及脊柱侧弯，肩部高低不对称。

2. 触诊　肱二头肌腱鞘炎在结节间沟处压痛；冈上肌损伤多在肱骨大结节上压痛，肩峰下滑囊炎在肩峰下方稍内侧压痛。肩部骨折处局部压痛。

3. 量诊　肩关节主动和被动活动度检查（图 47-2）。

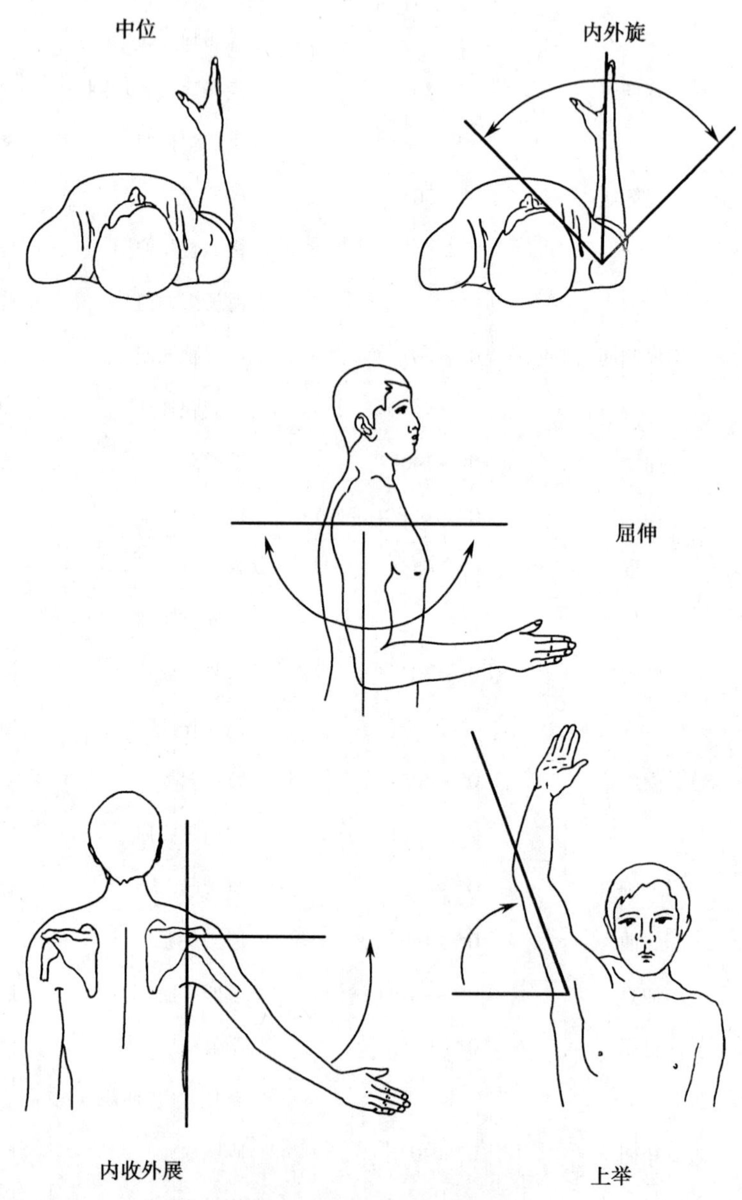

图 47-2　肩关节功能测量

4. 特殊体征

（1）杜加斯征（Dugas sign）：正常时屈肘位手能触及对侧肩部，肘部可同时贴胸，为阴性。当肩关节脱位时，手和肘不能同时接触对侧肩部及贴胸，为阳性。

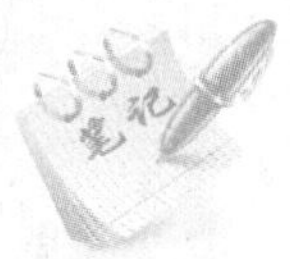

（2）疼痛弧：肩关节运动时，当冈上肌腱有病损时，肩外展在 70°～120°之间能引起疼痛，疼

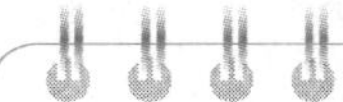

痛最常见的部位在肩峰下,在此范围内肌腱与肩峰下面摩擦撞击,在此范围外无疼痛。

(二)肘关节

1. 视诊　两肘是否对称,有无肿胀、畸形。

2. 触诊　骨折及脱位时局部有压痛;肱骨外上髁炎时外上髁有压痛。

3. 量诊　肘关节有病变时可致肘关节活动障碍、疼痛或响声。上下尺桡关节病变或骨桥形成时,可致前臂旋转功能障碍。提携角的改变,正常提携角为 5°～15°,>15°为肘外翻,<5°为肘内翻(图 47-3)。肘关节活动度检查(图 47-4)。

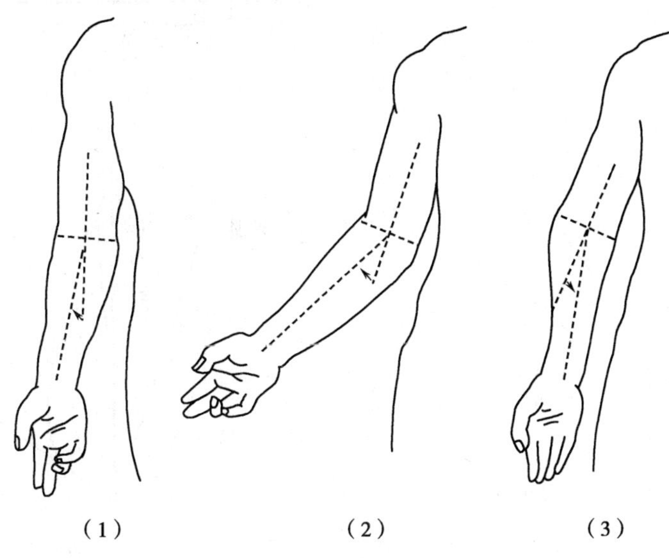

图 47-3　肘关节提携角

(1)正常(外翻角 5°～15°);(2)肘外翻(>15°);(3)肘内翻(<5°)

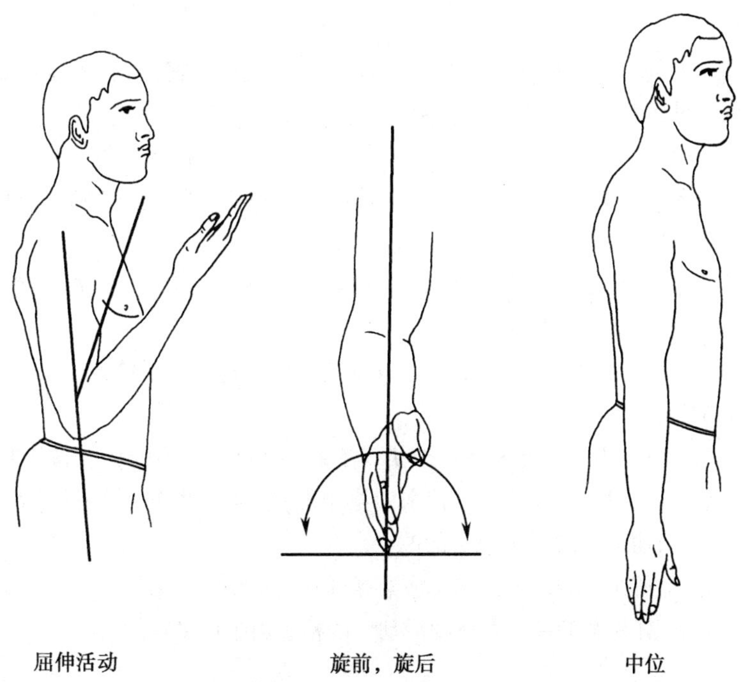

图 47-4　肘关节和前臂活动度测量法及正常活动范围

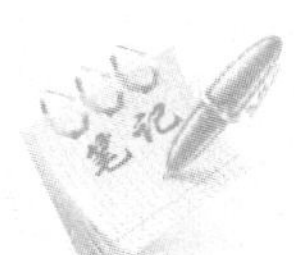

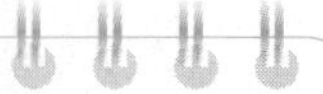

4. **特殊检查**

（1）肘后三角：正常肘关节伸直时，肱骨内、外上髁和尺骨鹰嘴突三个骨性标志应在一条直线上，肘关节屈曲时呈一等腰三角形称为肘后三角。肘关节后脱位时，肘后三角关系改变（图47-5）。

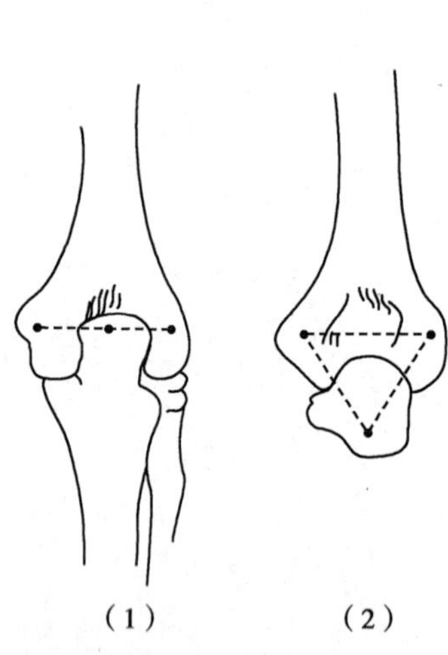

图 47-5　肱骨内、外上髁与尺骨鹰嘴突三点关系
（1）伸直位三点呈一条直线；（2）屈曲位三点呈一个等腰三角形

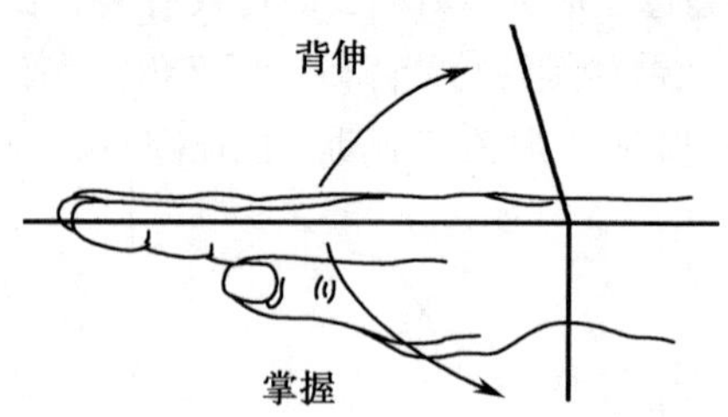

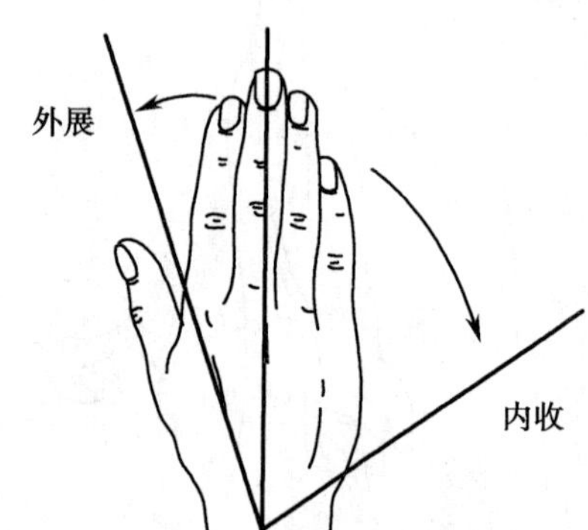

图 47-6　腕关节功能测量法及正常活动范围

（2）伸肌腱牵拉试验（Mills 征）：患肢伸直肘关节，握拳、屈腕，然后将前臂旋前时，诱发肘外侧疼痛为阳性。见于肱骨外上髁炎或称网球肘。

（三）腕关节

1. **视诊**　有无肿胀、畸形，桡骨远端 Colles 骨折，呈"餐叉"或"枪刺"畸形，局部肿胀、压痛。腕舟骨骨折时，"鼻烟窝"处变浅或肿胀。

2. **触诊**　腕舟骨骨折时，"鼻烟窝"处有压痛；桡骨下端骨折时，骨折端处有压痛；桡骨茎突狭窄性腱鞘炎时，桡骨茎突处明显压痛。

3. **量诊**　活动范围（表 47-1）。腕关节主被动活动度的检查（图 47-6）。

（四）手部掌指关节和指间关节

1. **视诊**　手部骨关节损伤、类风湿关节炎等有畸形、肿胀。手的休息位姿势：腕关节背伸 10°～15°，轻度尺偏，拇指半屈靠近示指，其余四指半屈位，从示指到小指曲度依次增大（图 47-7）。手部的任何病变，均可导致手休息位的改变。

2. **触诊**　手部骨关节损伤、骨关节炎、感染等可有局部压痛。

3. **量诊**　活动范围见表 47-1。主被动活动度的检查（图 47-8）。

（五）髋关节

1. **视诊**　观察髋关节姿势、步态，有无肿胀及畸形。髋关节后脱位时髋部呈内收、内旋、屈曲畸形；股骨颈及转子间骨折时则呈屈曲、外展、外旋畸形。当髋关节化脓性炎症或结核时，在髋关节前方有肿胀。在髋关节脱位、股骨颈骨折时有大转子位置上移体征。

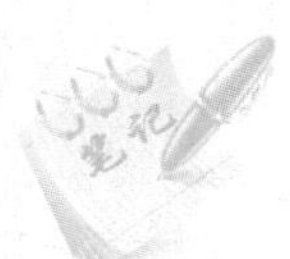

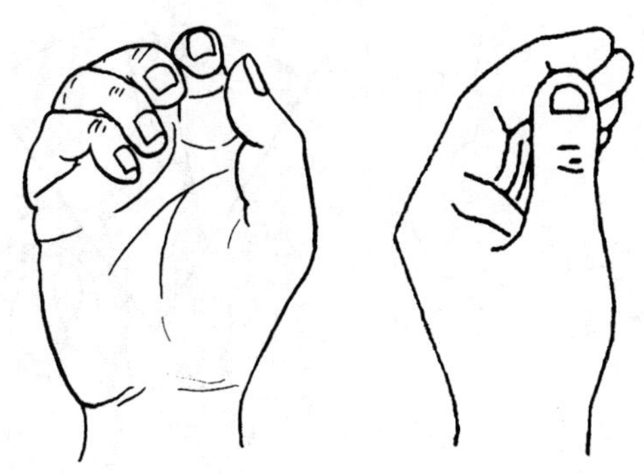

图 47-7　手的休息位

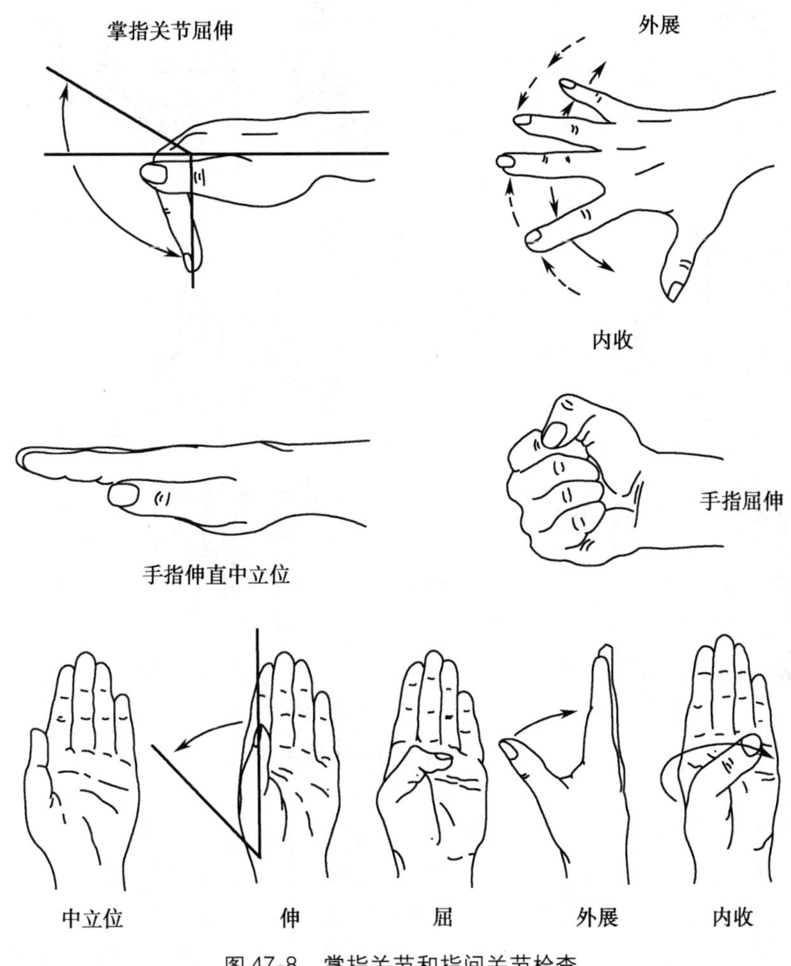

图 47-8　掌指关节和指间关节检查

2. 触诊　有无压痛及叩击痛，关节感染、结核、股骨颈骨折等，在腹股沟中点外下方关节前方均有压痛，纵向叩击肢体远端或叩击大转子可出现髋部疼痛。当髋关节发生病变时，因闭孔神经感觉支同时分布于髋关节囊和膝关节上方皮肤，可反射性引起膝部疼痛，尤以小儿多见。

3. 量诊　活动范围为0°（伸）~150°（屈），可有过伸15°，30°（内收）~45°（外展），40°（内旋）~60°（外旋）。髋关节主被动活动度的检查（图47-9）。

4. 特殊检查

（1）大转子上移征：①髂坐线（Nelaton 线）：即髂前上棘至坐骨结节的连线。患者侧卧，髋关节半屈曲或伸直位时，正常时大转子顶点在髂坐线上。股骨颈骨折、髋关节后脱位时，大

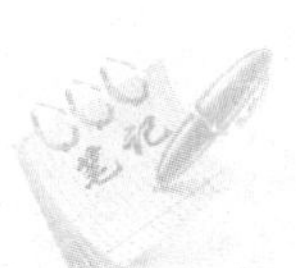

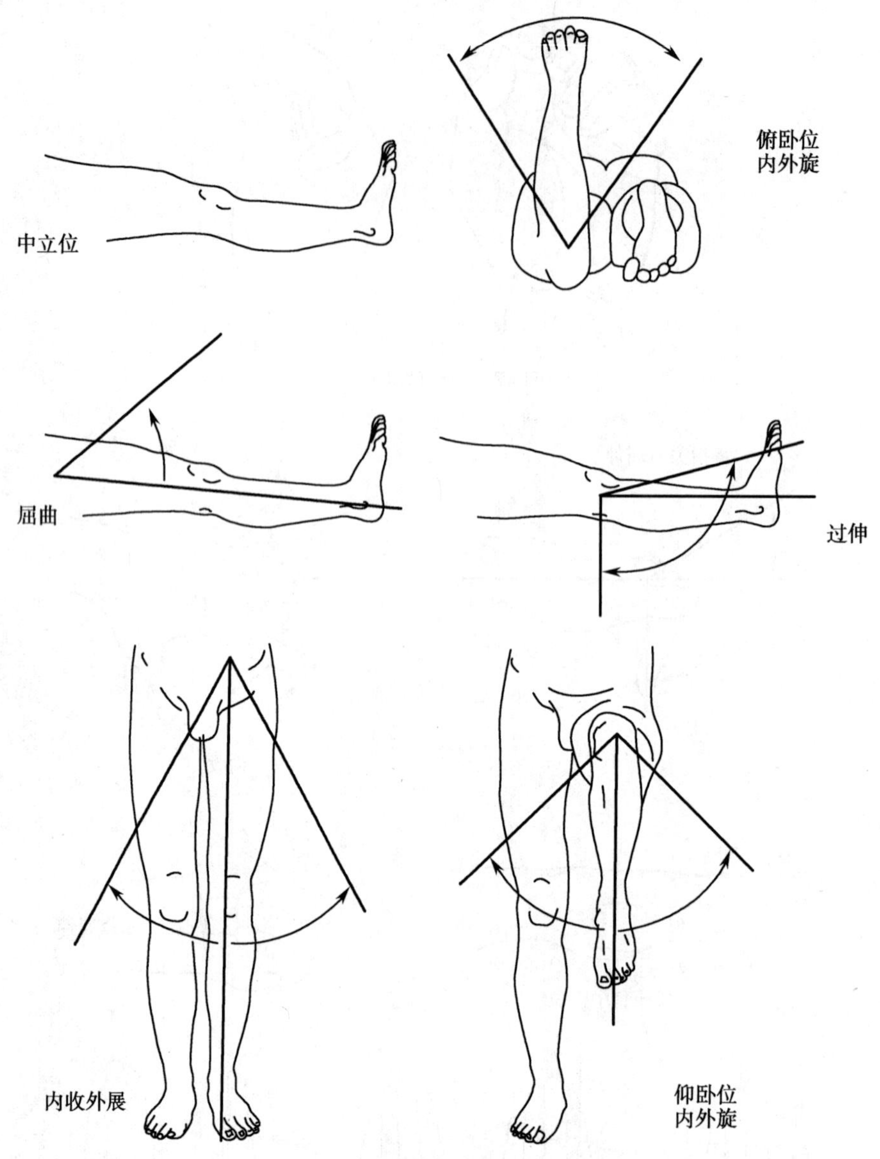

图 47-9　髋关节检查及屈伸活动范围

转子上移超出此线之上(图 47-10)。②髂股三角(Bryant 三角):患者仰卧位,从髂前上棘向地平面画一条垂直线作为三角形底边,再自髂前上棘与股骨大转子顶端画一条连线,最后自大转子顶端画一条垂直于底边的线,为三角形水平边,比较两侧水平边的长度。股骨颈骨折或髋关节后脱位时,水平边变短(图 47-11)。③Shoemaker 线:自两侧大转子顶端与同侧髂前上棘连线的延长线,正常时相交于脐或脐上中线,一侧大转子上移,则延长线相交于脐下且偏离中线(图 47-12)。

(2) 托马斯征(Thomas sign):患者平卧位,健侧髋膝关节尽量屈曲,双手抱健膝,使腰部贴于床面,如患髋不能伸直,或虽能伸直但腰部出现前突,则 Thomas 征阳性。见于髋关节病变或髂腰肌痉挛(图 47-13)。

(3) “4”字试验(Fabere 征或 Patrick 征)　将髋、膝关节屈曲,大腿外展、外旋,将外踝置于对侧大腿上,形成一个“4”字,检查者按压膝部,患者大腿不能接触到床面或骶髂关节疼痛时则为阳性,说明髋关节、骶髂关节病变或内收肌痉挛(图 47-14)。

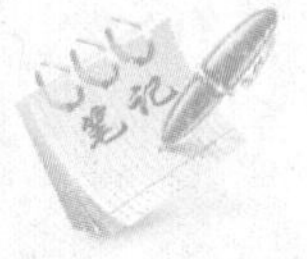

(4) 单腿站立提腿试验(Trendelenburg test):患者站立,患侧下肢负重,提起健肢髋膝屈曲,观察健侧臀皱襞,如健侧皱襞下垂,躯干向患侧倾斜为阳性,见于髋关节脱位或臀中、小肌麻痹,

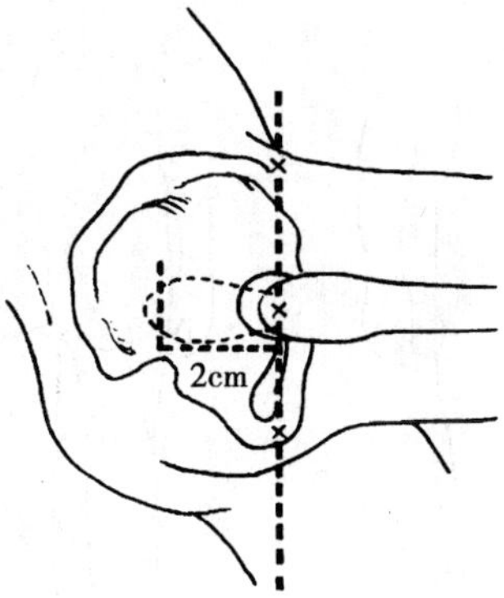

图 47-10　髂坐线

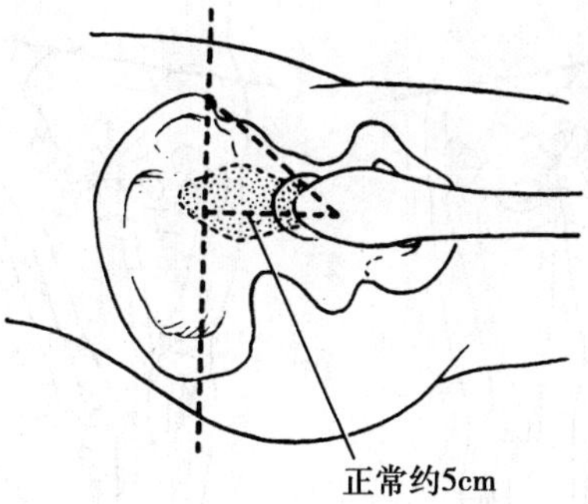

图 47-11　Bryant 三角

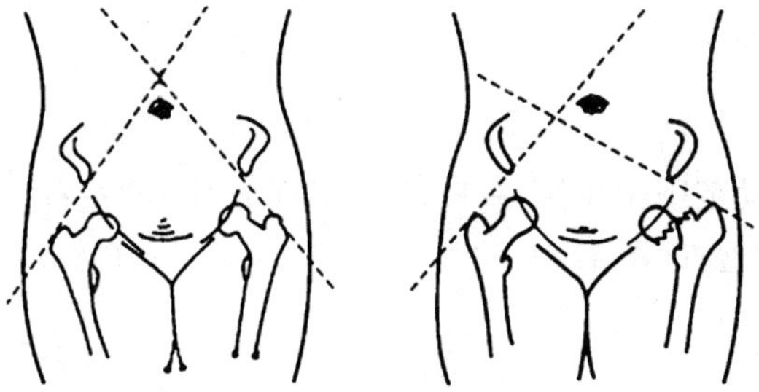

图 47-12　Shoemaker 线

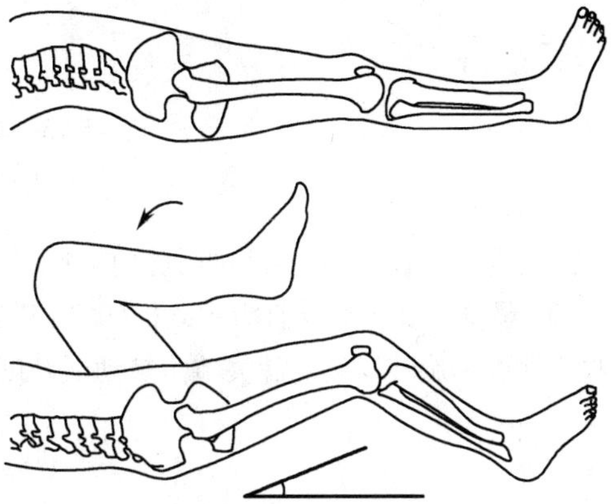

图 47-13　托马斯征

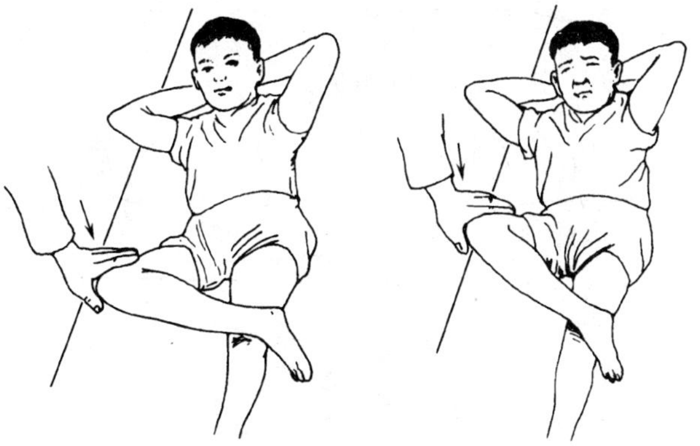

图 47-14　“4”字试验
(1)阴性;(2)阳性

反之则为阴性(图 47-15)。

(5) 望远镜试验(Telescope test):患者平卧位,下肢伸直,检查者一手握住小腿,沿身体纵轴向上推拉,另一手摸着同侧大转子,如触及有活塞样活动感觉,为阳性。见于髋关节脱位,尤以幼儿体征更为明显。

(六) 膝关节

1. 视诊　观察有无跛行,能否下蹲,单腿下蹲和起立动作有无困难,两侧对比。关节有无红、肿,有无膝内翻(O 形腿);有无膝外翻(X 形腿)。

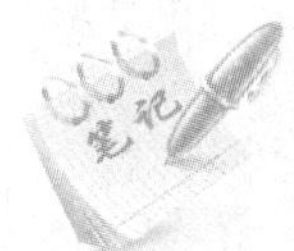

2. 触诊　皮肤温度,有无压痛点。外侧副韧带病变时,局部压痛,膝关节被动内翻时,膝外

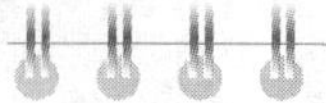

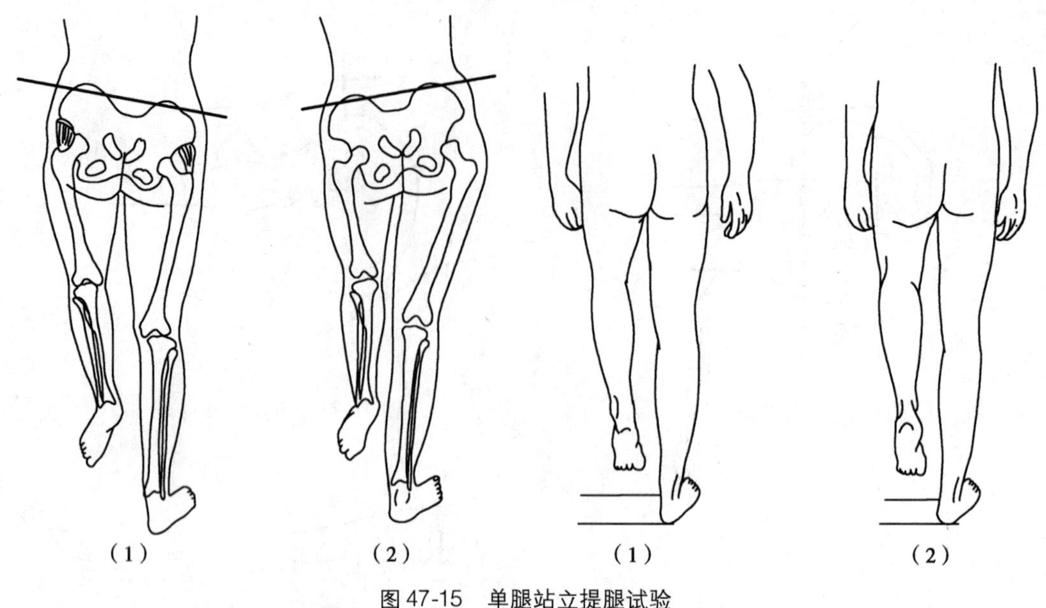

图 47-15　单腿站立提腿试验
(1)阴性;(2)阳性

侧疼痛;内侧副韧带病变,外翻时膝内侧疼痛。

3. 量诊　膝关节伸直为中立位(0°),其活动范围:0°(伸)~150°(曲),可过伸 10°左右,无内收、外展和旋转运动。膝关节主被动活动度的检查(图 47-16)。

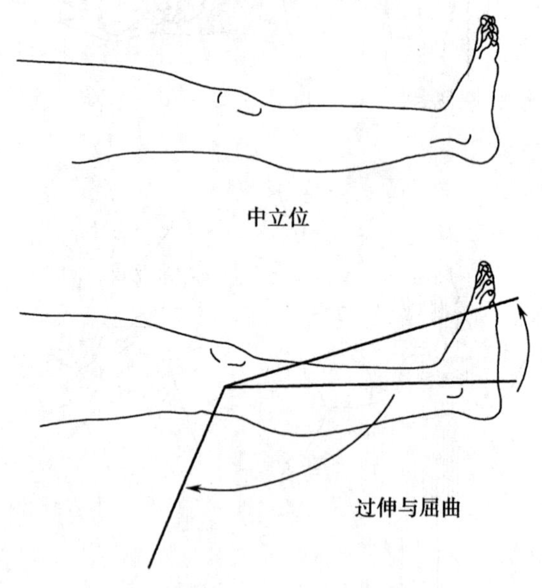

图 47-16　膝关节活动度检查

4. 特殊体征

(1) 浮髌试验:膝伸直位,检查者一手掌按压髌上囊,使关节液集中于髌骨下,另一手示指以垂直方向挤压髌骨,如感觉髌骨浮动或有撞击股骨髁之感觉,即为阳性。见于关节积液、积血(图 47-17)。

(2) 髌骨摩擦试验:膝关节伸直,股四头肌放松,检查者一手压住髌骨并使其在股骨髁关节面上、下、左、右摩擦移动,如有粗糙摩擦感或患者感觉疼痛,即为阳性。见于髌骨软化症、骨关节炎患者。

(3) 回旋挤压试验(McMurray 试验):患者仰卧位,检查者一手握住踝部,另一手按住患膝

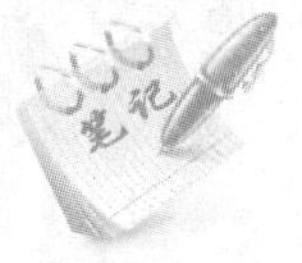

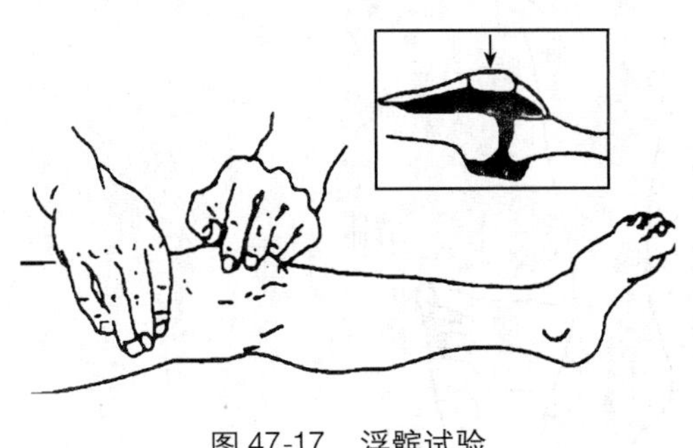
图 47-17　浮髌试验

部,使膝关节完全屈曲,当小腿于内收、外旋位,同时伸直膝关节时,如引起疼痛或响声为阳性,说明内侧半月板损伤。反之小腿外展、内旋,同时伸直膝关节,如有弹响或疼痛,表示外侧半月板损伤。

(4) 侧方挤压试验:膝伸直位,强力被动内收或外展膝部,一侧半月板受挤压,而另侧副韧带承受张力。此试验既可检查半月板有无损伤,又可检查侧副韧带有无损伤。

(5) 重力试验:患者侧卧位,患肢在上,检查者托住患者大腿,并嘱膝关节做主动屈伸活动,检查者可于小腿向下加一定压力,如引起内侧痛说明内侧半月板损伤,如引起外侧痛说明外侧副韧带损伤。反之,当患肢在下侧卧位做重力试验时,出现内侧痛表示内侧副韧带损伤,出现外侧痛,表示外侧半月板损伤。

(6) 研磨试验(Apley 试验):患者俯卧位,屈膝 90°,检查者一条腿压在患者大腿上,双手握住足部,向下挤压并作内外旋转,如出现一侧疼痛,说明该侧半月板损伤。向上提起并作内外旋转,出现一侧疼痛,说明该侧副韧带损伤。

(7) 抽屉试验:患者仰卧位,屈膝 90°,足平放于床上,检查者握住小腿上部作前拉后推动作,正常时前后有少许动度。如前拉活动度加大,表明前交叉韧带断裂。如后推动度加大,表明后交叉韧带损伤(图 47-18)。

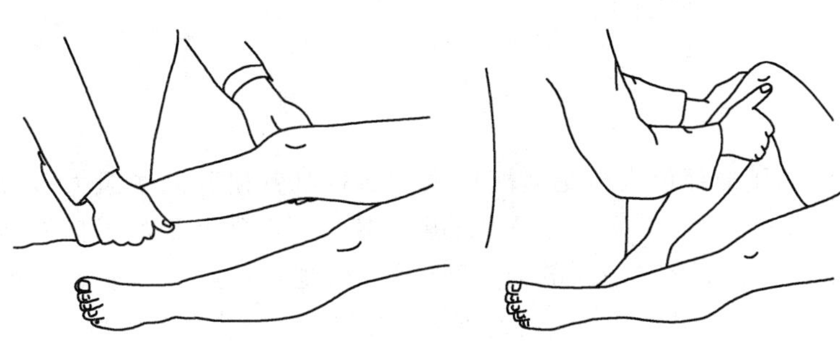
图 47-18　抽屉试验

(七) 踝关节与足

1. 视诊　足部畸形(如扁平足、马蹄足、内翻足、外翻足、仰趾足、外翻、弓形足等)有无跛行、肿胀等。

2. 触诊　压痛点,创伤及各种关节炎可有局限性压痛或较广泛的压痛。

3. 量诊　踝关节的中立位(0°)是足长轴与小腿成直角,其活动范围是 25°(背屈)~45°(跖屈),30°(内翻)~30°(外翻)。足踝部关节主被动活动度的检查(图 47-19)。

4. 特殊检查

(1) 前足横向挤压试验:检查者双手自前足两侧挤压前足时诱发疼痛,提示跖骨骨折或跖间肌损伤。

(2) 捏小腿三头肌试验:患者仰卧,检查者以手捏其三头肌腹,如有足屈曲,为正常;反之,提示跟腱断裂。

(八) 脊柱骨盆的检查法

1. 视诊　从正位看脊柱棘突在一条直线;脊柱生理弯曲是否改变。有无脊柱的后凸、侧凸畸形(常为骨折、结核、肿瘤、先天性畸形、椎间盘突出等引起)。步态跛行可反映骨盆倾斜、脊柱侧弯、肢体疼痛、关节病变及下肢不等长等情况。

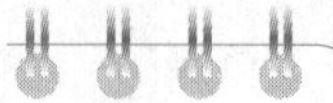

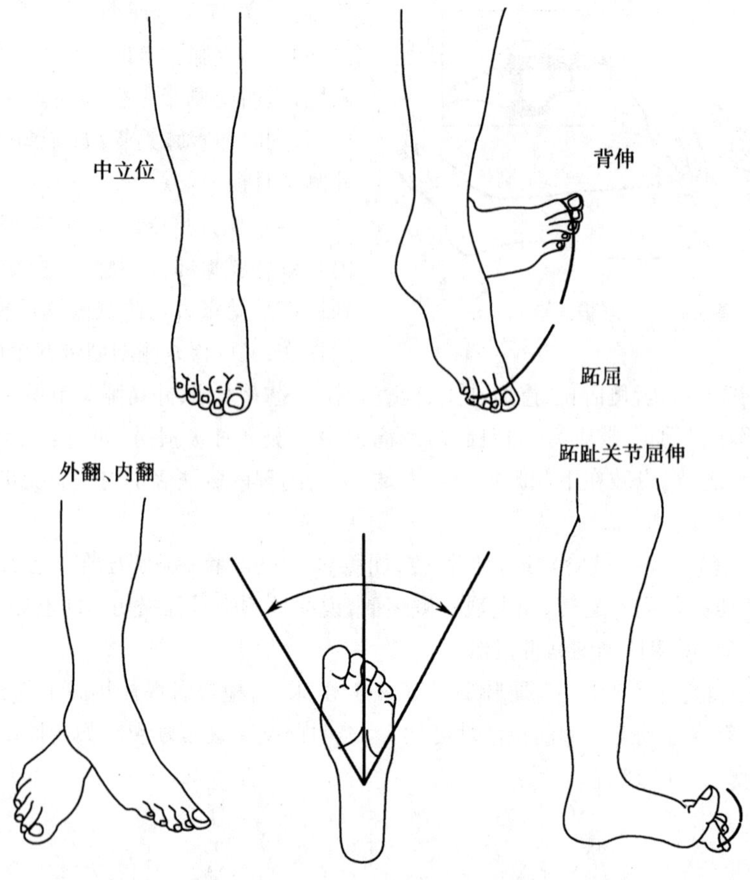

图 47-19　踝关节活动范围

2. 触诊　局部压痛部位大多是病变所在。如腰肌劳损时骶棘肌大多有压痛。腰骶和骶髂劳损时，$L_5 \sim S_1$ 及骶髂关节有局限压痛。棘突压痛常见于棘上韧带损伤或棘突骨折；腰椎间盘突出症多在突出平面的棘突间旁侧（患侧）压痛，并可引起小腿及足跟部放射痛。

3. 量诊　脊柱的活动有前屈、后伸、侧屈及旋转。观察其活动度及有无疼痛。各种原因的疼痛及腰肌痉挛均可使脊柱活动度受限。脊柱周围及髋关节的病变也可使其活动度减少（图 47-20）。

4. 特殊体征

（1）直腿抬高试验：患者仰卧，两腿伸直，分别作直腿抬高。正常时两侧抬高幅度相等（>70°）且无疼痛。若一侧抬高幅度明显降低和疼痛，即为阳性（图 47-21）。在直腿抬高试验阳性时，缓慢放低患肢高度，待放射痛消失后，再将踝关节被动背屈，如再度出现放射痛，则称为直腿抬高加强试验阳性，为腰椎间盘突出症的主要诊断依据。

（2）颈静脉压迫试验：在腰椎间盘突出症，压迫患者两侧颈静脉约 1 分钟，可引起患侧下肢放射痛和麻木感，咳嗽、打喷嚏、用力解大便时也可引起类似症状。

（3）拾物试验：患者拾取地上物件，仅屈膝与髋，而腰挺直不能弯曲者为阳性（检查脊柱有无屈曲运动障碍），多见于胸腰椎病变（图 47-22）。

（4）骨盆分离及挤压试验：患者仰卧，用两手将髂骨翼由两侧向中间压挤或向两侧分离。如有骨盆骨折，则引起骨折处疼痛，检查时动作轻柔，以免加重损伤；骶髂关节有劳损或病变，亦可引起患部疼痛（图 47-23）。

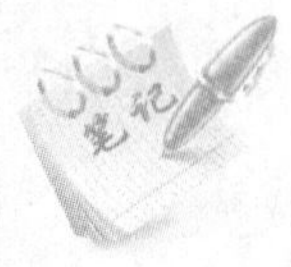

（5）“4”字试验：将患侧足跟置于对侧膝部并向后推压膝部，可使骶髂韧带紧张，如有病变可引起疼痛（图 47-14）。

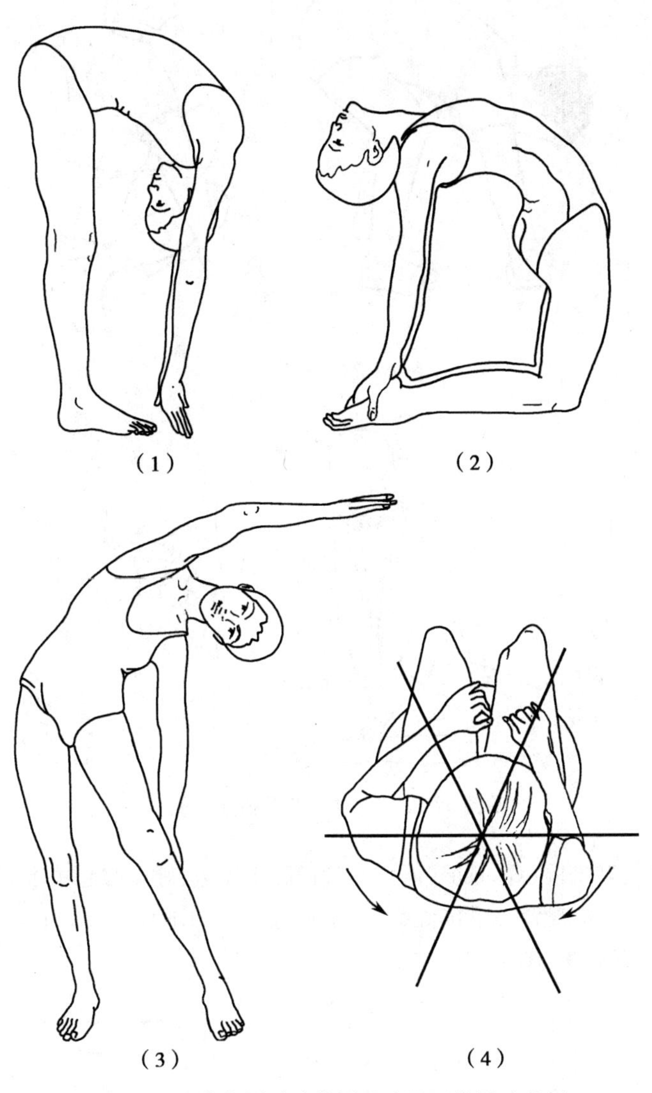

图 47-20　脊柱活动功能测量法及正常活动范围
(1)前屈;(2)后伸;(3)侧屈;(4)旋转

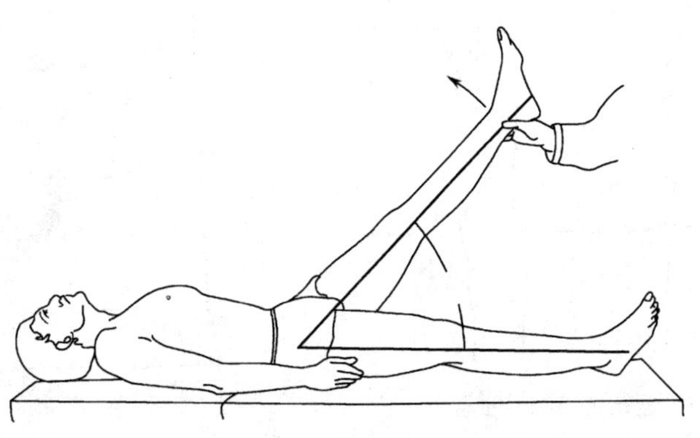

图 47-21　直腿抬高试验

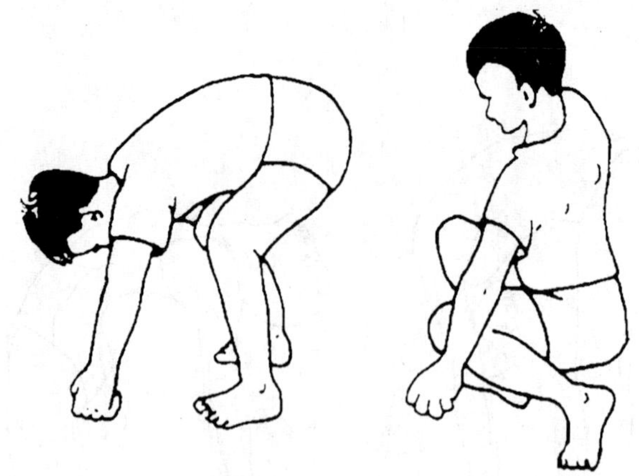

图 47-22　拾物试验

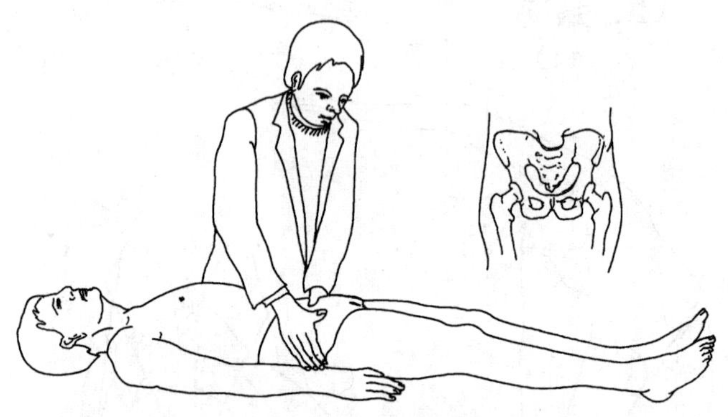

图 47-23　骨盆分离及挤压试验

（6）骶髂关节扭转试验（Gaenslen 征）：患者仰卧于床边，健侧髋膝关节屈曲并以双手抱住；患侧大腿垂于床缘外。检查者一手按健膝，一手按患膝并向地面加压，发现腰骶关节疼痛则为阳性，提示骶髂关节有病变（图 47-24）。

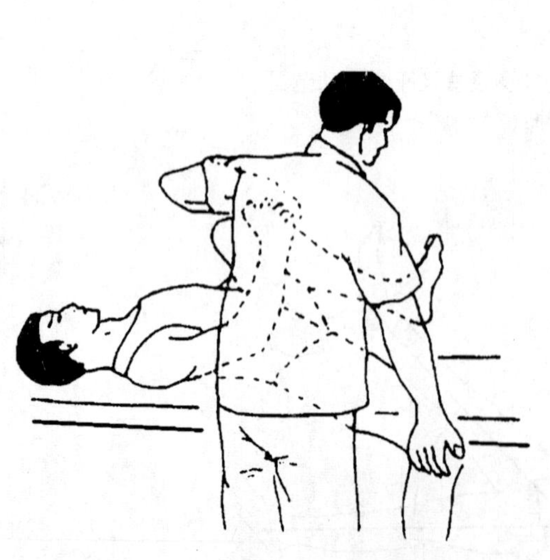

图 47-24　骶髂关节扭转试验

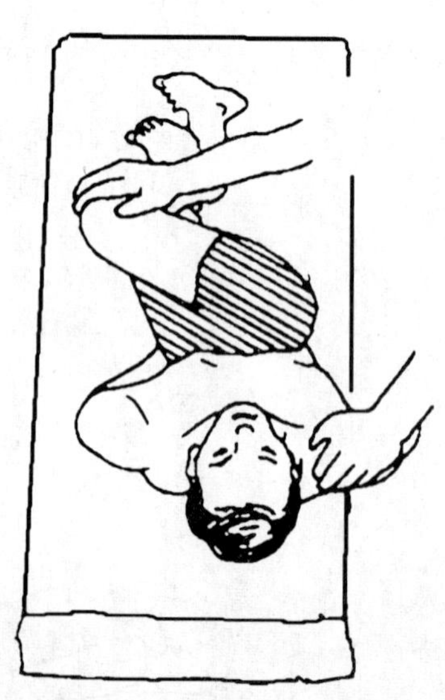

图 47-25　斜板试验

（7）斜板试验：仰卧，充分屈曲病侧髋、膝，检查者一手按住病侧肩部，一手按住病侧膝外侧，向健侧推去，骶髂关节疼痛者阳性，提示骶髂关节疾病（图 47-25）。

第五节　特殊检查

一、X 线检查

骨与关节损伤、炎症、退变、肿瘤、瘤样病变、先天畸形等，常需 X 线拍片检查。一般摄正侧位，手足摄正斜位，脊柱必要时加摄斜位，此外，有的还需拍摄特殊位置，如手舟骨放大位片，跟骨髌骨的轴位片，C_1、C_2部位的张口位片等。必要时两侧对照。

二、造影检查

关节内病变可通过造影协助诊断。常用于肩关节、腕关节、髋关节和膝关节。造影剂有气体及有机碘剂两种，造影前需作碘过敏试验。血管损伤、动脉瘤、动静脉瘘、血管瘤、静脉栓塞等可通过动脉或静脉造影协助诊断。

三、CT 检查

已在骨科临床广泛应用，它对许多疾病有重要的诊断价值，如骨肿瘤、椎间盘突出、椎管狭窄、脊柱损伤、骨折、炎症、骨坏死、先天畸形、退行性变等。螺旋 CT 可快速重建骨骼的三维图像。

四、MRI 检查

对不同软组织分辨率高，尤其对脊柱脊髓、关节、肢体骨与软组织的疾病具有重要的诊断价值。可作矢状、冠状、横断等多维成像。

五、放射性核素检查

通常应用^{99m}Tc 标记的磷酸化合物和有机磷酸盐作显像剂，静脉注射后，在血供丰富、代谢活跃的骨组织中分布浓聚。它对骨肿瘤、骨髓炎、骨坏死、骨代谢性疾病、骨移植术后成活情况，具有较重要诊断价值。可作局部检查，也可进行全身检查。

六、关节穿刺

关节因创伤积血、关节内感染、慢性创伤性炎症或其他关节炎而致的关节肿胀，为了诊断和治疗，常需作关节穿刺抽液，检查液体颜色、比重、细胞，必要时涂片染色查找细菌，作细菌培养及药物敏感试验。最常穿刺的是膝关节，其次为髋关节、肩关节、腕关节、肘关节、踝关节。

关节穿刺必须在严格无菌条件下进行，穿刺点先行局麻，穿刺时边进针边穿刺，不宜过深，以免损伤关节软骨；根据疾病不同可注入抗生素、肾上腺皮质激素等。

七、病理检查

在肿瘤或其他病变常需作活体组织检查，以确定诊断。活检的方法有穿刺活体组织检查和手术切取活体检查；在活体检查取材时，要选择在肿瘤组织与正常组织交界处、骨破坏处、软组织浸润处；要有足够大小。它对肿瘤和某些病变具有最终确诊意义。

八、电生理检查

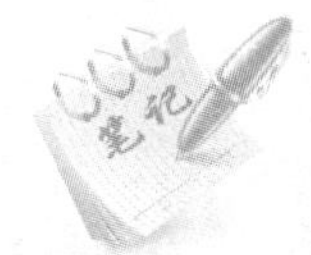

通过肌电图、诱发电位检查，对神经源性疾病或肌源性疾病具有鉴别意义，对周围神经损伤

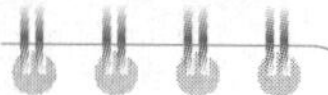

及修复后的恢复情况具有重要诊断价值，也可用于脊柱脊髓手术的术中监护。

九、关节镜检查

关节镜（arthroscopy）是应用于关节疾病和损伤的一种诊疗器械。可用于肩、肘、腕、髋、踝及下颌关节，最常用的是膝关节。通过关节镜直观检查或切取组织进行病理检查，有助于诊断。还可借助关节镜进行一些手术，如游离体摘除、半月板修复或切除术、关节滑膜切除术及交叉韧带修复术等。

十、骨密度测定

目前对于骨质疏松（osteoporosis）的检测手段颇多。X 线平片、单光子吸收法、双光子吸收法、双能 X 线吸收法、定量 CT、超声波等均有助于骨质疏松的诊断。其中双能 X 线吸收法是目前较先进的检测方法，测量结果若低于正常成人峰骨量 2.5 个标准差以上，应视为骨质疏松。双能 X 线法测量部位主要为腰椎和股骨近端，也可作为全身测量。

知识拓展

关节镜的发展

现代关节镜是从膀胱镜技术发展而来。1919 年日本学者高木（Takagi）首次利用膀胱镜检查膝关节并发明和命名了关节镜。20 世纪 70 年代在欧美国家取得了长足的进步。上世纪 80 年代初引入我国，随着国际上现代新型高精密、高清晰度电视关节镜设备与先进的手术器械的应用，我国关节镜事业出现了跨越式的发展。关节镜手术已成为骨关节外科标准的诊断方法和治疗技术。具有切口小，痛苦少，康复快，并发症少的优点．充分体现了现代外科微创化的发展趋势。被人将关节镜技术与骨折内固定、人工关节置换术并称为 20 世纪骨科领域的三大重要进展。

本章小结

骨科的理学检查在骨科患者的诊断中起着非常重要的作用。首先要牢固树立正确、全面、细致的体格检查是诊断疾病的基础的观念，在学习和临床工作中，应高度重视亲自动手进行常规的理学检查，而不要过分依赖影像学等检查结果，以免被其误导而出现误诊误治。各种检查方法的学习，应勤动手、多思考、反复练，从而为今后的临床工作打下良好的基础。

（邓　兵）

练习题

一、选择题

A1 型题

1. 下列肢体测量方法中，错误的是

   A. 必须先将两侧肢体放置于对称的位置上来测量长度

   B. 必须在肢体的中部来测量周径

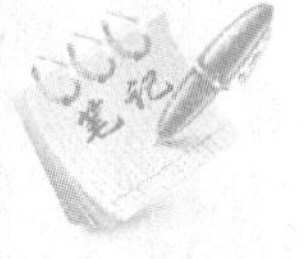

C. 上肢的长度为肩峰到桡骨茎突尖(或中指指尖)

D. 下肢的长度为髂前上棘至内踝尖

E. 下肢的轴线为膝伸直位时髂前上棘和第一趾蹼间的连线,通过髌骨中心

2. 斜板试验阳性说明

A. 腰骶关节病变　　B. 髋关节病变

C. 骶髂关节病变　　D. 坐骨神经病变

E. 腰椎病变

3. 托马斯(Thomas)征是检查

A. 髋内收、内旋　　B. 髋外展、外旋

C. 髋屈曲畸形　　D. 股骨大转子上移

E. 以上都不是

4. 肘关节的功能位是

A. 0°位　B. 30°位　C. 60°位　D. 90°位　E. 120°位

5. 肌力测定的分级描述中,错误的是

A. 1 级:肌完全不能收缩,为完全瘫痪

B. 2 级:肌收缩可使关节活动,但不能对抗重力

C. 3 级:肌仅有抗重力,无抗阻力收缩

D. 4 级:肌有抗重力和抗阻力收缩

E. 5 级:肌有对抗强阻力收缩

6. 肩关节脱位的表现中不正确的是

A. 肩部外伤史　　B. 方肩畸形

C. 关节盂空虚　　D. Thomas 征(+)

E. Dugas 征(+)

A2 型题

7. 男性,4 岁。被牵拉上台阶时突然哭闹,拒绝使用右上肢。最可能出现的阳性体征是

A. 肘后三角关系异常　　B. 肘关节肿胀

C. Dugas 征(+)　　D. 桡骨小头压痛(+)

E. 肘内翻

8. 塌方将一煤矿工人的骨盆部砸伤,患者 3 小时后被抢救出来。查体:神志清楚,面色苍白,血压测不清,最必要的检查是

A. 骨盆分离试验　　B. 是否有腹膜刺激症状

C. 腹部听诊　　D. 腹腔诊断性穿刺

E. 尿道口是否有血液滴出

A3/A4 型题

(9～10 题共用题干)

女性,70 岁。下楼时不慎摔伤右髋部,查体:右下肢短缩,外旋 50°畸形,右髋肿胀不明显,但有叩痛。

9. 最可能的诊断是

A. 右髋后脱位　　B. 右髋前脱位

C. 右股骨颈骨折　　D. 右粗隆间骨折

E. 右髋软组织损伤

10. 为证实诊断首先需要的检查是

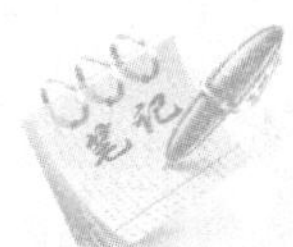

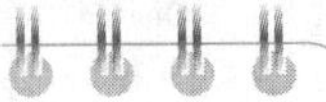

A. X 线片　　B. CT 检查
C. MRI 检查　　D. 核素骨扫描
E. 关节造影

二、思考题

1. 列表归纳各种检查法的操作要点及临床意义。
2. 简述直腿抬高试验的临床意义。

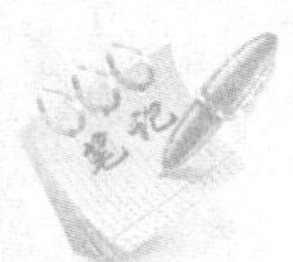

第四十八章

骨　　折

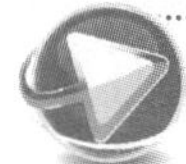

学习目标

1. 掌握：骨折的定义、病因、分类、移位、临床特点、急救和治疗原则；常见四肢骨折的类型、移位规律、临床特点和治疗原则。

2. 熟悉：骨折的愈合过程、影响愈合的因素；骨折的并发症和开放性骨折的治疗原则；膝关节损伤的分类、特点和治疗原则。

3. 了解：脊柱骨折、骨盆骨折的分类、临床表现和治疗原则。

4. 具备对骨折的初步诊断、现场急救和初步处理的能力。

5. 能够正确的与患者沟通和交流，让患者了解病情、有可能出现的并发症及治疗方案，以取得积极的配合；对患者进行心理疏导，以消除患者因行动障碍造成的心理压力。

第一节　概　　述

一、骨折的定义、病因、分类及移位

（一）定义

骨或骨小梁的连续性或完整性中断称为骨折（fracture）。

（二）病因

骨折的发生取决于外力作用和骨强度。外力作用于正常骨骼引起的骨折称创伤性骨折；由骨骼疾病造成骨质破坏，受轻微外力作用即发生骨折称病理性骨折。本章主要讨论创伤性骨折。

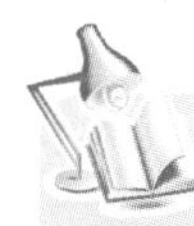

知识链接

原发性骨质疏松症

原发性骨质疏松症是老年人的一种常见全身性骨病，是造成老年人骨折的常见原因。以骨质减少、骨的微观结构退化为特征。主要是骨量低和骨的微细结构破坏，导致骨的脆性增加而容易发生骨折。骨组织的矿物质和骨基质均有减少。女性较男性多见，常见于绝经后妇女和老年人，在轻微外伤或无外伤的情况下都容易发生骨折，尤其75岁以上的妇女骨折发生率高达80%以上。

1. **直接暴力**　暴力直接作用于受伤部位使之发生骨折。其特点是骨折形态多为粉碎性，骨折局部软组织损伤较重。

2. **间接暴力**　暴力通过传导、杠杆或旋转作用，使远离暴力作用点的骨组织发生骨折。特

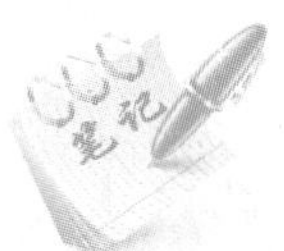

点是骨折形态多为斜形或螺旋形，骨折周围软组织损伤较轻。

3. 肌肉拉力　肌肉突然猛烈地收缩，可使肌肉附着处骨质撕裂。如股四头肌突然猛烈地收缩可致髌骨骨折。

4. 积累劳损　某些部位骨骼长期、反复、持续受到轻微的直接或间接外力作用，积累到一定的程度造成骨折。如远距离行军可致第二、三跖骨或胫骨上 1/3、腓骨下 1/3 骨折。此类骨折常称为行军骨折或疲劳骨折。

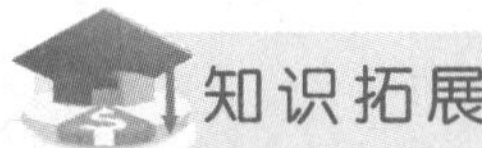

疲劳骨折的发生机制

疲劳骨折是由于局部长期受反复集中的轻微损伤后，首先发生骨小梁骨折并随即修复，如在修复过程中继续受外力作用，可使修复障碍，骨吸收增加，反复这一过程，终因骨吸收大于骨修复而导致完全性骨折。

（三）分类

1. 按骨折处是否与外界相通分类　分为闭合性骨折和开放性骨折。骨折端与外界相通，骨折处皮肤或黏膜破裂，称开放性骨折，如耻骨骨折伴尿道破裂。开放性骨折易继发感染；骨折端与外界不相通称闭合性骨折，不易继发感染。

2. 按骨折的程度和形态分类　分为不完全骨折和完全骨折。骨的连续性和完整性部分中断称不完全骨折，如裂缝骨折和青枝骨折。骨的连续性和完整性完全中断称完全骨折。按骨折线的方向及形态又可分为：横形骨折、斜形骨折、螺旋骨折、粉碎骨折、嵌插骨折、压缩性骨折、凹陷性骨折和骨骺分离（图 48-1）。

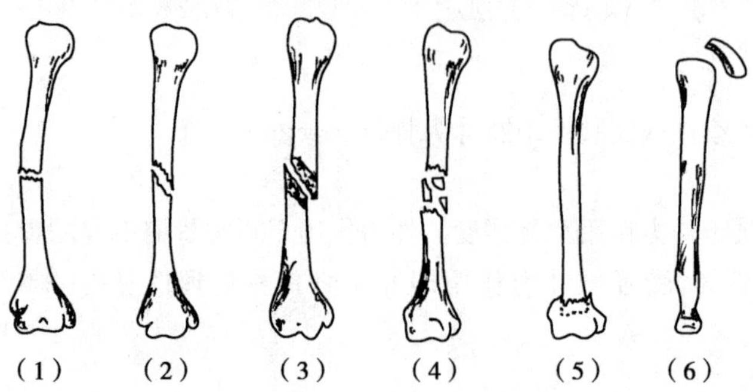

图 48-1　骨折的分类

（1）横行骨折；（2）斜行骨折；（3）螺旋骨折；（4）粉碎骨折；（5）嵌插骨折；（6）骨骺分离

3. 按骨折端稳定程度分类　分为稳定性骨折和不稳定性骨折。骨折端不易移位或复位、固定后不易再移位者称稳定性骨折，如裂缝骨折、青枝骨折、横形骨折、嵌插骨折、部分压缩性骨折。反之称不稳定性骨折，如斜形骨折、螺旋骨折、粉碎性骨折等。

（四）骨折移位

1. 移位方式　①成角移位；②侧方移位；③短缩移位；④分离移位和旋转移位。（图 48-2）。临床上几种移位常同时存在，也称混合移位。

2. 影响移位的因素　①暴力的性质、大小和作用方向；②骨折后肌肉的牵拉；③肢体的重力作用；④搬运及治疗不当。肌肉拉力在移位中起重要作用。

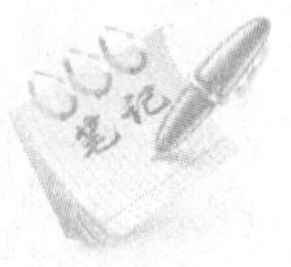

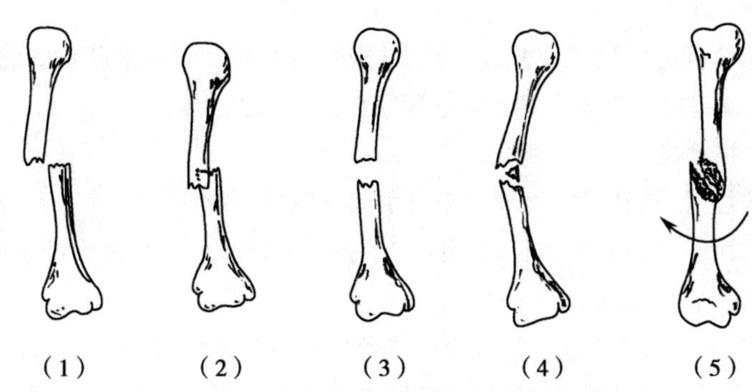

图 48-2　骨折的移位

(1)侧方移位;(2)短缩移位;(3)分离移位;(4)成角移位;(5)旋转移位

二、骨折的临床表现及诊断

(一) 临床表现

1. 全身表现　只见于多发性骨折或严重骨折。

(1) 休克:主要原因是出血。常见于骨盆骨折、股骨干骨折、多发骨折以及严重的开放性骨折或并发脏器损伤时。

(2) 发热:骨折后体温一般正常。出血量较大的骨折,血肿吸收时可出现低热,一般不超过38℃;开放性骨折出现高热时,应注意合并感染的可能。

2. 局部表现

(1) 骨折的一般表现:局部疼痛、肿胀、皮肤瘀斑、压痛和功能障碍。

(2) 骨折的专有体征:①畸形:骨折端移位,患肢出现短缩、成角或异常弯曲等畸形;②反常活动:骨折后在非关节部位出现不正常的活动;③骨擦音或骨擦感:检查时有骨断端摩擦音或摩擦感。

不可为了引出反常活动、骨擦音、骨擦感而反复检查,以免加重患者痛苦和周围组织损伤。

3. X 线表现　X 线检查对骨折的诊断、治疗具有重要价值,不仅能显示临床检查难以发现的不全骨折、小的撕脱性骨折等,而且可以明确骨折类型及移位情况,因此凡疑有骨折者应常规行 X 线检查。摄片应包括邻近关节的正侧位,必要时需加摄特殊位置 X 线片或健侧 X 线片对比。

(二) 诊断

骨折的诊断主要靠病史及体征,凡有以上三个骨折专有体征之一者即可确诊。但有些如裂缝骨折、嵌插骨折等需摄 X 线片明确诊断。

三、骨折的并发症

骨折发生的同时,可并发全身和局部损伤,若不及时发现或处理不当,会影响治疗效果甚至危及患者生命,因此应特别注意预防和及时正确处理。

(一) 早期并发症

1. 休克　严重创伤、骨折引起大出血或重要器官损伤所致。

2. 重要脏器损伤　严重暴力除致骨折外,还可引起肺、肝、脾、膀胱、尿道、直肠等脏器损伤。

3. 血管损伤　伸直型肱骨髁上骨折易损伤肱动脉;股骨髁上骨折可致腘动脉损伤;胫骨上段骨折可伤及胫前或胫后动脉。

4. 神经、脊髓损伤　脊柱骨折可引起脊髓损伤导致瘫痪;肱骨中、下 1/3 处骨折易损伤桡神经;腓骨颈骨折易引起腓总神经损伤。

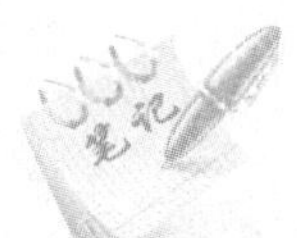

5. 脂肪栓塞　多发生于成人,由于骨折处骨髓腔被破坏,脂肪滴进入破裂的静脉窦内引起

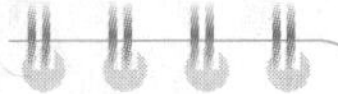

肺、脑脂肪栓塞。

6. **骨筋膜室综合征**　多见于前臂和小腿,常因骨折血肿和组织水肿致骨筋膜室内容物体积增加或外包扎过紧致室内容积减小导致骨筋膜室内压力增高所致。

(二) 中、晚期并发症

1. **感染**　开放性骨折易发生,处理不当可引起化脓性骨髓炎。

2. **关节僵硬**　由于骨折后肢体长时间固定,引起关节内、外组织发生纤维粘连,关节囊及周围肌肉挛缩,导致关节活动受限。

3. **损伤性骨化(骨化性肌炎)**　关节脱位或骨折附近软组织损伤、出血,处理不当而致血肿扩大、机化,并在关节附近软组织内广泛骨化,造成关节活动障碍,多见于肘关节。

4. **创伤性关节炎**　关节内骨折未能解剖复位,愈合后关节面不平整,长期磨损引起关节损伤性炎症。

5. **缺血性骨坏死**　骨折使某一骨折段的血供被破坏,而致该骨折段发生缺血性坏死。常见有股骨颈骨折后股骨头缺血性坏死及距骨、腕舟骨骨折后缺血性坏死。

6. **缺血性肌挛缩**　是骨筋膜室综合征处理不当的严重后果,典型的表现是爪形手、爪形足畸形。

四、骨折的愈合过程及影响因素

(一) 骨折愈合过程

从组织学和生物学的变化可分为三个阶段,但实际上三个阶段是逐渐演进而不能截然分开

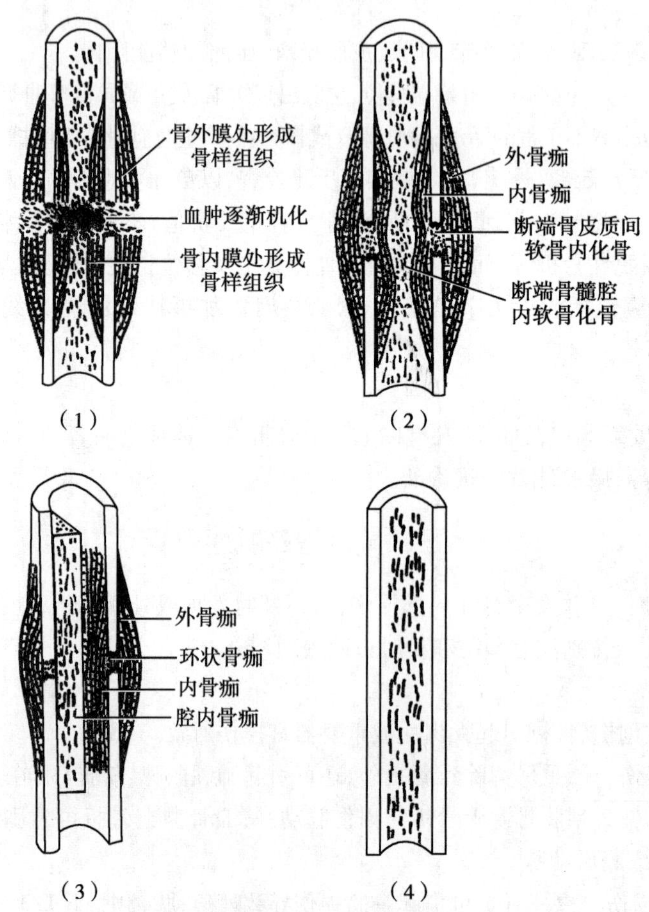

图48-3　骨折二期愈合过程

(1)血肿机化;(2)原始骨痂形成;(3)骨痂塑形;(4)塑形完成

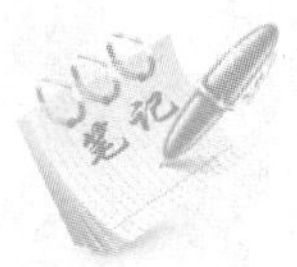

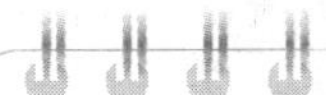

的修复过程。

1. 血肿机化演进期　骨折后断端出血，局部形成血肿，部分组织失活，引起局部创伤性炎症反应；继而肉芽组织形成，并逐渐转化为纤维组织。与此同时，骨折端附近的骨外膜、骨内膜成骨细胞增殖，形成骨样组织，从两侧逐渐向骨折间隙延伸，约2周后局部可达到纤维性连接。

2. 原始骨痂形成期　由骨外膜、骨内膜生成的骨样组织逐渐钙化，形成新骨（膜内化骨），从骨的外侧和髓腔内侧形成外骨痂和内骨痂包绕骨折端。而骨折断端间和髓腔内的纤维组织亦逐渐转化成软骨组织，继而钙化（软骨内化骨）形成环状骨痂和腔内骨痂。至此，骨折断端完全由原始骨痂连接，骨折达临床愈合阶段。

3. 骨痂改造塑形期　原始骨痂中骨小梁排列不规则，尚不牢固。随着肢体的活动和负重，在应力轴线上的骨痂不断改造、加强，而周围骨痂逐渐被清除吸收，最后形成适应生理需要的永久骨痂（图48-3）。

近年来由于坚强内固定的出现，形成一种新的骨折愈合形式——直接骨愈合，不形成外骨痂。

（二）影响骨折愈合的因素

骨折愈合过程受很多因素影响，如年龄、营养状态、骨折的类型、骨折部位的血运、软组织损伤程度、局部感染及治疗方法等。特别应注意的是医源性影响，如反复、粗暴的手法复位，过度牵引，切开复位时广泛剥离骨膜，清创术中摘除过多的碎骨片，固定不牢固及不恰当的功能锻炼等。

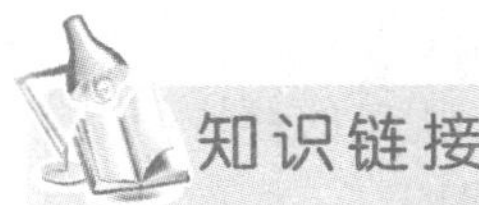

知识链接

Wolff定律

骨骼的功能是承受活动期间骨组织的机械应变。骨骼具有适应这些功能需要的能力，这一现象在一个世纪前就被认识到，现在称之为Wolff定律（伍尔夫定律）。

对一个成型的骨骼，其本身成分的定型与变形随功能性压力的方向而定，其增加或减少的质量可以反映出压力的大小。骨骼的生长会受到力学刺激影响而改变其结构。用之则强，失用则弱。

五、骨折的治疗原则

复位、固定、功能锻炼是骨折治疗的三项基本原则。中西医结合治疗骨折总结出动静结合（固定与活动结合）、筋骨并重（骨与软组织并重）、内外兼治（局部与全身兼治）、医患合作等治疗观点，强调复位不增加软组织损伤，固定不影响肢体活动，使骨折愈合与功能锻炼并举。

（一）复位

骨折的复位分手法复位和切开复位。复位的标准主要用骨的对位和对线来衡量。对线是指两骨折段在轴线上的关系，对位是指两骨折端接触面的对合关系。骨折复位后，矫正了各种移位，恢复了正常解剖关系，称解剖复位。如果复位后，骨折端虽未恢复正常的解剖关系，但骨折愈合后对肢体功能无明显影响者称功能复位。不同位置的骨折，对复位要求不同。关节内骨折必须达到解剖复位，而多数骨折仅达到功能复位即可。绝不能为追求解剖复位而反复复位，造成不必要的痛苦与损伤。

骨折复位的要求：①骨折端的分离移位、旋转移位必须完全矫正；②下肢短缩成人不超过1cm，儿童不超过2cm；③与关节方向不一致的侧方成角必须完全矫正，而与关节活动方向一致的前、后方成角，成人小于10°，儿童小于15°（可在骨痂塑形改造中自行矫正）；④长骨干横折，

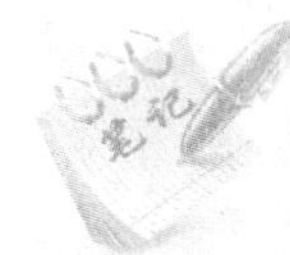

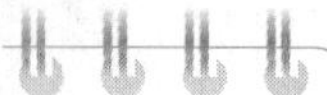

复位后骨折端对位至少应达1/3，干骺端骨折，对位至少应达3/4。

（二）固定

骨折的固定分内固定和外固定。固定的目的是防止复位后的骨折再移位，为骨折愈合提供良好的环境。因此，无论采取何种方法都要求固定牢固、可靠。固定方法的选择，既要根据骨折的具体情况又要结合医疗条件。

（三）功能锻炼

骨折治疗的目的是恢复肢体的正常生理功能，所以功能锻炼是骨折治疗的重要组成部分。合理的功能锻炼是防止并发症和及早恢复功能的重要保证，应根据骨折的不同时期采取不同的方法。不恰当的功能锻炼，将会影响骨折的愈合。

六、骨折急救和开放性骨折处理原则

（一）急救

目的是用简单而有效的方法抢救生命、保护患肢、安全运送，便于后续治疗。

1. 抢救生命　迅速了解患者的意识、生命体征及全身情况，对昏迷、呼吸困难、窒息、休克等危重患者应立即进行抢救。

2. 包扎伤口　对出血的伤口，最简单、安全、有效的止血方法是用无菌敷料或现场最清洁的布类压迫包扎。除大血管破裂压迫包扎难以止血外，应慎用止血带。用止血带时应记录时间，每隔1小时松开止血带5～10分钟，以免引起肢体缺血、坏死。骨折端已戳出伤口者，不宜立即复位，予以包扎固定即可。

3. 妥善固定骨折　现场固定的目的是避免继发损伤、止痛、便于搬运。固定的材料可用夹板，也可就地取材如木板、树枝等；也可将上肢固定于胸部，下肢与健肢捆绑固定。

4. 迅速运送患者　妥善固定后，应尽快送往医院。脊柱骨折者搬运时要平托搬运、轴向翻身，不可扭转躯体、屈折脊柱，以免加重或继发脊髓损伤。

（二）开放性骨折处理要点

开放性骨折的断端与外界相通，极易发生感染。因此其处理原则是及时正确地处理创口，防止感染，力争使开放性骨折转为闭合性骨折。

1. 创口的处理　对于伤后8小时内的开放性骨折，污染程度轻者应彻底清创，一期闭合伤口；超过8小时的开放性骨折，仍可做清创术，若污染程度轻、软组织损伤不重、气温较低仍可考虑缝合伤口，否则只清创不缝合伤口。

2. 肌肉、肌腱、血管、神经的处理　一切失去生机的肌肉、肌腱、筋膜必须彻底清除。肌肉应切至出血及钳夹有收缩为止，肌腱清创应注意保留功能，血管、神经应尽量保留，若仅为表层污染可小心剥离外膜。

3. 骨膜、骨端的处理　骨外膜对骨折愈合十分重要，应尽量保留，已污染的可仔细切除表层。骨端的污染程度，在骨皮质一般不超过0.5～1.0mm，骨松质则可深达1cm；骨皮质的污染可用骨凿或咬骨钳去除，污染的骨松质应予刮除。粉碎骨折应注意保留碎骨片，与周围组织有联系的骨片应尽量保留，较大的游离骨片清洗后尽可能放回原处。

4. 固定方法的选择　开放性骨折因有感染的危险，原则上慎用内固定或用简单的内固定方法。传统上多用石膏固定或牵引固定，但需较长时间卧床，不能早期进行功能锻炼，并发症较多。近年很多学者主张对伤后时间短、污染轻的开放骨折，在彻底清创、有效抗生素治疗下，采用坚强的内固定治疗，可早期进行功能锻炼，效果较好。骨折外固定器的不断改进和完善，特别适用于四肢开放性骨折的固定，它具有固定可靠、换药方便、可随时调整、纠正残余畸形等优点。

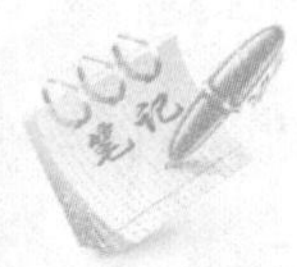

5. 抗生素的应用　开放性骨折，伤后即应使用抗生素，如果发生感染应做药敏试验，选用敏感的抗生素。

七、骨折切开复位内固定

切开复位内固定是通过手术，暴露骨折段，直视下将骨折复位，然后用内固定器材固定骨折段，从而达到复位和固定的目的。

（一）适应证

1. 骨折端间有软组织嵌入，手法复位失败者。
2. 关节内骨折手法复位后未达到解剖复位者。
3. 手法复位与外固定后不稳定，未达到功能复位标准者。
4. 骨折合并主要血管、神经损伤，在处理血管、神经的同时，宜做切开复位与内固定。
5. 多发骨折者，为便于护理及患者活动，宜选内固定治疗主要部位骨折。

（二）种类

骨折内固定的器械进展很快，种类名目繁多，常用有钢丝内固定、螺丝钉固定、接骨板、髓内钉固定以及脊柱骨折的固定器械。

近年来随着骨折内固定临床并发症的分析研究，以及骨和内固定材料生物力学的发展，逐渐形成了生物学内固定的概念和原则。

八、骨折的功能锻炼

功能锻炼是骨折治疗的重要组成部分。恰当而积极的功能锻炼有助于防止并发症和患肢功能的恢复。因此，应在医护人员指导下，充分发挥患者积极性，循序渐进，早期功能锻炼，促进骨折愈合。

（一）骨折早期

伤后1～2周内，肢体局部肿胀、疼痛，且骨折容易发生再移位。此期功能锻炼主要是患肢肌肉伸缩活动。原则上骨折部上、下关节暂不活动，其他部位的关节可以进行功能锻炼。此期功能锻炼的目的是促进血液循环，利于水肿消退，防止肌萎缩。

（二）骨折中期

骨折2周后患肢肿胀逐渐消退，局部疼痛消失，骨折端已纤维连接，逐渐形成骨痂，骨折部日趋稳定。此期间除做肌肉伸缩活动外，还应在健肢或他人帮助下，逐步活动骨折部上、下关节。活动范围、幅度和强度逐渐增加，以防肌萎缩和关节僵硬。

（三）骨折后期

骨折临床愈合后，功能锻炼主要是加强患肢关节的主动活动，促进关节和肌肉早日恢复正常功能。

九、骨折愈合标准

（一）临床愈合标准

1. 局部无压痛及轴向叩击痛。
2. 局部无反常活动。
3. X线显示骨折线模糊，有连续骨痂通过骨折线。
4. 解除外固定后伤肢能满足以下要求：上肢向前平举1kg重量达1分钟，下肢不扶拐在平地连续步行3分钟，并不少于30步。
5. 连续观察2周不变形。

对2、4两项测定必须慎重，不宜在去除固定后立即进行。

（二）骨折不愈合

骨折经治疗后，超过一般愈合所需时间仍未愈合时，即属骨折延迟愈合或不愈合（骨不连）。

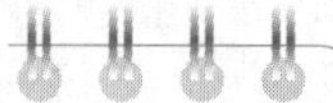

两者临床表现相同,若X线显示骨折间隙明显,骨折端被致密硬化的骨痂封闭即为骨折不愈合;若X线表现尚未达此程度,骨髓腔尚未封闭者为延迟愈合。骨折延迟愈合如找出原因,牢固固定,仍有愈合可能。而骨折不愈合必须手术植骨、内固定治疗。

【附】骨筋膜室综合征的临床特点

骨筋膜室综合征(osteofascial compartment syndrome)是指四肢由骨、骨间膜、肌间隔和深筋膜组成的骨筋膜室内的肌肉和神经因急性缺血而产生的一系列早期症状和体征,是四肢骨折损伤的严重并发症,最常发生在前臂和小腿,应引起临床足够重视。

(一)病因和病理

由于骨筋膜室的室壁坚韧、缺乏弹性,当骨筋膜室内压力骤增时(如肢体损伤或骨折后,绷带、石膏、夹板、止血带等包扎过紧或肢体长时间受压,可致骨筋膜室容积减少,使室内压力骤增;而严重的组织损伤可使室内肌缺血、水肿,导致室内容物体积增加,室内压力增高),阻断室内血液循环,使室内肌、神经等组织缺血;而组织缺血,毛细血管通透性增加,大量液体渗出形成的水肿,又使室内压力进一步增加;从而形成缺血、水肿的恶性循环。如果不及时采取措施,将导致肌和神经的坏死。一般情况下,缺血30分钟神经功能即有异常,完全缺血12~24小时,神经功能将永久丧失;肌缺血2~4小时可发生功能改变,8~12小时可发生不可逆改变。以上时限与气温变化、组织代谢密切相关。

在多室性或肌丰富部位的骨筋膜室综合征还将出现全身的病理变化。早期由于大量渗出可导致休克;随着大量的肌坏死,释放大量的肌球蛋白、钾离子等,可发生毒血症、酸中毒、高钾血症、急性肾衰及心功能异常等。

(二)临床特点

1. 疼痛　伤肢出现持续性剧痛并进行性加重是本征最早的症状,尤其是与损伤程度不相称的疼痛,应视为警告性信号(当神经功能丧失后不再疼痛)。

2. 患指或趾牵拉痛　患指或趾呈屈曲状态,被动牵拉可引起剧痛,这是肌缺血的早期表现,也是早期很有诊断价值的体征(当肌坏死后不再有牵拉痛)。

3. 局部张力高、压痛　患肢触诊可感到筋膜室张力大,有明显的压痛。皮肤可出现张力性水疱。

4. 患肢远侧脉搏与毛细血管充盈时间改变　早期远侧的动脉搏动存在,末梢毛细血管充盈可正常。当脉搏逐渐消失,毛细血管充盈时间延长或消失时,已失去抢救时机。因此,动脉搏动是否存在并非安全指标。

(三)治疗

本征治疗的关键是早期诊断,一经确诊,立即广泛切开筋膜减压是唯一有效的治疗手段。减压范围:应使肌腹部筋膜充分切开,切开的皮肤不宜缝合,可用凡士林纱布填塞,延期缝合或植皮。减压后,血液循环改善,大量坏死组织的毒素入血液循环,应积极预防休克、酸中毒、肾衰、高钾血症及心律失常等并发症。对于组织坏死广泛、全身中毒症状严重而危及生命者,应尽早行截肢术。

第二节　上肢骨折

一、锁骨骨折

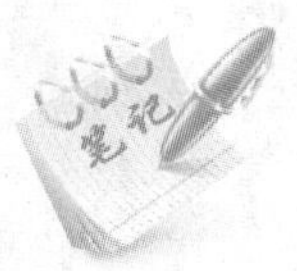

锁骨骨折(fracture of clavicle)较常见,好发于中1/3处,多为间接暴力引起。成人锁骨骨折多为短斜形,儿童多为青枝骨折。

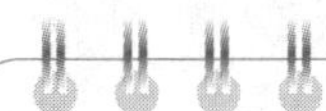

（一）移位特点

骨折后，近折段受胸锁乳突肌牵拉，向上、向后移位；远折段受上肢重量作用及胸大肌上部肌束的牵拉，向前、下移位，断端可重叠（图 48-4）。

（二）临床表现

患者用健手托患肢肘部，头颈向患侧偏斜，以减轻上肢重量和胸锁乳突肌牵拉所致疼痛。局部肿胀，压痛，并可触及骨折端。儿童青枝骨折，畸形不明显。若出现伤后不愿活动上肢、穿衣服时啼哭等症状，应考虑有锁骨骨折的可能。严重暴力，骨折移位，局部肿胀明显，应注意合并锁骨后臂丛神经和血管损伤。

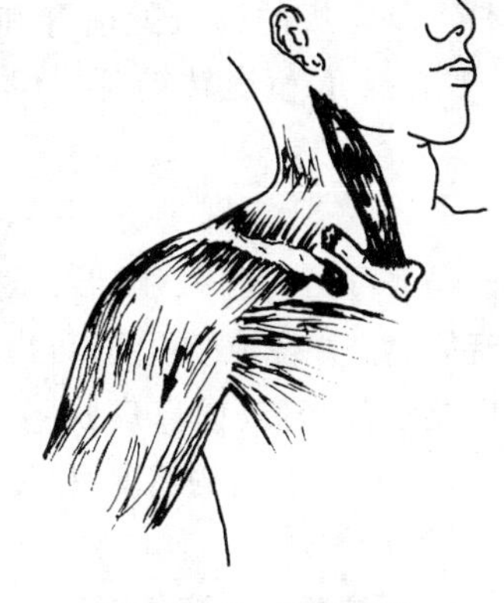

图 48-4　锁骨骨折

X 线摄片能明确有无骨折及移位情况。

（三）治疗

1. 三角巾悬吊　适用于青枝骨折或无移位骨折，悬吊时间为 3～4 周。

2. 手法复位及绷带固定　适用于有移位的锁骨骨折。

手法复位：局部麻醉。患者取坐位、挺胸，两手撑腰。术者在患者背后，用膝关节顶在患者两肩胛之间，同时握住患者两上臂上段，用力向后、向上外方向牵拉。助手在患者前面，用手指挤压断端辅助，即可完成复位（图 48-5）。

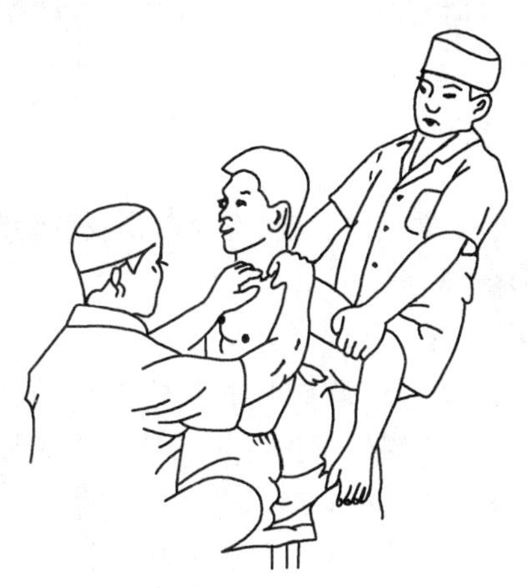

图 48-5　锁骨骨折手法复位

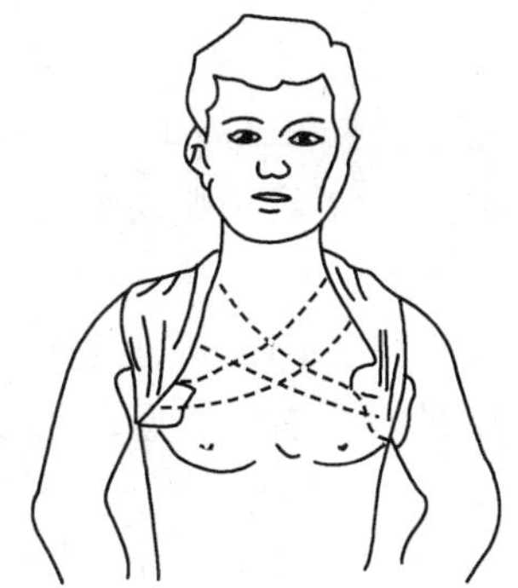

图 48-6　横"8"字绷带固定

复位后，患者保持挺胸、提肩姿势，在两腋窝处放置棉垫，然后用宽绷带，经肩-背-肩做横"8"字交叉固定（图 48-6），再用宽胶布沿上述途径拉紧粘贴，加强固定。固定后应密切观察有无血管、神经受压症状，若出现上肢麻木、桡动脉搏动消失，应及时调整。固定时间一般 4 周左右。

3. 切开复位内固定　对复位后再移位，开放性骨折，伴血管、神经损伤者，可行切开复位内固定。

二、肱骨干骨折

肱骨干骨折（fracture of shaft of humerus）多发生于青壮年。由直接暴力所致的骨折，常发生于肱骨中、上段，多为横形或粉碎骨折。由间接暴力引起的多发生于肱骨干的下 1/3，多为斜形或螺旋形骨折。肱骨干中、下 1/3 处，桡神经紧贴骨面通过，此处骨折，易致桡神经损伤。

（一）移位特点

骨折线在三角肌止点以上时，近折段受胸大肌、背阔肌和大圆肌的牵拉向前、向内侧移位；

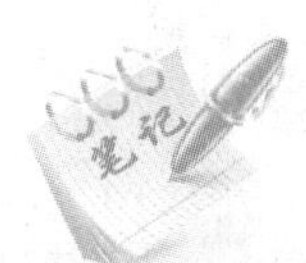

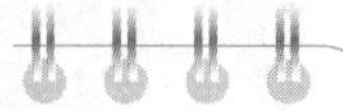

远折段因三角肌、喙肱肌、肱二头肌、肱三头肌牵拉向上、向外侧移位。骨折线在三角肌止点以下时,近折段受三角肌牵拉而向前、外移位,远折段因肱二头肌、肱三头肌牵拉向上移位(图48-7)。肱骨下段骨折的移位随前臂和肘关节的位置而异,多有成角和旋转畸形。肌力弱者可有分离移位。

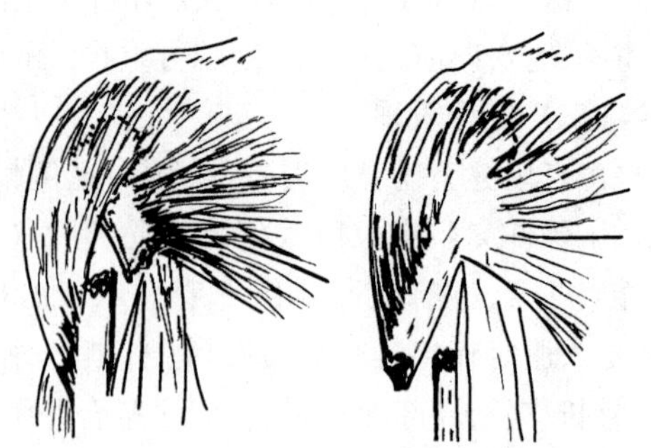

图48-7 肱骨干骨折移位

(二) 临床表现

局部可出现肿胀、畸形、压痛、反常活动及骨擦音等。合并桡神经损伤,可出现垂腕、拇指不能外展及手背桡侧、虎口皮肤感觉减退或消失。X线摄片可确定骨折的情况、移位方向。

(三) 治疗

1. 手法复位小夹板固定 大多数的肱骨干骨折可用手法复位和小夹板固定治疗。桡神经贴附于肱骨干中、下1/3处,因此,该处骨折手法复位时禁用反折手法,以免损伤桡神经。有分离移位者不宜牵引。骨折复位后,用四块夹板固定。若有残余成角,可根据移位情况选两点或三点加垫固定法。固定后用三角巾悬吊于胸前,注意功能锻炼。固定时间成人为6~8周,少年儿童为4~6周。

2. 切开复位内固定 对反复手法复位失败、多发性骨折以及合并神经血管损伤者,可采用切开复位内固定。切开复位应注意保护桡神经。合并桡神经损伤者,若完全断裂可一期予以修复;若为挫伤,则切开神经外膜,减轻继发性病理改变。

三、肱骨髁上骨折

肱骨髁上骨折(humeral supracondylar fracture)是小儿常见的骨折,有时可伤及肱动脉、正中神经、桡神经。易并发前臂缺血性肌挛缩,导致"爪形手"畸形。

(一) 移位特点

根据受伤机制不同,可分为伸直型和屈曲型,伸直型常见。跌倒时手掌着地,肘关节伸直或半屈位,暴力经前臂向上传递,使肱骨干与肱骨髁交界最薄弱处发生骨折。骨折线从前下方斜向后上方,远折段向后上方移位,亦可伴有尺侧或桡侧移位。近折段向前下移位,可损伤血管、神经。当跌倒时肘关节屈曲,肘后着地,暴力由肘部传至肱骨下端时发生屈曲型骨折。骨折线由后下方斜向前上方,远折段向前上方移位(图48-8)。

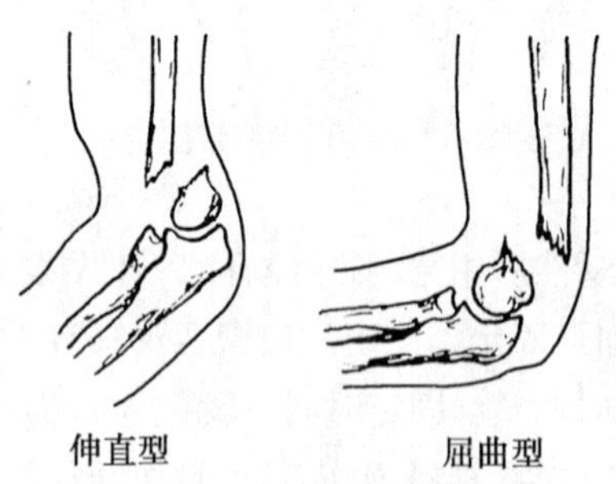

图48-8 肱骨髁上骨折分型

(二) 临床表现

肘部明显肿胀、畸形,皮下瘀斑。伸直型远折段及鹰嘴向后突出,肘部呈半屈位,与肘关节后脱位相似,但肘后三角关系正常。屈曲型肘后方可触及骨折近端,骨折端易刺破皮肤形成开放性骨折。对伸直型肱骨髁上骨折,应注意有无血管神经损伤。

肘部正侧位片不仅能确定骨折及移位情况,还可为选择治疗方法提供依据。

(三) 治疗

1. 手法复位外固定 对肿胀较轻,无神经血管损伤者,可尝试手法复位。用对抗牵引矫正短缩及成角移位。在矫正侧方移位时,应特别注意使骨折远段稍偏向桡侧,以防止发生肘内翻畸形。复位后用石膏托固定。伸直型将肘关节固定于90°~120°屈曲位,屈肘角度以触及桡动脉搏动为准。屈曲型将肘关节固定于屈曲40°左右,4~6周后开始功能锻炼。

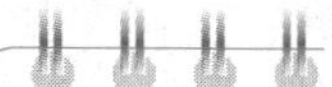

2. 持续牵引　局部肿胀严重、已形成水疱者，可行尺骨鹰嘴悬吊牵引，待肿胀消退后进行手法复位。

3. 切开复位内固定　对手法复位失败或伴有血管神经损伤者，可采用切开复位内固定。骨折可用交叉克氏针固定或拉力螺钉固定。

儿童肱骨髁上骨折愈合后易出现肘内翻或肘外翻畸形，常因复位时桡侧或尺侧移位未得到纠正，或合并骨骺损伤所致。严重者可在12～14岁时手术矫正。

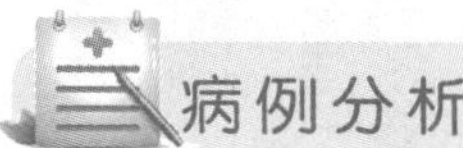

病例分析

患儿，男，5岁。跌倒时左手掌着地，查体：肘关节呈半屈状态，肘部明显肿胀及压痛，皮下有瘀斑，向外突出畸形，肘后三角关系正常。

问题：1. 该患儿最有可能的诊断是什么？

2. 何种检查能够简单、准确地了解病情？

3. 如果X线显示肱骨髁上骨折（伸直型），断端有旋转移位，最恰当的治疗措施是什么？

4. 肱骨髁上骨折尺侧侧方移位未矫正时，最常见的晚期并发症是什么？

5. 如患儿左侧桡动脉搏动减弱，被动伸指时有剧烈疼痛，其正确的治疗方法是什么？

四、前臂双骨折

尺、桡骨骨干骨折，可因暴力来源不同分为：①直接暴力骨折，常由打击或压轧伤所致，两骨骨折发生于同一平面，多为横形或粉碎性骨折；②间接暴力骨折，跌倒时手掌着地，暴力沿桡骨干上传，致桡骨干中上段发生横形或短斜形骨折，残余暴力通过骨间膜斜向远侧传导至尺骨，造成较低位尺骨骨折；③扭转暴力骨折，跌倒时手掌着地而同时前臂发生旋转，造成尺桡骨螺旋形或斜形骨折。其骨折线方向一致，多为高位尺骨骨折和低位桡骨骨折（图48-9）。

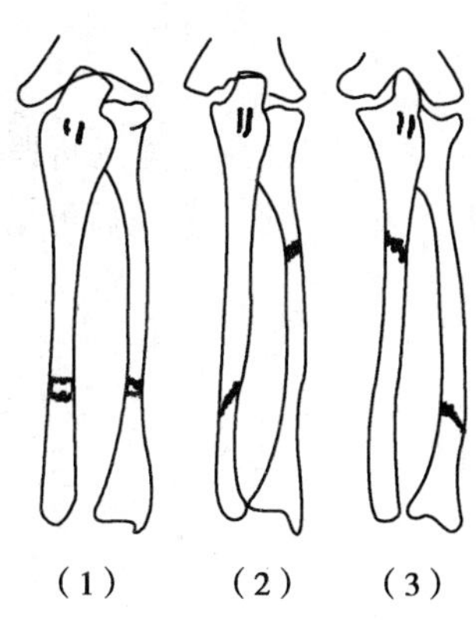

图48-9　不同暴力造成的前臂骨折平面

骨折平面尺、桡骨骨干有多组肌肉附着，附着点分散。当骨折时，由于肌肉的牵拉，常导致复杂的移位，使手法复位十分困难。

（一）临床表现

局部疼痛、肿胀、畸形、功能障碍，可有反常活动、骨擦音或骨擦感。X线摄片可明确骨折类型。摄片应包括肘、腕关节，以便了解有无旋转移位及上、下尺桡关节脱位。

（二）治疗

前臂双骨折治疗的关键在于恢复前臂的旋转功能。

1. 手法复位外固定　前臂双骨折移位比较复杂，应先用回旋手法解决旋转移位，然后拔伸牵引，矫正成角和重叠移位。复位时用分骨手法使骨间隙恢复正常，并注意先整复稳定的骨折；如双骨折均不稳定，则骨折在上段先整复尺骨，骨折在下段先整复桡骨；如有背向侧方移位，则应先整复有背向侧方移位的骨折。复位后应在掌、背两侧放置分骨垫，使骨间膜张开，防止尺、桡骨靠拢；再根据成角及侧方移位情况加固定垫，然后用小夹板或石膏固定。术后应密切观察患肢血液循环，定期拍片复查，如有再移位应及时矫正，功能锻炼应循序渐进，4周内不宜做旋转活动。

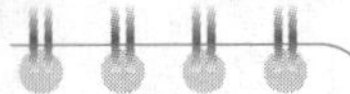

2. 切开复位内固定　适用于开放性骨折或反复手法复位失败者。内固定方法可视情况选髓内针或钢板螺钉固定。

五、桡骨下段骨折

桡骨下段骨折是指发生在桡骨下端3cm范围内的骨折，常见于成年及老年人，多由间接暴力引起。根据受伤机制和骨折移位特点，分伸直型（Colles）骨折和屈曲型（Smith）骨折，伸直型常见。少年儿童可发生桡骨远端骨骺分离。

（一）移位特点

伸直型发生在跌倒时手掌着地，前臂旋前，腕关节背伸，暴力向上传至桡骨下端发生骨折。远折段向背侧、桡侧移位。屈曲型发生在跌倒时腕关节屈曲，手背着地。远折段向掌侧移位。

（二）临床表现

伤后腕关节明显疼痛、肿胀，功能障碍。伸直型骨折明显移位时，侧面观呈典型“餐叉畸形”，正面观呈“枪刺刀”状畸形（图48-10）。X线摄片可明确骨折类型。

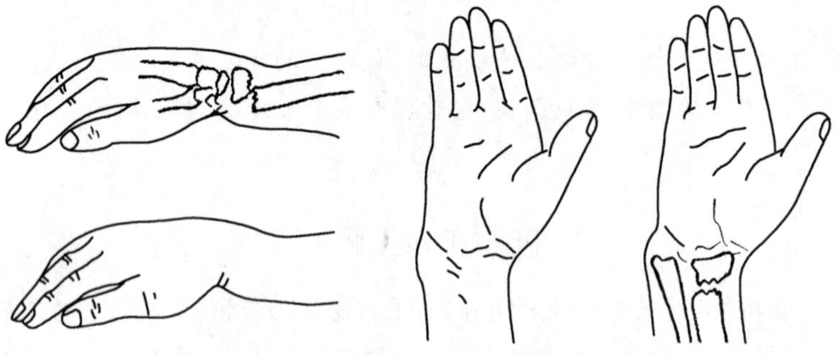

图48-10　伸直型桡骨下端骨折的畸形

（三）治疗

手法复位外固定治疗为主，少数需要手术治疗。在牵引下矫正重叠移位，用力将远折段向掌侧及远侧挤压，同时屈腕尺偏位。复位时应注意恢复腕关节的正常倾斜角度。复位后可用小夹板或石膏固定2周，再改为腕关节功能位继续固定2～4周后功能锻炼。

第三节　下肢骨折及关节损伤

一、股骨颈骨折

股骨颈骨折（femoral neck fracture）为老年人常见骨折，多由跌倒时下肢突然扭转，间接暴力作用于股骨颈所致。老年人骨质疏松，轻微暴力即可致骨折；年轻人多由强大直接暴力引起。

股骨颈纵轴线与股骨干纵轴线之间的夹角称颈干角，正常为110°～140°，平均为127°。过大或过小可导致髋外翻或髋内翻。股骨颈纵轴与股骨干额状面之间的夹角称前倾角，成人约12°～15°（图48-11）。骨折后颈干角及前倾角将会改变，治疗时必须使其恢复正常。股骨头的血液供应主要来自旋股内、外侧动脉的分支，其次来自股圆韧带内的小凹动脉及滋养动脉升支。旋股内侧动脉损伤是导致股骨头缺血性坏死的主要因素。

（一）分类

1. 按骨折线的位置可分为头下型骨折、经颈型骨折和基底型骨折。头下型骨折对血液供应影响大，不易愈合。基底部骨折较易愈合（图48-12）。

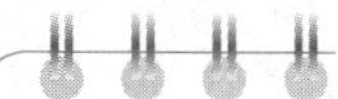

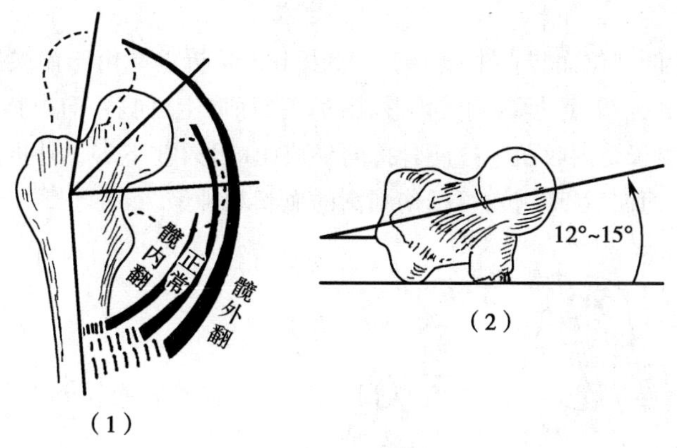

图 48-11　股骨颈

(1)颈干角;(2)前倾角

2. 按 X 线表现可分为内收型和外展型。内收型指远端骨折线与两髂嵴连线的夹角(Pauwels 角)大于 50°,骨折端容易移位,为不稳定骨折。外展型骨折指 Pauwels 角小于 30°,两骨折端接触多,不易移位,属稳定性骨折(图 48-13)。

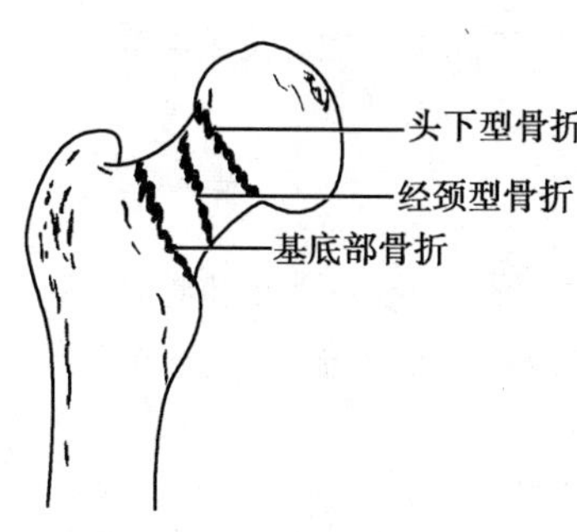

图 48-12　按骨折线位置分型

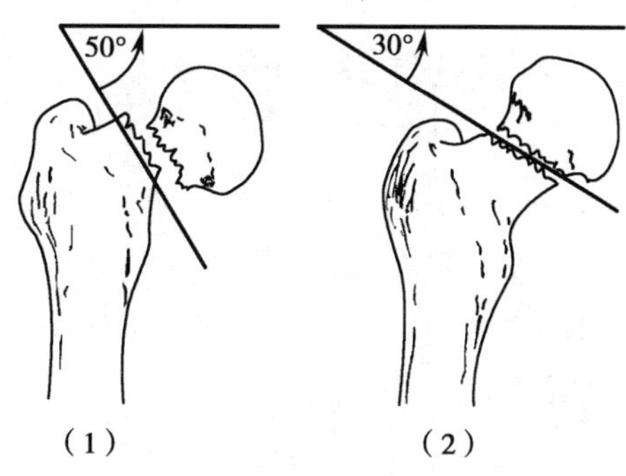

图 48-13　按 Pauwels 角分型

(1)内收型;(2)外展型

(二) 临床表现

患者有摔倒史,伤后髋部疼痛,伤肢不敢活动。患侧肢体呈短缩外旋畸形,患髋压痛,轴向叩击痛。大转子上移(顶端在 Nelaton 线之上),Bryant 三角底边缩短。外展型如有嵌插,伤后有时仍能行走,但患肢外旋畸形,有轴向叩击痛。

X 线片可明确骨折部位、类型、移位情况。

(三) 治疗

1. 非手术治疗　适用于无明显移位外展型骨折,或合并严重心、肺、肝、肾功能障碍等不能耐受手术者。方法:持续皮牵引 6~8 周,3 个月后扶杖行走,一般在 6 个月以后,可逐渐弃杖行走。对全身情况很差的高龄患者,应以挽救生命、治疗并发症为主,骨折可不作特殊处理,采用患肢穿“丁”字鞋或皮牵引治疗。

2. 手术治疗　适用于内收型有移位的骨折。手术方法有:①X 线透视下,闭合复位,经皮穿针固定;②切开复位,加压螺钉固定、角钢板固定或动力髋固定等;③人工关节置换,老年人长期卧床治疗易引起严重并发症,可视情况行人工关节置换术。

二、股骨干骨折

股骨干骨折(fracture of shaft of femur)是指小转子以下,股骨髁部以上部位的骨折,常见于青壮年,多由强大暴力所致。

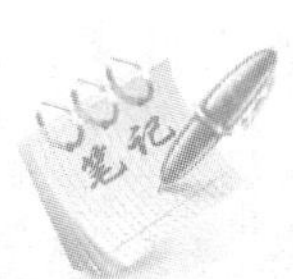

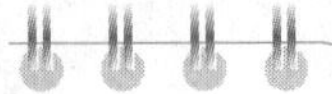

（一）移位特点

移位情况因骨折的部位而异（图 48-14）。①上 1/3 骨折近端由于髂腰肌、臀肌和外旋肌群的牵拉而屈曲、外展和外旋，远折端则受内收群的牵拉而向上、向后、向内移位，导致向外成角和短缩；②中 1/3 骨折由于受内收肌牵拉使骨折向外成角畸形；③下 1/3 骨折近折端处于中立位，远折端受腓肠肌牵拉而向后下移位，可损伤腘窝的血管和神经。

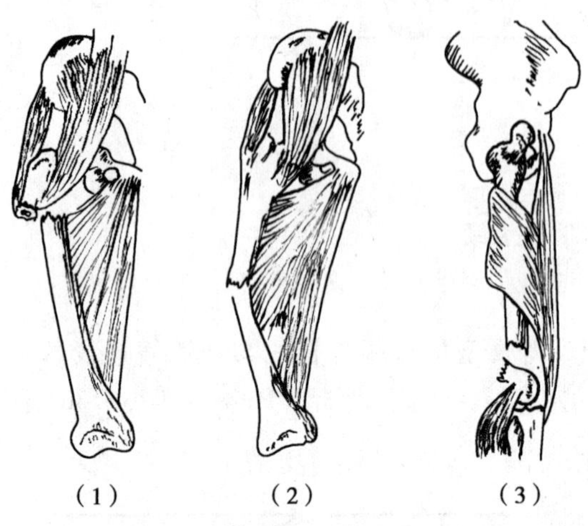

图 48-14　股骨干骨折移位
（1）上 1/3 骨折；（2）中 1/3 骨折；（3）下 1/3 骨折

图 48-15　悬吊皮肤牵引法

（二）临床表现

局部剧烈疼痛，大腿明显肿胀，可有短缩、成角、旋转等畸形；有异常活动和骨擦音；常伴有休克；下 1/3 骨折可能合并血管、神经损伤，应仔细检查远端肢体的血液循环及感觉情况。X 线可明确骨折部位、类型以及移位情况。

（三）治疗

1. 非手术治疗　适用于比较稳定的股骨干骨折、软组织条件差者，用持续骨牵引复位，配合小夹板固定，一般需牵引 8～10 周。3 岁以内儿童股骨干骨折可采用悬吊牵引。用皮牵引将双下肢悬吊，重量以臀部离开床面为宜，一般 3～4 周可获良好愈合（图 48-15）。

2. 手术治疗　适用于：①非手术治疗失败；②开放性骨折；③合并有血管、神经损伤；④伴有多发性损伤；⑤老年人不宜长期卧床或有病理性骨折者。

内固定方法：①髓内钉固定：适用于中上 1/3 的骨折；带锁髓内针具有防旋转功能，是近年来出现的一种新的固定方法；②加压钢板螺钉固定适用于中下段骨折。

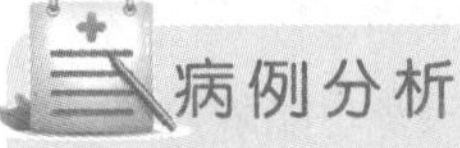

病例分析

患者，女，28 岁。不慎从高处跌落，半小时后急送医院。查体：神志清，腹痛，右大腿畸形伴疼痛。

问题：1. 应首先进行哪方面的检查？

2. 如果患者的一般情况尚好，应对患者如何处理？

3. 若诊断为右股骨下 1/3 螺旋骨折、骨盆骨折伴轻度移位，应如何处理？

4. 3 天后生命体征稳定，腹部无阳性体征，但右足背动脉搏动减弱，此时应采取哪种治疗方法？

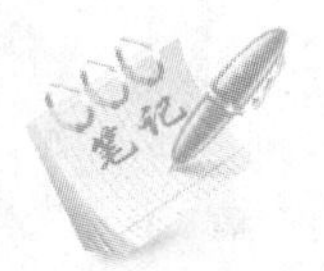

三、膝关节半月板损伤

在胫骨平台与股骨髁之间,两侧各有一个圆弧形软骨,即半月板。内侧呈C形,外侧近似O形。半月板周边部较厚,附着于胫骨两髁的边缘;中央部较薄,呈游离状。其作用是加深胫骨髁的凹度,适应股骨髁的凸度,增强膝关节的稳定性。半月板属纤维软骨,中内份无血液供应,营养主要来自关节液。只有与胫骨髁缘连接的边缘部分(即外围的10%～30%)能从滑膜得到血液供应。因半月板血供差,损伤后很难自行修复。

(一) 发病机制和分类

半月板损伤(meniscus injury)可发生在外侧、内侧或内外两侧。在我国外侧盘状半月板多见,故外侧半月板损伤率较内侧高。当膝关节伸直时,内外侧副韧带紧张,关节稳定,半月板损伤机会少。当膝关节处于半屈曲状态时,半月板向后移动,此时若突然伸直膝关节,同时做旋转运动,则半月板受重力的挤压、研磨,可发生破裂。膝关节的半屈、内收或外展、挤压和旋转是半月板损伤的四个必需因素。如膝关节先呈半屈曲位并内收小腿,继而股骨强烈外旋并伸直膝关节,就可致外侧半月板损伤。若小腿外展,股骨强烈内旋并伸直膝关节,就可致内侧半月板损伤。不同暴力可造成不同类型的半月板损伤(图48-16)。

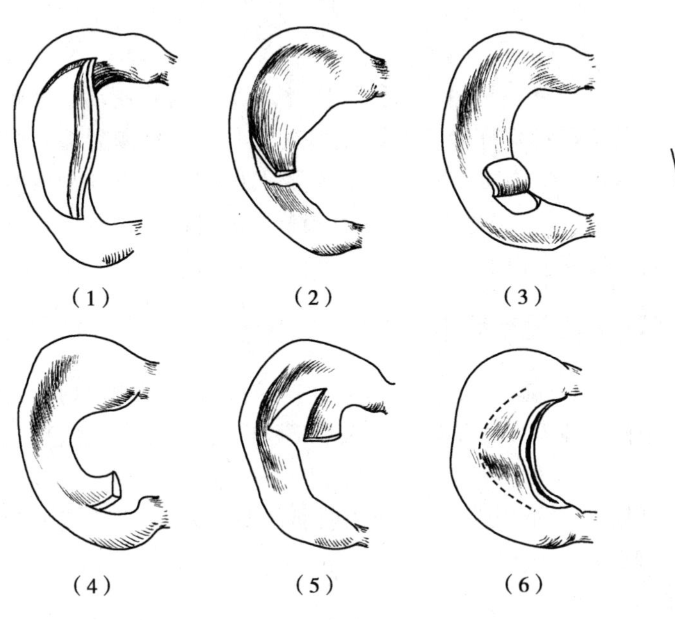

图48-16　半月板损伤类型

(1)纵裂;(2)中1/3撕裂;(3)前角撕裂;(4)前1/3撕裂;(5)后1/3撕裂;(6)分层劈裂

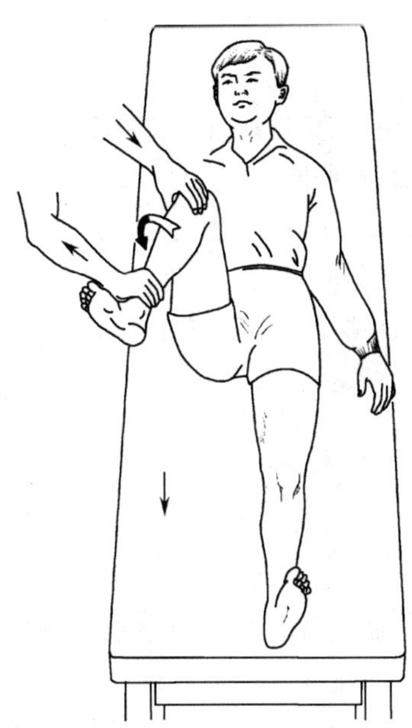

图48-17　膝关节回旋挤压试验

(二) 临床表现和诊断

半月板损伤多见于运动员、矿工、搬运工等青壮年,多数患者有膝关节扭伤史。受伤后,膝关节有剧痛,不能自动伸直、关节肿胀,可有关节内积血。急性期过后,膝关节感隐痛,时轻时重,患者行走时感觉关节不稳,特别是上下台阶时明显。少数患者活动中突然发生伸直障碍,需摆动小腿或膝关节,听到"咔嗒"声,关节方能伸直,此种现象称关节交锁。检查可发现股四头肌萎缩,以股内侧肌最明显;膝关节间隙处压痛,此为半月板损伤的重要诊断依据。以下试验有助于诊断:①回旋挤压试验(McMurray征):患者仰卧位,检查者一手按住患膝,另一手握住踝部,屈曲膝关节,使足跟抵住臀部,然后小腿极度外旋外展,或内旋内收,同时逐渐伸直膝关节,若出现疼痛或听到"咔嗒"声为阳性,即为半月板破裂;(图48-17)②研磨试验(Apley试验):患者俯卧位,屈膝90°,推压并研磨膝关节,损伤的半月板可引起疼痛(图48-18);③膝关节过伸试验:若

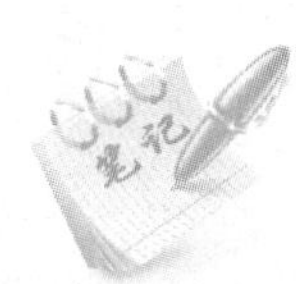

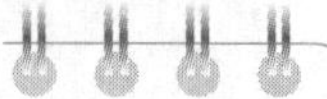

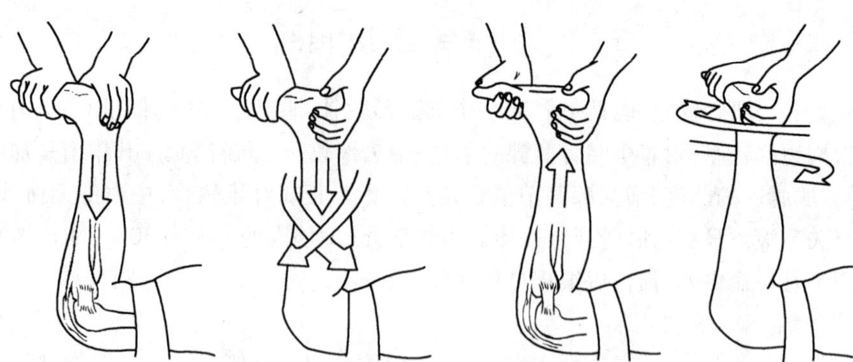

图 48-18 膝关节研磨试验

有破裂或游离软骨片卡于关节内，膝过伸时引起剧痛；④膝关节过屈试验：半月板后角损伤，膝过屈时将引起剧痛。按响声和疼痛出现的部位，推断损伤的部位。

X 线检查主要用于除外膝关节的其他病变与损伤。分辨率高的 MRI 片可以显示有无半月板变性或损伤，有无合并关节积液和其他韧带损伤。关节镜作为一项诊疗技术，不仅可直接观察半月板损伤的部位、类型、是否合并其他关节内病变，还可进行活组织检查和损伤半月板修复或部分切除术。

（三）治疗

损伤急性期，有关节腔内积血者可在局麻下抽净后加压包扎，长管状石膏托制动。疼痛减轻后，作股四头肌功能锻炼。确诊半月板破裂保守治疗无效时，应尽早作半月板撕裂部分切除术，可防止日后发生创伤性关节炎。术后用棉垫加压包扎患膝，加强股四头肌锻炼。3 周后离床活动，但应避免过早负重。近年来，通过膝关节镜进行损伤半月板修复或将破裂的游离部分切除，保留完整部分，术后可早期起床活动，恢复快。

四、膝关节韧带损伤

膝关节周围有内、外侧副韧带，关节内有前、后交叉韧带。它们与关节囊一起构成韧带关节囊网，成为维持膝关节稳定的基本条件。膝关节韧带损伤后，关节不稳定，影响关节功能。

（一）膝关节侧副韧带损伤（injury of collateral ligaments of knee joint）

膝关节的内、外侧各有一条侧副韧带。内侧副韧带起于内收肌结节的远端，在关节平面以下 4cm 处止于胫骨的内侧面；外侧副韧带起于股骨外上髁，止于腓骨小头，比较薄弱，内侧副韧带是膝关节稳定的主要支柱。在侧副韧带损伤中，内侧副韧带损伤较多见。当膝关节外侧受到直接暴力，膝关节猛烈外翻，导致内侧副韧带部分或完全撕裂。严重者可合并膝关节囊、半月板或交叉韧带的损伤。外力作用于膝内侧，膝过度内收造成外侧副韧带损伤，但较少见。

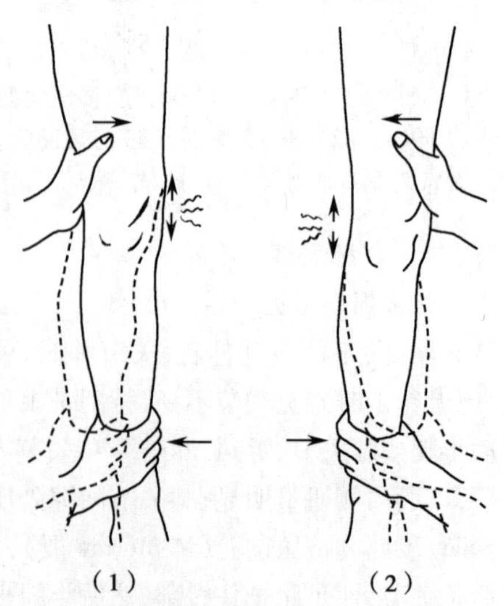

图 48-19 侧方应力试验

（1）内侧副韧带损伤；（2）外侧副韧带损伤

1. 临床表现和诊断 多有明确外伤史，局部疼痛、肿胀，有时有皮下淤血，关节处于强迫体位，或屈曲或伸直。检查局部压痛明显，内侧副韧带损伤压痛点在股骨内上髁，偶尔也可在胫骨内髁下缘处；外侧副韧带损伤压痛点在腓骨小头或股骨外上髁处。韧带损伤部位很少在关节间隙处。侧方应力试验有助于诊断（图 48-19）：膝关节伸直位，检查者一手握

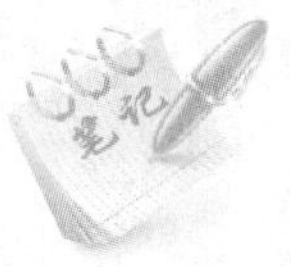

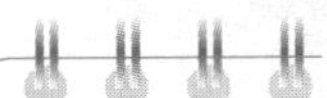

住患肢踝部，另一手顶住侧方关节上方，若手掌放在外侧，小腿外展，如有剧痛或内侧关节间隙略有分离者，表明内侧副韧带损伤或断裂；若手掌放在内侧，小腿内收，如有剧痛或外侧关节间隙略有分离者，表明外侧副韧带损伤或断裂。合并半月板、交叉韧带损伤时，常有关节血肿，浮髌试验阳性。

膝关节应力位平片对膝关节侧副韧带损伤的诊断有意义。一般认为内外侧间隙相差4～12mm为部分断裂，大于12mm为完全断裂。

2. 治疗　部分损伤时，可用长腿石膏托固定4～6周，然后离床功能锻炼。如系完全断裂，需尽早做韧带修补术，恢复关节稳定性。

（二）膝关节交叉韧带损伤（injury of cruciate ligaments of knee joint）

膝关节前交叉韧带可防止胫骨上端向前移动和旋转移位，后交叉韧带可防止胫骨上端向后移动和旋转移位。暴力若直接撞击胫骨上端后部，可造成前交叉韧带撕裂，并可伴有胫骨隆突骨折、内侧副韧带和内侧半月板损伤。当膝关节半屈位，暴力直接作用于胫骨上端的前面，可致后交叉韧带损伤，并可将该韧带在胫骨和股骨的附着处撕脱。

1. 临床表现和诊断

（1）前交叉韧带损伤：这是运动员常见的损伤，受伤时关节内有撕裂感，随即关节松弛无力，不稳定。关节肿胀明显，疼痛，活动障碍，不能伸直。前抽屉试验：屈膝90°，胫骨上端前移增加为阳性，有助于诊断。

（2）后交叉韧带损伤：关节明显肿胀和疼痛，关节腔内积血，腘窝血肿较明显，膝关节有后脱位倾向。后抽屉试验：屈膝90°，胫骨上端能推向后方为阳性，是后交叉韧带损伤的重要体征。

X线检查可确定有无撕脱骨折。MRI检查可显示出交叉韧带有否损伤。关节镜检查对诊断交叉韧带损伤十分重要，还可确定有无合并半月板或关节软骨损伤。

2. 治疗

（1）前交叉韧带损伤：单纯前交叉韧带不完全断裂，可用长腿石膏托屈膝30°固定3～6周，新鲜前交叉韧带断裂应争取早期在关节镜下做韧带修复手术。陈旧性前交叉韧带损伤需行关节功能重建术。

（2）后交叉韧带损伤：主张手术治疗，可在关节镜下或手术修复。

五、胫腓骨干骨折

胫腓骨干骨折（fracture of shaft of tibia and fibula）是较常见的骨折。胫骨的中下1/3交界处最易发生骨折，而此处骨折易伤及滋养动脉，致骨折延迟愈合或不愈合。挤压伤所致胫腓骨骨折易发生骨筋膜室综合征。腓总神经绕过腓骨颈，所以腓骨上端骨折易伤及腓总神经。

（一）移位特点

胫骨的前、内侧位于皮下，肌肉均位于后外侧。骨折后，断端易向前内侧移位，并刺破皮肤，造成开放性骨折。

（二）临床表现

局部疼痛、肿胀、畸形，可有反常活动。开放性骨折可致骨端外露。并发骨筋膜室综合征时，肌肉张力增大，明显压痛，活动足趾产生剧痛；可有足背动脉搏动消失，皮肤苍白等表现。有腓总神经损伤时可出现足下垂等表现。

（三）治疗

目的是恢复小腿长度，矫正畸形，防治并发症。复位应以胫骨为主，兼顾腓骨。稳定骨折可用手法复位，石膏或小夹板固定；不稳定骨折可用跟骨牵引配合小夹板固定。手术治疗适用于：①手法复位失败；②开放性骨折；③多段骨折。固定方法可用钢板螺钉或髓内针固定。外固定器特别适用于开放性骨折清创术后，既方便换药，又可及时调整、纠正残余畸形。

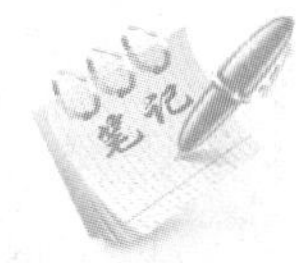

六、踝部骨折

踝部骨折(fracture of ankle)是较常见的关节内骨折,多由间接暴力所致。因外力的方向、大小及受伤时足的姿势不同,可造成不同类型的骨折,如单踝骨折、双踝骨折、三踝骨折及胫骨下端粉碎性骨折。

(一) 分类及移位特点

踝部骨折分类方法很多,从临床应用角度分为Ⅰ型(内翻内收型)、Ⅱ型(外翻外展型、内翻外旋型)、Ⅲ型(外翻外旋型)三种(图 48-20)。

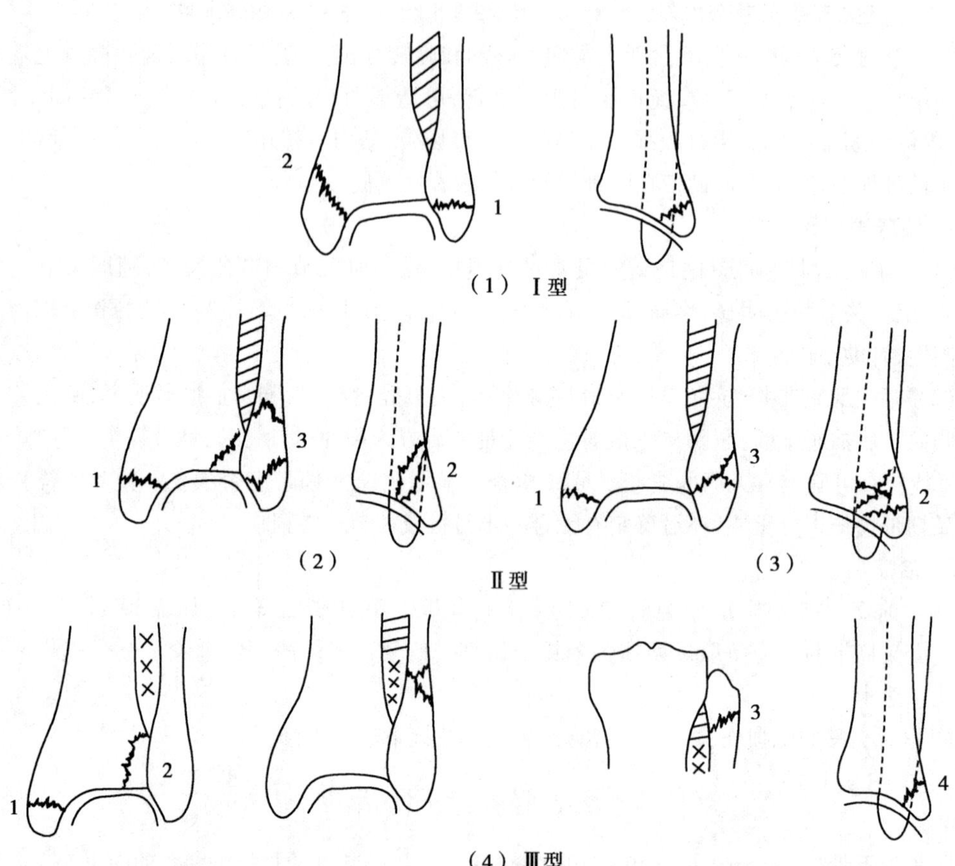

图 48-20　踝部骨折的分类(Davis-Weber 和 Lauge-Hansen 法)
图中 1、2、3、4 数字系指伤力发生的顺序

(二) 临床表现

伤后踝部疼痛、肿胀、皮肤瘀斑、局部压痛和活动障碍。重者可有内、外翻畸形。踝关节正侧位片可明确骨折的部位、类型、移位情况。

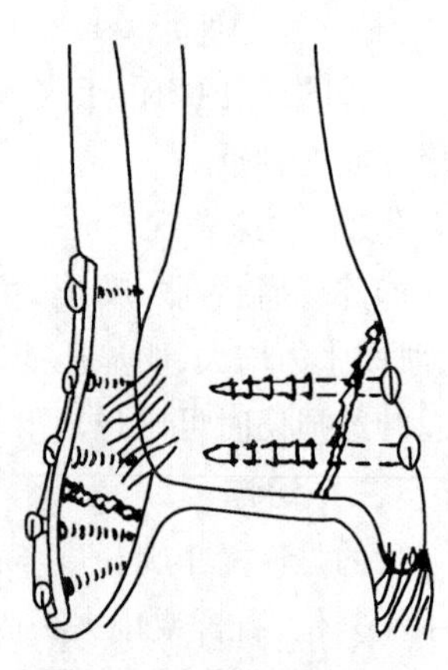

图 48-21　踝部骨折的松质骨螺钉及钢板固定

(三) 治疗

治疗的关键是争取解剖复位、妥善固定、防止发生创伤性关节炎。

1. 非手术治疗　适用于无移位、无下胫腓关节分离的单纯内、外踝骨折。在踝关节内翻(内踝骨折)或外翻(外踝骨折)位U形石膏固定6～8周。

2. 切开复位内固定　适用于有移位的内或外踝骨折及其他

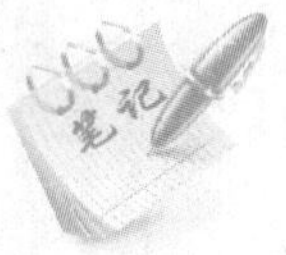

型踝部骨折，固定方法可用钢板螺钉或骨松质螺钉固定或可吸收螺钉固定（图 48-21）。

第四节 脊柱骨折

脊柱骨折（fracture of spine）临床上十分常见，暴力是引起脊柱骨折的主要原因，如高处坠落、车祸撞伤。最常见的好发部位是活动度大的胸腰段脊柱及颈 5、6 节段。脊柱骨折常并发脊髓或马尾神经损伤，可导致瘫痪和残疾。每块脊椎骨分椎体与附件两部分，临床上将脊柱分成：前柱含椎体的前 1/2，纤维环的前半部分和前纵韧带；中柱包括椎体的后 1/2，纤维环的后半部和后纵韧带；而后柱包含后关节囊、黄韧带、脊椎的附件、关节突及棘间、棘上韧带。中柱和后柱包裹了脊髓和马尾神经，尤其是中柱的损伤，骨折片或髓核组织可突入椎管导致脊髓损伤。因此，对脊柱骨折患者必须了解有否中柱损伤。

（一）分类

根据受伤时暴力作用于脊柱 x、y、z 轴上的力量可分为：①单纯楔形压缩性骨折；②爆破型骨折；③Chance 骨折；④屈曲-牵拉型损伤；⑤脊柱骨折-脱位（图 48-22）。

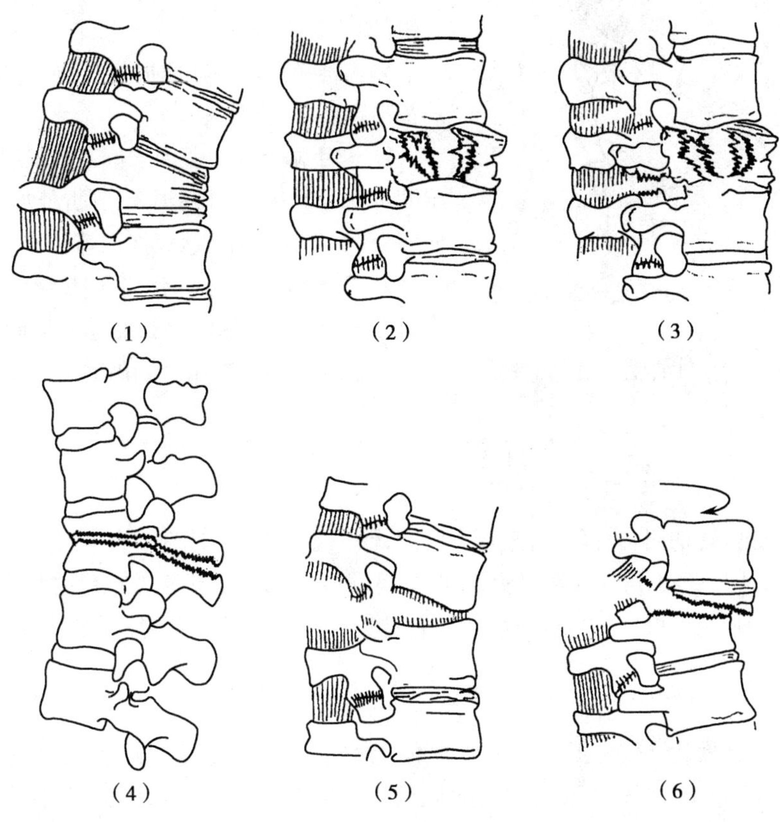

图 48-22 胸腰段脊柱骨折的分类

（1）单纯性楔形压缩性骨折；（2）稳定性爆破型骨折；（3）不稳定性爆破型骨折；（4）Chance 骨折；（5）屈曲-牵拉型损伤；（6）骨折-脱位

（二）临床表现和诊断

明确外伤史，胸腰椎骨折者出现局部疼痛，站立、翻身困难，可有腹胀、腹痛等腹膜后神经刺激症状。伴有脊髓损伤者，可出现双下肢运动、感觉、括约肌功能障碍。X 线摄片是首选的检查方法，有助于确定骨折的部位、类型和移位情况。凡有中柱损伤或有神经症状者应做 CT 或 MRI 检查，进一步明确骨折移位、脊髓损伤情况，以指导治疗。

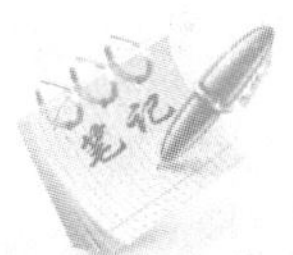

（三）急救

现场急救应特别强调对患者的搬动方法。对疑有脊柱骨折者，搬动时必须保持脊柱伸直

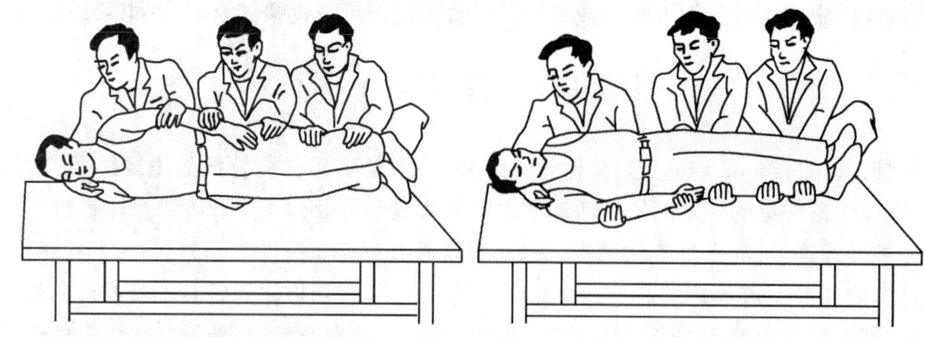

图 48-23　脊柱骨折正确搬运法

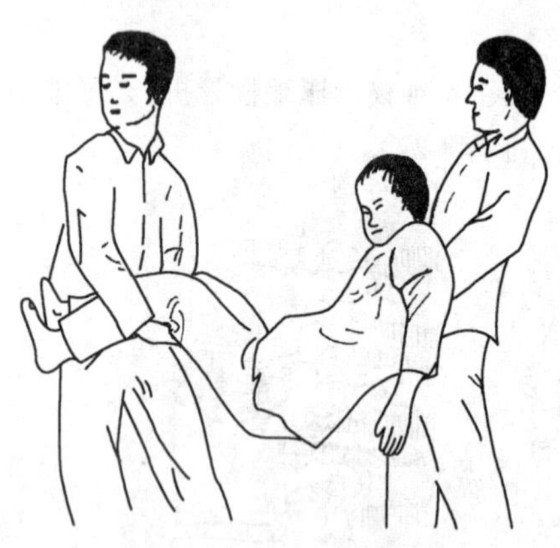

图 48-24　脊柱骨折不正确搬运法

位,采用平托或轴向滚动患者(图 48-23),严禁搂抱或一人抬上肢一人抱下肢的方法(图 48-24),以免加重损伤。对颈椎损伤者,应有专人托扶头部,略加牵引,并使头部与躯干伸直,慢慢移动,严禁强行搬头。

(四) 治疗

胸腰椎骨折合并其他损伤者,首先抢救生命,待病情平稳后再处理骨折。

1. 非手术治疗　适用于单纯性压缩性骨折椎体压缩不到 1/3 者,可卧硬板床,骨折处加垫,使脊柱后伸,并鼓励患者早期行腰背肌锻炼。

2. 手术治疗　适用于:①有神经症状或有骨折块挤入椎管内的爆破型骨折;②Chance 骨折;③屈曲-牵拉型损伤;④脊柱骨折-脱位。视情况经前或后路手术复位、植骨和内固定。

第五节　骨盆骨折

骨盆是一个完整的闭合骨环,附有众多肌肉,保护盆腔脏器,是躯干和下肢的桥梁。骨盆骨折(fracture of pelvis)多由强大的暴力所致,如车祸、塌方、坠落伤等,常伴有盆腔脏器损伤及大出血。按骨盆环损伤程度可分为:稳定骨折,如骨盆边缘撕脱性骨折、骨盆环单处骨折;不稳定骨折,如骨盆环双处骨折。

(一) 并发症

骨盆骨折的并发症常较骨折本身更为严重。常见的有:①腹膜后血肿,巨大的腹膜后血肿常伴有休克,并有腹痛、腹胀、腹肌紧张等腹膜刺激症状,需与腹腔内出血相鉴别;②尿道或膀胱损伤;③直肠损伤;④神经损伤。

(二) 临床表现和诊断

1. 局部广泛疼痛,会阴部、腹股沟或腰部可有皮肤瘀斑,翻身困难,下肢不敢活动。

2. 合并骶髂关节分离时,患侧下肢可能短缩。

3. 骨盆挤压、分离试验阳性。从双侧髂前上棘处对向挤压骨盆或向后分离骨盆,引起疼痛。

4. X 线摄片可显示骨折类型和移位情况。

根据外伤史、临床表现,不难作出诊断。值得重视的是对并发症的诊断。

(三) 治疗

1. 并发症的治疗

(1) 有休克者应立即抢救,如果是腹膜后大出血所致,经积极的非手术治疗无好转者,应在

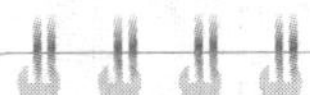

抗休克的同时,行髂内动脉结扎或栓塞术。

(2) 尿道断裂者,应先放置导尿管,防止尿液外渗。导尿管插入困难者,可行耻骨上膀胱造瘘及尿道会师术。

(3) 膀胱破裂者应及时手术修补。

(4) 直肠破裂者应立即剖腹探查,修补裂口,近端造瘘。

2. 骨折的处理

(1) 没有移位的骨盆边缘性骨折,骨盆环单处骨折,只需卧床休息3~4周。

(2) 有明显移位的耻骨上下支骨折,可行下肢牵引复位。

(3) 耻骨联合分离、骨盆环双处骨折伴骨盆环破裂者目前大都主张手术治疗。

(4) 髋臼骨折并中心脱位者,可先行牵引复位,复位不满意者应切开复位,内固定。

本章小结

骨折是临床常见损伤。多数骨折根据外伤史、症状、体征和影像学检查不难做出诊断;诊断骨折时应正确的判断有无骨折、骨折的部位、骨折的类型、有无合并伤及并发症。正确及时的现场急救能够为后续治疗打下良好的基础,是每个医师必备的能力;骨折的预后与外伤程度、骨折部位、骨折的类型及治疗方法等有关,正确的制订治疗方案是获得良好疗效的关键。小夹板、石膏外固定和牵引是骨折的常用治疗技术,是每个骨科医师必须掌握的技能。

(高庆涛)

练 习 题

一、选择题

A1 型题

1. 耻骨骨折伴尿道破裂属于
   A. 闭合性骨折　B. 开放性骨折　C. 稳定性骨折
   D. 不稳定性骨折　E. 嵌插骨折
2. 下列不属于骨折专有体征的是
   A. 畸形　B. 肿痛、功能障碍　C. 反常活动
   D. 骨擦感　E. 骨擦音
3. 不属于骨折早期并发症的是
   A. 休克　B. 血管、神经、脏器损伤　C. 脂肪栓塞
   D. 缺血性骨坏死　E. 骨筋膜室综合征
4. 下列骨折要求必须达到解剖复位的是
   A. 上肢长骨干骨　B. 下肢长骨干骨折　C. 关节内骨折
   D. 骨骺分离　E. 躯干骨骨折
5. 骨折的治疗原则是
   A. 复位、内外兼治、抗炎　B. 复位、中西医结合、医患合作
   C. 复位、固定、筋骨并重　D. 复位、内外兼治、功能锻炼
   E. 复位、固定、功能锻炼

A2 型题

6. 患者女性,10岁,玩耍时不慎跌倒,右肘部着地,伤后右肘部肿胀、疼痛、畸形,不能自主

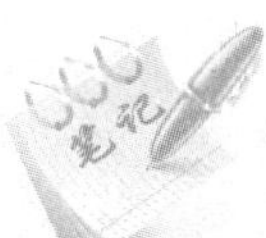

活动,最可能的诊断是

A. 屈曲型肱骨髁上骨折　B. 伸直型肱骨髁上骨折　C. 肘关节脱位
D. 尺骨鹰嘴骨折　E. 肘部软组织损伤

7. 患者男性,66岁,因路滑跌倒右手掌着地,伤后右腕关节明显肿痛、功能障碍,侧面观呈典型"餐叉畸形"、正面观呈"枪刺刀"状畸形,最可能的诊断是

A. 右 Colles 骨折　B. 右 Smith 骨折　C. 右腕关节脱位
D. 右腕关节扭伤　E. 右尺桡骨骨折

8. 有一位2.5周岁的儿童不慎受伤造成股骨干横断骨折,较好的治疗方法是

A. 手法复位石膏外固定　B. 持续骨牵引,配合小夹板固定
C. 手术内固定　D. 右下肢垂直悬吊皮牵引
E. 双下肢垂直悬吊皮牵引

A3/A4 型题

(9～11题共用题干)

患者女性,70岁,不慎摔倒,伤后右髋部疼痛,仍能行走。患肢呈短缩外旋畸形,患髋压痛,轴向叩击痛。

9. 最可能的诊断是

A. 右股骨颈骨折　B. 右股骨骨折　C. 右髋关节脱位
D. 软组织损伤　E. 右转子间骨折

10. 下列各项最有助于明确诊断的是

A. 短缩外旋畸形　B. 患髋压痛　C. 轴向叩击痛
D. X线摄片　E. 外伤史

11. 最容易合并的并发症是

A. 骨筋膜室综合征　B. 骨质疏松　C. 骨折畸形愈合
D. 股骨头缺血性坏死　E. 脂肪栓塞综合征

(12～17题共用题干)

患者男性,36岁,因车祸伤及左小腿,X线片示胫骨中下段及腓骨上端骨折

12. 入院检查见患者有足下垂,其主要原因是

A. 感觉障碍　B. 运动障碍　C. 血运障碍
D. 肌肉肌腱损伤　E. 腓总神经损伤

13. 入院第三天出现患肢小腿剧烈疼痛、进行性加重,肿胀明显,足趾麻木,趾端发绀,足背动脉微弱等症状的原因是

A. 外伤后正常反应　B. 患肢血运障碍　C. 患肢神经功能障碍
D. 患肢运动障碍　E. 患肢感觉障碍

14. 此时该患者可能发生的严重并发症是

A. 脂肪栓塞　B. 骨筋膜室综合征　C. 关节僵硬
D. 神经损伤　E. 供血不足

15. 应立即采取的措施是

A. 密切观察患肢血运、感觉、运动情况
B. 抬高患肢,促进静脉回流
C. 及时解除外固定
D. 做好术前准备
E. 立即行深筋膜广泛切开减压

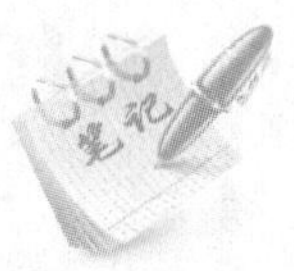

16. 三月后X线片示胫骨骨折处骨折线仍明显,最主要的原因是

A. 软组织损伤重　　B. 营养不良
C. 胫骨骨折近段血液供应差　　D. 胫骨骨折远段血液供应差
E. 胫骨骨折近、远段血液供应均差

17. 胫腓骨骨折治疗的目的应除外
A. 恢复小腿长度　　B. 矫正畸形
C. 防治并发症　　D. 防治骨间膜挛缩
E. 复位以胫骨为主，兼顾腓骨

B1 型题

（18～19 题共用备选答案）
A. 髋关节后脱位
B. 股骨颈嵌插型骨折
C. 股骨转子间骨折
D. 股骨干上 1/3 骨折
E. 股骨干中 1/3 骨折

18. 女性，55 岁，跌倒后感右髋部疼痛不适，仍能站立，患肢外旋 40 度，局部叩击痛
19. 男性，25 岁，被汽车撞伤右大腿中段，不能站立，大腿中段向外成角

二、思考题

1. 骨折功能锻炼的原则及方法有哪些？
2. 简述股骨颈骨折的分类与预后的关系。

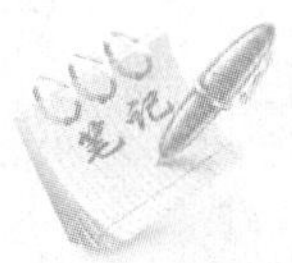

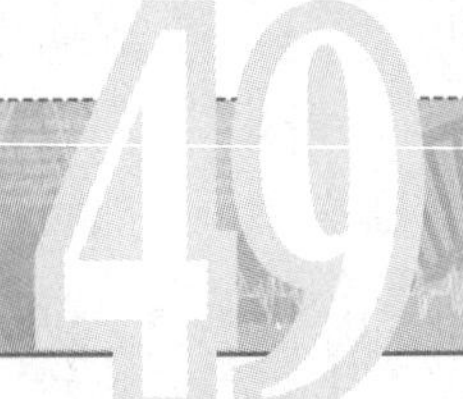

第四十九章

关 节 脱 位

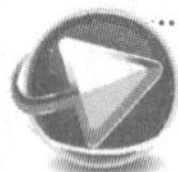

学习目标

1. 掌握：关节脱位的定义、分类、临床表现及处理原则
2. 熟悉：常见关节脱位的诊断及复位方法。
3. 了解：各部位关节脱位的机制、分类。
4. 具备对常见的关节脱位进行检查、作出正确诊断并予以复位的能力。
5. 能与患者及家属进行沟通，取得理解与配合；注重人文关怀，尽量减少检查中带来的不适与疼痛；开展关节损伤的预防及健康宣教工作，帮助和指导患者进行康复训练。

第一节 概 述

（一）概念

组成关节的各骨关节面失去正常的对合关系，称为关节脱位（dislocation），俗称脱臼。关节脱位的命名一般应包括关节的解剖名称、脱位的病因和脱位的方向，脱位的方向以关节远端骨端移位的方向命名，如肩关节外伤性锁骨下脱位，是指因外伤所致肱骨头移至锁骨下方。因外伤所致的关节脱位最常见，故临床上常将外伤性省略。而其他情况下则必须指明病因，如肩关节反复性脱位等。

（二）分类

1. 按脱位发生的原因分类

（1）创伤性脱位：正常关节受到暴力作用而发生的脱位，为最常见的脱位类型。

（2）反复性脱位：也称习惯性脱位。创伤性脱位时，骨、关节囊和（或）韧带等结构受损，未得到有效修复，以后遇有轻微外力便可反复脱位，称为反复性脱位，反复性肩关节脱位最常见。

（3）先天性脱位：胚胎发育异常致关节发育不良而发生的脱位，随着年龄增长而逐渐加重，称为先天性脱位。如髋臼发育不良引起的发育性髋关节脱位。

（4）病理性脱位：关节结构被病变破坏后发生的脱位，如骨关节结核或化脓性关节炎引起的脱位。

2. 按脱位后的时间分类

（1）新鲜脱位：脱位后未满 3 周。

（2）陈旧性脱位：脱位后超过 3 周。

3. 按关节腔是否与外界相通分类

（1）闭合性脱位：关节腔不与外界相通。

（2）开放性脱位：关节腔与外界相通。

4. 按脱位程度分类

（1）脱位：关节完全失去了正常对合关系。

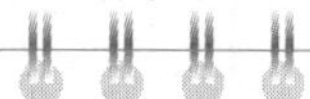

（2）半脱位：关节丧失了一部分对合关系，如桡骨头半脱位。

（三）病理

先天性脱位及病理性脱位均是关节的结构不正常，若不修复关节结构将造成肢体短缩、关节僵硬或强直，严重影响功能。创伤性关节脱位不仅造成两骨关节面的对合失去正常关系，同时还有关节软骨、滑膜、关节囊、韧带、肌肉等组织的损伤，还可伴有撕脱性骨折等，若不及时复位将影响这些组织的修复。陈旧性关节脱位，关节周围及关节腔内血肿逐渐机化，大量的瘢痕组织充满关节腔内外，并与周围软组织粘连，关节囊、韧带及周围肌肉挛缩，很难复位。脱位状态持续时间过长会影响关节的血液供应，是引起缺血性骨坏死的原因之一。

（四）临床表现和诊断

1. 一般表现　局部疼痛、肿胀、淤血、关节功能障碍，可合并骨折、开放性伤口或血管、神经损伤。

2. 关节脱位的专有体征　典型表现为：①畸形：关节脱位后出现明显畸形，如局部异常隆起、关节变粗大、肢体短缩或增长等。②关节盂空虚：关节脱位后出现关节盂空虚，如肩关节脱位出现方肩畸形，触诊可摸到关节盂处空虚，邻近可触及脱位的关节端。③弹性固定：关节脱位后失去正常活动的结构基础，关节不能正常对合，由于肌肉痉挛及关节囊的牵张作用很大，在这种状态下关节被动活动可感到明显的对抗弹性，不能完成关节的运动，称弹性固定。

3. X 线检查　可明确脱位的方向、程度、脱位原因及是否合并骨折等。

根据病史和临床表现及 X 线检查表现，关节脱位的诊断大多不难。

（五）治疗

关节脱位的治疗原则是及时复位、妥善固定和合理的功能锻炼。

1. 复位　以手法复位为主。时间越早越好，越早越容易复位。陈旧性脱位关节腔内充填肉芽组织，关节周围的软组织粘连及挛缩，手法复位往往难以成功。

（1）手法复位：复位时应按照一定的规则顺脱位的原路径返回，在牵引状态下配合其他手法一般均能复位，肌肉强壮或较大关节脱位的复位往往需要在麻醉下进行，这样能够获得较好的肌松，复位容易，减少复位的并发症。复位时严禁动作粗暴，以免加重损伤。复位的瞬间常可听到或感觉到脱位的关节端滑入关节盂的弹响。复位成功的标志是：①关节的被动活动恢复正常；②骨性标志复原；③X 线检查证实已经复位。

（2）手术指征：下列情况应进行切开复位：①合并关节内骨折，手法复位后骨折复位不满意、不稳定者；②软组织嵌入关节腔，手法复位失败者；③陈旧性脱位，手法复位失败者。

2. 固定　关节脱位伴随有不同程度的软组织损伤，复位后需将关节固定在适当的位置上，使撕裂的关节囊、韧带及肌肉等得到良好的愈合，保证关节有一个稳定的正常结构，固定时间一般 2～3 周，固定时间不足是发生反复性脱位的重要原因。陈旧性脱位的固定时间应适当延长。根据不同部位的脱位，可选用三角巾、绷带、夹板、石膏、支具或牵引等方式进行固定。

3. 功能锻炼　关节脱位的治疗目的是恢复关节功能，在固定期间要积极做患肢的肌肉舒缩运动和其他关节的主动运动，以改善血液循环，消除肿胀，防止肌肉萎缩和关节僵硬。解除固定后循序渐进地进行被固定关节的运动，既要主动运动，也要被动运动，可配合使用关节功能锻炼器（CPM）及热敷、理疗、温水浴等。对关节僵硬不可粗暴扳拉，以免增加新的损伤。

第二节　肩关节脱位

肩关节脱位（dislocation of the shoulder）在全身关节脱位中最多见。

（一）脱位机制和分类

肩关节脱位分为前脱位和后脱位，前脱位又分为喙突下脱位、盂下脱位和锁骨下脱位，其中

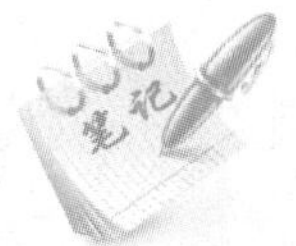

以喙突下脱位多见(图 49-1)。肩胛盂面积小而浅,肱骨头被包容性差,肩关节由此获得较大的活动范围,同时肩关节又不够稳定而易于脱位。由于肩关节前下方的解剖结构薄弱,故前脱位多见。肩关节前脱位多由间接暴力引起:①跌倒时手掌着地,肩关节处于外展外旋位,肱骨大结节与肩峰撞击成为杠杆的支点,肱骨头向前受力突破前方薄弱的关节囊,脱出肩胛盂窝而位于喙突的下方;②上肢后伸,身体向后跌倒时,手肘部着地,传导暴力撞击,向前方突破关节囊而脱位。肩关节脱位可合并肱骨外科颈骨折、肱骨大结节撕脱骨折和冈上肌断裂等。

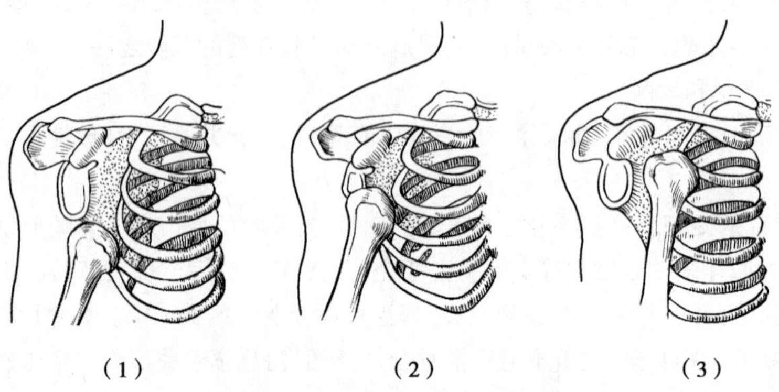

图 49-1　肩关节前脱位的三种类型
(1)盂下脱位;(2)喙突下脱位;(3)锁骨下脱位

(二) 临床表现和诊断

1. 外伤史　有明确的外伤史。

2. 特殊姿势　因患肩弹性固定,患肢疼痛不敢活动,患者以健手托住患侧前臂,头部向患侧偏斜。

3. 方肩畸形　肱骨头脱出肩胛盂窝,肩峰端突出,肩部失去圆浑轮廓,呈现"方肩"畸形,肩胛盂处可触及空虚感(图 49-2)。

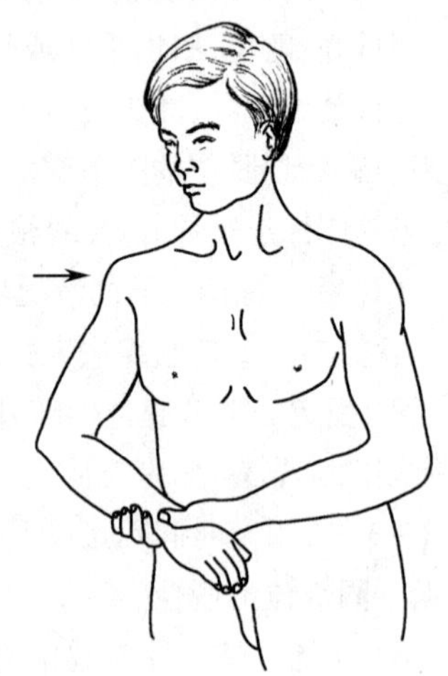

图 49-2　方肩畸形

4. 贴胸搭肩征(Dugas sign)阳性　肩关节脱位后患侧肘部紧贴胸壁时,手掌搭不到健侧肩部;或手掌搭在健侧肩部时,肘部不能贴靠胸壁。

5. X 线检查　可明确脱位的类型及是否合并骨折。

(三) 治疗

1. 复位　以手法复位为主,一般采用局部浸润麻醉,手法应轻柔、缓慢、有力,不可粗暴。

足蹬复位(Hippocrates)法:患者仰卧,腋窝处垫棉垫或包布,医生半坐在患侧床边,将同侧足跟置于患者腋下,双手握住患者腕部将患肢外展位牵引,以足跟顶住腋部作对抗牵引。持续均匀用力牵引数分钟,使患者肩部肌肉逐渐松弛,此时内收、内旋上肢便可复位(图 49-3)。肱骨头经前方关节囊的破口滑入肩胛盂内时,可明显感觉到弹响,提示复位成功,此时活动肩关节弹性阻力消失,贴胸搭肩征转为阴性。本方法安全可靠,简便易行,成功率高。

陈旧性脱位手法复位困难,可先在臂丛神经阻滞麻醉或全麻下试行手法复位,若不成功则需切开复位。反复性脱位应行手术治疗。

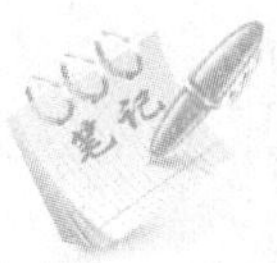

2. 固定　将肩关节置于内收、内旋位,屈肘 90°,腋窝处垫棉垫,用绷带和胶布将上臂较为牢固地固定在胸壁上,前臂用三角巾悬吊,固定 3 周,合并肱骨大结节骨折者延长 1～2 周(图

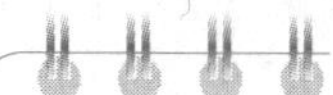

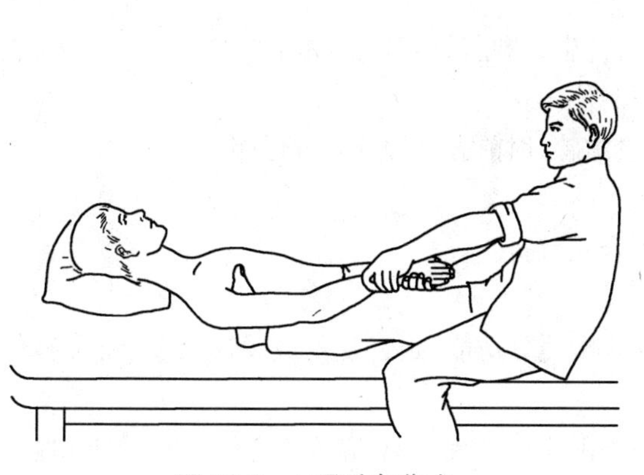

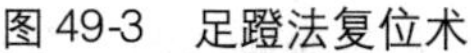

图 49-3　足蹬法复位术

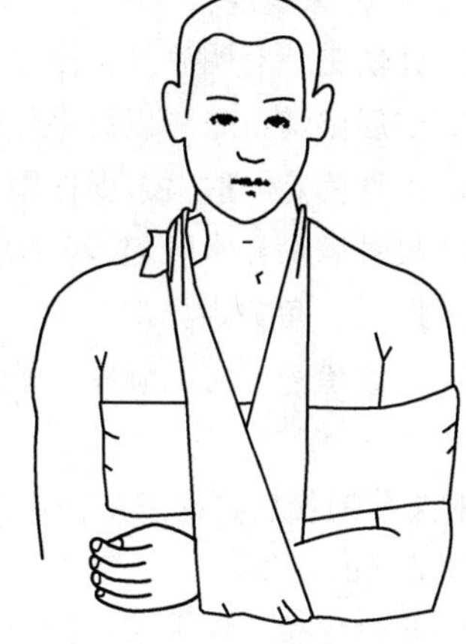

图 49-4　肩关节脱位复位后的固定

49-4）。部分病例关节囊破损明显，或肩带肌肌力不足，术后摄片会有肩关节半脱位，此类病例宜用搭肩位胸肱绷带固定，可以纠正肩关节半脱位。

3. 功能锻炼　固定期间应注意经常活动腕关节和手指各关节，解除固定后主动活动肩关节和肘关节，配合理疗会取得更好的效果。

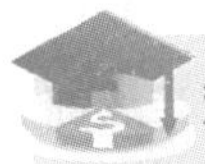

知识拓展

肩关节脱位其他复位方法

Kocher 方法：是利用杠杆手法达到复位的操作。需有助手以布单绕过患者腋部及侧胸部行反牵引，然后术者将患肢屈肘90°，上臂外展，沿上臂纵轴方向行牵引，松脱肱骨头与肩盂的嵌压。然后使肱骨干顶于前侧胸壁形成支点，内收、内旋上臂，听到响声即为关节已复位。

Stimson 牵引复位法：患者俯卧于床上，患肢腕部系宽带，悬 5 磅重物于床旁。根据患者体重及肌肉发达情况可适当增减重量。依自然下垂位牵引约 15 分钟。肩部肌肉松弛后往往可自行复位。有时需术者帮助内收上臂或以双手自腋窝向外上方轻推肱骨头，或轻轻旋转上臂，肱骨头即可复位。

第三节　肘关节脱位

肘关节脱位（dislocation of the elbow）的发生率仅次于肩关节，临床较常见。

（一）脱位机制

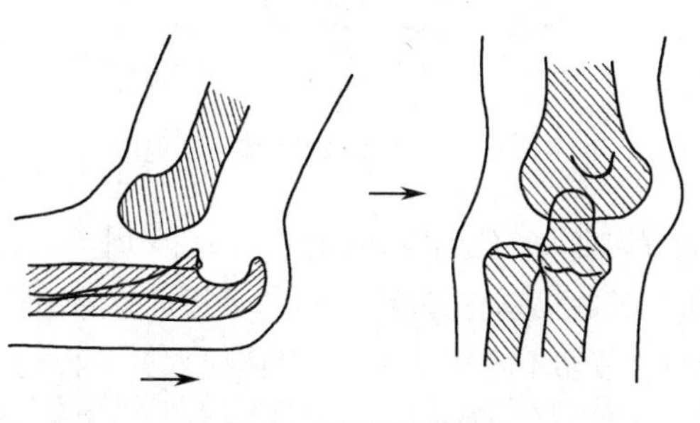

图 49-5　肘关节后脱位

肘关节脱位多为后脱位，由间接暴力所致。患者跌倒时上臂伸直，手掌撑地，暴力沿前臂传递至尺、桡骨近端，尺骨鹰嘴尖端抵在鹰嘴窝处形成支点，肱骨下端突破薄弱的关节囊前壁滑向前方，而尺骨鹰嘴则向后方脱位（图 49-5）。严重的后脱位可引起正中神经或尺神经的牵拉损伤。肘关节的前脱位和侧方脱位比较少见。

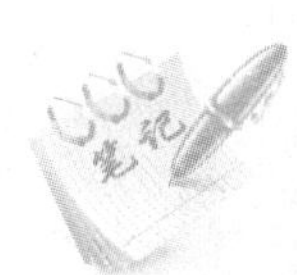

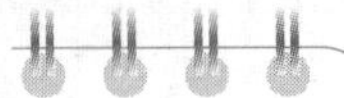

（二）临床表现和诊断

1. 外伤史　有明确外伤史。

2. 伤后姿势　患者以健手托住患侧前臂，患肘肿胀、疼痛、不敢活动。

3. 弹性固定　肘关节弹性固定于半屈曲位。

4. 尺骨鹰嘴异常隆起，其上方可触及空虚感，肘前方可触及肱骨远端。

5. 肘后三角关系异常。

6. X线检查　可明确脱位情况及是否合并骨折。

（三）治疗

肘关节损伤后容易发生骨化性肌炎而影响关节功能，延迟复位或手法反复、粗暴复位将加重这种情况的发生。

1. 手法复位　肘关节脱位的复位一般并不需要很大力量，应该注意保持肘关节在脱位的半屈曲状态下进行复位，脱位状态下强力伸直肘关节可造成尺骨鹰嘴骨折。复位时多可听到或感觉到弹响。复位成功的标志是肘关节活动恢复正常，肘后三角关系恢复正常。复位失败及陈旧性脱位应行切开复位。

（1）单人复位法：术者一人复位，不用助手，可有两种方法：

一种方法是保持患者肘关节处于半屈曲位，术者在患者后方用双手握住患者上臂下段，两个拇指压在尺骨鹰嘴突上向前臂方向推挤，其余八个手指握住肱骨远端的前方向后拉，大多能获得复位。

另一种方法是术者背向患者站在患者前面，将患肢环绕术者腰腹部，使肘关节置于半屈曲位置，一手握住患肢腕部沿前臂纵轴方向持续牵引，以腰背部抵住患者胸部作对抗牵引，另一手的拇指压住尺骨鹰嘴突，也沿前臂纵轴方向作持续推挤动作而复位（图49-6）。

（2）双人复位法：助手握住上臂作对抗牵引，术者一手握住腕部沿前臂纵轴作持续牵引，另一手握住肘部，用拇指在肘前方将肱骨下端向后挤压，其余四指在肘后方向前推挤尺骨鹰嘴，牵引同时屈曲肘关节即可复位（图49-7）。

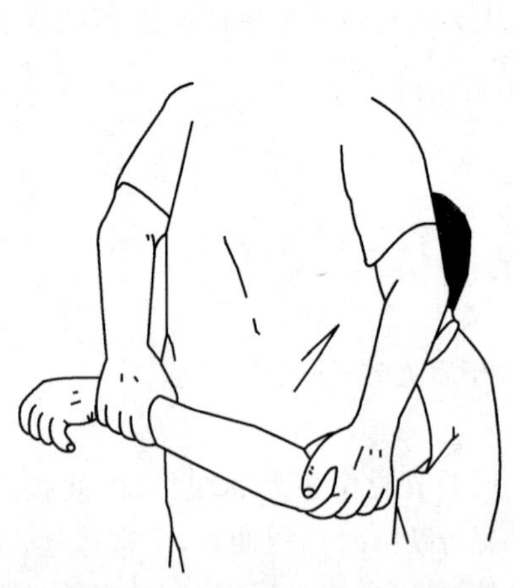

图49-6　肘关节后脱位复位：环抱腰部法

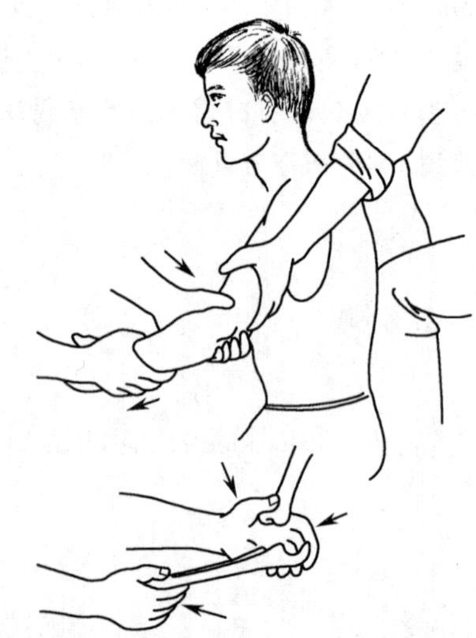

图49-7　肘关节后脱位复位法

2. 固定　用肘关节支具或长臂石膏托将肘关节屈曲90°位固定，固定时间2～3周。

3. 功能锻炼　固定期间鼓励患者作肱二头肌等长收缩动作，并活动腕与手指。解除固定后尽早练习肘关节屈、伸及前臂旋转动作。对僵硬的关节切不可粗暴扳拉，以免加重关节损伤，发生骨化性肌炎，使关节功能丧失。

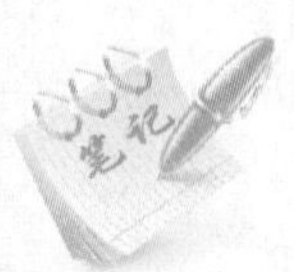

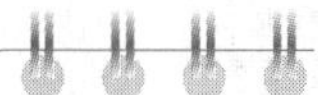

第四节　桡骨头半脱位

桡骨头半脱位(subluxation of the radial head)常见于5岁以下的小儿,多因前臂被猛力牵拉所致。

（一）脱位机制

不满5岁的小儿桡骨头发育尚不完全,其直径与桡骨颈相差无几,桡骨颈部的环状韧带只是一片薄弱的纤维膜,相对松弛,不能很好地稳定桡骨头的运动。一旦手腕或前臂在伸直旋前位被猛力牵拉,桡骨头即可自环状韧带内向下脱出,停止牵拉后,环状韧带近侧嵌入肱桡关节内,形成半脱位(图49-8)。随年龄增长,桡骨头及环状韧带发育完善,即不再发生这种半脱位。

图49-8　桡骨头半脱位环状韧带部分滑入关节间隙

（二）临床表现和诊断

1. **外伤史**　家长多诉患儿有上肢在伸直位被猛力牵拉病史,多在提拉患儿上台阶或者为患儿穿上衣时发生。

2. 患儿哭闹不止或诉肘部疼痛,不敢用该手取物和活动肘部,患处拒绝别人触摸。

3. 肘关节轻度屈曲,无明显肿胀、畸形,桡骨头处有压痛。

4. X线检查无异常改变。

（三）治疗

手法复位较易,不需麻醉。术者一手握住患者肘部,用拇指压挤桡骨头,另一手握住腕部及前臂,将肘关节屈曲90°,反复作轻柔的前臂旋前、旋后动作,多能感到拇指下桡骨头复位的轻微弹动感,但有时这种弹动感并不明确,患儿肯用患手取物,说明复位成功。若一次复位未获成功,可重复上述步骤。复位后不必固定,但需注意不得再暴力牵拉,以防再发(图49-9)。

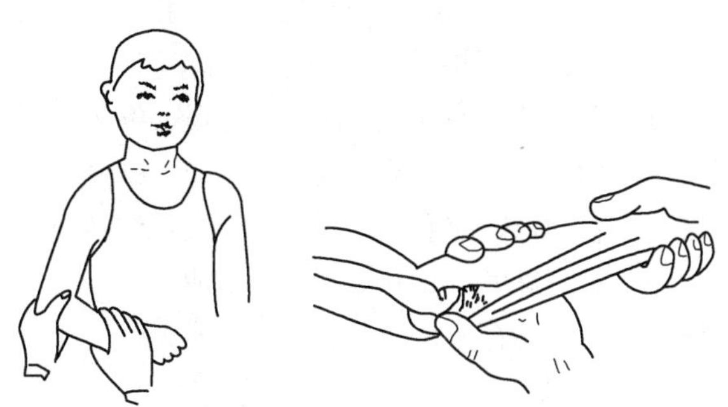

图49-9　桡骨头半脱位的复位方法

第五节　髋关节脱位

髋关节是典型的杵臼关节,关节匹配稳固,周围又有坚强的韧带和强壮的肌肉,因而髋关节是一个稳固的关节,只有在强大的暴力下才能脱位,且脱位后往往伴有多发性创伤。根据脱位后股骨头的位置,髋关节脱位(dislocation of the hip joint)可分为三种类型:①前脱位:股骨头位于髂坐线(髂前上棘与坐骨结节连线,Nelaton线)的前方;②后脱位:股骨头位于髂坐线的后方;③中心脱位:股骨头向髋臼底部脱位,冲破髋臼底部或经髋臼底部进入盆腔。三种类型中以后脱位最常见。

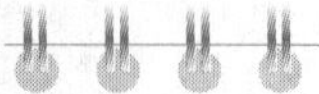

一、髋关节后脱位

（一）脱位机制

髋关节后脱位多发生于交通事故，由间接暴力所致。患者坐位，髋关节在屈曲、内收、内旋位时，股骨头关节面的大部分已超越髋臼后缘，处于不稳定状态，此时如果膝部受到由前向后的暴力，股骨头即从髋关节囊的后下方薄弱区脱出，造成后脱位，并可合并髋臼骨折和坐骨神经损伤（图 49-10）。

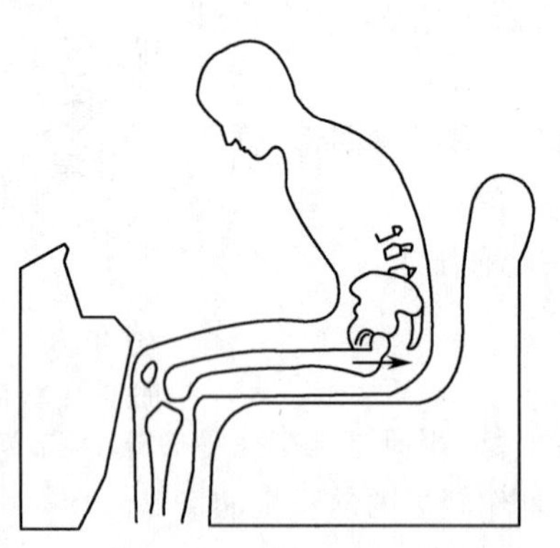

图 49-10 髋关节后脱位受伤机制

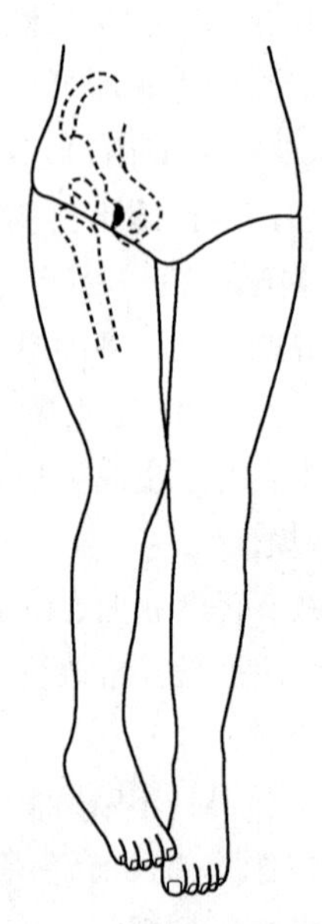

图 49-11 髋关节后脱位畸形

1. 临床表现和诊断

（1）外伤史：有强大暴力的外伤史，例如驾驶员在撞车时膝部撞到前面而发生脱位，如果乘客将一条腿搭在另一条腿上受到膝部撞击，则更容易发生脱位。

（2）典型畸形：患肢短缩，髋关节屈曲、内收、内旋畸形（图 49-11）。

（3）弹性固定：髋关节疼痛明显，关节不能活动。

（4）股骨大转子较健侧上移，臀部可触及脱出的股骨头，髂转线交点偏移。

（5）合并坐骨神经损伤者有下肢的感觉和运动功能障碍。

（6）X 线检查可了解脱位情况及有无合并骨折。

2. 治疗

（1）复位：髋关节脱位的复位越早越好，最初的 24～48 小时是复位的黄金时期，应尽可能在 24 小时内复位，48～72 小时后再行复位将会十分困难，并发症增多，关节功能也明显减退。髋关节稳定、强壮，复位时需要有较好的肌肉松弛，应在椎管内麻醉或全身麻醉下进行。复位方法有提拉法（Allis 法）和旋转问号法（Bigelow 法），后者有引起股骨头骨折、股骨颈骨折及髋臼骨折的可能，使用较少。单纯脱位者一般均可手法复位，合并髋臼或股骨头骨折者需手术对骨折进行处理。

提拉法（Allis 法）：患者仰卧，助手用双手按住髂嵴或用宽布带固定骨盆，术者提拉的方法有两种：

①单肘提拉法：术者位于患者身旁，使患肢屈膝、屈髋 90°，将一前臂伸过患肢后侧，使肘部勾住腘窝，沿股骨干长轴的方向用力向上持续提拉，另一手握住患肢踝部向下按压（图 49-12）。

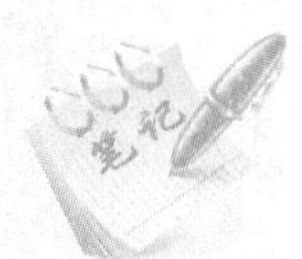

②双手提拉法：术者面对患者站立，同样使患肢屈膝、屈髋 90°，用双膝夹住患者小腿，以双手握住腘窝向上持续用力提拉，并可适度将大腿外旋，使髋关节复位（图 49-13）。

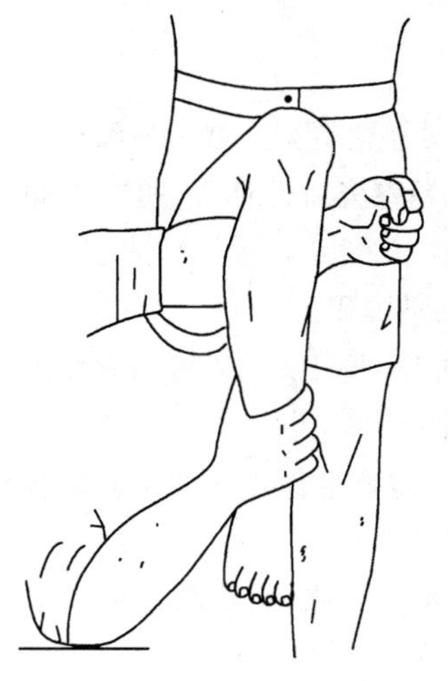
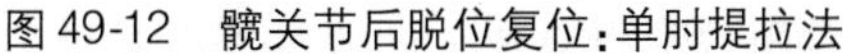

图 49-12　髋关节后脱位复位：单肘提拉法

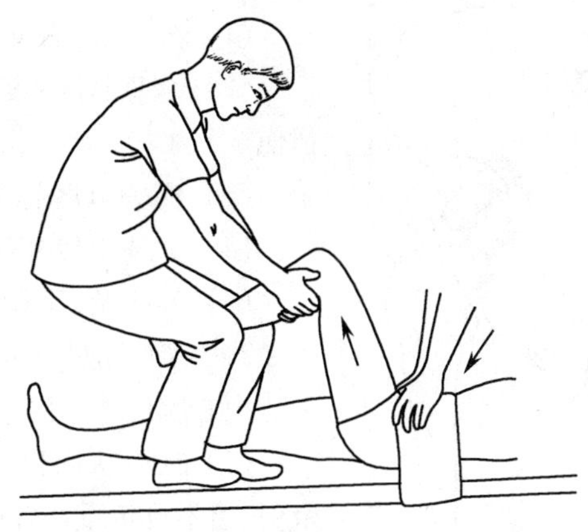

图 49-13　髋关节后脱位复位：双手提拉法

在上述手法下，如可以感到明显的弹跳与响声，提示复位成功。复位后畸形消失，髋关节活动恢复正常。此法简便、安全，复位成功率高。

（2）固定：复位后用皮牵引或穿矫形鞋将下肢固定在伸直外展位 2～3 周。

（3）功能锻炼：卧床期间作股四头肌收缩锻炼。解除固定后可活动髋关节，4 周后下床扶双拐部分负重行走，3 个月后方可完全负重，负重过早可加重股骨头的损害。

二、髋关节前脱位

脱位机制

髋关节前脱位少见。当髋关节在外展、外旋位时，受到强大的外展暴力，大转子顶于髋臼缘形成杠杆作用，股骨头即从髋关节囊前内下部分薄弱区穿破脱出，造成前脱位。

1. 临床表现和诊断

（1）外伤史：有强大外展暴力所致外伤史。

（2）典型畸形：患肢外展、外旋、屈曲畸形（图 49-14），这一畸形与髋关节后脱位明显不同。

（3）弹性固定：髋关节疼痛明显，关节不能活动。

（4）腹股沟部肿胀，可触及脱位的股骨头。

（5）X 线检查：了解脱位方向及有无合并骨折。

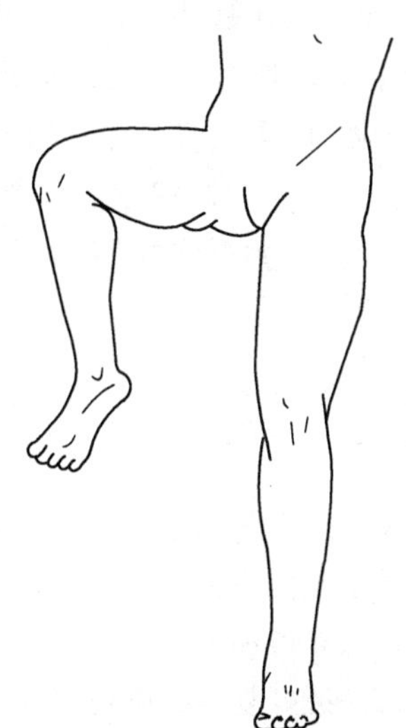

图 49-14　髋关节前脱位畸形

2. 治疗

（1）复位：在椎管内麻醉或全身麻醉下手法复位，使用提拉法（Allis 法）：患者仰卧，术者以双手握住腘窝部，使髋关节屈曲、外展，并沿着股骨纵轴持续牵引，一边牵引一边作轻度旋转摇摆。助手站在对侧用双手按住大腿上段内侧及腹股沟处用力推压，一般均能顺利复位，若听到及感觉到复位的弹响，提示复位成功。

（2）固定：同髋关节后脱位。

（3）功能锻炼：同髋关节后脱位。

三、髋关节中心脱位

脱位机制

侧方暴力作用在股骨大转子区，可以使股骨头向髋臼方向水平移动，穿过髋臼壁而进入骨

盆腔,形成髋关节中心脱位,伴有髋臼骨折(图 49-15)。

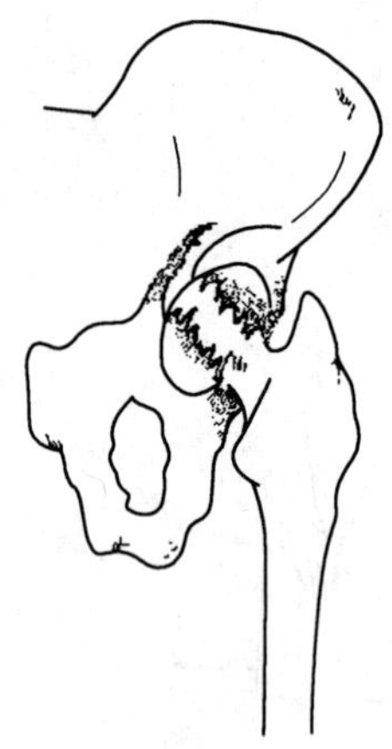

图 49-15 髋关节中心脱位

1. 临床表现和诊断

(1) 外伤史:有交通事故或高处坠落等强大暴力所致外伤史。

(2) 全身状况:腹膜后出血可导致失血性休克,可合并腹部脏器损伤。

(3) 髋关节疼痛、肿胀,关节活动障碍。

(4) 大腿上段外侧常有较大血肿,股骨头内陷可引起肢体短缩。

(5) X 线及 CT 检查:可从多角度了解脱位、骨折程度。

2. 治疗 应特别注意治疗低血容量性休克及腹部脏器损伤。髋关节中心脱位本身的治疗分三种情况:

(1) 股骨头内移轻微者,进行患肢皮牵引,症状缓解后可去除皮牵引,但不可负重,需卧床 10～12 周。

(2) 股骨头内移明显者,需用骨牵引复位。做股骨髁上骨牵引,尚可附加转子部侧方骨牵引,使关节复位,牵引时间至少 8～12 周。

(3) 股骨头不能复位者及髋臼骨折复位不良者,需切开复位内固定。髋臼损毁严重往往会发生创伤性骨关节炎,必要时可施关节融合术或全髋关节置换术。

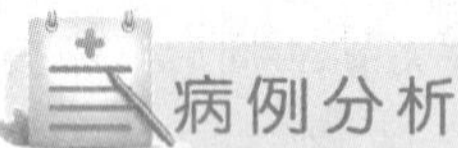

病例分析

患者,男,45 岁。因车祸伤致右髋部疼痛不能活动 3 小时急诊入院。查体:T 37.3℃,P 72 次/分,R 22 次/分,BP 130/70mmHg。强迫卧位,痛苦面容。右髋呈屈曲内收内旋畸形位,右侧臀部隆起并有压痛,可触及右侧股骨头。右侧髋关节呈屈曲内收内旋弹性固定,右髋关节屈伸旋转均受限。双下肢不等长,右下肢缩短,大粗隆上移达 Nelaton 线以上,Shoemaker 征阳性,Bryant 三角底边缩短(小于 5 cm)。骨盆正位摄片示:右侧股骨头位于髋臼的外上方,髋臼及股骨头未见骨折征象。

问题:1. 此患者的诊断及诊断依据是什么?

2. 需与哪些疾病鉴别?

3. 治疗方案是什么?

本章小结

关节脱位是临床常见的关节损伤类型,结合临床表现与 X 线检查,诊断较容易。单纯关节脱位多数通过复位能达到满意疗效。值得注意的是,不正确的复位方法、不熟练的复位操作可加重关节的损伤,并可导致骨折及血管、神经、肌肉损伤的严重后果,临床工作中应把握好复位的原则,切忌蛮干。

(邓 兵)

练 习 题

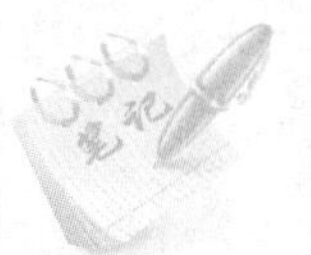

一、选择题

A1 型题

1. 下述关节脱位的特有体征,正确的是

A. 肿胀,畸形,功能障碍　　B. 压痛,肿胀,瘀斑
C. 畸形,反常活动,关节空虚　　D. 畸形,反常活动,弹性固定
E. 畸形,弹性固定,关节空虚

2. 新鲜肩关节前脱位患者,治疗上首选的方法为
A. 悬吊牵引　　B. 皮肤牵引　　C. 骨牵引
D. 手法复位外固定　　E. 手术切开复位内固定

3. 发生脱位率最高的关节
A. 肩关节　　B. 肘关节　　C. 髋关节
D. 膝关节　　E. 骶髂关节

4. 关节脱位的特有体征
A. 疼痛与压痛　　B. 反常活动　　C. 运动消失
D. 关节面外露　　E. 弹性固定

5. Dugas 征阳性为
A. 肩关节脱位　　B. 肘关节脱位　　C. 髋关节后上脱位
D. 髋关节前下脱位　　E. 髋关节中心脱位

6. Hippocrates 法复位的是
A. 肩关节脱位　　B. 肘关节脱位　　C. 髋关节后上脱位
D. 髋关节前下脱位　　E. 髋关节中心脱位

A2 型题

7. 1 岁患儿上楼梯时,其父向上牵拉右上肢,患儿哭叫,诉肘部疼痛,不肯用右手取物,最可能的诊断为
A. 肘关节脱位　　B. 桡骨头骨折　　C. 桡骨头半脱位
D. 肌肉牵拉伤　　E. 尺骨鹰嘴撕脱伤

8. 患者跌倒,手掌撑地,肩外展外旋,出现肩痛,肿胀,活动受限,查体 Dugas 征阳性。该患者肩部的畸形是
A. 屈曲外展,外旋　　B. 屈曲内收,内旋　　C. 方肩
D. 肩过度后伸　　E. 肩过度膨隆

9. 乘车时,急刹车,某患者右膝前方受到撞击,出现右髋剧痛,髋关节运动障碍,处于屈曲内收,内旋,畸形状态。应诊断为
A. 股骨颈骨折　　B. 股骨粗隆间骨折　　C. 股骨粗隆下骨折
D. 髋关节后脱位　　E. 髋关节前脱位

10. 关节脱位后,除下列哪一项外均应行切开复位固定
A. 有关节内骨折　　B. 软组织嵌入　　C. 陈旧性脱位
D. 反复复位失败者　　E. 新鲜脱位

二、思考题

1. 简述关节脱位的临床表现、诊断及治疗原则。
2. 试述关节脱位的手术指征。

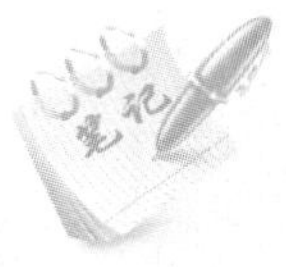

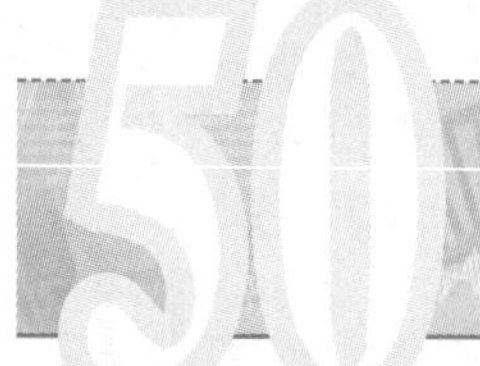

第五十章

手外伤及断肢(指)再植

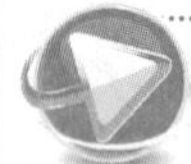

学习目标

1. 掌握:手外伤血管、神经及肌腱的检查方法;常见手外伤的临床表现和治疗原则;断肢伤的急救,断肢的保存方法。

2. 熟悉:断肢再植的适应证和术后处理。

3. 了解:断肢再植的禁忌证。

4. 具备手外伤诊断及急诊清创手术的能力,并掌握正确保存断肢(指)的方法。

5. 告知患者损伤情况,消除恐惧心理,增强康复的信心;指导患者功能锻炼,争取恢复肢体功能。

第一节 手外伤的一般处理

手部创伤及其修复所涉及的范围广,十分复杂,手外科已经成为一门独立的学科,本节仅就手部开放性损伤的早期一般处理进行讨论。

(一)检查和诊断

1. 伤口检查 检查伤口的部位、大小、深浅,明确损伤性质,检查皮肤是否缺损、缺损范围大小。从而推测皮下及各种重要组织损伤的程度,推测如何闭合伤口、是否需要植皮及采用何种方法植皮。

2. 血管损伤的检查 根据手指的颜色、温度、指腹是否饱满、毛细血管充盈状况、血管搏动及有无活动性出血等情况,判定有无血管损伤,判断皮肤的活力。

3. 神经损伤的检查 手部神经检查,详见第五十一章周围神经损伤。

4. 肌腱损伤的检查 单独屈指浅肌腱或屈指深肌腱断裂时,未断的另一肌腱尚有屈指动作。手背处伸指肌腱断裂,邻指伸指时通过联合腱常能带动伤指背伸,在检查时需要注意,以免漏诊。

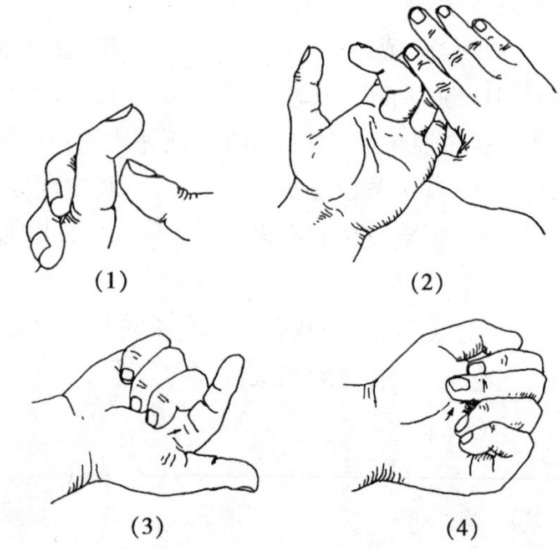

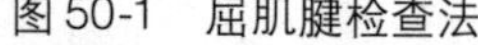
图 50-1 屈肌腱检查法

(1)指深屈肌腱检查法;(2)指浅屈肌腱检查法;(3)指深、浅屈肌腱断裂;(4)指深屈肌腱断裂

(1) 拇长屈肌腱断裂:固定拇指近节,指间关节不能主动屈曲。

(2) 指深屈肌腱断裂:固定患指中节,远侧指间关节不能主动屈曲。

(3) 指浅屈肌腱断裂:将患指以外的其

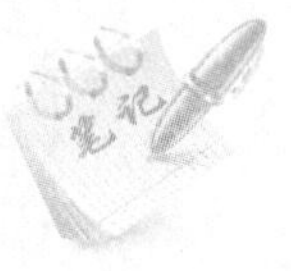

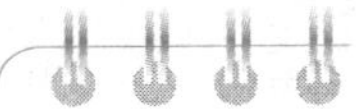

他三个手指固定于伸直位,患指近侧指间关节不能主动屈曲(图 50-1)。

手部骨间肌的功能是手指内收和外展,以及屈曲掌指关节和伸指间关节,因此,即使指深、浅屈肌腱均断裂,也不影响掌指关节屈曲。

(4) 伸肌腱断裂:①手背部断裂,掌指关节不能主动伸直;②中央腱束断裂,近侧指间关节不能主动伸直,而远侧指间关节主动伸直不受限;③两侧侧腱束断裂,远侧指间关节不能主动伸直。

5. 骨与关节损伤的检查　骨折后手指有短缩、旋转、成角等畸形及反常活动。凡疑有骨折者应拍摄手正斜位 X 线片,明确骨折的类型和移位情况。

(二) 治疗原则

1. 现场急救　现场急救处理的目的是止血、减少伤口进一步污染、防止加重损伤和迅速转运。手外伤急救处理包括止血、伤口包扎和局部固定。

(1) 止血:局部加压包扎是手部创伤最简便而有效的止血方法。较大血管损伤,当加压包扎无效时才可使用止血带。止血带应缚于上臂的上 1/3 部位,松紧恰当,记录时间,每隔 1 小时松开止血带 5 ~ 10 分钟,以免引起肢体缺血坏死。手外伤采用腕部压迫或橡皮条捆扎止血,阻断了静脉回流,不能完全阻断动脉血流,出血会更严重。

(2) 包扎及固定:选择清洁布类包扎伤口,就地取材作相应固定。

2. 急诊手术处理　正确的急诊手术处理对保留和恢复手的功能具有重要意义。

(1) 早期彻底清创:清创应力争在伤后 6 ~ 8 小时内进行,清创越早,感染的机会就越少。超过 12 小时,即使较清洁的伤口也可能发生感染。清创手术应该在止血带控制下进行,从浅层到深层,创缘皮肤不宜切除过多,避免缝合时张力过大,尽可能保留深层重要组织。

(2) 深部组织修复:对受伤时间短污染较轻者,应一期修复损伤组织。污染严重、外伤超过 12 小时以上或修复有困难者,可仅做清创和闭合伤口,深部组织留待二期修复。骨折和脱位必须复位固定。

(3) 闭合伤口:清创后的伤口可一期缝合。伤口纵行越过关节,与指蹼边缘平行或与皮纹垂直者,应采用"Z"字成形术。有皮肤缺损者,宜采用自体中厚皮片覆盖,不适于游离植皮者可采用皮瓣移植。对于受伤时间长或污染较重的伤口,清创后不宜缝合,观察 3 ~ 5 天后若无感染再处置伤口。

(4) 术后处理:术后用石膏托、金属板、支具等将手固定于所修复组织无张力的位置或功能位。血管吻合术后固定 2 周,肌腱缝合或关节脱位者固定 3 周,神经吻合或骨折者固定 4 ~ 6 周。包扎时用纱布将手指隔开,露出指端,以便观察血运。术后抬高患肢有利于减轻肿胀,术后应用破伤风抗毒素血清,并应用抗生素预防感染。皮肤缝线于术后 10 ~ 14 天拆线,带蒂皮瓣一般术后 3 ~ 4 周断蒂。需二期修复的深部组织,可在伤口愈合后 1 ~ 3 个月内进行。

知识拓展

手的休息位与功能位

手的休息位是手内在肌、外在肌、关节囊及韧带的张力处于相对平衡的状态,其临床意义在于当肌腱损伤后手的休息位会发生改变。

手的功能位是手将发挥功能时准备的体位,呈握球状。即腕背伸 20 ~ 25 度,轻度尺偏,拇指外展、外旋,与其余手指处于对指位,掌指及指间关节微屈,手指略分开。其临床意义在于手外伤术后骨及关节难以恢复正常,甚至发生僵直者,在此位置固定可使伤手保持最大的功能。

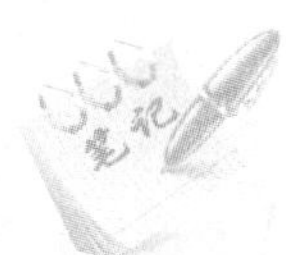

第二节　常见的手外伤

手部损伤及修复非常复杂,其处理原则是早期彻底清创、正确进行深部组织修复、一期闭合伤口、合理包扎及固定、预防感染。处理最终目的是最大程度恢复手的功能。

1. 手部骨折　手部骨折的治疗应力求解剖复位,进行可靠的固定。

(1) 腕舟骨骨折:对于骨折未移位者常采用短臂石膏管型外固定(图 50-2),固定时间为8 ~ 10 周。对于骨折有移位者,行切开复位内固定术。陈旧性骨折若骨折端无明显硬化,足够时间的外固定仍有愈合机会,但疗程多需长达数月。骨折端硬化及骨坏死者,需手术治疗。

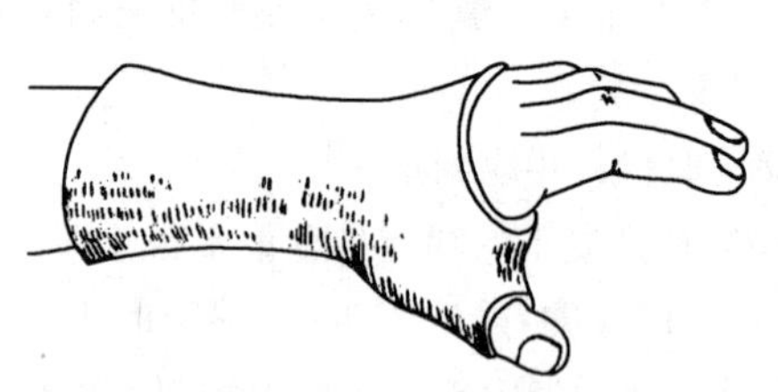

图 50-2　腕舟骨骨折石膏外固定

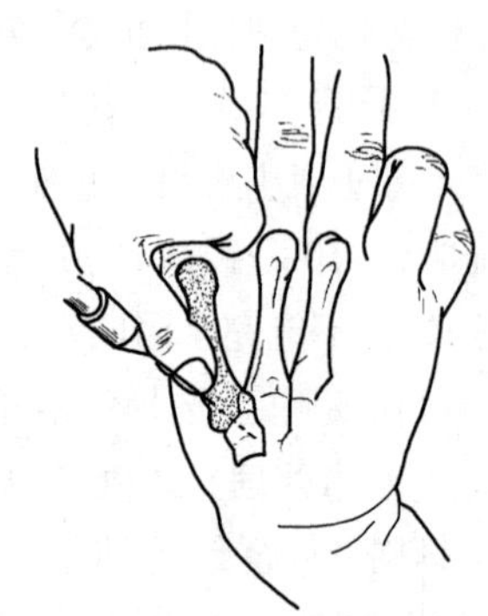

图 50-3　第一掌骨基底部骨折克氏针内固定

(2) 第一掌骨基底部骨折:可手法复位,拇指外展位石膏外固定 4 ~ 6 周。也可经皮穿克氏针内固定,加石膏外固定(图 50-3),或用钢板、螺钉内固定,便于早期功能锻炼。

(3) 掌骨骨折:骨折多向背侧成角移位,手法复位后可用石膏外固定 6 周。对复位不满意或多发性骨折可切开复位内固定。

(4) 指骨骨折:手法复位后用金属板或石膏外固定(图 50-4),手法复位不满意或复位后不稳定者,可行切开复位克氏针或指骨接骨板内固定。

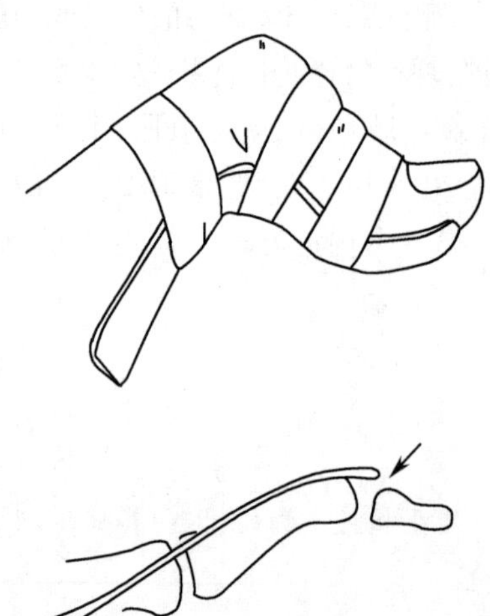

图 50-4　末节指骨基底部骨折

2. 肌腱与神经损伤　手部肌腱损伤只要条件允许,均应一期修复。缝合肌腱应尽量减少对血运的破坏,断端应对合整齐,表面平滑。常用的缝合方法有:Bunnell 法、Kessler 法和双垂直缝合法(图 50-5)。

神经损伤提倡早期修复,受伤6 ~ 8 小时内,只要伤口清洁、皮肤覆盖好,具有设备和技术条件者均应一期修复。若受伤超过 8 小时,又缺乏上述条件,可将断裂的神经两端固定于周围组织上以便于辨认,待伤口愈合 2 ~ 3 周后,行二期手术修复。

3. 手部常见开放伤

(1) 刺伤:手部刺伤常见于钉、针、木刺等,伤口小而深,易漏诊。刺伤可损伤深部组织并可有异物存留,有感染的可能,刺伤经清创后可一期缝合伤口。

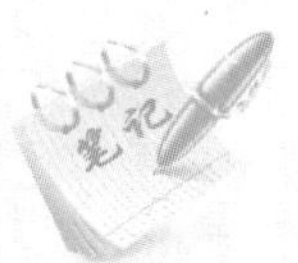

(2) 切割伤:切割伤的特点是创缘整齐、污染较轻,可伴有肌腱、血管、神经的断裂或指端缺损。处理切割伤的基本原则是:①对单纯皮肤缺损、创面无肌腱和骨外露,或裸露部分可用周围软组织覆盖时,用中厚皮片游离植皮闭合伤口(图 50-

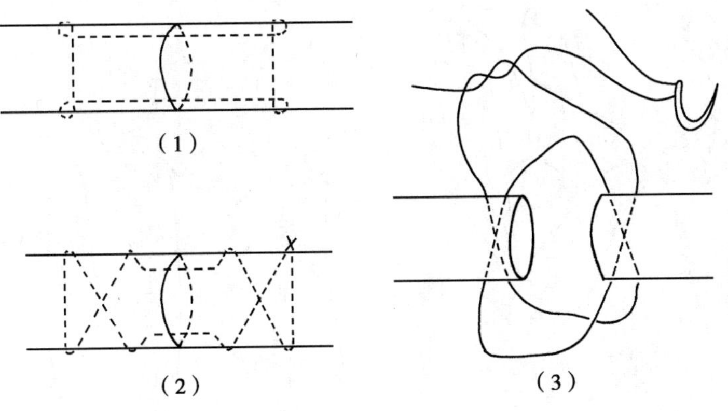

图 50-5　常用肌腱缝合法
(1) Bunnell 法；(2) Kessler 法；(3) 双垂直缝合法

6)；②肌腱或骨质外露无法覆盖者，可用 V-Y 推进皮瓣修复创面(图 50-7)；③组织缺损较多、不能用上述方法修复时，可考虑缩短指骨直接缝合(图 50-8)，或带蒂皮瓣移植修复创面(图 50-9，图 50-10)。皮瓣移植可较好地保留伤指长度，缩短伤指直接缝合的残端耐磨、耐寒、保留较好的感觉，两者各有利弊。

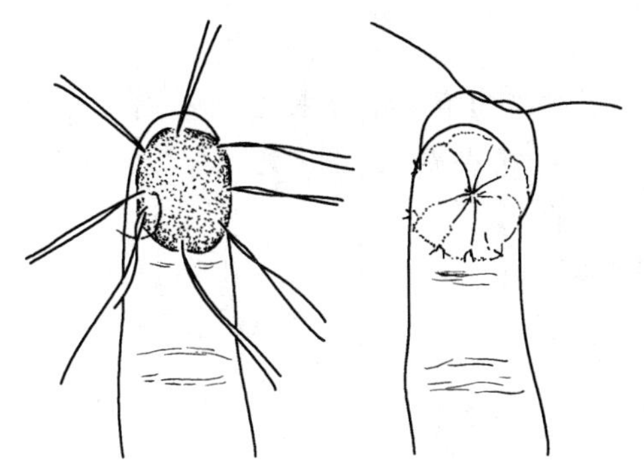

图 50-6　中厚皮片植皮

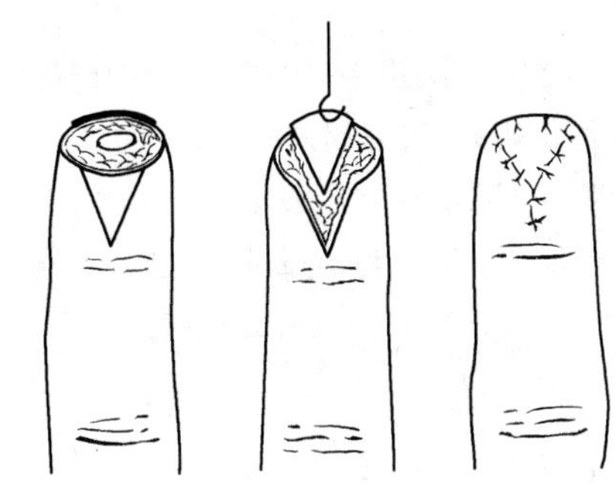

图 50-7　局部转移皮瓣(V-Y 推进皮瓣)

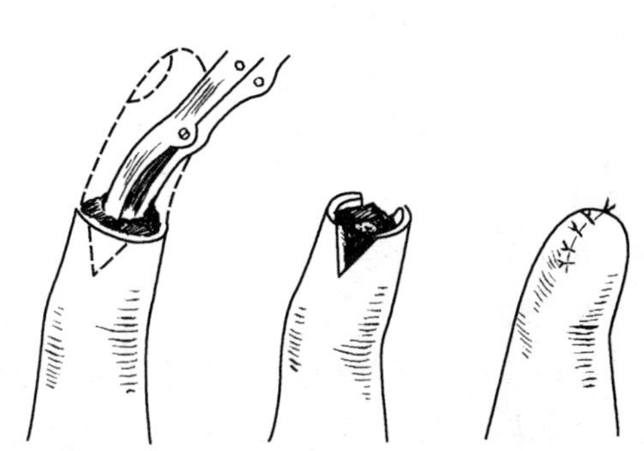

图 50-8　缩短指骨缝合创面

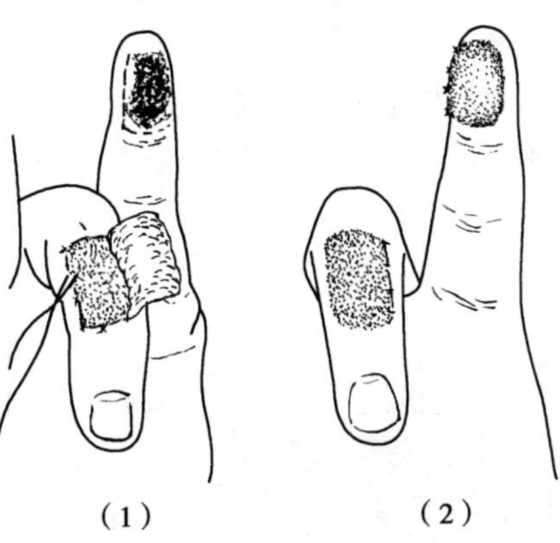

图 50-9　邻指皮瓣移植

(3) 撕脱伤：手的撕脱伤比较严重，皮肤原位缝合极易坏死，往往需要通过植皮覆盖创面。若撕脱的皮肤无明显挫伤，可将其修剪成中厚皮片进行移植，否则需另取中厚皮片游离移植。损伤严重者可用腹部皮瓣(图 50-11)，或前臂交叉皮瓣修复创面。近年来，采用吻合血管的皮瓣一期修复手部严重撕脱伤，效果满意。

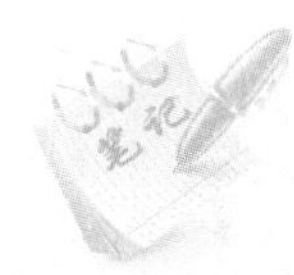

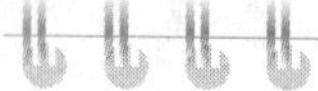

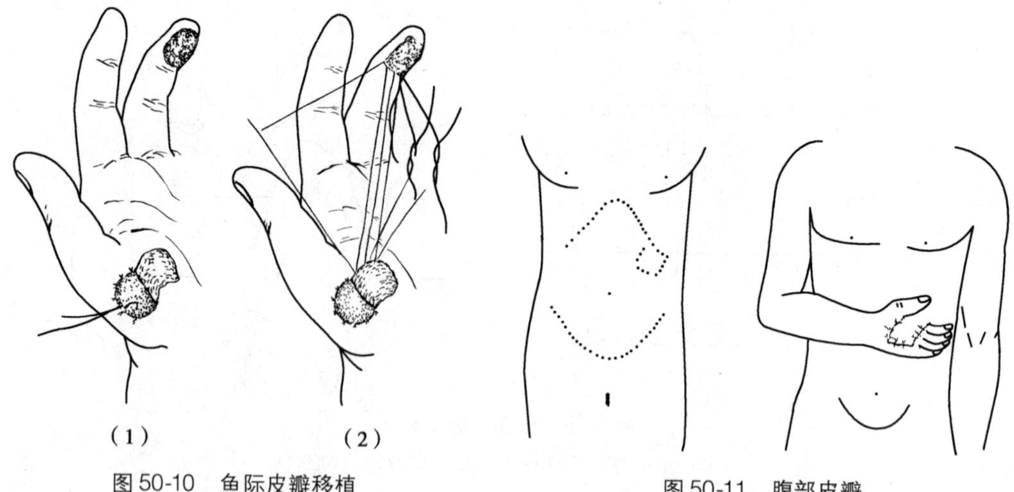

图 50-10　鱼际皮瓣移植

图 50-11　腹部皮瓣

(4) 挤压伤:手部挤压伤软组织损伤重,常造成多发性骨折,严重影响手的功能。对这类损伤,除需整复骨折外,清创时必须彻底去除失活组织,切开深筋膜减压,敷料包扎不要过紧,以防感染及肢体坏死。

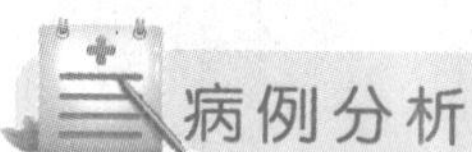
病例分析

患者,男,30 岁,左手卷入水泥搅拌机内,手背伤口出血 1 小时来院。查体:左手背皮肤大部缺失,深筋膜层裸露,手指活动无明显异常。X 线片显示左手未见骨折与脱位。

问题:1. 该病例患肢血运如何?

2. 如果其指端血运好,其治疗原则是什么?

第三节　断肢(指)再植

完全性断肢(指)是指没有任何组织相连或虽有组织相连;但在清创时必须切除的肢(指)离断。不完全断肢(指)是指肢(指)骨折或脱位伴 2/3 以上软组织离断,主要血管断裂,可能致远端坏死的肢(指)离断。

断肢(指)再植技术源于我国,并一直处于国际领先地位,目前已经普及到基层医院,十指同时断离、末节断指、儿童断指等均已能再植成活。断肢(指)再植在注重成活率提高的同时,更要注重再植肢(指)的功能恢复。

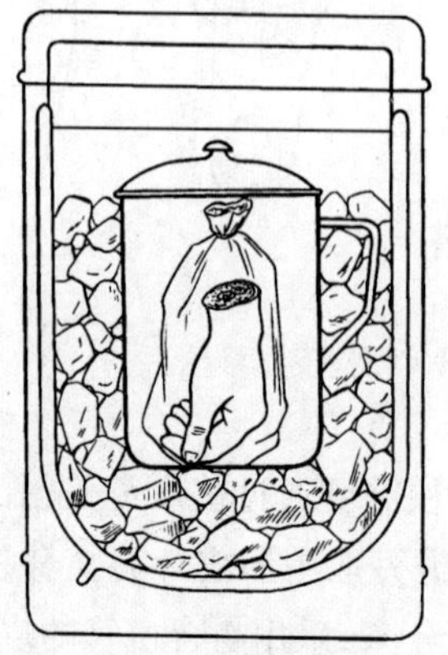

图 50-12　断手的保存法

1. 断肢(指)的急救

(1) 止血及包扎:创面用清洁敷料压迫包扎,对不能控制的大血管出血,可上止血带止血。

(2) 断肢(指)的保存:断肢(指)保存是现场急救的关键步骤,其基本原则是干燥冷藏法保存(图 50-12),即将断肢(指)用无菌或清洁敷料包好,放入密闭塑料袋中,再将塑料袋置于盛放冰块的容器内。断肢(指)不能与冰块直接接触,以防冻伤。也不能用任何液体浸泡断肢(指)。如果能很快将患者送到医院,断离的肢(指)可以不必冷藏,仅用清洁敷料包好即可。

(3) 转送:不完全性断肢(指)应注意肢(指)的妥善固定,避免加重损伤,然后尽快将患者转送医院。到达医院后,将断肢(指)用无菌

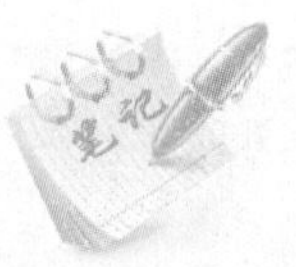

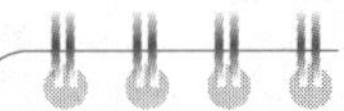

敷料包好,放入4℃冰箱内保存备用。

2. 断肢(指)再植的适应证及禁忌证

(1) 损伤程度:切割伤断面整齐、再植成活率高。碾压伤切除挫伤部分后,也可获得整齐的断面,再植成活率也较高。撕脱性组织损伤广,又不在一个平面上,再植成活率较低。

(2) 再植时限:断肢(指)再植手术越早越好,应争分夺秒,一般再植时间6~8小时为限。早期冷藏或寒冷季节可适当延长。再植时限与离断平面有密切关系,高位断肢再植时限应严格限制。

(3) 再植禁忌证:①有较严重的全身慢性病变,有出血倾向者。②断肢(指)多处骨折、严重损伤、血管严重损坏,预计术后功能恢复较差。③气温较高、离断时间较长、且未进行干燥冷藏者。④不愿合作或无再植要求者。

3. 再植的手术原则　断肢(指)再植手术应按照一定顺序进行,应该把再植与重建结合起来。

(1) 彻底清创:清创术是手术的基本步骤,在彻底清创的同时,寻找及标记需要吻合的血管、神经和肌腱等,为修复做好准备。

(2) 固定骨折:用简单有效的内固定尽快恢复骨的支架作用,为减少血管和神经的张力,骨骼可适当缩短。

(3) 缝合肌腱:重建骨性支架后,先缝合肌腱建立起软组织血管床,再吻合血管。缝合肌腱以满足手部和手指功能为准,不必将断离的所有肌腱缝合,断指再植时缝伸指肌腱和指深屈肌腱。

(4) 吻合血管:主要血管均予吻合,一般先吻合静脉,后吻合动脉,吻合动静脉的比例以1:2为宜。血管应在无张力下吻合,最好在手术显微镜下进行。

(5) 缝合神经:在无张力情况下,尽可能一期缝合神经。如有缺损应立即行神经移植修复。可采用神经外膜缝合或束膜缝合。

(6) 闭合伤口:伤口应该一期闭合,可通过缩短骨骼、皮瓣成形、植皮等使伤口完全闭合。

(7) 包扎固定:多层松软敷料包扎,指间分开、指端外露,便于观察血运。手石膏固定于吻合血管、神经、肌腱的松弛位或功能位。

4. 术后处理

(1) 观察全身状态:高位断肢再植除可引起血液循环改变外,还可因代谢产物吸收引起重要器官的中毒反应,甚至发生生命意外,必要时应及时截除再植肢体。

(2) 再植肢(指)血液循环情况的观察及处理:血管危象多发生在术后48小时内,将危及再植肢(指)的成活,需要及时发现和处理。发生血管危象的原因为血管痉挛或血栓形成,首先应去除引起痉挛的因素,若血管危象仍不能缓解,应立即行手术探查。

(3) 预防血管痉挛及血栓形成:房间应保持温暖、安静,禁止吸烟,有良好的镇痛措施,必要时选用连续麻醉。适当使用解痉及抗凝药物,局部可用烤灯照射。

(4) 预防感染:适当应用抗生素预防感染。

(5) 功能锻炼:肢(指)成活后,应循序渐进地进行主动、被动功能锻炼。

本章小结

手外伤及断肢(指)发病率高,是常见的致残原因。手外伤的处理,必须掌握皮肤、肌腱、神经、血管及骨关节的检查方法,对伤情作出正确的判断,才能选择适宜的治疗方法。急救处理的关键在于组织的保护与断肢的保存,为下一步的治疗创造条件。断肢(指)再植技术是我国外科的骄傲,至今处于国际领先地位,并在全国范围内得到了广泛开展,为减少伤者致残、恢复正常生活与工作,做出了积极的贡献。

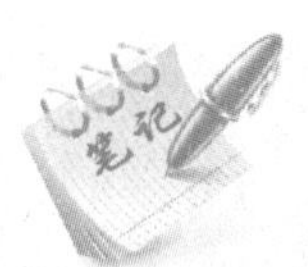

(米卫东)

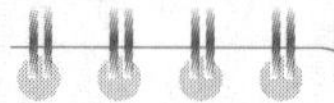

练 习 题

一、选择题

A1 型题

1. 右手示指近侧指间关节损伤严重，考虑日后难以恢复活动功能者，清创后应将关节固定于

A. 保护位　B. 休息位　C. 伸直位
D. 极度屈曲位　E. 功能位

2. 手部创伤出血最简便有效的止血方法是

A. 钳夹血管　B. 缝扎止血　C. 以气压止血带止血
D. 较大血管必须结扎　E. 局部加压包扎止血

3. 手外伤清创术应争取在伤后多长时间内进行

A. 36 小时　B. 24 小时　C. 12～16 小时
D. 9～12 小时　E. 6～8 小时

4. 断肢再植手术距外伤的时间一般以多长为限

A. 2～4 小时　B. 6～8 小时　C. 10～12 小时
D. 14～16 小时　E. 24 小时

5. 断肢的急救措施不包括

A. 迅速运送　B. 包扎　C. 保存断肢
D. 清创　E. 止血

6. 断肢再植术后防止血管痉挛和预防血栓形成的最重要措施是

A. 肢体保暖
B. 适当应用血管舒张剂和抗凝剂
C. 注意止痛
D. 禁止吸烟
E. 可常规静滴低分子右旋糖酐 500ml，连用 5～7 天

7. 断肢(指)再植吻合血管时的动、静脉适宜比例是

A. 1∶1　B. 1∶2　C. 1∶3
D. 2∶1　E. 3∶2

8. 离断肢体保存的方法是

A. 浸泡于 75% 乙醇中
B. 乳酸林格液浸泡
C. 10% 的甲醛浸泡
D. 用无菌或清洁敷料包扎后干燥冷藏
E. 置于 37°的恒温箱里

A3/A4 型题

(9～10 题共用题干)

男性，15 岁。右腕部被锐器切割伤 8 小时，已行消毒包扎，注射破伤风抗毒素等处理，检查发现小指不能外展。

9. 诊断首先考虑

A. 骨间肌损伤　B. 屈指肌腱损伤　C. 桡神经损伤

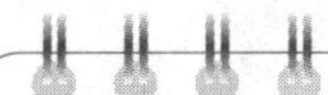

D. 尺神经损伤　　E. 正中神经损伤

10. 应采取的治疗措施是

A. 观察　　B. 二期缝合　　C. 延期缝合

D. 一期清创　　E. 二期清创

二、思考题

1. 简述手外伤的治疗原则。

2. 怎样对断肢(指)进行急救和保存?

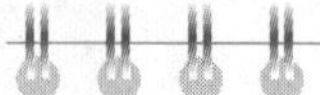

第五十一章

周围神经损伤

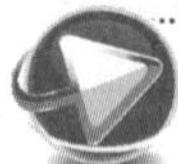

学习目标

1. 掌握:周围神经损伤的临床表现和手术治疗方法。

2. 熟悉:上肢及下肢各种神经损伤的临床表现及治疗。

3. 了解:神经损伤的分类、病理及再生。

4. 具备对周围神经损伤患者进行系统检查的能力。能正确分析检查结果,并能做出正确诊断及实施正确治疗。

5. 具有理解、关心、体贴患者的意识,取得患者的理解和配合。耐心为患者提供良好医疗服务,帮助患者进行神经康复训练。

第一节 概 述

周围神经分为脑神经、脊神经和自主神经,由大量的神经纤维组成,遍及全身皮肤、黏膜、肌肉、骨关节、血管及内脏等。周围神经损伤的原因很多,常见有切割伤、挤压伤、牵拉伤、电灼伤及缺血性损伤等,损伤后可造成感觉、运动功能障碍,若不及时有效修复治疗,往往预后较差。因此,在处理各类损伤时,应仔细检查神经功能,以防漏诊。

(一)神经损伤的分类

1. 神经传导功能障碍 是神经损伤最轻的一种。神经暂时失去传导功能,神经纤维无结构改变。表现为运动障碍而无肌萎缩,痛觉迟钝而不消失。多在数日至数周内恢复,无后遗症。多由轻度牵拉、短时间压迫引起。

2. 神经轴索断裂 轴索断裂致远端的轴索和髓鞘发生变性,神经内膜管完整,轴索可沿施万鞘管长入末梢。临床表现为该神经分布区运动、感觉功能丧失,肌萎缩和神经营养性改变,但多能自行恢复。由钝性损伤或持续性压迫引起。

3. 神经断裂 神经支配区感觉、运动功能丧失,肌电反应消失,需要手术修复。

(二)病理和再生

神经断裂后,其近、远端神经纤维将发生华勒(Waller)变性。远端轴索及髓鞘伤后数小时即发生结构改变,2~3天逐渐分解成小段或碎片,5~6天后,吞噬细胞增生,吞噬清除碎裂溶解的轴索与髓鞘。与此同时,施万细胞增生,约在伤后3天达到高峰,持续2~3周,使施万鞘形成中空的管道,近端再生的神经纤维可长入其中。近端亦发生类似变化,但仅限于1~2个郎飞结。神经胞体亦发生改变,称为轴索反应,即胞体肿大,胞浆尼氏体溶解或消失。损伤部位距胞体愈近反应愈明显,甚至可致细胞死亡。神经终末靶器官发生变性萎缩,甚至消失。

伤后1周,近端轴索长出许多再生的支芽,如神经两断端连接,再生的支芽中如有一根长入远端的施万鞘的空管内,并继续向远端生长,直至终末器官,恢复其功能,其余的支芽则萎缩消失。而且施万细胞逐渐围绕轴索形成再生的髓鞘。如神经两端不连接,近端再生的神经元纤维

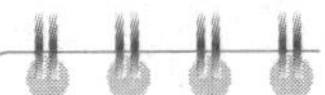

组织，迂曲呈球形膨大，称为假性神经瘤。远端施万细胞和成纤维细胞增生，形成神经胶质瘤。神经修复后，要经过变性、再生，穿越修复瘢痕及终末器官生长成熟等过程，其再生速度平均每天以1～2mm计算，生长周期长。

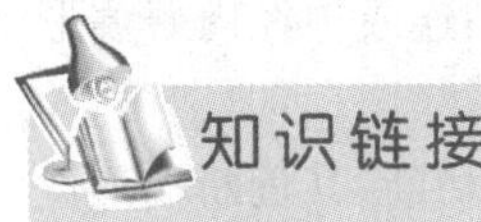

知识链接

神经损伤修复研究新进展

近年来研究证明，伤后神经远端分泌释放一些神经活性物质，如神经营养因子(NTF)和神经生长因子(NGF)，可吸引、引导近端再生的神经纤维定向生长并促进其生长。神经断裂伤，其终末器官肌纤维和感觉小体发生萎缩，而后运动终板亦同时变性消失，进而影响功能恢复。研究证明，将运动神经植入失神经的肌肉内，可通过再生的运动终板而重建新的神经肌肉连接，恢复其功能。感觉神经亦可植入皮下而恢复功能。近年来，对神经损伤后脊髓及背根神经节神经元的保护、促进神经轴索再生和防治失神经肌萎缩方面进行了大量的研究，取得了重要进展。

（三）临床表现与诊断

1. 运动功能障碍　受损神经支配的肌肉呈弛缓性瘫痪，主动运动、肌张力和反射均消失。应注意关节活动可被其他肌肉所替代，应逐一检查每块肌的肌力，加以判断。由于关节活动的肌力平衡失调，出现一些特殊的畸形，如桡神经肘上损伤的垂腕畸形，尺神经腕上损伤的爪形手等。

2. 感觉功能障碍　受损神经支配的皮肤感觉消失或减弱。由于感觉神经相互交叉、重叠支配，实际感觉完全消失的范围很小，称之为该神经的绝对支配区，如正中神经的绝对支配区为示、中指远节；尺神经为小指。神经部分损伤，则感觉障碍表现为减退、过敏或异常感觉。

3. 自主神经功能障碍　神经损伤后立即出现血管扩张、汗腺停止分泌，表现为皮肤潮红、皮温增高、干燥无汗等；晚期因血管收缩而表现为苍白、皮温降低、自觉寒冷，皮纹变浅，触之光滑。指甲增厚，出现纵嵴，生长缓慢，弯曲等。

4. 神经干叩击试验(Tinel征)　即按压或叩击神经干，局部出现针刺、疼痛，并有麻痛感向该神经支配区放射为阳性，表示为神经损伤部位。或从神经修复处向远端沿神经干叩击，Tinel征阳性则是神经恢复的表现。当再生的神经轴突尚未形成髓鞘时，外界叩击可产生疼痛或放射痛，Tinel征既可帮助判断神经损伤的部位，又可用于检查神经修复后再生神经纤维的生长情况。

5. 神经电生理检查　肌电检查和体感诱发电位对于判断神经损伤的部位和程度以及帮助观察损伤神经再生及恢复情况有重要价值。神经损伤3周后，肌电图呈现失神经支配的纤颤、正相电位。神经修复后随着神经功能逐渐恢复，纤颤和正相电位逐渐减少直至消失。体感诱发电位可以了解感觉通路是否处于正常生理状态。

（四）治疗

1. 非手术疗法　主要适用于神经传导功能障碍及神经轴索断裂者。多数闭合性神经损伤属此两种类型，因此原则上可非手术治疗观察3个月。观察期间最好每月作一次电生理检测，3个月后仍无神经再生表现，或虽然有一定程度的恢复，但停留在某一水平功能不再改善，且主要功能无恢复，应采取手术治疗。非手术疗法主要包括针灸、理疗、体疗、电刺激及神经营养药物治疗等。

2. 手术治疗

（1）神经缝合术：适用于神经断裂伤。切除两断端挫伤段或瘢痕后，精确对合断端，在没有张力的情况下进行缝合。缝合方法有神经外膜缝合术和神经束膜缝合术两种。

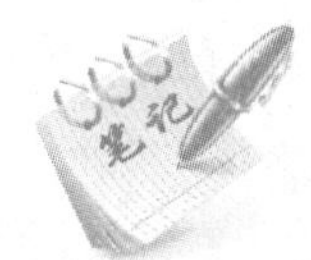

（2）神经移植术：适用于神经缺损较长无法直接缝合时，常选用自体腓肠神经游离移植。近年来在修复较长神经缺损时采用吻合血管的神经移植，保持移植神经的血供，可修复较长的神经缺损。如小隐静脉蒂腓肠神经移植。

（3）神经松解术：适用于神经受挫伤或慢性磨损，使神经与周围组织粘连或神经内瘢痕形成。手术是将神经从瘢痕组织中解放出来，恢复其传导功能。

（4）神经移位术：神经高位损伤无法修复者，可将另一根不重要的神经切断，其近断端移位到功能重要的损伤神经的远断端，以恢复较重要的神经功能。如可采用膈神经、副神经、肋间神经移位术治疗臂丛神经根性撕脱伤。

（5）神经植入术：神经远端在其进入肌肉处损伤，无法进行缝接时，可将神经近端分成若干神经束，分别植入肌组织内，可通过再生新的运动终板或重新长入原运动终板，恢复部分肌肉功能。亦可将感觉神经近端植入皮下而恢复皮肤感觉功能。

第二节　上肢神经损伤

一、臂丛神经损伤

臂丛神经由第5、6、7、8颈神经和第1胸神经前支组成。上述各神经根出椎间孔后，在前斜角肌外缘由颈5、6组成上干，颈7为中干，颈8、胸1组成下干。3个神经干向外下行，至锁骨中1/3后方，各干分成前、后两股。3个后股组成后束，上、中干的前股组成外侧束，下干的前股单独组成内侧束。各束向下外延伸到腋动脉后侧、外侧和内侧。后束分出肩胛上神经、肩胛下神经、胸背神经、桡神经和腋神经。外侧束分出肌皮神经和正中神经外侧头。内侧束分出正中神经内侧头、尺神经、臂内侧皮神经和前臂内侧皮神经。正中神经的内、外侧头合成正中神经。臂丛神经支配肩部、上臂、前臂和手的运动和感觉。

（一）临床表现

1. 上臂丛神经损伤　上臂丛包括颈5、6、7，由于颈7单独支配的功能障碍不明显，临床表现与上干损伤相似。主要表现为肩外展、屈肘功能障碍；颈5、6支配区皮肤感觉减退或消失，主要为上臂外侧、前臂外侧及拇、示指感觉异常。

2. 下臂丛神经损伤　下臂丛为颈8、胸1神经，即下干，损伤后表现为手指不能伸屈，手内在肌麻痹，而肩、肘、腕关节活动基本正常；颈8、胸1支配区皮肤感觉减退或消失，主要为环、小指及前臂内侧、上臂内侧中、下部感觉异常。

3. 全臂丛损伤　表现为患肢除上臂内侧感觉正常外，其余所有感觉、运动功能完全丧失。

（二）诊断

上肢五大神经，即腋神经、肌皮神经、桡神经、正中神经、尺神经中任何两根神经的组合损伤，或其中一根神经加前臂内侧皮神经的损伤，用其他部位损伤不能解释者，即可诊断为臂丛神经损伤。

（三）治疗

1. 闭合性损伤　应确定损伤部位、范围、程度，先行非手术治疗，观察3个月。3个月后无恢复者，应积极手术探查。已明确为神经完全性损伤或根性撕脱伤者，应早期手术治疗。

2. 开放性锐器伤　立即手术治疗。

3. 晚期臂丛神经损伤的治疗　利用未损伤的或已恢复的肌肉行肌腱移位术，以改善功能。如利用背阔肌移位恢复屈肘功能，斜方肌移位恢复肩外展功能等。

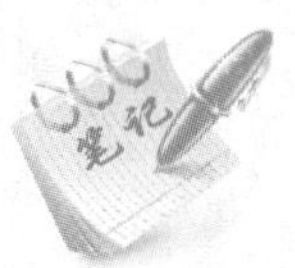

二、正中神经损伤

正中神经由臂丛内、外侧束发出的内、外侧头组成，位于腋动脉的浅侧，在上臂于肱动脉内

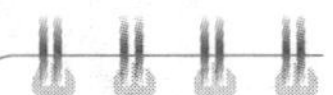

侧与之伴行，在肘部通过肱二头肌腱膜下，穿过旋前圆肌肱骨头与尺骨头之间进入前臂，沿着指浅屈肌与指深屈肌之间下行。在前臂下部，逐渐走向浅面，通过腕管进入手部。正中神经运动支主要支配前臂屈肌及部分手内在肌。感觉支支配手掌桡侧3个半指的感觉。肱骨髁上骨折、前臂或腕部切割伤是正中神经损伤的最常见原因。

（一）临床表现

正中神经在肘上无分支，其损伤分为高位（肘上）和低位（腕部）损伤。腕部损伤前臂肌运动正常，仅表现为拇指外展和对掌障碍及桡侧三个半指的感觉功能障碍，特别是示、中指远节感觉消失。而肘上损伤除上述表现外，另有拇、示、中指不能屈曲。

（二）治疗

正中神经挤压所致的闭合性损伤，可予短期观察，无恢复表现应手术探查。开放性损伤者应争取一期修复，神经修复后感觉功能一般可恢复，拇、示、中指屈曲及拇指对掌功能不能恢复者可行肌腱移位修复。

三、尺神经损伤

尺神经发自臂丛内侧束，在上臂内侧下行，经肱骨内上髁后方的尺神经沟，再穿过尺侧腕屈肌进入前臂，于腕部经尺管进入手部，即分为深、浅支，深支穿小鱼际肌进入手掌深部，支配小鱼际肌、全部骨间肌和3、4蚓状肌及拇收肌和拇短屈肌内侧头；浅支支配手掌尺侧及尺侧一个半手指的皮肤感觉。

（一）临床表现

尺神经易在腕部和肘部损伤，腕部损伤表现为环、小指爪形手畸形，手指外展、内收障碍，夹纸试验阳性，手掌尺侧半及尺侧一个半手指感觉障碍，特别是小指感觉障碍。肘上损伤除上述表现外，另有环、小指末节屈曲障碍。

（二）治疗

尺神经损伤应尽早修复，但术后效果多不理想，尤以高位损伤疗效更差。原因是尺神经支配的肌肉大多为细小的手内在肌，极易萎缩变性。晚期重建主要是矫正爪形手畸形。

四、桡神经损伤

桡神经发自臂丛后束，于腋动脉之后斜行向下外方，绕过肱骨后外侧桡神经沟，从上臂外前方转至前臂，分为深（骨间背侧神经）、浅两支。桡神经运动支主要支配上臂及前臂的伸肌。浅支支配腕、手背桡侧（虎口部）及桡侧三个半指背侧感觉。肱骨干中下1/3骨折是桡神经损伤的最常见原因，桡骨头骨折脱位常造成桡神经深支损伤，前臂背侧切割伤有时也可损伤桡神经。

（一）临床表现

根据损伤部位的不同，临床表现各异。桡神经在肘上损伤，主要表现为伸腕、伸拇、伸指、前臂旋后障碍及手背桡侧和桡侧3个半手指背面皮肤（主要是手背虎口处皮肤）感觉异常。典型的畸形是垂腕；如前臂桡神经深支损伤，则表现为伸拇、伸指障碍，腕背伸功能正常。

（二）治疗

桡神经损伤多为骨折挤压、牵拉所致，骨折整复后可非手术治疗，观察2～3个月。若无恢复，应手术探查修复。晚期功能不恢复者，可行肌腱移位重建伸腕、伸拇、伸指功能。

第三节　下肢神经损伤

下肢最重要的神经是前方的股神经和后方的坐骨神经及其分支（胫神经和腓总神经）。股神经来自腰2～4，沿髂肌表面下行，穿腹股沟韧带后方并于其下3～4cm在股动脉外侧分成前、

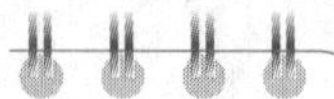

后两支，肌支支配缝匠肌、股四头肌，皮支支配股前及小腿内侧皮肤。伤后主要表现为股四头肌麻痹所致膝关节伸直障碍及股前和小腿内侧感觉障碍。坐骨神经由腰4、5及骶1～3脊神经组成。出坐骨大孔经梨状肌下缘进入股后侧，在大转子和坐骨结节之间垂直下行，沿途发出肌支，支配内收大肌、半腱肌、半膜肌和股二头肌。坐骨神经在大腿下1/3处分为胫神经和腓总神经。胫神经先与腘动脉、继之与胫后动脉伴行至内踝后下方转入足底；腓总神经沿股二头肌内侧缘向外下，绕腓骨颈进入小腿前外侧，分成深、浅两支。髋臼后缘骨折及髋关节后脱位可造成坐骨神经损伤，表现为膝关节屈曲障碍，小腿及足部所有的肌瘫痪，呈足下垂，小腿后外侧和足部感觉消失。腓骨小头、腓骨颈部骨折可损伤腓总神经，出现小腿伸肌及腓骨长、短肌瘫痪，临床表现为足下垂及足内翻畸形。股骨髁上骨折及膝关节脱位，可损伤胫神经，出现小腿三头肌、屈趾肌及足底肌瘫痪和足部感觉障碍，呈仰趾畸形。下肢神经损伤应早期手术探查。坐骨神经因行径较长，高位损伤者预后不佳；胫神经和腓总神经的低位损伤手术后效果较好；修复后功能恢复不良，可行肌腱移位或关节融合术。

本章小结

周围神经损伤是临床常见疾患，主要是由脊神经形成的上肢神经和下肢神经及其分支的损伤，尤以上肢神经损伤最为多见，包括臂丛神经、正中神经、尺神经和桡神经的损伤。熟悉周围神经解剖是学好本章内容的基础。根据其典型临床表现及解剖定位，不难做出诊断。各种非手术治疗方法是必须要掌握的技能；手术治疗对医生及设施条件均有较高要求，基层医院难于开展，熟悉其手术适应证并适时转诊，是基层医生首要解决的问题。

（胡宝友）

练习题

一、选择题

A1型题

1. 上臂部受伤后出现腕下垂，此时最可能的损伤是
   A. 锁骨骨折　B. 肩关节脱位　C. 肱骨颈骨折
   D. 肱骨干骨折　E. 肱骨髁上骨折
2. 腕关节掌侧玻璃切伤，说明有正中神经损伤的体征为
   A. 伸指受限　B. 外展小指受限　C. 拇指外展和对掌受限
   D. 并指功能受限　E. 屈腕受限
3. 一患者右膝部闭合性损伤。伤后右足不能主动向背侧伸展，其原因为
   A. 坐骨神经损伤　B. 胫后神经损伤　C. 腓总神经损伤
   D. 胫前肌损伤　E. 胫后肌损伤

A3/A4型题

（4～6题共用题干）

男性，16岁，1个月前右肘前方刀刺伤，经清创缝合，创口愈合，但右手逐渐呈猿手畸形，不能握笔写字。

4. 其病变为以下哪一项
   A. 尺神经损伤　B. 屈拇屈指肌粘连　C. 正中神经损伤
   D. 右手诸关节失用性强直　E. 屈拇屈指肌断裂

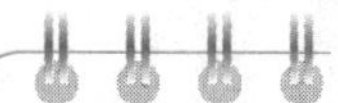

5. 查体时可发现
   A. 尺侧一指半皮肤感觉消失
   B. 拇指对掌功能障碍
   C. 手指夹纸试验阳性
   D. 掌指关节指间关节被动屈曲障碍
   E. 1～5 指主动屈曲障碍
6. 该采取的治疗措施为
   A. 手术探查修补
   B. 激光治疗
   C. 局部物理治疗
   D. 药物治疗
   E. 电刺激治疗

B1 型题

（7～9 题共用备选答案）
   A. 尺神经损伤
   B. 正中神经损伤
   C. 桡神经损伤
   D. 肌皮神经损伤
   E. 腋神经损伤
7. 肱骨干骨折可合并
8. 肱骨颈骨折可合并
9. 肱骨髁上伸直性骨折可合并

二、思考题

1. 简述下肢神经损伤的临床表现、诊断及治疗方法。
2. 简述桡神经损伤的临床表现、诊断及治疗方法。

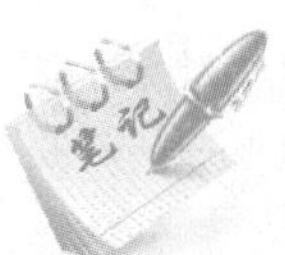

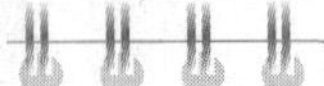

第五十二章

骨与关节感染

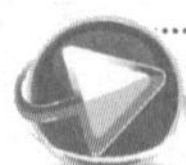

学习目标

1. 掌握:骨与关节感染的病理特点、分型;临床表现及治疗原则。
2. 熟悉:化脓性骨髓炎的发生、发展特点;化脓性关节炎的发生、发展特点。
3. 了解:化脓性骨髓炎的感染途径;化脓性关节炎的的病因及病理分期。
4. 具备对骨与关节感染作出正确诊断并予以及时治疗的能力。
5. 能与患者及家属进行沟通,针对骨与关节感染的特点,重点介绍其治疗与转归,以取得理解及配合;注重人文关怀,并进行健康宣教;帮助和指导患者进行康复训练。

第一节　化脓性骨髓炎

化脓性细菌侵入骨质、骨髓和骨膜,引起炎症反应,即为化脓性骨髓炎(pyogenic osteomyelitis)。本病可发生于任何年龄,最常见于3～15岁的儿童和少年。男性较女性多3～4倍。股骨远端和胫骨近端的干骺部是最多见的发病部位(约占60%),其次是股骨近端、肱骨和桡骨远端,但任何骨骼都可受累,扁平骨中髂骨发病较多。细菌侵入途径大多为血源性,其次为创伤性和蔓延性感染。临床表现可分为急性与慢性。慢性化脓性骨髓炎大多是因急性化脓性骨髓炎没有得到及时、正确、彻底治疗而转成的。少数低毒性细菌感染,如局限性骨脓肿等,一开始就是慢性发病。

一、急性化脓性骨髓炎

(一)病因

急性化脓性骨髓炎多数为血源性感染,少数由软组织感染蔓延或开放性骨折所致。病原菌以金黄色葡萄球菌为最多(占80%～90%),乙型溶血性链球菌占第二位,其他细菌有大肠埃希菌、流感嗜血杆菌和产气荚膜杆菌,亦可是肺炎双球菌和白色葡萄球菌。一般感染途径有:

1. 血源性　细菌通过血液循环到达骨组织发生感染,即为血源性骨髓炎。感染病灶常为扁桃体炎、中耳炎、疖肿、脓肿等。急性血源性骨髓炎的诱发因素是局部和全身抵抗力降低,如身体衰弱、营养较差、过度疲劳或急性病后发生。外伤常为一局部诱因。

2. 创伤性　开放性骨折细菌经伤口到达骨折处发生感染。骨与关节手术时,无菌操作不严,也可引起化脓性感染。

3. 蔓延性　邻近软组织感染直接蔓延至骨组织发生的感染,如指端软组织感染所引起的指骨骨髓炎。

(二)病理

急性化脓性骨髓炎的病理特点是骨质破坏、坏死和由此诱发的修复反应同时并存。早期以骨质破坏和坏死为主,后期有新生骨,成为骨性包壳。

1. 骨内病灶的形成　儿童及青少年干骺部血液供应丰富，血流速度缓慢，成为致病菌繁殖的良好环境。一旦发生血源性感染，细菌就在此处停滞繁殖形成病灶。

2. 脓肿的蔓延途径（图52-1）

（1）脓肿向骨髓腔蔓延：因骨骺板抵抗感染的能力较强，脓液不易通过，多向骨髓腔扩散，致使骨髓腔受累。

（2）骨膜下脓肿形成：骨髓腔内脓液增多，压力增高，可沿中央管扩散至骨膜下层，形成骨膜下脓肿。脓液也可突破干骺端骨皮质进入骨膜下形成脓肿。骨膜下脓肿压力进一步增高，可穿破骨膜流入软组织，也可沿中央管返回骨髓腔。

（3）穿入关节引起化脓性关节炎：儿童骨骺板对感染的抵抗力较强，脓肿不易进入关节腔，但可引起关节内反应性积液。成人骺板无抵御能力，较易并发化脓性关节炎。若干骺端处于关节囊内，感染很快进入关节内，如股骨上端骨髓炎多并发化脓性髋关节炎。

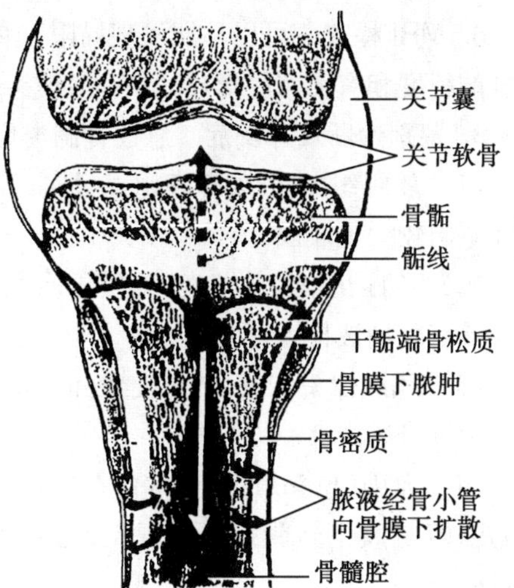

图52-1　胫骨上段急性化脓性骨髓炎扩散途径

3. 死骨及骨壳的形成　骨膜下脓肿形成，将骨膜掀起，该部骨质失去来自骨膜的血液供应，严重影响骨的血液循环，造成骨坏死。脓液进入骨髓腔和中央管后，在管腔内通过的滋养血管因炎症而形成血栓和脓栓，骨内血供被阻断，造成骨坏死；坏死骨周围的骨膜，由于炎症刺激形成新骨，包绕在死骨的表面，形成“骨性包壳”。

4. 急性骨髓炎的转归

（1）经早期药物和支持疗法，及时适当的局部治疗，炎症消退，病变吸收而痊愈。

（2）急性期未得到及时正确的治疗，或因细菌毒力大，发生严重的败血症或脓毒症而危及生命。

（3）转为慢性化脓性骨髓炎。

（三）临床表现及诊断

1. 全身症状　全身症状严重，发病急，开始即有高热，体温可高达39～41℃，全身酸痛，食欲缺乏，畏寒，烦躁不安，儿童可出现惊厥，甚至有谵妄、昏迷等败血症现象。

2. 局部症状　早期有局部剧烈疼痛或搏动性疼痛，肌肉有保护性痉挛，肢体呈半屈曲状不敢活动。患部皮温高，有明显的压痛。如病灶邻近关节，则关节有肿胀，但压痛不明显，关节能活动。当脓肿穿破骨质、骨膜至皮下时，可有局部红肿、压痛、波动感。脓肿穿破皮肤后，形成窦道。

3. 实验室检查　早期血培养阳性率较高，脓液培养有化脓性细菌。作细菌培养及药物敏感试验，以便及时选用有效药物。在寒战高热期抽血培养或初诊时每隔2小时培养一次，共三次，可以提高血培养阳性率。血液白细胞总数及中性粒细胞均明显升高，血沉增高，C反应蛋白升高，多有贫血。

4. 局部分层穿刺　用粗针头在肿胀及压痛最明显的干骺端刺入，边抽吸边刺入，穿刺抽出的脓液、混浊液或血性液体，涂片检查有脓细胞或细菌可明确诊断。任何性质穿刺液都应作细菌培养与药物敏感试验。

5. X线检查　发病早期(2周内)X线检查多无明显异常。发病3周后的X线片可显示骨质脱钙、破坏，骨膜反应及层状新骨形成，周围软组织肿胀阴影等。

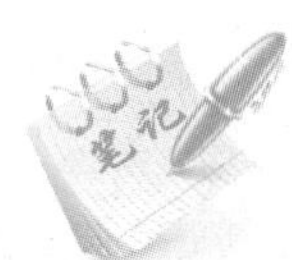

6. CT检查　可比常规X线照片提前发现病灶，可清楚显示骨内、外膜新骨形成和病变的

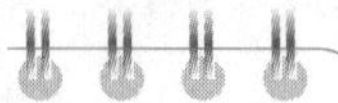

实际范围。对细小的骨脓肿仍难以显示。

7. 核素骨显像　一般于发病后48小时即可有阳性结果。

8. MRI检查　可以早期发现局限于骨内的炎性病灶，并能观察到病灶的范围，病灶内炎性水肿的程度和有无脓肿形成，具有早期诊断价值。

9. 鉴别诊断及并发症　急性骨髓炎应与下列疾患鉴别：

（1）软组织炎症：如蜂窝织炎、丹毒等软组织炎症的全身中毒症状较轻，局部炎症较广泛，压痛范围较大且表浅。

（2）急性化脓性关节炎：肿胀压痛在关节间隙而不在干骺端，关节活动度几乎完全消失。行关节穿刺抽液检查可明确诊断。

（3）风湿性关节炎：全身症状和局部症状均较轻，常为多关节游走性。

（4）尤因（Ewing）肉瘤：常伴有发热、白细胞增多、“葱皮样”骨膜下新骨形成等现象，局部活组织病理检查可确诊。

骨髓炎常见的并发症有：化脓性关节炎；病理性骨折；肢体生长障碍；关节挛缩及强直。

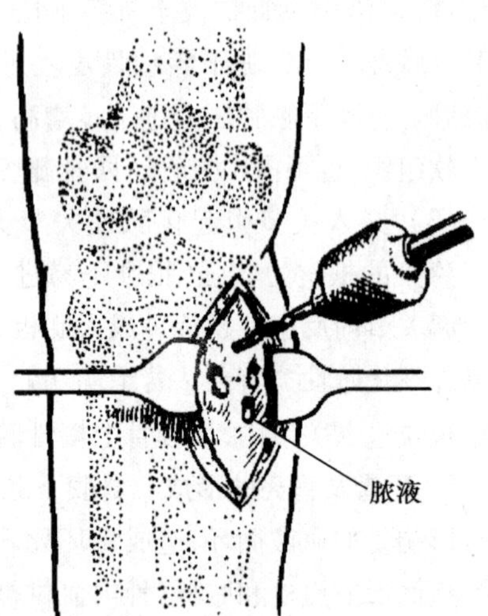

图52-2　钻孔引流术

（四）治疗

1. 全身支持治疗　包括充分休息与良好护理，注意水、电解质平衡，少量多次输血。高热时降温，给予易消化富有蛋白质和维生素的饮食。

2. 药物治疗　早期联合应用大剂量有效抗生素，在发病5天内使用往往可以控制炎症。以后依据细菌培养和药物敏感试验的结果及治疗效果进行调整。抗生素应持续使用至体温正常、症状消退后2周左右。

3. 局部治疗　用石膏托或牵引等制动并抬高患肢，减少疼痛，防止发生畸形及病理性骨折。

4. 手术治疗　在给予大剂量抗生素2～3天后仍不能控制症状，进行手术治疗。

（1）手术目的：①引流脓液，减少脓毒症症状；②阻止急性骨髓炎转变为慢性骨髓炎。

（2）手术方式：钻孔引流术（图52-2）和开窗减压术（图52-3）。

（3）伤口的处理：①作闭式灌洗引流：在骨腔内放置两根引流管作连续冲洗与吸引，关闭切口。作连续24小时灌洗引流（图52-4），引流管留置3周，或体温下降，引流液连续三次培养阴性即可拔除引流管。②单纯闭式引流：脓液不多者可放单根引流管接负压吸引瓶，每日经引流管注入少量高浓度抗生素液。③伤口不缝，填充碘仿纱条，5～10天后再作延迟缝合。

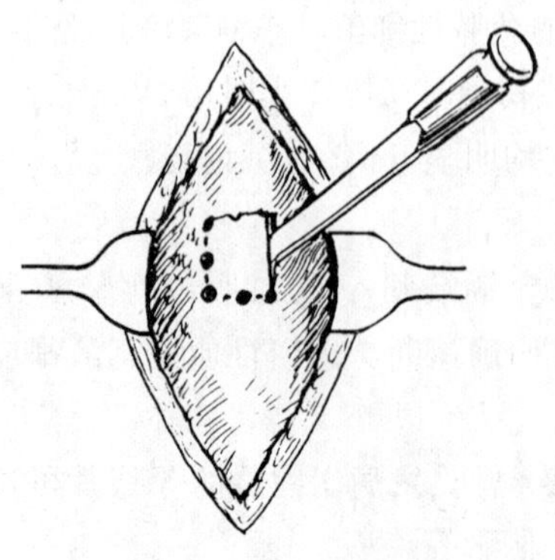

图52-3　开窗减压术

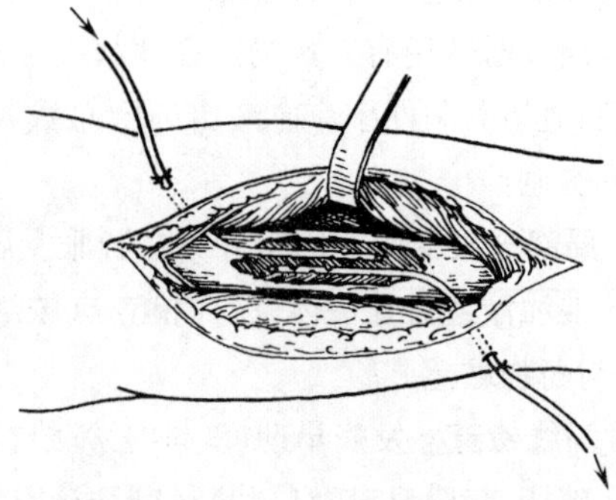

图52-4　闭式灌洗引流

二、慢性化脓性骨髓炎

（一）病因

形成慢性化脓性骨髓炎常见的原因有：在急性期未能及时和适当治疗，病情发展的结果；有大量死骨形成；有异物和死腔存在；局部广泛瘢痕组织及窦道形成，血液循环差，利于细菌生长，而抗生素又不能达到。

（二）病理

1. 包壳形成 由于死骨形成，较大死骨不能被吸收，成为异物及细菌的病灶，引起周围炎性反应，刺激骨膜深层的成骨细胞形成大量新生骨，包裹于死骨外面，形成包壳，可代替病骨起支持作用。

2. 慢性局限性骨脓肿（Brodie abscess）形成 局限性骨脓肿属于一种特殊类型的慢性骨感染，多见于儿童和青年，胫骨上下端，股骨、肱骨和桡骨下端为好发部位。一般认为系细菌毒力较低，或因患者机体抵抗力较强而使骨髓炎局限于骨髓的一部分，脓肿被包围在骨质内，形成局限性骨脓肿。

3. 硬化性骨髓炎（sclerosing osteomyelitis）形成 是一种由低毒性感染引起的以髓腔消失、骨质增生硬化为特征的慢性骨感染。常见于儿童和青年人。好发于股骨和胫骨。

（三）临床表现及诊断

1. 全身症状 慢性化脓性骨髓炎患者的全身症状几乎不明显，只有在局部引流不畅时，方有全身症状表现。

2. 局部症状 局部可有肿胀、疼痛和压痛。如有窦道，伤口流脓，偶有小块死骨排出，伤口长期不愈。由于炎症反复发作，或有多处窦道，对肢体功能影响较大，有肌肉萎缩。如发生病理性骨折，可有肢体短缩或成角畸形。如病灶接近关节，多有关节挛缩或僵硬。

3. X线及CT等检查 对本病的病理类型、病变类型及程度的判断均有意义。

（1）X线片可见骨质增生、增厚、骨髓腔不规则，有大小不等的死骨。

（2）窦道造影可了解窦道的深度、径路、分布范围及其与死腔的关系。

（3）局限性骨脓肿的X线表现为长骨干骺端或骨干皮质圆形或椭圆形低密度骨质破坏区，边缘较整齐，周围密度增高为骨质硬化反应。

（4）硬化性骨髓炎的X线表现为长骨骨干局限或广泛的骨质增生硬化现象，骨皮质增厚，骨髓腔狭窄甚至消失，病骨密度增高常呈梭形。在骨质硬化区内一般无透明的骨破坏，但在病程较长的病例中，可见小而不规则的骨质破坏区。

（5）CT及MRI检查对诊断、拟定手术方案均有极大帮助。

（四）治疗

1. 治疗原则 以手术治疗为主，原则是清除死骨、炎性肉芽组织和消灭死腔。

2. 手术适应证 有死骨形成，有死腔及窦道流脓者均应手术治疗。

3. 禁忌证

（1）慢性骨髓炎急性发作时不宜作病灶清除术，应以抗生素治疗为主，积脓时宜切开引流。

（2）大块死骨形成而包壳尚未充分生成者，不宜过早取掉大块死骨须待包壳生成后再手术。

4. 手术方法 手术必须解决下列三个问题：清除病灶；消灭死腔；伤口的闭合。

（1）清除病灶 在骨壳上开洞，进入病灶内，吸出脓液，清除死骨与炎性肉芽组织。

（2）消灭死腔方法 ①碟形手术：又名奥尔（Orr）开放手术法，死腔不大，削去骨量不多的病例，在清除病灶后再用骨刀将骨腔边缘削去一部分，使成平坦的碟状，以容周围软组织贴近而消灭死腔。②肌瓣填塞：死腔较大者可将骨腔边缘略事修饰后将附近肌肉作带蒂肌瓣填塞以消

灭死腔。③闭式灌洗：小儿生长旺盛，骨腔容易闭合，因此小儿病例在清除病灶后不必作碟形手术。可在伤口内留置2根引流管。术后持续灌洗2～4周，待吸引液转为清晰时即可停止灌洗并拔管。④庆大霉素-骨水泥珠链填塞和二期植骨：将庆大霉素-骨水泥珠链，填塞在骨腔内，珠链在体内会缓慢地释放出有效浓度的庆大霉素数周之久。2周后珠链的缝隙内会有肉芽组织生长，即可拔去珠链。小的骨腔经肉芽组织填满，大的骨腔可手术植入自体松质骨而愈合。

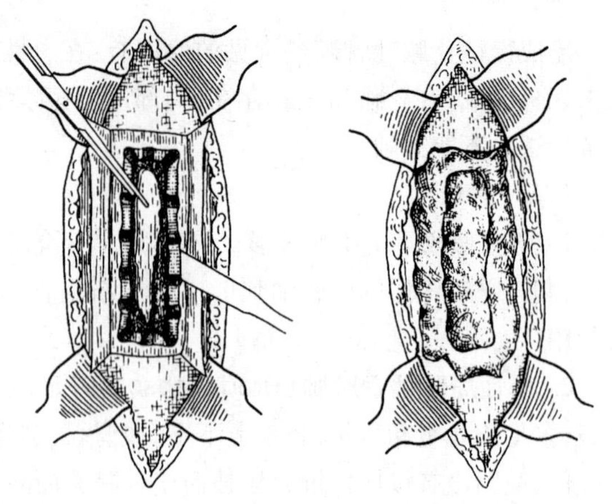

图52-5　Orr疗法示意图

(3) 伤口的闭合　伤口应该一期缝合，并留置负压吸引管。一般在术后2～3天内，吸引量逐渐减少，此时可拔除引流管。周围软组织缺少不能缝合时，可任其敞开，骨腔内填充凡士林纱布或碘仿纱条，包管形石膏，开洞换药。让肉芽组织慢慢生长填满伤口以达到二期愈合，称为Orr疗法（图52-5）。也可采用负压封闭引流技术（VSD），能缩短疗程，更快地促进伤口的愈合。

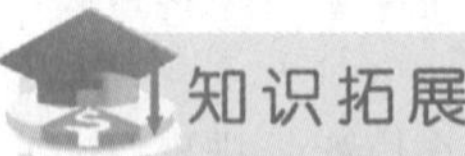

负压封闭引流技术

负压封闭引流技术（vacuum sealing drainage，VSD）是指用内含有引流管的聚乙烯酒精水化海藻盐泡沫敷料（VSD敷料），来覆盖或填充皮肤、软组织缺损的创面，再用生物半透膜对之进行封闭，使其成为一个密闭空间，最后把引流管接通负压源，通过可控制的负压来促进创面愈合的一种全新的治疗方法。1992年由德国ULM大学Fleischman博士首创，1994年引入我国。该技术操作简便，易于掌握，疗效远优于常规治疗。现已广泛应用于治疗各种急性软组织缺损和感染创面。

第二节　化脓性关节炎

化脓性细菌引起的关节内感染，称为化脓性关节炎（pyogenic arthritis）。多见于儿童，常为败血症的并发症，也可因手术感染、关节外伤性感染和关节火器伤所致。受累的关节多为单一肢体大关节，最常受累者为膝、髋关节，其次为肘、肩和踝关节。

（一）病因

致病菌多为金黄色葡萄球菌，可占85%左右；其次为白色葡萄球菌、淋病奈瑟菌、肺炎球菌和肠道杆菌等。

细菌入侵关节的途径有：①血源性传播：身体其他部位的化脓性病灶内细菌通过血液循环传播至关节内；②邻近关节附近的化脓性病灶直接蔓延至关节腔内，如股骨头或髂骨骨髓炎蔓延至髋关节；③开放性关节损伤发生感染；④医源性：关节手术后感染和关节内注射皮质类固醇后发生感染。

（二）病理

化脓性关节炎病变的发展大致可分为三个阶段：

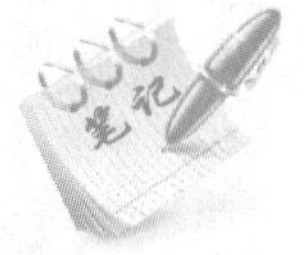

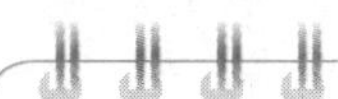

1. 浆液性渗出期　细菌进入关节腔后，滑膜明显充血、水肿，有白细胞浸润和浆液性渗出物。关节软骨没有破坏，如治疗及时，渗出物可以完全被吸收而不会遗留任何关节功能障碍。本期病理改变为可逆性。

2. 浆液纤维素性渗出期　病变继续发展，渗出物变为混浊，数量增多，细胞亦增加。纤维蛋白沉积在关节软骨上可以影响软骨的代谢。白细胞释放出大量溶酶体，可以协同对软骨基质进行破坏，使软骨出现崩溃、断裂与塌陷。修复后必然会出现关节粘连与功能障碍。本期出现了不同程度的关节软骨损毁，部分病理已成为不可逆性。

3. 脓性渗出期　炎症已侵犯至软骨下骨质，滑膜和关节软骨都已破坏，关节周围亦有蜂窝织炎。渗出物已转为明显的脓性。修复后关节重度粘连甚至纤维性或骨性强直，病变为不可逆性，后遗有重度关节功能障碍。

（三）临床表现及诊断

1. 全身症状　起病急骤，有寒战高热，甚至出现谵妄与昏迷等症状，小儿惊厥多见。

2. 局部症状　受累关节疼痛与功能障碍，浅表的关节，如膝、肘和踝关节，红、肿、热、痛明显；深部的关节，如髋关节，局部红、肿、热都不明显。关节往往处于屈曲位，久之可发生关节挛缩，关节可发生半脱位或脱位。关节腔内积液在膝部最为明显，浮髌试验可为阳性。

3. 关节穿刺检查　关节穿刺和关节液检查是确定诊断和选择治疗方法的重要手段。关节液涂片检查可发现大量白细胞、脓细胞和细菌。细菌培养可鉴别菌种并找到敏感的抗生素。

4. 实验室检查　白细胞计数增高，中性粒细胞增多，血培养可为阳性。

5. X线检查　早期仅见关节肿胀、积液，关节间隙增宽；稍晚可有骨质疏松脱钙，因软骨及骨质破坏而有关节间隙变窄；晚期有增生和硬化，关节间隙消失。CT及MRI均有助于诊断。

（四）治疗

治疗原则是早期诊断，早期处理，保留关节功能，减少残疾。

1. 全身治疗　全身支持疗法和药物治疗同化脓性骨髓炎。

2. 局部治疗

（1）急性期治疗

1）制动：早期应用石膏、夹板或牵引等制动于功能位，可防止感染扩散。

2）关节腔内注射抗生素：每天做一次关节穿刺，抽出关节液后，注入抗生素。

3）经关节镜治疗：在关节镜直视下反复冲洗关节腔，清除脓性渗液、脓苔与组织碎屑，完成后在关节腔内留置敏感的抗生素，可望减轻症状。必要时置管持续灌洗。

4）关节腔持续性灌洗：适用于表浅的大关节，如膝关节。

5）关节切开引流：适用于较深的大关节，如髋关节，应该及时作切开引流术（图52-6），并作关节腔持续灌洗。注意事项：①严格无菌操作。②防止损伤重要组织。关节切开的方向和部位，应从关节最表浅而直接的径路进入，这样较容易抽出积液，又利于引流。③切开后保持引流通畅，滑膜与皮肤严密缝合，以利于引流。④术后用石膏托或牵引，保持关节功能。待感染控制后，早期开始关节活动，以防止关节粘连僵硬。

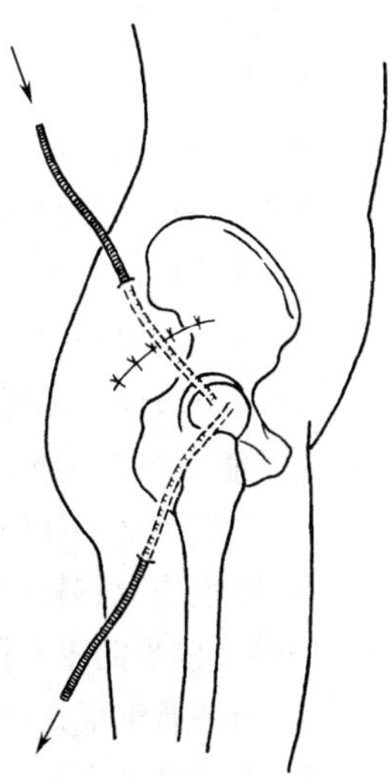

图52-6　化脓性髋关节炎切开引流

（2）恢复期治疗

1）局部炎症消退后及早开始肌肉收缩及自主关节活动，逐渐增加活动促进功能恢复。

2）关节已有畸形：应用牵引逐步纠正。

3）后遗症的治疗：后遗严重畸形有明显功能障碍者，须行手

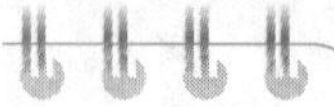

术治疗。对关节强直于非功能位者,可采用全关节置换术、截骨矫形术或关节融合术。

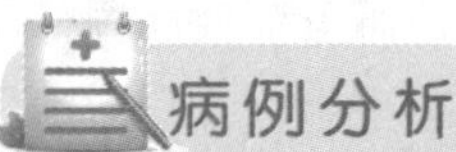

病例分析

患者,男,7岁,突发右小腿红肿热痛伴活动障碍1天入院。1天前右小腿上段疼痛并逐渐加剧,伴有寒战、发热,食欲减退,烦躁不安。无咳嗽,大小便正常。追问病史,其母亲述一周前小儿右小腿有过轻微外伤史,伤后未做特殊处理,能正常活动,2天后自愈。查:T 39.8℃,精神不振。右膝关节呈半屈曲状,拒动,右小腿上段近端皮肤发红、肿胀明显,皮温增高,局部有深压痛,无明显波动感。右膝关节主动及被动活动均受限。

问题:1. 患儿的诊断及鉴别诊断是什么?

2. 为明确诊断需作哪些进一步检查?

3. 请制订治疗方案?

本章小结

骨与关节化脓性感染是骨关节较严重的疾病。化脓性骨髓炎可导致瘘口经久不愈、病理性骨折、肢体功能阻碍等后果;化脓性关节炎则会引起关节强直、功能丧失等后遗症。因此早期作出正确的诊断并积极有效的治疗,是提高治愈率、避免肢体功能障碍的关键。同时,不当的关节穿刺是导致关节医源性感染的重要原因,应高度重视。基层医院已常规开展骨与关节化脓性感染的诊治工作,掌握好本章的内容,对以后从事临床工作具有重要作用。

(邓　兵)

练习题

一、选择题

A1 型题

1. 急性血源性骨髓炎最常见的发病群体为

A. 儿童　　B. 青少年　　C. 中老年
D. 老年　　E. 中青年

2. 急性血源性骨髓炎的病理特点为

A. 死骨形成为主　　B. 骨质增生为主
C. 大量脓液形成　　D. 骨质增生与骨质破坏同时存在
E. 骨质破坏与坏死为主

3. 急性血源性骨髓炎最常见的致病菌是

A. 金黄色葡萄球菌　　B. 乙型链球菌　　C. 大肠杆菌
D. 嗜血属流感杆菌　　E. 肺炎球菌

4. 慢性骨髓炎的手术指征是

A. 有死骨形成,有死腔及窦道流脓者
B. 有大量骨膜反应
C. 反复发热
D. 局部骨质硬化

E. 局部肿胀明显

5. 关于急性血源性骨髓炎的治疗下列描述错误的是

A. 立即开始联合应用足量广谱抗生素

B. 抗生素治疗 48～72 小时后，局部症状仍不能控制，应手术治疗

C. 手术行软组织切开引流术

D. 少量多次输血，增加患者的抵抗力

E. 患肢可用皮牵引或石膏托固定

6. 慢性骨髓炎迁延不愈，反复发作的最主要原因是

A. 窦道形成　B. 死骨残留　C. 瘢痕组织增生

D. 机体抵抗力低　E. 细菌毒力强

7. 下列不属于慢性骨髓炎手术治疗目的的是

A. 消灭窦道　B. 取出大片状死骨　C. 消灭死腔

D. 关闭伤口　E. 查明致病菌

A3/A4 型题

（8～10 题共用题干）

男性，10 岁。突发右大腿下端剧痛，伴高热 40℃，临床怀疑为急性化脓性骨髓炎。

8. 体格检查有力的证据是

A. 右股骨下端皮温升高　B. 右股骨下端（干骺端）深压痛

C. 右股骨下端肿胀　D. 局部血管充盈怒张

E. 右膝关节伸屈受限

9. 最有价值的辅助检查是

A. X 线摄片检查　B. CT 检查　C. 血培养

D. 局部分层穿刺　E. 核素骨显像

10. 若已抽出脓液，最合适的治疗方法为

A. 卧床休息　B. 大量广谱抗生素　C. 肢体制动

D. 输液，注意水、电解质平衡　E. 钻孔或开窗引流术

二、思考题

1. 简述急性骨髓炎的病理特点。

2. 慢性骨髓炎的临床表现有哪些？归纳其治疗原则。

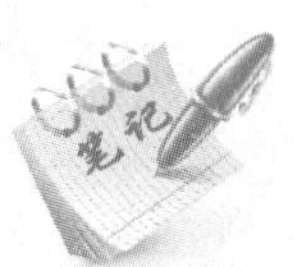

第五十三章

骨与关节结核

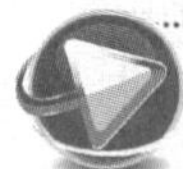

学习目标

1. 掌握:骨与关节结核的临床表现、治疗原则;骨与关节结核的手术适应证和禁忌证;脊柱结核的临床表现及治疗方法。

2. 熟悉:骨与关节结核的病理特点、鉴别诊断。

3. 了解:骨与关节结核的常用手术方法。

4. 具备对骨与关节结核作出初步诊断、并针对不同阶段的患者制定规范的个性化治疗方案的能力。

5. 注重与患者及家属的沟通,取得理解及配合;注重人文关怀,进行健康宣教;帮助患者树立战胜疾病的信心,指导患者进行康复训练。

第一节 概 述

(一) 病因

骨与关节结核(bone and joint tuberculosis)是结核分枝杆菌侵入骨或关节而引起的一种继发性感染性疾病。80%以上的原发病灶在肺和胸膜,其余在消化道和淋巴结。骨关节结核可以出现在原发性结核的活动期,但多数发生于原发病灶已经静止,甚至痊愈多年以后,当机体的抵抗力下降而出现临床症状。

骨与关节结核好发于儿童与青少年。30岁以下的患者占80%。好发部位为脊柱,约占50%,其次为膝关节、髋关节、踝关节等负重大、活动多、易于发生创伤的部位。近年来由于耐药性细菌的增加,骨与关节结核的发病率有增加趋势。结核病已成为全世界成人因传染病而死亡的主要疾病之一。我国是全球结核病高发国家之一。

(二) 病理

骨与关节结核的最初病理变化是单纯性滑膜结核或单纯性骨结核,以后者多见。在发病最初阶段,病灶局限于长骨干骺端,关节软骨面完好,如果在此阶段结核被很好控制,则关节功能不受影响。病变进一步发展,结核病灶侵及关节腔,破坏关节软骨面,称为全关节结核。全关节结核不能被控制,继发感染,可破溃产生瘘管或窦道,关节严重毁损,此时将遗留各种关节功能障碍(图53-1)。

(三) 临床表现

1. 全身症状 一般无明显全身症状,起病缓慢,有低热、盗汗、消瘦、乏力、食欲减退等症状,少数起病急骤,有高热,多见于儿童患者。

2. 局部症状

(1) 关节病变大多为单发性,少数为多发性,但对称性十分罕见。青少年患者起病前往往有关节外伤病史。

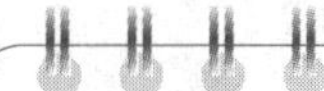

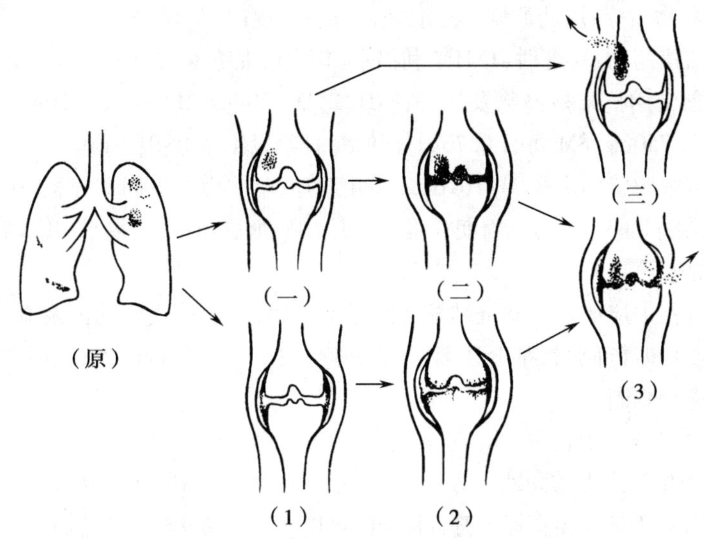

图53-1　骨关节结核临床发展示意图

(原)原发病灶:(一)单纯骨结核,(二)由骨结核引起的全关节结核,(三)单纯骨结核穿破皮肤形成窦道;(1)单纯滑膜结核(2)由滑膜结核引起的全关节结核(3)全关节结核穿破皮肤形成窦道

(2) 病变部位有疼痛,初起不甚严重,活动后加剧。儿童患者常有"夜啼"。由于髋关节与膝关节的关节神经支配有重叠现象,髋关节结核患者可主诉膝关节疼痛。

(3) 浅表关节可有肿胀与积液,压痛,关节常处于半屈状态以缓解疼痛;至后期,肌萎缩,关节变形。

(4) 冷脓肿形成:病灶部位积聚大量脓液、结核性肉芽组织、死骨和干酪样坏死组织。由于无红、热等急性炎症反应,而称为"冷脓肿"或"寒性脓肿"。

(5) 混合性感染:冷脓肿溃破后产生混合性感染,引流不畅时会有高热。局部急性炎症反应也加重。

(6) 病理性脱位与病理性骨折。

(7) 病变静止后可有各种后遗症,如关节功能障碍、关节屈曲挛缩畸形、脊柱后凸畸形(驼背);儿童肢体不等长等。

3. 实验室检查　可有轻度贫血、白细胞一般正常,血沉(ESR)在活动期明显增快,静止期可正常。C反应蛋白(CRP)的高低与疾病的炎症反应程度相关,可用于结核活动性及临床疗效的判定指标。

结核菌素试验(PPD):常为阴性,强阳性有助于诊断。

结核分枝杆菌培养:脓液或关节液涂片查抗酸杆菌和结核分枝杆菌培养阳性,对诊断有重要意义。

抗结核抗体检测:是检测结核的快速辅助诊断手段,但敏感性不高。

结核分枝杆菌DNA检测:具有敏感性高、特异性强、快速的特点,是结核病原学诊断的重要参考。

4. 影像学检查　X线平片和断层片是诊断骨关节结核的重要手段之一。CT、MRI检查对于早期诊断和指导治疗都有重要价值,特别是对脊柱结核的诊断意义更大。

5. 病理检查　对于早期和不易诊断的滑膜结核和骨关节结核可以取活组织做病理检查,一般即可确诊。

(四) 治疗

1. 全身治疗

(1) 支持疗法:注意休息、避免劳累、合理加强营养、纠正贫血等。

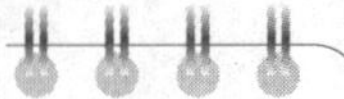

（2）抗结核药物治疗：用药原则：早期、联合、适量、规律、全程。

常用一线抗结核药物：异烟肼（INH）、利福平（RFP）、吡嗪酰胺（PZA）、链霉素（SM）、乙胺丁醇（EMB）等。目前常用抗结核药物及用法：INH，每日300mg；RFP，每日450mg；PZA，每日20～30mg/kg；EMB每日750mg；SM每日0.75g。同时每日给以维生素B_6 4mg。

常用的化疗方案为：2HRZS（E）/10HRE（强化期疗程2个月，巩固期疗程10个月）或3HRZS（E）/9HRE（强化期疗程3个月，巩固期疗程9个月）；异烟肼（H），利福平（R），吡嗪酰胺（Z），链霉素（S），乙胺丁醇（E）。

抗结核治疗过程中应严密观察抗结核药的毒副作用，定期检查肝功能及血常规。经过抗结核药物治疗后，全身和局部症状都会逐渐减轻。骨与关节结核是否治愈，应根据临床表现、辅助检查及远期随访进行判断。

治愈标准为：①全身情况良好，体温正常，食欲良好；②局部症状消失，无疼痛，窦道已闭合；③3次血沉均正常；④影像学表现脓肿缩小乃至消失，或已经钙化；无死骨，病灶边缘轮廓清晰；⑤起床活动已1年，仍能保持上述4项指标。符合标准的可以停止抗结核药物治疗，但仍需定期复查。

2. 局部治疗

（1）局部制动：应用石膏、支具固定、牵引等，预防和矫正畸形，保持关节功能位，小关节结核固定时间为1个月，大关节结核可延长至3个月。

（2）局部注射：局部注射抗结核药物具有药量小，局部药物浓度高和全身反应小的优点。适用于单纯性滑膜结核早期。常用药物为异烟肼，剂量为100～200mg，每周注射1～2次。目前不主张对冷脓肿进行反复抽脓与注入抗结核药物，多次操作会诱发混合性感染和穿刺针孔处形成窦道。

（3）手术治疗：术前规范抗结核药物治疗4～6周，至少2周。然后进行手术治疗，可以缩短疗程，预防或矫正畸形，减少残疾和复发。

1）脓肿切开引流：适于全身状况不好，不能耐受病灶清除术者。

2）病灶清除术：采用合适的手术切口途径，直接进入骨关节结核病灶部位，将脓液、死骨、结核性肉芽组织与干酪样坏死物质彻底清除掉，并放入抗结核药物，称之为病灶清除术。手术适应证：①经非手术治疗效果不佳；②病灶内有较大的死骨或有较大脓肿形成；③窦道经久不愈；④脊柱结核合并有脊髓、马尾神经受压表现。禁忌证：①伴有其他脏器活动期结核；②病情危重、全身状态差；③合并有其他重要疾病难以耐受手术者。

3）其他手术治疗：关节融合术：用于关节不稳定者；截骨术：用以矫正畸形；关节成形术：用以改善关节功能。以上手术大都属于矫形手术。

第二节　脊柱结核

脊柱结核发病率占骨与关节结核的首位，约占50%。椎体结核占绝大多数，单纯的附件结核仅占1%～2%。腰椎的发病率最高，其次是胸椎、颈椎，骶、尾椎罕见。

（一）病理

椎体结核可分为中心型和边缘型两种（图53-2）。

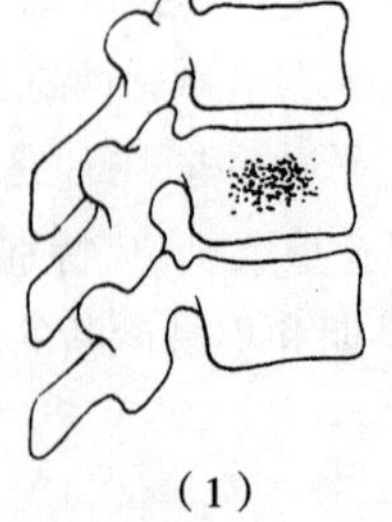

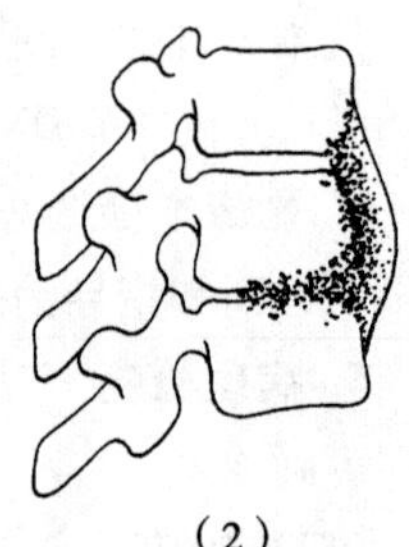

（1）　　（2）

图53-2　椎体结核示意图
（1）中心型；（2）边缘型

1. 中心型椎体结核　多见于10岁以下儿童，好发于胸椎。病变进展快，整个椎体被压缩成楔形。一般只侵犯一个椎体，也有穿透椎间盘而累及邻近椎体。

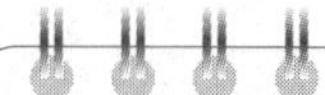

2. 边缘型椎体结核　多见于成人,好发于腰椎。病变局限于椎体的上下缘,很快侵犯至椎间盘及相邻的椎体。椎间盘破坏是本病的特征,因而椎间隙很窄。

(二) 临床表现

1. 全身症状　患者常有午后低热、食欲减退、消瘦、盗汗、疲乏无力、贫血等全身中毒反应。儿童常有夜啼,呆滞或性情急躁等

2. 局部症状

(1) 疼痛:多为轻微钝痛,休息后减轻,劳累后加重,咳嗽、打喷嚏或持物时加重。

(2) 姿势异常:颈椎结核患者常用双手托住腮部;腰椎结核患者腰部僵直,拾物时不敢弯腰而取屈髋、屈膝位,拾物试验阳性。

(3) 畸形:以后凸畸形最常见。

(4) 脊柱活动受限:由于病椎周围肌群保护性痉挛,受累脊柱活动受限(图 53-3)。

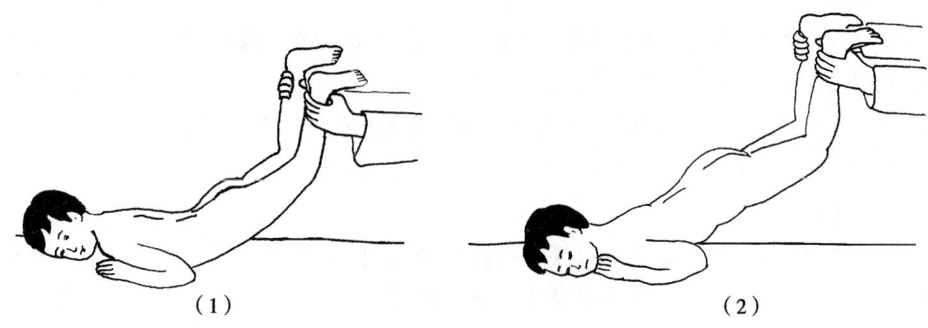

图 53-3　儿童脊柱活动检查法

(1)正常;(2)有病

(5) 压痛和叩击痛:在受累脊椎的棘突有压痛和叩击痛。

(6) 寒性脓肿:不少患者因发现脓肿才来就诊。在检查患者时,应在脓肿的好发部位仔细寻找有无脓肿存在。

(7) 神经系统检查:根据病灶发生部位,检查对应神经支配区的感觉、运动、反射情况,有无病理反射,大小便状况;下肢肌力情况。

(8) 影像学检查:X 线片可显示不规则的骨质破坏,椎间隙变窄或消失,椎体塌陷、空洞、死骨和寒性脓肿阴影等征象。CT、MRI 检查能显示病变椎体的破坏程度以及与周围组织的关系。

(三) 诊断与鉴别诊断

根据症状、体征与影像学表现,典型病例诊断不难,但必须与强直性脊柱炎、化脓性脊柱炎、腰椎间盘突出症、脊柱肿瘤、嗜酸性肉芽肿、退行性脊椎骨关节病等疾病相鉴别。

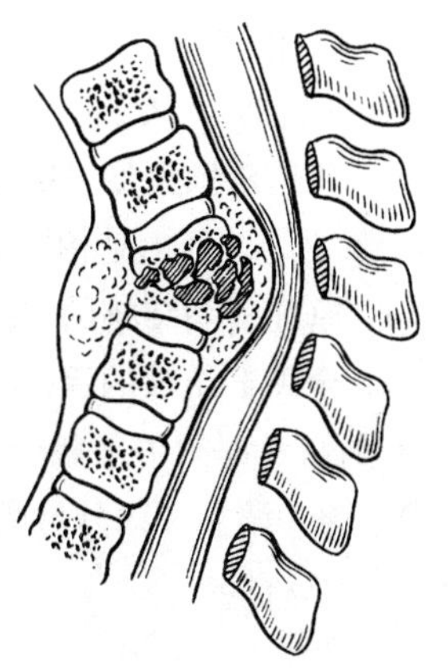

图 53-4　脊柱结核病变压迫脊髓

(四) 治疗

目的:彻底清除病灶,解除神经压迫,重建脊柱稳定性,矫正脊柱畸形。

1. 全身治疗　原则同概述中所述。

2. 局部制动　可缓解疼痛、防治畸形、避免病变扩散、减少体力消耗,有利病灶修复。

3. 寒性脓肿的治疗　如脓肿过大,宜先用穿刺法吸出脓汁,注入链霉素,以免发生继发性感染和脓肿破溃以及窦道形成。应尽早进行病灶清除术和脓肿切除或刮除术。

4. 手术疗法　目的是治愈病灶、缩短疗程和恢复机体功能。

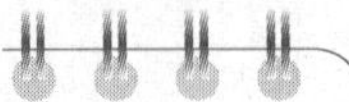

手术治疗包括彻底清除病灶和脊柱功能重建。彻底清除病灶是控制感染的关键。脊柱功能重建临床上采用植骨融合或结合使用内固定来实现。晚期结核合并后凸畸形,可行截骨矫正术。

5. 合并截瘫的治疗　脊柱结核合并截瘫的发病率约有10%,以胸椎结核发生截瘫最多见。可分为早期瘫痪和迟发性瘫痪两种。(图53-4)。

脊柱结核出现神经症状而影像学检查确有脊髓受压者原则上都应该接受手术治疗。手术主张彻底清除病灶、减压、支撑植骨。

第三节　髋关节结核

髋关节结核占全身骨与关节结核发病率的第三位,仅次于脊柱和膝关节。多见于儿童及青壮年,多为单侧发病。

(一) 病理

早期髋关节结核为单纯性滑膜结核或单纯性骨结核,以单纯性滑膜结核多见。单纯性骨结核的好发部位在股骨头的边缘部分或髋臼的髂骨部分。至后期会产生寒性脓肿与病理性脱位、关节畸形等。寒性脓肿可以通过前内方髋关节囊的薄弱点突出于腹股沟的内侧方,也可以流向后方,成为臀部寒性脓肿。

(二) 临床表现

1. 症状　本病多见于儿童和青少年。患者有消瘦、食欲减退、易哭、盗汗、低热、贫血等症状。起病缓慢,早期有髋部和膝部疼痛,疼痛随病变的发展而加重,活动时加重。

2. 肌痉挛及肌萎缩　由于疼痛引起的肌肉痉挛,有防止肢体活动的保护作用。长期痉挛和失用的结果使肌肉萎缩,股四头肌萎缩尤为明显。

3. 畸形　由于肌痉挛的作用,髋关节有屈曲、内收挛缩畸形,托马斯征阳性(见图47-13),并可引起髋关节半脱位或全脱位,肢体相对地变短。

4. 压痛　髋关节前部和外侧有明显的压痛,“4”字试验阳性(见图47-14)。

5. 窦道形成　晚期常有窦道形成,大多在大粗隆或股内侧。

6. X线检查　局部早期有股骨头及髋臼骨质疏松,以后因软骨破坏关节间隙变窄,骨质可有不规则破坏,有死骨或空洞,甚至股骨头、股骨颈完全破坏,但少有新骨形成。可有病理性脱位。CT和MRI检查,对诊断和拟定治疗方案均有很大帮助。

(三) 诊断与鉴别诊断

根据病史、症状、体征与影像学表现,本病一般诊断不难,但须与一过性髋关节滑膜炎、儿童股骨头骨软骨病、类风湿关节炎、化脓性关节炎、强直性脊柱炎等疾病相鉴别。

(四) 治疗

根据病情、年龄、病理类型和不同的发展阶段采取不同的治疗措施。

1. 单纯滑膜型结核的治疗　患肢皮肤牵引,关节内注射抗结核药物每周1次,连续治疗观察1~3个月。经上述治疗后病情不见好转甚至加重,应作滑膜切除术。

2. 单纯骨型结核的治疗　应手术清除病灶加植骨术,以免病灶穿入关节形成关节结核。

3. 全关节结核的治疗　一旦诊断成立,应争取早期行病灶清除术。根据患者的年龄、职业不同,酌情考虑行关节融合术,固定关节于功能位。若结核病灶完全控制,也可选择人工全髋置换术。合并髋关节内外翻畸形,可行转子下截骨矫正术。下肢不等长可行肢体延长术。

第四节　膝关节结核

膝关节结核是常见的关节结核之一,占全身骨关节结核的第二位。仅次于脊柱结核。其发

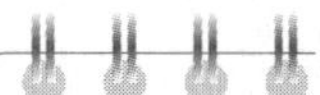

病率高可能与膝关节有丰富的骨松质及较多的滑膜有关。儿童和青少年患者多见。

（一）病理

膝关节滑膜丰富，故滑膜结核发病率较高。滑膜肥厚充血，颜色稍灰暗，呈半透明状，有的部分显示豆渣或豆腐乳样，可有积液和粘连，肉芽组织蔓延至软骨上。骨型结核多发生于股骨下端和胫骨上端的骨骺和干骺端。骨结核的脓液可向关节内穿破，引起全关节结核，也可向皮下、腘窝或小腿肌间隙内流窜。单纯滑膜型结核和骨型结核都可能变为全关节结核，膝关节可形成纤维性或骨性强直，常有屈曲或内、外翻畸形。

（二）临床表现及诊断

起病缓慢，早期症状不明显。病情发展后，肿胀明显，肌肉萎缩，关节间隙狭窄，骨质破坏，伴有疼痛和压痛。晚期由于疼痛而有肌肉痉挛，导致膝关节屈曲挛缩和内、外翻畸形。常有窦道形成，合并感染。由于疼痛和畸形，患者有跛行，甚至不能走路。

X线表现：单纯滑膜结核可见软组织肿胀和骨质疏松，关节间隙增宽和变窄。单纯骨结核病灶内可有死骨及空洞，周围多有骨膜反应。全关节结核可见骨质破坏严重，软骨下骨板大部分破坏消失，关节间隙狭窄或消失。

诊断应根据临床表现、X线检查，必要时行组织细胞学检查等。关节镜检查对早期诊断膝关节结核具有确诊价值。

（三）治疗

1. 全身支持疗法和抗结核药物的治疗同概述所述。
2. 局部制动，牵引使关节处于伸直位，可减轻局部症状，防止发生屈曲挛缩。
3. 滑膜型结核的治疗除前述治疗外，关节内注射抗结核药物，每周1～2次，连续使用3个月。如无效，应早期行滑膜切除术。
4. 骨型结核的治疗尽早清除病灶，以免向关节内扩散。
5. 全关节结核的治疗应彻底清除病灶后融合膝关节于功能位。

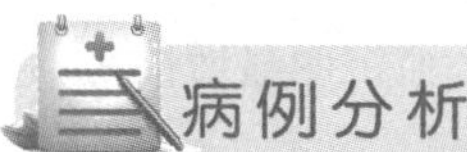

病例分析

患者，男，8岁，进行性右髋部疼痛跛行伴右膝疼痛1个月，并有夜间痛，活动时加重，休息后可减轻。同时伴有低热、乏力、食欲减退等。右髋部曾有外伤史。体检：腰椎轻度前凸，右腹股沟中点下方有压痛，右髋关节活动受限。右髋Thomas征阳性，股内收肌有痉挛。

问题：1. 此临床诊断及鉴别诊断是什么？
2. 为明确诊断还需作哪些检查？
3. 治疗措施有哪些？

本章小结

骨关节结核发病率目前有上升趋势，一旦发病，其致残率较高，且治疗效果也不甚理想。因此，正规、彻底治疗身体原发结核病灶是预防骨关节结核发生的关键。针对骨关节结核患者的不同病程阶段，应制定不同的个体化治疗方案。外科手术仅为骨关节结核治疗的手段之一，全身支持、抗结核治疗是提高疗效的前提。加强结核病的防治及科普宣教，是基层公共卫生服务的重要内容。

（邓 兵）

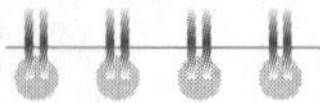

练习题

一、选择题

A1 型题

1. 骨关节结核首先好发部位是
   A. 踝关节　　B. 膝关节　　C. 脊柱
   D. 肘关节　　E. 腕关节
2. 关节结核的早期 X 线表现是
   A. 关节间隙狭窄　　B. 骨质疏松的表现　　C. 以骨质破坏为主
   D. 骨质增生与吸收并存　　E. 可见骨质硬化表现
3. X 线片上成人的椎体结核和椎体肿瘤的主要鉴别点是
   A. 椎体的破坏程度　　B. 是否有死骨形成　　C. 椎旁软组织阴影
   D. 椎间隙是否狭窄或消失　　E. 椎体骨质疏松的程度
4. 骨关节结核不适于手术治疗的情况为
   A. 有明显死骨,较大脓肿
   B. 经久不愈的窦道
   C. 脊柱结核合并截瘫
   D. 全身中毒症状严重,衰弱,重度贫血
   E. 早期全关节结核,为了抢救关节功能
5. 早期滑膜结核与类风湿关节炎鉴别的可靠依据是
   A. 累及关节的数目　　B. 血沉是否正常　　C. 关节间隙是否狭窄
   D. 结核菌素试验　　E. 滑膜组织病理学检查
6. 全关节结核是指
   A. 关节内积液增多　　B. X 线片可见骨质破坏　　C. 血沉明显增快
   D. 关节疼痛严重　　E. 病变累及骨、软骨及滑膜
7. 一般多采用非手术治疗的骨关节结核是
   A. 破坏较明显,进展快,又很靠近关节软骨的单纯骨型
   B. 全关节型早期
   C. 病灶内有较大死骨
   D. 单纯滑膜型
   E. 窦道长期未愈合
8. 髋关节全关节结核合并冷脓肿形成,诊断确定后最好应
   A. 立即进行切开引流
   B. 立即进行病灶清除
   C. 应用抗结核药物 2 ~4 周后行病灶清除术
   D. 应用抗结核药物 2 ~4 周后行脓肿搔刮
   E. 髋人字石膏固定,并应用抗结核药物
9. 骨与关节结核的表现,下列描述不正确的是
   A. 常形成脓肿
   B. 常形成窦道
   C. 死骨可经窦道流出
   D. 寒性脓肿不会穿破肠管,膀胱等空腔脏器

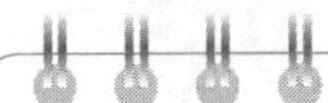

E. 关节结核可出现梭形肿胀

10. 在治疗早期膝关节滑膜结核中，除全身治疗外，局部治疗最恰当的措施是

A. 制动　　B. 穿刺抽脓，注入抗结核药

C. 穿刺抽脓，注入抗结核药+制动　　D. 滑膜切除术

E. 膝关节加压融合术

二、思考题

1. 简述骨与关节结核的临床表现、诊断及治疗原则。

2. 在基层医疗卫生部门，如何开展结核病的防治工作？

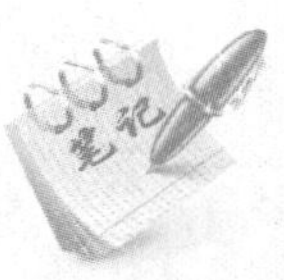

第五十四章

非化脓性骨关节炎

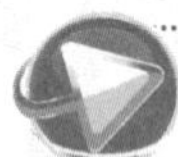

学习目标

1. 掌握:类风湿关节炎的临床表现、诊断标准和治疗原则。

2. 熟悉:骨关节炎及强直性脊柱炎的临床表现、诊断和治疗原则。

3. 了解:骨关节炎、类风湿关节炎和强直性脊柱炎的病因及病理。

4. 具备骨科基本检查技能,结合临床资料对非化脓性骨关节炎作出正确诊断,并制定合理治疗方案。

5. 与患者进行有效沟通,使其理解该类疾病的性质、诊治方法、可能出现的并发症和预后等,积极配合治疗。

第一节 骨关节炎

骨关节炎(osteoarthritis,OA)是以关节软骨退行性变和继发性骨质增生为特征的慢性关节病变。病变可累及关节软骨或整个关节,以膝关节、髋关节、脊柱等负重关节多见。患者可有关节肿痛、活动受限、晨间关节僵硬等表现。本病多发生于中老年人,女性多于男性。

(一)病因

原发性骨关节炎的发病原因尚未完全明了,许多因素与本病有关。年龄是主要高危因素,另外生物力学方面的应力平衡失调、软骨的营养和代谢异常、受累关节的过度活动与外伤、激素水平变化等均可能与骨关节炎的发生有关。

(二)分类

骨关节炎分为原发性和继发性两类。

原发性骨关节炎常无明显的致病因素,与遗传和体质有一定的关系,多见于50岁以上的中老年人。继发性骨关节炎可在局部原有病变的基础上发生,如骨关节的畸形、创伤或其他疾病。

(三)病理

骨关节炎最早、最主要的病理改变发生在关节软骨。早期局灶软骨软化、糜烂,软骨下骨外露。继而骨膜、关节囊及关节周围肌肉改变使关节面上生物应力平衡失调,病变加重。最终关节面破坏、畸形。

(四)临床表现及诊断

骨关节炎主要症状为受累关节疼痛,初期为钝痛,随活动增加而加剧,休息后可减轻;晚期可出现持续性疼痛或夜间痛。病变关节局部有压痛。关节僵直,在早晨起床时明显,活动后可缓解。活动时可有响声,有关节内游离体时可出现关节交锁症状。关节常肿大,有时可触及增生的骨赘,关节活动受限或出现障碍。

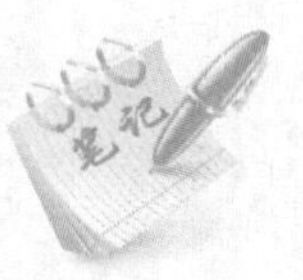

实验室检查多无阳性发现,继发性骨关节炎可出现原发疾病的相关指标异常。

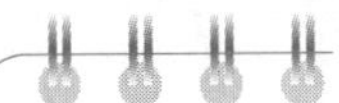

X线检查可见骨性关节面轮廓不规则，非对称性关节间隙变窄，软骨下骨硬化和(或)囊性变，并出现边缘性骨赘，有时可见关节内的游离体。病情严重者可有关节畸形。

（五）治疗

治疗目的是缓解或解除疼痛等症状，减缓关节退变，最大限度地保持和恢复患者的日常生活。

骨关节炎为不可逆病变，其治疗主要包括：非药物治疗、药物治疗和手术治疗三类。对初次就诊且症状不重的患者，首选非药物治疗的方法，包括患者教育、物理治疗、行动支持等。其目的是减轻疼痛、改善功能，让患者了解疾病的性质和预后。如果非药物治疗无效，可选择药物治疗，局部或全身使用非甾体类抗炎镇痛药可缓解疼痛症状，关节内注射透明质酸钠溶液可润滑关节、保护关节软骨等作用。疼痛严重、影响关节功能时可行手术治疗，包括骨游离体摘除、关节镜手术、截骨术、人工关节置换术、关节融合术等。

病例分析

患者，女，72岁，因行走后左膝疼痛5年，加重伴活动受限3个月入院。患者常于上下楼梯或长距离行走时出现左膝疼痛的症状，并逐渐加重。经理疗、口服消炎镇痛药改善不明显，近三个月加重，每次仅可行走约300m，左膝弯曲困难。体检：左膝活动受限，明显肿胀，浮髌试验阳性。否认外伤史。

问题：1. 患者可能的诊断是什么？

2. 诊断依据有哪些？

3. 针对该病的治疗目的主要有哪些？

第二节　类风湿关节炎

类风湿关节炎(rheumatoid arthritis，RA)属全身性自身免疫性疾病，以关节非特异性炎症病变为主，好发于手、腕、足等小关节，呈多发性、对称性的慢性关节炎，反复发作，最终可导致关节破坏、畸形和功能丧失；同时其他器官或组织也可受累。各年龄组均可发病，多发生在20～45岁，女性多于男性。

（一）病因

病因尚不明。目前认为主要与下列因素相关：①自身免疫反应：人类白细胞相关抗原$HLA-DR_4$与本病有相关性，在某些因素作用下可与短链多肽结合，激活T细胞，产生自身免疫反应，导致滑膜增殖、血管翳形成、炎性细胞聚集和软骨退变；②感染：本病发展过程中的一些特点与病毒感染相符，部分学者认为甲型链球菌感染可能为本病的诱因。③遗传因素：本病有明显的家族遗传特点。

（二）病理

病变关节主要病理变化是滑膜的慢性炎症。最早为滑膜内充血、水肿，毛细血管增生且通透性增高，有较多浆液渗出到关节腔内。滑膜内有大量的淋巴细胞、浆细胞和巨噬细胞浸润，滑膜边缘部分增生形成肉芽组织血管翳，血管翳向软骨内侵入，并引起关节相邻骨质破坏和骨质疏松。后期随着病变进一步发展，逐渐出现纤维性和骨性关节强直，关节功能丧失。

除关节病变外，有的患者在关节附近的皮下组织内可出现皮下结节，尚可累及关节周围的肌腱、韧带等，使周围肌肉发生萎缩，加重对关节功能的影响。

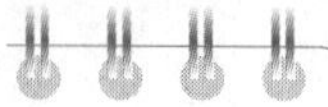

（三）临床表现与诊断

1. 症状和体征　关节的肿胀与疼痛是本病的主要表现。关节肿胀与关节腔内渗出增多及周围软组织炎症改变相关，表现为关节周围的均匀肿大，手指近端指间关节的梭形肿胀是本病的典型症状之一。关节疼痛的程度与其肿胀的程度平行，肿胀越明显，疼痛一般越重。患者也可出现晨僵现象，晨僵是晨起时出现关节僵硬或活动受限的现象。起床活动一段时间后症状可缓解或消失。

类风湿关节炎患者多数累及多个关节，一般为双侧、对称性，最常受累关节为手、足部小关节，其次为大关节，少数为单关节或大小关节同时受累。如病变持续发展，关节活动渐受限，关节变形、强直，晚期关节出现畸形，如手指的鹅颈畸形、掌指关节尺偏畸形等。

2. 实验室检查　常有贫血，血沉加快，C 反应蛋白增高，血清 IgG、IgA、IgM 增高。血清类风湿因子的滴度较高。关节液检查，外观混浊，黏稠度下降，黏蛋白凝固性差，糖含量降低，细菌培养阴性。

3. X 线检查　早期仅表现为关节周围软组织肿胀、关节间隙增宽、骨端部位的骨质疏松。继而在关节囊或肌腱附着处的骨端边缘出现边界比较清楚的小圆形骨质破坏缺损，这是滑膜病变继发侵犯骨骼的结果。随着病变发展，关节软骨和骨质的进一步破坏，出现关节间隙变窄甚至消失，关节畸形，最终关节强直。

4. 诊断标准　RA 的诊断主要依靠本病的特征性临床表现、实验室检查和影像学检查。依据美国风湿病协会制定的标准，确诊本病需具备下列 4 条或 4 条以上标准：①晨起关节僵硬至少 1 小时（≥6 周）；②3 个或 3 个以上关节肿（≥6 周）；③腕、掌指关节或近侧指间关节肿（≥6 周）；④对称性关节肿（≥6 周）；⑤皮下结节；⑥手、腕关节 X 线片有明确的骨质疏松或骨侵蚀；⑦类风湿因子阳性（滴度>1∶32）。同时，本病应与“风湿”痛、风湿性关节炎、骨关节炎等疾病鉴别。

（四）治疗

类风湿关节炎目前无特效治疗，应根据不同患者的具体病情进行综合治疗。临床治疗的目的在于控制炎症、减轻症状、延缓病变发展，保持关节功能，预防和纠正关节畸形。

1. 非药物治疗　做好患者教育工作，避免各种诱发因素，适当休息、理疗，正确的关节活动和肌肉锻炼对缓解症状和改善关节功能有一定的作用。

2. 药物治疗　非甾体类药物能缓解疼痛、减轻多种致炎因子对组织的损害，长期应用时应注意防治胃肠道方面的副作用，其中昔布类胃肠道副作用较轻。免疫抑制剂通过抑制机体的细胞及体液免疫，使滑膜细胞浸润和骨质破坏减轻，如青霉胺、甲氨蝶呤、环磷酰胺等。激素对减轻症状疗效显著，但副作用大，停药后可加重甚至恶化，应严格掌握适应证，见效后需逐渐减量停药。

3. 手术治疗　在滑膜病变早期，可行滑膜切除术。如病变已广泛侵及软骨，则应行人工关节置换术或关节融合术。

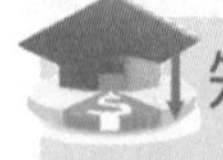

知识拓展

类风湿因子

类风湿因子（rheumatoid factor，RF）是一种以变性 IgG 为靶抗原的自身抗体，主要存在于类风湿关节炎患者的血清和关节液中。RF 阳性多见于类风湿关节炎，如果已确诊类风湿关节炎，RF 滴度高，往往提示患者的关节炎病情严重，更容易导致关节破坏。但是 RF 阴性不能排除 RA，RF 阳性也不能确诊就是 RA，因为还有约 20% 类风湿关节炎的患者 RF 阴性，RF 也可见于其他风湿免疫疾病，如系统性红斑狼疮、干燥综合征、系统性硬皮病等。

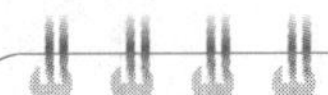

第三节 强直性脊柱炎

强直性脊柱炎(ankylosing spondylitis,AS)是脊柱的慢性进行性炎症,病变主要侵犯骶髂关节、脊柱骨突、脊柱旁软组织及外周关节,并可伴发关节外表现,可导致脊柱畸形和强直。多见于16~30岁的青、壮年。男性多见,占90%。本病属于血清阴性反应的结缔组织病,应与类风湿关节炎鉴别。

(一)病因

病因尚不清楚,但AS患者人类白细胞组织抗原HLA-B27的阳性率达88%~96%。

(二)病理

基本病理改变为原发性、慢性、血管翳破坏性炎症,韧带骨化属于继发的修复过程。本病常先侵犯双侧骶髂关节,继而沿脊柱向上伸延,小关节关节囊和椎间盘的纤维环骨化导致相邻脊椎的外周呈骨性连接。病变也可向下蔓延,波及髋关节,少数可累及膝关节。

(三)临床表现与诊断

早期主要表现为下腰痛、两侧骶髂关节疼痛和僵硬,活动后缓解,随后症状逐渐向近心端发展,进而出现胸腰椎疼痛和活动受限,胸廓扩展受限,肺活量减少,并可出现束带状胸痛。晚期可出现脊柱后凸畸形。

实验室检查:HLA-B27检测对诊断强直性脊柱炎有一定的辅助作用,类风湿因子大多为阴性,免疫球蛋白可轻度增高,病变活动期可合并贫血、血小板增高、血沉加快、C反应蛋白增高等。

X线检查:早期双侧骶髂关节骨质疏松,继而骨性关节面模糊、间隙变窄,以后骶髂关节融合,椎间小关节出现类似的变化,随病变进展椎间盘的纤维环和脊柱前、后纵韧带发生骨化,形成典型的"竹节样"脊柱。

(四)治疗

治疗目的是缓解疼痛,防止畸形和改善功能。活动期患者应睡硬板床,低枕,仰卧,活动时带支架,防止驼背。服用吲哚美辛(消炎痛)、布洛芬等非甾体抗炎药物可减轻疼痛。病变致髋关节强直可行人工关节置换术。脊柱严重后凸畸形影响生活时,可行椎体截骨矫形术。

本章小结

非化脓性骨关节炎是骨科常见病,包括骨关节炎、类风湿关节炎和强直性脊柱炎等。该类疾病一般呈慢性过程,对骨关节可产生不同程度的破坏,影响骨关节的功能。早期诊断、治疗该类疾病可以减轻或终止疾病对骨关节的破坏,保护骨关节功能、减少并发症;后期诊断容易,但治疗难度增加,预后较差。对典型非化脓性骨关节炎病例进行正确诊断并按治疗原则进行相应处理是临床医师应具备的技能。

(蒋建平)

练习题

一、选择题

A1型题

1. 骨关节炎的病变关节多见于

A. 手、足　　B. 膝、髋　　C. 肩、肘
D. 踝、腕　　E. 掌、指

2. 关于骨关节炎，下列描述不正确的是
A. 女性多于男性
B. 多发生于中老年人
C. 主要病变是关节软骨的退行性变和继发性骨质增生
D. 负重关节多见
E. 首选治疗是皮质激素类药物关节内注射

3. 类风湿关节炎的关节特点不包括
A. 关节肿胀疼痛　　B. 以大关节为主　　C. 关节强直
D. 关节畸形　　E. 关节功能障碍

4. 发生类风湿关节炎时，较常受累的关节是
A. 近端指间关节　　B. 远端指间关节　　C. 肩关节
D. 肘关节　　E. 膝关节

5. 下列表现不属于诊断类风湿关节炎的标准的是
A. 晨起关节僵硬　　B. 3 个或 3 个以上关节肿　　C. 皮下结节
D. 对称性关节肿　　E. 关节畸形

6. 关于强直性脊柱炎，下列描述错误的是
A. 发病青壮年多见，男性多于女性
B. 早期最常见骶髂关节及下腰部疼痛
C. 晚期可导致脊柱畸形
D. 典型病例 X 线示脊柱呈“竹节样”改变
E. 除脊柱之外的其他关节不会受累

7. 关于强直性脊柱炎，下列描述正确的是
A. 是一种脊椎的急性炎症
B. 常侵及脊柱颈段、髋关节和膝关节
C. 属血清阴性反应的结缔组织病
D. 多见于老年女性
E. HLA-B27 检测一般呈阴性

8. 下列各项不符合强直性脊柱炎的诊断的是
A. 免疫球蛋白可轻度增高　　B. 类风湿因子大多为阳性
C. HLA-B27 检测一般阳性　　D. 可合并贫血
E. 血沉加快

A2 型题

9. 患者，女，46 岁。双手多个掌指关节反复肿胀、疼痛 2 年余，近 2 个月来症状加重，并出现晨起关节僵硬，活动后可缓解，首先考虑
A. 类风湿关节炎　　B. 风湿性关节炎　　C. 强直性脊柱炎
D. 骨关节炎　　E. 化脓性关节炎

10. 患者，男性，36 岁。腰痛 1 年，下腰部、两侧骶髂关节疼痛、僵硬，类风湿因子检查阴性，X 线检查显示脊柱呈“竹节样”改变，关于治疗下列描述错误的是
A. 适当进行脊柱功能锻炼　　B. 服非甾体抗炎药物减轻疼痛
C. 长期大量激素治疗　　D. 活动时带支架，防止驼背

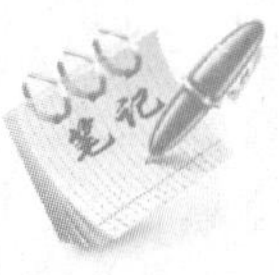

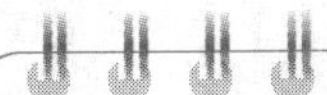

E. 必要时行手术治疗

二、思考题

1. 骨关节炎的主要临床表现有哪些？
2. 类风湿关节炎的诊断标准是什么？

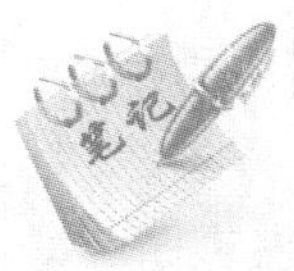

第五十五章

运动系统畸形

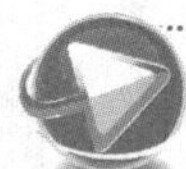

学习目标

1. 掌握:发育性髋关节脱位、先天性马蹄内翻足、先天性斜颈、脊柱侧弯的临床表现、诊断及治疗方法。

2. 熟悉:发育性髋关节脱位、先天性马蹄内翻足、先天性斜颈、脊柱侧弯的病理特点和鉴别诊断要点。

3. 了解:发育性髋关节脱位、先天性马蹄内翻足、先天性斜颈、脊柱侧弯的定义、病因和分类。

4. 具备对常见运动系统畸形的初步诊断和治疗的能力;能够对常见运动系统畸形正确地进行非手术治疗。

5. 能够与患方进行沟通,让患方了解治疗过程、可能出现的并发症及预后,取得患方的配合。

第一节 先天性畸形

一、发育性髋关节脱位

发育性髋关节脱位(developmental dislocation of the hip,DDH)是一种较常见的畸形,过去称为先天性髋关节脱位(congenital dislocation of the hip,CDH)。发病率平均为3.9‰。女性多于男性,约6:1。单侧较多,左侧比右侧多,双侧患者也常见。本病如能早期诊断,及时正确处理,大多可获得良好疗效;如发现过晚或处理不当,对下肢功能影响颇大。

(一)病因及病理

病因不明,与遗传因素有一定关系,常有家族史。原发性髋臼和股骨头发育不良及关节囊、韧带松弛是其主要病理变化。胎儿在子宫内位置不正,髋关节过度屈曲,也是形成脱位的原因之一。

(二)临床表现与诊断

1. 症状 初生婴儿的症状不明显。如细心观察可发现患肢较短,大腿内侧的皮纹不对称,患肢活动减少、常处于屈曲位、不能伸直,会阴部增宽,在双侧脱位时尤为明显,有时可听到弹响声。多数病儿学会走路时间较晚,单侧脱位时有跛行,双侧脱位时腰部前突,步态不稳,呈鸭行步态。随着年龄增长,易出现乏力及腰、髋部疼痛,继发性髋臼处创伤性关节炎,疼痛逐渐加重,走路困难。

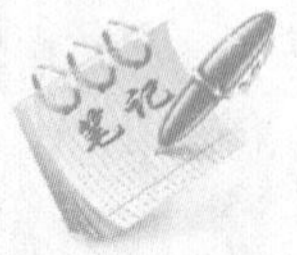

2. 临床检查

(1) Allis征:患者仰卧,双髋屈曲90°,双腿并拢,患膝低于健膝。

(2) 屈曲外展试验:屈髋屈膝各90°,正常新生儿、婴儿期髋关节可外展80°;外展受限70°

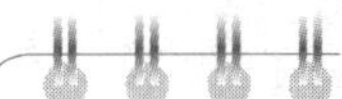

以内，应疑有髋关节脱位；检查时如听到弹响后即可外展到90°，表示脱位已复位。

（3）Ortolani 和 Barlow 试验（弹入和弹出试验）：患者仰卧位，助手固定骨盆，检查者一手拇指置于股骨内侧正对大转子处，其余指置于大转子外侧，另一手将同侧肢体屈髋屈膝各90°，并逐步外展，同时大转子外侧的四指将大转子向前向内推压，此时听到弹响，即为 Ortolani 试验阳性。提示脱位的股骨头通过杠杆作用滑入髋臼。如将髋关节逐步内收，用拇指向外、后推压听到弹响或感到弹跳（股骨头脱出），推压解除后再次出现弹跳（股骨头复位），即为 Barlow 试验阳性。提示髋关节不稳，有可能脱位。对3个月以上的病儿不易采用上述检查方法，以免造成损害。

（4）站立后儿童的检查：①活塞髋：患者屈髋屈膝90°，上下推拉股骨时股骨头上下移动，似活塞状；②内收肌紧张，外展受限；③Trendelenburg试验（单腿站立提腿试验）阳性：正常情况下，用单足站立时，对侧骨盆抬起才能保持身体平衡。髋关节脱位时，患侧站立时对侧骨盆不能抬起，反而下降。

3. 超声检查　发现股骨头在髋臼外即可确诊。此法是进行普查最方便有效的方法。

4. X线检查　主要表现为（图55-1）：

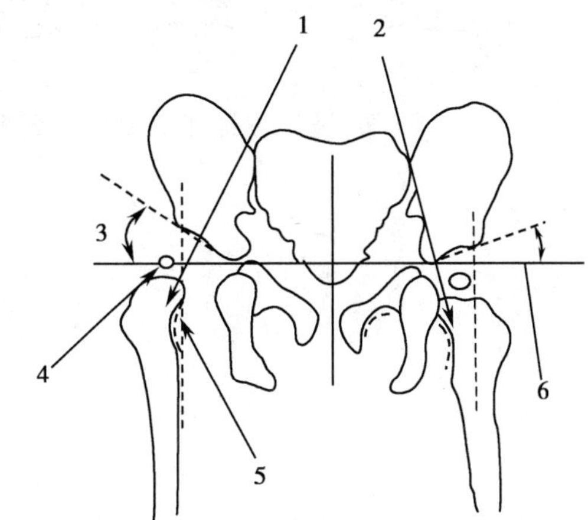

图55-1　发育性髋脱位X线表现

1、2. 股骨颈内侧距中线较健侧远；3. 髋臼角大（33°），健侧为22°；4. 股骨头骨骺小，在髋臼方形的外上方（正常在内下方）；5. 股骨颈闭孔线（Shenton线）断裂；6. Y线，两髋臼软骨中心的连线

（1）股骨头骨骺：股骨头骨骺小，出现晚或股骨头向上移位。

（2）髋臼角（髋臼指数）：髋臼角增大（正常为22°左右），髋臼浅。

（3）股骨颈闭孔线（Shenton line）：沿闭孔上缘、股骨颈下缘画线，正常时为一完整弧形，在髋脱位者，股骨颈闭孔线断裂。

（4）关节四区划分法：沿两髋臼外上缘各画一条与两髋臼中心的连线的垂线。正常股骨头骨骺应在内下象限，髋脱位时股骨头骨骺向外上方移位，根据程度不同可判断半脱位或脱位。

5. 诊断　根据症状、临床检查和X线表现，先天性髋脱位的诊断并不困难。本病的预后关键在于早期诊断、及时治疗。本病应注意与先天性髋内翻、股骨头无菌性坏死、化脓性髋关节炎并发病理脱位及婴儿瘫后遗症并发的髋关节瘫痪性脱位等相鉴别。

（三）治疗

治疗的关键是早期发现、早期正确治疗。应让股骨头尽早复回髋臼内，使两者能得到正常发育。根据病儿年龄，决定治疗方案。在走路负重前发现，可用非手术治疗，效果大多良好。如发现过晚，多需手术治疗，效果往往较差。

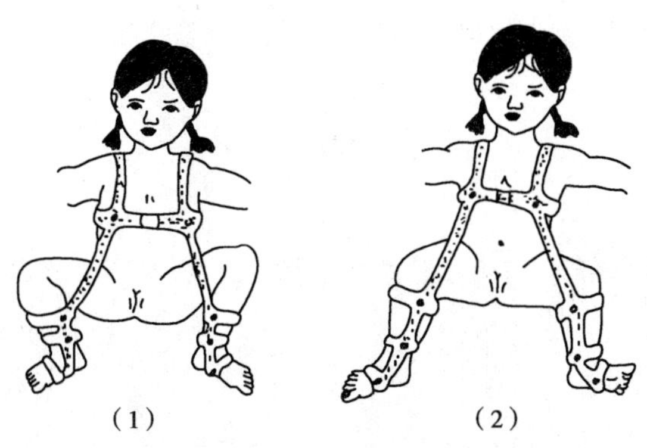

图55-2　Pavlik挽具

（1）错误戴法，受力点过低；（2）正确戴法

1. 非手术疗法　多数采用外展髋关节即可复位，首选 Pavlik 挽具固定（图55-2），也可用外展尿枕、连衣挽具（图55-3）或外展支架保持两髋外展位9～12个月，即可治愈。但应长期随诊。

如局部软组织较僵硬，宜先用皮肤牵引2～3周。若内收肌紧张，可先作内收

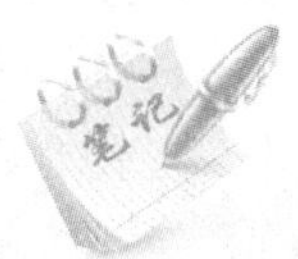

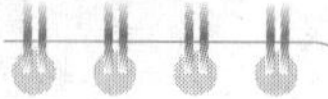

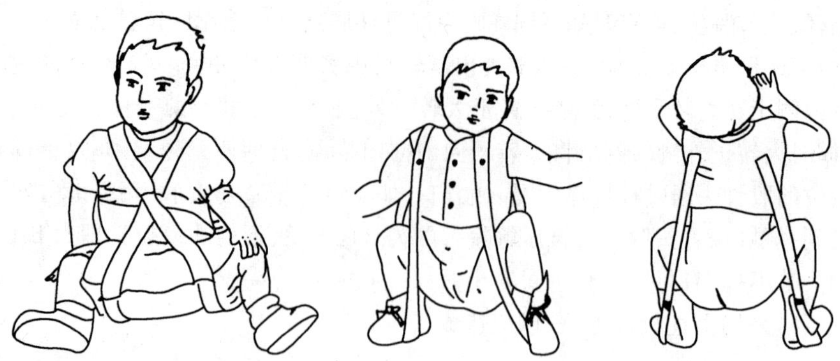

图 55-3　尿枕(保持髋外展)佩戴在连衣挽具后正面和背面观图

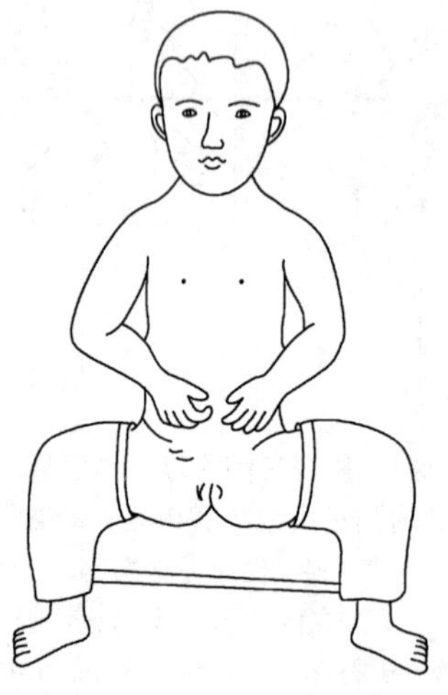

图 55-4　改良式蛙式石膏

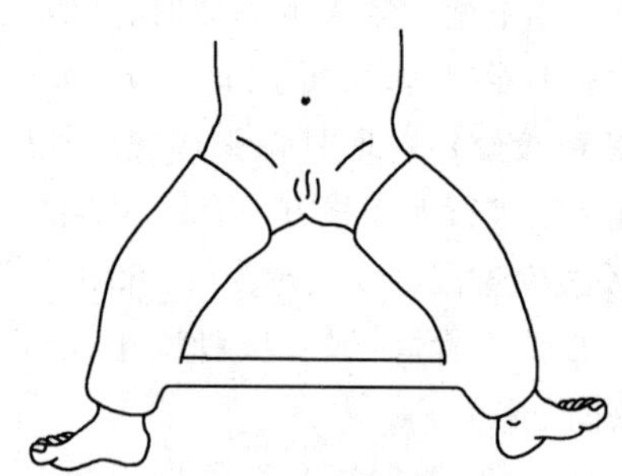

图 55-5　人字石膏

肌切断术,然后在全麻下试行手法复位。复位时手法要轻柔,切忌暴力,以防股骨颈骨折及骨骺损伤。经 X 线照片证实已复位后,用蛙式石膏固定(图 55-4),即屈髋屈膝各 90°,外展 60°～70°。注意,过多的外展,可发生股骨头无菌性坏死。固定 3 个月后,去除石膏,X 线片检查,如复位良好而稳定,可改用两髋外展 50°,两腿伸直人字石膏固定(图 55-5)。再固定 3 个月后又去石膏摄 X 线片复查,如位置稳定,即改用外展支架固定。3 个月后每天可逐渐取下支架 1～2 小时,练习走路,其他时间应坚持带支架,切勿操之过急,负重过多。在治疗期间,应定期复查。

2. 手术疗法　3 岁以上病儿(手法复位多不能成功)及 3 岁以下手法复位失败者,均应进行手术治疗。术前应先在胫骨上部作骨牵引(3 岁以下可作皮牵引),牵引重量为 1 岁 1kg,一般不超过 6～7kg,牵引时间为 3～4 周,使股骨头达到髋臼平面后方可手术复位。手术包括:单纯切开复位、Salter 截骨术(髂骨切骨术)、髋臼成形术、髋臼加盖术(髋臼造顶术、臼盖成形术)、Charri 骨盆截骨术、股骨转子下旋转截骨术等。

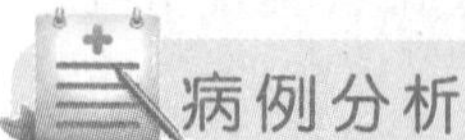

病例分析

病儿,女,2.5 岁。2 岁时学会走路,但步态不稳,走路时左右摇摆。查体:双下肢屈曲外展受限于 62°;Trendelenburg 试验阳性。

问题: 1. 该病儿最可能的诊断是什么?

2. 哪项辅助检查最有助于诊断?

3. 如确诊为发育性髋关节脱位,最佳的治疗方案是什么?

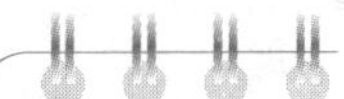

二、先天性马蹄内翻足

先天性马蹄内翻足(congenital talipes equinovarus, congenital clubfoot)亦称先天性畸形足，是一种常见畸形，发病率1‰左右，男性多于女性，双足畸形约占50%，部分病例有家族史。本病可单独存在或可伴有其他畸形，如脊柱裂、髋关节脱位、多指、并指等。

畸形包括足内翻、踝跖屈、前足内收和胫骨内旋。其病因、病理和发病机制尚未完全弄清，多数学者认为，为胚胎早期受内、外因素影响导致发育异常或肌发育不平衡所致。也可能与胎儿在子宫内位置不正有关。如能早期适当处理，大多可获满意结果，如不治疗，则终生残疾，影响生活和工作。

知识拓展

神经源性马蹄内翻足

由于神经系统病变造成的足部畸形。根据原发病及畸形足的成因大致可归于三大类，即非痉挛性马蹄内翻足、痉挛性马蹄内翻足、麻痹性马蹄内翻足。其原发疾病以腰骶部脊膜膨出占首位，其次是脑性瘫痪，继发于神经系统外伤、炎症、肿瘤等病变的病例在临床上偶可遇见。导致神经源性马蹄内翻足的病因复杂，畸形表现亦多种多样，治疗措施需根据病因、畸形形态、病儿年龄等因素综合考虑。

(一) 临床表现及诊断

男女比例3∶1，由于出生后即能看到足部畸形，通常诊断并不困难。

出生后出现一侧或双侧足不同程度的内翻下垂畸形。轻者前足内收、下垂，背伸外展有弹性阻力。走路后步态不稳，跛行，足外缘着地，畸形逐渐加重。由于足部及小腿肌力平衡失调，以及体重影响，足内翻下垂畸形更加明显。足前部向后内翻，足背负重(图55-6)，负重部位产生胼胝及滑囊，胫骨内旋进一步加重。

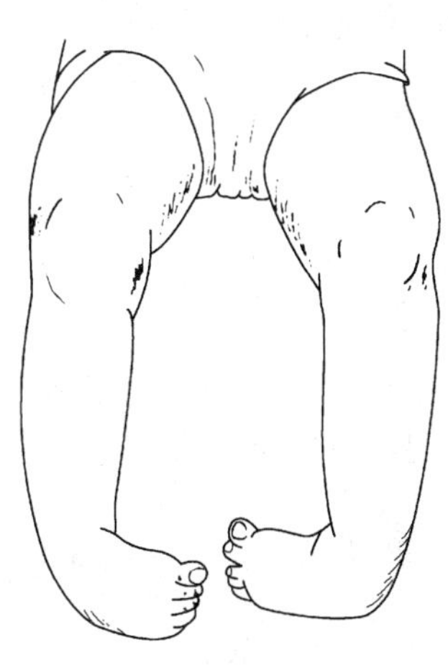

图55-6　先天性马蹄内翻足

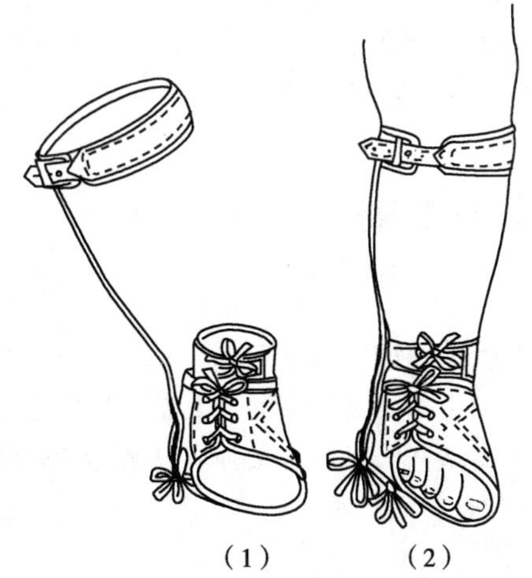

图55-7　矫形足托

本病应与下列疾病相鉴别：①多关节挛缩症：关节僵直生后即有，很难用手法扳正，累及较多关节；②小儿麻痹后遗症：有其发病史，感觉好，运动功能丧失；③脑性瘫痪：为痉挛性瘫痪，肌张力增高，腱反射亢进，有病理反射，常有智力上的缺陷。

(二) 治疗

先天性马蹄内翻足的治疗越早越好，应在出生后即开始进行。新生儿时期是治疗先天性马

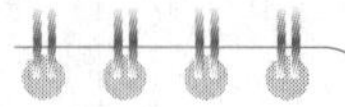

蹄内翻足的最好时机。治疗方法应根据病儿年龄、畸形程度选择。

1. 非手术疗法

（1）1岁以内婴儿应在医生的指导下进行手法扳正，使患足外翻、外展及背伸，每日2次。手法要轻柔，避免损伤，畸形矫正后用绷带由足内跖面向足背外方向缠绕，固定于矫正位。畸形明显改善后，可改用矫形足托（图55-7）维持矫正位。

（2）1~3岁，分期手法矫正，石膏固定。在全麻下，矫正足跟内翻下垂，同时矫正前足下垂、内翻、内收畸形。在足矫正位，由股中部至跖趾关节，屈膝15°石膏管型固定。1~2岁，每2周更换1次；2~3岁，每月更换1次。

2. 手术疗法　手术治疗主要用于非手术治疗畸形矫治不满意或复发病例和3岁以上儿童未经矫治的病例。手术方式很多，包括软组织手术、骨性手术、软组织与骨性相结合的手术及近年来应用张应力原理的四维相矫治法等。应根据病儿的年龄、病变类型和程度选择应用。

三、先天性斜颈

先天性斜颈（congenital torticollis）是由一侧胸锁乳突肌纤维化和短缩而引起的头面、颈部向患侧偏斜畸形。

（一）病因及病理

病因尚不完全清楚。多数学者认为臀位产、产伤或牵拉等引起胸锁乳突肌血流受限、缺血、出血、血肿机化、纤维变性而致该肌挛缩；亦有认为胸锁乳突肌纤维化在母体内已形成，是先天性或遗传因素所致。基本的病理改变是一侧胸锁乳突肌有不同程度的变性、纤维化挛缩。病变区通常位于胸锁乳突肌的中下段或中段，最初为质硬、椭圆形或圆形肿块，数月内消失，纤维性变后引起该肌挛缩。

（二）临床表现及诊断

1. 临床表现　出生后数日或十数日，一侧胸锁乳突肌有包块，局部肿胀和压痛。年龄稍大后，包块渐缩小变硬，半年左右消失，继而胸锁乳突肌紧张、短缩呈硬条索状。头颈向患侧偏斜，面部及下颌转向健侧。随着生长发育，将出现面部不对称的畸形。患侧眼耳平面较对侧低。患侧脸部扁短，健侧脸部长圆。两眼裂连线与嘴左、右角连线不平行，其延长线相交于患侧。上述畸形随年龄增长而逐渐加重。

2. 诊断　根据上述临床表现，诊断并不困难，但应摄颈椎X线片以排除骨性斜颈，并需与其他原因所致的斜颈相鉴别。

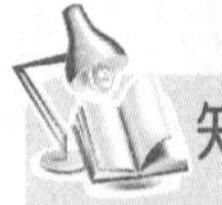

知识链接

先天性骨性斜颈

先天性骨性斜颈系先天性枕颈部畸形所致，包括短颈畸形、颅底凹陷、半椎体畸形、寰枕融合及齿状突发育畸形。上述疾病可造成斜颈及面部不对称，但一般不会产生胸锁乳突肌的典型条索状挛缩带及肿块，X线检查可明确上述诊断。

（三）治疗

治疗越早效果越好。在婴儿期如能坚持采用非手术疗法，多数病儿可以治愈；3~4岁以下小儿，即使有明显畸形，手术治疗也可取得满意效果；年龄较大，胸锁乳突肌挛缩严重，颜面不对称很明显，手术治疗亦可明显改善。

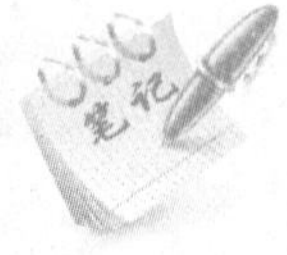

1. 非手术疗法　出生后尽早进行。包括局部热敷、按摩、手法纠正、头部固定。手法纠正畸形方法：用双手稳住面颊部，向畸形相反方向活动，将头颈部弯向健侧、下颌转向患侧，每日数次，以拉伸缩短的胸锁乳突肌，纠正畸形。婴儿睡眠时间用沙袋保持上述矫正位置。如能坚持

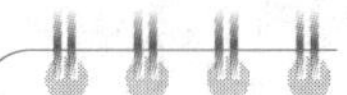

进行，数月后可获得满意疗效。稍大儿童，除每天给予手法矫正外，可教其面对镜子作自行矫正动作。

2. 手术疗法　1岁以上病儿，非手术疗法无效，宜手术治疗。在基础加局麻下行胸锁乳突肌切断术，切断其胸骨头及锁骨头，并切除1～2cm胸锁乳突肌，同时需切断紧张挛缩的筋膜，必要时切断胸锁乳突肌乳突头，伴有软组织挛缩应彻底松解。术后用头胸石膏固定头颈于矫枉过正位置3周。拆除石膏后，继续自动和手法矫正畸形。

第二节　脊柱侧弯

正常人脊柱矢状面有四个生理弯曲，即颈椎前凸、胸椎后凸、腰椎前凸和骶椎后凸。额状面脊柱呈一直线，各个棘突的连线，通过臀沟垂直于地面。若脊柱的某一段偏离身体的中线，向侧方弯曲，则称为脊柱侧弯，又称脊柱侧凸(scoliosis)。

（一）病因、类型和病理

1. 病因与分类

（1）特发性脊柱侧弯：最为常见，占总数的75%～85%。发病原因不明，故称为特发性。按其发病时间可分为婴儿型(<3岁)、幼儿型(3～10岁)和青少年型(>10岁)三型。其中以青少年型最为多见。

（2）先天性脊柱侧弯：由于胎儿时期骨骼发育不良所致，如半椎体、单侧椎体分节不全并发骨桥等。

（3）肌肉神经性脊柱侧弯：由于肌肉神经疾病引起两侧肌力不平衡造成的脊柱侧弯。常见原因为小儿麻痹后遗症。

（4）神经纤维瘤病合并脊柱侧弯：是一种特殊类型，患者皮肤上常有咖啡斑。多发于胸椎，畸形严重，呈锐角，治疗比较困难。

（5）姿势性或代偿性脊柱侧弯：如因姿势不正或两下肢不等长等引起。

（6）其他：如儿童脓胸或胸廓成形术引起的胸源性脊柱侧弯、一侧胸背部烧伤瘢痕挛缩引起的瘢痕性脊柱侧弯及成骨不全、软骨发育不全、Marfan综合征等引起的脊柱侧弯。

2. 病理　脊柱侧弯多发生在脊柱的胸段或胸腰段，且大多凸向右侧，凸向左侧者较少。椎骨的病理改变主要为椎体的楔形变、脊椎骨的旋转畸形和凹侧椎弓根变短、窄。椎体左右楔形变形成脊柱侧弯，若合并前后位楔形变，则形成侧后凸畸形。肋骨凸侧向后背部突出，严重者形成刀背状，导致胸廓不对称。

不同原因引起的脊柱侧弯，其病理变化也有不同之处。如肌肉-神经性脊柱侧弯，背部肌力常不平衡。先天性脊柱侧弯，有骨骼发育畸形存在。

（二）临床表现及诊断

1. 症状　早期症状不明显。生长发育时期，侧凸畸形发展迅速，往往在无意中发现脊柱或胸廓畸形。病程长久，可自觉腰背酸胀不适，容易疲劳。畸形严重者，可继发胸廓畸形，引起胸、腹腔脏器功能障碍，出现气短、心悸、消化不良、食欲缺乏等症状。神经根也可因受牵拉或压迫而产生神经根疼痛等症状，甚至脊髓受压而引起脊髓损伤。

2. 体检　站立位检查可发现脊椎向一侧或双侧侧凸，伴发胸廓变形，脊柱凸侧胸后壁隆起呈剃刀背样畸形，弯腰时最明显。凸侧胸前壁凹陷，凹侧胸后壁平坦，前胸隆起。脊柱凹侧肋缘与髂骨翼距离缩短。骨盆向脊柱凸侧倾斜。脊柱凸侧肩胛骨抬高，双肩倾斜。少数侧弯畸形严重者，可有运动、感觉功能障碍，甚至发生不同程度的瘫痪。如为先天性脊柱侧弯，侧弯部皮肤可见生长毛发、色素痣或脂肪瘤等。检查时应作悬吊或牵拉试验，观察脊柱畸形有无减轻，以估计畸形僵硬程度。测量身高和坐高，以便与术后比较。

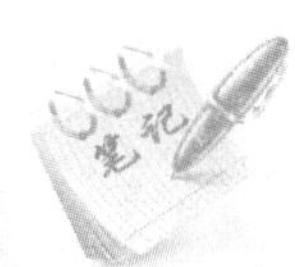

3. X线检查　包括摄站立位、卧位或牵引位时脊柱全长的正位、侧位X线片，正位片应包括两侧肋骨和骨盆。注意观察脊柱和肋骨结构有无异常，原发性侧凸（主弧度）和继发性侧凸（继发弧度）的部位、范围和脊椎的旋转度。先天性脊柱侧弯可见半椎体、楔形椎体、椎体分节不全、椎弓及其附件发育不良等。肋骨畸形可为肋骨并合或肋骨缺如。

脊柱侧弯度数的测量常用Cobb角测量法，该法为上顶椎椎体上缘和下顶椎椎体下缘，各作延长线，再作该两线的垂直线，两垂直线相交之角即为侧凸角度。Cobb角越大，表明其侧弯越严重。

X线片显示椎弓根向凹侧移位，根据其移位大小，确定其旋转程度。凸侧和凹侧椎弓根均向凹侧移位，但均在椎体轮廓以内者为Ⅰ度；凸侧椎弓根影接近中线，而凹侧椎弓根影已消失为Ⅱ度；凸侧椎弓根影达中线为Ⅲ度；凸侧椎弓根影已超过中线而达凹侧者为Ⅳ度。

4. 辅助检查　对较严重的脊柱侧弯，胸廓畸形严重者，应作心、肺功能检查。MRI检查有利于显示椎管内脊髓病变。

（三）治疗

脊柱侧弯的治疗目的是矫正和预防畸形发展，以及防止心肺功能进一步受损。

1. 非手术疗法　主要适用于Cobb角在40°～45°以下畸形较轻和10岁以下儿童。对轻微侧弯患者，宜适当休息，减少负重和进行体操训练等。支具疗法适用于年龄小、侧弯为Cobb角20°～40°者。本法能有效地控制畸形和防止轻度侧弯的进展，但不能使明显的侧弯角度减小。可在脊柱融合术后作为一种辅助治疗，以维持稳定。

2. 手术疗法

（1）手术适应证及手术年龄：经非手术治疗后畸形仍继续发展，其主弯角大于Cobb角40°～45°者，应尽早手术矫正。一般应在10～12岁以上尽早进行手术。成年期（18岁以上）的脊柱侧弯，一般畸形均十分僵硬，难以矫正，容易出现并发症，手术选择要慎重。

（2）手术方法：矫正脊柱侧弯的手术方法和采用的矫正器械种类较多，应根据侧弯部位、性质、程度和术者对该手术的熟悉程度选用。

本章小结

运动系统畸形是临床常见疾病。该类疾病早期治疗简单，预后较好；后期诊断容易，但增加了治疗难度，且预后较差；因此对运动系统畸形关键是做到早期诊断、早期治疗，才能获得满意的疗效。早期往往症状体征不够典型，需详细检查才能做出正确的诊断。能够对运动系统畸形做出早期诊断和早期治疗是每个医师必备的技能。

（高庆涛）

练习题

一、选择题

A1型题

1. 先天性肌斜颈是指

A. 一侧胸锁乳突肌痉挛　　B. 一侧斜方肌纤维断裂

C. 颈部和头部偏向健侧　　D. 颈部偏向健侧，头部偏向患侧

E. 由颈椎侧凸引起

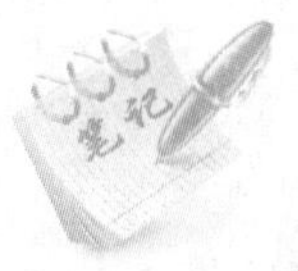

2. 发育性髋关节脱位的病理改变不常见于

A. 髋臼　　B. 股骨头　　C. 股骨颈

D. 关节囊　　E. 臀部神经

3. 最常发生发育性关节脱位的关节是

A. 肩锁关节　　B. 髋关节　　C. 踝关节

D. 肩关节　　E. 上尺桡关节

4. 有关特发性脊柱侧弯,下列描述错误的是

A. 多发生在儿童及青少年,女性多见

B. 多发生在胸段或胸腰段,脊柱多突向右侧

C. 在原发性曲度上下可发生代偿性次发曲度

D. 脊柱除侧突外,不会同时发生旋转

E. 占脊柱侧弯畸形的80%

A2 型题

5. 男孩,7岁。右侧胸锁乳突肌内触及一肿物,颈部向右侧偏斜,颈椎X线检查正常,正确的处理是

A. 物理疗法　　B. 石膏矫正

C. 胸锁乳突肌切断+石膏矫形　　D. 肿块切除

E. 胸锁乳突肌全切

6. 男孩,2岁。双侧发育性髋关节脱位,最佳的治疗方案是

A. 佩戴连衣挽具固定　　B. 手法复位　　C. 手术切开复位

D. 手法复位+蛙式石膏固定　　E. 髋臼成形术

A3/A4 型题

(7~9题共用题干)

女孩,1岁半,能站立,扶餐桌可行走,有时可听到弹响声。不扶物行走,步态不稳并有跛行,睡眠时左下肢屈曲位。

7. 该患儿应首先考虑

A. 左侧下肢神经肌肉性病变　　B. 左侧下肢发育不良

C. 左侧发育性髋关节脱位　　D. 左侧股骨头无菌性坏死

E. 左侧先天性髋内翻

8. 在给患儿做体格检查时不宜采用的是

A. Allis 征　　B. Ortolani 和 Barlow 试验　　C. Trendelenburg 试验

D. 活塞髋　　E. 屈膝外展试验

9. 为明确诊断进一步做有关检查,哪一项是最方便有效的方法

A. 超声检查　　B. X线检查　　C. CT

D. MRI　　E. 化验检查

(10~13题共用题干)

男性,12岁,发现头颈上胸部向左侧偏斜,站立时查棘突不在一垂直线上。

10. 该患者首先考虑的诊断是

A. 先天性斜颈　　B. 脊柱侧弯　　C. 强直性脊柱炎

D. 左侧股骨头无菌性坏死　　E. 胸腰段椎体结

11. 为进一步明确诊断及了解病情严重程度,应首先做的检查是

A. B超　　B. X线摄片　　C. CT

D. MRI　　E. 化验检查

12. 下一步正确的治疗方法是

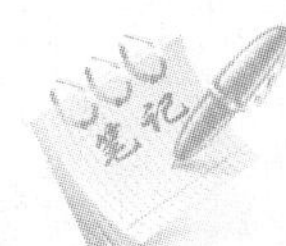

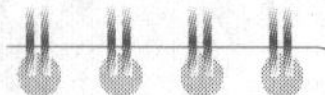

A. 适当休息,减少负重　　B. 进行体操训练　　C. 支具疗法
D. 手术矫形　　E. 不需特殊处理

13. 该患者治疗的目的是
A. 矫正畸形　　B. 防止畸形进一步发展　　C. 防止心肺功能障碍
D. 防止腹腔脏器功能障碍　　E. 以上都是

B1 型题

（14～15 题共用备选答案）
A. 手法复位和蛙式石膏固定
B. 切开复位或 Charri 骨盆截骨术
C. Pavlik 挽具固定
D. 髋臼加盖术
E. Charri 骨盆截骨术

14. 治疗 1 岁内发育性髋关节脱位的正确方法是
15. 治疗成人发育性髋关节脱位的正确方法是

二、思考题

1. 简述发育性髋关节脱位不同年龄组治疗方案的选择。
2. 简述先天性马蹄内翻足的治疗原则。

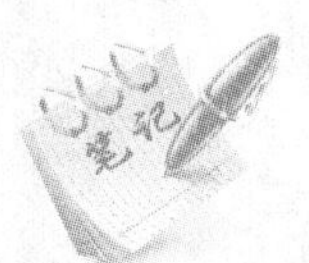

第五十六章

运动系统慢性损伤

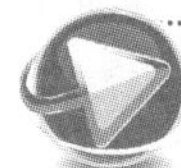

学习目标

1. 掌握：腱鞘炎、腱鞘囊肿、粘连性肩关节囊炎、网球肘的临床表现和治疗。
2. 熟悉：运动系统慢性损伤的治疗原则，胫骨结节骨软骨病的临床特点和治疗原则。
3. 了解：股骨头骨软骨病的诊断要点、治疗目的。
4. 具有对运动系统慢性损伤性疾病的诊断和一般处理能力。
5. 运用所学知识指导患者如何预防运动系统慢性损伤性疾病的发生，以及简单的自我保健措施和治疗方法。

第一节　狭窄性腱鞘炎

狭窄性腱鞘炎（narrow tenosynovitis）常见于腕部和手指。手指发生在屈指肌腱，屈指时有弹响，俗称“弹响指”或“扳机指”，在拇指者为拇长屈肌腱鞘炎，又称“弹响拇”。腕部常发生在拇长展肌和拇短伸肌肌腱，又称为桡骨茎突狭窄性腱鞘炎。发病率以桡骨茎突狭窄性腱鞘炎最高，其次为弹响指。

（一）病因

手指长期、快速活动，如织毛衣、演奏乐器、打字；或手指长期用力，如洗衣、长时间快速书写等慢性劳损是主要原因。其他如产后、风湿或类风湿患者，也可以发生狭窄性腱鞘炎。

（二）病理

肌腱在跨越关节的部位都有骨纤维鞘管。鞘管内层为滑膜，肌腱在鞘管内滑动。外层为纤维鞘，两侧附着于骨，形成骨-纤维鞘管。关节活动时，鞘管有防止肌腱向外弹射及滑向骨-纤维鞘管两侧的作用。在弹射力最大的部位，鞘管壁增厚，形成韧带，起滑车作用（图 56-1）。屈拇或屈指肌腱在相对较窄而无弹性的骨-纤维鞘管内长期、快速、用力的手指活动中，与上述环状韧带强烈摩擦而发生慢性损伤。肌腱和腱鞘均有水肿、增生、粘连，进一步使骨-纤维隧道狭窄，进而压迫本已水肿的肌腱，在环状韧带区使水肿的肌腱被压迫成葫芦状，阻碍肌腱的滑动。如用力伸屈手指，葫芦状膨大部在环状韧带处强行挤过，就产生弹拨动作并可发出弹响，常伴有疼痛，故称弹响指。”而桡骨茎突部腱鞘，外面覆有腕韧带，内有拇长展肌和拇短伸肌通过并形成一定角度，当腕关节及拇指活动时，该角增大、摩擦力随之增加，易致该处发生腱鞘炎。

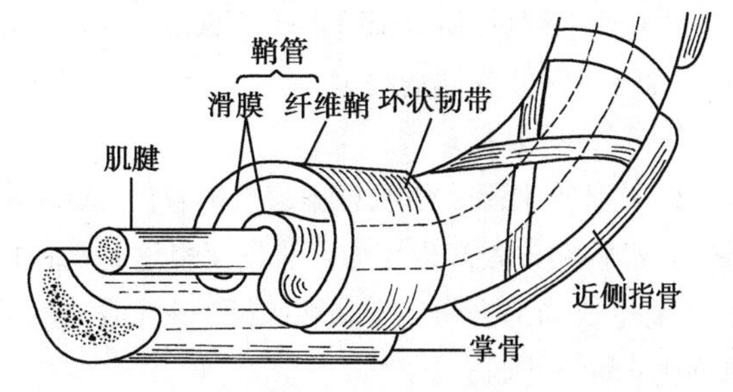

图 56-1　骨-纤维鞘管

（三）临床表现

1. **桡骨茎突狭窄性腱鞘炎**　腕关节桡

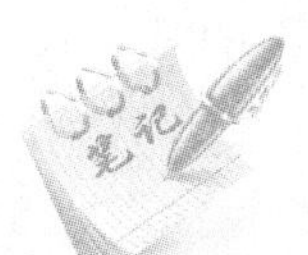

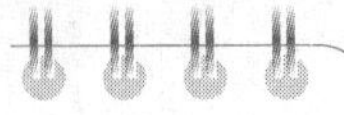

侧疼痛，逐渐加重，提重物时乏力，拇指活动受限。检查见患侧桡骨茎突轻微肿胀，有时局部可触及痛性小结节。握拳尺偏试验，桡骨茎突部出现剧痛者为阳性。

2. 弹响指和弹响拇 弹响指好发于中、环指，示、拇指次之。起病缓慢，早期晨起患指发僵疼痛，活动后减轻；随着病情发展，手指伸屈时有弹响声或弹响感。检查时，可在掌骨头掌横纹处摸到一个痛性结节，屈伸患指该结节可随屈肌腱上下移动，并出现弹响声或弹响感。发生交锁后，若被动屈伸手指，可出现扳机样动作和弹响，故称之为“弹响指”或“扳机指”。

（四）治疗

1. 保守治疗 限制手指及腕部的过分活动，给予理疗、热敷，外用止痛药物，大多数初次发病者可以好转。

2. 注射治疗 对于反复发作的狭窄性腱鞘炎，可以在腱鞘内注射醋酸泼尼松龙或曲安奈德注射液，有很好的疗效。但注射一定要准确，注射皮下则无效。

3. 手术治疗 如非手术治疗无效，可行狭窄腱鞘切除术。局麻或臂丛麻醉，在结节处做纵向切口，切开皮肤后钝性分离，显露腱鞘。被动活动手指认准腱鞘狭窄范围，用小尖刀依次从狭窄腱鞘两侧切开，去除前壁，进而松解粘连，直到肌腱能正常活动。

4. 也可用小针刀技术行狭窄腱鞘切开术，方法简单，损伤小，但容易粘连复发。

第二节 腱鞘囊肿

腱鞘囊肿（thecal cyst）是手、足小关节处的滑液囊疝和发生在肌腱的腱鞘囊肿的总称。而大关节的囊性疝出另有命名，如膝关节后方的囊性疝出叫腘窝囊肿或叫 Baker 囊肿。慢性损伤使滑膜内滑液增多而形成囊性疝出，结缔组织粘连退行性改变，也可能是发病的重要原因。

（一）临床表现

多见于女性和青少年，好发于腕背、足背等处，手指掌指关节及近侧指间关节处也常见到。病变处出现一缓慢生长半球状肿物，早期无症状，到一定程度活动关节时有酸胀感。查体发现 0.5～2.5cm 的半球形包块，表面光滑，与皮肤无粘连，基底固定，橡皮样硬度。囊颈较大者，不易推动，易误认为骨性包块，穿刺可抽出透明胶冻状物质。需与软组织肿块如表皮样囊肿、皮脂腺瘤或脂肪瘤相鉴别。

（二）治疗

1. 非手术治疗 先用粗针头吸尽囊内黏液，然后向囊内注入泼尼松 25mg 或缝扎粗丝线，并加压包扎，使囊腔粘连而治愈。本方法简单，复发率也较低。有时可被挤压破裂而自愈。

2. 手术治疗 手术应完整切除囊肿，如系腱鞘发生者，应同时切除部分粘连的腱鞘；如系关节囊滑膜疝出，应在根部缝扎切除，以减少复发机会。

第三节 肱骨外上髁炎

肱骨外上髁炎（external humeral epicondylitis）又称“网球肘”，是前臂伸肌总腱起点处的慢性损伤性炎症，并非骨质的损害。

（一）病因及病理

1. 肱骨外上髁是伸肌总腱起点附着处，无论是被动牵拉伸肌（握拳、屈腕）或主动收缩伸肌（伸腕）都将在该处产生应力。长期反复这种动作即可引起该处的慢性损伤，特别是不协调的动作，更易造成局部损伤。手和腕长期、频繁活动的职业，如家庭妇女、砖瓦工、木工、网球和羽毛球运动员易患此病。

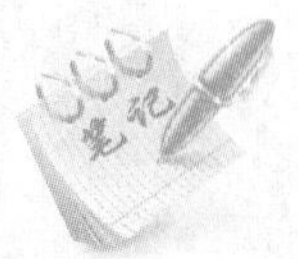

2. 肱骨外上髁炎的基本病理变化是慢性损伤性炎症，因其炎症范围不同，表现为：筋膜、骨

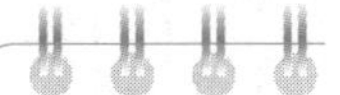

膜炎；肌筋膜炎或肱桡关节滑膜炎。损伤也可造成神经关节支或肌皮血管神经束的卡压而成为产生症状的病理基础。

（二）临床表现

有明显的职业特点及近期患肢劳损史。肱骨外上髁处明显疼痛，可放射到前臂。查体时，在肱骨外上髁至桡骨小头范围内有局限性的压痛点。前臂伸肌牵拉试验（Mills 征）肘外侧部出现疼痛。

（三）治疗

1. 急性期要适当休息患肢，限制用力握拳伸腕动作是治疗和预防复发的基础。痛点局部封闭疗效良好。

2. 经过非手术治疗症状无改善或反复发作者，可考虑手术治疗。选用伸肌腱起点剥离松解术或卡压神经血管束切除术，小针刀治疗也可获得较好的效果。

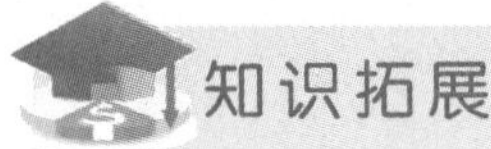

知识拓展

运动系统慢性损伤的一般治疗原则

运动系统慢性损伤是一种临床常见的病损，是指参与运动的组织结构，因反复的机械运动而受到损害，表现出相应的症状和体征。其治疗原则①限制致伤动作、纠正不良姿势、增强肌力、改变姿势使关节应力分散。②理疗、按摩等物理治疗改善局部血液循环、减少粘连。③合理使用非甾体抗炎药，外用或内服。④局部注射肾上腺皮质激素有助于抑制损伤性炎症、减少粘连。⑤适时采取手术治疗，提倡使用小针刀治疗技术。

第四节　粘连性肩关节囊炎

粘连性肩关节囊炎（adhesive capsulitis of shoulder），又称肩周炎或冻结肩，是多种原因致肩关节囊炎性粘连、僵硬，出现肩关节周围疼痛、各方向活动受限等症状的疾病。

（一）病因

中老年人因软组织退行性变，对各种外力的承受能力减弱是基本因素；加之长期过度活动，姿势不良等致肩部慢性损伤是本病的主要激发因素；或外伤后肩部固定过久，肩周组织继发萎缩、粘连；或肩部急性挫伤、牵拉伤后因治疗不当等，均可发生本病。

（二）临床表现和诊断

本病多发生于中、老年，40～70 岁人群多见，女性多于男性，常发生于左肩，亦可双侧先后发病。本病有自限性，一般在 12～24 个月左右可自愈。主要症状是逐渐加重的肩部疼痛，与动作、姿势有明显关系，伴肩关节活动障碍，肩周痛以肩袖间隙区为主，疼痛可放射至颈部或上臂。夜间可因翻身移动肩部而痛醒，严重时患肢不能梳头、洗脸。检查见肩部肌肉不同程度萎缩，冈上肌腱、肱二头肌长、短头肌腱及三角肌前、后缘均有压痛。肩关节主动与被动活动均受限，尤以外展、外旋、后伸受限最明显，但前屈受限较少。肩关节 X 线一般无特殊改变，有时可见局部骨质稀疏、冈上肌钙化、大结节密度增高。

（三）鉴别诊断

1. **颈椎病**　可有肩部症状和继发粘连性肩关节囊炎，主要鉴别点是颈椎病的疼痛与颈神经根分布相一致，而粘连性肩关节囊炎疼痛来自痉挛的肌肉。此外，头颈部体征多于粘连性肩关节囊炎。

2. **肩部肿瘤**　肩部疼痛持续，进行性加重，X 线摄片可除外本病。

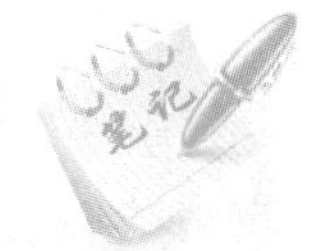

（四）治疗

1. 功能锻炼　要贯穿于治疗全过程，每日进行肩关节的主动活动，活动时以不引起剧痛为限（图56-2）。

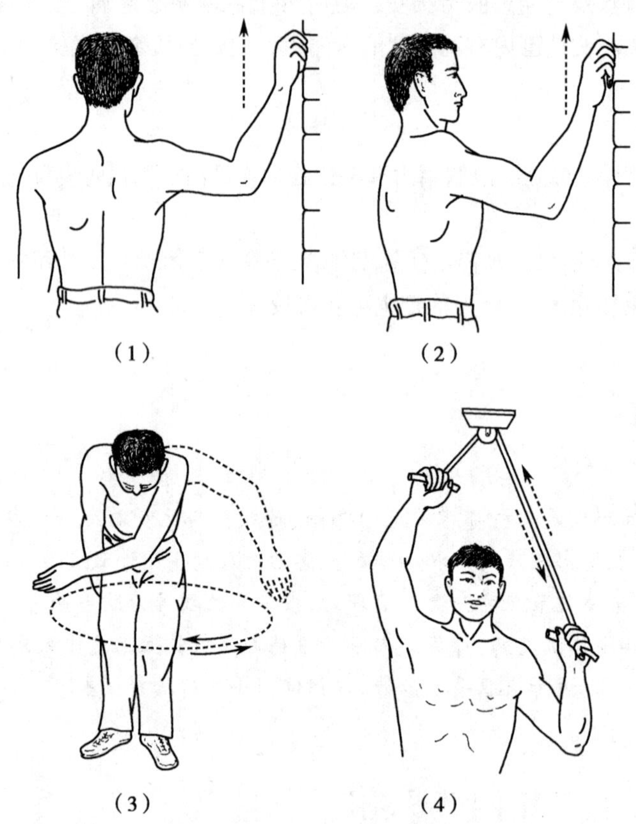

图56-2　肩关节功能锻炼

（1）爬墙外展；（2）爬墙上举；（3）弯腰垂臂旋转；（4）滑车带臂上举

2. 理疗与推拿　可早期进行理疗、针灸、适当的推拿按摩，既可减轻疼痛，又有助于增加活动范围。

3. 痛点注射　痛点局部注射醋酸泼尼松，能明显改善症状。

4. 药物治疗　疼痛严重者可短期口服非甾体类抗炎镇痛药物，并辅以适量口服肌松剂。

5. 对症状持续且较重者，以上治疗无效时，在麻醉下采用小针刀或关节镜松解粘连，然后再注入类固醇或透明质酸钠，可取得满意疗效。

6. 肩外因素引起者除局部治疗外，还需对原发病进行处理。

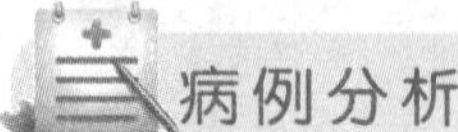

病例分析

患者，女，47岁，右侧肩部疼痛2个月，受凉或夜间疼痛加剧，活动受限，向上臂放射；检查发现喙突压痛，冈上肌压痛，前屈后伸疼痛加剧。X线片正常。

问题：1. 请做出诊断，并进行鉴别诊断。

2. 如何进行治疗？

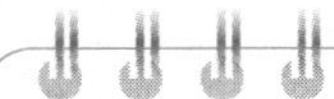

第五节　骨软骨病

骨软骨病又称骨软骨炎、骨骺缺血坏死等。其基本病理是骨内压增高及静脉回流障碍，骨骺发生缺血坏死，最后出现修复与再生。大多数发生于骨骺生长活跃期(3～16岁)，男多于女，下肢多于上肢，单侧发病者居多。最常见的是股骨头、胫骨结节、脊柱、髌骨、足舟骨、跟骨结节以及跖骨头等部位的骨骺。

一、股骨头骨软骨病

本病为股骨头骨骺的缺血坏死，又称 Legg-Calve-Perthes 病、扁平髋等。股骨头骨骺的骨化中心在1岁以后才出现，18～19岁骨化融合。在这一年龄阶段中均有可能发病，是全身骨软骨病中发病率较高，且病残也较重者。本病原因尚不清楚，多数学者认为慢性损伤为重要因素。外伤使骨骺血管闭塞，从而继发缺血性坏死，导致股骨头受压变形，使髋关节畸形渐渐加重，且髋臼关节面也受到损害，终致形成髋关节的骨关节病。

（一）临床表现

1. 本病好发于3～10岁儿童，男女之比为6∶1，单侧发病较多，起病缓慢，病程长。

2. 早期最常见的症状是髋部疼痛，少数患者以患肢膝内上方牵涉痛为首诊主诉，随疼痛加重而出现跛行。疼痛和跛行的程度与活动度有明显关系。

3. 查体跛行步态，患肢短缩，髋关节屈曲内收畸形，外展、内旋受限。

4. 晚期症状缓解，大腿和臀肌萎缩，患髋关节外展及旋转受限。未经治疗的患者成年后有骨性关节炎表现。

5. X线检查，早期关节囊肿胀，关节间隙增宽。骺线加宽，与股骨颈相连区域有不规则骨质疏松。随后骨骺密度不均，囊样变，同时出现骨骺碎裂，严重病例可见股骨头进行性扁平。最终疏松区重新钙化，骨骺碎块融合，病变愈合后可见股骨头扁平、宽大、半脱位，股骨颈短而粗。

（二）鉴别诊断

1. **髋关节暂时性滑膜炎**　本病虽有髋部疼痛及跛行，但常继发于感染或过敏反应。发病急，局部压痛，关节活动受限，X线检查只有关节囊肿胀，关节间隙增宽而无骨质改变，数周内可自愈。

2. **髋关节滑膜结核**　可有结核中毒症状，髋关节活动障碍，肺部X线检查有时可查到肺结核或肺门阴影增大。髋关节X线片早期间隙增宽，逐渐变窄并有骨质破坏。血沉升高。

（三）治疗

虽然本病常能自限，但病变造成的股骨头、颈和髋臼不同程度的畸形终将引起骨关节病及关节功能障碍。如何避免或减轻对坏死骨骺的压力，保持一个理想的解剖学和生物力学环境，使股骨头能包容在髋臼内进行模造，达到头臼相称，避免骨性关节炎的发生，是治疗的主要目的。

1. **非手术疗法**　先行外展、内旋位牵引，以解除肌肉痉挛，减轻股骨头受压并达到股骨头被充分包容。然后，用外展支架保持双髋外展40°、轻度内旋位。白天带架扶拐行走，夜间去除支架，但双下肢仍需保持外展内旋位。每2～4个月复查X线片，直至坏死骨骺重建完全，方可拆去支架负重行走。重建过程约2年。

2. **手术疗法**　可酌情选用髋关节滑膜切除术、软组织松解术、股骨头骨骺钻孔减压血管束植入以及骨盆或股骨近端截骨术等。

二、胫骨结节骨软骨病

本病又称胫骨结节骨软骨炎、胫骨结节骨骺缺血坏死或 Osgood-Schlatter 病。胫骨结节骨骺

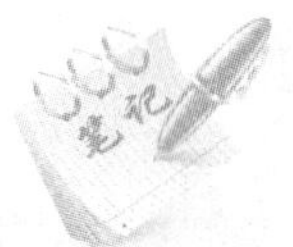

尖端有髌韧带止点附着，股四头肌长期、反复、猛烈地收缩，通过髌骨和髌韧带，集中于胫骨结节骨骺，使之发生慢性损伤、血运障碍，进而坏死，还可以出现不同程度的骨骺撕脱、破碎。约在16岁时该骨骺与胫骨上端骨骺融合，18岁胫骨结节与胫骨上端骨化为一体。故18岁前此处易受损而产生骨骺炎，甚至缺血、坏死。

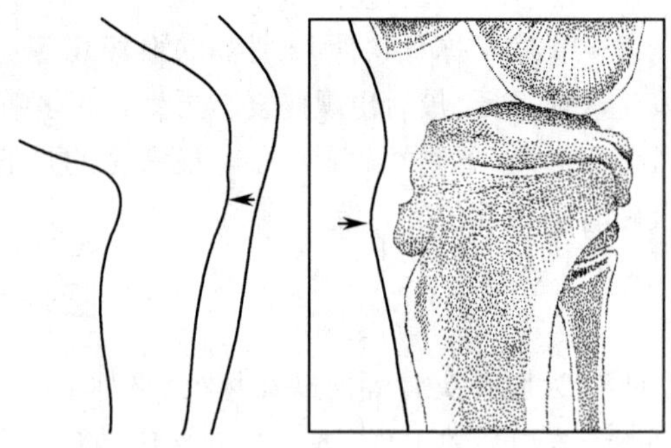

图56-3　胫骨结节骨软骨炎

（一）临床表现

1. 本病好发于12～16岁好动的男孩，多有近期参加跑、跳、球类等剧烈运动史。以胫骨结节逐渐肿大、疼痛为特点，伴伸膝乏力，疼痛与活动有明显关系。

2. 查体患侧胫骨结节肿大、压痛明显。抗阻力伸膝时，疼痛加重。膝关节侧位片可见胫骨结节骨骺密度增高、“碎裂”或呈舌状隆起，周围软组织肿胀（图56-3）。

（二）治疗

本病属于自限性疾病，18岁后骨骺骨化症状消失，但局部隆起不会改变。因此减少膝关节剧烈活动症状多会缓解，对症状重者，可行长腿管型石膏固定。对成年后仍有小块骨骺未融合并伴有长期局部疼痛者可行钻孔或植骨以促进融合。应重视对本病的预防，如注意科学训练，运动量要适当。

本章小结

运动系统损伤性疾病是骨科的常见病、多发病，此类疾病多因劳累过度、用力过猛、活动频率过快而致，疼痛及活动受限为主要表现。此类疾病诊断并不困难，治疗大同小异。在治疗过程要坚持治疗与预防并举的原则，一般治疗方法与先进治疗手段相结合，针对不同人群，进行科普宣传，养成良好的生活、运动习惯，尽可能预防此类疾病的发生。

（米卫东）

练习题

一、选择题

A1型题

1. 狭窄性腱鞘炎最常发生的部位是

A. 手与腕部　　B. 肘部　　C. 肩部

D. 踝部　　E. 足趾部

2. 有关肱骨外上髁炎的临床表现，不正确的是

A. 持物无力，拧毛巾痛　　B. 肱骨外上髁处局限性压痛

C. X线检查正常　　D. Mills试验（+）

E. Hoffman征（+）

3. 鹰嘴滑囊炎又称

A. 学生肘　　B. 网球肘　　C. 无功能肘

D. 矿工肘　　E. 高尔夫肘

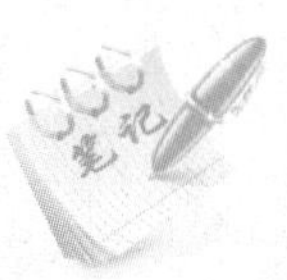

4. 下列不符合急性腰扭伤临床特点的是

A. 主要症状是腰痛、活动受限　B. 局部封闭治疗有效
C. 常伴坐骨神经痛　D. 卧硬板床休息有效
E. 需要制动及解禁药物治疗

5. 下列不符合肩关节周围炎临床特点的是
A. 能自愈　B. 是关节周围软组织的慢性炎症
C. 疼痛、活动受限是其特点　D. 病变的结果是关节外软组织的粘连
E. 体征以肩关节外展、外旋受限最明显

6. 肩关节周围炎的病理变化主要发生在
A. 盂肱关节周围　B. 肩锁关节周围
C. 三角肌　D. 冈上肌
E. 冈下肌

7. 髌骨软骨软化症的治疗方法中，错误的是
A. 理疗　B. 局部封闭　C. 手术治疗
D. 服用消炎镇痛药　E. 加强股四头肌锻炼

A2 型题

8. 女性，42 岁。右腕关节桡侧疼痛逐渐加重，持物无力，在桡骨茎突表面有压痛。如诊断为桡骨茎突狭窄性腱鞘炎，临床检查会出现
A. Thomas 征　B. McMurray 征　C. Mills 征
D. Finkelstein 征　E. Hoffmann 征

B1 型题

（9～10 题共用备选答案）
A. 热敷　B. 牵引　C. 推拿及理疗
D. 局部封闭　E. 石膏外固定

9. 膝内侧副韧带挫裂伤的治疗宜采取
10. 拇指狭窄性腱鞘炎的治疗宜采取

二、思考题

1. 各型颈椎病的临床表现有何特点？鉴别要点有哪些？
2. 简述粘连性肩关节炎的临床表现和治疗方法。
3. 在社区、乡镇、农村等基层医疗、卫生单位工作，怎样更好地为人民群众提供慢病咨询及诊疗服务？

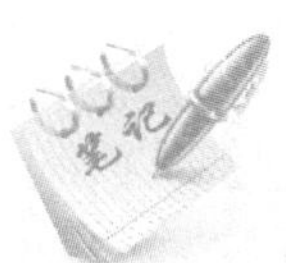

第五十七章

颈肩痛和腰腿痛

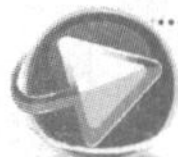

学习目标

1. 掌握:颈肩痛和腰腿痛的临床表现、诊断和治疗原则。
2. 熟悉:颈肩痛和腰腿痛的病因和鉴别诊断。
3. 了解:颈肩痛和腰腿痛的发病机制和病理生理变化。
4. 具备进行周围神经系统检查的能力;能准确识别颈椎病、腰椎间盘突出症等典型临床表现,结合相应病变的CT、MRI影像,并作出正确诊断。
5. 能与患者进行有效沟通,消除患者的担心和忧虑;注重人文关怀,进行健康宣教,指导患者养成良好生活习惯,帮助患者进行康复训练。

颈肩痛是指颈、肩、肩胛等处的疼痛,有时伴有一侧或两侧上肢痛及颈脊髓损害症状。腰腿痛是指下腰、腰骶、骶髂、臀部等处的疼痛,可伴有一侧或两侧下肢痛及马尾神经损害表现。

第一节 颈 肩 痛

颈肩痛在临床上常见,引起颈肩痛的原因很多,多见于颈肩部软组织的急、慢性损伤,以及颈椎退行性变或先天性因素所致,有时也会很难找到确切病因。

一、颈肩部软组织急性损伤

1. 病因 颈肩部软组织急性损伤有两种情况,一种有明显的外伤史,颈肩部软组织受到急性扭伤而出现症状;另一种没有外伤史,即俗称的"落枕",晨起突然发病,系因睡眠时头颈部位置不当,颈部肌肉被持续牵拉而出现急性疼痛。

2. 临床表现 有明显外伤史或醒后起床时出现颈部疼痛,可放射至枕顶部或肩部,头颈活动明显受限。查体可见颈部僵硬,被动体位,头向一侧偏斜,头颈不敢活动,转动头部常需连同躯干一同转动。在颈椎棘突、横突、冈上肌、冈下肌、肩胛内角等处常可触及压痛点(图57-1)。颈椎X线侧位片,可见颈椎僵直,生理前凸减小或消失。

3. 治疗

(1)颈部制动:可佩戴围领或进行颌枕带牵引。

(2)推拿及按摩:可较快速解除疼痛。

(3)糖皮质激素类药物痛点注射:可快速缓解疼痛。

(4)理疗及针灸:可促进急性损伤的恢复。

(5)药物治疗:非甾体类抗炎镇痛药及活血化瘀的中药,可以口服或外用。

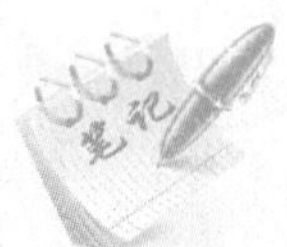

二、颈肩部软组织慢性损伤

1. 病因 颈部软组织在固定不变的姿势下长期受到牵拉,引起颈部肌肉劳损,常见于伏案

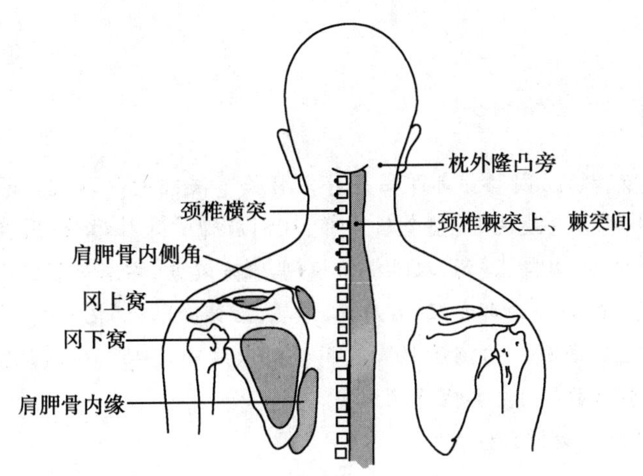

图 57-1　颈肩部软组织损伤常见压痛点

工作者；急性软组织损伤未得到治愈可转变为慢性损伤；局部风寒侵袭与发病也有一定关系。软组织慢性损伤是一种无菌性炎症反应。

2. 临床表现　患者多有长期低头姿势病史，主要表现为颈肩部肌肉酸痛不适，反复发作，可自行缓解。颈肩部可有或没有明确压痛点，查体按压时患者反觉舒适，有时可触及痉挛的肌肉。

3. 治疗　重点在于预防，纠正不良姿势，避免颈部长时间固定不动。理疗及按摩都能取得较好疗效，可口服或外用非甾体类抗炎镇痛药及活血化瘀的中药。

三、颈　椎　病

颈椎病（cervical spondylosis）是指颈椎间盘退行性变及其继发性椎间关节退行性变，引起脊髓、神经和血管损害而表现出的相应症状。

1. 病因和病理

（1）颈椎间盘退行性变：是颈椎病发生和发展的基础。由于颈椎间盘退行性变而使椎间隙狭窄，关节囊及韧带松弛，颈椎的稳定性下降，导致椎间盘突出、骨质增生、韧带变性，最后引起脊髓、神经、血管受到刺激或压迫（图 57-2）。

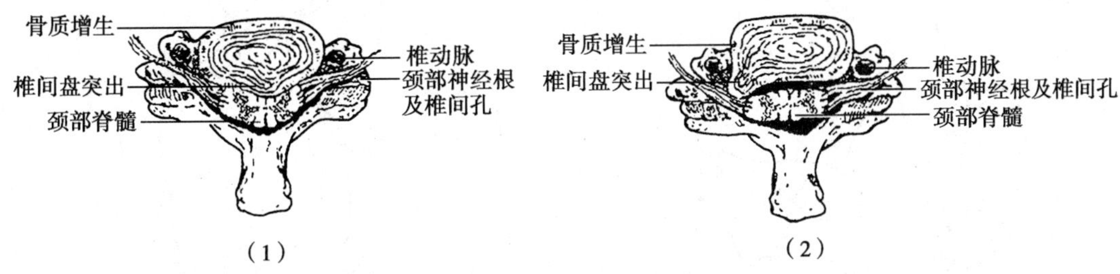

图 57-2　颈椎间盘突出和骨质增生压迫脊髓、神经根、椎动脉
（1）向后方突出压迫脊髓；（2）向侧后方突出压迫神经根及椎动脉

（2）损伤：对已退行性变的颈椎和椎间盘，急性损伤可使其加重而发病，慢性损伤可加速其退行性变过程而提前出现症状。外伤所致颈椎骨折与脱位所并发的脊髓或神经根损害不属颈椎病范畴。

（3）颈椎先天性椎管狭窄：在此基础上，即使退行性改变轻微，也可出现压迫症状而发病。

需要注意的是，椎间关节退行性变、神经血管受累、临床症状和体征这三者之间并不是简单的因果关系，它们相互关联，又有其各自发生和发展的规律。50 岁以上人群颈椎 X 线片大多显示不同程度的退行性变，然而只有小部分人发病，且影像学上神经、血管受压的程度与临床病情

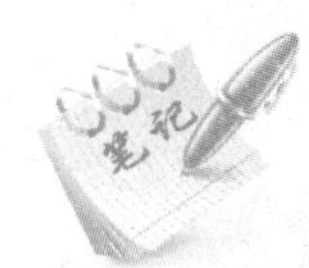

程度并非完全一致。

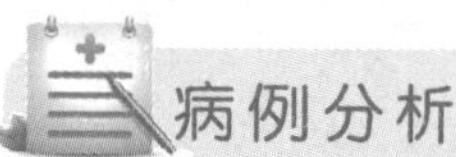

病例分析

患者，女，52 岁，教师，因颈背部酸困痛伴右肩关节酸痛两年入院。两年前，患者因长期伏案工作（10 小时/天）致枕部、整个颈背部、双侧肩胛骨脊柱缘酸、困、沉，头顶部发沉，记忆力减退，时有恶心、心悸、胸闷、双眼视物模糊、眼皮发紧，右肩关节痛。查体：第二至第七胸椎棘突连线僵硬感；头顶部发沉；右肩痛，外展、后伸受限；记忆力减退；颈功能活动：前屈 15°、后伸 20°、左侧屈 10°、右侧屈 10°、左侧旋 45°、右侧旋 45°，压顶试验（+）、椎间孔挤压试验（+）、颈牵引试验（+）。其他情况正常。

问题：1. 为明确诊断应做什么检查？

2. 应做何种治疗？

3. 结合此病例分析引起此病的原因。

2. **临床表现**　根据病变组织的不同，将颈椎病分成下列四个类型。

（1）神经根型：病变组织压迫或刺激神经根所致，临床所见大部分是这种类型。颈部损伤、长期伏案工作劳累常为诱发因素，可急性起病或慢性起病。开始多为颈部不适或颈肩痛，随之疼痛向上肢放射，颈部活动时可出现放电样剧痛。皮肤麻木、过敏，手指活动不灵活。查体可有颈部压痛，颈椎活动受限，可有感觉异常、肌力减退及腱反射改变。上肢牵拉试验阳性：将患侧头及肩臂向相反方向牵拉，臂丛神经根被牵张而出现症状（图 57-3）。压头试验阳性：患者头后仰并偏向患侧，在其头顶按压，出现颈肩或上肢放射痛（图 57-4）。

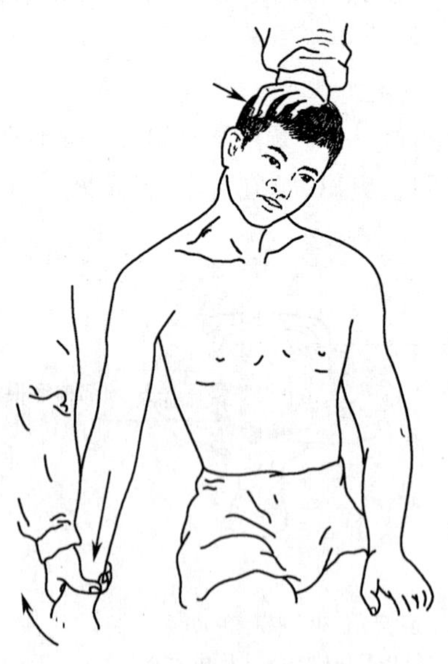

图 57-3　臂丛牵拉试验

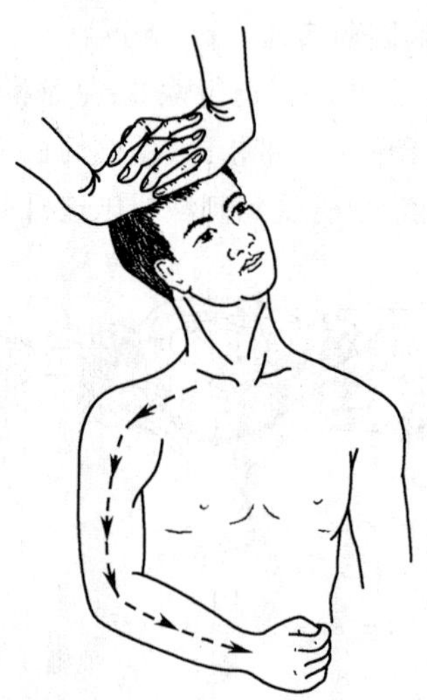

图 57-4　椎间孔压缩试验

X 线平片可见颈椎生理前凸变小或消失，颈椎不稳，钩椎关节增生、椎间隙及椎间孔狭窄，椎体后缘骨质增生等。CT 及 MRI 可见椎间盘突出、椎管狭窄等。

（2）脊髓型：常见的是病变组织从前方压迫脊髓，多发生在下颈段。一般起病缓慢，逐渐加重或时轻时重，外伤可引起突然加重。以四肢无力、手足或肢体麻木、握物不牢、写字及持筷精细动作不准或步态不稳、踩棉花样感等为常见主诉，可有排尿障碍及胸腹部束带感。大多有腱反射亢进或出现 Hoffman 征阳性等病理反射。随病情加重发生自下而上的痉挛性瘫痪，重者可

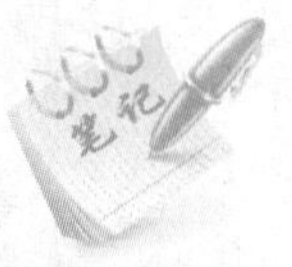

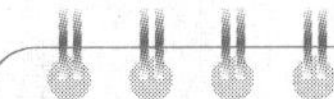

出现四肢瘫。X线片表现与神经根型相似，脊髓造影、CT、MRI可显示脊髓受压情况。

（3）椎动脉型：病变组织刺激、压迫、牵拉椎动脉，或椎动脉痉挛是发病原因。动脉硬化患者更易发生此病。头部旋转引起眩晕是本病的主要特点，严重者甚可猝倒，但意识清醒。可有枕后痛、视觉障碍、耳鸣、恶心、呕吐等。

（4）交感神经型：病因不明，临床表现复杂，为交感神经兴奋或抑制症状，主观症状多，客观体征少。

诊断颈椎病必须具备比较典型的症状和体征，同时影像学证实椎间关节退行性变，并压迫神经、血管，且影像学所见与临床表现有明确的因果关系。仅有X线改变而无临床表现者，不能诊断颈椎病。同样，也不能仅仅依靠临床表现作出诊断。临床上神经根型常见，且表现典型，诊断多无困难。有时多种类型的症状同时出现，称为混合型。

3. 治疗

（1）非手术治疗：①颌枕带牵引：主要适用于神经根型、椎动脉型和交感型颈椎病，脊髓型应慎用。头微前屈，坐、卧位均可进行牵引（图57-5），牵引重量2～6kg，每日1～2次，每次1小时，10天为一个疗程。也可进行持续牵引，每日6～8小时，2周为一个疗程。牵引后症状加重者不宜再用。②卧床休息：可减少颈椎负荷，使椎间关节的创伤性炎症消退，症状可以减轻或消失，一般需卧床2～4周。③颈围制动：限制颈椎活动，减少对神经或血管的刺激，使症状得到缓解。④推拿按摩：应由专业医护人员轻柔操作，以免增加损伤。脊髓型不适于推拿按摩。⑤理疗：有缓解肌肉紧张作用，可减轻症状。⑥药物治疗：症状严重时，可口服或外用非甾体类抗炎镇痛药、肌松药、中药制剂。痛点局限时，可痛点注射糖皮质激素类药物制剂。⑦预防：定时改变颈部姿势，自我按摩颈部，睡眠时避免枕头过高等均有助于缓解症状。

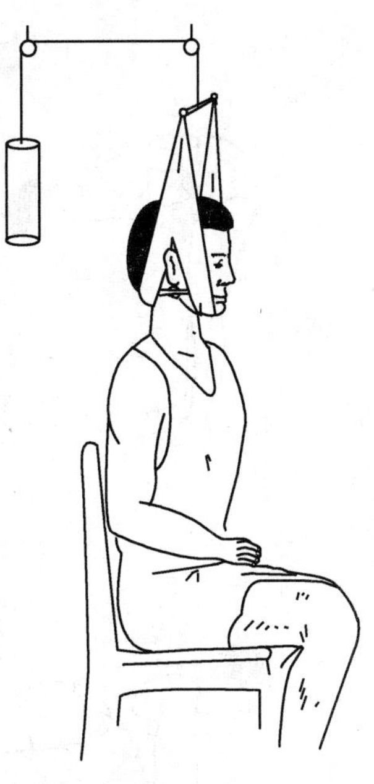

图57-5　坐位颌枕带牵引

（2）手术治疗：脊髓型、神经根型颈椎病症状进行性加重者，经非手术治疗3～6个月无效，可手术治疗。手术分为前路手术、后路手术两种。手术的目的是解除脊髓压迫和使颈椎获得稳定。

第二节　腰　腿　痛

一、概　述

腰腿痛是一组临床常见症状，其病因复杂，临床表现多样化，严重影响患者的生活和工作。

1. 病因与分类　腰腿痛的病因繁多：①以损伤最常见，包括脊柱骨折和脱位、脊椎滑脱、椎间盘突出、腰部软组织急性损伤等；②长期积累性劳损较急性外伤更为多见；③退行性改变是腰腿痛的另一常见原因，包括骨质疏松症、腰椎骨关节炎、小关节紊乱、椎管狭窄、黄韧带肥厚等；④脊柱结核、化脓性脊柱炎、强直性脊柱炎、类风湿关节炎、肌筋膜性纤维组织炎、神经根炎、硬膜外感染等也可引起腰腿痛；⑤脊柱侧弯、脊椎裂等发育异常可以引起慢性腰痛；⑥脊柱肿瘤也是腰腿痛的发病因素之一。

2. 疼痛性质　腰腿痛可涉及下列三种疼痛：

（1）局部疼痛：是指病变所在部位产生的疼痛，多表现为有固定的压痛点。

（2）牵涉痛：亦称反射痛，是脊神经分支受到刺激后，在同一神经其他分支支配部位所感到的疼痛，其疼痛部位较模糊。

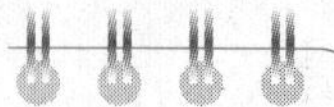

（3）放射痛：是神经根受到损害的特征性表现，疼痛沿受损神经根向末梢放射，有较典型的感觉、运动、反射损害的定位体征。

3. 治疗　在多数情况下，腰腿痛可经非手术治疗得到缓解或治愈，有时需手术治疗，详见相关章节。

（1）卧床休息：是重要的治疗手段，疼痛严重者经过卧床，能有效地缓解症状。

（2）功能锻炼：腰部损伤者在疼痛缓解后作适当的功能锻炼，可以增强脊柱的稳定性（图57-6）。

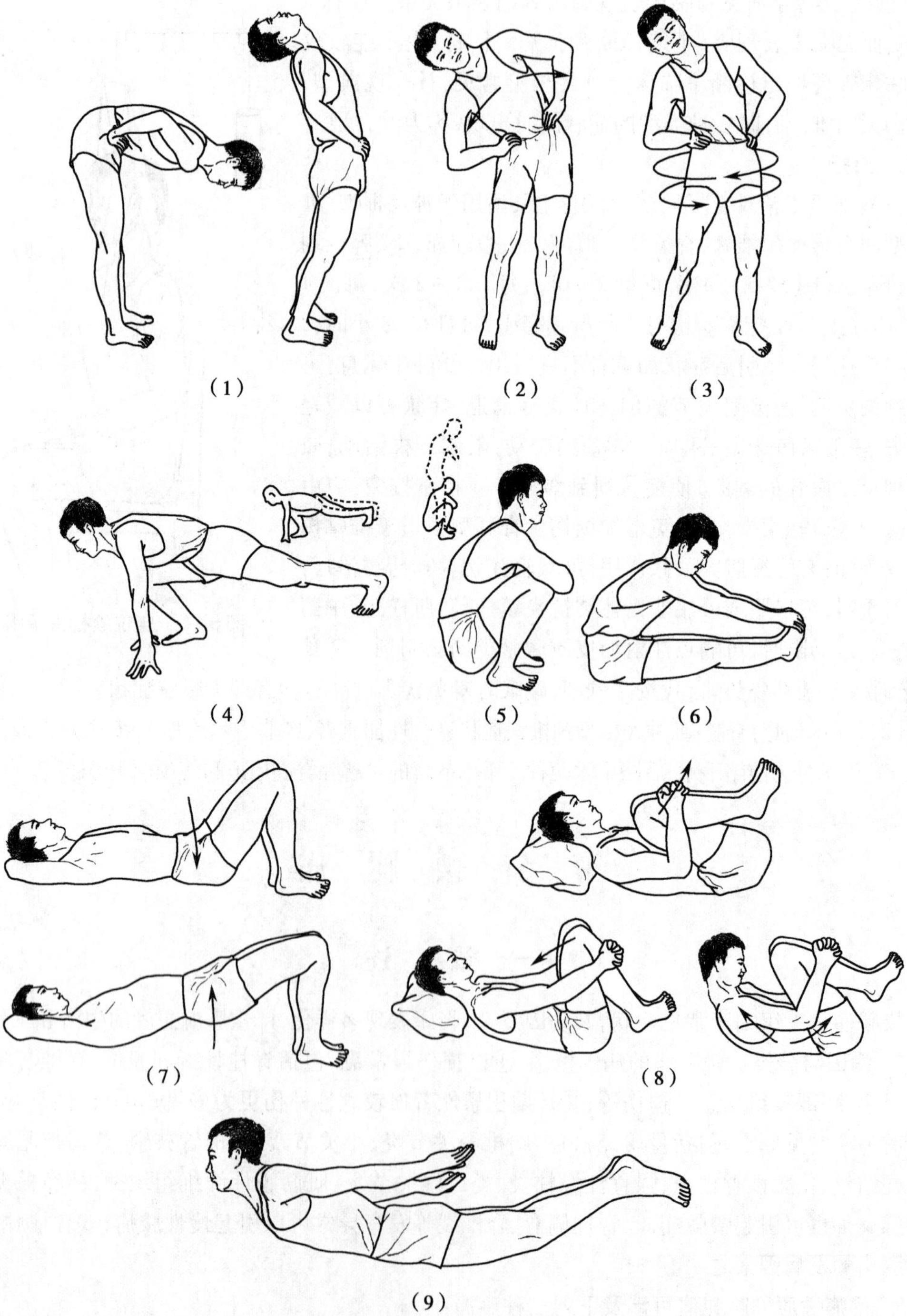

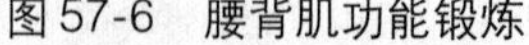

图 57-6　腰背肌功能锻炼

（1）腰部前屈后伸；（2）腰部两侧弯曲；（3）腰部回旋；（4）箭步压腿；（5）蹲位站立；（6）仰卧起坐；（7）臀肌练习；（8）摇椅；（9）俯卧式背伸肌锻炼

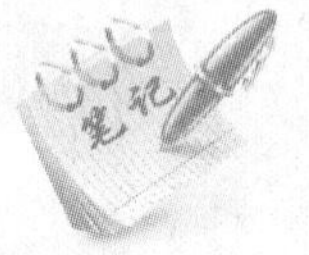

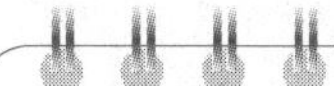

（3）骨盆牵引：腰椎间盘突出症患者，采用骨盆牵引可减轻椎间盘的压力，缓解肌肉紧张，是非手术治疗的主要方法之一（图 57-7）。

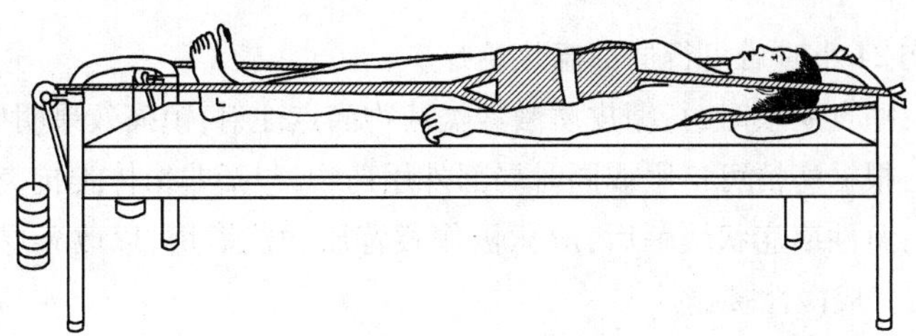

图 57-7　骨盆水平牵引

（4）推拿及按摩：有舒筋活血、消肿止痛作用。

（5）痛点及硬膜外注射治疗：对于压痛点局限者，行糖皮质激素类药物痛点注射，每周 1 次，连续注射 3～4 次，对减轻局部炎症反应、缓解疼痛疗效确切。有严重神经根症状者可行椎管内注射，但应严格无菌操作，椎管内不宜反复注射。

（6）理疗：局部温热治疗，可以改善局部血液循环，能不同程度地缓解疼痛。

（7）药物治疗：中成药有舒筋活络、活血化瘀的功效，非甾体类抗炎药物有较好的消炎镇痛作用。

4. 预防　采取合理的劳动姿势，端正坐姿，避免单一姿势时间过久，进行腰背肌肉锻炼等，参加剧烈运动前要做好准备活动。

二、急性腰扭伤

腰部活动时因用力过大或姿势不协调，使腰部的肌肉、筋膜、韧带、关节囊、滑膜等软组织受到急性损伤，出现组织撕裂、出血或轻微损伤，称急性腰扭伤。

1. 临床表现　有腰扭伤病史，例如搬抬重物时突感腰部剧痛，不敢活动，甚至可有局部撕裂感或响声。也有的并非需要很大暴力，而在诸如弯腰系鞋带、扫地、打喷嚏等动作时发病。查体可见腰部僵硬，肌肉紧张，腰椎活动明显受限。压痛点可提示病变所在部位（图 57-8）：①棘上或棘间韧带损伤，压痛点在棘突上或棘突间；②肌肉或筋膜损伤，压痛点在棘突旁、横突旁或髂骨翼的肌肉附着处；③关节扭伤或滑膜嵌顿，压痛点在腰骶关节、骶髂关节；④椎间小关节滑膜嵌顿者可无压痛点。本病无下肢痛。

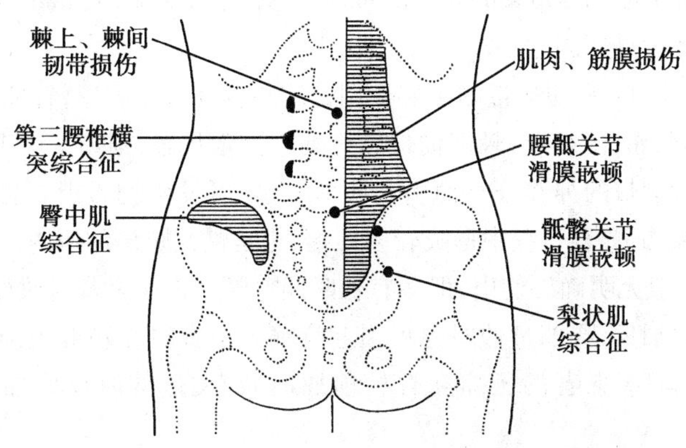

图 57-8　急性腰扭伤、慢性腰劳损疾病压痛区

2. 治疗

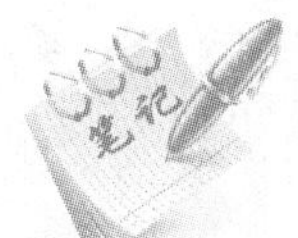

（1）制动：疼痛严重者，应卧硬板床休息 1 周左右，使肌肉痉挛得到缓解，减轻疼痛。疼痛

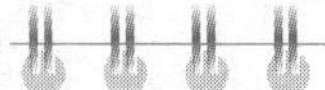

较轻者，也可佩戴腰围制动，进行轻微活动。

(2) 推拿：对于肌肉、筋膜、韧带损伤，在发病初期，不主张牵引或按摩，因有加重损伤的可能。

(3) 理疗：损伤24小时后可行局部温热治疗。

(4) 痛点注射：痛点局限时，行糖皮质激素类药物痛点注射，镇痛效果明确。

(5) 药物治疗：根据病情可口服或同时局部外用药物，包括非甾体类抗炎镇痛药及中药。

(6) 功能锻炼：急性期症状缓解后，应积极作腰背肌功能锻炼，以改善局部血液循环，防止组织粘连、变性而演变成慢性腰痛。

三、腰部软组织慢性损伤

腰痛患者中，大多属于腰部软组织的慢性损伤。腰部肌肉、韧带、筋膜、关节囊受到反复、持续的外力作用，而发生积累性损伤，并没有明确的暴力外伤史。最常见的是腰肌劳损和棘上、棘间韧带损伤等。

(一) 腰肌劳损

腰肌劳损(strain of lumbar muscles)是腰部肌肉及其附着点的慢性损伤性炎症，是腰痛的常见原因。

1. 病因和病理　长期的弯腰动作或姿势异常，腰部软组织处于不平衡状态，形成保护性肌痉挛。因肌紧张致局部供氧不足，代谢产物聚集，刺激局部形成损伤性炎症。局部湿冷与发病有一定关联。急性腰扭伤治疗不当，可迁延而成慢性腰肌劳损。

2. 临床表现　有长期坐位、弯腰工作或脊柱畸形的病史。无明显诱因的慢性腰痛为本病的主要症状，腰痛为酸胀痛，站立、坐位、卧床等一个姿势过久均感不适，稍事活动后可以减轻，气候变化时症状加重或复发。有的患者腰椎活动并不受限，腰部无压痛点，按压及叩击腰部反而感觉舒适。有的患者腰椎活动受限，病变部位有压痛。X线所见多无异常。

3. 治疗　理疗及按摩，可改善局部血液循环，促进炎症的吸收，往往需要较长的疗程。糖皮质激素类药物痛点注射，对痛点局限者有效。疼痛严重者，可口服非甾体类抗炎镇痛剂或活血化瘀的中药制剂。

定时改变姿势，加强腰部肌肉锻炼是减轻症状、防止复发的根本措施。疼痛时可在工作中使用腰围，但不能长期使用，以免继发失用性肌萎缩。

(二) 棘上、棘间韧带损伤

棘上韧带损伤(trauma of supraspinous ligament)、棘间韧带损伤(trauma of interspinous ligament)也是慢性腰痛的常见原因之一。

1. 病因和病理　棘上、棘间韧带的主要作用是防止脊柱过度前屈，脊柱前屈时韧带被拉紧，如果脊柱长时间持续前屈，使棘上、棘间韧带始终处于紧张状态，则韧带产生小的撕裂、出血、渗出，这些炎性物质刺激韧带的神经分支而引起腰痛，继之可发生韧带退行性变和钙化。因暴力所致棘上、棘间韧带损伤，愈合过程中形成较多瘢痕，也是慢性腰痛的原因。

2. 临床表现　一般无明确外伤史，但多有长时间弯腰动作而未及时改变姿势的病史。主要症状为腰痛，在弯腰时加重，腰部过伸时也可引起疼痛。检查时在棘突上或棘突间可触及明显压痛点，往往很局限，一些患者的压痛在脊柱前屈时减轻，过伸时反而加重。X线所见多无异常。

3. 治疗　本病压痛点局限，因而糖皮质激素类药物痛点注射可明显缓解疼痛。理疗能促进局部炎症反应的吸收，对大部分患者有一定疗效。预防复发是治疗的重要措施，应避免长时间弯腰，注意定时改变姿势。脊柱外伤后应注重合理的固定及康复训练，促进损伤组织的较好恢复。

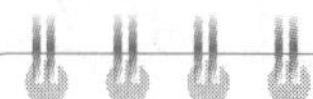

四、腰椎间盘突出症

腰椎间盘突出症(lumbar disc herniation)是因椎间盘变性,纤维环破裂,髓核突出刺激或压迫神经根、马尾神经所表现的一种综合征,是腰腿痛最常见的原因之一。

1. 病因和病理　椎间盘退行性变是基本因素,随年龄增长,纤维环和髓核含水量逐渐减少,椎间盘变薄,结构松弛,弹性降低。积累损伤是椎间盘变性的主要原因。由于后纵韧带在后外侧相对薄弱,髓核易从此部位脱出,是椎间盘突出的好发部位,最常发生于腰4~5、腰5~骶1间隙,再次为腰3~4间隙。根据突出的部位,可分为:中央型、后外侧型、极外侧型。根据病理学、影像学可将椎间盘突出分为5型,但临床诊断应该统一为腰椎间盘突出症。

(1) 膨出:纤维环有部分破裂,而表层完整,髓核在压力的作用下向椎管均匀膨胀,突出物的表面光滑。

(2) 突出:纤维环完全破裂,髓核较尖锐突向椎管,仅有后纵韧带或一层纤维膜覆盖,表面高低不平。

(3) 脱出:纤维环、后纵韧带、纤维膜完全破裂,突出的椎间盘组织或碎块脱入椎管内,但尚有一部分与原间隙相连。

(4) 游离:脱入椎管的椎间盘组织或碎块完全游离,可远离原间隙而掉入椎管的任何部位。

(5) Schmorl结节及经骨突出:前者是指髓核经上、下软骨板的发育性或后天性裂隙突入椎体骨松质内,后者是指髓核沿椎体软骨终板和椎体之间的血管通道向前纵韧带方向突出,形成椎体前缘的游离骨块。

2. 临床表现　腰椎间盘突出症常见于20~50岁患者,男女之比为4:1~6:1,大多有腰部损伤史。

(1) 症状:①腰痛:是大多数患者最先出现的症状。突出的髓核刺激纤维环外层及后纵韧带中的窦椎神经而产生下腰部牵涉痛。②坐骨神经痛:典型的坐骨神经痛是从下腰部向臀部、大腿后侧、小腿外侧至足部的放射痛。当咳嗽、打喷嚏、排便等致腹压增高时可使疼痛加剧。早期为痛觉过敏,病程较长者为痛觉减退或麻木。③马尾神经受压:向正后方突出的髓核或脱出、游离的椎间盘组织可压迫马尾神经,出现大、小便功能障碍,鞍区感觉异常。

(2) 体征:①腰椎侧凸:为缓解突出的髓核对神经根的压迫或刺激,减轻疼痛,脊柱呈现一种姿势性代偿畸形(图57-9)。②腰部活动受限:腰椎前屈时加重对神经根的刺激,使疼痛加重,故患者腰部活动受限以前屈受限最明显。③压痛:大部分患者病变部位棘突间或棘突旁有压痛,其棘突旁压痛可沿坐骨神经放射。④直腿抬高试验及加强试验阳性(见图47-21)。⑤感觉、肌力、腱反射改变:感觉可以为过敏或减退,肌力减弱,腱反射减弱或消失。椎间盘中央型突出致马尾神经受压时,可出现会阴部感觉异常,肛门反射减弱或消失,肛门括约肌肌力减弱。

(3) 辅助检查:①X线平片:可见到腰椎生理前凸减小或消失,腰椎出现侧凸,椎间隙狭窄,椎体边缘骨质增生等。②CT检查:可显示骨性椎管形态,椎间盘突出的部位、大小,对神经根或硬膜囊压迫的程度等。③MRI检查:可更清晰、更全面地显示突出的髓核组织与脊髓、神经根和马尾神经之间的关系,以及脊髓本身是否存在病变,对本病的诊断有较大价值。

腰椎间盘突出症的诊断,重点在临床诊断,许多情况下CT及MRI可以显示不同程度的椎间盘病变,而并无临床症状及体征,这时不应诊断为本病。

3. 鉴别诊断　腰椎间盘突出症需要与腰痛、腿痛、腰痛伴有腿痛的疾病进行鉴别,详见本章附2“腰腿痛的鉴别诊断”。

4. 治疗

(1) 非手术治疗:绝大多数腰椎间盘突出症的患者经非手术治疗可缓解或治愈。①严格卧硬板床休息:在症状初次发作时,尤其应该严格卧床休息,包括进餐及排便均应卧位进行。卧床

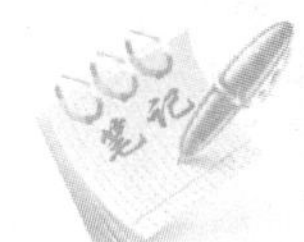

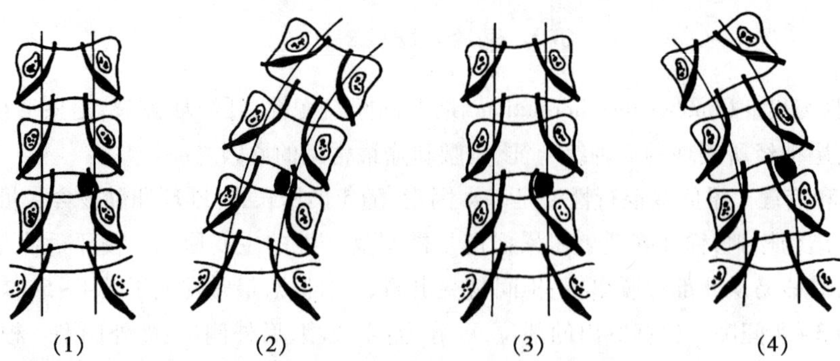

图 57-9　姿势性脊柱侧凸与缓解神经根受压的关系

(1)椎间盘突出在神经根内侧时;(2)神经根所受压力可因脊柱凸向健侧而缓解;(3)椎间盘突出在神经根外侧时;(4)神经根所受压力可因脊柱凸向患侧而缓解

至少3周,可取得满意疗效。疼痛基本缓解后,可戴腰围下床活动,腰围佩戴不应超过2个月,并在几个月内避免弯腰负重。这种方法简单有效,是非手术治疗的主要方法。②骨盆牵引:可持续牵引或间断牵引,间断牵引者每日2次,每次1~2小时。③理疗、按摩。④糖皮质激素类药物硬膜外注射:多用于症状严重者。每周1次,3次为1疗程,如若无效,不应再次注射。

(2) 微创治疗:①髓核化学溶解法:将胶原酶注入突出的髓核附近,使椎间盘内压力降低或突出的髓核缩小,达到缓解症状的目的。②经皮髓核摘除术:在X线监视下,通过椎间盘镜或其他特殊器械,直接进入椎间隙,摘除一定量的髓核,减轻椎间盘内压力,使症状得以缓解。近年用于临床的还有经皮激光椎间盘减压术等。

(3) 手术治疗:手术治疗可在直视下切除突出的髓核组织及纤维环,并可剥离粘连的神经根,可有效解除神经根症状。手术治疗有可能发生椎间隙感染、血管或神经根损伤、术后粘连、复发等并发症,且病程过长时因神经根变性手术效果欠佳,故应严格掌握手术指征。腰椎间盘突出症的手术指征为:有马尾神经受损者;有严重的神经根压迫症状者;经严格非手术治疗无效者。

五、腰椎管狭窄症

腰椎管狭窄症(spinal stenosis)是指腰椎管骨性或纤维结构异常,导致管腔狭窄,压迫硬膜囊或神经根而出现相应临床症状。狭义的腰椎管狭窄,是指因椎弓根发育过短,椎管的矢状径小于正常值的下限。广义的腰椎管狭窄,包括因关节突增生内聚引起的神经根管狭窄,也包括黄韧带肥厚等其他原因引起的椎管矢状径变小。腰椎管狭窄症是腰腿痛的常见原因之一。

1. 病因和病理　椎弓根发育过短是先天性的,但并不引起临床症状和体征,而多在成年后发病。因此,在先天性椎管矢状径狭小的基础上,后天性退行性改变是腰椎管狭窄症的诱发因素。椎间盘退行性变及向后膨出、椎体后缘骨质增生、小关节肥大及内聚、硬膜外血管异常、后纵韧带骨化、脊柱滑脱等,都可使椎管管腔狭窄,构成对脊髓、硬膜囊或神经根的压迫(图57-10)。此外,脊柱骨折移位的骨块、骨痂、腰椎手术后形成的瘢痕或粘连等,均可引起椎管狭窄。

2. 临床表现　本病的特点是症状较重,但体征较轻。

(1) 症状:①腰痛及腿痛:下腰、骶、臀部慢性疼痛,可向下肢放射。症状的出现与体位有关,腰部后伸及直立时症状加重,弯腰、下蹲、坐位时症状减轻。②间歇性跛行:典型表现是神经源性间歇性跛行,其特点是步行数十米至数百米即出现下肢疼痛、麻木、酸胀、无力等症状,此时如坐下或蹲下休息片刻,症状即明显缓解或消失,又可继续行走,但随之症状又出现,如此反复发作。弯腰骑自行车并不受限。③马尾神经受损表现:部分患者可有排尿不畅、男性性功能障

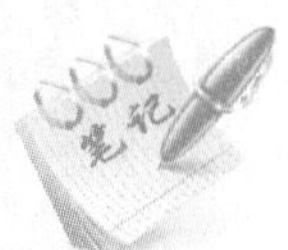

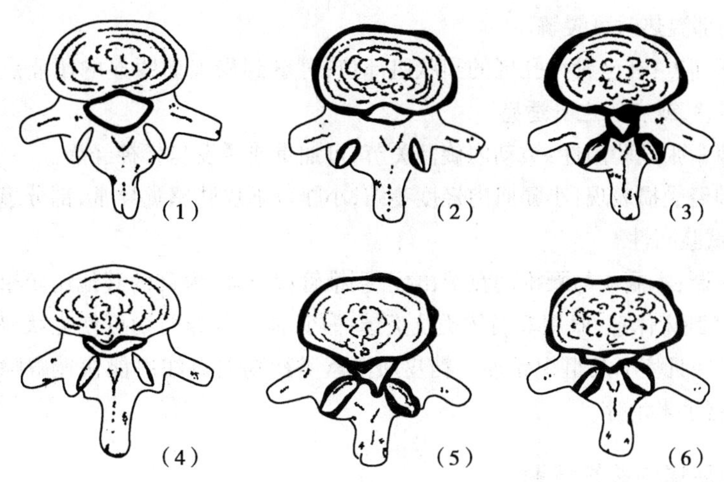

图 57-10　腰椎管狭窄的主要病因

(1)正常;(2)发育性椎管狭窄;(3)退变性椎管狭窄;(4)发育性椎管狭窄合并椎间盘突出;(5)退变性椎管狭窄合并椎间盘突出;(6)发育性椎管狭窄合并退变性椎管狭窄

碍、会阴部感觉异常。

(2) 体征:中央椎管狭窄患者体征较轻,甚或无明显体征。侧隐窝或神经根管狭窄者,则有类似腰椎间盘突出的体征,有时更为严重。①腰部后伸受限。②腰椎棘突旁压痛,小腿外侧及足背感觉异常,胫前肌、踇伸肌、趾伸肌肌力减弱。③直腿抬高试验可以阳性,膝腱反射和跟腱反射减弱。

3. 诊断　临床表现是诊断本病的基本依据,影像学检查具有重要意义。CT 检查可显示椎管矢状径及脊髓或硬膜囊受压情况,也可显示神经根管狭窄、后纵韧带骨化、骨质增生等情况,在 CT 片上测量矢状径可反映椎管狭窄程度。MRI 可显示脊髓受压程度及是否存在变性、椎管内是否有血管异常等。X 线平片可见脊柱侧弯、腰椎生理前凸减小或消失、椎间隙狭窄、脊柱滑脱等病变。鉴别诊断主要有腰椎间盘突出症、腰椎滑脱症、脊柱肿瘤、结核、神经根炎等。

4. 治疗

(1) 非手术治疗:多数情况下,非手术治疗能取得不同程度的疗效,方法有卧床休息、功能锻炼、推拿按摩、针灸、理疗及中西药物治疗。

(2) 手术治疗:①手术指征:出现马尾神经功能障碍者;症状严重,经非手术治疗无效者;多数混合性腰椎管狭窄症。②手术要求:解除对硬膜囊及神经根的压迫,包括椎板、肥厚黄韧带、上关节突部分切除、神经根管扩大及粘连松解等。对伴有腰椎不稳患者应行固定融合。

六、梨状肌综合征

梨状肌综合征是坐骨神经在臀部受到卡压所致,是引起坐骨神经痛的常见原因之一。

1. 病因和病理　坐骨神经出骨盆后,经梨状肌下缘及其他髋关节短小外旋肌和臀大肌之间,向下走行支配下肢感觉和运动。当组成坐骨神经出口的这些肌组织因各种原因出现病变,如臀部外伤出血、粘连、瘢痕形成,注射药物使梨状肌变性,局部受凉、劳累所致梨状肌损伤性炎症,以及坐骨神经走行变异等都可引起组织充血、水肿、痉挛、肥厚等,使坐骨神经受到刺激或压迫,而引起坐骨神经痛。在引起坐骨神经症状的诸短小外旋肌中以梨状肌为最多见。

2. 临床表现和诊断

(1) 坐骨神经痛:主要表现为坐骨神经痛,多有局部急、慢性损伤病史。一般无腰部症状,

疼痛在休息或局部温热时可缓解。

（2）臀部压痛点：在坐骨大孔区的梨状肌部位，可触到局限而明显的压痛点。少部分患者的压痛点为不适感，或者压之舒适感。

（3）梨状肌紧张试验阳性：被动内旋髋关节，可加重或诱发坐骨神经痛。

（4）坐骨神经受损表现：小腿肌肉轻度萎缩，小腿以下皮肤感觉异常，部分患者直腿抬高试验阳性，但加强试验阴性。

（5）鉴别诊断：本病应与腰椎间盘突出症、腰椎管狭窄症、臀部的其他病变相鉴别。

3. 治疗　经卧床休息、服用非甾体类抗炎镇痛药、神经营养药物可使症状得到缓解。理疗及推拿按摩可减轻肌痉挛及组织粘连。糖皮质激素类药物痛点注射能快速解除疼痛。非手术治疗无效者，可行手术治疗。

【附1】颈肩痛的鉴别诊断

颈肩痛的病因复杂，可由多因素共同致病，虽然大多数情况下可明确病因，但有时鉴别诊断相当困难。

（一）颈痛及上肢痛的鉴别诊断

1. 神经根型颈椎病　神经根型颈椎病多表现为颈肩痛并向单侧上肢放射，发作与颈部活动有关，为上肢放电样剧痛伴麻木无力，手指活动不灵。查体可见颈部压痛，颈椎活动受限，上肢感觉异常、肌力减退及腱反射改变。上肢牵拉试验阳性。本病肩关节活动不受限。X线斜位片可见钩椎关节增生，相应椎间孔变形、缩小。

2. 肩周炎（scapulohumeral periarthritis）　基本特点是肩痛伴肩关节活动受限。早期有明显的疼痛和关节功能受限，后期关节功能受限明显但不痛。患者常述肩部某处疼痛，范围逐渐扩大到上臂，夜间可痛醒。肩关节活动受限，严重时患肢不能梳头、洗脸。查体可见三角肌轻度萎缩，在肱二头肌长、短头肌腱附着点及肩峰、冈上肌、冈下肌等部位常可触及明确压痛，肩关节外展、外旋、后伸明显受限，而颈部没有痛点，上肢也无感觉及肌力改变。颈部X线片无异常，肩部X线片可见到骨质疏松及钙化。

3. 腕管综合征　是正中神经在腕管内受损的表现，腕管内容物体积增大或腕管容积变小，都可造成对正中神经的压迫。本病多有外伤或局部劳损病史，主要症状在腕部远端，颈部及肩部往往没有症状及体征。常表现为桡侧三个半手指掌侧面麻木、疼痛，并可向前臂放射。疼痛夜间加重，活动后可减轻。疼痛区域感觉障碍，拇指对掌肌力减退，病程长者鱼际肌萎缩。Tinel征及屈腕试验阳性。

4. 胸廓出口综合征（thoracic outlet syndrome）　是指在第一肋骨所包围的胸廓出口处，臂丛神经和锁骨下血管受压而引起的一系列症状。神经受压时可出现颈肩部疼痛，上肢无力或麻木，前斜角肌试验阳性。血管受压时可有患肢发凉感，举高上肢则患手发白，桡动脉搏动细弱或消失。颈椎正位X线片可发现颈肋或其他骨性畸形，而椎间孔多无异常。症状多于上肢上举时加重，借此可与神经根型颈椎病相鉴别。

5. 肌萎缩型侧索硬化症（amyotrophic lateral sclerosis）　是一种原因不明的运动神经元疾病。表现为进行性肌萎缩，从手部开始向近端发展，最后可侵及舌肌和咽部。本病主要特点是对称性发病，以肌萎缩和肌无力为主，无感觉障碍，无神经根性疼痛。影像学检查无脊髓受压表现。

6. 颈神经根肿瘤　发病缓慢，临床表现为进行性根性疼痛，有典型节段性损害体征。MRI和脊髓造影有助于诊断。

（二）截瘫及四肢瘫的鉴别诊断

1. 脊髓型颈椎病　以四肢无力、步态不稳、踩棉花样感为最先出现的症状。随病情加重发

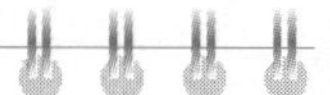

生自下而上的痉挛性瘫痪，持物不稳。脊髓受压节段与临床表现相一致。X线片表现与神经根型相似。脊髓造影、CT、MRI可显示脊髓受压情况。

2. 颈椎后纵韧带骨化症　临床表现与脊髓型颈椎病极其相似，发病缓慢，病因不明，可能与劳损及后纵韧带退行性变有关。骨化的后纵韧带可为节段性或连续性，突入椎管压迫脊髓而出现症状。X线侧位片及CT可清楚显示椎体后缘钙化阴影，呈点状、条状，造成椎管明显狭窄。

3. 颈椎骨折、脱位　可直接压迫脊髓，出现脊髓损伤的症状和体征，通过病史、X线、CT和MRI检查诊断不难。对于寰枢椎陈旧性半脱位，则往往在损伤当时并无脊髓损害表现，而于数年或更长时间后出现症状，多为渐进性脊髓受损表现，查体可见肌萎缩及病理征阳性，张口位X线片可明确有无脱位，CT及MRI检查还可了解脊髓受压情况。

4. 结核　颈椎结核易导致四肢瘫，处于活动期的结核病灶组织进入椎管压迫脊髓，发生早期瘫痪。当病变静止后，瘢痕组织和畸形的脊柱可同样形成对脊髓的压迫，产生弛缓性瘫痪。脊柱结核可有全身结核中毒表现，局部可有畸形、冷脓肿等，CT和MRI检查可以显示病灶部位及病变程度。

5. 肿瘤　颈椎转移性肿瘤多见于老年人，疼痛严重并渐进性加重，X线片可见骨破坏累及椎弓根，椎间隙高度正常，无椎旁软组织影。脑脊液蛋白含量明显增高。椎管内肿瘤可引起脊髓受损，需要引起足够重视。当X线片所示无明显压迫而症状较重时，应考虑椎管内肿瘤，MRI对鉴别诊断有决定意义。

6. 急性脊髓炎　是脊髓白质脱髓鞘或坏死所致的急性横贯性损害，多数患者在出现脊髓症状前1～4周有上呼吸道感染、发热、腹泻等症状，常有过劳、外伤及受凉等诱因。本病急性起病，脊髓损害症状在数小时至数日内达到高峰，病变部位根性痛或病变节段束带感，进而发展为横贯性脊髓损伤，首发症状多为双下肢麻木无力，胸髓最常受累，常局限于数个节段，青壮年较常见。急性期脑脊液蛋白含量可增高，椎管偶有梗阻，MRI可见病变节段脊髓水肿增粗，随着病情好转脊髓水肿可完全消退。

7. 脊髓空洞症　是一种慢性进行性脊髓变性疾病，多见于青年人，好发于下颈段及上胸段，缓慢发病，渐进性发展，有明显而持久的感觉分离，痛温觉消失，触觉和深感觉保存，出现下肢锥体束征，根性痛少见，皮肤营养改变明显。蛛网膜下腔无梗阻，脑脊液蛋白含量一般正常，MRI可显示脊髓内长条形空洞。

（三）头晕及头痛的鉴别诊断

1. 椎动脉型颈椎病　头部活动时眩晕是本病的主要症状，严重者甚可猝倒。可有枕后痛、视觉障碍、耳鸣、恶心、呕吐等。影像学检查可提示颈椎退行性变。

2. 周围性眩晕　由前庭器官病变引起，见于迷路炎、中耳炎、前庭神经元炎、内耳眩晕症（Meniere综合征）等。眩晕发作多与情绪变化有关，眩晕突然发生，为剧烈旋转性或上下左右摇晃感，每次持续时间短（数十分钟、数小时、数天），头位或体位改变可使症状加重，闭目后不减轻。发作时有水平性眼震颤，眼球不自主有节律地短促来回摆动，眼震与眩晕发作同时存在，伴有旋转性或上下左右摇摆性平衡障碍及自主神经症状，常伴有明显的耳鸣、听力减退、耳聋等症状，而神经系统无异常。

3. 中枢性眩晕　多见于椎基底动脉供血不全、小脑、脑干及第四脑室肿瘤、颅内高压症、听神经瘤和癫痫等。眩晕程度较周围性眩晕轻，性质为旋转性或向一侧运动感，闭目后可减轻，持续时间长（数周、数月、数年），与头部或体位改变无关。眼球震颤与眩晕程度不一致，自主神经症状不明显，无耳鸣、听力减退等，但有头痛、颅内高压、脑神经损害、瘫痪和抽搐等。

4. 头部外伤　有明确的外伤史，常伴有大脑皮质功能障碍及头痛等症状。有时CT和MRI检查可发现脑组织受损表现。

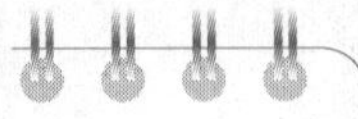

5. 药物性内耳前庭损害　常见链霉素致内耳前庭损害，多在用药后2～4周出现眩晕，伴平衡失调、口唇及肢端发麻，无眼颤。

6. 神经症　常有各种各样的临床表现，但检查时却无明显客观体征，其发作无一定规律性，易受情绪影响。

7. 枕大神经炎　枕大神经在斜方肌间穿行，当斜方肌因疲劳等慢性损伤时，对枕大神经形成卡压，可有头痛、偏头痛、头晕等症状。查体在枕外隆凸旁的斜方肌颅骨附着点可触及局限明显的压痛，有时压痛可向一侧头皮放射。

（四）交感神经症状的鉴别诊断

1. 交感神经型颈椎病　发病原因不明，临床表现复杂，为交感神经兴奋或抑制症状。常见症状为头痛或偏头痛、视物模糊、畏光、眼后部胀痛，耳鸣、听力障碍，皮肤易出汗或干燥，头昏、眼花、流泪、鼻塞，心律失常、心前区疼痛、血压增高或下降等。这些需要与相关疾病进行鉴别，颈椎病的重要证据是颈部影像学表现。

2. 甲状腺功能亢进　主要表现为性情急躁、容易激动、失眠、双手颤动、怕热、多汗、皮肤潮湿、食欲亢进但消瘦、体重减轻、心悸、脉快有力、脉压增大、易疲劳、肢体近端肌萎缩等交感神经兴奋症状。甲状腺肿大、基础代谢率增高、甲状腺摄碘率增强及血清 T_3 和 T_4 含量增高，可资鉴别。

3. 冠状动脉供血不足　有心前区疼痛、心律失常等交感神经型颈椎病的共同症状，但没有上肢节段性疼痛和感觉异常，心电图检查可见变化，用血管扩张剂能缓解症状。

4. 更年期综合征　为功能障碍性疾病，结合患者的年龄、病史及相关临床表现，必要时可对症治疗以资鉴别。

【附2】腰腿痛的鉴别诊断

腰腿痛是临床常见的一组症状，其病因复杂，临床表现多样化，鉴别诊断困难。本节对具有腰痛、坐骨神经痛、腰痛伴坐骨神经痛为主的一些常见疾病进行初步鉴别。压痛点是表浅组织疾患的重要体征，压痛点所在部位往往提示病变部位，是鉴别诊断的重要依据。

（一）腰痛为主要表现的鉴别诊断

1. 腰肌劳损和棘上、棘间韧带损伤　无明显诱因的慢性腰痛是腰肌劳损的主要症状，疼痛为酸痛，劳累或过度休息均可加重，适当活动疼痛可以减轻。多数患者并无压痛点，腰椎活动无明显受限，若有压痛点则常在肌肉起止点。按压痛点时反而感觉舒适，可有骶棘肌痉挛。棘上、棘间韧带损伤者局部有明确压痛，往往脊柱过伸时疼痛加重。X线检查无异常所见。

2. 第3腰椎横突综合征　因第3腰椎横突较长，腰部活动中与附近软组织发生摩擦、牵拉和压迫，容易发生慢性损伤。其主要症状是腰痛，而很少有坐骨神经痛。查体可见骶棘肌痉挛，第3腰椎横突尖局限压痛，下肢检查无异常所见。

3. 椎弓根峡部不连和腰椎滑脱症　椎弓根峡部不连的主要症状是慢性下腰痛，可向臀部及大腿后侧放射，劳累后加重，休息可缓解，体征较少。腰椎滑脱症虽可有类似症状，但无腰痛者并不少见，滑脱程度严重时，腰椎的生理前凸增加，滑脱部位棘突可触及台阶状感觉。腰骶部斜位片可证实椎弓根骨折，侧位片可显示滑脱的程度，CT及MRI检查除可明确诊断外，还可了解脊髓硬膜囊受压情况。

4. 腰椎肿瘤或结核　腰椎肿瘤多见于老年患者，常由其他部位肿瘤转移而来，主要症状是疼痛，呈渐进性加重的特点，疼痛性质一般均较严重，休息不能缓解，甚或夜间痛重难以入眠，一般止痛剂无效。X线片显示骨质破坏，但椎间隙高度正常。腰椎结核患者多有全身症状，如低热、盗汗、消瘦、乏力等，但近年来这些全身表现呈越来越不明显的趋势，结核的X线片显示骨质破坏、椎间隙变窄。

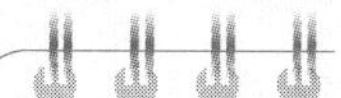

5. 腰骶筋膜疝及脂肪瘤　本病多见于肥胖的中年女性，在腰骶部常可触及可动性条索状包块，伴明显压痛，X线检查无异常所见。

6. 退行性脊椎骨关节病　为老年性常见疾病，X线片可见脊柱的椎间隙普遍变窄，邻近椎体的上、下缘硬化，有唇样增生及骨桥形成。

7. 腰椎骨折　外伤所致的腰椎椎体、棘突、椎板、横突骨折等均可以引起严重腰痛，X线摄片可资鉴别。

8. 骨质疏松症　多见于绝经期后女性，表现为脊柱疼痛、驼背、身材变矮、容易发生骨折等，最容易发生股骨颈骨折。查体腰部压痛点广泛，腰椎活动明显受限。X线平片可见脊柱骨密度降低，多有一个或多个椎体的楔形变、鱼椎样变。骨密度测量明显低于正常值。

9. 强直性脊柱炎　好发于青壮年，男性多见，有明显的家族史。晨僵，开始时两侧骶髂关节及下腰部疼痛，腰部僵硬不能久坐，病程间歇性发展，脊柱僵硬致躯干和髋关节屈曲，发生严重的驼背畸形，脊柱活动明显受限。实验室检查HLA-B27阳性，血沉加速。X线可见骶髂关节的硬化甚至融合，脊柱形成典型"竹节"样改变。

10. 腰椎小关节紊乱综合征　椎间盘退行性变时，上、下关节突对合失常，进行某一动作时，关节突间隙突然增大，关节囊内滑膜层绒毛或脂肪襞嵌于关节突间隙之间，关节突关节半脱位，突发严重腰痛。往往在腰椎轻微活动时发病，如扫地、系鞋带、打喷嚏等时突发腰痛，一般症状均较重。出现腰痛后，腰椎活动明显受限，以后每于类似动作时发病。体格检查有时并无明确压痛点，有压痛点者往往在棘突旁小关节突附近。

11. 骶髂关节劳损　患者可有一侧腰痛、臀部及股外侧疼痛或不适、跛行及直腿抬高受限等症状，但无明显放射痛，也无肌力、感觉和反射改变，小腿及足部无异常。压痛部位在骶髂关节。

（二）坐骨神经痛为主要表现的鉴别诊断

1. 梨状肌综合征　本病一般无腰部症状，多有臀部受凉、劳累及臀部急、慢性损伤病史，坐骨神经痛为主要表现。俯卧位放松臀部时，可在臀中部触到横条索状较硬或隆起的梨状肌，压痛点明显而局限，髋内旋、内收受限并加重疼痛。梨状肌紧张试验可诱发疼痛，直腿抬高试验可呈阳性，但加强试验阴性。腰椎的影像学检查无异常所见。

2. 坐骨神经炎　为原发性疾病，病因未明，可能与流行性感冒、牙齿感染、鼻窦感染及受寒有关，临床比较少见。

3. 坐骨神经损伤　引起坐骨神经损伤的原因较多，髋部骨折及脱位、臀部挤压伤、臀部刀刺伤、枪弹伤及臀部肌内注射药物等，可直接伤及坐骨神经，也可因肌肉的出血、粘连，引起坐骨神经卡压和刺激，出现坐骨神经受损表现，仔细询问病史可资鉴别。

4. 髋关节疾病　髋关节的骨关节炎、滑膜炎、股骨头缺血性坏死、类风湿关节炎、髋关节感染等，可引起臀部疼痛及坐骨神经痛，实验室检查、影像学检查及病史有助于鉴别。

（三）腰痛伴有坐骨神经痛为主要表现的鉴别诊断

1. 腰椎间盘突出症　大多有腰部损伤史。腰腿痛是主要症状，可同时出现，也可先腰痛后腿痛，或先腿痛后腰痛，绝大多数患者表现为腰痛伴坐骨神经痛。马尾神经受损出现大、小便功能障碍，鞍区感觉异常。

检查可见腰椎侧弯畸形，腰部前屈活动受限，病变部位的棘突间有压痛，棘突旁压痛并沿坐骨神经放射。直腿抬高试验及加强试验阳性，感觉、肌力、腱反射改变。CT及MRI检查可显示椎间盘突出的部位、大小，对神经根或硬膜囊压迫的程度等。

2. 腰椎管狭窄症　本病特点是症状较重，但体征较轻。腰骶部慢性疼痛及神经源性间歇性跛行是其主要表现，可有神经根受累表现。腰部后伸受限，而腰椎前屈并不受限。临床表现是诊断本病的基本依据。影像学检查具有重要意义。

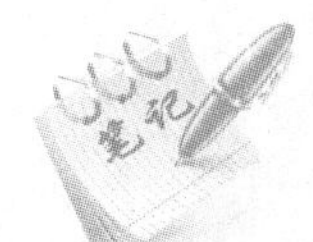

3. 神经根及马尾肿瘤　可引起神经根及马尾神经受损，出现相应症状和体征。本病一般起

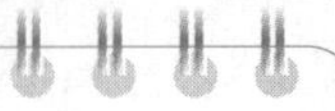

病缓慢，症状逐渐加重，经卧床休息不能明显缓解。CT、MRI 及椎管造影检查有助于诊断。

本章小结

颈肩痛和腰腿痛是临床常见的症状，可由多种疾病或损伤引起，以颈椎病和腰椎间盘突出症最为多见。病因多为慢性劳损及无菌性炎症等，以病患部位疼痛、肿胀甚至功能受限为主。颈肩痛和腰腿痛的鉴别诊断是临床医生的基本功，应多加学习、思考。本病的治疗多在康复理疗科完成，外科治疗并非首选，治疗效果亦常不能达到预期，故应严格掌握手术适应证。

（张松峰）

练习题

一、选择题

A1 型题

1. 腰椎间盘突出症最突出的临床表现是
   A. 伸腰痛　B. 腰部活动受限　C. 弯腰痛
   D. 腰腿痛　E. 久坐腰痛加重
2. 腰椎间盘突出症多见于
   A. 20～50 岁　B. 40 岁以下　C. 30～40 岁
   D. 20～30 岁　E. 50 岁以上
3. 腰 4～5 椎间盘突出通常压迫的神经根是
   A. 腰 3　B. 腰 2　C. 腰 5　D. 骶 1　E. 骶 2
4. 腰椎管狭窄症的典型表现是
   A. 平地行走时出现间歇性跛行　B. 腰痛
   C. 骑自行车时无症状　D. 上楼抬腿吃力
   E. 腿痛
5. 颈椎病引起头痛头晕的常见类型是
   A. 神经根型　B. 脊髓型　C. 交感神经型
   D. 椎动脉型　E. 混合型
6. 椎动脉型颈椎病最突出的症状是
   A. 恶心　B. 猝倒　C. 心慌
   D. 视物不清　E. 耳聋耳鸣
7. 腰椎间盘突出症下肢放射痛最常见于
   A. 坐骨神经分布区　B. 闭孔神经分布区　C. 阴部神经分布区
   D. 股神经分布区　E. 股外侧皮神经分布区

B1 型题

（8～10 题共用备选答案）

A. 脉管炎
B. 腰椎间盘突出症
C. 腰椎管狭窄症
D. 坐骨神经炎

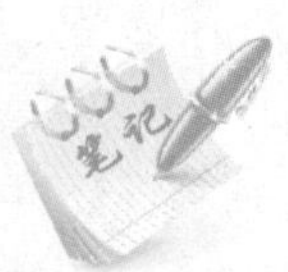

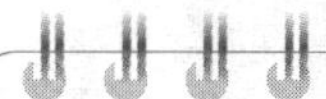

E. 强直性脊柱炎

8. 腰腿痛伴右下肢间歇性跛行的症状符合

9. 间歇性跛行伴静息痛的症状符合

10. 骶髂关节及胸背部疼痛，晨起时脊柱僵硬的症状符合

二、思考题

1. 简述腰椎间盘突出症的临床表现、诊断及鉴别诊断。

2. 颈椎病为中老年人常见慢性病、职业病，作为医疗卫生人员，如何为社会人群提供健康咨询及康复指导？

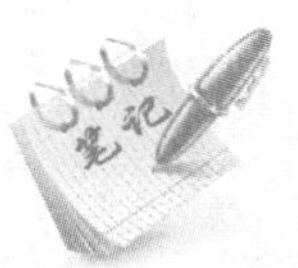

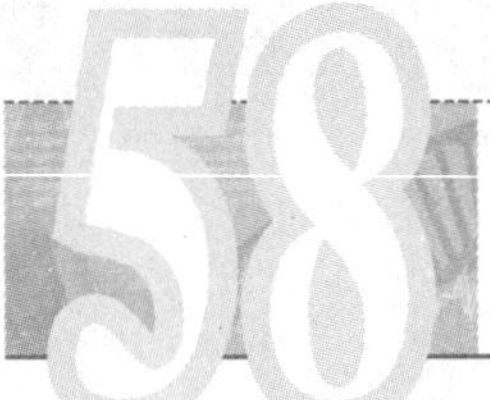

第五十八章

骨　肿　瘤

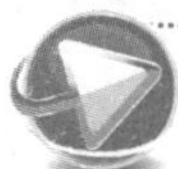

学习目标

1. 掌握:骨肿瘤的临床表现、治疗原则,骨巨细胞瘤、骨肉瘤的临床表现、治疗原则。
2. 熟悉:骨肿瘤的外科分期,骨瘤、骨软骨瘤、软骨瘤的临床特点和治疗。
3. 了解:骨囊肿、骨纤维发育不良、软骨肉瘤、滑膜肉瘤、骨转移瘤的临床特点和治疗。
4. 具备对骨肿瘤的初步诊断和治疗方案选择的能力。
5. 能够正确地与患者沟通,解除患者的思想顾虑,积极配合治疗。

第一节　概　　述

凡发生在骨内或起源于骨各种组织成分的肿瘤,无论是原发性还是继发性,统称为骨肿瘤。原发性骨肿瘤根据肿瘤组织的形态结构,特别是肿瘤细胞的分化类型及所产生的细胞间物质类型,分为良性和恶性两类。另一些病损类似肿瘤,称瘤样病变。继发性骨肿瘤,即转移性骨肿瘤,指发生在其他器官的瘤细胞通过血液循环或淋巴管转移到骨骼上,此类肿瘤皆属恶性。

(一)临床表现

1. 疼痛　疼痛的程度与肿瘤的生长速度有关,良性骨肿瘤多无疼痛,但骨样骨瘤可因反应骨的生长而产生剧痛。恶性骨肿瘤一般疼痛明显,夜间疼痛尤甚。

2. 肿块与肿胀　是骨肿瘤原发症状之一,良性骨肿瘤多以肿块为首发症状,肿块坚实;恶性骨肿瘤多表现弥漫肿胀,常合并软组织水肿,浅静脉充盈或怒张等症状。

3. 压迫症状　骨肿瘤肿块巨大时,可压迫周围的组织而产生疼痛和受压组织功能障碍。脊柱肿瘤可压迫脊髓致瘫痪。

4. 功能障碍　近关节的骨肿瘤限制关节活动,肢体常因疼痛制动于半屈曲位。

5. 病理骨折　肿瘤组织破坏骨质,影响骨的坚固性易发生病理性骨折,良、恶性骨肿瘤均可发生。

6. 转移和复发　恶性骨肿瘤可经血流或淋巴转移到其他部位,引起相应临床症状,骨肿瘤治疗(如手术切除、截肢或放疗)后可能复发。少数良性骨肿瘤也可能恶变成肉瘤。

(二)诊断

骨肿瘤的诊断必须是临床表现、影像学和病理检查三结合。X线片显示骨肿瘤的基本病变。溶骨性良性骨肿瘤骨皮质变薄或膨胀现象,边界清楚,有明显边缘,一般无软组织和骨膜反应阴影;恶性肿瘤骨质破坏较广泛,密度不均,边界不清,有骨膜反应,软组织内有不规则阴影。骨膜反应在尤因肉瘤呈“葱皮样”,骨肉瘤中为Codman三角或日光放射状阴影。X线检查对骨肿瘤诊断有重要价值。CT、MRI等影像学检查可帮助确定骨与软组织病变的范围及与周围重要神经血管的关系。病理检查是确定肿瘤性质的可靠检查。恶性骨肿瘤测定血钙、血磷、碱性磷酸酶等生化指标有临床意义,如:骨质破坏迅速时,血钙往往升高;血清碱性磷酸酶反映成骨活

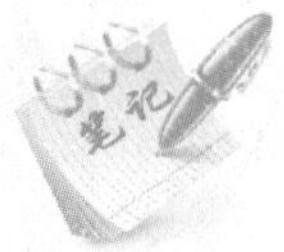

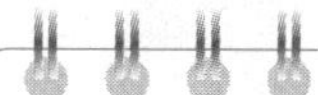

动，成骨性肿瘤碱性磷酸酶可增高；骨髓瘤约有一半患者尿中 Bence-Jones 蛋白阳性；前列腺癌骨转移者血酸性磷酸酶可增高。

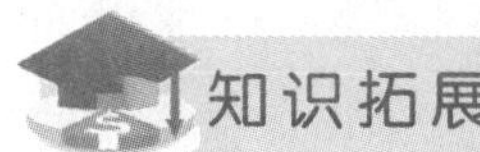
知识拓展

日光放射状阴影的形成

日光放射状阴影的形成，是由于恶性肿瘤生长迅速，超出骨密质范围，同时血管随之长入，从密质骨向外放射，肿瘤骨与反应骨沿放射血管方向沉积，形成日光放射现象。

（三）外科分期

外科分期是将外科分级（G）、外科区域（T）和区域性或远处转移（M）结合起来，指导骨肿瘤治疗，已被公认为是一个合理而有意义的措施。

G 分 G_0、G_1、G_2，G_0属良性，G_1属低度恶性，G_2属高度恶性；T 是指肿瘤侵袭范围，以肿瘤囊和间室为分界，T_0为囊内，T_1为囊外间室内，T_2为间室外；M 表示转移。M_0为无转移，M_1为转移。

（四）治疗

骨肿瘤治疗，应根据肿瘤的性质、发病部位、浸润范围和有无转移（即外科分期）采用不同的治疗方法。良性骨肿瘤以手术治疗为主；恶性骨肿瘤多采用手术、化疗、放疗、免疫、中医药等综合治疗。

常用的手术方法有：

1. **刮除植骨术** 将病变组织彻底搔刮干净，用酒精、苯酚或氯化锌涂抹骨腔壁，消灭残留瘤细胞，然后植骨或骨水泥、骨代用品填充骨缺损区。适用于溶骨型或混合性的良性病变，如骨囊肿、内生软骨瘤、良性骨巨细胞瘤等。

2. **切除术** 在健康的骨质处，完整地切除肿瘤。适用于成骨型骨内或骨外生长的良性肿瘤，如骨瘤、骨软骨瘤等。

3. **瘤段截除术** 将肿瘤所在部位的一段骨骼，连同完整的肿瘤一并截除，瘤段灭活再植或缺损区用异体半关节移植或人工关节置换。适用于低度恶性的肿瘤或对化疗反应良好的高度恶性骨肿瘤。

4. **截肢术** 适用于对化疗反应不佳的高度恶性骨肿瘤。

第二节 瘤 样 病 变

一、骨 囊 肿

骨囊肿（bone cyst）是一种囊肿样的局限性骨瘤样病损。常见于儿童和青少年，好发于肱骨上端、股骨上端、胫骨上端和桡骨下端，病变在骨生长过程中可逐渐移向骨干。一般无明显症状，绝大多数由于病理性骨折而就诊。X 线片显示长骨干骺端卵圆形溶骨破坏，呈单房或多房性改变，边界清楚，骨皮质有不同程度膨胀变薄。

治疗：骨囊肿可自愈，尤其在骨折后，囊腔可被新生骨填塞。近年有报道在囊腔内注射泼尼松，取得良好效果。手术治疗行刮除植骨，刮除应彻底，以防复发；合并病理性骨折按骨折治疗原则处理。

二、骨纤维发育不良

骨纤维发育不良（fibrodysplasia of bone）也称为骨纤维异样增殖症，是以骨纤维变性为特征

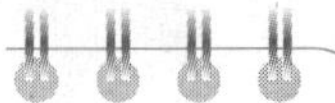

的骨病。好发于青少年和中年人，可以是单发也可以多发，病程进展缓慢，症状不明显。X线片见病变骨变粗，皮质骨变薄，髓腔扩大呈磨砂玻璃状。典型的股骨上段病损呈“牧羊人手杖”状。

治疗：主要是手术刮除植骨。发生于腓骨、肋骨处，可做节段性切除；合并畸形者，可行截骨矫形术。

第三节　良性骨肿瘤

一、骨　瘤

骨瘤（osteoma）为良性骨肿瘤，好发于青少年颅面骨。发生在颅骨外板者呈扁圆形硬块，无痛；发生在颅骨内板，可能有颅内压迫症状，如眩晕、头痛等。X线片表现为骨皮质外致密的骨性肿块，边界清楚。

治疗：属 $G_0T_0M_0$，无症状者可不处理，有症状或影响美容者可作手术切除，预后良好。

二、骨软骨瘤

骨软骨瘤（osteochondroma）是最常见的良性骨肿瘤，好发于青少年。有单发和多发两种，约1%的单发骨软骨瘤发生恶变；多发者较少，且常有家族史，其恶变倾向较单发者为较高。肿瘤包括骨组织及其上的软骨帽、纤维膜，有蒂状或广基两种。

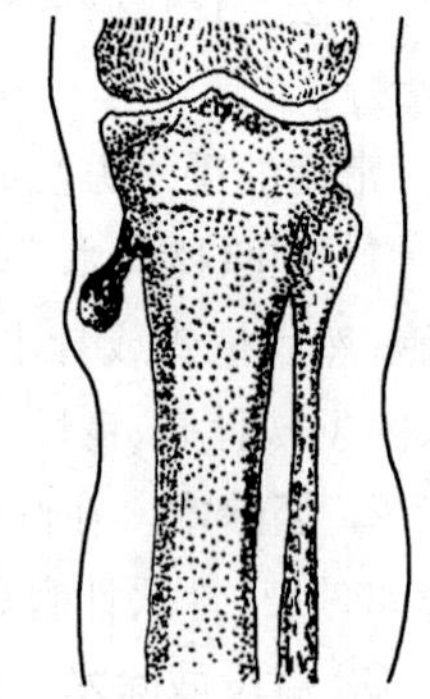

图58-1　胫骨的骨软骨瘤

1. 临床表现和诊断　肿瘤多见于生长活跃的干骺端，以股骨下端和胫骨上端多见。常因无意中触及骨性包块而就诊，肿瘤本身无症状，瘤体较大者可压迫附近的肌腱、血管和神经，影响功能。X线片显示一侧骨皮质自干骺端突出，形如菜花、蒂状等（图58-1），肿瘤表面可有散在钙化点。由于软骨帽和纤维包膜不透X线，故实际肿瘤比X线片显示的大。根据发病的年龄、肿块部位和形状、X线片表现，诊断多无困难。

2. 治疗　属 $G_0T_0M_0$。一般不需治疗；当肿瘤明显增大疑有恶变或出现压迫、影响功能时，可考虑作切除术。切除范围应包括整个软骨帽和覆盖肿瘤的骨膜、软骨膜及基底部四周部分正常骨组织。

三、软　骨　瘤

软骨瘤（chondroma）是指以透明软骨为主要病变的良性肿瘤。好发于手、足的短管状骨，位于骨干中心者称内生软骨瘤。

1. 临床表现和诊断　成人好发，分单发和多发两种，单发多见。一般无症状，有时可出现局部肿胀或病理性骨折。X线片表现为髓腔内椭圆状溶骨破坏，皮质膨胀变薄，溶骨区内可见斑点状钙化影。需与骨干结核、骨巨细胞瘤、骨囊肿相鉴别。确定诊断需要病理检查。

2. 治疗　属 $G_0T_0M_0$。手术治疗为主，应彻底刮除、局部植骨。有恶变者应局部整块切除，必要时可作截肢术。

第四节　骨巨细胞瘤

骨巨细胞瘤（giant cell tumor of bone）是一种潜在恶性或介于良恶之间的溶骨性肿瘤，传统上根据肿瘤的基质细胞和多核巨细胞的多少、分化程度分为三级：Ⅰ级基质细胞正常，有大量巨细胞；Ⅱ级基质细胞多而密集，核分裂较多，巨细胞数量减少；Ⅲ级以基质细胞为主，核异型性明显，分裂极多，巨细胞量少。因此Ⅰ级偏良性，Ⅱ级有侵袭性，Ⅲ级为恶性。但病理分级与肿瘤的生物学行为不完全一致。近20年来国内外学者把组织学与X线结合分级，并提出侵袭度指数的方法以评估骨巨细胞瘤的生物学行为，指导手术方法的选择。

（一）临床表现

好发年龄20～40岁，男女发病率无明显差异。多侵犯长骨骨端，约50%的病变位于膝关节上下两骨端，其次为桡骨下端或肱骨上端等。在扁骨中骶骨是好发部位。病变处肿痛，其严重性与肿瘤的生长速度有关，局部压之有疼痛、乒乓球样感觉，常合并关节功能受限。X线片显示长骨骨端偏心性、溶骨性破坏，骨皮质膨胀变薄，呈肥皂泡样改变，无骨膜反应（图58-2），可并发病理性骨折。

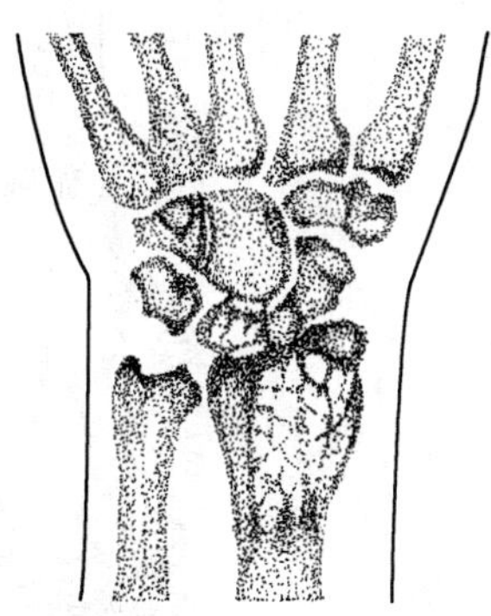
图58-2　桡骨下端的骨巨细胞瘤

CT、MRI对判断肿瘤侵犯周围软组织、关节受累程度及早期发现肿瘤复发有重要意义。

（二）治疗

属 $G_0T_{1\sim2}M_{0\sim1}$。以手术治疗为主，局部刮除加物理（如液氮）或化学（如氯化锌）处理，再用自体或异体骨或骨水泥填充瘤腔，疗效较好。对复发者或Ⅱ级骨巨细胞瘤，临床表现肿瘤有侵袭者，应作肿瘤段截除、灭活再植或异体半关节移植或假体植入。恶性骨巨细胞瘤应作广泛或根治切除或截肢，化疗无效。脊柱骨巨细胞瘤为了处理残留的病灶，可以配合低剂量的放射治疗，但放疗后易发生肉瘤变。

病例分析

患者，女，21岁。3个月来感右髋部酸痛不适，并向右膝部放射。发病前曾有扭伤史，卧床休息则症状缓解，无发热，无夜痛现象。体检：右髋旋转活动稍受限，局部无肿胀，未触及肿块。右腹股沟韧带中点下方有深压痛。X线片发现右股骨颈内侧及股骨头见破坏膨胀性改变，骨皮质变薄且有中断现象，破坏区可见骨嵴及少许间隔存在，局部穿刺为血性液体，未获得组织块。

问题：1. 对该患者进一步的检查是？

2. 临床诊断最大的可能是？

3. 合适的治疗是？

第五节　恶性骨肿瘤

一、骨　肉　瘤

骨肉瘤（osteosarcoma）是一种最常见的恶性骨肿瘤，其特点是肿瘤细胞直接形成骨样组织，也称成骨肉瘤，恶性程度高，预后差。

（一）临床表现和诊断

好发于青少年，以10～20岁发病率最高，男多于女。主要侵袭生长迅速的干骺端，全身骨骼都可受累，股骨下端、胫骨上端和肱骨上端是最好发部位。主要症状为疼痛，多为持续性，夜间加重。患部早期出现肿块，发展迅速，局部皮温增高，浅静脉充盈或怒张，可出现血管杂音及震颤。患者早期出现消瘦、贫血、乏力、食欲减退等全身症状。实验室检查可见血清碱性磷酸酶

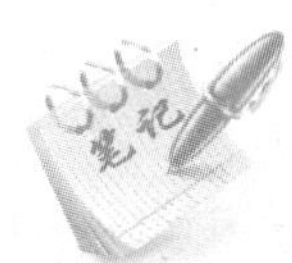

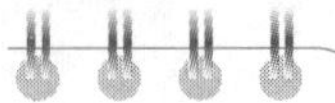

增高、血沉增快、血红蛋白降低。大量临床资料证明血清碱性磷酸酶与骨肉瘤的预后密切相关。

X线片表现长骨干骺端成骨或溶骨性破坏或两者相间，形状不一，边界不清，骨皮质破坏，骨膜反应多表现为Codman三角或呈日光放射状（图58-3），病变穿过骨皮质可在软组织内形成不规则的肿瘤骨和不同大小的软组织肿块影。

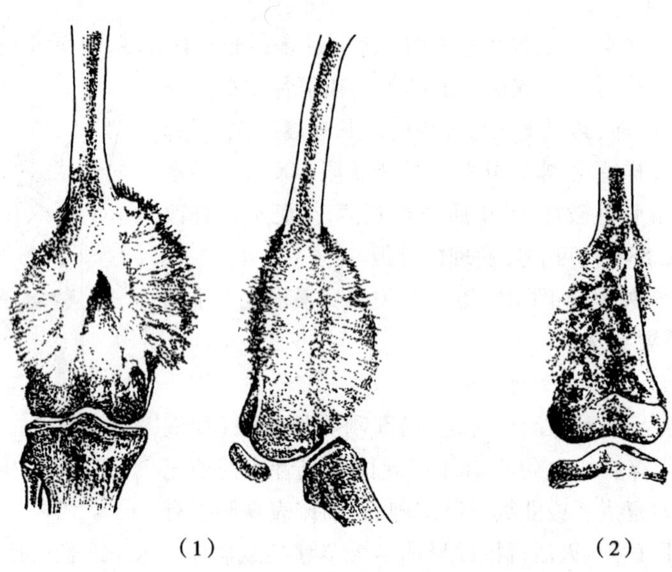

图58-3　股骨下段骨肉瘤
（1）可见日光放射状阴影；（2）可见骨破坏和骨膜增生

CT、MRI在显示肿瘤骨的病变范围、软组织的侵袭情况、与周围主要血管的关系以及保肢术中对瘤段切除长度定位等方面有极大的指导作用。

（二）治疗

综合治疗。属$G_2T_{1\sim2}M_0$，术前大剂量化疗，根据肿瘤浸润范围和化疗反应作根治性瘤段切除，灭活再植或人工假体置换等保肢手术或截肢术，术后继续化疗等综合治疗。属$G_2T_{1\sim2}M_1$，除上述治疗外，还可根据化疗效果、转移灶情况行转移瘤手术治疗。

二、软骨肉瘤

软骨肉瘤（chondrosarcoma）是一类细胞有向软骨分化趋向的肉瘤，分原发性和继发性两种。原发性者恶性程度高；继发性者多由骨软骨瘤、软骨瘤恶变而来，恶性程度相对低。

（一）临床表现

原发性多见于30岁以上的成年人，好发部位为长骨近心端、骨盆。主要症状为疼痛和肿块，肿块逐渐增大。继发者以中年人居多，好发于骨盆，以髂骨最多，随肿瘤增大，可出现盆腔脏器的压迫症状。X线表现为大小不等的溶骨性破坏，病灶中有斑点状或絮状钙化点，骨皮质膨胀、变薄或破坏。

（二）治疗

属$G_2T_{1\sim2}M_0$。对放疗、化疗不敏感，手术是主要治疗手段。保留肢体的局部广泛或根治性切除，预后良好。位于骨盆者可视肿瘤侵犯范围行局部广泛切除或半骨盆截除术。

三、尤因肉瘤

尤因肉瘤（Ewing sarcoma）是起源于神经外胚层的骨或软组织的小圆细胞肉瘤。

（一）临床表现

多见于儿童，男性稍多。发病部位以长骨干和骨盆多见。主要症状为局部疼痛，可为间歇

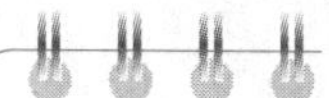

性，但进行性加重。局部软组织肿胀，压痛广泛，患肢常因肿痛而活动受限。病程发展快，常伴有发热、乏力、消瘦、白细胞增多、血沉增快等，临床上需与急性骨髓炎作鉴别诊断。X 线片表现为骨质广泛虫蛀样溶骨性破坏，皮质不完整，骨膜反应常呈葱皮状，有软组织肿胀阴影。CT、MRI 在本病诊疗上是非常必要的。

（二）治疗

采用放疗、化疗和手术（保肢或截肢）等综合治疗。术后再配合放疗和化疗，5 年生存率已达到 50% 以上。

第六节　滑 膜 肉 瘤

滑膜肉瘤（synovial sarcoma）为起源于滑膜组织的恶性肿瘤，比较常见。

（一）临床表现

多发于青壮年，2/3 以上病例发生于 15 ~ 40 岁，男性多于女性。好发于四肢大关节附近，以膝、踝部最常见，有时可在肌腱和筋膜上发病。主要表现为关节附近肿块，大小不等，质硬韧，边界不明显。X 线片表现为软组织肿块，局部骨质破坏和肿瘤钙化或骨化。

（二）治疗

对已确诊的滑膜肉瘤，可在术前辅助化疗基础上作局部广泛切除或根治性切除，术后继续化疗或配合放射治疗。

第七节　骨 转 移 瘤

随随着恶性肿瘤发病率的增加，治疗效果改善，生存期延长，恶性肿瘤发生骨转移的机会明显增加。最容易产生骨转移的恶性肿瘤有乳腺癌、前列腺癌、肺癌、肾癌等。

（一）临床表现和诊断

骨转移瘤（bone metastatic tumor）好发于 40 ~ 61 岁，发病部位以躯干及四肢骨的近心端居多。主要症状是疼痛，病理性骨折，脊柱转移瘤可因压迫脊髓而瘫痪。溶骨性骨转移时，可出现血清钙升高，X 线片表现为蚕食状不规则的骨质破坏；成骨性骨转移时，可出现血清碱性磷酸酶升高，X 线片表现为斑点状或块状致密阴影，但前列腺癌骨转移时血清酸性磷酸酶升高；混合型为兼有成骨型和溶骨型的变化。

（二）治疗

以姑息疗法为主。治疗目的是延长生命、改善生活质量及保存一定功能。可采用放疗、化疗、激素疗法及手术等综合治疗。对病理性骨折、脊柱转移瘤可作固定手术；对极难耐受的疼痛，可作姑息性截肢；为减轻患者痛苦，可采用“三阶梯止痛治疗”。

本章小结

恶性骨肿瘤是临床上恶性程度最高的肿瘤之一，治疗困难；只有早期诊断、早期治疗才有可能获得满意的疗效；基层医院应该在骨肿瘤早期做出正确的诊断，以便及时转诊。良性骨肿瘤发病率较高，但诊断容易，治疗简单，疗效好；多数良性骨肿瘤可以在基层医院治疗。因此，基层医院的骨科医师必须具备良性骨肿瘤的诊断和治疗的能力。

（高庆涛）

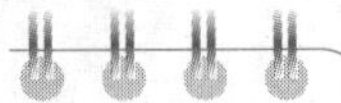

练 习 题

一、选择题

A1 型题

1. 对恶性骨肿瘤的诊断,最有价值的是

A. X 线摄片有骨质破坏,骨膜增生　　B. 肿胀及硬块

C. 夜间剧痛伴低热　　D. 血清碱性磷酸酶高

E. 活组织病理检查

2. 诊断骨软骨瘤最主要的依据是

A. 有骨性肿块

B. 有肌腱、神经压迫症状

C. 碱性磷酸酶增加

D. X 线片示瘤体骨皮质、骨小梁与骨干相连

E. 夜间剧痛伴低热

3. 关于恶性骨肿瘤的临床表现,错误的是

A. 多发生于青少年,生长快,疼痛重,发热、消瘦

B. 肿块有压痛、皮肤发热、浅表静脉怒张

C. 碱性磷酸酶增加

D. 骨膜反应不明显

E. 血沉增快

4. 骨肉瘤最好发的部位是

A. 脊柱　　B. 肩关节附近　　C. 肘关节附近

D. 髋关节附近　　E. 膝关节附近

5. 下列骨肉瘤的诊断依据错误的是

A. 靠近关节部位肿块,皮温增高,静脉怒张

B. 疼痛明显,夜间尤甚,可影响睡眠

C. 血清酸性磷酸酶增高

D. 血清碱性磷酸酶增高

E. X 线可见骨膜反应呈日光射线阴影

A2 型题

6. 男性,16 岁。自幼发现右膝关节内上方有一肿块,生长缓慢,不痛,表面无红肿及发热,X 线片示右股骨下端内侧于干骺端有杵状肿块,边缘清楚,诊断最大可能是

A. 骨瘤　　B. 软骨瘤　　C. 骨软骨瘤

D. 骨样骨瘤　　E. 骨肉瘤

7. 男性,30 岁。两年前右膝部外伤,近 1 个月来感右膝上内侧剧痛,膝关节屈曲功能可,X 线片显示右股骨下端内髁骨皮质溶骨性破坏,皮质膨胀性改变,界限清楚,中央呈肥皂泡样透明阴影,无明显骨膜反应。最可能的诊断是

A. 骨囊肿　　B. 骨结核　　C. 骨肉瘤

D. 骨巨细胞瘤　　E. 尤因肉瘤

8. 女性,20 岁。左股骨下端发现肿块伴疼痛 1 个月。局部皮温增高,浅表静脉怒张;X 线片显示左股骨下端有边界不清的骨质破坏区,骨膜反应呈日光放射状。最可能的诊断是

A. 骨瘤　　B. 骨肉瘤　　C. 骨髓瘤

D. 骨巨细胞瘤 E. 骨髓炎

A3/A4 型题

(9～13 题共用题干)

女性,32 岁,右膝关节外上方肿痛半年,膝关节活动受限,X 线片显示右股骨下端有偏心性溶骨性破坏,骨皮质膨胀性变薄,向内超过中线,中央有肥皂泡样改变,无明显骨膜反应。

9. 该患者临床诊断首先应诊断为

A. 骨髓炎 B. 骨囊肿 C. 骨结核
D. 骨瘤 E. 骨巨细胞瘤

10. 有利于确诊的检查是

A. X 线片 B. CT C. 血清碱性磷酸酶增高
D. 局部穿刺活组织检查 E. 放射性核素骨扫描

11. 本病除好发于股骨下端外,还最常见于

A. 股骨上端 B. 胫骨上端 C. 胫骨下端
D. 肱骨上端 E. 肱骨下端

12. 最可能的治疗措施是

A. 病灶刮除填塞自体骨或异体骨或骨水泥
B. 瘤段切除加同种异体半关节移植术或灭活再植或假体植入
C. 截肢术或广泛根治性切除
D. 病灶刮除术
E. 病灶清除,骨移植

13. 若患者术后 2 年复发,再次病理检查示恶性,下一步采取的措施是

A. 病灶刮除填塞自体骨或异体骨或骨水泥
B. 瘤段切除加同种异体半关节移植术或灭活再植或假体植入
C. 截肢术或广泛根治性切除
D. 病灶刮除术
E. 病灶清除,骨移植

(14～16 题共用题干)

女性,19 岁,左股骨下端肿痛 2 个月,夜间疼痛明显,局部皮温增高,浅表静脉怒张,压痛。X 线片显示左股骨下端有明显骨质破坏区,边界不清,有三角形骨膜反应。

14. 最可能的诊断是

A. 骨髓炎 B. 骨囊肿 C. 骨结核
D. 骨肉瘤 E. 骨巨细胞瘤

15. 最可能的治疗措施是

A. 化疗 B. 放疗 C. 先化疗再手术
D. 化疗、手术、再化疗 E. 抗炎治疗

16. 大量的临床资料证明与该疾病的预后密切相关的指标是

A. 血清酸性磷酸酶 B. 血清碱性磷酸酶 C. 血沉
D. CEA E. 尿中 Bence-Jones 蛋白

B1 型题

(17～19 题共用备选答案)

A. 骨肉瘤
B. 骨巨细胞瘤
C. 前列腺癌骨转移

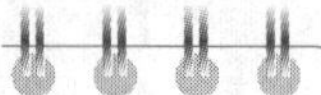

D. 尤因氏肉瘤

E. 骨髓瘤

17. X 线片显示骨膜反应呈“葱皮样”改变的恶性骨肿瘤是

18. X 线片显示骨膜反应呈日光射线的恶性骨肿瘤是

19. 血清酸性磷酸酶增高的恶性肿瘤是

二、思考题

1. 简述恶性骨肿瘤的临床特点。

2. 骨巨细胞瘤的治疗原则是什么？

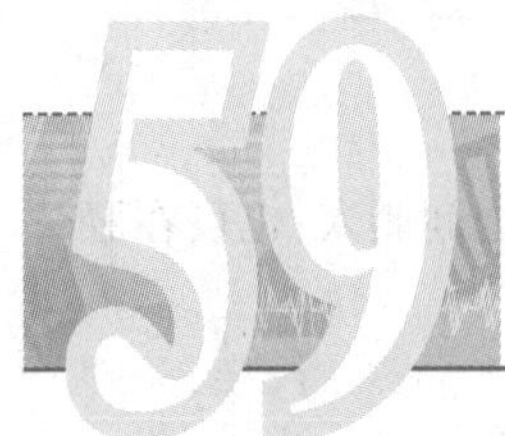

第五十九章

骨科常用治疗技术

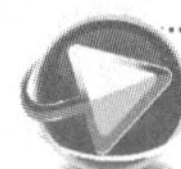

学习目标

1. 掌握:膝关节穿刺的方法;止血带应用注意事项;石膏固定注意事项;各种牵引的操作方法。

2. 熟悉:石膏固定的操作方法;手法复位的原则;局部痛点注射技术。

3. 了解:不同石膏的固定范围;手法复位的操作方法;肩、肘、踝、髋关节穿刺部位和方法。

4. 具备膝关节穿刺及石膏固定的操作能力,有效提高诊断和治疗水平。

5. 进行操作前须说明目的及手术必要性并签署手术同意书,取得患者的同意配合,消除患者恐惧心理,让患者了解其术后并发症,使之得到有效预防和及早发现。

第一节　关节穿刺术

一、适 应 证

1. 四肢关节肿胀、出血,关节腔内渗出、积液,须行穿刺抽液进行化验检查或引流或关节腔内注射药物进行治疗。

2. 关节腔内注入空气或造影剂,行关节造影术。

3. 出血性疾病患者、关节皮肤感染患者要慎重。

二、穿刺部位和方法

1. **肩关节穿刺术**　患肢轻度外展外旋,肘关节屈曲位,从肱骨小结节和喙突间垂直刺入;也可以从喙突尖下外侧三角肌前缘,向后外方刺入关节腔;还可肩关节轻度外展,在后侧肩峰下外方,向前内刺入。

2. **肘关节穿刺术**　肘关节屈曲 90°,在肘后尺骨鹰嘴与肱骨外上髁之间向前内刺入;也可在肘关节屈曲 90°,紧靠桡骨小头近侧,于其后外方向前下刺入;还可置肘关节于 135°,从肱骨外上髁向内向后刺入。

3. **腕关节穿刺术**　在腕关节背侧,鼻烟壶尺侧基底角处垂直刺入,或于尺骨茎突远端外侧垂直刺入。因桡动脉行经桡骨茎突远方,故在尺侧穿刺较安全。

4. **髋关节穿刺术**　在髂前上棘与耻骨结节连接的中点,腹股沟韧带下 2cm,股动脉外侧 2cm 处垂直刺入;也可于下肢内收位,从股骨大转子上缘平行经股骨颈向上向内刺入;还可在股骨大转子中点与髂后下棘连线之中外 1/3 交界处垂直刺入,抵骨质后稍退针。

5. **膝关节穿刺术**　膝关节伸直,以髌骨上缘水平线与髌骨外缘的垂直线之交点处,向内下方刺入;也可在髌骨中部外侧或内侧 1cm 处稍向后刺入;还可在髌骨内下方向外上方髌骨后

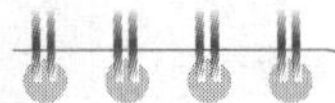

刺入。

6. **踝关节穿刺术**　在外踝顶端上 2cm、前 1.5cm 处，即伸趾肌腱与踝之间刺入；也可在胫骨前肌腱与内踝之间刺入。

三、注意事项

1. 关节穿刺必须在严格无菌条件下进行，先行局麻，穿刺时边进针边抽吸，不易过深，避免损伤软骨面。

2. 抽吸关节积液时勿过急，负压过大可将滑膜皱襞吸住，堵塞针口。

3. 若未能抽出液体或抽吸不畅，可以改变方向或以进针处为中心，由周边挤压关节囊，适当振动，使液体向抽吸侧聚集，并有利滑膜散开

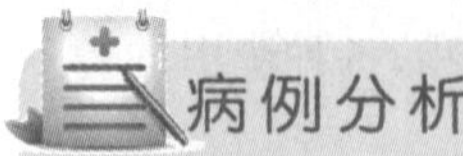

病例分析

患者，女，12 岁，右膝关节肿痛 5 天，活动受限，发热，2 周前患急性化脓性扁桃体炎，查体：T 38.2℃，右侧扁桃体充血肿大，心肺(-)，右膝关节肿胀，局部发热，浮髌试验(+)，活动后疼痛加重，X 线片未见明显异常。

问题：1. 需做哪些检查进一步确诊？

2. 如何进行治疗？

第二节　止血带的应用

一、适应证

1. 四肢大血管出血，局部加压包扎无效时可使用止血带以阻止出血，以便抢救和转运。

2. 涉及四肢肌腱、神经、血管等要求细致解剖的手术时，通常使用止血带以使术野清晰，便于解剖。

3. 四肢较大或时间较长的手术，常使用止血带减少出血。

二、注意事项

1. **止血带安放部位**　指根、上臂上 1/3，股骨中段。

2. 上止血带前特别是皮管、皮筋止血带，应垫以棉织物以防造成局部压迫坏死。

3. 上止血带前应驱血以减少术中出血，但四肢感染坏疽、恶性肿瘤者不驱血。

4. 上止血带的目的是阻断肢体运端失血，上肢气囊止血带压力应为 40kPa，下肢压力应为 80kPa。儿童肌肉不发达应相应减少压力。

5. 上止血带后 1 小时应松止血带一次，约 5～10 分钟左右。此后 4 小时内每小时上止血带的时间应递减。

6. 气囊止血带放松时应缓慢减压。

7. 已上止血带的肢体因严重感染、坏死拟截肢时，术前不可松开止血带。

三、并发症

1. **局部压迫性坏死**　常因压力过大，止血带过窄造成。

2. **肢体循环障碍、远端坏死或继发性肌挛缩等**　常因止血时间过长引起。

3. **神经损伤**　多因止血带时间过长造成。

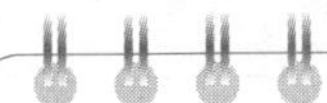

4. 止血带反应　血压升高、躁动不定，松止血带后可出现挤压综合征样反应。

第三节　骨折的手法复位

手法复位要求及时、稳妥、动作轻柔，并争取一次复位成功。粗暴的手法和反复多次的复位，均可增加软组织的损伤，影响骨折的愈合，且可能引起并发症。因此对于骨折的复位，应争取达到解剖复位，如不易达到时，也不能为追求解剖复位而进行多次复位。

骨折复位必须掌握以远端对近端的复位原则。现将复位的基本手法介绍如下。

1. 手摸心会　在复位前先用手触摸骨折部位，触摸时先轻后重、由浅及深、由远及近，确实了解骨折端在体内的方位，将患者骨折的移位实际情况与X线片对照分析。

2. 拔伸牵引　主要是克服肌肉拉力，矫正重叠移位，恢复肢体长度。牵引时，肢体先保持在原来的位置，沿着肢体纵轴，向远侧端牵引，把刺入骨折部周围软组织的骨折断端慢慢拔伸出来，为下一步整复创造条件（图59-1）。

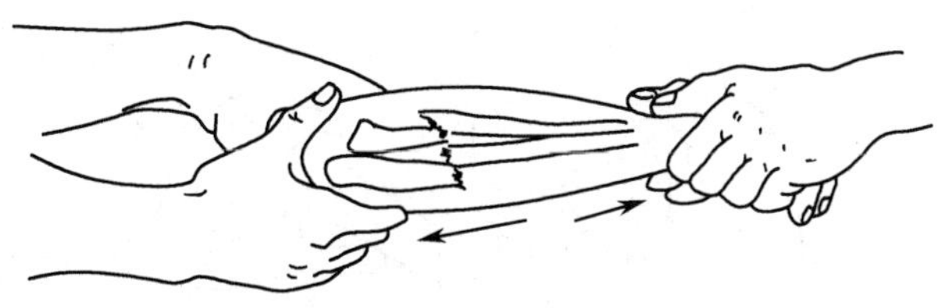

图59-1　拔伸牵引

3. 旋转回绕　主要纠正骨折断端间的旋转及背向移位。肢体有旋转畸形时，可由术者握其远端（图59-2）旋转回绕拔伸，围绕肢体纵轴向内或向外旋转以恢复肢体的正常生理轴线。当有背向移位（即两骨折面因旋转移位而反叠）的斜形骨折，术者可一手固定近端，另一手握住远端，按移位途径的相反方向回旋复位。如操作中感到有软组织阻挡，即可能对移位途径判断有误，应改变回旋方向，使骨折端从背对背变成面对面。选用此手法时，应适当减少牵引力，使肌肉稍松弛，否则不易成功。

4. 屈伸收展　主要矫正骨折断端的成角畸形。对单轴性关节（肘、膝）附近的骨折，只有将远侧骨折端连同与之形成一个整体的关节远端肢体共同牵向近侧骨折端所指的方向，成角才能矫正。如伸直型肱骨髁上骨折，需要在牵引下屈曲；而屈曲型则需要在牵引下伸直。对多轴性关节（如肩、髋关节）附近的骨折，一般有三个平面（水平面、矢状面、冠状面）上移位的骨折，复位时要改变几个方向，才能将骨折复位。如内收型肱骨外科颈骨折，牵引方向是先内收后外展，再前屈上举过顶，最后内旋扣紧骨折断端，然后慢慢放下患肢，才能矫正其移位（图59-3）。

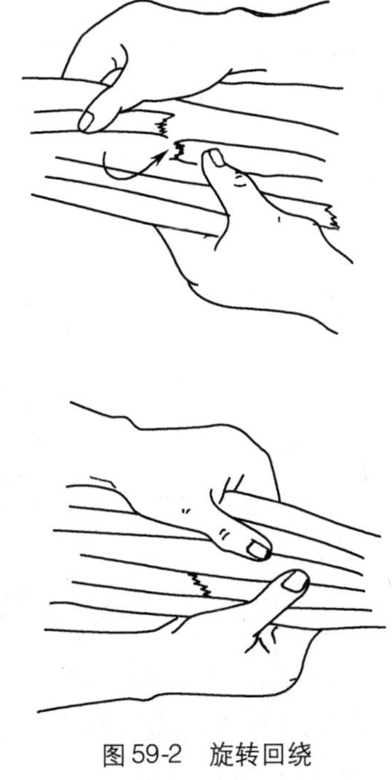

图59-2　旋转回绕

5. 成角折顶　适用于肌肉发达的横断或锯齿形骨折，只靠牵引力不能完全矫正移位时，可用折顶手法。术者两手拇指向下抵压突出的骨折端，其他四指重叠环抱于下陷的另一骨端，加大成角拔伸，至两断端同侧骨皮质相遇时，骤然将成角矫直，使断端对正（图59-4）。

6. 提按端挤　重叠、旋转、成角畸形矫正后，侧方移位就成为骨折的主要畸形。对前后移位用提按手法。操作时

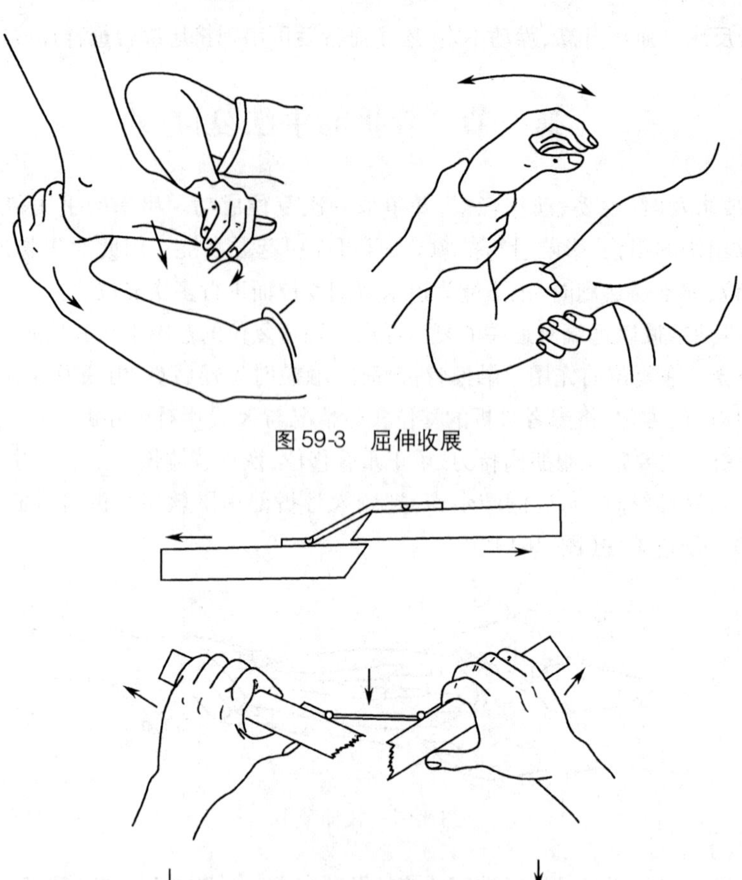

图 59-3　屈伸收展

图 59-4　成角折顶

用一手固定骨折近端，另一手握住骨折远端或外端内挤或上提下按，部位要准确，用力要适当，着力点要稳。对内、外侧移位（即左、右移位）可用端挤手法（图 59-5）。

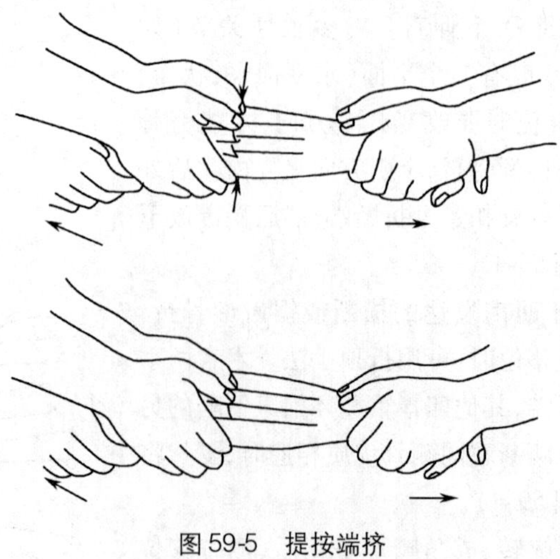

图 59-5　提按端挤

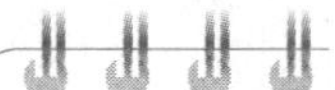

7. 夹挤分骨　凡是有两骨并列移位的骨折如尺桡骨、胫腓骨骨折等，骨折端都因骨间膜的收缩而相互靠拢。整复时，应以两手拇指为一方，示、中、环指为另一方，在骨折部对向夹挤骨间隙，将靠拢的骨折断端分开，远近端各自稳定，并列双骨折就可以得到整复(图 59-6)。

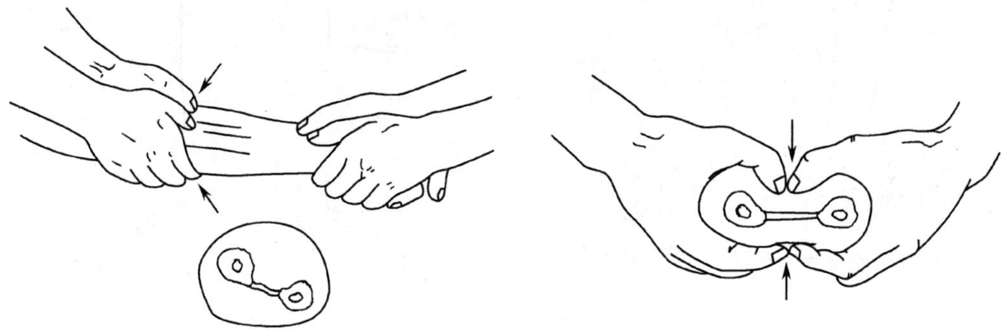

图 59-6　夹挤分骨

8. 摇摆触碰　经上述手法后，一般骨折可复位，但横断、锯齿形骨折或干骺端骨折有间隙时，在固定骨折断端的前提下，可上下、左右摇摆骨的远端，使骨折断端紧密嵌插，复位更加稳定。

第四节　石 膏 技 术

一、石膏固定的特点及其适应证

1. 石膏固定(plaster fixation)的特点　能在短时间内硬化，固定效果确实，可以任意塑形，适合身体四肢不同的外形，可以任意跨关节固定，在石膏的某一部位可以开窗。应用广泛，是外固定的合适选择。

2. 适应证

(1) 稳定性骨折、关节脱位复位后，关节扭伤、韧带撕裂者；

(2) 开放性骨折清创缝合术后，创口愈合之前；

(3) 骨折切开复位内固定术后，内固定不够坚牢者，作为辅助性外固定；

(4) 畸形矫正后矫形位置的维持；

(5) 神经、血管、肌腱吻合术后，植皮术后适当体位的固定；

(6) 骨关节炎症的制动及预防病理性骨折。

二、石膏固定的基本技术

1. 石膏托　根据被固定肢体的长度，将石膏绷带折叠成适当长度的石膏条带，将其浸入水桶中，直至没有气泡，完全浸透。取出轻挤两端挤去水分，在平板上抹平，即成石膏托。将做好的石膏托置于已用棉纸衬垫的伤肢背侧或后侧，并用手抹贴于肢体上，用绷带卷包缠，使之达到固定肢体的目的，石膏条带的厚度上肢一般 10～12 层，下肢一般 12～15 层，宽度应包围被固定肢体周径的 2/3。石膏托固定时，石膏托放置位置：前臂位于背侧，下肢一般放于大腿小腿后侧。固定时间一般为 4～6 周，特殊部位根据病情需要可适当延长固定时间。

2. 石膏管型　指用石膏绷带和条带相结合包缠固定肢体的方法，适用于上肢及下肢。管型石膏固定时，石膏卷带的裹绕一般从肢体远端开始，用环形或螺旋形缠绕法均匀裹绕，每圈卷带宜盖住前一圈的 1/3～1/2。操作过程中应随时抚抹塑形，使各层石膏均匀粘着，一般缠绕 6～10 层(图 59-7)。注意事项：①环绕石膏卷带，只宜裹绕，用手抹平塑形，不可用力缠绕，以免过紧；

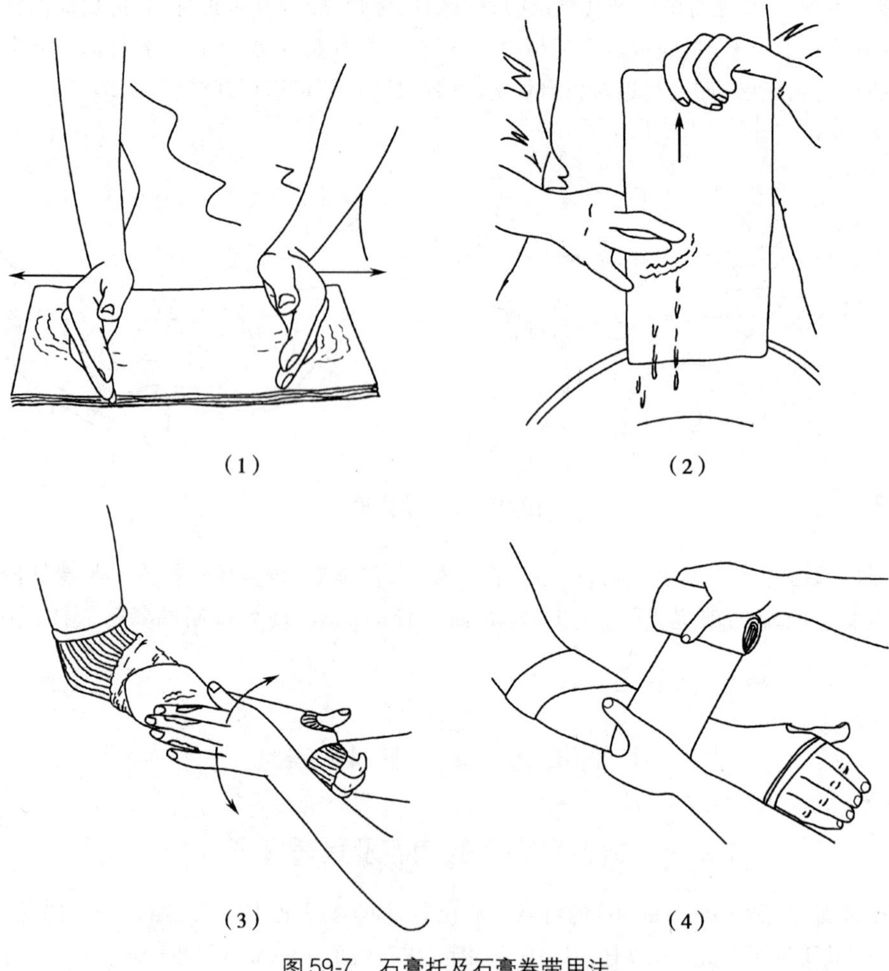

图 59-7　石膏托及石膏卷带用法

②勿用手指按压以免压出凹陷压迫皮肤，可用手掌托扶；③不能回返或扭转；④如大小不符，可折叠下角以缠绕。

3. 躯干石膏　指采用石膏条带与石膏绷带相结合包缠固定躯干的方法。一般以石膏条带包扎为主，用手抹贴，使各石膏条带及绷带之间贴附紧密无空隙存留，形成一个石膏整体。常用的躯干石膏有头颈胸石膏、石膏围领、肩人字石膏、石膏背心、石膏围腰及髋人字石膏等。

4. 特殊类型石膏　此类石膏是根据病情的需要，制成各种类型的石膏以达到外固定的目的。例如，石膏绷带与铁丝夹板相结合制成的外展架，常用代替肩人字石膏；架桥式管型石膏，适用于肢体环形创面更换敷料的固定；蛙式石膏用于治疗先天性髋关节脱位；治疗无移位的肱骨或胫腓骨骨折可用 U 形石膏夹板；还有各种进行功能锻炼用的石膏固定等。

三、石膏使用注意事项

1. 石膏卷带浸泡要适当，待完全排出气体后即取出应用，如过早取出，或久泡水中，或取出后再泡在水中，均不适用。浸泡水温在 40℃左右。

2. 上石膏松紧要适当，石膏过紧可引起肢体循环障碍，严重者可造成肢体坏死或缺血性挛缩。石膏过松则起不到固定作用。故以绷带在肢体上滚动缠绕松紧度为宜。

3. 要预防压疮，上石膏前必须作好衬垫，上石膏时避免手指按压石膏，上石膏后，如局部有压迫疼痛，应及时开窗松解。

4. 正确掌握石膏固定的位置和范围，固定的位置和范围要根据骨折的部位和类型来决定。一般情况下，如无特殊要求，应将关节固定于功能位（表 59-1）。

表 59-1　关节功能位置及固定范围

骨与关节	功能位置	固定范围
肩关节肱骨	外展 45°～55°，内旋 15°，前屈 30°，肘关节屈 90°，肘与前胸平齐，前臂稍旋前	肩人字石膏，包括胸、肩、上臂、肘及前臂，女性应托起乳房以防受压
肘关节尺桡骨	一侧屈 90°。如固定双侧，一侧屈 110°，一侧屈 70°，前臂中立位	自腋部起，下达手掌远侧横纹
腕关节手部	腕背曲 20°～30°，手能握拳，拇指对掌位	肘下至手掌远侧横纹
手指关节指骨	掌指关节屈 60°，指间关节屈 30°～45°	前臂至指
髋关节股骨	一侧屈 15°～20°，外展 10°～15°，旋转中立位，两侧者，则一侧全伸，另一侧稍屈，小儿一侧亦全伸	髋人字石膏，自肋缘至足趾，必要时包括对侧髋关节，下达股中部
膝关节胫腓骨	屈膝 10°～15°，小儿全伸	大腿根至足趾
踝关节跟骨	背屈 90°，足不内翻或外翻	小腿至足趾
脊柱		胸 4 以上包括头颈部，腰 4 以下包括两侧大腿

5. 要注意观察肢体末端循环情况，抬高患肢，发现有过紧情况，如疼痛、肿胀、血液回流不佳，甚至感觉麻木时，应立即松解石膏，沿正中线将石膏纵行切开，去除宽约 1cm 石膏，然后将石膏向两侧适当撑开，并应剪开里层纱布到皮肤以达到完全松解的目的。

6. 如在骨隆突处有疼痛，或有伤口需检查和换药，可对准部位将石膏开窗。开窗后要包扎。

7. 切开石膏纠正畸形，如胫、腓骨骨折经石膏固定后仍有较小的成角畸形，可沿石膏周径切开 2/3，适当加压纠正畸形，再以石膏卷带固定于正确的位置；石膏固定后须在石膏上注明骨折的类型，固定日期及固定时间。

四、临床常用的石膏类型和方法

1. **肩石膏（图 59-8）**　用于肱骨干、肱骨颈或肩关节附近骨折，肩关节融合术后等。方法：准备前、后、侧方及胸围石膏带，在腋下、肘、腕部多加衬垫，女性应防止乳腺受压。皮肤衬垫后，先上石膏卷带 2～3 层，再将各石膏带放置适当位置，外用石膏卷带裹绕抚抹塑形，变硬成形后，加用支撑棍。

2. **长臂石膏（图 59-9）**　用于肱骨中下 1/3 骨折、肘部骨折、肘关节融合术后等。

3. **前臂石膏（图 59-10）**　用于前臂下段骨折，腕、掌骨骨折。

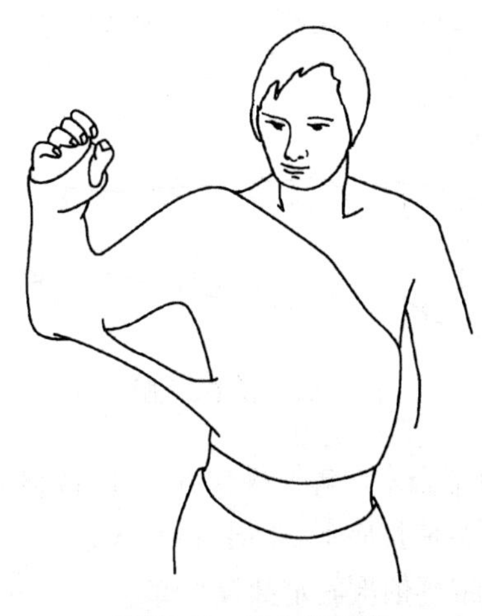

图 59-8　肩人字石膏

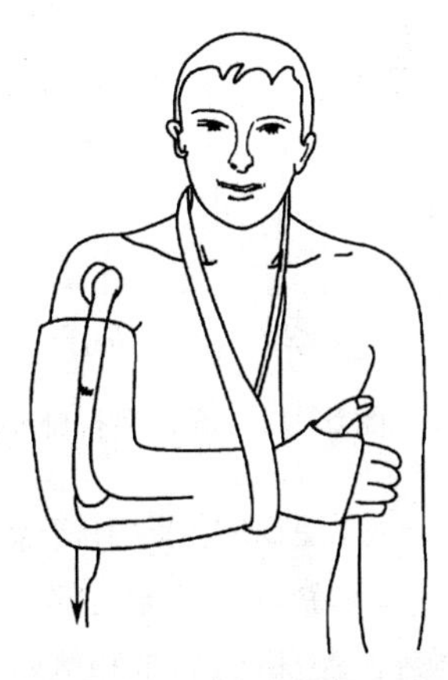

图 59-9　长臂石膏

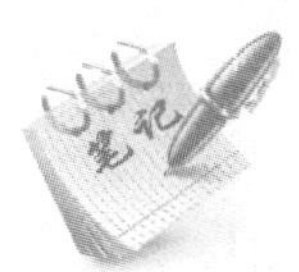

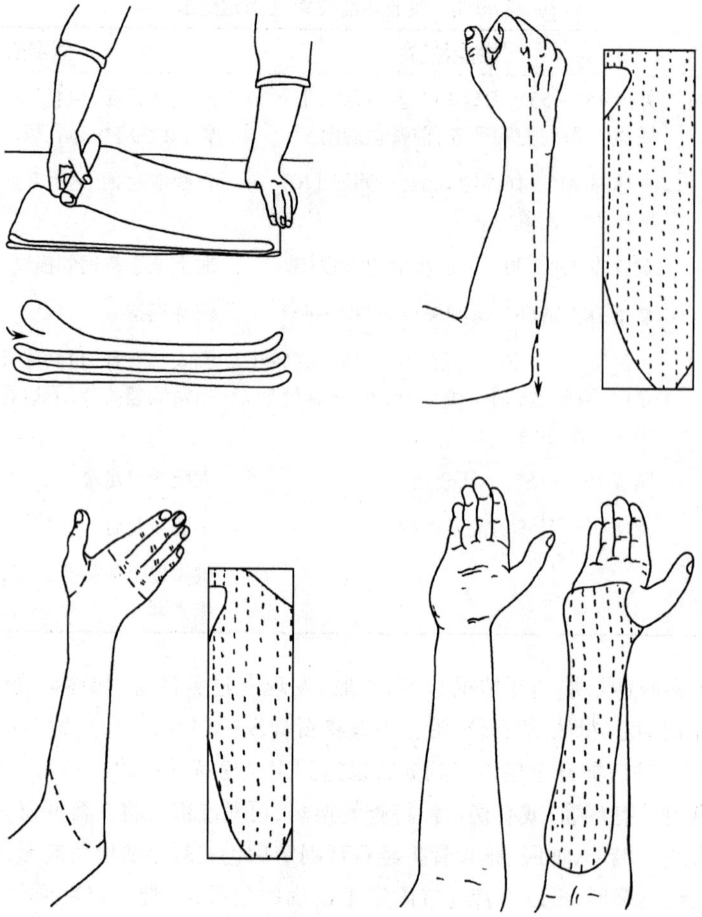

图 59-10　前臂石膏

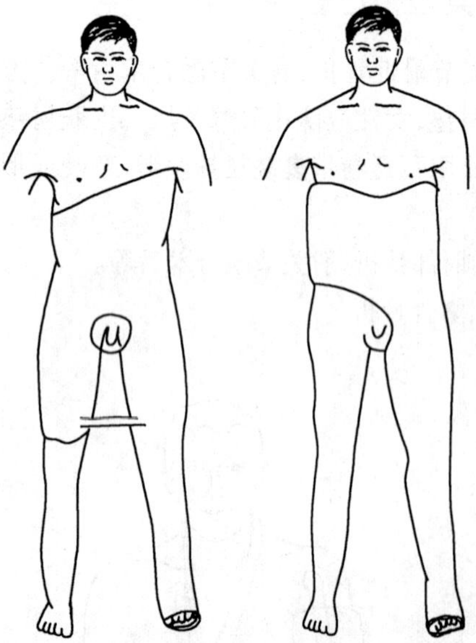

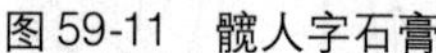

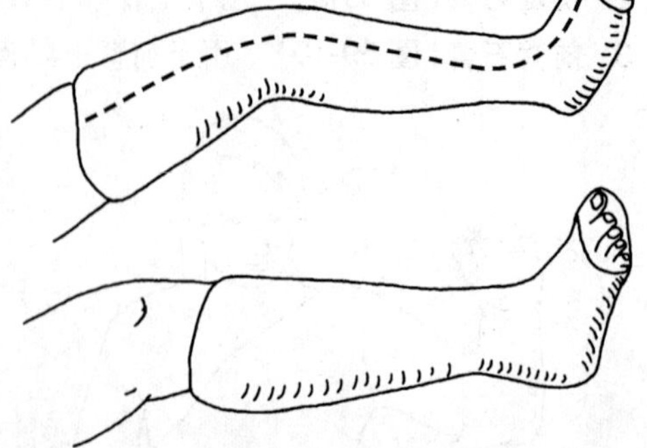

图 59-11　髋人字石膏　　　　图 59-12　长腿、短腿石膏

4. 髋石膏(图 59-11)　用于髋关节结核或髋关节融合术后等。操作方法:准备腰围及髋部前、后带、侧带和斜带。骨突出部作好衬垫。先用石膏卷带打底 1~2 层,在髋部做人字形裹绕,然后放好腰围、髋部前、后带和侧带、斜带,外用石膏卷带再依次固定膝及足部。

注意躯干部石膏不要过紧,以免影响呼吸和进食,可在上石膏前放棉垫于腹部,待石膏成形

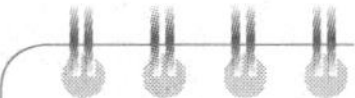

后取出。

5. **长腿石膏(图59-12)**　用于胫腓骨骨折、膝部损伤、膝关节融合术后等。

6. **短腿石膏(图59-12)**　用于踝部扭伤、骨折，踝关节融合术后等。

五、石膏的拆除

换石膏或拆除石膏时，应备有适当的器材，注意避免损伤皮肤。下肢石膏可沿长轴在前面中份切开，向两侧撑开去除。上肢石膏可沿桡侧纵行切开并撑开去除。由于较长时间固定不动，在拆除石膏后常有局部不适、肿胀和关节僵硬。拆除石膏后应抬高患肢，加强锻炼，辅以理疗、按摩，或用弹性卷带包扎，促进康复。

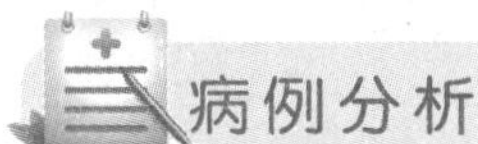

病例分析

患者，女，65岁，不慎摔倒，手掌着地，致右手腕部肿胀、畸形、疼痛，活动受限，拍X线片诊断右侧Colles骨折，如何治疗。

问题：1. 说明诊断Colles骨折的X线表现。

2. Colles骨折复位的方法及如何进行石膏固定?

第五节　牵引技术

临床上使用牵引(traction)和反牵引法，以纠正骨折重叠和成角畸形，维持骨折复位和纠正关节挛缩，达到治疗的目的。

一、皮肤牵引

用皮肤牵引(skin traction)，间接牵拉肌肉及骨骼，纠正骨折移位和防止关节挛缩畸形。皮肤牵引简单易行，无穿针痛苦和感染危险等。主要适用于小儿及年老体弱者，皮肤必须完好，皮肤有伤口时不宜使用。牵引重量一般不超过5kg，否则牵引力过大，易伤皮肤或起水疱，影响继续牵引。使用时间不宜过长，一般牵引时间为2～3周。牵引期间还需注意防止皮肤发生水疱和皮炎等。在下肢行皮肤牵引时，特别在腓骨小头部位应加衬垫，防止压迫腓总神经，导致足下垂。

二、骨骼牵引

1. **特点**　骨骼牵引(skeletal traction)特点为：从骨骼穿针或穿钉可承受较大的牵引力量，牵引部位与身体接触面小，便于检查患肢和处理局部伤口，上下邻近关节活动方便，不引起皮肤损伤等。

2. **方法**　常用的钢针有两种，即克氏针和斯氏针。下肢牵引时常将肢体安置在有屈膝附件的托马氏架上作平衡牵引；穿针的部位注意避免损伤邻近的神经、血管；在局麻下操作，于穿针处作一纵向切口，长约5mm即可，切开皮肤时一般将皮肤向上稍加牵拉，以免在牵引过程中皮肤受钢针压挤引起坏死或感染。然后对准方向将针穿入骨质，钻向对侧，当针穿到对侧相应部位皮下时，局麻后将针穿透对侧。尖锐的针端宜用橡皮塞保护。

3. **常用的骨牵引法**

(1) 尺骨鹰嘴牵引：适用于肱骨颈、干，肱骨髁上及髁间粉碎性骨折移位和局部肿胀严重，不能立即复位固定者，以及陈旧性肩关节脱位将进行手法复位者。方法：沿尺骨鹰嘴顶点下3cm画一条与尺骨背侧缘的垂直线，在尺骨背侧缘的两侧各2cm处，画一条与尺骨背侧缘平行的直线，相交两点即为牵引针的进口与出口点(图59-13)。从内侧标记点刺入到尺骨，注意切勿损伤

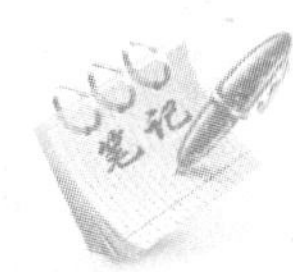

尺神经。穿入牵引针后，安装牵引弓，沿上臂纵轴线方向进行牵引，同时将伤肢前臂用帆布吊带吊起，保持肘关节屈曲 90°，一般牵引重量为 2～4kg。

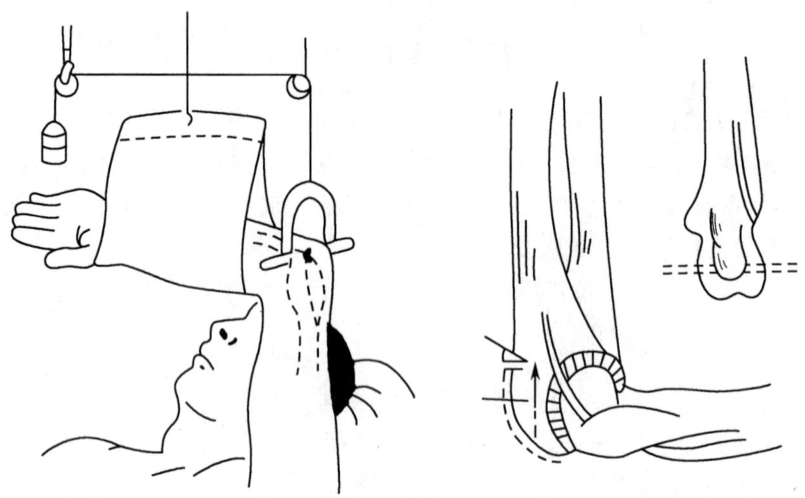

图 59-13　尺骨鹰嘴牵引

（2）股骨髁上牵引：适用于有移位的股骨骨折、移位的骨盆环骨折、髋关节中心脱位和陈旧性髋关节后脱位等；也可用于胫骨结节牵引过久，牵引钉松动或钉孔感染，必须换钉继续牵引时。方法：将患肢放在布朗牵引支架上，自内收肌结节 2cm 处由内向外穿入斯氏针；安装牵引弓，在牵引架上进行牵引；将床脚抬高 20～25cm，以自身重量作对抗牵引；牵引所用的总重量应根据患者体重和损伤情况决定，如骨盆骨折、股骨骨折和髋关节脱位的牵引总重量，成人一般按体重的 1/7 或 1/8 计算，年老体弱者，肌肉损伤过多或有病理性骨折者，可用体重的 1/9 重量，复位后改用维持牵引重量为体重的 1/12（图 59-14）。

（3）胫骨结节牵引：此牵引与股骨髁上牵引适用范围基本相同，股骨髁上牵引力量较大些。胫骨结节牵引较股骨髁上牵引常用。方法：将伤肢放在布朗牵引支架上，自胫骨结节与腓骨小头的中点由外向内进针，避免损伤腓总神经。

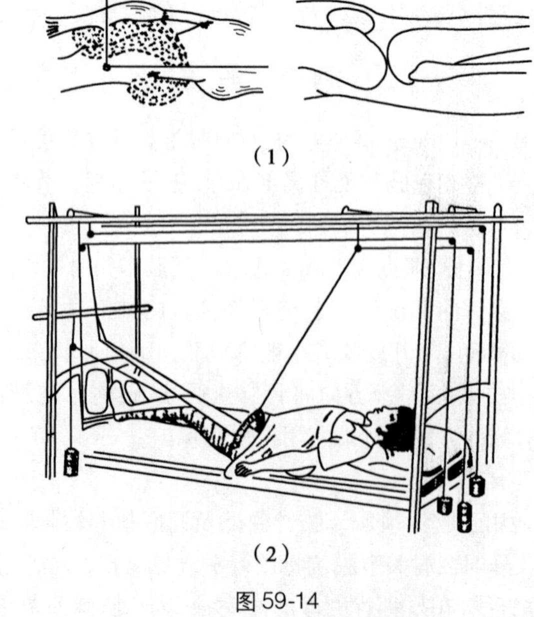

（1）

（2）

图 59-14

（1）股骨髁上牵引；（2）平衡牵引

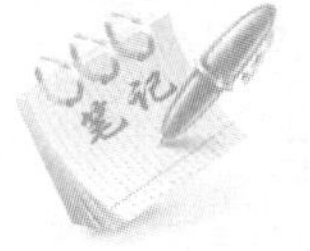

（4）跟骨牵引：适用于胫腓骨不稳定性骨折及膝关节轻度挛缩畸形。方法：将踝关节保持伸屈中间位。自内踝下端到足跟后下缘连线的中点，即为进针标记点。斯氏针从内向外进针，以免损伤胫后神经血管（图 59-15），牵引重量在成人一般为 4～6kg。

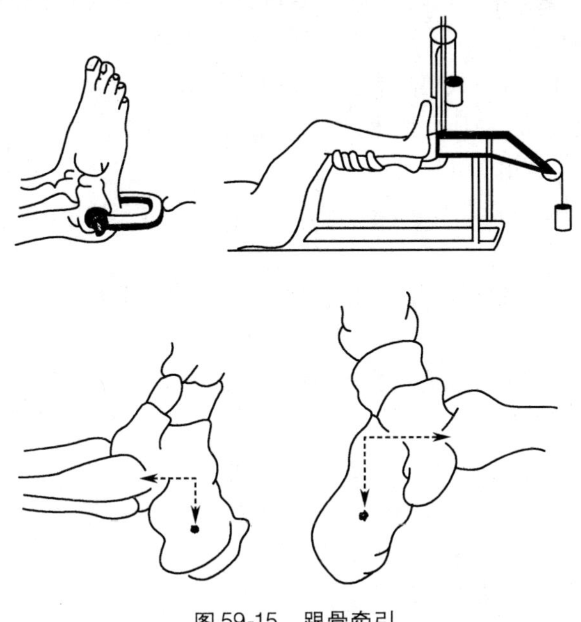

图 59-15　跟骨牵引

（5）颅骨牵引：适用于颈椎骨折和脱位，特别是骨折脱位伴有脊髓损伤者。方法：伤员剃去头发，仰卧位，以颅骨中线与两侧乳突在头顶部连接点为中点，将颅骨牵引弓的交叉部支点对准中点，两侧钩尖放在两侧乳突连线上，充分撑开牵引弓，钩尖所在的落点作为切口，用颅骨钻在切口内钻入颅骨外板（成人约 4mm，儿童 2～3mm），将牵引弓的钩尖插入骨孔内即可行牵引（图 59-16）。牵引时应将床头抬高 20cm 左右，利用患者的体重作为对抗牵引。牵引重量要根据颈椎骨折和脱位情况决定，一般为 6～8kg。如伴小关节交锁者，重量可加到 12.5～15kg，同时将头稍呈屈曲位，以利复位。如证明颈椎骨折、脱位已复位，应改为中立位或后伸位牵引，同时立即减轻牵引重量，改为维持性牵引。

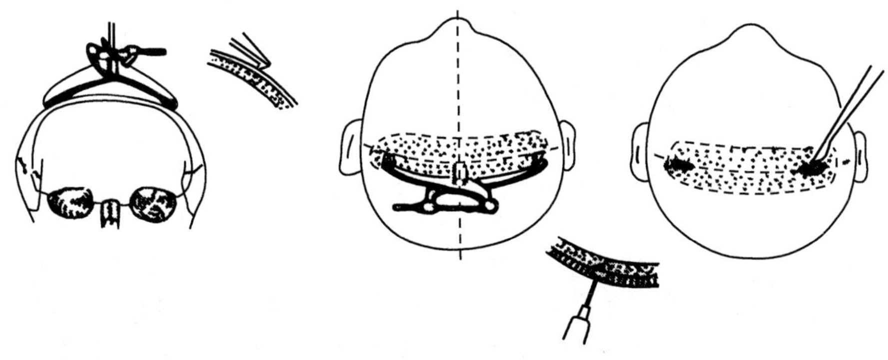

图 59-16　颅骨牵引

三、牵引期间注意事项

为了确保牵引的效果，在牵引过程中，要掌握牵引的着力点，牵引方向，观察牵引的变化。

1. 严格掌握穿针的进针点，进针方向与相邻关节水平面要平行，针尽可能贯穿骨骼中央。

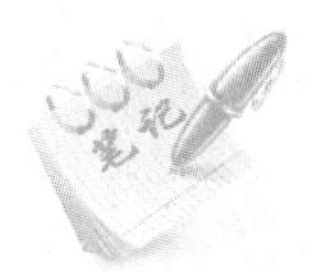

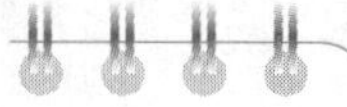

2. 牵引弓应保持牵引针的张力，以免牵引时针弯曲、切割骨骼或软组织；牵引弓两足不得压迫皮肤。

3. 牵引方向或多向牵引的合力方向应与所治疗骨干纵轴一致。

4. 严密观察牵引变化。牵引松动、悬垂重量滑脱或落地、患足抵于床尾、牵引针滑向一侧、牵引针自牵引弓上滑脱等。

5. 注意测量肢体长度、骨折成角畸形，及时调整牵引重量。

6. 牵引过程中，须进行患肢康复治疗，预防感染及压迫坏死。

7. 儿童牵引时，应避免损伤骨骺。

长期卧床要防止压疮、深静脉栓塞、坠积性肺炎、泌尿系感染等并发症。

第六节　局部痛点注射技术

局部痛点注射技术是将有效药物在最短时间内送达病灶处的方法，对许多腱囊疾病及急慢性软组织损伤都有良好的治疗作用。

（一）主要作用

1. 阻止局部病理反射过程的发生和发展，消除传向神经系统的病理冲动源。

2. 消除肌肉痉挛、局部炎症反应所引起的疼痛。

3. 改善肌肉营养状况，促进血液循环。

（二）禁忌证

1. 有注射药物过敏史者。

2. 因实施后的止痛作用可延误诊断及手术者。

3. 急性炎症者。

4. 肝肾功能障碍者。

（三）注意事项

1. 根据部位、种类、深浅和药物用量，认真做好器械准备。

2. 腰背部注射患者不宜饮食过饱，应排空小便。

3. 准备急救药品和器械。

4. 严格消毒及无菌操作。

5. 注射部位应准确无误，按规定剂量及方法进行。

6. 注射完毕后，休息 15 分钟，观察有无不良反应。

7. 局部注射治疗后不应同时应用理疗或热敷。

本章小结

骨科常用治疗技术是实施骨科疾病治疗的技术手段，每项技术都有其临床使用价值，也是各级医生必须掌握的技能。严格掌握适应证、遵守操作规范是达到治疗目的的保证；明确注意事项，强化无菌操作，可有效地预防并发症及不良后果的产生；加强术前沟通，提高技术操作水平，满足患者需求，促进患者的早日康复。

（米卫东）

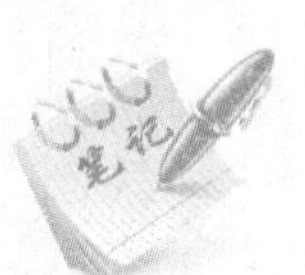

练 习 题

一、选择题

A1 型题

1. 单纯性肩关节脱位采用三角巾悬吊上肢固定,一般固定的时间为
   A. 1 周　　B. 2 周　　C. 3 周　　D. 4 周　　E. 5 周
2. Colles 骨折,最有诊断价值的体征是
   A. 局部肿胀并有骨擦感　　B. 典型畸形
   C. 局部压痛　　D. 反常活动
   E. 手功能受限
3. 开放性骨折最关键的步骤是
   A. 应用抗生素　　B. 彻底清创　　C. 修复软组织
   D. 及早闭合伤口　　E. 固定骨折
4. 以下关于骨牵引的描述,不正确的是
   A. 尺骨鹰嘴牵引适用于肱骨颈、干,肱骨髁上及髁间粉碎性骨折移位和局部肿胀严重,不能立即复位固定者,保持肘关节屈曲 90°,一般牵引重量为 2 ~ 4kg
   B. 股骨髁上牵引适用于有移位的股骨骨折等。自内收肌结节 2cm 处由内向外穿入斯氏针,牵引所用的总重量成人一般按体重的 1/7 或 1/8 计算,复位后改用维持牵引重量为体重的 1/12
   C. 胫骨结节牵引,自胫骨结节与腓骨小头的中点由内向外进针,避免损伤腓总神经
   D. 颅骨牵引,用颅骨钻在切口内钻头颅骨外板,将牵引弓的钳尖插入骨孔内,牵引一般为 6 ~ 8kg
   E. 经常观察、随时调整牵引的方向和位置
5. 最容易发生骨筋膜室综合征的骨折是
   A. 锁骨骨折　　B. 肱骨干骨折　　C. 桡骨远端骨折
   D. 肱骨髁上伸直型骨折　　E. 尺骨上 1/3 骨折
6. 对无移位股骨颈骨折最佳治疗方案是
   A. 骨牵引　　B. 内固定　　C. 股骨头置换
   D. 丁字鞋　　E. 皮牵引
7. 锁骨骨折常用的治疗方法是
   A. 切开复位内固定　　B. 手法复位,横 8 字绷带固定
   C. 牵引治疗　　D. 手法复位夹板固定
   E. 手法复位,石膏外固定

A2 型题

8. 老年患者桡骨下端骨折。骨折对线对位良好,并有嵌插,该患者首选
   A. 无须治疗　　B. 牵引治疗　　C. 复位内固定
   D. 手法复位外固定　　E. 夹板固定或石膏固定
9. 患者,女性,60 岁。左肩部疼痛 6 个月,洗面困难,肩袖间隙区压痛,部位局限,肩关节活动受限。X 线片未见异常。不正确的处理是
   A. 手术治疗　　B. 保持肩关节主动运动　　C. 使用激素局部注射
   D. 使用非甾体类抗炎药　　E. 早期给予治疗、按摩

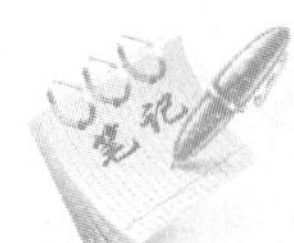

10. 女孩,8 岁,右膝关节疼痛伴发热,初步诊断为急性化脓性关节炎。最有价值的辅助检

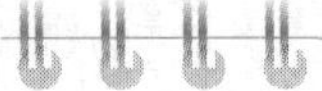

查是

A. X 线检查　　B. CT 检查　　C. 血培养

D. 关节穿刺　　E. 血常规

二、思考题

1. 石膏固定的特点及其适应证是什么?
2. 简述牵引的种类及临床应用特点。

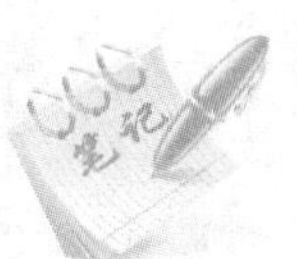

练习题选择题参考答案

第二章 1. D 2. D 3. D 4. B 5. B 6. E 7. A 8. B 9. B 10. D

第三章 1. A 2. D 3. C 4. C 5. C 6. D 7. D 8. B 9. B 10. B
11. A 12. D 13. D 14. C 15. E

第四章 1. B 2. D 3. E 4. C 5. D 6. D 7. A 8. C 9. B 10. E

第五章 1. D 2. E 3. D 4. D 5. C 6. A 7. B 8. C 9. E 10. D

第六章 1. D 2. D 3. B 4. C 5. B 6. A 7. B 8. D 9. B 10. E
11. A 12. C 13. D

第七章 1. A 2. C 3. C 4. D 5. E 6. D 7. A 8. B 9. B 10. E
11. A 12. E 13. A 14. C 15. E 16. A 17. B

第八章 1. B 2. E 3. C 4. A 5. E 6. C 7. B 8. D 9. C 10. B

第九章 1. D 2. C 3. C 4. E 5. C 6. D 7. B 8. E 9. C 10. D
11. A 12. A 13. B 14. D

第十章 1. D 2. B 3. E 4. D 5. B 6. B 7. D 8. D 9. A 10. E

第十一章 1. A 2. A 3. D 4. D 5. D 6. A 7. E 8. A 9. D 10. A
11. B 12. C

第十二章 1. D 2. A 3. C 4. C 5. C 6. D 7. E 8. C 9. B 10. A
11. D 12. C 13. E

第十三章 1. A 2. A 3. A 4. C 5. B 6. D 7. C 8. B 9. D 10. B

第十四章 1. A 2. E 3. C 4. A 5. D 6. B 7. C 8. B 9. B 10. D

第十五章 1. B 2. A 3. D 4. C 5. E 6. B 7. C 8. D

第十六章 1. C 2. D 3. D 4. B 5. A 6. B 7. C 8. C 9. A 10. D

第十七章 1. C 2. C 3. B 4. A 5. D 6. A 7. D 8. C 9. B 10. A

第十八章 1. C 2. C 3. C 4. B 5. D 6. D 7. C 8. E 9. C 10. C
11. C 12. D

第十九章 1. B 2. D 3. B 4. E 5. A 6. B 7. E 8. C 9. A 10. D
11. A 12. D 13. C

第二十章 1. A 2. C 3. C 4. C 5. C 6. B 7. E 8. C 9. E 10. A
11. E 12. E

第二十一章 1. B 2. D 3. B 4. D 5. E 6. E 7. B 8. A 9. D 10. E
11. D

第二十二章 1. A 2. B 3. D 4. B 5. E 6. D 7. C 8. D 9. A 10. E
11. A 12. E

第二十三章 1. C 2. E 3. E 4. B 5. A 6. D 7. E 8. A 9. C 10. B

第二十四章 1. E 2. E 3. D 4. B 5. A 6. E 7. D 8. A 9. D 10. B

第二十五章 1. C 2. C 3. C 4. D 5. E 6. D 7. B 8. B 9. E 10. C
11. D 12. E

第二十六章 1. E 2. B 3. D 4. A 5. B

第二十七章 1. D 2. A 3. E 4. A 5. C 6. B 7. E 8. C 9. C 10. D

第二十八章 1. B 2. D 3. E 4. B 5. A 6. B 7. E 8. B 9. C 10. C
11. D

第二十九章 1. B 2. B 3. C 4. B 5. C 6. C 7. C 8. C 9. A 10. B
11. C

第三十章	1. A	2. B	3. C	4. A	5. E	6. D	7. D	8. C	9. B	10. E
第三十一章	1. C	2. D	3. A	4. E	5. D	6. B	7. A	8. D	9. E	10. C
第三十二章	1. B	2. C	3. B	4. C	5. D	6. E	7. D	8. A	9. C	10. B
第三十三章	1. C	2. E	3. A	4. D	5. C	6. E	7. A	8. A	9. E	10. A
	11. A	12. B	13. C							
第三十四章	1. A	2. D	3. D	4. E	5. D	6. E	7. E	8. E	9. A	10. C
第三十五章	1. A	2. B	3. B	4. C	5. B	6. D	7. E	8. A	9. C	10. B
第三十六章	1. C	2. A	3. D	4. A	5. E	6. A	7. A	8. B	9. A	10. E
	11. A	12. A	13. B	14. E						
第三十七章	1. C	2. A	3. A	4. B	5. B	6. E	7. B	8. A	9. D	10. D
第三十八章	1. D	2. D	3. B	4. D	5. A	6. A	7. B	8. A	9. B	10. C
第三十九章	1. C	2. B	3. B	4. B	5. C	6. E	7. D	8. D	9. B	10. A
	11. C	12. B	13. A	14. C	15. C	16. C				
第四十章	1. B	2. D	3. B	4. E	5. C	6. E	7. B	8. E	9. B	10. C
第四十一章	1. E	2. B	3. B	4. A	5. B	6. D	7. D	8. E	9. C	10. E
	11. C	12. A								
第四十二章	1. B	2. C	3. B	4. E	5. B	6. E	7. E	8. D	9. D	10. C
第四十三章	1. D	2. D	3. E	4. C	5. D	6. E	7. C	8. D	9. A	10. C
第四十四章	1. B	2. E	3. B	4. E	5. C	6. A	7. E	8. B	9. D	10. E
	11. C	12. D	13. B	14. E						
第四十五章	1. E	2. E	3. E	4. B	5. D	6. B	7. D	8. D	9. C	10. A
	11. C	12. B								
第四十六章	1. E	2. C	3. E	4. D	5. E	6. D				
第四十七章	1. B	2. C	3. C	4. D	5. A	6. D	7. D	8. A	9. C	10. A
第四十八章	1. B	2. B	3. D	4. C	5. E	6. B	7. A	8. E	9. A	10. D
	11. D	12. E	13. B	14. B	15. E	16. D	17. D	18. B	19. E	
第四十九章	1. E	2. D	3. A	4. E	5. A	6. A	7. C	8. C	9. D	10. E
第五十章	1. E	2. E	3. E	4. B	5. D	6. A	7. B	8. D	9. D	10. D
第五十一章	1. D	2. C	3. C	4. C	5. B	6. A	7. C	8. E	9. B	
第五十二章	1. A	2. E	3. A	4. A	5. C	6. B	7. B	8. B	9. D	10. E
第五十三章	1. C	2. B	3. D	4. D	5. E	6. E	7. D	8. C	9. D	10. C
第五十四章	1. B	2. E	3. B	4. A	5. E	6. E	7. C	8. B	9. A	10. C
第五十五章	1. A	2. E	3. B	4. D	5. C	6. D	7. C	8. C	9. A	10. B
	11. B	12. D	13. E	14. C	15. E					
第五十六章	1. A	2. E	3. D	4. C	5. D	6. A	7. C	8. D	9. E	10. D
第五十七章	1. D	2. A	3. C	4. A	5. E	6. B	7. A	8. C	9. A	10. E
第五十八章	1. E	2. D	3. D	4. E	5. C	6. C	7. D	8. B	9. E	10. D
	11. B	12. A	13. B	14. D	15. D	16. B	17. D	18. A	19. C	
第五十九章	1. C	2. B	3. B	4. C	5. D	6. E	7. B	8. E	9. A	10. D

参考文献

1. 梁力建. 外科学. 第 6 版. 北京:人民卫生出版社,2012
2. 陈孝平. 外科学. 第 8 版. 北京:人民卫生出版社,2013
3. 吴在德. 外科学. 第 7 版. 北京:人民卫生出版社,2012
4. 石美鑫. 实用外科学. 北京:人民卫生出版社,2002
5. 党世民. 外科护理学. 第 2 版. 北京:人民卫生出版社,2011
6. 郑树森. 外科学. 第 2 版. 北京: 高等教育出版社,2011
7. 李乃卿. 西医外科学. 北京:中国中医药出版社,2013
8. 陈主初. 病理生理学. 北京:人民卫生出版社,2005
9. 石应康. 外科学. 北京:人民卫生出版社,2012
10. 邓小明. 曾因明. 麻醉学新进展. 北京:人民卫生出版社出版,2011
11. 赵继宗. 神经外科学. 第 2 版. 北京:人民卫生出版社,2012
12. 王忠诚. 王忠诚神经外科学. 武汉:湖北科技出版社,2005
13. 孙玉鹗. 胸外科手术学. 第 2 版. 北京:人民军医出版社,2007
14. 吴阶平. 裘法祖. 黄家驷外科学. 第 6 版. 北京:人民卫生出版社,2005
15. 吴在德. 吴肇汉. 外科学. 第 6 版. 北京:人民卫生出版社,2003
16. 蒋耀光. 周清华. 现代肺癌外科学. 北京:人民军医出版社,2003
17. 王其彰. 食管外科. 北京:人民卫生出版社,2005.
18. 朱晓东,张宝仁. 心脏外科学. 北京:人民卫生出版社,2007
19. 徐志伟. 小儿心脏手术学. 北京:人民军医出版社,2006
20. 张宝仁,徐志云. 心脏瓣膜外科学. 北京:人民卫生出版社,2007
21. 张熙曾. 纵隔肿瘤学. 北京:中国医药科技出版社,2004
22. 那彦群. 中国泌尿外科疾病诊断治疗指南. 北京:人民卫生出版社,2012
23. 那彦群. 实用泌尿外科学. 北京:人民卫生出版社,2011
24. 梅骅. 泌尿外科手术学. 北京:人民卫生出版社,2008
25. 张旭. 泌尿外科腹腔镜手术学. 北京:人民卫生出版社,2008
26. 胥少汀. 葛宝丰. 徐印坎. 实用骨科学. 第 3 版. 北京:人民军医出版社,2008
27. 裴福兴. 邱贵兴. 骨科临床检查法. 北京:人民卫生出版社,2008
28. 田伟. 骨科学. 北京:人民卫生出版社,2008
29. 唐农轩. 范清宇. 骨科常用诊疗技术. 北京:人民军医出版社,2006
30. 陈主初. 病理生理学. 北京. 人民卫生出版社,2005:7
31. 徐书杭,陈国芳,褚晓秋等. 2011—2012 年甲状腺领域的研究进展. 中华内分泌代谢杂志,2013,29:97-101
32. 中华医学会核医学分会. ^{131}I 治疗格雷夫斯甲亢指南(2013 版). 中华内分泌代谢杂志,2013,29:450
33. 高卫奇,沈坤炜. 炎性乳腺癌及综合治疗原则. 中华实用外科杂志,2013,33:178-180
34. 张弛,段学宁. 乳腺 Pagetd 的诊断及治疗. 中华实用外科杂志,2013,33:184-186
35. 麻晓林. 外科学习题精选. 北京:人民卫生出版社,2013

中英文名词对照索引

E

F

G

H

J

K